国家出版基金项目
NATIONAL PUBLICATION FOUNDATION

"十三五"国家重点出版物出版规划项目

本草纲目研究集成

总主编 张志斌 郑金生

本草纲目续编 二

火水土金石部

张志斌 郑金生 于大猛 编著

科学出版社
龍門書局
北京

内 容 简 介

本书是“本草纲目研究集成”丛书之一，收载李时珍所未能得见及李时珍之后至1911年以前的中国传统药物学相关内容，且采用《本草纲目》（此下简称《纲目》）原体例予以编次，故名之为《本草纲目续编》。以《神农本草经》为起点，此后大约每隔四五百年，本草学就会有一次集大成式的整理。《纲目》成书至今又历440余年，本书尝试再次对传统本草文献进行集大成式的整理，并仿《纲目》“分项说药”体例，尽量与《纲目》无缝对接，使古代传统药学资料源远流长。本书谓之“续编”，“续”的是《纲目》原有体例，“编”的却是《纲目》所无内容。为适应现代需求，本书严格规范出处标注，且根据《纲目》之后的本草发展及当今时代特点，对药物分类等内容做了若干修正。凡有异于李时珍之见者，用“【校正】”或者“编者按”的方式予以表达。各部总论之后新加“编者按”，说明本部药物计数结果及与《纲目》药数的比较，同时也简介对《纲目》同部药物取舍与迁移情况。本书共收药2583种，新增药1306种，另在《纲目》原有1547种药名之下，补入新增内容。全书字数达500万左右，附古代药图万余幅。

本书适合中医药研究教学与临床人员、文献研究者，以及《本草纲目》爱好者参阅使用。

图书在版编目（CIP）数据

本草纲目续编. 二，火水土金石部 / 张志斌，郑金生，于大猛编著. —北京：龙门书局，2019.4

（本草纲目研究集成）

国家出版基金项目 “十三五”国家重点出版物出版规划项目

ISBN 978-7-5088-5566-0

Ⅰ. ①本… Ⅱ. ①张… ②郑… ③于… Ⅲ. ①《本草纲目》 Ⅳ. ①R281.3

中国版本图书馆CIP数据核字（2019）第090509号

责任编辑：鲍 燕 曹丽英 / 责任校对：杨赛

责任印制：肖 兴 / 封面设计：黄华斌

科学出版社
龍門書局 出版

北京东黄城根北街16号
邮政编码：100717
http://www.sciencep.com

北京汇瑞嘉合文化发展有限公司 印刷

科学出版社发行 各地新华书店经销

*

2019年4月第 一 版 开本：787×1092 1/16
2019年4月第一次印刷 印张：32
字数：655 000

定价：298.00元

（如有印装质量问题，我社负责调换）

本草纲目研究集成

编辑委员会

总序

进入21世纪，面向高概念时代，科学、人文互补互动，整体论、还原论朝向融通共进。中医学人更应重视传承，并在传承基础上创新。对享誉全球的重大古医籍做认真系统的梳理、完善、发掘、升华，而正本清源，以提高学术影响力。晚近，虽有运用多基因网络开展证候、方剂组学研究，其成果用现代科技语言表述，对医疗保健具有一定意义。然而积学以启真，述学以为道，系统化、规范化，多方位、高层次的文献研究，当是一切中医药研究项目的本底，确是基础的基础，必须有清醒的认识，至关重要。

中医千年古籍，贵为今用。然古籍之所以能为今用，端赖世代传承，多方诠释，始能沟通古今，励行继承创新。深思中医学的发展史，实乃历代医家与时俱进，结合实践，对前辈贤哲大家之医籍、理论、概念、学说进行诠释的历史。诠释的任务在于传达、翻译、解释、阐明与创新。诠释就是要在客体（即被诠释的文本）框架上，赋予时代的精神，增添时代的价值。无疑，诠释也是创新。

明代李时珍好学敏思，勤于实践，治学沉潜敦厚。博求百家而不倦，确系闻名古今之伟大医药科学家，备受中外各界人士景仰。明代著名学者王世贞称其为“真北斗以南一人”，莫斯科大学将其敬列为世界史上最伟大的六十名科学家之一（其中仅有两位中国科学家）。其巨著《本草纲目》博而不繁，详而知要，求性理之精微，乃格物之通典。英国著名生物学家达尔文称之为“中国古代百科全书”。2011年《本草纲目》被联合国教科文组织列入“世界记忆名录”（同时被列入仅两部中医药古籍），实为中国传统文化之优秀代表。欲使这样一部不朽的宝典惠泽医林，流传后世，广播世界，更当努力诠释，整理发扬。此乃《本草纲目研究集成》丛书之所由作也。

中国中医科学院成立60年以来，前辈学者名医于坎坷中筚路蓝缕，负重前行，启迪后学，笃志薪火传承。志斌张教授、金生郑教授，出自前辈经纬李教授、继兴马教授之门下，致力医史文献研究数十年，勤勉精进，研究成果累累。2008年岁末，志斌、金生二位学长，联袂应邀赴德国洪堡大学，参与《本草纲目》研究国际合作课题。历时三年余，所获甚丰。2012年两位教授归国后，向我提出开展《本草纲目》系列研究的建议，令我敬佩。这是具有现实意义的大事，旋即与二位共议筹谋，欲编纂成就一部大型丛书，命其名曰《本草纲目研究集成》。课题开始之初，得到中医临床基础医学研究所领导的支持，立项开展前期准备工作。2015年《本草纲目研究集成》项目获得国家出版基金资助，是为课题顺利开展的良好机遇与条件。

中医药学是将科学技术与人文精神融合得最好的学科，而《本草纲目》则是最能体现科学百科精神的古代本草学著作，除了丰富的医药学知识之外，也饱含语言文字学、古代哲学、儒释道学、地理学、历史学等社会科学内容与生物学、矿物学、博物学等自然科学内容，真可谓是“博大精深”。要做好、做深、做精《本草纲目》的诠释研究，实非易事。在志斌、金生二教授具体组织下，联合国内中医、中药、植物、历史地理、语言文字、出版规范等方面专家，组成研究团队。该团队成员曾完成《中华大典》下属之《药学分典》《卫生学分典》《医学分典・妇科总部》，以及《海外中医珍善本古籍丛刊》《温病大成》《中医养生大成》等多项大型课题与巨著编纂。如此多学科整合之团队，不惟多领域知识兼备，且组织及编纂经验丰富，已然积累众多海内外珍稀古医籍资料，是为《本草纲目研究集成》编纂之坚实基础。

李时珍生于明正德十三年（1518）。他穷毕生之智慧财力，殚精竭虑，呕心沥血，经三次大修，终于明万历六年（1578）编成《本草纲目》。至公元2018年，乃时珍诞辰500周年，亦恰逢《本草纲目》成书440周年。志斌、金生两位教授及其团队各位学者能团结一心，与科学出版社精诚合作，潜心数年，将我国古代名著《本草纲目》研究推向一个高峰！此志当勉，此诚可嘉，此举堪赞！我国中医事业有这样一批不受浮躁世风之影响，矢志不渝于“自由之思想，独立之精神”的学者，令我备受鼓舞。冀望书成之时培育一辈新知，壮大团队。感慨之余，聊撰数语，乐观厥成。

中央文史研究馆馆员 王永炎
中国工程院院士

丙申年元月初六

总前言

《本草纲目研究集成》是本着重视传承，并在传承基础上创新之目的，围绕明代李时珍《本草纲目》（此下简称《纲目》）进行系统化、规范化，多方位、高层次整理研究而撰著的一套学术丛书。

《纲目》不仅是中华民族传统文化的宝典，也是进入“世界记忆名录”、符合世界意义的文献遗产。欲使这样一部宝典惠泽当代，流芳后世，广播世界，更当努力诠注阐释，整理发扬。本丛书针对《纲目》之形制与内涵，以“存真、便用、完善、提高、发扬”为宗旨，多方位进行系统深入研究，撰成多种专著，总称为《本草纲目研究集成》。

我国伟大的医药学家李时珍，深明天地品物生灭无穷，古今用药隐显有异；亦熟谙本草不可轻言，名不核则误取，性不核则误施，动关人命。故其奋编摩之志，穷毕生精力，编成《纲目》巨著。至公元2018年，乃李时珍诞辰500周年，亦恰逢《纲目》成书440周年。当此之际，我们选择《纲目》系列研究作为一项重点研究课题，希望能通过这样一项纯学术性的研究，来纪念伟大的医药学家李时珍。

为集思广益，本课题成员曾反复讨论应从何处着手进行具有创新意义的研究。《纲目》问世400余年间，以其为资料渊薮，经节编、类纂、增删、续补、阐释之后续本草多至数百。中、外基于《纲目》而形成的研究专著、简体标点、注释语译、外文译注等书，亦不下数百。至于相关研究文章则数以千计。尽管如此，至今《纲目》研究仍存在巨大的空间。诸如《纲目》文本之失真，严格意义现代标点本之缺如，系统追溯《纲目》所引原始文献之空白，《纲目》药物及药图全面研究之未备，书中涉及各种术语源流含义研究之贫乏，乃至《纲目》未收及后出本草资料尚未得到拾遗汇编等，都有待完善与弥补。

在明确了《纲目》研究尚存在的差距与空间之后，我们决定以“存真、便用、完善、提高、发扬”为宗旨，编撰下列各种学术研究著作。

1.《本草纲目导读》：此为整个丛书之“序曲”。该书重点任务是引导读者进入《纲目》这座宏伟的“金谷园”。

2.《本草纲目影校对照》：将珍贵的《纲目》金陵本原刻影印，并结合校点文字及校记脚注，采用单双页对照形式，以繁体字竖排的版式配以现代标点，并首次标注书名线、专名线。这样的影印与校点相结合方式，在《纲目》研究中尚属首创。此举旨在最大程度地保存《本草纲目》原刻及文本之真，且又便于现代读者阅读。

3.《本草纲目详注》：全面注释书中疑难词汇术语，尤注重药、病、书、人、地等名称。此书名为"详注"，力求选词全面，切忌避难就易。注释简明有据，体现中外现代相关研究成果与中医特色，以求便于现代运用，兼补《纲目》语焉不详之憾。

4.《本草纲目引文溯源》：《纲目》"引文溯源"方式亦为本丛书首创。《纲目》引文宏富，且经李时珍删繁汰芜，萃取精华，故文多精简，更切实用。然明人好改前人书，李时珍亦未能免俗，其删改之引文利弊兼存。此外，《纲目》虽能标注引文出处，却多有引而不确、注而不明之弊。该书追溯时珍引文之原文，旨在既显现李时珍锤炼引文之功力，又保存《纲目》引文之真、落实文献出处，提高该书的可信度，以便读者更为准确地理解《纲目》文义。

5.《本草纲目图考》：此书研究角度乃前所未有。该书将金陵本、钱（蔚起）本、张（绍棠）本三大系统药图（各千余幅）逐一进行比较，考释《纲目》药图异同之原委，及其与前后本草药图之承继关系，有助于考证药物品种之本真，弥补《纲目》原药图简陋之不足。

6.《本草纲目药物古今图鉴》：以《纲目》所载药物为单元，汇聚古代传统本草遗存之两万余幅药图（含刻本墨线图及手绘彩图），配以现代药物基原精良摄影，并结合现代研究成果，逐一考察诸图所示药物基原。该书药物虽基于《纲目》，然所鉴之图涉及古今，其便用、提高之益，又非局促于《纲目》一书。

7.《本草纲目辞典》：此书之名虽非首创，然编纂三原则却系独有：不避难藏拙、不抄袭敷衍、立足时珍本意。坚持此三原则，旨在体现专书辞典特色，以别于此前之同名书。所收词目涉及药、病、书、人、地、方剂、炮制等术语，以及冷僻字词典故。每一词条将遵循史源学原则，追溯词源，展示词证，保证释义之原创性。此书不惟有益于阅读《纲目》，亦可有裨于阅读其他中医古籍。

8.《本草纲目续编》：该书虽非诠释《纲目》，却属继承时珍遗志，发扬《纲目》传统之新书。该书从时珍未见之本草古籍及时珍身后涌现之古代传统医药书（截止于1911年）中遴选资料，撷粹删重，释疑辨误，仿《纲目》体例，编纂成书。该书是继《纲目》之后，对传统本草知识的又一次汇编总结。

9.《本草纲目研究札记》：这是一部体裁灵活、文风多样、内容广泛的著作。目的在于展示上述诸书在校勘、注释、溯源、考释图文等研究中之思路与依据。《纲目》被誉为"中国古代的百科全书"，凡属上述诸书尚未能穷尽之《纲目》相关研究，例如《纲目》相关的文化思考与文字研究等，都可以"研究札记"形式进入该书。因此，该书既可为本丛书上述子书研究之总"后台"，亦可为《纲目》其他研究之新"舞台"，庶几可免遗珠之憾。

10.《全标原版本草纲目》：属《本草纲目》校点本，此分册是应读者需求、经编委会讨论增加的，目的是适应读者购阅需求。将《本草纲目影校对照》的影印页予以删除，再次重订全部校勘内容，保留“全标”（即全式标点，在现代标点符号之外，标注书名线、专名线）、“原版”（以多种金陵本原刻为校勘底本、繁体竖排）的特色，而成此书。故在《本草纲目》书名前冠以“全标原版”以明此本特点。

最后需要说明的是，由于项目设计的高度、难度及广度，需要更多的研究时间。而且，在研究过程中，我们为了适应广大读者的强烈要求，在原计划8种书的基础上又增加了2种。为了保证按时结项，我们对研究计划进行再次调整，决定还是按完成8种书来结项，而将《本草纲目辞典》《本草纲目详注》两书移到稍后期再行完成。

本丛书学术指导委员会主任王永炎院士对诠释学有一个引人入胜的理解，他认为，诠释学的任务在于传达、解释、阐明和创新，需要独立之精神，自由之思想。本丛书的设计，正是基于这样的一种精神。我们希望通过这样可以单独存在的各种子书，相互紧密关联形成一个有机的整体，以期更好地存《纲目》真，使诠释更为合理，阐明更为清晰，寓创新于其中。通过这样的研究，使《纲目》这一不朽之作在我们这一代的手中，注入时代的血肉，体现学术的灵魂，插上创新的翅膀。

当然，我们也深知，《纲目》研究的诸多空白与短板，并非本丛书能一次全部解决的。在《纲目》整理研究方面，我们不敢说能做到完美，但希望我们的努力，能使《纲目》研究朝着更为完美的方向迈进一大步。

张志斌　郑金生

2018年12月12日

前言

《本草纲目续编》（以下简称《续编》）是"本草纲目研究集成"所含子书之一。本书基本按《本草纲目》原体例，收载李时珍所未能得见的及1911年以前的中国传统药物学相关内容。

古本草有两种书含《拾遗》二字。其中唐·陈藏器《本草拾遗》拾掇唐·苏敬《新修本草》之遗，清·赵学敏《本草纲目拾遗》拾掇明·李时珍《本草纲目》（以下简称《纲目》）之遗。本书亦拾掇《纲目》之遗，但因增收后世续出新资料，且采用《纲目》原体例予以编次，故名之为《本草纲目续编》。

《续编》的编纂，得益于中国传统本草文献编纂优良传统的启迪。这一优良传统表现在：

①不间断地总结药学发展所得，形成本草主流著作。②汲取儒家经学"注不破经，疏不破注"的学术传承法，在后人阐释己见时注重完整保留前人之说。这一传统沿袭2000余年，绵延不绝，使本草学术源流朗若列眉。这一过程宛如以《神农本草经》为珍珠内核，后世注说则如不断分泌的珍珠质，层层包裹于内核之外，最终形成层次分明的中国本草学硕大宝珠。

宝珠形成之初，采用朱墨分书、大小字分书的方式，后来增用文字、符号（如"【 】"）标示法，区分出自不同本草书的内容。这一方式由宋·唐慎微《证类本草》推向了高峰。书籍按时序层层包裹的体例，其利在前后有序，弊在实用时查找不便。于是李时珍起而变革，在按时序分辨诸书的基础上，采用"振纲分目"的"纲目"体例，"析族区类"，且分项（区分不同类别的学术内容）按时序列举前人论说，从而更深入广泛地发挥了保存清晰学术源流这一优良传统的优势。

从《神农本草经》（约公元元年前后）为起点，大约每隔四五百年，本草学就会有一次集大成式的总结。例如：

陶弘景《本草经集注》→唐慎微《证类本草》→李时珍《本草纲目》

（约公元500年前后）　（约公元1098～1108年）　（公元1578年）

从《纲目》成书至今，又过了440余年。再次对传统本草文献进行集大成式的整理，势在必行。编写《续编》就是尝试对此目标发动的一次冲击。

近40余年来，我国的药学事业有了长足的发展。《中药大辞典》《全国中草药汇编》《中华本草》等多种大型药学著作在总结发扬古代药学成就方面功勋卓著。这些书籍运用现代科学技术知识，在辨析药物基原、药理药化、临床验证等方面取得了前所未有的成就，已非任何个人的能力与经验所能企及。可以说，在整理发扬《纲目》考辨药物成就等方面，现代多学科专家已经走在了前面。

但在古代传统药学资料荟萃方面，还留有待补的空间。这方面现代大型专书已有《中国本草全书》(丛书)、《中华大典·药学分典》(类书)。前者重在本草单本书集刊，后者重在本草单味药类编。但《纲目》在类编药学资料方面已经深入到单味药的内部(即分项说药)，也就是说不仅有药物“正名为纲”，还深入到“分项为目”，更深了一个层次。因此，若再仿《纲目》“分项说药”体例，将截止到1911年的本草资料予以荟萃类编，就有可能双璧相合，将2000多年来古代传统药学的文字资料接续连贯，畅通药学源流，为发掘古代药学宝库做好基础工作。这就是我们为什么选择从文献学角度编纂《续编》的思路。

要达到这一目的，必须解决两个问题。一是尽可能广泛收集李时珍未能得见的古代药学资料，二是处理好资料分类编纂，尽量与《纲目》无缝对接。

关于资料收集，又有李时珍生前未见及李时珍身后所出两大类。

李时珍编纂《纲目》取材广博，但他毕竟是一名地方医家，难免有见不到的书。加之近代以来，陆续有许多新的医药文献浮现或出土。例如新浮现的南宋·王介《履巉岩本草》(地方彩色药谱)，李时珍仅从《卫生易简方》转引了其中少量文字材料，根本不知道这些材料原出何书，因此错把早就存在于《履巉岩本草》的药物作为《纲目》新出药。又如南宋王继先《绍兴本草》、陈衍《宝庆本草折衷》，对了解南宋本草发展具有非常重要的意义，李时珍也无从得见。即便是明代唯一的官修《本草品汇精要》，李时珍曾上京进入了太医院，但从未有文字资料证实他见过该书。如一些罕见流传的医药书籍与早期版本，也非李时珍所能得见，例如南宋本《大观本草》、元刻《政和本草》、宋·刘明之《图经本草药性总论》、元·尚从善《本草元命苞》、明·兰茂《滇南本草》、王文杰《太乙仙制本草药性大全》、皇甫嵩《本草发明》等数十种明以前的医药书，李时珍都无从得见。更遑论还有近现代出土或散落异域的早期医药资料(如《新修本草》的敦煌残卷与日藏卷子本残卷，《食疗本草》敦煌残卷……)，李时珍如何能见到？这些《纲目》遗漏的明以前药学资料若不加搜求荟萃，岂不是极大的憾事！

李时珍《纲目》出版以后，激励了后世一大批本草学者“奋编摩之志”，涌现出230多种的本草学著作。这些本草学著作，除了有对《纲目》改编发挥之书外，也有很多拾遗、阐发的新著。例如明·李中立《本草原始》、缪希雍《本草经疏》、倪朱谟《本草汇言》、贾所学《药品化义》、清·赵学敏《本草纲目拾遗》、吴其濬《植物名实图考》等，也都迫切需要汇集与遴选其中新出的资料。

要收集整理上述李时珍未曾得见的本草资料，诚然艰难异常。好在《续编》的编纂班底，已花费20余年，编成了《中华大典·药学分典》，基本完成了资料收集的前期工作。但《药学分典》囿于《中华大典》特有的“经纬目”体例与类书性质，并不能替代《纲目》的“纲目”体系。

"纲目"体系分为三级：分类——以部为纲，以类为目；定种——基原为纲，附品为目；叙药——标名为纲，列事为目。按此体系，则大能析族分类、物以类从，小能列事为目，分项说药。各药之下分释名、集解、正误、修治、气味、主治、发明、附方。按时序类列药学资料。从而能深入单味药内部，条理其学术发展源流。这一"纲目"体系，实践证明比明代《本草品汇精要》药分24项更为简洁实用。《纲目》不是类书，是一部本草学术著作，更贴近辨药与用药实际。在这一点上，其"纲目"体系有纯属类书的《中华大典·药学分典》所无法替代的优势。例如，《中华大典》要求"经目"分类体现时代特征，而用现代分类法整理古代药学资料，不免会留下某些死角，出现需要削足适履的窘境。为此，我们经过反复讨论，集思广益，决定《续编》应该继承《纲目》三级纲目的编纂体例。这一体例业已施用了400余年，可以解决编纂中许多棘手的问题。

仿照《纲目》体例看似省心，但绝不意味着省事。首先，我们要解决《纲目》引文与标注出处存在的引而不确、注而不明的缺陷，严格规范出处标注。关于出处标注，李时珍曾说过："各以人名书于诸款之下，不没其实，且是非有归也。"也就是说标示出处，不埋没各家之说，且可明白诸家的是非得失。阅读出处详明的本草著作，宛如阅读脉络清晰的本草学史书，参观种色夺目的本草博物馆。反之则会令人晕头转向，降低古代资料的可信度。由于《续编》已经定位在荟萃类编李时珍未能得见的古代药物资料，因此，确保引文准确，可节略而不篡改，也是《续编》必须做到的事。

然而《续编》毕竟是现代著作，也不能泥古不化。为此，《续编》在仿效《纲目》体例的同时，根据《纲目》之后的本草发展及当今时代特点，作了若干修正。例如药物分类，《续编》计分火、水、土、金石、草、谷豆、菜、果、木、虫、鱼、介甲蛇蜥、禽、兽，共计14部，删除了《纲目》原有的"服器部"与"人部"。《纲目》原本虽然有附图，但其图乃仓促绘成，不尽如人意。为此我们又增补遴选了古代本草12000多幅插图，使之有裨发挥以图鉴药的作用。

《续编》虽然在体例等方面参照了许多《纲目》的旧例，类目与许多药名亦与《纲目》相同，但其中内容并不与《纲目》重复。即便同一药名之下，其内容也都是李时珍所未见之药学资料。换言之，从药名来看，《续编》有"旧药"与"新增药"之分，但无论新、旧药，其实际内容皆属《纲目》所未引。从编纂的角度来看，补入新增药相对要轻松一些，但处理《纲目》原有"旧药"名下的后世本草书，则需要耗费大量的精力，甄别删汰因袭重复之文，萃取具有新意之言。从这个角度来看，《续编》"续"的是《纲目》旧体例，"编"的却是《纲目》所无的新内容。

此外，虽然《续编》多引前人药物资料，但并非如宋代唐慎微编《证类》那样全无自家之见。《续编》的"历代诸家本草续补"一节，所收诸书目皆为《纲目》所无，且解说全为自撰。这一节的写法很类似《嘉祐本草·补注所引书传》，与《纲目·历代诸家本草》常大段引用前人原文小有不同。

又，本书对药物出典及分条等问题的意见，用"【校正】"或者"编者按"的方式来表达。例如"乌头"与"草乌头"二药，《神农本草经》已有"乌头"条，后世分化出"草乌头"，其名晚至宋代才出现。《纲目》将“乌头”作为“附子”条的子药，内容则为“川乌”。《纲目》的“乌头”却专门定义为“乌头之野生于他处者，俗谓之草乌头。”这就改变了《本经》“乌头”条本义，造成混乱，也与古代用药实际不符。南宋《宝庆本草折衷》最早将“附子”“川乌头”“草乌头”3药分立，这是符合用药实际的。后世《本草备要》等亦多将“草乌头”单立，现代《药典》《中华本草》均将附子、川乌、草乌分别立条。有鉴于此，《续编》将“乌头”仍从《本经》，独立成条，加【校正】注明即“川乌头”。又依据《宝庆本草折衷》，将“草乌头”单立条，并在【校正】中加注说明。

历代本草书计算所收药数，各有明确的标准，《续编》亦然。本书药物计数有自己的特点。书中各部总论之后，新加了“编者按”，说明本部药物计数及与《纲目》药数的比较，同时，也交代了对于《纲目》同部药物取舍与迁移情况。凡《纲目》已载之药物正名，为体现传承，作为旧条，尽量保留，计入《纲目》原有药物。但《纲目》“有名未用”“杂录”之类，时珍虽列入药物计数，其实际应用价值几近于零。故此类药物均加删汰，不计入《续编》药数。凡《纲目》未收，或仅作为单味药“附录”的药，《续编》中将其单独立条者，按历代本草旧例，均计作新增药物。依上述计数之法，《续编》共收药2583种。此数乍看起来比《纲目》原载1892种仅多数百种，但因取用《纲目》的药物仅1547种，故《续编》新增药已达1306种。其中67种属“新分条”（即《纲目》原附录药升格为独立药），1239种来自于唐、宋、元、明、清各代本草著作，均为《纲目》所无。

《续编》杀青之后，我们从文献角度将其与《纲目》比较，发现其中所收《纲目》之前、未被时珍见到过的本草著作每多精彩之论，亦多精美之图。但《纲目》之后的本草著作，以新增临床用药及药理发明之类的内容居多，关于释名、集解、性味、主治、附方等内容较少。清代能超出《纲目》辨药之论者，多集中在《本草纲目拾遗》《植物名实图考》《增订伪药条辨》等数种著作中。后世本草新增之药亦有精彩之处，但其论述均相对简单。由此可见，《纲目》在药物的基原辨析等方面，确实达到了古本草的巅峰。

《续编》字数已达500万，附图万余幅，从体量上已超过《纲目》一倍多。但本书只是一部从文献荟萃角度辅翼《纲目》之作。在考辨药物、广采博收百科资料等方面则远不如《纲目》之精深。即便是药学文献荟萃类编，也仍有许多不足之处。“本草纲目研究集成”丛书是国家出版基金项目，对项目内诸书的容量与完成时间都有硬性要求。因此对资料的取舍与遴选，我们还未能在有限的时间内做到尽善尽美。舍弃割爱的许多资料中也许还有遗珠璞玉，对此心怀忐忑，难以自安，衷心希望得到读者的谅解与批评指正。

张志斌　郑金生

2018年11月27日于北京

凡例

一、本书的编纂目的定位是继承与发展。即秉承《本草纲目》（以下简称“纲目”）编纂宗旨，广泛收集，拾遗补缺，对《纲目》所未囊括的1911年以前的传统本草知识予以系统地整理与总结。

二、1911年以前《纲目》未囊括的传统本草知识包括两大类，一为李时珍所未能得见的《纲目》成书以前的本草著作，二为《纲目》成书以后涌现出来的新增本草著作。换言之，一为《纲目》已收药物的未及内容，二为《纲目》未收的药物。本书对于前者，立足于对《纲目》原有药物知识的补充完善；对于后者，则多关注增补《纲目》所无的药物及相关内容。出处则均仿照《纲目》方式，标注于药名之后。

三、考虑到古代鉴定药物比较粗放，故确定药物正名，基本遵从首出文献，较为冷僻的药名，加括号说明（即：XX）。并按照古代用药习惯，只要同等入药的同属近缘植物，一般仍归于一名之下，不以现代分类学的种为标准。

四、本书每部总论之后加“编者按”，说明本部药物计数及与《纲目》药数的比较。药物数的统计方法，沿袭李时珍《纲目》之旧。凡《纲目》已载之药物正名，为体现传承，作为旧条，尽量保留，计入原有药物。但原本属“有名未用”“杂录”之类，时珍虽亦进入药物计数，但因原本内容不清，凡后世无发挥者，予以放弃，不计入药数。凡《纲目》未收，或原先仅作为附录，在《续编》中作为独立药条收入者，按时珍旧例，均计作新增药物。

五、由于各部的参考文献有太多的雷同。本书每部总论之后，省略原《纲目》所附在本部之后的参考文献附录。全部的参考文献附于书后。

六、本书沿袭《纲目》的纲目体系和分类系统，并针对现代用药特点略加改进。全书计分火、水、土、金石、草、谷豆、菜、果、木、虫、鱼、介甲蛇蜥、禽、兽，共14部。去掉了原《纲目》所有的“服器部”与“人部”及部下分类。其中少部分药物归入大致同科属、结构的药类，现已废弃不用者，不收。

七、每一药物之下仍标正名为纲，其他药名及其他药用部分均仿《纲目》的“纲目”体例处理。药物解说仍分8项，次第为：释名、集解、正误、修治、气味、主治、发明、附方。

1.【释名】：凡涉及药物名称、别名及定名依据者。这一项中实际上有两类表示方法：一是罗列别名（大字），一是说明别名出处及解释名义（小字）。

2.【集解】：凡涉及药物品种、形态、真伪、产地等内容者。其中或间或偶涉功效主治者，为不使文字断续杂乱，不予分割处理，一并归放此处。

3.【气味】：凡涉及气味、毒性、归经者。

4.【主治】：凡涉及功效、主治者。偶或涉及简单的药物用法。

5.【发明】：有关功效、主治、副作用、毒性、禁忌、配伍调节及相关注意等内容的发挥及说明。

6.【附方】：凡药物应用之方剂举例。按原时间顺序排列，除主治病证不按《纲目》受四字限制外，余按时珍旧例，凡主治病证名置处方之前用大字，药物组成、剂量、煎服法及相关说明文字等用小字。属引用者，出处用小字置处方之后。

7.【校正】：主要是对与《纲目》不同之处给出说明。根据《纲目》的体例：一般与主药名并列，在"校正"文字比较多，甚至有换行的情况，做另起段处理。

另如【修治】、【正误】、【附录】等项，内容相对明确，均仿《纲目》体制。

八、本书药品附图图名中的书名均采用简称，现将"全部图录书名序号简称表"附录于下。

附：药图来源书名简称一览表

序号	书名	简称
1	本草图经（政和本）	图经（政）
2	本草图经（绍兴本）	图经（绍）
3	履巉岩本草	履巉岩
4	备急灸法	灸法
5	本草歌括	歌括
6	饮膳正要	饮膳
7	救荒本草	救荒
8	滇南本草（务本堂本）	滇南
9	本草品汇精要	品汇
10	食物本草	食物
11	野菜谱（救荒野谱）	野谱
12	本草蒙筌	蒙筌
13	太乙仙制本草药性大全	太乙
14	茹草编	茹草
15	补遗雷公炮制便览	雷公
16	精绘本草图	精绘
17	三才图会	三才
18	本草原始	原始
19	金石昆虫草木状	草木状
20	野菜博录	博录
21	本草图谱	图谱
22	救荒野谱补遗	野谱补
23	本草汇言	汇言
24	本草汇	本草汇
25	本草纲目类纂必读	类纂
26	本草备要	备要

续表

序号	书名	简称
27	食物本草会纂	会纂
28	本草求真	求真
29	古今图书集成·草木典	草木典
30	古今图书集成·禽虫典	禽虫典
31	滇南本草图说	滇南图
32	草药图经	草药
33	植物名实图考	图考
34	草木便方	便方
35	本草简明图说	图说

九、本书把《纲目》之外的相关药图也作为传统本草知识，在各药之下随文收录。限于篇幅，这部分内容，根据是否原创及药图的精确程度，有所选择。

十、为节省篇幅，各种文献引用的内容（除附方外），均作接排。同一来源的同项内容，若来自于不同的段落，则加以省行符“○”后，予以接排。

十一、本书引用的资料均标明出处。出处名称均以书名或其简称为准，每一出处只有一个名称。同一作者的不同著作，则分别给出各书的准确书名。书后附参考文献，注明所有引文来源的作者、版本等信息。出处所在位置，或在引文之前，或在其后，均袭时珍旧例。

十二、本书采用简体横排，现代标点。考虑到所收资料多为古籍，因此仍然采用大小字的方法来处理版面。大小字的标示原则，仿《纲目》金陵本做法。

十三、限于篇幅，原书讹字、衍字、少用的异体字，本书径改不注。凡脱字，用“〔 〕”（六角符号）补出。

总目录

一　序例

二　火水土金石部

三　草部

四　谷豆菜果木部

五　虫鳞介禽兽部

附录

火部第五卷

水部第六卷

土部第七卷

金石部第八卷

金石部第九卷

二

火水土金石部

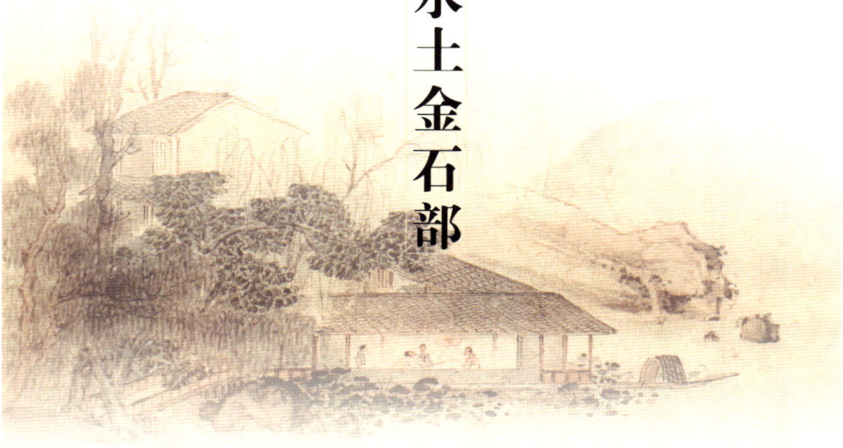

火部第五卷

《夕庵读本草快编》卷一：火者南方之行，其文横则为☲卦，直则为火，炎上之象也。有气无质，生杀万物。五行各一，惟火有二，曰阴火也，阳火也。其纲凡三，其目凡十有二。所谓三者，天火、地火、人火也；所谓十有二者，天之火四，地之火五，人之火三也。试申言之，天之阳火二，太阳与星精也；天之阴火二，龙火、雷火也。地之阳火三，钻木、击石、戛金也；地之阴火二，石油之火、水中之火也。人之阳火一，丙丁君火也；人之阴火二，命门与三焦也。合而言之，阳火六，阴火亦六，共十二焉。**《调疾饮食辩》卷一上**：《纲目》曰：水火皆所以养民者也。太古燧人氏钻木取火，教民熟食，使无腹疾。《周官》司烜氏以燧取明火于日，鉴取明水于月，以供祭祀。司爟氏掌火之政令，四时变国火以救民疾。春取榆、柳之火，夏取杏、枣之火，季夏取桑、柘，秋取槐、檀，冬取柞、楢之火。季春龙见于辰而出火，于时为暑。季秋龙伏于戌而纳火，于时为寒。后世寒食禁火，乃季春改火遗意。观唐时清明日，赐百寮新火，新字可见矣。俗作介推以是日焚死，故禁火，岂不谬哉。按：先王之世，火政如此，似乎近迂。且所云顺天道，而百工之作息皆因之，以免水旱灾祲之流行，其理尤不可信。今惟戛石取火，或以玻璃照日取火，得火之由，只此二法。火几无日不新，于养生疗疾未见其有害也。《纲目》论火乃远扯君火、相火，及周濂溪圣人定之以中正仁义而主静，朱紫阳人心、道心诸说，一派空谈，全无实际。医家不宜有此。盖火之优劣，视乎薪炭，故桑树可以烹老龟，轩辕墓上千年华表可以照狐魅。次视乎文武久暂之候，故丹经有温养之文，内典有烈焰烧空之喻，而养生疗疾于此外，又奚足辩乎。

编者按　今集火之切于日用灸焫者凡29种，《纲目》原有11种，悉予采用。新增18种，均来自于明清本草著作。

《本草拾遗》1种 唐·陈藏器
《本草纲目》10种 明·李时珍
《本草汇言》1种 明·倪朱谟
姚氏《食物本草》4种 明·姚可成
《医林纂要探源》3种 清·汪绂
《本草纲目拾遗》10种 清·赵学敏

火部29种

阳火、阴火《本草纲目》

【集解】**《太平御览》卷八六八：**水流湿，火就燥。又曰：燥万物者，莫熯呼旱切乎火。《书》曰：五行二曰火，火曰炎上，炎上作苦。《周礼》曰：司爟掌行火之政令，四时变国火，以救时疾。季春出火，民咸从之。季秋内火，民亦如之。又曰：秋官司烜氏掌以夫燧取明火于日。《管子》曰：黄帝作钻燧出火，以熟荤臊。《吕氏春秋》曰：伊尹说汤五味，九沸九变，火为之纪。《礼含文嘉》曰：燧人始钻木取火，炮生为熟，令人无腹疾，遂天之意，故为燧人也。**《本草汇笺》卷一〇：**阳火阴火，凡十有二。盖天之火四，地之火五，人之火三也。天之火四者，阳火二，太阳真火也，星精飞火也。阴火二，龙火也，雷火也。地之火五者，阳火三，钻木之火也，击石之火也，戛金之火也。阴火二，石油之火也，水中之火也。人之火三者，阳火一，丙丁君火也，即心与小肠。阴火二，命门、相火也。起于北海坎宫，游行三焦，寄位肝胆，三昧之火也，指纯阳干火。合而言之，阳火六，阴火亦六，共十二焉。诸阳火遇草而焫，得水而燔，可以湿伏，可以水灭。诸阴火不焚草木，而流金石，得湿愈焰，遇水益炽，以水折之，则光焰诣天，物穷方止，以火逐之，以灰扑之，则灼性自消，光焰自灭。故反之，人身治阳火者，利用降，治阴火者，利用升，均之内虚火动也。李东垣主助阳，朱丹溪主助阴，各有攸当。凡人脾胃气虚，元气不足，而心火独盛，心不主令，相火代之。相火者，下焦包络之火，元气之贼也。脾胃气虚则下陷，阴火得以乘其土位，故气高而喘，身热而烦，其脉洪大而头痛，或渴不止，故以柴胡、升麻，佐参、芪、归、术，非特从阴位升出阳气，行春生之令，乃是顺其性而扬之，盖治阴火法也。若瘵之所损者，精也。离中之一阴，即坎也。坎中之一阳，即离也。阳无体，以阴为体。阴亏则阳无所附，而不得不恣其炎上之性，以为呕血咳嗽，骨蒸之症矣。非质重味厚，阴中之阴者，安能固其阳根而敛之，使返于宅乎？故曰精不足者，补之以味，地黄丸是也。形不足者，温之以气，补中益气汤是也。**《药性切用》卷七：**阳火阴火五行各有阴阳，而火之阴阳为尤着，天之阳火，太阳真火，星精飞火。天之阴火，龙火雷火，火精伏火。地之阳火，钻木之火，击石戛金之火。地之阴火，石油之火，水中之火。人之阳火，君火、相火。人之阴火，失位之火。**《本草纲目拾遗》卷二**：火有阴阳，乃太极之妙蕴。人尽以火为纯阳，不知有阴火，惟圣人知之。故离卦中虚，阳中有阴也。坎卦中实，阴中有阳也。（火）〔天〕地生物亦然，阳火无质，以物为质，然后寄其形以燃物。阴火有质，不必寄形于物，而不能尽焚诸物。盖阳火乃火之魂，属阳，气热。阴火乃火之魄，属阴，气不热。濒湖统十二火以分阴阳，其曰天之阳火二：太阳〔真〕火，星精飞火。地之阳火三：钻木火，击石火，戛金火。人之阳火一：丙丁君火。夫太阳炙背即暖，星精火有光有声，其坠地之初，如燔石，手不可近。钻木之火，钻与木皆熯热有烟。击石戛金，必两物摩荡，热则火出，皆有火气。人身君火所呵出之气，天虽极寒，而人气无不热，此皆阳火，为火之魂，气虽热，必寄形于物乃燃，故水晶取日中之火，承艾而烟起。火殃为飞星之精，入土乃起焚房屋。钻木击石戛金，非物受其火不能存也。人身丙丁火能解犀角，散积阴之气，已不啻寄其身而焚之也，其气皆猛烈可知。其曰天之阴火二：龙火，雷火。地之阴火二：石油火，水中火。人身之阴火二：命门相火，三昧真火。龙火不能焚物，止能焚砂石。盖龙本纯阳，而火反阴者，以阳为体，以阴为用也。雷火不能焚物，能焚金铁。盖雷之击物必有声，其用属阳，而其体属阴也。砂石本土之余气，为先天火，结以阳体，焚之金铁，为水之母。本阴精而即以阴体镕之，此五行生克之妙也。石油能于水中生火，凡水中一切物，非石油不能焚之，水中火本咸精，故海水入夜则明，至阴之气不能焚物也。命门相火即人身欲火，与三昧真火皆能自焚，不能焚物，此皆阴火，为火之魄，气不热，不必寄形于物，而有能焚、不能焚之别。非若阳火之遇物无不消镕也。○水中火着体能渍肉腐烂，可摩风气。相火、三昧火凡人皆不能运用，惟有道之士能运以疗病，起死回生。相火能结舍利，成坚固子，三昧火能杀精魅。**《本经逢原》卷一**：上古炊食都用燧火，是为阳火。今皆击石取火，则阴火也，用以炊食犹之可也，若点艾炷尤非所宜。

【主治】太阳火除湿，止寒澼，舒经络。痼冷，以体曝之，则血和而病去。冬月以旧帛晒，受阳气，覆体，皆能却疾。《本草纲目拾遗》卷二。灸艾宜取太阳真火，否则真麻油灯，艾茎点于炷上，则灸疮至愈不痛。《本经逢原》卷一。

【发明】**《本经逢原》卷一**：凡煎补药，文火缓煎；泻药，武火急煎。煎膏用桑柴火最良。《抱朴子》云：一切神仙药，不得桑柴不服。然不若煎收并用文火，则不伤药性。

《夕庵读本草快编》卷一：凡阳火遇草而焫，得木而燔，可以湿伏，可以水灭。诸阴火不焚草木而流金石，得湿愈焰，遇水愈炽。若以火逐之，以灰扑之，则灼性自消，光焰自灭。故人能善反于身，上体于天，下验于物，则君火相火、正治从治思过半矣。然烹饪之长，助药之力，又在用之得宜。且火无定体，因物而生，金石之火烈于草木，故《周礼》司烜氏钻燧取火，以救民疾是也。桑木能利关节、养津液，得火则拔引毒气而祛风寒，仙药不得桑煎不服，谓其为箕星之精，火中最贵尔。陈芦、枯竹，则性缓而不悍。生炭、糠煨，取长暖而力匀。灯火、灯花，疗惊风而止惊啼。艾火、神针，舒筋骨而杀劳瘵。此数者盖有益于人而又专祛疾者也。外有萧丘之寒火，泽中之阳焰，野外之鬼磷，金银之精气，虽云似火而不能焚物。至于樟脑、獭髓能于水中发火，浓酒、积油得热则焚。南荒有餍火之民，食火之兽。西戎有食火之鸟，火鸦蝙蝠能食焰烟，火龟火鼠生于火地，乃五行物理之常，而乍闻者目为怪异，盖未深造乎理故尔。复有至人入水不溺，入火不焚，入金石无碍，步日月无影，与道合真，此又不假凡火而生寿敝天地者矣！

《本草纲目拾遗》卷二：补脾养胃，作酱日晒，受日气多，人食之，多补脾胃。久服长生。养生家有服日光法。星精飞火辟伏尸，陈子静《养生注》云：火殃即流星之精，入土中，其地有伏尸皆远去。增志虑，聪明。《谈道录》有制星精米法，以白米露星月下百日，承受星精，小儿食之，多聪明，增神智，且辟邪除疟。〇龙起石中，石内必有焦裂处，乃龙口火所烧也，刮其石末煎汤，治痞膈如神，以石受龙火之气，无坚不破也《海上格物论》。雷火其震木有硫黄气者，得雷火之气也。能治惊痫邪祟，合辟瘟丹加用最妙。

燧火《本草纲目》

【集解】**《本草品汇精要续集》卷一**：主救人四时之疾，因时钻取，因病而用。五色之火，煎五脏之药《品汇续集》。　名：榆柳木火、杏枣木火、桑柘木火、柞楢木火、槐檀木火。　时：生，四时四季；采，春夏、季夏、秋冬取之。　用：取于四时，配合五脏。　质：榆柳先百木而青，故春取之，其火色青；杏枣之木，心赤，故夏取之，其火色赤；桑柘之木，肌黄，故季夏取之，其火色黄；柞楢之木，里白，故秋取之，其火色白；槐檀之木，心黑，故冬取之，其火色黑。　色：青、赤、黄、白、黑。　〇禁：道书云：灶下炭火，谓之伏龙屎不可爇香祀神。　解：天文：大火之次于星为心。季春龙见于辰而出火，于时为暑。季秋龙伏于戌而纳火，于时为寒。顺天道而百工之作息皆因之以免水旱灾伤之流行也。**《医林纂要探源》卷三**：仲春寒食，令民息其火，次日清明，乃燧取榆、柳新火，以遍布用之。至小暑前一日，又息其火，而取枣、杏之火。季夏大暑前一日，又息其火，而取桑、柘之火。季秋前一日又息其火，而取柞、楢之火。季冬前一日又息其火，而取槐、檀之火，此如大傩王傩国傩及藏冰开冰之意，使四时之令随所取之火而舒也。钻木可以取火，今海外诸番，犹用此法，虽不及击石之易，然其道古矣。**《藥性切用》卷七**：钻木取火，木为火母，性缓不燥。金石取火，击烈火暴，火燥性急。今人嗜烟酒，多燥火之患。**《本草纲目拾遗》卷二**：钻木火除瘟疫，却四时不正之气。《周礼》司爟掌火政，四时变火以救时疾，即此。杀精魅。凡一切山魈木怪，年老精魅，用千年古柏，不得以凡火燃，须钻木按时取火燃之。**《夕庵读本草快编》卷一**：然烹饪之长，

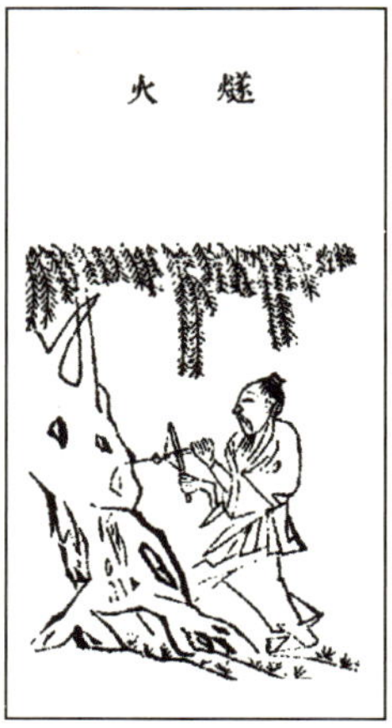

图 5-2-1　燧火《备要》

助药之力，又在用之得宜。且火无定体，因物而生，金石之火烈于草木，故《周礼》司烜氏钻燧取火，以救民疾是也。**《本经逢原》卷一**：上古炊食都用燧火，是为阳火。今皆击石取火，则阴火也，用以炊食犹之可也，若点艾炷尤非所宜，灸艾宜取太阳真火，否则真麻油灯，艾茎点于炷上，则灸疮至愈不痛。

【气味】性热。气上炎升也，阴中之阳也。《本草品汇精要续集》卷一。

【主治】舒肝润肾，明志意，动魂气，合冥莫，感神灵。《医林纂要探源》卷三。

【发明】**《本草品汇汇精要续集》卷一**：治：李时珍云：《周官》司爟氏四时变国火以救时疾，季春出火，季秋纳火，民咸从之。盖人资于火食者，疾病寿夭生焉。因时钻燧取新火，以为饮食之用。依岁气而使无亢不及，所以救民之时疾也。赝：后世寒食禁火，乃季春改火遗意，而俗作介推事，谬矣。**《医林纂要探源》卷三**：《周礼》司爟掌四时变国火以救时疾。如春有痟首疾，夏月疮疥疾，秋有痎疟疾，冬有咳逆疾，此四时之疾也。春取榆、柳之火，夏取枣、杏之火，夏季取桑、柘之火，秋取柞、楢之火，冬取槐、檀之火，此四时变国火以救时疾也。舒民志意，易气移神。此就改火之意言之。榆、柳色青，故春取其火，以达肝气。枣、杏色赤，故夏取其火以达心气。桑、柘色黄，故夏季取其火以达脾气。柞、楢色白，故秋取其火以达肺气。槐、檀色黑，故冬取其火以达肾气。盖春病痟首，肝风也。夏病疮疥，心火也。夏季泄泻，脾湿也。秋病痎疟，清燥也。冬病咳逆，寒闭也。故四时改火，以达其气如此。石火：便民致用。两间之物，莫不含阳而生，阳气之动则发为火。故木、石、金、宝之类，燧之皆可得火。硫黄，土中之火也。汤泉，由土中火使之热也。雷则土中之火，因地气上腾而发者。至于水中有火，则滇蜀之间有火井。故火无往而不在，泯于无形，用之以时可有，不用亦一时可熄，熄之未尝灭，用之未尝留，天下之至神者，故于人为心为神明，寂然不动，感而遂通天下之故焉。然有所谓君火、相火，何也？曰：火亦非有二，以其得于阳以生，而有炎热之气，有长养万物之机，有变化万物之用，则谓之相火。以其阳德之发为光明，而有炳照万物之光，有宰制万事之权，有灵妙不测之用，则谓之君火。故君火惟一，相火则本于命门，动于肝胆，熏蒸脾胃，行于三焦，无在不有，犹木、石、土、水中皆有火，随所燧而即得，随所动而辄生。其发为光明，则主于一也。凡火之出，惟燧出之。相火之动，惟心使之。故心火，君也。相火，欲其热，不欲其燎原。君火，欲其明，不欲其逐物，明滞于物，则火必燎原矣。故君子观于木石之有火，而知养生焉。○明火以金燧取于日而得者。金燧者，炼精铜为鉴，吸取日光，以艾茸承其光则火炎矣。古人以供祭，交鬼神，燔膟膋，萧合黍稷，又爇荆灼龟以卜。今广中有火珠火镜，乃琢玻璃为之，亦可聚日光以取火。**《本草纲目拾遗》卷二**：击石火宜针灸百病，取其含阴气于阳中，有太极之妙。张石顽以石取火为阴火，云不宜以之灼艾，以太阳取于阳燧者为阳火，宜灸病。不知石虽阴质，非真火蕴结则不成形。凡石中皆有火，火石较他石尤火多而易取者，以此石独受太阳之气厚也。石阴而火阳，必受击乃出，火多者且有炾炸声，若阴火则无声矣。故濒湖列为地之阳火，石顽以为阴火，未免拘墟之见耳。戛金火能散鬼磷野祟，戛金取火照之，即灭迹。**《夕庵读本草快编》卷一**：附考：按《周礼》钻燧取新火以为饮食，使岁气无亢不及，以救民之时疾也。榆、柳先百木而青，故春取之；杏、枣之木心赤，故夏取之；柞、楢之木理白，故秋取之；槐、檀之木心黑，故冬取之；桑、柘之木肌黄，故季夏取之。天文大火之次于星为心；季夏龙见于辰而出火，于时为暑；季冬龙伏于戌而纳火，于时为寒。顺天道而百工之作息皆因之，以免水旱灾祥也。后世寒食禁火，俗传介之推事谬矣！

桑柴火《本草纲目》

【主治】桑柴火，煮物食之，主益人。又煮老鸡及猪羊等肉，俱能令极烂。能解一切毒。姚氏《食物本草》卷二一。主拔引毒气，助药力，逐风寒。煎补药，灸痈疽。《药性切用》卷七。利关节，拔毒，去风，止痛，化腐生肌。阴疮、瘰疬，燃火吹灭，日灸。一切补药、缓煎。煎膏宜之。但不可点艾，伤肌。《本草求原》卷二二。

【发明】**姚氏《食物本草》卷二一**：《一统志》云：昔有人于浙江永康县金豚山遇一大龟，束之归。龟作人言曰：游不良时，为君所得。人甚怪之，载上吴王，王命烹之，焚薪数百车，语犹如故。诸葛恪命燃老桑，顷成糜烂。

《本草汇笺》卷一〇：桑木能利关节，养津液。火能拔引毒气，而驱逐风寒。此从治之理也。一切仙药，不得桑煎不服，桑乃箕星之精，能助药力，除风寒痹诸痛，久服终身不患风疾。**《饮食须知·水火》**：桑柴火宜煎一切补药，勿煮猪肉及鳅鳝鱼。不可灸艾，伤肌。**《本草品汇精要续集》卷一**：制：凡一切补药诸膏，宜此火煎之。　治：朱震亨云：火以畅达，拔引郁毒，此从治之法也。　助：《抱朴子》云：一切仙药不得桑煎不服。桑乃箕星之精，能助药力，除风寒痹诸痛。久服终生不患风疾故也。　行：陈藏器云：桑柴火，炙蛇则足见。　忌：此火不可点艾伤肌。

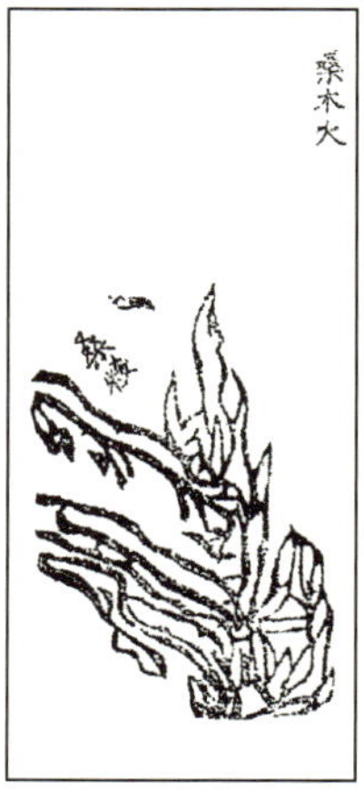

图 5-3-1　桑柴火《草木典》

《医林纂要探源》卷三：坚劲而和，有攻坚入里之能，煎补药，熬膏胶，及煎去淫感之药，宜之。桑火甚劲，凡难烂之物，惟此能煮透。谚云：老鸡煮不烂，移祸于枯桑。《诗》云：樵彼桑薪，卬烘于煁。盖惜之也。且能拔毒，痈疽不起，瘀肉不腐，流注瘰疬，恶疮不愈者，燃桑木片，吹息，灸患处，其毒可拔。〇火虽同，而薪性异，是不可以不择。如枳、枸为薪，能败酒。皂荚树为薪，能裂釜。槐树为薪，宜煎射罔。可知火之性各因其木，举一端，余可类推。**《调疾饮食辩》卷一**：诸木作薪，惟桑火最烈。故凡牛、羊、鸡、鸭老者，煮之不烂，得此即糜。熬鹿肉、虎骨等胶，得此比他薪较损，而得胶且多。宜煎一切补药，如地黄、二冬、牛膝之类，汁本难出，且补药宜熟也。况桑性能除风寒湿痹诸病，此数种病人，不拘饮食、药饵，概宜用之。**《草木便方》卷二**：桑柴火燃口吹熄，痈疽发背阴症急。疡流顽臁肉不应，拔毒止痛生肌奇。久烘助阳能化脓，米成消散烘不离。

炭火《本草纲目》

【集解】**《本草品汇精要续集》卷一**：地：烧木为炭，处处有之。诸木皆可烧炭，入药惟用白炭、栎炭、烰炭。用：白炭，性坚，木久则腐，而炭入土不腐者，木有生性，炭无生性也。葬家用炭，能使虫蚁不入，竹木之根自回，亦缘其无生性耳。古者冬至、夏至前二日垂土炭于衡两端，令匀，阴气至则土重，阳气至则炭重也。质：长短不等，大小不齐。色：生红，死黑。**《调疾饮食辩》卷一**：用杂木煨糠火中，不使其燃，俟烟尽，闭窑灭火，其炭坚结，故俗呼硬炭。外有白粉者良，故名白炭。〇杂木烰炭火：较白炭稍不热，病人治食、煎药皆无所忌。栎炭尤佳。泡汤饮，或研末蜜丸含咽，治卒然失音。杉木炭最验，但勿用曾经水淬者，及竹炭皆不验。前咽喉闭塞方，无白炭，可代以烰炭。此则必用烰炭，不可代以白炭《得效方》。

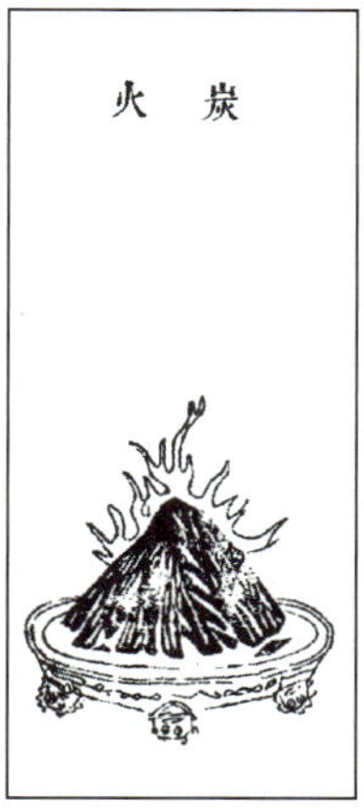

图 5-4-1　炭火《备要》

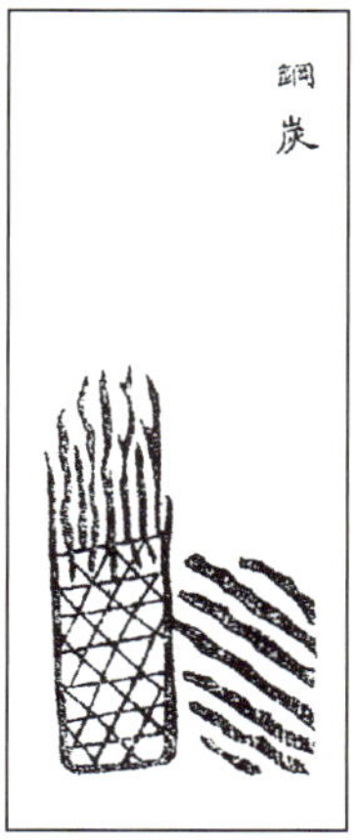

图 5-4-2　钢炭《草木典》

【气味】性温、热。气炎可升可降，阴中之阳也，阳中之阴也。《本草品汇精要续集》卷一。

【主治】治吞金银铜铁在腹，烧红急为末，煎汤呷之。甚者刮末三钱，井水调服，未效再服。又解水银轻粉毒，带火炭纳水底，能取水银出也。上立炭带之辟邪恶鬼气。除夜立之户内，亦辟邪恶。《食物本草》卷二一。

【发明】**《医林纂要探源》卷三**：魄覆载营，其焰不扬，用以烹饪，令人志气不强，以燔以炙，以烹茶茗，以炼丹石，凡小用宜之。木焚为炭，所存之魄以爇火，是魄之覆载魂也，故其火无烟，而焰亦不扬，不足于光明，但取能热耳。只用烹饪，非有室家者所宜，惟其无烟而火热有恒，故烹茶、煎药、炼丹宜之，以焆温熟物则亦宜之。然炭又自有刚柔草木之异，柔草者仅冬烘而已。

《阅微草堂笔记》上卷一二：吾校《四库》书，坐讹字夺俸者数矣，惟一事深得校书力：吾一幼孙，偶吞铁钉，医以朴硝等药攻之，不下，日渐尪弱。后校《苏沈良方》，见有小儿吞铁物方，云剥新炭皮研为末，调粥三碗，与小儿食，其铁自下。依方试之，果炭屑裹铁钉而出。乃知杂书亦有用也。此书世无传本，惟《永乐大典》收其全部。余领书局时，属王史亭排纂成帙。苏沈者，苏东坡、沈存中也。二公皆好讲医药。宋人集其所论，为此书云。

《调疾饮食辩》卷一：无白粉者多爆，其火甚烈，能使肉食易糜，药易出汁。但极热，平素饮食习用薪火者，骤遇炭火所烹，令人口糜舌烂，或咽痛，或鼻衄。凡肺热咳嗽及天行热病人，切宜远之也。冬月烤火亦然。

《草木便方》卷二：钢炭烧淬水甘平，竹木铜铁误吞灵。小儿停食久积聚，合煎他药效如神。青杠木炭。

【附方】

《调疾饮食辩》卷一:治卒然咽喉闭塞。研末蜜丸含咽。无白炭，烰炭亦可。《千金方》。治汤火伤灼。烧红，急研为末，陈香油调搽愈陈愈佳。《济急方》。一种独木所烧。

烰炭火

【主治】主烹煎焙炙百药丸散。《本草品汇精要续集》卷一。

【附方】**《本草品汇精要续集》卷一**：陈氏《经验方》：阴囊湿痹，用麸炭、紫苏叶末扑之。

煤火《医林纂要探源》

【集解】**《医林纂要探源》卷三**：石煤火，地中之阳气所钟也。山有煤，其水必出泥浆而带硫黄气。凡地下之矿，皆阴精也。地下之煤，皆阳气也。开凿恣取，气必竭，脉必伤，是天地鬼神之所忌。人材日下，物产日薄，未必不职此之由。古者焚莱有禁，斧斤以时入山林，后世不然，林木既穷，并掘根柢，且烈山而焚之，柴薪不足于用，乃取给于石煤。今则燕蓟豫章之境，待以举火者，不知几亿万家矣。呜乎！六府不修，三事不和，不为撙节爱养之谋，而暴殄天物，日有甚焉，将伊于胡底也。刚而不和，烈而无焰，熄则难燃，燃则不熄，令人短志寡神，思淫好忿。有相火之热，无君火之明，其气偏，则养人亦偏，宜矣。**《本草纲目拾遗》卷二**：《本经逢原》云：北方炊食多用煤火，以地属坎，足胜其气，且助命门真火。食煤火，长气于阴，所以膂力强壮，南人食之多发痈毒。受其毒者，以齑汁解之。然煤火处置大缸水于旁，则毒从水解。南方炊食多用薪火，人食薪火，长气于阳。气多轻浮不实，不似北方之禀气刚劲也。然近日南方亦产煤，薪价日昂，市井多有用煤者，其煤在浙省则出于衢严、湖州，较北煤坚细，以之代薪。煤气亦减薄，甚有如薪炭无臭气者，名曰香煤。出太湖山中，《纲目》石部收乌金石，即煤也。其主治多言其质之用，而火部又不收煤火，故为补之。用以香煤为佳。**《调疾饮食辩》卷一**：《纲目》曰：一名石炭，一名乌金石，即《拾遗记》之焦石。古人用以书字，故又名石墨。南北产处甚多。代薪炊爨，煅炼铁石，大为民利。曹叔雅《异物志》云：豫章有石，黄色而理疏。张华谓之然石，以水灌之则热，可以烹鼎，冷则再灌。高安亦有之。

【主治】烹一切食物，能和脾胃、滋气力、通肾气、助阳道。妇人暖子宫。杂煤、臭煤有毒。《本草纲目拾遗》卷二。

【发明】**《调疾饮食辩》卷一**：按：高安、豫章，与吾饶接壤，不闻有水沃之然石，或古有今无乎。石灰初出窑时，坚硬仍如石体，扣之亦作石声，按之不热，遇水则烟焰陡发。榜人装载稍不检点，可以焚舟。张公、曹公得毋为人所愚，所云然石即此乎？且高安、豫章多有灰窑。有煤之山，必有乱石成行，高出土面。风雨之夕，火光炳耀，倏明倏灭者即是。其在土中，浅深不一，必作坎如井，少则二三丈，多或十余丈。得炭则为隧横入凿取，用修绠辘轳出之。有三种：一种色黑而黯者为红火炭，其焰色红，烟多易烬；一种深黑，光明如黑竪者，为绿火炭，其焰色绿，烟少难烬；一种焰绿而更难烬者，名铁炭，惟供煅铁之用，炊爨者以价昂不能用也。三种炭火皆作硫黄气，性烈有毒，红火者尤烈。中其烟毒，能令人昏瞀，速以冷水灌之，移向风吹则解。一切烟毒皆宜解以冷水。乍食煤火所烹之物，其害甚于白炭，病人概宜避之，煎药则断断不可。研末，同滑石末水调，或人尿调，可敷金疮血出不止《医学集成》。**《本草求原》卷二二**：助肾阳，而有毒。惟北地属水，足胜其气。南人食之，多受其毒，以萵汁解之；其煤之旁置大缸水，则毒从水解。

艾火《本草纲目》

【集解】**《医林纂要探源》卷三**：萧火其气焄蒿，其意凄怆。古人合膟膋黍稷爇之，以求神于阳。即野艾也。古爇以感神，自觉有焄蒿凄怆之感。今人焚香，其用遂废，惟以之辟蚊蚋而已。然取类用物之精，今不如古也。**《本草求原》卷二二**：艾火灸百病、诸风冷疾。须取太阳真火，否则，真麻油灯或蜡烛火点之。若击石之火，阴火也，无功。入硫黄末于艾，灸风冷尤良。

【气味】性：温，热。气：炎，阴中之阳也。《本草品汇精要续集》卷一。

【主治】严气正性，以祛百邪，以灸百病。能透百脉，拔六淫之邪。《医林纂要探源》卷三。

【发明】**《本草品汇精要续集》卷一**：禁：戛金击石、钻燧八木之火，皆不可用。邵子云：火无体，因物以为体，金石之火烈于草木之火也。　忌：所谓八木者，松火难瘥，柏火伤神多汗，桑火伤肌肉，柘火伤气脉，枣火伤内吐血，橘火伤营卫经络，榆火伤骨失志，竹火伤筋损目也。《南齐书》载：武帝时，有沙门从北齐赍赤火来，其火赤于常火而小，云以疗疾，贵贱争取之，灸至七炷，多得其验。吴兴杨道庆虚疾二十年，灸之，即瘥。咸称为圣火，诏禁之不止，不知此火何物之火，而能愈疾也。**《调疾饮食辩》卷一**：诸杂草火但香窜者，即不宜供病人之用。其余性皆柔缓，可随便用。○萧艾蓠蓼诸火凡草木气香窜者，作薪火亦窜。观所烹蔬菜、鱼肉失味，茶无香，可见矣。不堪为病人饮食、药饵之用。○诸稻粱黍麦等穰火一名秆，俗呼禾秆、粟秆、麦秆。易烬多灰，火性极其柔缓，烹饪难熟，煎药岂能出汁。但火性既柔，则不耗药力，加而用之可也。

○诸菽穰火一名萁。陈思王诗：煮豆燃豆萁。火性紧而烈，又且难烬灰少。作饮食易糜，煎药出汁，又不助热，与木中桑火同佳品也。不拘黄黑大豆，赤白小豆，豌豆、豇豆同，落花生穰亦同。○诸麻穰火其火性虽平，不助热，苦其易烬。脂麻穰稍可，火麻穰尤易烬。病人饮食加而用之。○糠火砻糠供爨，有二用：一用风箱曳，搧焰甚烈，而火性不热，病人饮食、药饵俱不忌；一不用风箱，不能作焰，仅能煨养诸般食物，易糜而有味，但性较热，不宜煎滋阴补血之药。凡麦芒、秕谷、秕粟等，俱可燃，性亦仿佛。**《草木便方》卷二**：艾火解毒疗诸风，风寒湿痹麻木松。内外百病皆可灸，惊风解毒灯火功。缩阴寒毒阳脱烧，灸灯脐下肾根中。**《茶香室丛钞》卷七**：灸病避八木宋太医局程文：劫病之法，当以灸而为先。灼艾之术，必以火而成效。圣人取灯烛之火者，欲其润而无忌。古法避八般木：松木火难差增病，柏木火伤神多汗，竹木火伤筋目暗，榆木火伤骨失志，桑木火伤肉肉楛，枣木火内伤吐血，枳木火大伤气脉，橘木火伤荣卫经络。按灸病忌此八木之火，今人不知也。然《周书·月令》更火之法，榆、桑、枣皆在所取，不知何以医家避之。

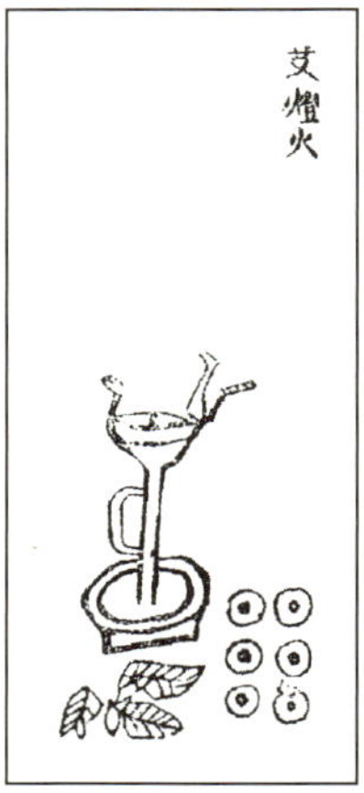

图 5-6-1　艾灯火《草木典》

【附录】阳燧　**《药性切用》卷七**：阳燧火，火镜向日，艾绒承取。火珠火，火珠向日，艾绒承取。二火最能透经愈病，不伤肌肉经络。

芦竹火《本草纲目》

【集解】**《分部本草妙用》卷一○**：芦火竹火宜煎一切滋补药。桑火助药力，烰火力慢，栎炭力紧，温养用糠及牛马屎，以其暖而能使药力匀遍也。用陈芦枯竹者，取其不强，不损药力也。

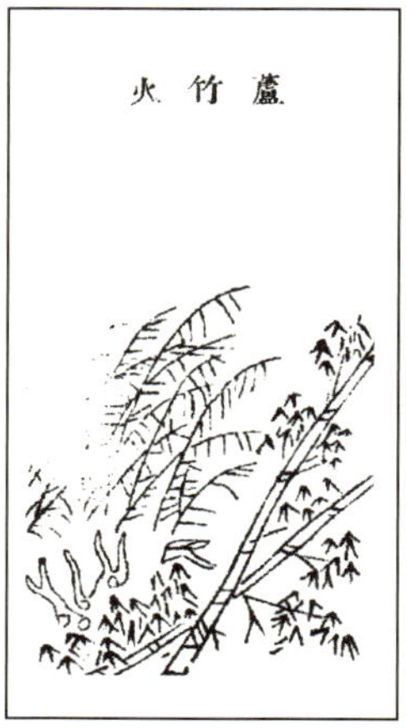

图 5-7-1　芦竹火《备要》

【发明】**《本草品汇精要续集》卷一**：制：凡服汤药，虽品物专精，修治如法，而煎药卤莽造次，水火不良，火候失度，则药亦无功。观夫茶味之美恶，饭味之甘餲，皆系于水火烹饪之得失，即可推矣。是以煎药须用小心老成人，以深罐密封新水，活火先武后文，如法服之，未有不效者。

《调疾饮食辩》卷一：竹火此火亦烈，但逊于桑耳，宜煎补药。○松火凡木供爨，此为最多。火性在紧缓间。又香窜之木，火亦窜，惟此与柏不窜，故可用。○诸杂木诸木火虽不能如桑火之烈，然桑薪不能常得，不拘何木，加而用之，火候既足，亦有同功也。○樟木火此薪中之最劣者。作饧作腐，草柴中但夹樟木叶数片，则满锅皆成清水。且釜中未沸，近底处先焦。

故炼为樟脑，能于水中发火。若烹饪诸物，能令滋味全失，且带樟木气。病人切宜避之，为害不小也。杉木火较樟木之害稍杀，病人亦不宜用。〇芦火其性柔缓，烹饪用之不助热，煎药不耗药力。故《灵枢》半夏秫米汤方后曰烹以苇薪。荻火同。

藤火、匏火《本草纲目拾遗》

【集解】**《本草纲目拾遗》卷二**：藤乃木本。各种山藤，性最蔓延，喜束物，故为火亦如其本性。匏属皆瓠类，草本也。蔓皆中空，而长养最速，其性行甚捷。今徽人作花炮者，其药线必用壶卢炭，取其疾速胜于杉柳梢。同一藤也，而草木之性不同如此。

【主治】藤火宜煎臌胀水肿，四肢诸病等药。匏火宜煎救急诸药，取其顷刻能达经络也。《本草纲目拾遗》卷二。

荷梗火《本草纲目拾遗》

【集解】**《本草纲目拾遗》卷二**：荷梗入秋，人多采取积之，使干为薪。入镬煮肉，则精者反浮，肥者反沉。入药用其火气，能通肝肺二窍。

【主治】宜煎一切转脬交肠药，能正倒阴阳之气。《本草纲目拾遗》卷二。

稻麦穗火姚氏《食物本草》

【集解】**《医林纂要探源》卷三**：稻薪火和缓春容，有谷之余气焉。烹饪饮食，以赡养脾胃，调和气血者，宜之。稻、黍、稷、粱、麦、菽、麻之秆，皆可。《内经》独言稻薪者，岂以生于水，而用于火，尤为得阴阳之和乎？然草火之性和缓，凡茅芦之类，可类推矣。

【主治】烹煮饮食，安人神魂，利五脏六腑，秽柴不宜作食，道家所忌。麦穗火煮饮食，主消渴咽干，利小便。姚氏《食物本草》卷二一。

【发明】**《本草纲目拾遗》卷二**：稻麦穗火烹煮饮食，安人神魂，利五脏六腑。糯稻穗尤峻烈。《卢镗日记》：鸟枪用糯壳炭，取其镕铁力速，见风铅子不凝，其能久住之力如此。

松柴火姚氏《食物本草》

【集解】**《本草纲目拾遗》卷二**：松卵火煎茶美，以能聚茶力，使不解散真味。

【主治】煮饭益人，壮筋骨，煎茶不佳。姚氏《食物本草》卷二一。

栎柴火姚氏《食物本草》

【释名】栎木炭火《本草品汇精要续集》。

【主治】主煅炼一切金石药《品汇》分录。《本草品汇精要续集》卷一。

【集解】**姚氏《食物本草》卷二一：**栎柴火煮猪肉食之不发风，煮鸡易烂且良。

【附方】**《本草品汇精要续集》卷一：**久近肠风下气。用紧炭三钱，枳壳烧存性五钱，为末，每服三钱，五更米饮下一服，天明再服，当日见效。忌油腻毒。周王《普济方》。

茅柴火姚氏《食物本草》

【主治】炊煮饭食，主明目解毒。其锅底〔墨〕即百草霜，主吐血，一切阳火上升之症。姚氏《食物本草》卷二一。

马矢煴《医林纂要探源》

【集解】**《医林纂要探源》卷三：**粪火扫拾于牛马者。薪炭皆穷，乃以此备烹饪之用。噫，甚矣。臭秽熏蒸，烹饪不洁，令人志亦卑浊，何以滓濯神明。禽兽不火食，惟人火食，所以灵于物。人所居方土，且足以移人，况火以烹饪，其有不足以移人者哉。

【主治】煨风痹药，取其性缓，通行经络也。《本草求原》卷二二。

【发明】**《本草求原》卷二二：**凡煎补药，宜文火，缓煎；泻药、散药，宜武火，急煎。

荆柴火《医林纂要探源》

【集解】**《医林纂要探源》卷三：**牡荆，方心劲实而通，古以其火灼龟，谓之楚焞，能通人志于神，以方而有恒也。

【主治】荆柴火通志意，达经络。古人用灼龟以卜。《医林纂要探源》卷三。

火针《本草纲目》

【集解】**《分部本草妙用》卷一〇：**火针《素问》谓燔针、焠针也。其法，麻油满盏，以灯草十四茎点灯，将针频涂麻油，灯上烧赤用之。倘不赤或冷，反致损人。太浅则病不去，太深则伤经络，要在得中。针后发热恶寒，方为中病。夏日湿热在两脚时，不可用此。**《药性切用》卷七：**

金针烧赤，针沉寒痼冷，癥瘕积聚，较冷针暖灸效速。

【修治】**《本草品汇精要续集》卷一：**其法：麻油满盏，以灯草二七茎点灯，将针频涂麻油，烧于灯上，令通赤用之。不赤或冷，则反损人，且不能去病也。其针须用火箸铁造之为佳，点穴墨记必要明白，差则无功。

【主治】风寒筋急，挛引痹痛瘫痪，癥积冷病。《分部本草妙用》卷一〇。主风寒筋急，挛引痹痛，或瘫缓不仁者，针下疾出，急按孔穴则疼止，不按则疼甚。癥块、结积、冷病者，针下慢出，仍转动以发出污浊。痈疽、发背有脓无头者，针令脓溃，勿按孔穴。凡用火针，太深则伤经络，太浅则不能去病，要在消息得中。针后发热恶寒，此为中病。《本草品汇精要续集》卷一。以金器烧红烙肉上，能止血。《本草纲目拾遗》卷二。

【发明】**《本草品汇精要续集》卷一：**治：《素问》云：病在筋，调之筋，燔针劫刺其下及筋急者；病在骨，调之骨，焠针药熨之。又《灵枢经》叙十二经筋所发诸痹痛，皆云治在燔针劫刺，以知为度，以痛为输。　禁：又云：经筋之病，寒则反折筋急，热则纵弛不收，阴痿不用。焠刺者，焠寒急也；纵缓不收者，无用燔针。观此，则燔针乃为筋寒而急者设，以热治寒，正治之法也。而后世以针积块，亦假火气以散寒涸而发出污浊也。或又以治痈疽者，则是以从治之法，溃泄其毒气也。而昧者，以治伤寒热病，则非矣。　忌：张仲景云：太阳伤寒，加温针必发惊，营气微者，加烧针则血流不行，更发热而烦躁。太阳病下之，心下痞，表里俱虚，阴阳俱竭，复加烧针，胸烦，面色青黄，肤润者，难治。此皆用针者不知往哲设针之理而谬用，以致害人也。

【附方】**《本草品汇精要续集》卷一：**凡肝虚，目昏多泪，或风赤及生翳膜顽厚，或病后生白膜，失明，或五脏虚劳，风热上冲于目，生翳。并宜熨烙之法。盖气血得温则宣流，得寒则凝涩故也。其法：用平头针如翳大小，烧赤，轻轻当翳中烙之，烙后翳破，即用除翳药傅点之。

《本草纲目拾遗》卷二：凡人神所在，误针出血不止。烧金器烙之。《选元方》。

神针火《本草纲目》

【释名】桃枝木针火《本草品汇精要续集》、桑枝针、神火照《医意》。

【集解】**《本草品汇精要续集》卷一：**名：桃枝木针火。地：向东引桃树枝。时：采：五月五日取之。收：取桃枝削为木针如鸡子大，长五六寸，干之。用：李时珍云：用时以绵纸三五层衬于患处，将针蘸麻油点着，吹灭，乘热针之。**《药性切用》卷七：**削桑木成针，干之，蘸麻油点着吹灭，乘热隔纸灸患处，火气直达病所。心腹冷痛，风寒湿痹及附骨阴疽皆效。雷火神针，药艾纸卷，如神针法灸患处，其效亦速。

【附方】**《医意》卷二：**桑枝针。有用桑枝扎把烧熏者，名桑枝針。补阳气虚弱，散肿溃坚，妙。或用桃枝削针，此亦一法也。神火照法。朱砂、雄黄、没药、血结三钱，麝五分，卷纸捻蘸麻油，点烧，自外而内，周围照之，可以散毒气，治疽，并一切肿毒。亦针法之变。凡寒痹阴疽，痞块闪挫，用针甚效。如嫌制针费事，或点穴难准，可贴膏药，随意卷针药为筒，或卷纸捻，熏于膏上亦可。

阳燧锭《本草纲目拾遗》

【集解】**《本草纲目拾遗》卷二：**赵氏《集要》：古有烙法，今罕用之。不但粗工不知用法，抑且患者见之骇然，故以此代之。法用干蟾酥剉薄片焙研，朱砂水飞，川乌、草乌各五分，僵蚕一条，各研细。将硫黄一两五钱置杓内，微火镕化，入药末搅匀，急搅为要，迟则凝矣。倾入磁盆内，速成片，待冷收用。用时取甜瓜子大一块，上尖下平，先将枣肉擦患处，黏药于上，香火点着，即起火焰，五壮七壮九壮，随症施之。灸毕即饮米醋半酒杯，候起小泡，线针穿破，出黄水些须，膏药盖住，其毒即消。此方遗写冰片、麝香二味，原稿眉注。

【主治】治湿痰流注，附骨阴疽、寒湿疮毒经久不消，内溃不痛者，能使未成即消，已成即溃，已溃即敛。如若风痹，用竹箸点之，有酸痛处，笔蘸墨记之，照墨上灸。若腿膝疼痛，灸鬼眼穴。诸疮初起，灸三五壮即瘥。《本草纲目拾遗》卷二。

灯火《本草纲目》

【主治】小儿惊风，昏迷搐搦窜视诸病，及头风胀痛。以灯心醮麻油，点灯焠之良。外痔焠之亦妙。小儿初生，冒寒欲绝，勿断脐带，急烘热胞衣，灯炷脐下，往来燎之，暖气入腹，自苏。《分部本草妙用》卷一〇。回阳祛风，治惊解毒。灯心蘸麻油点着，视络脉盛处焠之。《药性切用》卷七。焠小儿诸惊及头风脑痛、风痹缓急。《本经逢原》卷一。

【发明】**《分部本草妙用》卷一〇：**惟胡麻油、苏子油能明目，余皆损目。**《本草品汇精要续集》卷一：**禁：李时珍云，诸鱼油，诸禽兽油，诸菜子油、棉花子油、桐油、豆油、石脑油诸灯烟，皆能损目，亦不治病也。 解：油能去风解毒，火能通经故也。

神灯火《本草纲目拾遗》

【集解】**《本草纲目拾遗》卷二：**神灯火外科有神灯照法：用朱砂、雄黄俱研水飞，血竭、没药箬烘去汗，各二钱，麝香四分，为极细末，每用三分。以红棉纸紧卷捻条，约长七寸，麻油润透，以火燃着，须令患者坐无风处，将药条离疮半寸，自外至内，周围徐徐照入，火头向上，药气乃入，毒即随火解散，自不内侵脏腑，不可太过，恐伤好肉。其疮微微觉热，心神即爽，每日只熏一次，初用三条，每日加一条，加至四五条，势即渐减，然后每日减去一条，直熏至红肿消尽为度。熏后用后药。豨莶草新鲜采得者，捣烂，入陈年小粉等分。初起者，再加白盐研细少许，打成稠糊，敷半寸厚，留头，必须敷过疮晕三分，方能箍定毒根。疮口之上，用大葱叶滚水泡热，扯开贴之，或膏盖亦可，避风为妙，自能拔出脓毒。如无鲜草，以如意黄金散代之。《集要》云：神灯照法勿用太早，如疮四五日间，形未成，毒未聚，骤用之，毒必内郁，反难外出。须用在八九日后，疮势已定，毒气已聚，未成脓腐之时，用此照之。未成者自消，已成者自高，不起发者即发，不腐溃者即溃。若毒已溃，脓已泄者，不宜用。每日以猪蹄汤淋洗，或葱头煎汤洗亦佳。忌发物。

【主治】治一切肿毒，痈疽发背，能解毒活血，消肿散瘀。《本草纲目拾遗》卷二。

灯花《本草拾遗》

【气味】味苦，性寒，有毒。入心、肝二经。《本草再新》卷一二。

【主治】治喉痹。《得配本草》卷一。凉心止血，去热压邪。敷金疮。《本草再新》卷一二。

【发明】**《本草求原》卷二二**：治小儿邪热在心，夜啼。乳调二三粒抹口。《本草撮要》卷一〇：主治敷金疮，止血生肉。小儿邪热在心，夜啼不止，以二三颗灯花调抹乳头令吮之即止，得辰砂少许拌尤效。

烛烬《本草纲目》

【主治】治疔肿，同胡麻、针砂等分为末，和醋敷之。治九漏，与阴干马齿苋等分为末，和腊猪脂敷之，取乌桕之余力，以化歹肉也。《本草品汇精要续集》卷一。

烟草《本草汇言》

【释名】返魂烟、返魂草姚氏《食物本草》、淡肉果、担不归《物理小识》、相思草《本草洞诠》、金丝草《冯氏锦囊秘录》、淡巴菰、金丝熏《香祖笔记》、仁草、八角草《粤志》、野思草、野烟叶《草木便方》。

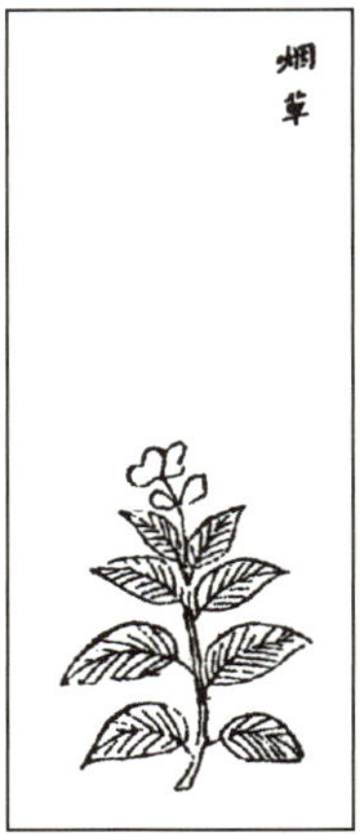

图 5-23-1 烟草《汇言》

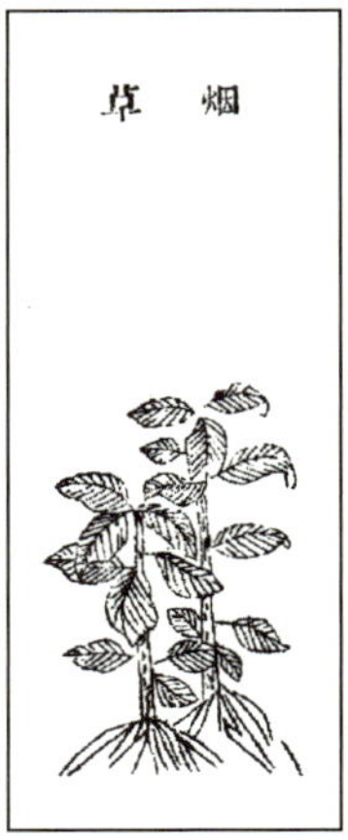

图 5-23-2 烟草《备要》

【集解】**《本草汇言》卷五**：沈氏曰：烟草，生江南浙闽诸处，今西北亦种植矣。初春下子，种莳喜肥粪，其叶深青，大如手掌。夏初作花，形如簪头，四瓣合抱，微有辛烈气，藕合色，姿甚娇嫩可爱。其本茎长五六尺，秋中采收，晒干，切细，如丝缕成穗，装入筒口，火然吸之，烟气入口鼻，通达百骸万窍。闽中石马镇产者最佳。**姚氏《食物本草》卷二一**：返魂草，出东夷海岛诸山，夷人采得曝干，货来中国，形细如丝，略似鹿角菜。相传海外有鬼国，彼俗人病将死，即舁置深山。昔有国王女病革，弃去之。昏愦中闻芬馥之气，见卧傍有草，乃就而嗅之，使觉遍体清凉，霍然而起，奔入宫中。人以为异，叩得是草。今闽广诸处，烧入竹筒，吸烟满口，使窍穴俱遍，仍嘘出之，口行二三次，去百疾，强健轻身。然夷狄之习，岂中国所宜效？违令越礼，莫此为甚，姑录以备博识者。**《本草洞诠》卷九**：烟草一名相思草。言人食之，则时时思想，不能离也。**《本草备要》卷二**：人以代酒代茗，终身不厌。故一名相思草。**《食物本草会纂》卷二**：出东边塞外海岛诸山，今中国遍地有之，闽产者佳，燕产者次，浙江石门产者为下。春时栽植，夏时开花，土人除一二本听其开花收种外，余皆摘去顶穗，不使开花，并去叶间旁枝，使之聚力于叶，则叶厚味美。每烟草一本，其顶上数叶，名曰盖露，味最美，此后之叶递下味递减，秋日取叶，用竹帘夹缚，曝干，去叶上粗筋，用火酒喷制，切叶形细如发，每十六两为一封，贸易天下，其名不一。有真建、假建之分，盖露头黄、二黄之别。近日北方制烟，不切成丝，将原晒烟片揉成一块，如普儿茶、砖茶一般，用时揉碎作末，纳烟袋中吸，烟之管不一，有金银铜铁四种，长约七八寸，竹管短者一二尺，长者丈余，好事者以吸管长远，则烟来舒徐为美。普天之下好饮烟者，无分贵贱，无分男妇，用以代茗代酒，刻不能少，终身不厌，故一名相思草。**《香祖笔记》卷三**：今世公卿士大夫下逮舆隶妇女，无不嗜烟草者，田家种之连畛，颇获厚利。考之《本草》《尔雅》，皆不载。姚旅《露书》云，吕宋国有草名淡巴菰，一名曰金丝醺。烟气从管中入喉，能令人醉，亦辟瘴气。捣汁可毒头虱。初，漳州人自海外携来，蒲田亦种之，反多于吕宋。今处处有之，不独闽矣。**《香祖笔记》卷七**：近京师又有制为鼻烟者，云可明目，尤有辟疫之功，以玻璃为瓶贮之。瓶之形象，种种不一，颜色亦具红紫黄白黑绿诸色，白如水晶，红如火齐，极可爱玩。以象齿为匙，就鼻嗅之，还纳于瓶。皆内府制造，民间亦或仿而为之，终不及。**《植物名实图考》卷二三**：野烟即烟，处处皆种为业。滇南多野生者，园圃中亦自生，叶黏人衣，辛气射鼻。《滇本草》：味辛麻，性温，有大毒。治疔疮、痈疽发背已见死症。煎服或酒合为丸，名青龙丸，又名气死名医草。服之令人烦，不知人事，发晕；走动一二时辰后出汗，发背未出头者即出头。此药之恶烈也。昔时谓吸多烟者，或吐黄水而死。殆皆野生，录此以志其原。**《冷庐医话》卷五**：烟草明季始有之，其种出于淡巴国，流入吕宋国，转入闽，闽石马镇产者最良。诸家本草皆载入毒草门，《汇言》谓偶有食之，其气闭闷，昏愦如死，其非善物可知。《备要》谓火气熏灼，耗血损年，取其所长，惟辟瘴除秽而已。今人嗜此者众，烟肆之多，几于酒肆埒，虽不若鸦片烟之为害甚烈，然能耗肺气，伤阴血。凡患咳嗽、哮喘、虚损、吐血、气虚、火炎等症，尤宜远之。

【气味】味苦、辛，气热，有毒。通行手足阴阳一十二经。《本草汇言》卷五。味辛，气温，有毒。《本草洞诠》卷九。宣，行气，辟寒。辛，温，有毒。《本草备要》卷二。味辛气温，性微热，升也，阳也，烧烟吸之能醉人。《本草纲目拾遗》卷二。性热，有毒。《本草省常·气味类》。辛，温，微毒。《本草纲目易知录》卷一。味辛，温，有毒，入手足太阴。《本草撮要》卷一。

《本草汇言》卷五：如阴虚吐血，肺燥劳瘵之人，勿胡用也。偶有食之，其气闭闷昏愦如死，则非善物可知矣，所以阴虚不足之人不宜也。**《药性切用》卷四**：过嗜，则火气灼人，耗血损元，养生家宜远之。

【主治】通利九窍之药也。○大能御霜露风雨之寒，辟山蛊鬼邪之气。小儿食此，能杀疳积；妇人食此，能消症痞。北人日用为常，客至即然烟奉之，以申其敬。如气滞、食滞、痰滞、饮滞，一切寒凝不通之病，吸此即通。《本草汇言》卷五。主利头目，解风邪，逐恶气，去百病，强健轻身。姚氏《食物本草》卷二一。治寒湿痹，消胸中痞膈痰塞，开经络结滞。《本草洞诠》卷九。治风寒湿痹，滞气停痰，山岚瘴雾。其气入口，不循常度，顷刻而周一身，令人通体俱快。醒能使醉，醉能使醒，饥能使饱，饱能使饥。《本草备要》卷二。主逐风寒，开腠理，辟山岚瘴气，御雾湿侵肌；上治头风鼻塞，下治疝气奔豚，且杀虫杀蛇甚捷。以烟油涂恶蛇身上，其蛇立死。《医经允中》卷二一。辟雾露秽瘴之气，舒忧思郁懑之怀。杀诸虫，御寒湿。《随息居饮食谱·水饮类》。辛解毒热。《草木便方》卷一。辟一切风寒、山岚瘴雾，开滞气，利停痰。久服耗血损寿。《本草省常·气味类》。治风寒湿痹，滞气停痰，山岚瘴雾，头风眩运，辟壁虱，解鸦片烟毒。《本草纲目易知录》卷一。通行十二经，功专去滞气停痰，辟山岚瘴雾。《本草撮要》卷一。

【发明】**姚氏《食物本草》卷二一**：火乃有形无质，性烈而人畏焉。岂属饾饤中物？顾辑入是编，第自古之燧人，教民熟食以来，炊爨烹庖，何能一日亡之。且火附木生，性因木异，故火之为用，宁独后于食物乎。具录数条，以便趋用。**《本草洞诠》卷九**：然人之宗气，一呼脉行三寸，一吸脉行三寸，昼夜一万三千五百息，五十周于身，脉行八百一十丈，此自然之节度也。脏腑经络皆禀气于胃，烟入胃中，顷刻而周于身，不循常度，而有驶疾之势，是以气道顿开，通体俱快，然火与元气不两立，一胜则一负，人之元气岂堪此邪火终日熏灼乎？势必真气日衰，阴血日涸，暗损天年，人不觉耳。凡病内痞外痹者，藉其开通之力，驱除寒湿痰滞，亦有殊功。若阴虚有火者得之，是益之焰矣。戒之！按《本草》肇于《神农本经》三百六十种，历代名贤各有增益，至明万历间，蕲州李东璧着《纲目》一书，广之为一千八百九十二种，而大备矣。然尚未载烟草，迄今遂为日用不离之物。盖天地之生物不穷，生人之用物亦无穷，学者之格物，又宁有穷耶？**《本草备要》卷二**：然火气熏灼，耗血损年，人自不觉耳。闽产者佳。**《食物本草会纂》卷二**：凡食烟者，将烟纳入烟管大头内，点火烧吸，满口吞咽，顷刻而周一身，令人通体俱快，仍嘘出之。醒能使醉，醉能使醒，饥能使饱，饱能使饥，食物之最奇者，但多食则火气熏灼，耗血损年，不可不慎。**《医经允中》卷二一**：然火气熏灼，耗气损真，非所宜也。久服受毒，以砂糖汤解之。烟筒中垢污人衣服，惟嚼瓜子仁揉之即净。**《本草求真》卷四**：烟草专入表与胃。下咽即能醉人，且或醉倒而复苏，其性力之猛，殆非他物所能比类者矣。景岳云：吸其味，则辛而鲜甘；审其气，则温而且热。凡书所述烟草，皆言在表则能散阴助阳，如山巅恶毒瘴湿，而致腠理闭密，筋骨痹痛，服此可以见效。因散故。在里则能开胃和中，凡因风寒食滞，而致霍乱呕吐，宿食难消，膨胀郁结，下陷后坠，服此亦克有功。因性温性热故。且其气一入人口，不比常度，顷刻而周一身，令人通体俱快。气窜善走。醒能使人醉，醉能使人醒，饥能使人饱，饱能使人饥，以之代酒代茗，终身不厌，卒不能以妨人，其故何耶？盖缘烟性猛，人不能胜，故下咽即醉。醉因气耗，辛散气。理固然也。然烟气易散，而人气随服，阳性留中，旋亦生气，虽散仍补，此惟阴滞者用之如神。阴脏可用。若阳盛气越，多燥多火阳脏不可用。及气虚气短多汗者，皆不宜用。闽产者佳。**《本草纲目拾遗》卷二**：〔张景岳云〕用时惟吸一二口，若多吸之，令人醉倒。久而后苏，甚者以冷水一口解之即醒。若见烦闷，但用白糖解之即安，亦奇物也。〇此物自古未闻，近自我明万历时，出于闽广之间，自后吴楚地土皆种植之，总不若闽中者，色微黄，质细，名为金丝烟者，力强气胜为优。求其习服之始，则向以征滇之役，师旅深入瘴地，无不染病，独一营安然无恙，问其故，则众皆服烟，由是遍传。今则西南一方，无分老幼，朝夕不能闲矣，予初得此物，亦甚疑，及习服数次，乃悉其功用之捷。有如此者，因着性于此，然此物性属纯阳，善行善散，惟阴滞者用之如神。若阳盛气越，而多躁多火及气虚气短而多汗者，皆不宜用。或疑其能顷刻醉人，性必有毒。盖其阳气强猛，人不能胜，故下咽即醉。既能散热，亦必耗气。然烟气易散，而人气随复，阳性留中，旋亦生气。此耗中有补，所以人多喜服，未见其损者，以此。〇敏按：释氏书言人乃山川火土之气和合以生，故脾胃亦受火土之气以养。烟本火土之精，人喜吃烟者，病重即不食烟，以脾胃不受火土之气，故烟亦不受也。火土之气不特养阳，亦兼能生阳，所以妖魃鬼魅，多能吃烟。以无质吸无质，味之气也。至干鹿子闭土中多年，亦思得烟吸以融和其体。开矿闭死穴中之人，久不得出，亦不死，凿矿者于山穴中遇之，呼为干鹿子。见常中丞安《宦游笔记》。则知烟力之能走百络，通坚邃，可知矣，凡烟气吸出，悠扬于外，阴为鬼吸，人不见耳，故食烟之人多面黄不尽，耗肺而焦皮毛，亦因精气半为鬼吸也。友人张寿庄己酉与予同馆临安，每晨起，见其咳吐浓痰遍地，年余迄未愈，以为痰火老疾，非药石所能疗。一日忽不食烟，如是一月，晨亦不咳，终日亦无痰唾，精神顿健，且饮食倍增，啖饭如汤沃雪，食饱后少顷即易饥，予乃悟向之痰咳，悉烟之害也。耗肺损血，世多阴受其祸而不觉，因笔于此，以告知医者。景岳所云特一偏之见，惟辟瘴却佳。**《调疾饮食辩》卷一下**：自有明中叶以前，中国无吃烟者。成化而后，自东洋吕宋国阑入中土，名淡巴姑（巴一作把），彼处番语也。其国近台湾。初入时盛于福建，而后渐及于南北诸省。故天下货烟之人，福省为多；莳烟之地，亦福省为上。全闽山多土少，素号贫区，近一二百年渐臻富厚，不可谓非烟叶之力也。今嗜者日众，上自公卿、大夫，下而舆抬、负贩，鲜有不吃。即至闺闼妇人，亦十之七八。每一城市、村镇，每岁卖烟之钱，较盐数倍。无怪闽人之坐兹致富。嗜之者云：宁可无饭，不可无烟。尝读王渔洋先生《池北偶谈》云：某年，与韩慕庐先生同典会试。公在闱中，酒盏、烟筒不去于手。戏询之曰：烟与酒，皆公熊鱼之嗜，倘必不得已而去，于斯二者何先?公沉思良久，曰：去酒。此正与宁无饭不可无烟之意同也。论其味辛气烈，自非和平之物，且他物虽烈，不过性恶损人而已。此则燃之以火熏其喉舌。以理揆之，其害当不崇朝而见，而嗜之者终身不断，未尝不高登耄耋，长育子孙。世有酒，人多成酒病，未有成烟病曾作何形症者，不可解也。其盛自明末隆、万时始。国初，曾奉严禁。然天下之大吃烟者，多未能遽止也。至康熙十六年，御史成其范因星变上疏，请兵讨吴逆三桂，朝廷允其请，发兵从川、黔而进。一夜，兵宿贵州山中，忽受山岚瘴气，病者多人，惟嗜烟者不染。以故瘴疠之区在古最恶，宋人谚曰：春循梅新，与死为邻；高窦雷化，说着便怕。今不甚为害者，赖有此也。缘此，遂弛烟禁，但敕有司每春出示，凡新垦山地始许种烟，成熟地亩不得擅种而已。此物最宜新垦之地，其色香味俱高绝。以吾鄱而论，莳烟亩可得二三十金。而烟宜荒土，故人乐于开垦。近五十年来，野无旷土者，烟之力也。其性既能辟瘴疠，则可以宽中调气，下食醒酒。故每食后、酒后吃烟，倍觉腹内宽舒，精神疏爽，且又能辟恶气。凡医人入伤寒热病，时行瘟疫之房，必须吃烟，令从鼻出，可以不染。烟筒中油烟屎，能杀一切恶虫毒。被蛇咬者，急用冷水洗净，以此涂之。少顷，又洗又涂，痛减为度。刨烟时榨出油，可涂风疮、疥癞及猪、犬、牛、马癞疮。近二三十年，另创一种吃法：用铜制管，大其末如喇叭状，内贮少水。吸烟从水中过，一吸辄吹去，又入烟吸而吹之。少者八九吸，多或一二十吸，烟俱未烬，满地火点，有若列星，烟缕缕飞腾。无论暴殄天物，又最为火烛之媒。且其吹吸，形状丑恶，对之令人欲呕。吃水烟者，曾不知耻也。初乃西人作俑，故卖者曰兰州水烟。后乃处处有之，然亦不过优伶及衙门、长随、门役等人。一见水烟，则满地吹之，以示佻达不羁之状。此辈本无耻之人，不足深责。讵意十数年来，农工商贾吃者大半，即搢绅士大夫亦被其染，渐至妇女，无所避忌。古称男女食不同器，今吃水烟者，岂但同器，较共牢合卺尤过之矣。嗟乎！此非甚不得已之事，何遂荡检踰闲至此极也。〇又有一种鼻烟，名虽为烟，实不用火，以辛香药碾为细末置小瓶内，就鼻吸之，颇觉爽快。然辛必热，香必窜，总为有损无益。且鼻通于脑，素有内热之人，断不宜近之也。**《随息居饮食谱·水饮类》**：前明军营中始吸食之，渐至遍行天下，不料其为亚片烟之先兆也。然圣祖最恶之，而昧者犹以熙朝瑞草誉之，谬矣。**《本草纲目易知录》卷一**：作烟吸，直先熏肺，故不循常度，以肺朝百脉，顷刻而周一身，令人通体俱快。今人若作酒茶，终身不厌。然火气熏灼，损肺耗血，人自不觉耳。葆按：烟草，俗名相思草，俗传夫妻相爱，妻死，其夫思之，梦其妻曰我冢上出草一本，取其叶作烟吸，可舒解，故名。查《纲目》未载，予照《备要》文增损附方。**《对山医话》卷四**：古无烟草，昔闽人自海外得淡巴菰燃之，以管吸其烟，云能辟瘴。故明时征滇军中咸服之，至我朝始盛行于内地。今虽担夫农工之家，无不备以供客。按：本草云其性纯阳，能行能散，故可化湿御寒。其气入口，顷刻而周一身，令人通体俱快。然火气熏灼，大损肺气。今之多患喉舌诸疮，未必非嗜烟所致。近人欲避其火热，以铜为器，置水于中，使烟从水底起，名曰水烟袋。以为得既济之法，一吸三吸，更伤气分。卫生者，还宜远之。**《南亭笔记》卷五**：北京达官嗜淡巴菰者十而八九，乾隆嗜此尤酷，至于寝馈不离。后无故患咳，太医曰：是病在肺，遘厉者淡巴菰也。诏内侍不复进，未几病良已。

【附方】**《冯氏锦囊秘录》卷三**：金丝草〔膏〕。取金丝烟叶，必鲜者，有自然汁，以二斤捣烂，置罐内，加以烧酒。酒浸过烟叶，高二指，两日后取出，以布包压出水，忌柤滓参入。将水置锅内，加净猪膏熬过无柤者一斤，同煎至无酒气为度。以布滤过去柤，加明净松香六两同煎。烟水要煎极浓，又滤过加黄蜡三两同煎。须烟水成膏，取起入罐，烈日晒之，不必遮盖，常要搅匀。晒至水气干尽，久留逾好。即生霉，亦晒搅之。痈疖等，以膏药开顶贴。若疥疮，只用油抹。男女下体阴处生疮，或生虱，开膏药贴。汤火伤，开膏药贴，或唯用油抹。刺入肉内不得出，无论木、竹、骨、铁，开膏药贴之，即吐出刺矣。刀箭等伤，日久生蛆，开膏药贴，则蛆自去。气喘，开膏药贴胸前。头痛及胃口痛，皆以油抹。头则抹额上。两足肿痛，不能行动，以油遍抹。或此油不便，又一方神效：用生葱八两，生姜八两，捣烂炒热，加盐二两，白面四两，同炒极热，分药为二，先擦一足，后又一足，药冷更炒。如是者凡九。后以蕲艾包足而睡。又取葱、姜，热酒服，取醉。每日如此，三日全愈。患一足者，药各减半。泰西·石铎琭《本草补》。

《本草纲目拾遗》卷二：脚气痛不可忍，以致口眼喎斜、手脚如搐，不省人事，昏迷如死。用黄建烟二斤，炒热，以坐桶盛入内，将脚解光，放入烟中出汗，少冷又炒热，隔日一熏，七次即除根。《同寿录》。金疮止血。以烟末敷之。《良朋汇集》。

《随息居饮食谱·水饮类》：卧房卑湿。以干烟叶厚铺席下良。并可以辟臭虫、蜈蚣、蛇蝎诸虫也。绞肠痧。烟筒中垢如豆大一丸，放病人舌下，掬水灌之，垂死可活。蛇咬及诸毒虫螫。以烟筒中垢涂之。

《草木便方》卷一：无名肿毒。涂消灭。风寒湿痹肿痛痒。合入他药功效烈。

《本草纲目易知录》卷一：解洋烟毒。误吞洋烟者，以烟草浓煎汁，灌之，取吐泻即解。辟壁虱。以新干烟草，铺床底，自绝。

烟梗

【集解】《本草纲目拾遗》卷二：陈良翰云：烟叶生者有毒，人食之即中毒，发病难治，其茎更烈。登莱人用以毒鱼。凡溪塘中大鱼难捕者，用此法毒之。用烟茎干湿俱可，剉碎，同青胡桃皮捣烂，置水中，一饭间，大鱼辄如醉浮水面，小者皆死。虽鳗鲡、龟、虾、鳖、蟹、蚌蛤之属，一齐罄毙。其毒之猛烈如此，然以此造烟，则梗之味淡，迥不如叶之味厚。

烟叶

【附方】《本草纲目拾遗》卷二：治脑漏。烟叶半斤，晒干，研极细末，调花露四两，晒干，用玫瑰饼再研吹入。杨春涯《验方》。○吃兰花烟成脑漏者，以白螯脊骨烧烟熏之，数日愈。兰花乃江西贾人带来一种兰子，即泽兰子也。气香烈，取其子研拌入烟，名曰兰花烟。人食之作兰花香，然其气窜上，往往入顶伤脑，易成脑漏。叶天士《种福堂方》。治风寒湿气，骨节疼痛，痿痹不仁、鹤膝风、历节风、偏头漏肩等症，有见晛膏。中用新鲜烟叶捣汁，浸松香，晒干入药，亦取其气味以透利筋络也。毒蛇咬伤。先避风挤去恶血，用生烟叶捣烂敷之，无鲜叶用干者，研末敷，即烟油、烟灰皆可。《慈航活人书》。治毒蛇及毒虫伤：用鱼腥草、皱面草、烟叶、草决明等分，杵烂敷之。《不药良方》。辟臭虫。用烟叶铺床代褥，或烧熏之，则臭虫尽绝。《活人书》。

烟筒中水

【集解】《本草纲目拾遗》卷二：俗名烟油。《古今秘苑》：烟油染衣，以瓜子水洗之即去。

【主治】烟筒中水，能解蛇毒。《本草备要》卷二。

【附方】《本草纲目拾遗》卷二：烟油入目。如小儿及好吃烟者误犯之，若将别汤洗，愈洗愈疼，必至瞎而后已。须用乱头发或鬃缨缓缓揉之即愈。《同寿录》。解蛇毒。涂恶疮顽癣，杀蛊。毒蛇咬。取吃烟杆内脂膏，涂在咬伤处，用手指搓入肉中，痛即止，最效。刘羽仪《验方》。蜈蚣咬。用烟筒内膏油，涂在咬处，或烟灰擦之，立止痛。刘氏《验方》。

烟油

【释名】一名烟膏《本草纲目拾遗》。

【集解】《本草纲目拾遗》卷二：陈贡士毅斋云：烟油乃五行之气相合而生，近日外丹家用以点药金，又可益金色，术士隐其名，呼为太极膏，又曰气泥，曰五行丹，剔以燃灯代油，则一切毒虫皆不近，入水蛟龙亦畏之。入药，旧竹杆劈取者良，凡梅条、藤条、紫檀、乌木、老鹳草及纯铜、纯银杆中油，皆不及竹中者性良。惟象牙杆中烟油可杀蛊毒。闽有橄榄木烟杆，其中油可毒鱼。至烟膏亦各随所食烟质为高下，烟肆所市烟，俱以烟叶喷油打成块，用铁刨披作丝售之，此为纯叶不杂，为上品。更有打块时夹素馨叶，杂以砚红刨成丝，再加姜黄末以和其色者，其气燥烈损人，烟膏亦淡而薄，不及上品力厚也。

【性味】味辛微毒。《本草纲目拾遗》卷二。

【发明】《本草纲目拾遗》卷二：海盐朱进士醒庵云：烟油解蛇毒，初不甚信，后见里人获一赤练蛇，长八九尺，粗如臂，口吐毒烟，一犬近之，蛇嘘以气，即腹裂死。一人戏以旧竹烟杆去头嘴，以竹丝通出油，刺入蛇口，蛇啮之即瞑目闭口，身卷缩，俄复伸长，如是数次，直如绳而毙。始知其解毒杀虫之功，信不虚谬。诸城刘仲旭少府云：西北口外出一种毒虫，名曰蜢。状如中土虻蝇，人出遇之，即触人面，不论何处被其触者，亦不甚痛，顷觉眼眶四围出细蛆，攒食睛膏，痛不可忍。彼土人治法：惟取烟杆四五枝，折取烟油，涂目内，忍痛片时，其蛆皆死，然后再用温水洗去烟油即愈。○《椿园闻见录》挞拉巴哈台即准噶尔故地，夏多白蝇为害，触人畜眼角，辄遗蛆而去，非以胶黏之不出。○按常中丞《笔记》云：西北台站及伊犁等处，出一种野蝇，乱扑人面，若被其触者，眼角内即出蛆虫，痛痒异常，有因此成瞽者。土人多以烟油涂眼角治之。然疾愈后，目亦红肿，数日不消。总不若蒙古治法：以鱼胶一块，向眼角黏出之，又不损目，较烟油为佳。

烟筒头中煤

【附方】**《本草纲目拾遗》卷二**：《济急良方》治蜈蚣咬伤，取烟筒头内硬煤擦之，立时止痛。

水烟参看前烟草条下

【释名】一名箱烟《本草省常·气味类》。

【集解】**《本草纲目拾遗》卷二**：沈君士云：水烟真者出兰州五泉山，食之性尤峻削，豁痰消食，开膈降气，惟虚弱者忌服。亦解蛇虺毒。予家有姻戚馈食品，因天暮未暇食，置筐中经宿，为蛇涎所渍，次日食之，举家皆患呕吐腹痛。惟一小仆免，询之；则每食后辄服水烟也。蔡云白言：兰州五泉种水烟，其叶与枇杷叶相似，与烟叶迥别。**《本草省常·气味类》**：性略同旱烟。空心服之，能引痰吐。多服伤肺，令人气少。久服令人咳嗽，生烟虫。建烟，一名富春。气薄者为小溪，性略同旱烟而热尤甚。多服助邪火，令人口舌生疮。久服坏牙齿，昏耳目。

鼻烟

【释名】洋烟、熏烟。《本草省常·气味类》。

【集解】**《本草省常·气味类》**：因气类烟，故名。性略同旱烟。辟一切恶秽、六淫外感。多服泄阳气，令人头昏；久服令人瞎，鼻香臭不觫。

石油火《本草纲目拾遗》

【集解】**《本草纲目拾遗》卷二**：石油火有毒，不宜熯物。

【主治】以纸捻蘸油点火照疮，可引毒外出。《本草纲目拾遗》卷二。

猬油火、鱼膏火《本草纲目拾遗》

【集解】**《本草纲目拾遗》卷二**：猬油火乃刺猬脂肉所熬油。山左猬大者如猫，山人获取之，熬其脂肉，可得油斗许，用以照夜，光明皎澈同白昼，比蜡犹明。此油可入神灯照用，按猬脂可烊铁，骨能缩人筋骨，其性峻利可知。入神灯，其气照毒，能箍毒使小。○鱼膏火海上人多取鱼膏为油，代菜豆油用。其油割海鳅腹中脂或取其肉，并炼为膏，燃之照夜，然烟重气腥，多昏目损神。秦始皇墓中以鲵膏为灯，即此。后人多解为人鱼者，误也。

【主治】辟蚊蛾，熏竹木除蠹。《本草纲目拾遗》卷二。

烧酒火《本草纲目拾遗》

【集解】**《本草纲目拾遗》卷二**：酒本米曲之精华，属阳。烧酒则又为酒之精华，乃阳中之阳。燃之色绿，阳极阴生之象，与石硫性同，皆以阳为体，藏阴于用也。故其光照人面，皆作青灰色，照魑魅则不能遁形，以阴为用者多含毒。今人率以此酒冬月为大盌，用以熯物代炭火。久食则发痈毒。默受其毒而不觉，然维藏寒者宜之。

【主治】气能透达骨髓，软坚燥湿，熏衣着之，能发骨髓中汗。《本草纲目拾遗》卷二。

丹药火《本草纲目拾遗》

【集解】**《本草纲目拾遗》卷二**：《锦囊秘授》有制救苦丹法：真麝香一钱，劈砂水飞二钱，好硫黄三钱，各研极细，先将硫黄化开，次入麝砂二味，离火搅匀，在光石上摊作薄片，切如米如粞二样小块，贮瓶勿泄气。治病：将药安患处，以灯火点着，候至火灭，连灰罨在肉上，立见痊愈。重者用米粒大，轻者用粞粒大，安放铜钱眼内，香火燃之，只须一炷，不必复灸。如若患处阔大，连排数炷，一起灸之，且灸时不甚热，亦不甚疼，灸后并不溃脓，一茶之顷，痼疾如失，系观音佛所授，真神方也。

【主治】治一切风寒湿气流注作痛，手足蜷挛，小儿偏搐，口眼㖞斜。妇人心腹痞块攻疼，无分年深月久，皆可用。《本草纲目拾遗》卷二。

【发明】**《本草纲目拾遗》卷二**：敏按：此丹药诸火为人工制造，本非天生药料，然本草中又不得不载造酿一类，即濒湖火部收载神针之意也。因与神灯火并录，以补李氏所未述。

【附方】**《本草纲目拾遗》卷二**：救苦丹。其法：用麝五分，朱砂水飞钱半，硫黄五钱，樟脑钱半，俱为细末，入铜器内，文武火烘烊，取起冷定，敲碎如米粒大用，能治各种风痹跌扑痈疽，初起有效。《海上仙方》。

蓬莱火《本草纲目拾遗》

【集解】**《本草纲目拾遗》卷二**：茅昆来《家传医要》有蓬莱火法：西黄、雄黄、乳香、没药、丁香、麝香、火消各等分。去西黄，加硼砂、草乌，皆可。用紫棉纸裹药末，捻作条，如官香粗，以紧实为要。治病翦二三分长一段，以糨黏黏肉上点着，不过三次即除根。若点穴不差，灸至药尽，皮肉发爆，病即立愈。每次三壮，重者不过三次即除根，不复再发。灸后忌猪肉，待疮平复再食，此茅氏家传五世试效神验方也。

【主治】治风痹跌扑瘰疬，俱按患处灸。水胀膈气胃气。按穴灸。《本草纲目拾遗》卷二。

火罐气《本草纲目拾遗》

【集解】**《本草纲目拾遗》卷二**：火罐，江右及闽中皆有之。系窑户烧售，小如大人指，腹大，两头微狭。使促口以受火气，凡患一切风寒，皆用此罐。以小纸烧见焰，投入罐中，即将罐合于患处。或头痛则合在太阳脑户或巅顶，腹痛合在脐上，罐得火气合于肉，即牢不可脱，须待其自落。患者但觉有一股暖气从毛孔透入，少顷火力尽则自落，肉上起红晕，罐中有气水出。风寒尽出，不必服药。

【主治】治风寒头痛及眩晕风痹腹痛等症。《本草纲目拾遗》卷二。

水部第六卷

《医学正传》卷一：或问：医家以水烹煮药石，本草著名类多而未详其用。曰长流水，曰急流水，曰顺流水，曰逆流水，曰千里水，曰半天河水，曰春雨水，曰秋露水，曰雪花水，曰井花水，曰新汲水，曰无根水，曰菊英水，曰潦水，曰甘澜水，曰月窟水，夫何一水之用而有许多之名，必其能各有所长。**《食治广要》卷一：**昔人分别九州岛水土，以辨人之美恶寿夭。盖以水为万化之原，土为万物之母也。雨露、霜雪、江河、井泉、湖泽、陂塘流止，寒温甘淡咸苦，此人生日用饮食之先资焉，岂可以不辨乎？**《本草医旨·食物类》卷二：**天之生人，水谷以养之。故曰：水去则荣竭，谷去则卫亡。仲景曰：水入于经，其血乃成；谷入于卫，脉道乃行。水之于人，不亦重乎！故先列水部。**《本草汇笺》卷一〇：**流水者，大而江河，小而溪涧，皆流水也。其外动而性静，其质柔而气刚，与湖泽陂塘之止水不同。而江河水与溪涧之水，清浊复异。观浊水流水之鱼，与清水止水之鱼，性色迥别。淬剑染帛，色各不同。煮粥烹茶，味亦有异。则其入药，岂可无辨。**《食鉴本草·五味类》：**水味甘淡，无毒。大益人，资生日用，不齿其功，故不可一日缺也。井泉平旦第一汲者佳。**《本经逢原》卷一：**古人服药必择水火，故凡汤液多用新汲井华水，取天真之气浮于水面也。宜文火煎成，候温缓缓服之。**《调疾饮食辩》卷一上：**天地间未有万物先有水，故水者万化之源也。水何以先乎万物，曰水即气也，气即水也，水为气所生，气又为水所生。试观一阳之气起于下阴，上遏之则气聚而为水云雨之理；一阴之气聚于上阳，下蒸之则水复散而为气釜甑之理。《易》干之象曰：云行雨施，品物流形。盖气聚而为云雨，自无形而之有形，自有此有形之水，而太虚寥廓之中，生生化化不穷矣。其行于地也，流则为江河为沟浍，大小皆流也；止则为行潦为海水归墟，大小皆止也。上而有此云雨霜露，下如有此江湖河海。而水之类不齐，水之性味亦各异。《本草纲目》分为天水、地水两类，各辨其甘淡咸苦之味，而着其寒温良毒之性。

自古谈物理者，未有若是其详且尽者也。况乎民非水火不生活，是平人、病人日不可离之物，医者可置焉不讲乎。

编者按　今集水之关于药食者为水部，分为天水类、地水类。凡56条，《纲目》原药条37条，新增19条。天水类凡15种，来自《纲目》原药条12种。《纲目》原13条，放弃原“甘露蜜”1条。新增3条，原子药名独立1条，来自于其他本草著作2条。地水类凡41种，来自于《纲目》原有药条25种。《纲目》原30种，今取24种，放弃6种，自《金石部》移来1种。新增16种，其中2种来自于《纲目·地水互考》，今独立成条，14种来自其他本草著作。

《名医别录》2种　梁·陶弘景
《嘉祐本草》4种　宋·掌禹锡
《本草拾遗》28种　唐·陈藏器
《食物本草》3种　明·卢和
《本草纲目》7种　明·李时珍
《药性全备食物本草》2种　明·吴文炳
姚氏《食物本草》4种　明·姚可成
《本草纲目拾遗》6种　清·赵学敏

水之一　天水类15种

雨水《本草拾遗》

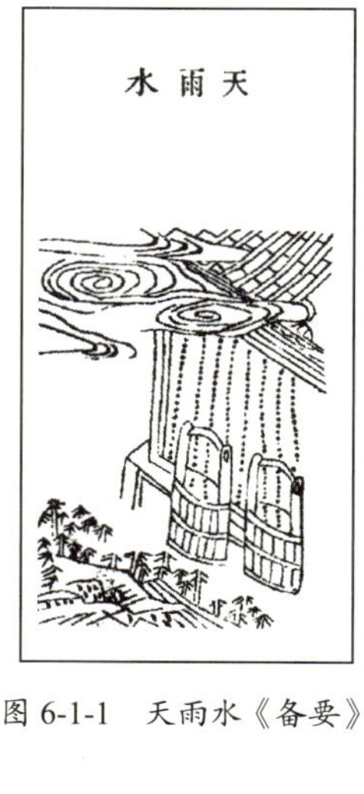

图 6-1-1　天雨水《备要》

【集解】**《本草述》卷一**：《广笔记》立春节雨水，梅雨水。芒种后逢壬为入梅，小暑后逢壬为出梅。液雨水，立冬后十日为入液，至小雪为出液，得雨谓之液雨。**《本草新编》卷五**：天雨水性轻清，味甘淡，诸水之上也。四时俱可用，而夏日尤佳。大旱之后得雨，必须收贮，饮之可以却病。**《随息居饮食谱·水饮类》**：天雨水《战国策》名上池水。陶隐居名半天河，俗名天泉水。**《本草省常·水性类》**：春雨水性平，益气升阳。夏雨水性平，有小毒，易生脾胃疾。秋雨水性平，有小毒。易作泄泻。至寒露以后始无毒，滋补五脏。**《药性全备食物本草》卷一**。雨水气得春升而生发，中气不足及年壮未嗣人煎服极妙。立春、清明二节日贮水曰神水，宜用造风温脾胃虚损丸散药酒，久留不坏。谷雨水味甘，性寒，无毒。取长江者流以之造酒，储久色绀味冽。清明水亦然。液雨水无毒，立冬后十日为入液，至小雪为出液，制杀虫消积等药良，故又谓之药雨。

【气味】味、甘淡，性冷，无毒。可煮茶。暴雨不可用。《食物辑要》卷一。咸，平，无毒。《本草原始》卷八。平，无毒。《本草医旨·食物类》卷二。甘，淡，平。《医林纂要探源》卷三。甘，凉，养阳分之阴。《随息居饮食谱·水饮类》。体轻味淡。煮粥不稠，宿久澄澈者良。《随息居饮食谱·水饮类》。

【主治】心病鬼疰，狂邪诸毒，入火炭解毒，可饮。《本草医旨·食物类》卷二。润肺清热，利小便。《医林纂要探源》卷三。春雨水得春升气。主发散，升提。《本草求原》卷二一。

【发明】**《食治广要》卷一**：雨水宜忌，诚不可忽。今江南维扬淮海之地井水有碱，无论四时，人多接雨水烹茶，取其味淡而益茶色耳。尊生者可不必用也。其法：以新白布幅洗去糨滓，绳扎四角，中置一小石子，悬空隙地，下以洁净瓦缸接注，澄清另灌净坛中，上以新瓦一片覆之，置檐下无日色处。久之或生小虫，用大炭一块烧红淬之，即以柳条周旋急绞，剪脚，倾过别坛，即成好水。凡煎雨水宜极老，否则败胃且有气息。**《本草述》卷一**：《广笔记》立春节雨水，梅雨水。芒种后逢壬为入梅，小暑后逢壬为出梅。液雨水，立冬后十日为入液，至小雪为出液，得雨谓之液雨。**《本草新编》卷五**：或问：《本草》载天雨水性寒，而君曰性轻清，何也？曰：凡水性皆寒，独汤泉性热。然流出于外，温亦变寒，何独于天雨之水性独寒耶？是水皆寒，予所以不言其寒也。天之气最清，故天气属阳。阴气重而阳气清，理也。天之雨水，虽地气所化，然天气不交于地，则地之气终不能化雨。是雨水仍是天气所生，而非地气也。既得天之气为多，安得不轻且清哉。或问：立春节雨水，夫妇饮之，易于得孕，验乎不验乎？曰：春为阳气之首，立春之雨水，似乎得发育之义。然而男女媾精，始能生子，未闻媾水而可以得男者也。此说尚在可信不可信之间，未可全恃饮立春之水，便为种子奇方也。**《本草从新》卷五**：小满、芒种、白露三节内水并有毒，造药、酿酒醋一应食物皆易败坏，人饮之亦生脾胃疾。**《医林纂要探源》卷三**：久晴乍雨，檐水勿用，恐瓦苔有湿热毒气。及洗一二日后，则可。若空旷不由屋上者，不拘。**《药性切用》卷七**：立春、雨水节内雨性味甘平，升阳举陷，可煎中气不足、清阳下陷之药。惊蛰、春分、清明、谷雨节内雨性味甘平，轻扬上行，补中而举阳气下陷，宜煎补中升阳及发散之药。小满节内雨有毒，坏物，人饮之多生脾胃疾。小满节前后淫雨，并为咸雨，其毒尤甚。梅内雨：性甚消伐，有毒霉物，惟可洗疮疥灭痕，澄清入酱亦易熟。芒种后逢壬为入梅，小暑后逢壬为出梅，此时湿热熏蒸，人受其气则生病，物受其气则生霉。重五日午时雨：性味清烈，解毒杀虫。宜制造疟痢疮疡诸丹丸，煎辟祟药更效。**《食物小录》卷上**：雨水甘，平，无毒。煎茶良，洗衣物亦佳。春夏者有毒，不可用。**《医医病书·雨水论》**：坎离代天地用事，人非水火不生活，故医者必究水火。按草之火最柔，而木火则刚矣。然木之中，亦万有不齐，其性坚者火必刚，柔脆者火必柔。最刚者，莫如石火，亦万有不齐。石火之中，至刚者莫如京师之红煤。凡试火之法，以大钱一枚，置水锅内，红煤之高者，水开时则钱浮水面，其次则半浮半沉，火柔则钱离锅底不过二三寸而已矣。刚火所排之靴帽，至旧不改样，柔火万不能也。学者可借以助格致之理。食刚火者多热病，食柔火者多湿病。至于水，泉水最清，削去垢有余，清头目最胜。河为阳水，通六腑最速。济为至阴之水，伏流黄泉之下，其性沉降，补五脏有专功。〔他如千里急流水，《灵枢》半夏汤治不寐，用之取其急驱胃阴下降也。甘澜水因无从取之千里急流水者，但以水扬千万遍，使之起花，急逐痰饮，前人治痰饮用之。〕其生化最速，去陈莝如神者，莫如雨水。而雨水之中，化气最速，又莫如伏雨，孟子所谓有如时雨化之。何李时珍《本草纲目》于雨水条下，毫无发明，但曰春分日雨水，夫妇各饮一杯，可以有孕。试问谁系饮春分之水而后有孕哉？〔如此耳食之谈，〕副载一条，亦未始不可，雨水正文何反不言功用？余特补之。**《调疾饮食辩》卷一上**：《纲目》曰：立春雨水，宜煎发散及中气不足、清气不升之药。此说出虞抟《医学正传》。然不拘何日雨水，尚未落地，其性清真，用供病人饮食药饵，无不相宜。若夏秋暴雨，承取其水，冷如冰雪，煎时行暑热之药，更有应验。

潦水《本草纲目》

【集解】**《医学统旨》卷八**：潦水即雨泽水也。**《药性粗评》卷四**：潦水，行潦之水，或雨泽之类，凡无源者皆是。**《本草发明》卷五**：无根水，一名潦水。土凹积留，不见流动者。**《伤寒证治准绳》卷八**：潦水即霖雨后行潦之水。亦取其发纵之极，流而不滞，不助湿也。**《本草乘雅半偈》帙一一**：雨水曰潦，疾雨曰骤，徐雨曰零，久雨曰苦雨，曰愁霖，雨晴曰霁，时雨曰澍，雨而昼晴曰启也。盖雨从云下，天地气和而为雨，怒而为风。故凡《易》称雨者，皆和之象也。《诗》云：有渰萋萋，兴雨祁祁。渰，阴雨也，水气之云也。《传》云：雨，云水气。萋萋，盛貌。祁祁，徐貌。盖云欲盛，盛则雨足，雨欲徐，徐则入土，且亦云气不待族而雨者，非阴之和也。故《诗》云以萋萋，雨以祁祁为善尔。《诗》曰：灵雨既零，命彼倌人，星言夙驾，税于乘田。《瑞应图》云：灵雨，瑞雨也。降而应物，谓之灵雨。星，晴也。言夜而雨，夙而星见，于是督劝农乘，此《传》所谓务材训农者也。《盐铁论》云：周公之时，雨不破块，风不鸣条，雨则必以夜。夜者，正雨之时也。《诗》云：我来自东，零雨其蒙。蒙善沾濡，又喜阴结，不解羁旅之愁，于是为甚，《诗》以言其情也。雨无正曰，雨自上下者也。众多如雨，而非所以为政也。政者，正也。夫文一止为正，众多如雨，则无正矣。《诗》云：月离于毕，俾滂沱矣。又曰：益之以霡霂滂沱，大雨也；小雨谓之霡霂。《释名》曰：言霂沥沾浸，如人之沐，唯及其上支而已，根不濡也。盖霡膏润于土，如人之脉，故曰霡也。《说文》云：秋穜厚薶，故谓之麦。然则霂言其上，霡言其下也。《诗》云芃芃黍苗，阴雨膏之，方暑之苗也。暑雨暴息，无阴云以覆之，日随蒸焉，则苗槁矣。将以润之，乃所害之也。故《诗》以阴雨为善。俗谚五月谓之分龙雨，曰隔辙。言夏雨多暴至，龙各有分域，雨旸往往隔一辙而异也。《易》云：密云不雨，目我西郊，言小畜也。畜者，畜也。升气又自乎西，故能为密云而已。盖入药之潦，宜取阴云之雨。斯本天地之和，《本草》取霪雨为潦，是非阴阳之正矣。备录经雅用供博粲云尔。

【气味】性味淡薄。《药性粗评》卷四。气味甘平，无毒。《本草原始》卷八。

【主治】治伤寒发黄，煎用此水，取其味薄不助湿也。《医学统旨》卷八。潦水用不助于湿气。○主治湿气浮肿，入汤须用此水。《药性粗评》卷四。扶脾胃有功。《本草发明》卷五。主治脾胃虚损。《本草原始》卷八。主煎调脾胃，去湿热之圣药。《本草乘雅半偈》帙一一。

【发明】**《本草品汇精要续集》卷一**：地：《国风》云，于彼行潦。《大雅》云，洞酌彼行潦。《左传》云，潢污行潦之水，是其地也。用：《大雅》云，挹彼注兹，可以餴饎。《左传》云，可荐于鬼神，可馐于王公，是其用也。**《本草求原》卷二一**：淫雨潦水未受地湿，无根，味薄，去湿热。**《本草乘雅半偈》帙一一**：地气上为云，天气下为雨。雨出地气，云出天气，交互升沉，沛然降注也。对待水寒独沉，俾之起亟，熏肤充身，泽毛若雾露之溉欤。《别录》主调煎脾胃之圣药。《经》言人之脾胃以地土名之，人之气汗以风雨状之，器界益根身，疏相培亲相，无情于有情，互相感召耳。**《夕庵读本草快编》卷一**：附治法：仲景治伤寒瘀热在里，遍身发黄，用潦水煎麻黄连翘赤小豆汤。按：潦乃降注雨水也，又淫雨为潦。韩文公诗云潢潦无根源，朝灌夕已除是也。盖取其味薄，不助湿气而利热也。宋徽宗食冰太过患脾疾，国医不效。召杨介诊之，介用大理中丸，上曰：服之屡矣。介对曰：病因食冰，臣因以冰煎此药，是治其原也。服后果愈。

梅雨水《本草拾遗》

【集解】**《日用本草》卷一**：梅雨水五月雨水。**《食物辑要》卷一**：芒种后逢壬为入梅，小暑后逢壬为出梅。又云：三月为迎梅雨，五月为送梅雨。此皆湿热之气，郁遏熏蒸，酿为霏雨。人受其气生病，物受其气生霉。忌用造酒、醋。**《养生食鉴》卷上**：梅水首言梅下装取者，后言节口或作霉雨，言其沾衣及物，皆主黑霉也。**《寿世秘典》卷三**：《芷园臆草》云：雨水初时未可就用，须置瓮久，俟其虫出飞去，则色味俱佳，香气转盛，不似山泉久则味变也。春雨味更鲜厚，亦不专取梅雨，唯俟久雨，向急溜中，先以缸承之，月余移瓮中，三月取烹则佳，半年尤佳。四时皆可用此法。

【气味】味甘，寒，微毒。《日用本草》卷一。味甘，平，无毒。《食物辑要》卷一。

【主治】洗疮疥，灭瘢痕。入酱令易熟，沾衣便腐，浣垢如灰汁，有异佗水。《证类本草》卷五。主洗疮疥，灭瘢痕。沾衣便起青，以梅叶汤洗之便去。浣垢如灰汁。《日

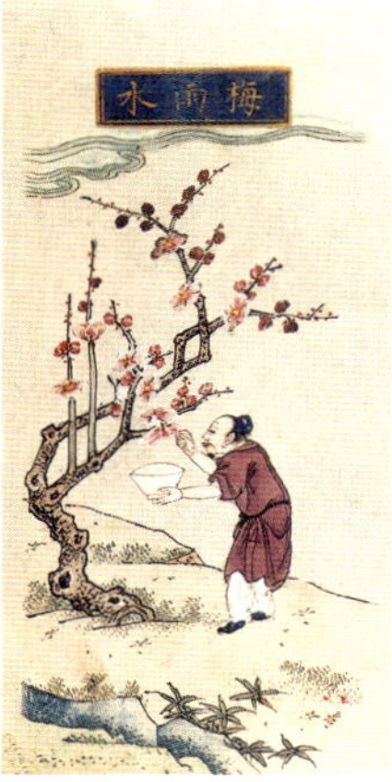

图 6-3-1　梅雨水《食物》

用本草》卷一。入酱易熟。烹茶尤佳，胜诸雨水。洗癣疥，灭瘢痕。《食物辑要》卷一。以之煎茶，则涤肠胃宿垢，味美而清神也。《分部本草妙用》卷一〇。

【发明】**《证类本草》卷五：**江淮已南，地气卑湿，五月上旬连下旬尤甚。《月令》土润溽暑是五月中气，过此节已后，皆须曝书。汉崔寔七夕曝书，阮咸焉能免俗，盖此谓也。梅沾衣，皆以梅叶汤洗之脱也，余并不脱。**《本草新编》卷五：**或问：梅雨水，何以有毒也？曰：梅雨水，味甘性平，安得有毒？因天气郁蒸，水易化物。凡不变之物，得之变化，故水浆则易热也，沾水则易斑也。造酒醋则改味也，浣衣则去垢也。其实何尝有毒哉。倘久贮之，不特无毒，并能化毒耳。或问：芒种后逢壬为入梅，小暑后逢壬为出梅，立冬后十日为入液，至小雪为出液，有之乎？曰：此《月令》载之，余何敢辨其非。但谓百虫饮液内之水，尽皆伏蛰，宜制杀虫药饵，此则铎所不信也。倘液内无雨，虫不饮水，即不蛰乎？虫既不蛰，而修合药饵，岂皆不效乎？大约百虫交冬则俯，俯即蛰也，安在必饮液内之雨水哉。

白云《本草纲目拾遗》

【集解】**《本草纲目拾遗》卷一：**白云云本山泽之气，蒸而为云，水属也。故入水部。云有五色，惟白云可治病，唐守时言：凡高山大川，悉有云气，五岳名山，多出云。山僧取之饷客，其取云法，用金漆盒，盖上凿一孔，以木塞之。俟天气晴朗，黎明往山岩石畔觅之，见地上有白云如线者，如笋者，茁土而出，即云苗也。急以盒盖孔对其气，使尽入其中，以木塞口。收必须白云，如雪色，有香气如梅兰，方合用。其他杂色云，多带草土气，黑云尤腥，多带怪物，不宜盒取。放云之法：择净室，须四面有窗者，通上下用纸裱糊，勿令泄气，然后将云盒置中，去塞，则云自出，悠扬涣散，芬芳四绕。

【主治】醒脾胃，舒肝郁而和经络。《本草纲目拾遗》卷一。

【附方】**《本草纲目拾遗》卷一：**治哑瘴。滇广山瘴，有一种人受之终身不能语，名曰哑瘴。唯闻白云之气，久久自引毒外出，可以全愈。血臌水肿，闻云气渐消。余澹庵。

露水《本草拾遗》

【集解】**《医宗粹言》卷四：**收秋露水法交白露节先日未时，将田禾以净水泼过，次日寅时以洗白布拖展禾头露水，搅下用新磁瓶收贮，留不坏，香甘止渴，治诸热燥最佳。养道家谓之无为油，服食以磁盆置方诸于中取之。**《医林纂要探源》卷三**：早晨收于荷叶及草本上，百花者尤妙。**《本草纲目拾遗》卷一**：荷叶上露，夏日黎明日将出时，将长杓坐碗于首，向荷池叶上倾泻之，以伏露为佳。秋露太寒，花上者性散，有小毒，勿用。**《调疾饮食辩》卷一上**：夜中无云星光照，吸地中滋润之气，升于半空，降而为露。故阴晦之夕，及不见星光之所，如树下、屋中，虽地湿亦无露。其性属阴，最能长养万物。月能吸海水为潮汐，星能吸地气为霜露，故其性皆属阴，说见揭子宣《璇玑遗述》。**《药性蒙求·水部》**:《拾遗》云：伏露为佳，秋露太寒。花上者性散有小毒，勿用。按露水本阴液，则地气上升，降而为露，其性随物而变。荷叶及稻叶上者佳。用新布展取露水，展湿即绞，阳光一见则不展。**《随息居饮食谱·水饮类》**：立秋后五日白露降，夜来不可露身出户，故曰白露身勿露。甘，凉。润燥，涤暑除烦。若秋前之露，皆自地升。苏诗“露珠夜上秋禾根”是已，云秋禾者，以禾成于秋也。稻头上露养胃生津，菖蒲上露清心明目，韭叶上露凉血止噎，荷花上露清暑怡神，菊花上露养血息风，余可类推。

【气味】味甘，性凉，无毒，堪用。《食物辑要》卷一。味甘，气平，无毒。《药性全备食物本草》卷一。荷露味甘，性清凉，无毒。入心、肺二经。《本草再新》卷八。

【主治】清金降火，解胸膈诸热，明目止渴。《寿世秘典》卷三。稻叶上露，治日久赤痢。《医经允中》卷二三。润肺清心，解暑止渴，明耳目，悦颜色。欲敛肺及治疟药，宜露一宿服。《医林纂要探源》卷三。明目，下水臌气胀，利胸膈，宽中解暑。大力丸用之。莲叶象震卦，荷上露或亦入肝而滋益肝脏欤。《本草纲目拾遗》卷一。清心火，兼清肺热，润肺气，兼益心气，除烦止渴。《本草再新》卷八。露水味甘，宽肠明目。解暑除烦，其功甚速。《药性蒙求·水部》。露水润肺，甘平止消渴。《本草备要》卷四。

【发明】**《本草洞诠》卷一**：更有一种甘露，《瑞应图》云神灵之精，仁瑞之泽，故有日膏酒浆之名。《列星图》云：天乳，一星明润则甘露降。《山海经》云：诸沃之野，摇山之民，甘露是饮，下寿者八百岁。夫甘露不常有，凡秋露要亦佳物也。**《药性纂要》卷一**：东圃曰：露乃天地氤氲之气，凝聚成液，盛于清秋敛肃之时，降于寅升昧爽之际。味甘气和，百草头上未晞时收取，服之愈百疾而止消渴。露药露姜饮可止疟，盖得阴阳之和，而阴胜以制亢阳也。且疟多因风暑所成，白露则暑解，故露能清暑，本乎天者亲上。花乃精英上注而发荣，故百花之露，能悦人颜色。而柏叶、菖蒲上之露，旦服与洗，并能明目。盖五藏之精华上注于目。其和合而为膏者，

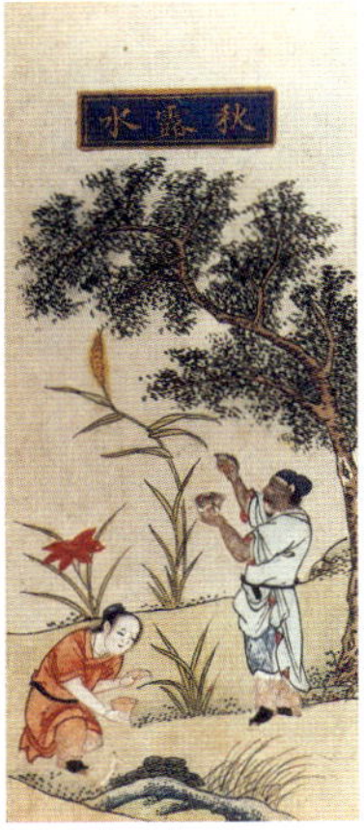

图 6-5-1　秋露水《食物》

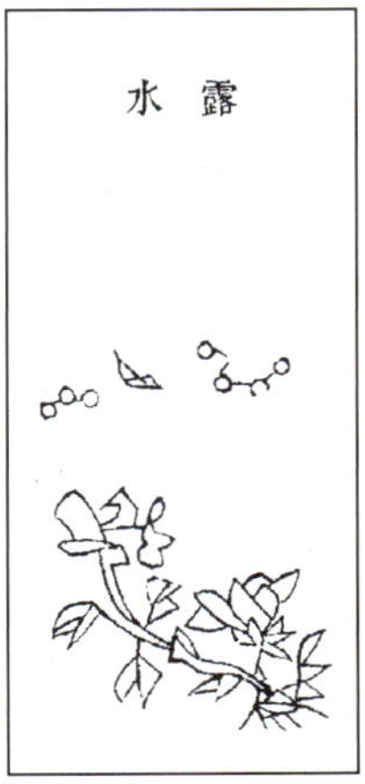

图 6-5-2　露水《备要》

上渗目窠而成瞳子。诗云天降膏露，词有月明云淡露华浓之句，藉此膏华，可以明目，较胜他药百倍矣。**《本草新编》卷五：**或问：露水，亦天一之水也。服之必能益人？曰：露水可内治，而亦可外治也。外治者取七夕之水，洗目最佳。然不可取凌霄花上之露，反致损目矣。内治者，最善解肺金之燥，然必须五更之时，取之百草头上者为佳。古人取秋露以造酒，名曰秋露白。亦取其解肺气之干涸也。秋露大能入五脏之阴，用药欲入阴分者，必须用之为引经之味，非秋露之竟能益五脏也。得补阴药同用，实奏奇功。**《食物须知·诸水》：**秋露水，秋分时以物拂诸草上，性禀秋降而肃清。痨虫、传尸、疳虫作胀，并年深染祟者，取饮最佳。○按：诸草木皆需天露始润，惟稻至酉时，其根上津润之气渐升，入夜乃达叶尖，至晓复自上而降于根，故无露之夜，稻叶独润。陈翠虚词：一些珠露，阿谁运上稻花头，是也。**《调疾饮食辨》卷一：**饮之能退大热，止消渴。出《本草拾遗》。凡有此二症，服药不效危急者，宜多用瓷盘承取，实有奇功。秋露禀肃杀之气，宜煎润肺杀祟之药。出《医学正传》。柏叶上露，能明目，旦旦洗之热眼极效，寒者禁用。出《纲目》。《续齐谐记》曰：赤松先生八月一日取柏叶上露以明眼。《鸡跖集》曰：八月一日作五明囊，盛百草露，可以明目。

【附方】**《本草纲目拾遗》卷一：**治痞块。八月白露后收糯稻头上露水，晚作二服，饮下立消。俞佳士《妙应方》。碧玉露浆方。治一切虚损劳症有奇效。于中秋前后，用无五倍子新青布一二匹扯作十余段，每一段四五尺，五更时于百草头上，或荷叶稻苗上者尤佳。先用细竹一根，掠去草上蛛网，乃用青布系长竹上，如旗样，展取草露水，绞在桶中，展湿即绞，视青布色淡，则另换新布，阳光一见则不展，所取露水，用瓷罐洗净盛贮，澄数日自清，晚间用男乳一酒杯，约一两半，白蜂蜜一酒杯，人参汤一酒杯，多少同乳，人参须上等，四五分不拘，总入一宫碗内，将露水一饭碗搀入宫碗，共得七八分，和匀，以棉纸封口，用碟盖好。次日五更，烧开水二大碗，将宫碗内露隔汤顿热，睡醒时缓缓温服之。蓝所以杀虫，露去诸经之火，参补气，乳补血，蜜润肺。可知露本养阴扶阳，又得荷叶之清气，故能奏功如此。《居易录》。

繁露水《本草拾遗》

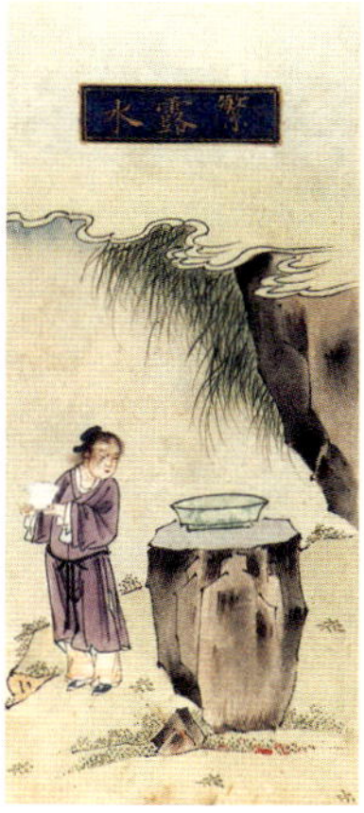

图 6-6-1 繁露水《食物》

【集解】**《证类本草》卷五：**繁露水是秋露繁浓时也。○《续齐谐记》云：司农邓沼，八月朝入华山，见一童子以五彩囊承取柏叶下露，露皆如珠，云赤松先生取以明目。今人八月朝朝作露华明，像此也。汉武帝时，有吉云国有吉云草，食之不死，日照草木有露，着皆五色，东方朔得玄露、青黄二露，各盛五合，帝赐群臣，老者皆少，病者皆除。东方朔曰：日初出处，露皆如糖可食。汉武帝《洞冥记》所载：今时人煎露亦如糖，久服不饥。《吕氏春秋》云：水之美者，有三危之露。为水即味重于水也。

【主治】作盘以收之，煎令稠可食之。延年不饥。五月五日取露草一百种，阴干，烧为灰，和井花水，重炼令白，碱醋为饼，腋下挟之，干即易，主腋气臭，当抽一身间疮出，即以小便洗之。《本草拾遗》。《证类本草》卷五。

甘露《本草拾遗》

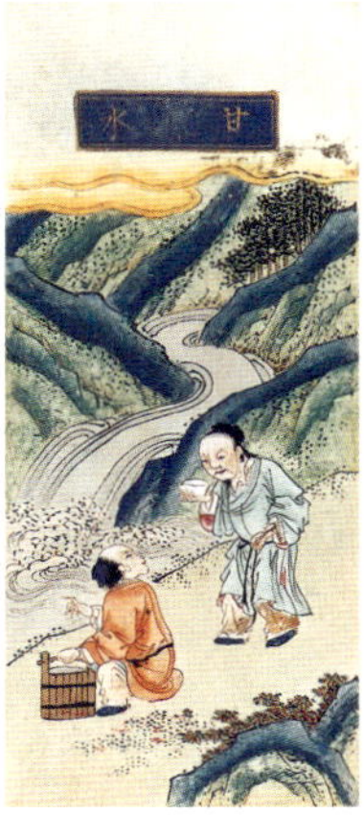

图 6-7-1 甘露水《食物》

【集解】**《食物本草》卷一**：昆仑之山有甘露，望之如丹。着草木，则皎莹如雪。

【气味】味甘美，无毒。姚氏《食物本草》卷一。

【主治】主延年益寿及治胸膈诸热，明目止渴。姚氏《食物本草》卷一。

【发明】**姚氏《食物本草》卷一**：生巴西绝域中。如饧，不可易得，录之以备参考。古帝王筑台，造金童，托金盘受露，以之丸丹，服而成仙。宁特延年却病已哉！

明水《本草拾遗》

【集解】**《食物辑要》卷一**：《异物志》云：方诸，铜锡相半所造，谓之鉴燧之剂，非蚌非金石，摩热，向月取之，得水二三合，似朝露。**《本草经疏》卷三〇**：方诸，大蚌也。向月取之，得二三合，水亦如朝露，又名明水。得至阴之精华，故能明目定心及止渴除烦热也。又为丹灶家所须。**《医林纂要探源》卷三**：以方诸取于月而得者。方诸，鉴名。今用铜镜或大蚌壳，承明月中，皆可得水。月固水之精也，古人以供祭祀，灌郁鬯之酒。

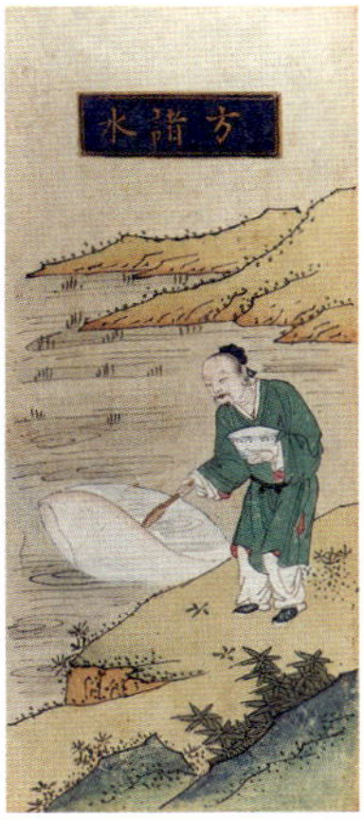

图 6-8-1 方诸水《太乙》

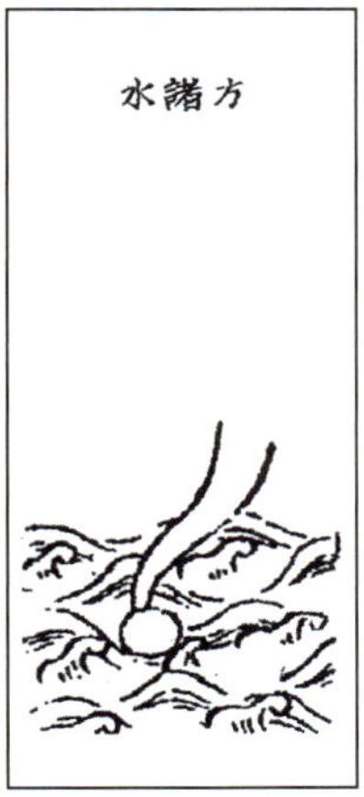

图 6-8-2 方诸水《食物》

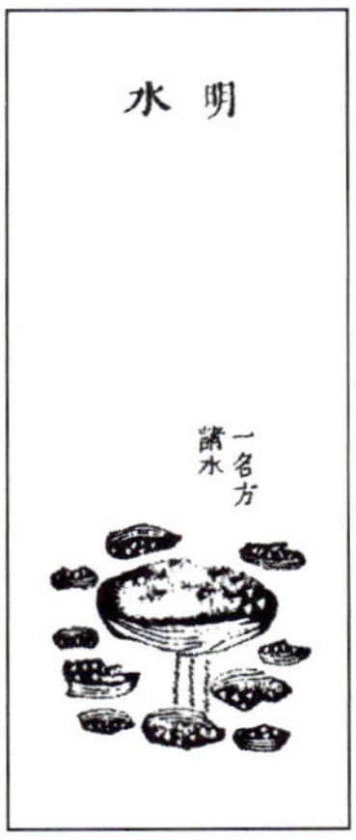

图 6-8-3 明水《备要》

【气味】味甘，性寒，无毒。《食物辑要》卷一。甘，淡，寒。《医林纂要探源》卷三。

【主治】润肺清心，安神明，静志虑，明目耳，悦颜色。月中得水而安神明者，水火相济也。明耳目者，魂魄抱一也。以之洗目，最明目去热。《医林纂要探源》卷三。功专益阴退热，明目安神，除烦止渴。宜煎虚劳烦热之药。《药性切用》卷七。明目，止渴，涂汤火伤。《本草求原》卷二一。

冬霜《本草拾遗》

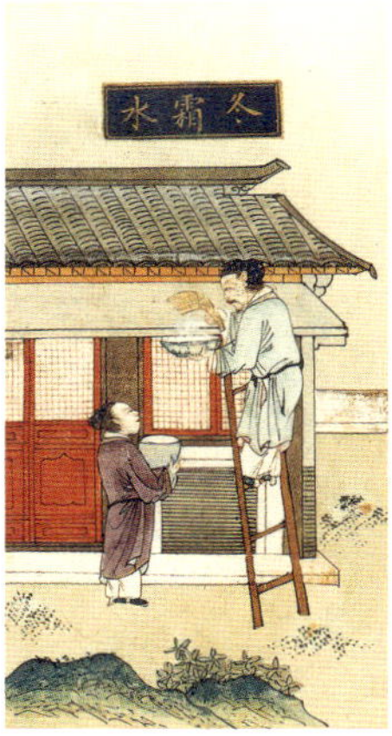

图 6-9-1　冬霜水《食物》

【集解】**《调疾饮食辩》卷一上：**霜水霜即露也，然禀寒冷肃杀之气，结而为霜，其性极寒，较雪尤甚。凡雪水所主之病，霜皆能治之。而解毒退热之功，于时行瘟疫尤为亲切。收藏宜冬至后立春前，日未出时，用鸡翎扫取菘、芥叶上者，旧瓦器盛，如藏雪水法。《国语》：驷见而陨霜。注：房星见在霜降节。今时霜降，太阳在房星之后，法当昏见。然以距太阳不远，日入时房星已近地平，不能得见。以岁差逆数之，春秋鲁隐公元年己未，距今大清嘉庆十六年辛未，共二千五百三十三年。每年五十一秒，差一十二万九千一百八十三秒。度法收之，得三十六度弱。距度愈近，更不能得见。至于火见心星也而清风戒寒，天根见氐星也而水涸，皆与当时星度不合，不知何故。

【气味】甘，寒。《医林纂要探源》卷三。

【主治】露之凝也，而能杀物。清金降热，燥湿去垢，杀虫。霜水能令人皮肤皴揭。《医林纂要探源》卷三。解酒热面赤。多服伤人。《本草省常·水性类》。

【发明】**《本草新编》卷五：**或问：冬霜亦雪之类，雪可能解冬日之热邪，不识冬霜亦能解之乎？曰：冬霜味甘性寒，与雪相同，然而功用实别。霜可外治，而不可内服，外治热毒最效，随扫随干，随干随轻矣。若内治热症，下喉少快，一入腹内则腹痛矣。盖冬霜肃杀，其气太刚。五脏之热，乃假热居多，一遇真寒，其假立破，不敢争斗，反觅路逃遁，有不可入之路亦入矣，故不可轻用也。**《调疾饮食辩》卷一上：**霜雪水，解夏秋时行瘟疫、暑热、疟痢等毒，实有奇功。而苦于无人收取，则危急时万不可得，医者所以宜司岁备物也。

腊雪《嘉祐本草》

【集解】**《医宗粹言》卷四：**收腊雪水腊月以净瓶收贮净雪，筑实，密封瓶口，置于阴室中，不见日色，暑天遇烦燥热渴，取饮之，甚解热毒，尤胜凉药。凡人家不可不收也。**《医林纂要探源》卷三：**雨所凝也。冬作花六出，水之数也。扫入瓮，密封阴处，可待用。春则花五出，不堪藏用。

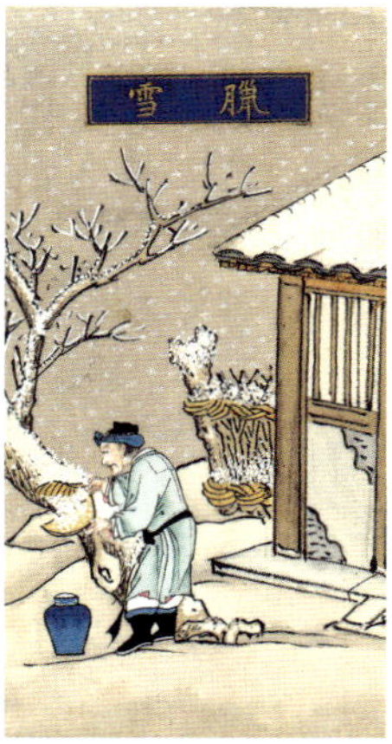

图 6-10-1 腊雪《品汇》

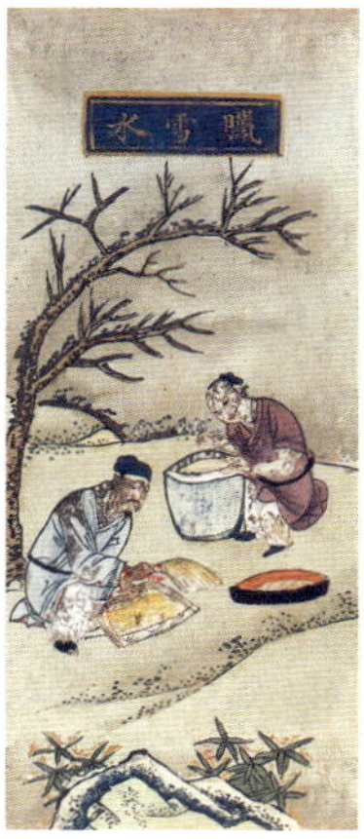

图 6-10-2 腊雪水《太乙》

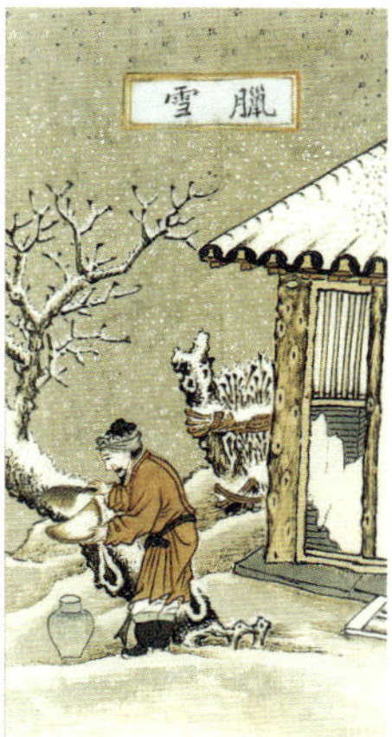

图 6-10-3 腊雪《食物》

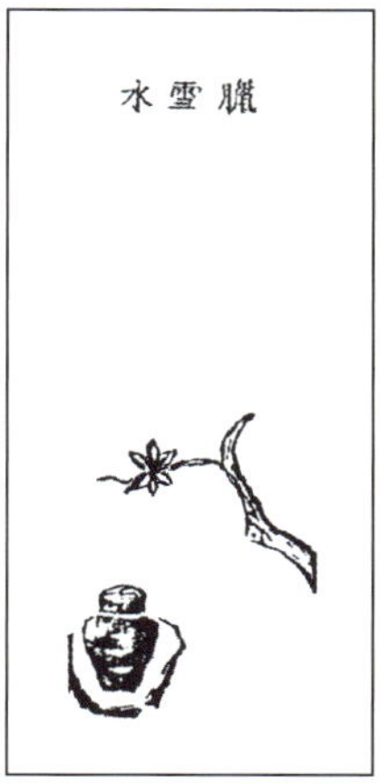

图 6-10-4 腊雪水《食物》

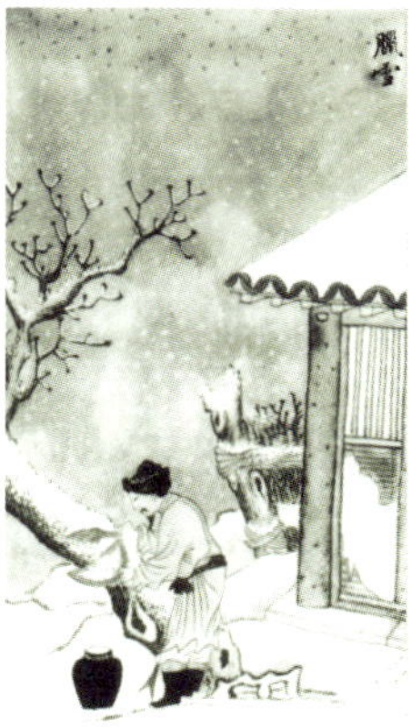

图 6-10-5 腊雪《草木状》

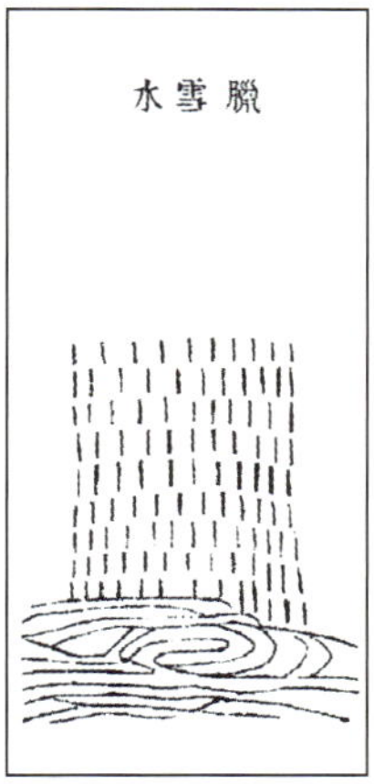

图 6-10-6 腊雪水《备要》

【气味】味甘，性冷，无毒。《药性全备食物本草》卷一。甘，淡，寒。《医林纂要探源》卷三。

【主治】解丹石毒，洗目退赤，烹茶解酒，于疫病中喝及小儿惊痫热狂者宜用。抹痱即退。淹藏果实不坏。春雪日久则生虫，不堪用。《药性全备食物本草》卷一。治一切热疾、时疫及痘疹、瘢毒等疮。造酒、醋，下酱，味甘可久。以浸鲜肉，则暑月不败。以浸五谷、百果、花、蔬种，则耐旱不生虫。洒几席间，则蝇自去。治六畜疮疫，诸病皆效。《寿世秘典》卷三。降热杀虫，清金利水。治天行疫热，伤寒壮热，伤暑郁热，止渴除烦，宁心安神，拂摩热痱。《医林纂要探源》卷三。煎茶煮粥，解热止渴。田家收之浸种，则禾苗耐旱，不生虫。《食物小录》卷上。解热消燥。〇治伤寒阳毒，瘟疫时毒，丹毒内炽，及盛夏暑热内炽，而见燥热殆甚者。并解烧酒毒。《新编六书》卷六。清热解毒，杀虫，温疫热狂，暑喝霍乱，徐徐频灌，勿药可瘳。淹浸食物，久藏不坏。《随息居饮食谱·水饮类》。治春夏时行疫毒。腊雪水瓮贮，掘地埋藏，性酷寒。《食物须知·诸水》。

【发明】**《本草医旨·食物类》卷二**：冬腊水用以作酒，可以储久。**《本草新编》卷五**：或问：腊雪水藏物，则不蛀不坏，岂亦有义乎？曰：安得无义哉。冬气收藏，乃乾坤不交之时也。冬日天雨，则乾坤不交而交也。不交而交，似乎冬气之不藏矣。然而，天雨则天气交于地，天雨而变为雪，则地气交于天，而天气仍不交于地也。天气既不交于地，则雪之气，纯是孤阴而无阳。孤阴不长，不长则不化，故藏物而虫不生而味亦不变也。岂惟不生虫哉，且能杀虫。盖阴主杀也。所以冬至后之水为腊水，密封阴处，亦能藏物，正取其纯阴不阳，而又居于至阴之地也。一过冬交春天所雨，虽变为雪，藏物未有不生虫而败坏者，正以其阴中藏阳耳。**《本草求真》卷六**：雪水解热消燥。雪水专入胃。气禀太阴，水极似土，虽于冬时置而不问，然值伤寒阳毒，瘟疫时毒，丹毒内炽，并盛夏暑热内淫，而见燥热殆甚者，并可用此调治。宗奭曰：腊雪水大寒之水也，故治以上诸病。且能以解烧酒诸毒，是以书载凡治热症，可用块置于两乳之间，且云宋徽宗因食冰过甚致病，医士杨介仍以冰煎诸药以治其源，深得用冰义耳。因知病因冰起，还以冰解之也。**《调疾饮食辩》卷一上**：《尔雅》释名曰：雪，洗也，故洗涤冤诬，谓之昭雪。洗除瘴疠虫蝗也。《纲目》曰：雪花六出，阴之数也。冬至后三戊为腊，腊前三雪宜麦。《授时通考》载古谚曰：若要麦，腊月见三白。瓦器盛，紧筑密封泥口避日。宜小口旧瓦罐未经盐者。用藏一切果食，不生虫蠹。夏月置几席间，蝇自去。宜煎伤寒、火暍之药。伤寒即是热病。《日用本草》曰：煎茶煮粥，能解热止渴。《本草拾遗》曰：解诸毒，治天行瘟疫，酒后暴热，黄瘅，小儿热痫。张从正曰：洗目，退赤热。**《冷庐医话》卷五**：腊雪更佳，救时疫大热症，获效最速。余在杭州，每遇冬雪，即取藏坛中，咸丰戊午四月，舆夫王姓发热身肿，呕吐不食，心口大热，似有一大块塞住胸间，病逾十余日，已危笃，其妻来求药，乃以雪水与之，饮一大碗，即安睡半时许，遍身大汗，身凉思食而痊。时其邻祝氏妇，怀孕数月，亦患热症甚剧，王氏妇以所余雪水令饮，亦即热退获痊。

【附方】**《食物本草》卷一**：小儿牙疳及满口发白如粉，名雪口。用〔腊雪〕水搽抹，每日三四次，立瘥。

雹《本草拾遗》

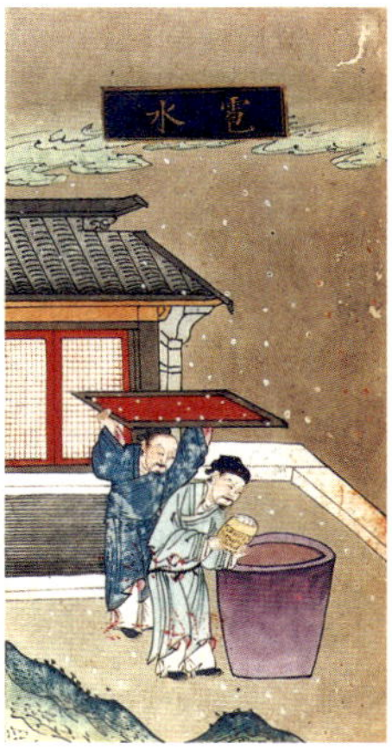

图 6-11-1　雹水《食物》

【集解】**《食物本草》卷一**：雹者，阴阳相搏之气而成，盖沴气也。即天降注冰块。小者如弹丸，大者如升斗。**《医林纂要探源》卷三**：雹咸，寒。霰阳搏阴，雹阴搏阳，大雹中每含有细虫。不可食。

【气味】咸，冷，有毒。《本草医旨·食物类》卷二。

【主治】如酱味不正，当取一二升入瓮中，即佳。《本草医旨·食物类》卷二。大雹中每含有细虫。不可食。《医林纂要探源》卷三。

【发明】**《本草新编》卷五**：或问：冰雹之水，亦霜雪之类，亦可入药乎？曰：冰雹乃天地乖戾之气，降之以灾害世人也。乖戾之气，乌可入药乎。人误吞之，必有奇灾。盖其味咸而气腥，乃毒龙取海水而变者也，切忌用药。

夏冰《本草拾遗》

【集解】**《食物本草》卷一：**冬冰水冬气严凝，水结成冰。以柔变刚，此阴极似阳之理。冬冰水，味甘，寒。用煎肠风赤带、清热消烦之剂。**《医林纂要探源》卷三：**冰甘，寒。古人子月藏冰，卯月开冰，调燮阴阳，国家视为大政。盖冰坚而藏之地下，所以靖地中闭固未尽之阳，冰判而出所藏于地上，以宣地下伏藏未散之阴，使阳气不愆，则秋冬无震电之变。阴气不伏，则春夏无凄风寒雨之虞。阴阳和而年谷可以顺成，民疾可以不作，且其为用甚大，有以奉宾祭，使饮食不至变味。养老疾，使暑暍不至烁肌。赡死伤，使尸骸不至秽腐。今朝无其政，则都会之中有藏冰卖冰者，亦庶民谋利资耳。靖暑暍，安心神，保肺金，澄肾水，解渴除烦，敛汗凉血。水以冱寒而凝，此太阳寒水之令，固然。谓水极似土者，非也。固闭之坚，阳气得以安存于中，以为复用之本。若固闭不坚，则阳气散而不收，以趋于尽，无以成终而成始矣。故寒水所以为太阳也。藏冰用于夏，味得之则不变，气得之则不秽，形得之则不腐，蝇蚋见之则远避，心志以之而安静，故古人祭享尸宾，赡养老疾，皆用之。**《调疾饮食辩》卷一上：**冰篆文作仌，亦曰凌。南方地气暖，冬时虽有冰而不厚。藏之，春暖即融，亦仅如霜雪水耳。北方地气寒，河流彻底皆冻，车马可以通行。故《月令》季冬之月，水泽腹坚。藏之，至夏不释。《诗·豳风》曰：二之日，凿冰冲冲；三之日，纳于凌阴冰室。《周礼·天官》：凌人掌冰，正岁十有二月，令斩冰，三其凌。凡内外饔之膳羞、祭祀、宾客无不用之。《左传》古者日在北陆而藏冰，西陆朝觌而出之。其藏之也，深山穷谷，涸阴冱寒，于是乎取之。其出之也，朝之禄位，宾客丧祭，于是乎用之。其藏之也，黑牡、秬黍，以享司寒。其出之也，桃弧、棘矢，以除其灾。祭寒而藏之，献羔而启之，公始用之。火出而毕赋，自命夫、命妇至于老疾，无不受冰。山人取之，县人传之，舆人纳之，隶人藏之。夫冰以风壮，而以风出。其藏之也周，其用之也遍，则冬无愆阳，夏无伏阴，春无凄风，秋无苦雨，雷出不震，无灾霜雹，疠疾不降，民不夭札。

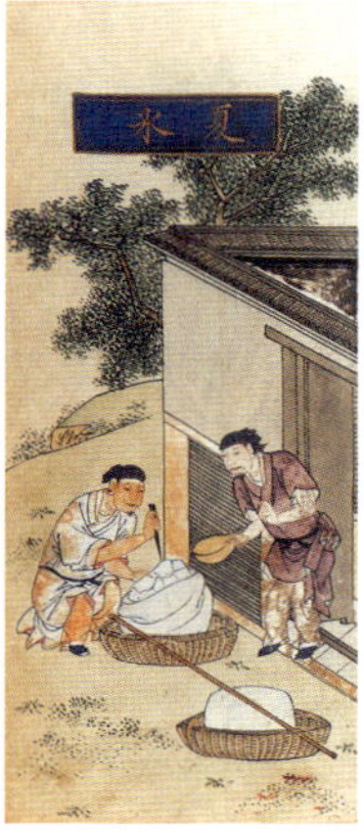

图 6-12-1 夏冰《食物》

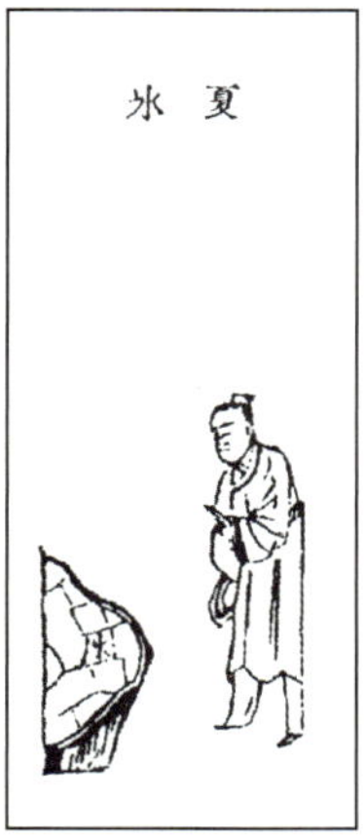

图 6-12-2 夏冰《太乙》

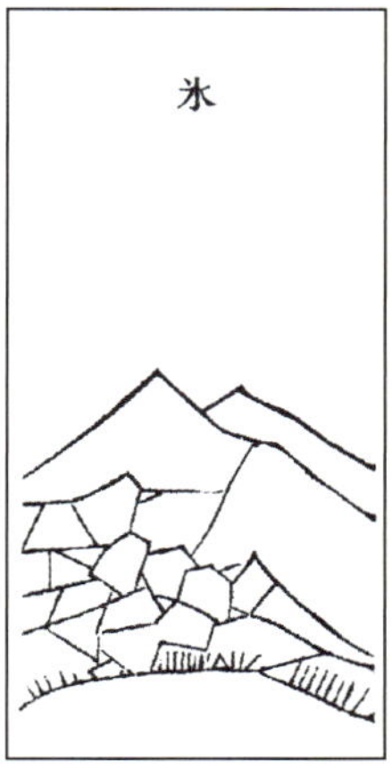

图 6-12-3 夏冰《备要》

【气味】味甘，性大寒，无毒。《药性全备食物本草》卷一。入心、肝二经。《本草再新》卷八。

【主治】解暑毒、阳毒、热狂昏迷，以冰一块置膻中良。解烧酒毒。酷暑时食，暂时爽快，久则致病，以其与时候相反，冷热相激，非所宜也。《药性全备食物本草》卷一。凡天行毒热，伤寒阳毒，阳明壮热，以至神气昏迷者，置冰块心胸间，即可清醒。夏月伤暑感寒，泄泻痢疟，霍乱诸证，皆宜用以煎药，必能调剂阴阳。《医林纂要探源》卷三。专泻火热，解百毒，除烦止渴，发斑疹痧痘。《本草再新》卷八。

【发明】**《饮食须知·水火》**：止可浸物。若暑月食之，不过暂时爽快，入腹令寒热相激，久必致病，因与时候相反，非所宜也。服黄连、胡黄连、大黄、巴豆者，忌之。**《本草新编》卷五**：或问：雪与冰之性味同乎？曰：不同也。雪味淡而性寒，冰味甘而性寒。淡而寒者，可以涤冬日之热邪；甘而寒者，可以解夏日之暑邪。然而二味虽解冬夏之邪，而多饮反致助邪。盖寒热相激，久而从邪，邪不去而相留于腹中，转难速愈。故止可暂解其热，而不可久恃其寒也。**《医林纂要探源》卷三**：不独杨介之以冰煎理中汤，治徽宗脾泄，为可传为故事也。但不可过食。凡食物皆不可过，不独冰也。冰过食反伤阳，命火以衰，脾胃不能化矣。陈藏器谓盛夏食冰，与气候相反，冷热相激，却致诸疾。此说亦不然。夫冬宜温暖，夏宜寒凉，此如冬裘夏葛，冬向火，夏就凉，乃调燮自然之理。公都子曰：冬日则饮汤，夏日则饮水。如藏器言，则盛夏当食烧炙姜、桂，然后为顺气候乎？《内经》云：毋伐天和。正言火令则不宜更食热，寒令则不宜更食寒，此理不明，皆妄说乱之也。夏食冰，犹胜于瓜果，盖瓜果终含溽湿，冰则无也。**《调疾饮食辩》卷一上**：藏冰于冬，及夏而用，藉其阴寒，以制暑热，理之所有也。故《拾遗》曰：去热烦。《日用本草》曰：解烦渴，消暑毒。《纲目》曰：治伤寒，阳毒，热甚昏迷。冰之用如此，已不可谓不大。且能杀蝗蝻。故《春秋》以冬燠无冰为灾，纪之者三。谓当寒不寒，恐为岁害也。独不知藏冰何以遂能无愆阳、伏阴、凄风、苦雨，乃至无雷震、无霜雹、无夭札疠疾。左氏之失也诬，此或其一也。本朝藏冰之制，伐冰取诸御河及龙王堂、莲花池。岁以冬至后半月，工部委司官一人，募夫伐取明净坚厚者，以方尺有五寸为块。紫禁城内窖五，藏冰二万五千块；景山西门外窖六，藏冰五万四千块；德胜门外窖三，藏冰二万六千七百块，以供各坛庙祭祀暨内廷之用。德胜门外土窖二，藏冰四万块；正阳门外土窖二，藏冰六万块，以供公廨、官学及各衙门、各监狱官暑汤之用。凡陵寝祭祀，则藏冰于畿辅遵化州、蓟州、易州、丰润县等处。车驾巡幸直省，均由地方有司供用，无常数。惟热河定额二千块，喀喇河屯三百块，巴克什营、两间房、长山谷、桦榆沟、中关、小营、波罗河屯各一百块。又古者虽命夫、命妇至于老疾无不受冰，而藏冰则有品节，大夫非有采地者不得与焉。故《大学》孟献子曰：伐冰之家，不畜牛羊。不知冰既可为夏月消暑之用，先王之立此制，其理安在。今则户户可藏，且鬻于市，消融为水，热病人煮粥、煎茶诚佳。若整块冷食，不免败人脾胃，中寒者切戒。**《本草省常·水性类》**：〔夏冰〕性寒，解烧酒毒。多服伤人。夏日食冰，与气候相反，伤人尤甚。

【附方】**《本草求原》卷二一**：治食冰成病。以之煎理中丸。

半天河《别录》

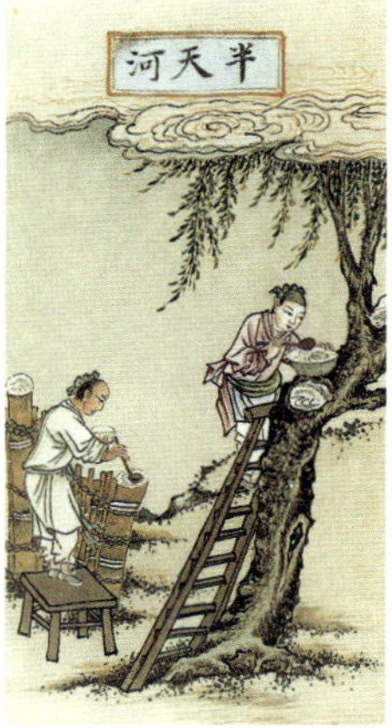

图 6-13-1　半天河《品汇》

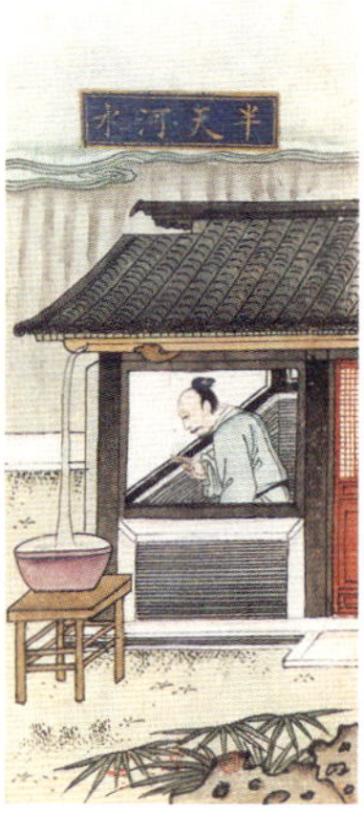

图 6-13-2　半天河《食物》

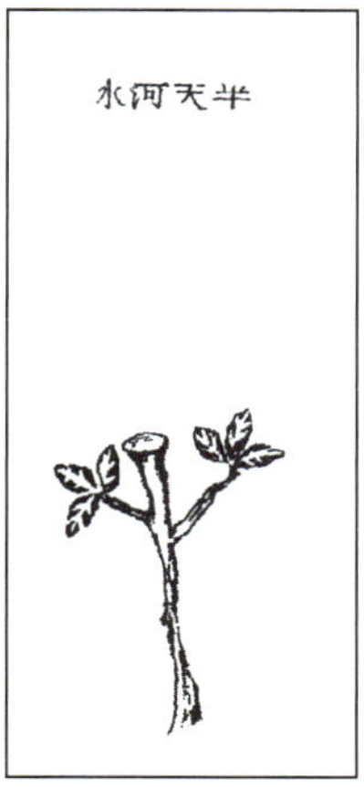

图 6-13-3　半天河《太乙》

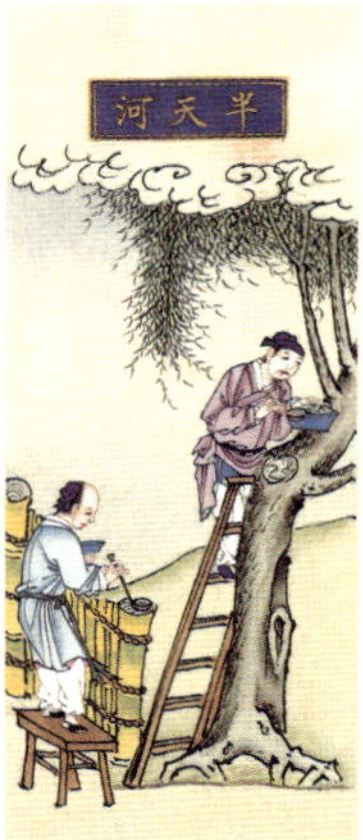

图 6-13-4　半天河《雷公》

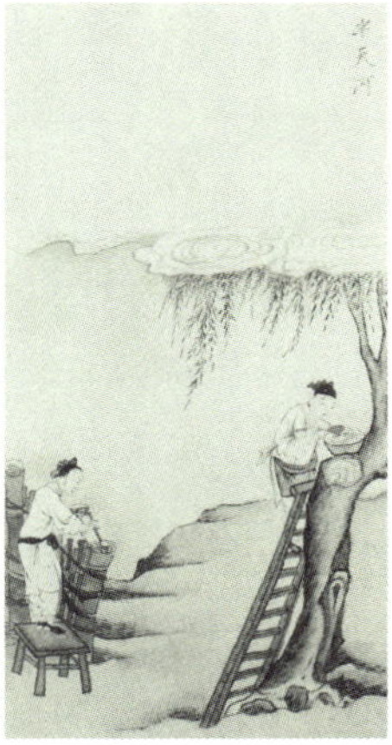

图 6-13-5　半天河《草木状》

【集解】**《食物辑要》卷一**：半天河水即竹篱头水及空树穴中水。**《食物本草》卷一**：即上天雨泽，灌注竹篱头及空树穴中水也。又云，其水降自银潢，故名天河水也。

【主治】治心痛鬼疰，狂邪恶毒。久者，防有蛇虫毒。《食物辑要》卷一。

【发明】**《本草新编》卷五**：或问：半天河水，得毋有毒乎？曰：在枯竹梢内取之者，无毒。若空树中取之者，防有蛇、蝎之毒。半天河水，取其水未入于地也。愚意用半天河水，不若取天雨水而不落地者为佳。恐取水之时，正值无雨之候，不得已取半天河水可也。**《本草纲目拾遗》卷一**：扁鹊饮上池之水，即半天河水也，雨也。《纲目》必以树臼中水当之，误矣！

神水《本草纲目》

【集解】**《本草撮要》卷一〇**：五月五日午时雨，伐竹中之水即是。

【气味】味甘，性寒。〇无毒。《本草品汇精要续集》卷一。

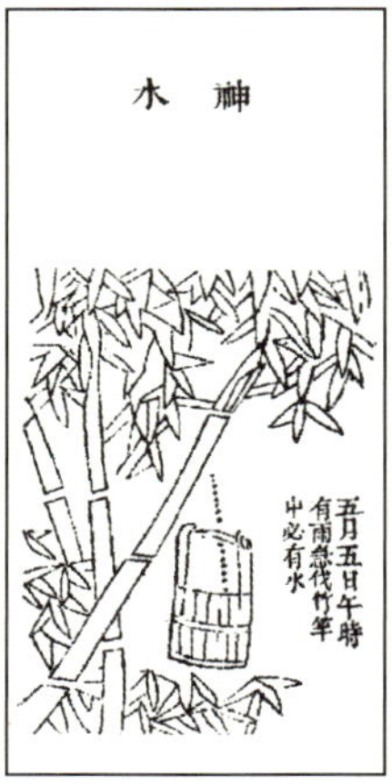

图 6-14-1　神水《备要》

【主治】主心腹积聚及虫病，和獭肝为丸服。《本草纲目》。《本草品汇精要续集》卷一。独煎饮此水，能清热化痰，定惊安神。《本草撮要》卷一〇。

【发明】**《药性切用》卷七**：立秋、处暑、白露、秋分：节内雨性味甘寒，清热润燥，宜煎肃清肺气之药。寒露：节内雨有毒，坏禾稻，人饮亦致多疾，与小满节内雨相近，性稍清肃耳。霜降液雨：立冬后十日为入液，至小雪为出液。液雨杀虫消积，宜煎虫痛疳积药。霜降雨：气禀肃杀，功端泻热。阳气有余者宜此煎药。大雪、冬至、小寒、大寒及腊日雨：清热益阴，宜浸滋补五藏及痰火积聚、虫毒诸丹丸。

屋漏水《本草拾遗》

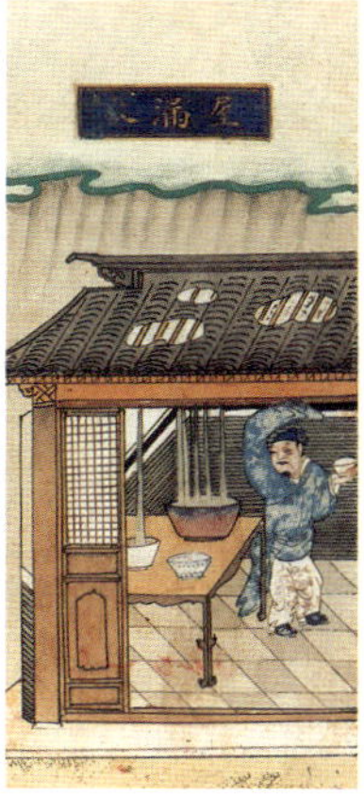

图 6-15-1　屋漏水《食物》

【集解】**《食物本草》卷一**：檐头水有毒，不可用。或大雨冲斥，俟尘垢荡涤无余，庶可以器承受。不然，饮之多生疮疖，以猫鸟粪污沙土不净耳。

【主治】主犬咬疮。〇以水洗之。《日用本草》卷一。檐头水有毒，不可用。或大雨冲斥，俟尘垢荡涤无余，庶可以器承受。不然，饮之多生疮疖，以猫鸟粪污沙土不净耳。姚氏《食物本草》卷一。

【发明】**《三元参赞延寿书》卷三**：食厨屋漏水堕脯肉，成癥瘕，生恶疮。**《本草新编》卷五**：或问：檐下雨水与屋漏水，何殊乎？然人饮之，有病、有不病者，何也？曰：屋漏水，则同尘而下，不洁亦甚矣。难免百虫之秽，不特味苦性寒，而且有大毒，故食之杀人。若檐下之水，瓦片之中，久雨冲淋，即有虫秽，得雨而化，故饮之无恙。若初雨之时，虫秽犹存，毒难尽解，饮之虽不杀人，安得免于疾病乎。

水之二　地水类41种

池沼水姚氏《食物本草》

【集解】**姚氏《食物本草》卷一**：池沼水苑囿之中，方塘半亩，谓之池沼。

【气味】味甘，平，无毒。姚氏《食物本草》卷一。甘，淡，平。如土河土池之水。《医林纂要探源》卷三。

【主治】止而不流利，用煎泄泻药。止者，塞之义也，故反验。姚氏《食物本草》卷一。安神，养脾胃。《医林纂要探源》卷三。

【发明】**姚氏《食物本草》卷一**：泽中停水五六月勿飲泽中停水，内有鱼鳖精，令人〔生〕鳖瘕病。**《医林纂要探源》卷三**：凡土河土池之水，多不流而有土气，故甘，归脾胃。**《调疾饮食辩》卷一**：止水大而湖荡，小而陂塘，皆止水也。水性动，止而不行则静，拂其性矣。且四岸秽污，有纳而无出，故凡乡村饮此水者，其人丁必不繁盛，且多中满蛊胀，矧病人用之乎？

流水《本草拾遗》

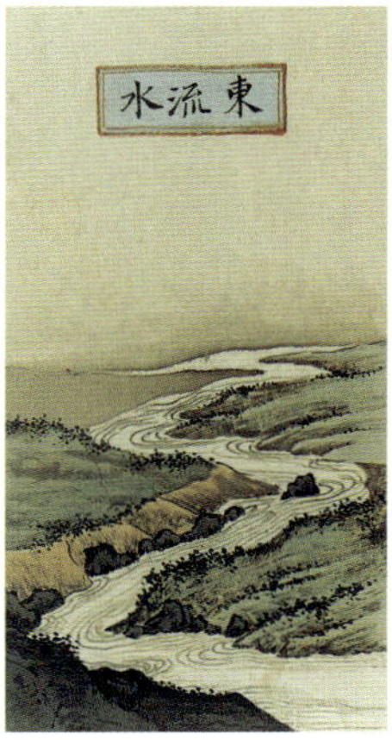

图 6-17-1　东流水《品汇》

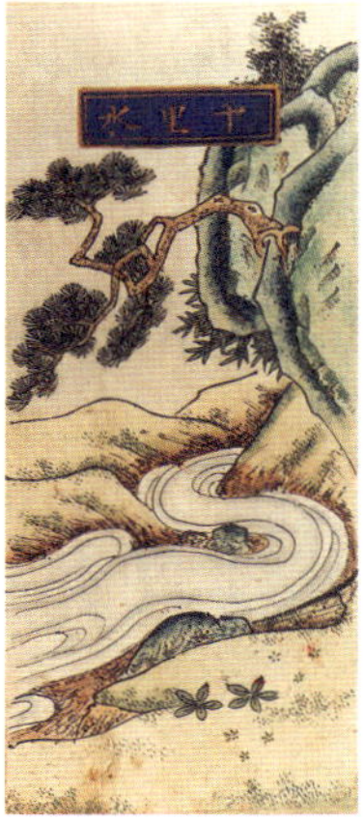

图 6-17-2　千里水《食物》

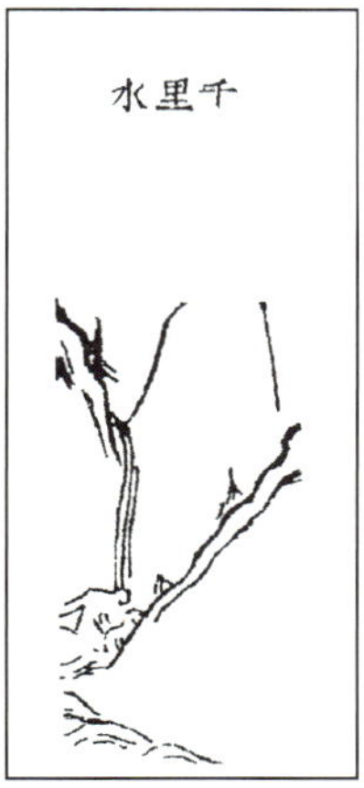

图 6-17-3　千里水《太乙》

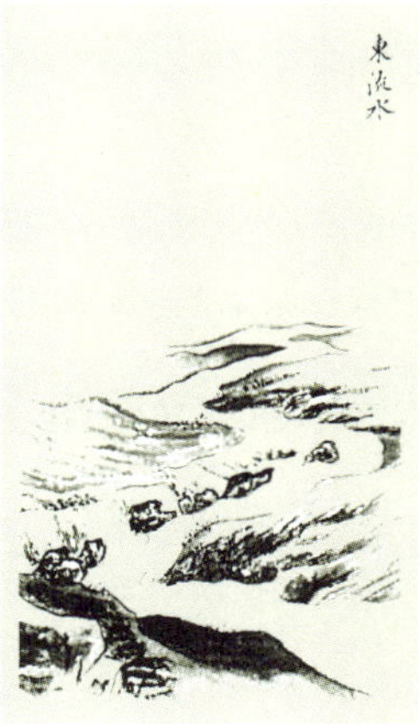

图 6-17-4　东流水《草木状》

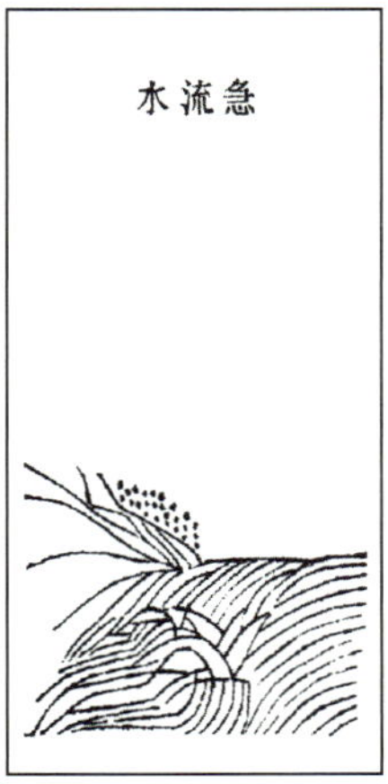

图 6-17-5　急流水《备要》

【集解】**《太乙仙制本草药性大全》卷六**：千里水同长流水，取历科坎极多，来远流长之义，手足四末之疾，非此莫攻。○顺流水：与朝东水谓向东流不悖，直下无碍之名，大小二便滞留，用斯即利。**《本草发明》卷五**：顺流水与东流水相同，谓向东流不悖，直下无碍之名。**《药性全备食物本草》卷一**：千里水即远来流水，从西来者谓之东流水。○逆流水倒逆迴澜之水，性逆倒上。**姚氏《食物本草》卷一**：长江水：长江天堑，界限南北；源发河潢，东流到海。水之浩淼无垠，莫踰于此。**《医林纂要探源》卷三**：逆流水涌痰涎，清厥逆，靖浮热。又曰洄澜水，洄旋复上，有似逆流耳。○劳水甘，淡，平。此恐水有咸味，而以瓢扬沸之万遍。**《得配本草》卷一**：甘烂水，一名东流水，一名劳水。**《食物小录》卷上**：江河水，甘，平，无毒。有长流、急流、逆流之异。其名长流者，无休也；急流者，中溜也；逆流者，两拆之洄溜也。资生日用，不可一日缺也。长夏洪水有瘴，宜以管仲沉香解之，白矾搅之。**《调疾饮食辩》卷一上**：江河长流水：此数千里之地，其水皆不尽向东流，皆不可为药饵、饮食乎？总之，长流之水合千派而不竭，纳众污而不污。所以郭景纯《江赋》曰：咨五行之并用，实水德之灵长。随在可以汲取，养生疗疾无所不宜。古方云宜煎下行利导之药，理则然耳，但居近长流者，平时饮食无非此水，用以煎药，何独能速下乎？存其说而已矣。溪涧急流水：江河溪涧者，流水也。江河取其长，溪涧取其速，性顺而善下则同也。但山居者平日长饮此水，临病用之，未必遂有奇效，是亦不可全恃也。《尔雅》：山夹水，涧。陵夹水，濆。杜预注《左传》：涧溪，沼沚之毛曰溪，亦涧也。李巡曰：水出于山，入于川为溪，皆急流之名也。逆流水：水无逆流之理，因流势本急，又遇河道转湾之所，此岸顺流屈曲而下，则彼岸必逆流回旋而上，其逆者，顺之转也。水大湾长，可逆上一二十里；水急湾陡，可成旋涡大数亩。《尔雅》曰过辨回川是也。古方用煎中风卒厥及涌吐之药。然回旋逆上处，即秽污所聚处。汲取此水，非精细人不可用也。除煎药外，一切饮食概不宜用。《诗·秦风》：遡洄从之，道阻且长；遡游从之，宛在水中央。《尔雅》曰：逆流而上，曰泝洄；顺流而下，曰泝游。泝同遡，又作溯。孙炎《正义》曰：此顺逆指渡者，非言水之顺逆也。**《类经证治本草·足阳明胃腑药类》**：逆流水，诚斋曰：此西流水也。

东流水及千里水

【气味】色白。味甘。性平，寒。气，气之薄者，阳中之阴。《本草品汇精要》卷六。气平，味甘，无毒。《伤寒证治准绳》卷八。

【主治】主顺快疾速，荡涤邪秽，通关下膈，大小二便滞用之即利。煎煮汤药，禁呪鬼神。《本草发明》卷五。其性疾速，通肠下关，荡涤邪秽及疗劳伤虚弱病。《药性全备食物本草》卷一。江水味甘，淡，性凉，无毒。入心、肝二经。治心火肝火，止泻痢，治吐血。河水味甘，性凉，无毒。入脾、肺二经。治肺热脾火，和胃壮气。急流水味甘，性平，无毒。入心、肾二经。性下达，通二便，治下焦风痹等药用之。《本草再新》卷八。长江急流水潮退下趋，通二便。《本草求原》卷二一。

长江水

【气味】味甘美，性流利。姚氏《食物本草》卷一。

【主治】饮之能入肺脾，令人滑泽肌肤，神清气爽。姚氏《食物本草》卷一。

逆流水

【主治】能发吐痰饮，患气逆冲上，霍乱呕吐者勿用。《药性全备食物本草》卷一。逆流水味性同。治中风卒厥，头风咽喉，宜吐痰饮等药用之。《本草再新》卷八。

潮长逆流水性上行，能涌吐痰饮。《本草求原》卷二一。

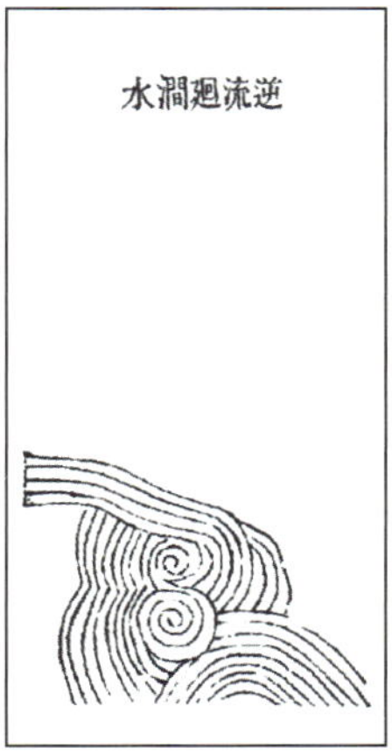

图 6-17-6 逆流回涧水《备要》

甘烂水

【修治】**《医学统旨》卷八：**甘澜水其法。取出一盆，以杓扬之，水上起珠子泡五六千颗者用。**《药性粗评》卷四：**甘烂水其法。取清水一盆，以杓扬之，上有水珠数千颗相逐，取而用之，是为甘烂。

【正误】**《调疾饮食辩》卷一上：**劳水，《伤寒论》名甘澜水。《纲目》曰：用流水置大盆中，以杓高扬千万遍，有沸泡相逐，乃取用之。水味咸而体重，劳之则甘而轻，取其不助肾气而益脾胃也。此解大误，总是取其善行不止，观下二方可见。其来最古，《灵枢》治卫气常行于阳，不得入于阴，目不得瞑，多年不寐，半夏秫米汤，用千里长流水八升，扬之万遍，半夏五升，秫米一升，炊以苇薪，取汁一升，饮一小杯，以知为度。此欲行卫气，使得入于阴也。《伤寒论》治发汗后，脐下悸，茯苓桂枝甘草汤。茯苓一两，桂枝三钱，甘草二钱半，甘澜水煮服之。此欲假其善行，而去脐下之畜水也。凡病经络阻滞，及内有积水，中满胪胀等人。饮食之中能用此水，亦可以助药力也。

【气味】色白，味甘，性微温。气，气之薄者，阳中之阴。《本草品汇精要》卷六。

【主治】治伤寒脐上悸者，欲作奔豚。以此水煎，不助肾气，以泄奔豚也。《医学统旨》卷八。水如甘烂，亦利奔豚。《药性粗评》卷四。仲景治伤寒劳伤等药，往往用之。不欲水性之下沉，而欲其敷散也。《医林纂要探源》卷三。治阳盛阴虚，目不能瞑，及霍乱吐利。即急流水以瓢高扬之万遍，则甘而轻。逆流水性逆而上宣。吐风邪痰饮及疟疾，吹咽喉诸病。《得配本草》卷一。不助肾邪，补脾养胃，煎药为佳。《药性蒙求·水部》。

【发明】**《本草品汇精要》卷六：**谨按：水自昆仑发源，由江河淮济而注于海，所谓江汉朝宗是也。然人病后虚弱，而气不能健运者，必用东流水及千里水也。盖千里水，不泥于东流者，但取其活水耳。其东流水，必取其向东流者也。然水有二，功用则一。扬之万遍以煮药，则药假其力以运行，而元气生生不息矣。抑考陈藏器云：水本为一物，皆堪荡涤邪秽，煎煮汤药，禁咒鬼神，潢污行潦，尚可荐羞王公，况其灵长者哉。盖取其洁诚也。《本经》云：东流水为云母所畏，炼

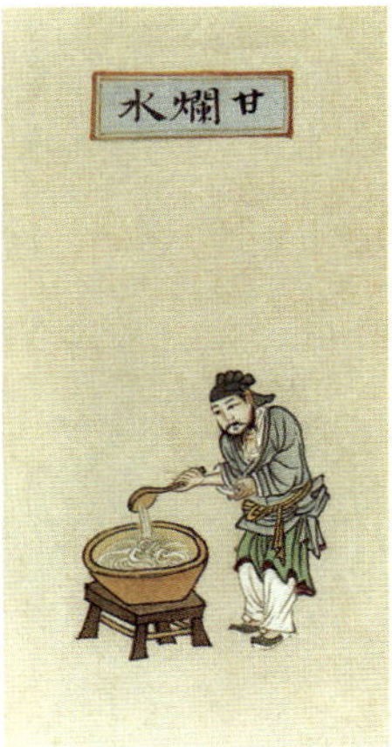

图 6-17-7 甘烂水《品汇》

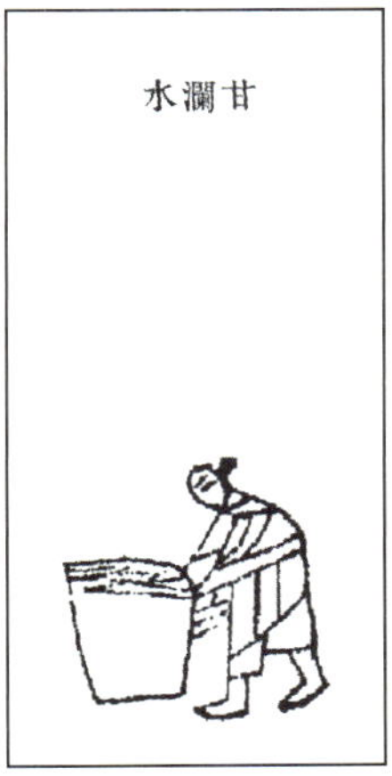

6-17-8 甘澜水《备要》

云母用之，与诸水不同，即其验也。故《衍义》取其快顺疾速，通关下膈之义，乃因其性而用也。时：采无时。用：东流扬过者佳。○《汤液本草》云：扬之水上成珠是也。《外台秘要》作甘烂水法：以木盆盛汤，杓扬千百次，泡起作珠千百颗，擎取之。谨按：仲景治奔豚之药，用甘烂水煎，以杓扬之而缓其本然之性，故曰甘也。水上有珠数千颗相逐，其光灿然，故曰烂也。盖肾属水，恐水从类而助邪，故扬之，使其无力，不能助矣。《经》曰缓则气味薄是也。仲景用之，深得轩岐之微旨。时：采无时。用：扬过作沤者佳。**《药性粗评》卷四：**性味甘淡，轻浮无力，以之煎药，则能不助肾邪。故仲景治伤寒汗后，脐下悸，欲作奔豚者，以之煎桂苓等汤。**《本草发明》卷五：**又炼云母石每用之，以其为云母所畏者。以上四水，大同小异。逆流水，迴澜倒逆上流，堪吐上焦胸膈风痰，资上涌之意。急流水，峻滩急趋下流，可去下体腿胯湿痛，竟下行。**《伤寒证治准绳》卷八：**虞抟曰：甘澜水，甘温而性柔，故烹伤寒阴证等药用之。**《上医本草》卷一：**急流水湍上峻急之水，其性急速而下达，故通二便、风痹之药用之。昔有患小便闭者，众工不能治，令取长川急流之水煎前药，一饮立溲，则水可不泽乎？**《药性全备食物本草》卷一：**顺流水性顺下流，急湍上峻急之水，其性尤急，急速下达，能通二便于下焦，膀胱症者宜用，患泄泻下虚者勿用。**《本草新编》卷五：**或问：流水亦有分别乎？曰：流水不同，有江水、有河水、有溪水、有涧水。而水之中，又分逆流水、顺流水。大约以源长顺流者为佳，而顺流者，又以东流者为更佳，取其流入生方也。然病有顺逆，有时取逆流者，欲因其逆而逆之，正取其逆而仍顺也。劳水者，即取流水而扬之千万遍，后以入药，乃炼生为熟之法也。**《医林纂要探源》卷三：**长流水甘，淡，平。水无当于五味，故可以淡该之。然流水性味亦殊，大抵东方多酸，南方多苦，西方多辛，北方多咸，中原多甘，溪涧自山始出者多淡而冽，江河下流及池泽不流者多咸，河性急而浮，泲性沉而伏，淮性平而准，江性深而毅，汉性潜而渗，是以五方风气不同，人之性质亦因以有异，皆所居水土之性使然。然涸鲋岂待西江，故第以长流概之。疏通经脉，灌溉周身。水入于经，血脉乃行，长流尤见流通之意。急流水去壅滞，通二便，排痹着。以其性急，则不能阻而直趋于下。**《要药分剂》卷三：**鳌按：甘澜水大补脾胃二土，故能治五劳七伤，及虚弱等症。其治奔豚者，以其兼入膀胱经也。**《随息居饮食谱·水饮类》：**溪河湖池水各处清浊不同，非清而色白味淡者不可饮。凡近地无好水，宜饮天泉。或以其水澄清煮熟而藏之，即为好水。**《每日食物却病考》卷上：**但溪河水善恶有不可知，或出自山谷，蛇虫之毒饮之伤人，慎之。

【附方】**《伤寒证治准绳》卷八：**伤寒汗后，脐下悸，欲作奔豚。茯苓桂枝甘草大枣汤主之，煎以甘澜水，扬之无力，取不助肾气也。

名水姚氏《食物本草》

编者按　本条内容全部出于姚氏《食物本草》，各子条均不另注。

菊潭水

【集解】在河南内乡县东,〔潭水源出石硐〕山，水傍生甘菊，极馨香，潭傍有数十家，惟饮此水，寿至百岁之上。瞿塘水在四川夔州府白帝城西。昔有人垂绳坠石探之，深八十四丈，为水程极险之处。中有灔滪堆，堆乃碎石积成，出水数十丈。又曰犹豫，言水势凶恶，舟子进退不决之义也。灔滪水平如席，舟楫始可行。若稍有泛涨，终莫能济。谚曰：灔滪如象，行人莫上；灔滪如马，行人莫下。灔滪大如鳖，瞿塘行舟绝；灔滪大如龟，瞿塘不可窥。或堆顶盘涡，水势瀺灂而下，谓之灔滪撒发。

【主治】味甘冽。饮之主诸风眩运，聪耳明目，清痰抑火。治头项痛，及肝经不足受邪。

瞿塘水

【气味】味甘，性速。

【主治】主传达下焦及荡涤膈中邪气。清利头目，快决小便，通肾经，解烦渴，排痈肿，散结气。凡胸脘阨塞不爽者，宜饮之。

三峡水

【集解】在四川夔州府白帝城西,两山相夹,水激其中,谓之峡。有广溪峡,为上峡；明月峡，为中峡；仙山峡，为下峡。其水湍激奔流，狂澜莫遏。每一舟入峡数里，后舟方续发。水势怒急，恐猝相遇，不可解拆也。帅司遣卒执旗，次第立山之上下。一舟平安，则簸旗以招后船。峡中两岸,高崖峭壁,斧凿之痕皴皴然。天下危险之地,莫过于此。白居易诗：瞿塘天下险,夜上信难哉。岸似双屏合，天如匹练开。逆风惊浪起，拔篸暗船来。欲识愁多少，高于滟滪堆。〇三峡水，味美宜烹，而上峡者为第一，中峡、下峡俱次之。昔人以为上峡水茗浮盎面，下峡水茗沉盎底，中峡水不浮不沉，界乎其中。试之果然。

【气味】上峡水，味甘美，平和。〇中峡水，味甘，平。〇下峡水，味甘，平。

【主治】〔上峡水〕主益元气，助精神，止烦渴，养脾胃，滋脉络，通肾脏。小水閟而能行,多而能止,尤宜烹茗。其味佳美殊胜。〇〔中峡水〕主解渴和中,益肌润肺。治时疾狂热烦闷。〇〔下峡水〕主调和脏腑,止渴生津,清肌肉中热,开胃进食。中、下二水烹茶，味稍减于上峡。

南泠水

【集解】在直隶扬州府南扬子江心，与镇江府分界。《水记》刘伯刍品之为第一。唐丁仙芝诗：桂楫中流望,空波两岸明。林开扬子驿,山出润州城。海气边阴净,江寒朔吹生。更闻枫叶下,淅沥度秋声。温庭筠《采茶录》云：李季节刺湖州，过维扬，逢陆鸿渐共食扬子驿。李谓：陆君善别茶，南泠在眼，盍试诸？即命卒渡江而汲。陆涤器以俟。俄，水至，陆以杓扬之，曰：非南泠，似临岸者。卒言：擢〔舟〕深入，见者累百，敢有绐乎？既倾之盆，过半，陆遽止，以杓扬之曰：自此乃南泠也！卒蹶然曰，某赍水近岸，舟荡泼其半，乃挹近岸水增之云。

【气味】味甘美。为天下第一品。

【主治】补真元，散邪气，和血脉，解忧愁，蠲荡烦嚣，清除忿戾，清神思而益慧开心，爽肌骨而润泽颜色。炼丹丸久服，延年却病神仙。

虾蟆碚水

【集解】在湖广夷陵州西三十里石鼻山。山高五百余仞，下瞰江流，中有巨石，横亘六十余丈，其下为虾蟆碚。黄鲁直云：虾蟆碚，泛舟远望，颐颔口吻〔甚〕类虾蟆。寻泉入洞中，石气清寒，流泉出石，骨若虬龙。凡出蜀者，必酌此水以瀹茗。陆羽品之为第四。欧阳永叔诗云：石溜吐阴崖，泉声满空谷。能邀弄泉客，系舸留嵓腹。阴精分〔月窟〕，水味标茶录。共约试春芽，旗枪几时绿。陆务观诗云：巴东峡里最初峡，天下泉中第四泉。

【气味】味甘冽。

【主治】主养精神，和荣卫，悦泽肌肤，通调脏腑，除烦止渴，益智聪明。久饮令人荡去嚣氛，增添秀丽。

洞庭湖水一名三江

【集解】《禹贡》谓之九江，在湖广岳州府城下。沅、渐、元、辰、叙、酉、澧、资、湘九江，皆会于此。孟浩然诗云：八月湖水平，涵虚混太清。气蒸云梦泽，波撼岳阳城。欲济无舟楫，端居耻圣明。坐观垂钓者，徒有羡鱼情。杜子美诗云：昔闻洞庭水，今上岳阳楼。吴楚东南坼，乾坤日夜浮。亲朋无一字，老病有孤舟。戎马关山北，凭轩涕泗流。张说诗云：枫岸纷纷落叶多，洞庭秋水晚来波。乘兴轻舟无远近，白云明月吊湘娥。李太白诗：洞庭西望楚江分，水尽南天不见云。日落长沙秋色远，不知何处吊湘君。○荆江五六月间，其水暴涨，则逆泛洞庭。潇湘清流，为之改色。南至青草，旬日乃复。亦谓之西水。其水极冷，皆云岷峨雪消所致，岳人谓之翻流。又云水神朝元君。

【气味】味甘，平。

【主治】主消积滞，推陈致新，止渴除烦，去胸中热满，利大小便，滋养脏腑，调和气血。五六月间湖水暴涨，水性极冷，盖因岷峨万山深处，积雪已消，流出所致。饮之能解热毒，消烦暑。不可多饮，伤脾胃。

鄱阳湖水一名彭蠡

【集解】王勃《滕王阁赋》响穷彭蠡之滨是也。在江西南昌府东北百五十里。其水总纳十川，同凑一渎。隋范云有滉瀁疑无际，飘飖似度空之句。

【气味】味甘，平。

【主治】主荡涤胸中邪气，消除心上忧愁，滋肺金以助真元，伐心火而遏炽焰，止渴生津，资养脉络。

太湖水一名震泽，一名具区，一名笠泽

【集解】在直隶苏州府西三十余里，浙江湖州府北十八里，其广三万六千顷，中有七十二峰，襟带苏、湖、常三府。北曰百渎，纳建康、常、润数郡之水。南曰诸溇，纳宣、歙、临安、苕、霅诸水。唐薛据《泊震泽》诗：日落草木阴，舟徒泊江汜。苍茫万象开，合沓闻风水。洄沿值渔翁，逢樵子。云开天宇净，月明照万里。

【气味】味甘，平。

【主治】主消烦益气，除热，利胸膈，止渴解表，和血脉，通二便，定惊痫，祛邪疟，宽胸中阨塞之气，泻肺家稠浊之痰。多得三吴灵秀，人久饮之，开心益智。

云梦泽水

【集解】在湖广云梦县南六十步，方九百里。

【气味】味甘，平。

【主治】主消渴，养肝明目，聪耳，除三焦热，荡脏腑中邪气壅塞不通。治燥气干涸，皮肤搔痒。

练湖水一名后湖

【集解】在直隶丹阳县北百二十步。其水味甘色白。彼地有曰曲阿，出名酒，皆以后湖水所酿，故醇冽也。唐李华有颂，其序略云：大江其区，惟润州薮曰练湖，幅员四十里，菰蒲菱芡，龟鱼螺鳖，厌饫江淮，膏润数州，其利甚溥。○刘直指《观吴录》曰：练湖坐落丹阳，上受高丽、长山诸汉之水，泛滥为灾。始自先秦时，居民疏告官司，议将开姓田地筑埂潴水，得免旱潦，故又名开家湖。周回四十余里，计亩一万三千有奇。晋陈敏据有江东，改名曲阿湖。南宋文帝游幸其上，饮此水而甘之，更名胜景湖。至宋建炎间值乱，练兵于此，遂易今名，载在《水经》志册。居五湖之一也。

【气味】味甘冽。

【主治】主生津止渴，润肺治咳，滋肾水，退虚热，明耳目，开心益智。久饮之，令人悦颜色、耐老。

蜜湖水

【集解】在江西安福县东南十五里。水味甘如蜜，中产莼丝鲫。

【气味】味甘，平。

【主治】主助脾胃，养肌肉，缓中益气，止呕逆。

蕉溪水

【集解】在江西大庾县西三十里。水味甘冽而佳。苏公有蕉溪间试雨前茶之句。

【气味】味甘冽。

【主治】主清心润肺，解热邪，开郁气，凉大肠，止吐衄，降三焦之火，养阴退阳。瀹茗饮之，令人逸兴遄飞，风生肘腋。

兰溪水

【集解】在湖广蕲水县西四十里。味极佳，陆羽《茶经》品为〔第〕三。宋郡守章《三泉记》曰：米芾书凤仙之阴，兰溪之阳，有泉出石罅。其在〔庭除者，为陆羽烹茶之水。其在凤山阴者，为〕逸少泽笔之井。兰溪品于《茶经》第三。藏诸水底，出则随溪。流无停积，故尝新洁。今之兰溪驿东数里、南岳庙后有一潭，乳泉津津漫出是也。王元之《陆羽泉》诗云：甃石封苔几尺深，试尝茶味少知音。惟余夜半泉中月，留照先生一片心。《逸少池》诗云：兰清时雨和甘棠，石壁洄澜映塔光。陆羽茶泉金鼎冷，右军墨沼兔毫香。龙潭彻底明秋月，凤鼎当空背夕阳。乘醉绿杨春晓兴，玉壶井畔泛霞觞。

【气味】味甘冽。

【主治】主清神益气，添文思，助豪兴，涵养情怀，伸舒郁滞。利耳目而破情开聪，启元阳而和心悦志。

隽水

【集解】在湖广江夏县东南二百里金城山下。水味甘美。《汉书》：隽，永也；又肥肉曰隽。以此名水者，取其味甘美而长也。

【气味】味甘美。

【主治】主生精神，壮元气，利水道，止口渴。除烦燥而清凉气血，抑火热而洗刷涎潮。治劳瘵之疾，养不足之气。固大便，止吐衄，调脾胃，补命门。

无患溪水

【集解】在福建福清县，源出石竹山。相传林玄光修炼时，邑遭大疫，真人以药投水源，令病者沿流饮之，无不立愈。今有患者，亦往往祈祷，取此水煎药作汤饮之，多获效验。

【气味】味甘。

【主治】治天行疫厉之气，头痛壮热如火，烦闷恶心，痢下腹痛，疟疾寒热，呕吐酸水痰涎，脚气攻冲，痞满不食，大小便不利。又治蛇虫咬螫，用此水煎药及饮之，并效。

箬溪水

【集解】在浙江湖州府城西里许五峰山下。土人取下箬水酿酒，味极美。白乐天诗：劳将下箬忘忧物，寄与江南爱酒翁。箬溪水。有上箬、下箬，惟下箬者佳。

【气味】味甘洌。

【主治】主养血脉，和脾胃，悦颜色，止烦渴，生津液，益智慧。酿酒味醇，多饮而不伤，少饮亦自酡然。

过龛潭水

【集解】在福建仙游县飞凤漈。去五里许，有飞凤山，其高百仞。十里之外有泉萦回，注而为漈。漈下里许，有石虚中如龛。龛下有潭，潭水深碧，中多虬螭，水流从龛顶而下。潭下之水不可吸，吸则害人，惟过龛者，其味顿殊。饮之发鬒，久可冲举。

【气味】味甘。

【主治】主补真元，益肾经，生血添精，乌须黑发。久饮之身轻，可以升举。潭下水有毒，不可吸。吸则害人，中多虬螭故也。

汨罗江水

【集解】在湖广湘阴县北七十里。汨水、罗水相合而入洞庭。

【气味】味甘。

【主治】主清心利肺，止渴除烦，明目聪耳，荡涤尘襟，消磨俗累。

湘水

【集解】在湖广长沙府城西，环城而下。其水至清，深五六丈，下见底了，石子如樗蒲，白沙如霜雪，赤岸若朝霞。有潇水来合，故又曰潇湘。

【气味】味甘。

【主治】主清金润肺，抑火宁心，止渴生津液退热，利二便，涤烦虑，养元神。

千秋水

【集解】在湖广郴州南万岁山下。《抱朴子》云：饮千秋之水不死。

【气味】味甘。

【主治】主补元气，壮精神。久饮之，令人轻身不老，延年神仙。

程乡水

【集解】在湖广兴宁县西北，水味甘美。刘杳云：桂阳程乡有千日酒，饮者至家而醉。即此水也。

【气味】味甘。

【主治】主和脾胃，壮筋骨，生津止渴，通脉调经。饮之令人酣然如醉。

曾青冈水一名酃湖

【集解】在湖广衡阳县。其水周回二十里，深八尺，湛然绿色。土人取以酿酒，其味醇美。晋武帝平吴，始荐酃酒于太庙。《吴都赋》接飞觞而酌酃渌是也。

【气味】味甘。

【主治】主补中益气，润肺生津，和胃化痰涎，养血调经脉。酿酒味醇美，饮之祛百病。

彩水

【集解】出湖广当阳县南八十里紫盖山。其山道书谓三十二洞天，有南北二峰。顶上四垂若伞，林石皆绀色。下出彩水，厥味甘馨。每遇晦日，辄有金牛出饮，光照一山。

【气味】味甘馨。

【主治】主生血脉，调荣卫。清痰下气，降火止渴。每月晦日及甲子庚申日五鼓时窃饮之，辟邪气，延年神仙。

洄溪水

【集解】在湖广江华县四山之间，乳窦松膏之所。汲饮者多寿。

【气味】味甘。

【主治】主添精髓，坚筋骨。治痈疡，补阴血。久饮之，悦颜耐老，寿至期颐。

廉水

【集解】在四川彰明县北。平地出泉，饮之生廉逊。《宋书》：范柏年，梓潼人。明帝语次，问卿乡土有贪泉否？柏年对曰：臣梁益间有廉逊水，不闻有贪泉。帝嘉之。

【气味】味甘洌。

【主治】饮之令人除贪残，生廉介，兴谦卑逊让，去我慢贡高。

温水

【集解】在湖广蕲州东北六十里，当蕲春县介山下。凝冬之月，蒸气上腾，人皆沐浴于此。

【主治】可以疗百病，愈诸疮。温水，浴之，可以已诸疾，瘥疮疡。

温池水

【集解】在福建莆田县锦江口。汉时胡道人采药炼丹于此，丹成，神仙下降，教以度世之方。若所炼者，仅可延年耳，非太上之药也。于是道人尽弃丹药于池，移居哥州修真，而池水遂温。浴之者多登上寿。宋林大鼐《莆阳风物赋》云：浴桃源之汤者多年岁。

【主治】浴之登上寿，饮之亦可以治百病，轻身耐老。悦人面，不饥。

黄鸡滩水

【集解】在福建仙游县九鲤河之东，日雷轰潀。昔九仙畜黄鸡于此，以饮其水，故名。

【主治】浴之可以已疮。黄鸡滩水，浴之疗疮，饮之治时病狂邪及疗蜈蚣咬毒。

味江水

【集解】在四川灌县青城长乐山下，味甘美。太初蜀王征西番，野人以壶浆为献，王使投入江中，三军饮之皆醉。

【气味】味甘。

【主治】主解忧恼，祛烦闷，止泄痢，治劳伤。微似酒，令人酣。

梵音水

【集解】在四川边境黎州治内。昔唐三藏至此，持梵音而水涌出，故名。水色如米渖而味甘。

【气味】色玉，味饴。

【主治】主益元气，补劳伤。缓脾助胃，止渴生津，宁心定志，镇惊辟邪。

蒲涧水

【集解】在广东番禺县东北二十里，涧傍多生九节菖蒲，水极清冷，异于常流。味甘而香，又名甘溪涧。

【气味】味甘。

【主治】主开心益志，明耳目，安神魂，养老扶衰，壮筋骨，善记诵。

铁溪水

【集解】在贵州镇远府城东北铁山下。其水清冷可茗。

【气味】味甘冷。

【主治】主润肺生津，安和脏腑，清声音，退火热。

汤水

【集解】在北直隶沙河县。《山海经》云：汤山之下，汤水出焉。此汤愈疾，为天下最。今人有病，浴之辄效。

【主治】浴之治百病，饮之暖脾胃。治泄利，四肢寒痹拘急，或纵缓不收，麻木疼痛。

阳河水

【集解】在北直蓟州城西五里。河水性暖，甚寒不冰。相去二十里，有曰瀑水。夏日往往有冰浮出。其阴阳寒热不同如此。

【主治】浴之，已疮疥；饮之，治寒疾。瀑水，热病发狂者，少少饮之，瘥。

风河水

【集解】在北直隶东安县西北六十里。水性极热，虽隆冬沍寒亦不冰。

【主治】浴之，治风寒湿痹；饮之，疗寒泄。

酸水

【集解】山西交城县西北四十里少阳山下，其味微酸。

【气味】味酸，入肝经。

【主治】养血明目，敛耗散之气。

苦水

【集解】在北直隶深泽县东南苦水村。昔汉光武经此患渴，遣人取水。人以恶水与之，光武泼其水曰：此处世吃苦水。

【气味】味苦，不堪饮，入心经。

【主治】泄逆气。

井泉水《嘉祐本草》

【集解】**《太乙仙制本草药性大全·仙制药性》卷六**：新汲水，井泉汲出，不经混杂者为然。不曾倾缸瓮者。养心神诚获奇效。**姚氏《食物本草》卷一**：井水同也，而性有异。无时初出曰新汲，平旦首汲为井华，反酌而倾曰倒流，吊桶下滴曰无根。**《调疾饮食辩》卷一上**：《世本》云：伯益始作井，或云黄帝穿井。《尔雅》云：泉一见一否为瀸。谓有时出，有时不出。井一有水一无水为瀱汋。谓夏有冬无。滥，泉正出，涌出也。《诗》作槛，《大雅》曰：觱沸槛泉。《公羊传》作渍泉。昭五年叔弓败莒师于渍泉。杜注云：直泉，涌也，直即正也。沃泉，县出，下出也。《曹风》：冽彼下泉。氿泉，穴出，仄出也。大东有冽氿泉。归异，出同流肥；《邶风》：我思肥泉。瀵，大出尾下。郭注云：尾犹底也。泉之名不同如此。盖泉者，地之气脉也，其大小视乎气脉之盛衰，优劣视乎气脉之清浊。医书之用井水，随时初出曰新汲，出瓮未放曰无根，谓未曾放手落地。平旦首汲曰井华。

【正误】《调疾饮食辩》卷一上：用冷水、沸汤各半相和，俗名阴阳水。《纲目》遂谓其能通阴阳，升降清浊，誉之未免过情。盖果系热病，可全饮冷水。无热病而饮阴阳汤，往往有害。考其法始于陈藏器，自唐以前医书、本草并无之，不足信也。

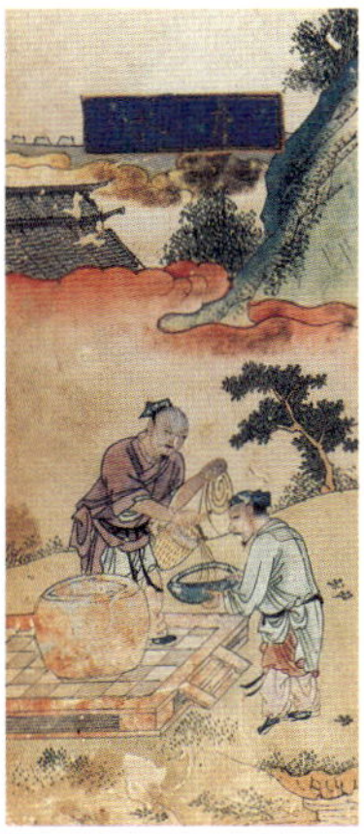

图 6-19-1 井水
《食物》

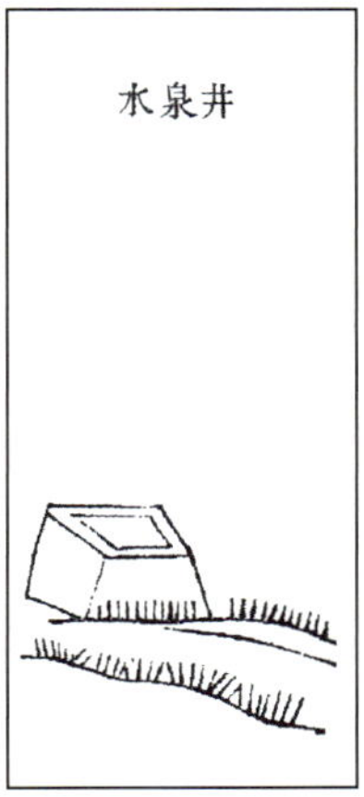

图 6-19-2 井泉水
《备要》

井华水

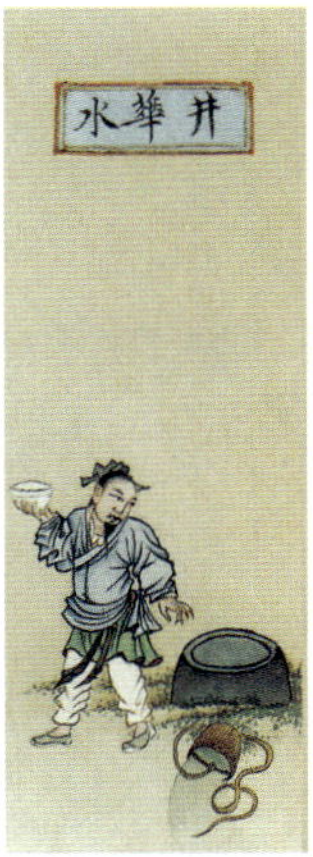

6-19-3 井华水
《品汇》

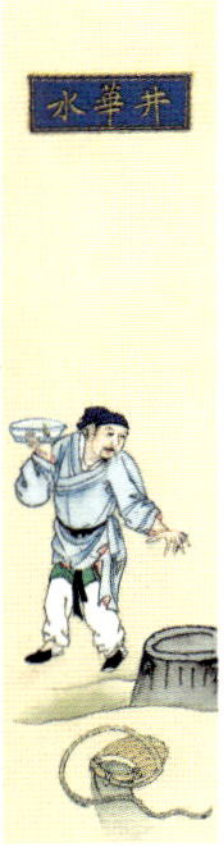

6-19-4 井华水
《雷公》

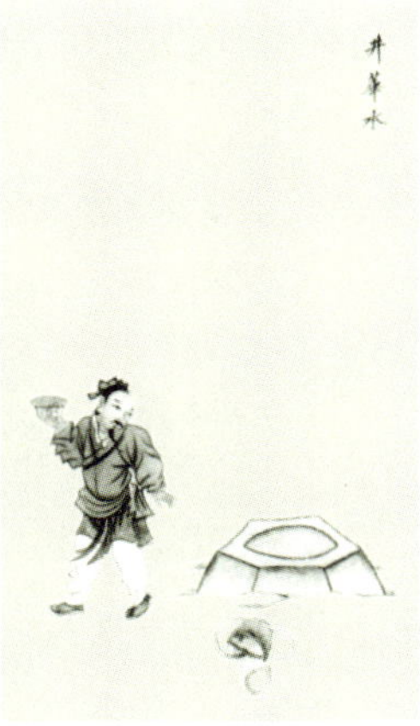

6-19-5 井华水
《草木状》

【气味】味甘，平。《本草发明》卷五。凉。《药性蒙求·水部》。

【主治】补阴虚，清头目，洗目瞖及酒后热痢。平旦时未曾打动第一汲者，与诸水异。其功广，盖天一真气，浮结水面而未开。又堪炼诸药石，投酒醋令不腐。《本草发明》卷五。清明头目，澄濯心神。此平旦首汲者，静夜所息清明之气，尤能交心肾而清头目。《医林纂要探源》卷三。得阴气多，滋阴降火。解热闷，除烦渴。宜煎补阴之药。《得配本草》卷一。疗病宜人，有益阴清热之功。《药性切用》卷七。治命门之真火，清肺经之血热，明目去风，止鼻血、牙肿。《本草再新》卷八。清暑助阴。除烦疗渴，炎热不侵。平日第一汲为井华水，其功极广。凉能清热，甘可助阴。宜煎补阴药及气血痰火药。《药性蒙求·水部》。除烦解渴，清热助阴，然味凉不可轻饮。宜作汤饭，养人五脏，生气血。《本草省常·水性类》。

新汲水

【主治】养心神，清热毒。又解闭口椒毒。煎药最妙。《本草发明》卷五。主消渴，反胃，热痢，热淋，小便赤涩。洗漆疮。治坠损肠出，冷喷其身面，则肠自入也。又解闭口椒毒，下鱼骨鲠，解马刀毒。又解砒石、乌喙、烧酒、煤炭毒。治热闷昏瞀，烦渴。姚氏《食物本草》卷一。解心腹热闷，通利大小便。贵初汲者，阴静之意犹存，久则动而烦矣。治阳明牙痛。故以新汲之水，频呷嗽口。清心火。蘸青布洗口舌。止鼻衄。拍颈窝。治烦热难耐及酒醉欲死，壮热如火。蘸青布熨胸前。治心闷，汗出不止。和蜜饮之。《医林纂要探源》卷三。

无根水

【主治】解痈肿毒。调傅药极佳。姚氏《食物本草》卷一。止渴除烦，上清胸膈。汲来未放下地者，亦取用其意耳。《医林纂要探源》卷三。泻火清热，消肿胀，解疮毒。《本草再新》卷八。

【发明】**《本草品汇精要》卷五**：谨按：此水乃平旦第一汲者，取其清冷澄澈，静而不动，得纯阴之气，故疗疾与诸水有异。不尔，非谓之井华水也，水体虽属阴，汲而动之，则不得纯阴之性，其性既失，疗疾欲神不可得也。噫！前人取义深远于斯可见矣。**《太乙仙制本草药性大全·仙制药性》卷六**：汲在早晨，补阴虚，并清头目，盖缘天地真气浮结水面未开，与诸水有异，其功效极多。此水井中侵早第一汲者是也。**姚氏《食物本草》卷一**：井华、新汲，取其太乙真气，浮于水面。用煎补阴、痰火、血气之药，功效倍焉。○凡井水，有远从地脉来者为上，有从近处江河中渗来者欠佳。又城市人家稠密，沟渠污水，杂入井中成碱，用须煎滚，停顿一时，候碱下坠，取上面清水用之。否则气味恶，而煎茶、酿酒、作豆腐三事，尤不堪也。又，雨后其水浑浊，须擂桃、杏仁，连汁投入水中搅匀，少时则浑浊坠底矣。《易》曰：井泥不食。谨之。如井中生虫，用甘草四五两，切片投入，则杀虫而味甘美。**《本草汇笺》卷一〇**：井泉水新汲疗病利水。平旦第一汲为井华水，其功尤胜。又与诸水不同，凡井水有远从地脉来者，为上。有从近处江湖渗来者，次之。其城市近沟渠污水杂入者，成碱，用须煎滚，停一时，候碱澄乃用之。否则，气味俱恶，不堪入药。凡用煎补阴剂，及炼丹煮茗，用井华水，性味同于雪水。盖取天一真气，浮于水面故耳。夫人产于地，资禀典山川之气，相为流通，而美恶寿夭亦相关涉，金石草木尚随水土之性，而况万物之灵者乎？**《本草新编》卷五**：或问：井水与流水异乎？曰：性寒则同，味之甘咸淡则异也。用井水，不若用流水为佳。然有时入药，有必用井水，而不可用流水者，取其静也。井水得地气俱多。取平旦之井华水者，为天一之水，又取其地中而得天气也，故井水在屋内者有小毒，正以其纯阴而无阳耳。古人投入丹砂者，化其阴气也。井水沸溢，亦不可饮，此纯阴欲变也。变而未化，饮之腹胀也。投管仲二枚亦佳。一年投两次足矣，有毒尽化。**《医林纂要探源》卷三**：井水甘，淡，平。亦泉水之汇，或江河溪涧所渗而入地深得者，多得阴气，若咸浊有碱气者，则秽浊所渗聚，不堪用。养肾滋阴，升清降浊。甘淡者，万化之原，故无不补。井水深而在下，自有养肾滋阴之义。其清气往往上浮，是能升清而降浊也。**《调疾饮食辩》卷一上**：平人、病人饮食药饵，新汲水最佳。盖夏月阳气用事，阴伏于下，井水极冷；冬月阴气用事，阳潜于下，井水微温，此皆地脉阴阳之正理。若汲之既久，则失其本性，与地面停畜者何殊？隔宿尤劣。然此皆小者。论其大要，第一宜辨味，味甘而淡为优，咸者及作石气、泥气者为劣。次论色，色清如水晶为优；色白如米泔，及虽清而面有红、黄、紫沫者为劣。此数种水，其作石气、泥气及白如米泔者，由地脉实实不佳，必另凿他井得佳泉，乃可汲饮。否则，非居人之地，速宜迁去。伍子胥之治姑苏，白香山之治杭州，胥以此为首务，不宜执改邑不改井之说也。至于味咸及水面浮沫之井，人烟稀少处反无，通都大邑则十九如此。此由居人稠密，粪秽杂污渍入泥土所致，虽地脉本旺，饮之者人户未尝凋敝。而明明秽物，岂可入口，况病人药饵乎？夫浚泄沟渠，清理街道，亦为民父母者所有事，是在官兹土者，加之意焉。矧膏粱藜藿，富贵贫贱各殊，而井汲同受，王明之福，则为民亦以自为也。《纲目》曰：《河图括地象》云九州岛殊题，水泉刚柔各异。青州角征会，其气慓轻，人声急，其泉酸以苦；梁州商征接，其气刚勇，人声塞，其泉苦以平；衮豫宫征会，其气平静，人声端，其泉甘以苦；雍冀商羽合，其气驶烈，人声捷，其泉咸以辛。观此，知人赖水土以生，可不择乎？然九州岛水土固不同，就一处而言，相距咫尺即异，是又不可以执论也。其新汲冷泉水之入药。**《随息居饮食谱·水饮类》**：清下焦之热。煮饭补阴中之阳。新汲者良。咸浊勿用。中煤炭毒，灌之即苏。食井中每年五月五日午时，入整块雄黄、整块明矾各斤许，以辟蛇虫、阴湿之毒，或加整块朱砂数两尤妙。食水缸中宜浸降香，一二段菖蒲根养于水面亦良。水不甚清者，稍以矾澄之，并解水毒。○溪涧之水，发源于山，清甘者良。水如恶劣，其山必崄巇，或为砒矾毒药之所产，或为虫蛇猛兽之所居。而人之饮食，首重惟水。乍入其乡者饮之，疾病生焉。生于其地者习之，很戾钟焉。欲筹斡旋补救之策，以期革犷悍之俗而康济斯民者，惟有广凿井泉，是为亟务，爰采泰西掘井法于左，庶无井之地，悉可仿而行焉。高地作井，未审泉源所在，其求之法有四：第一气试：当夜水气恒上腾，日出即止。今欲知此地水脉安在，宜掘一地窖，于天明辨色时，入窖以目切地，望地面有气如烟腾腾上出者，水气也，气所出处，水脉在其中。第二盘试：望气之法，旷野则可，城邑之中，室居之侧，气不可见。宜掘地深三尺，广长任意，用铜锡盘一具，清油微微遍擦之，窖底用木高一二寸以搘盘偃置之，盘上干草盖之，草上土盖之，越一日开视，盘底有水欲滴者，其下则泉也。第三缶试：近陶家之处，取瓶缶坯子一具，如前铜盘法用之，水气沁入瓶缶者，其下泉也。无陶之处，以土甓代之，或用羊绒代之，羊绒者不受湿，得水气必足见也。第四火试：掘地如前，篝火其底，烟气上升，蜿蜒曲折者，是水气所滞，其下则泉也。烟气直上者否。凿井之法有五：第一择地：山麓为上，蒙泉所出，阴阳适宜。园林室屋所在，向阳之地次之，旷野又次之。山腰者，居阳则太热，居阴则太寒，为下。此论泉水之高下等第耳。然山腰、山顶亦有甘泉，不可泥也。凿井者察泉水之有无，斟酌避就之。第二量浅深：井与江河地脉通贯，其水浅深尺度必等。今问凿井应深几何，宜度天时旱潦，河水所至，酌量加深几何而为之度。去江河远者不论。不论者，不论深浅，而以及泉为度也。泉愈深，则水愈美，虽水土恶劣之乡，深泉必清洌无毒也。第三避震气：地中之脉，条理相通，有气伏行焉。强而密理，中人者九窍俱塞，迷闷而死。俗谓之犯土者是。凡山乡高亢之地多有之，泽国鲜焉。此地震之所由也，故曰震气。凡凿井遇此，觉有气飒飒侵人，急起避之，俟泄尽更下凿之。欲候知气尽者，缒灯火下视之，火不灭是气尽也。第四察泉脉：凡掘井及泉，视水所从来，而辨其土色。若赤埴土，其水味恶，赤埴，黏土也，中为甓为瓦者是。若散沙土，水味稍淡。若黑坟土，其水良。黑坟者，其上色黑稍黏也。若沙中带细石子者，虽赤土黄土皆佳。其水最良。第五澄水：凡作井底用木为下，砖次之，石次之，铅为上。既作底，更加细石子厚一二尺，能令水清而味美。试水美恶，辨水高下，其法有五，凡江河、井泉、雨雪之水，试法皆同：第一煮试：取清水置净器煮熟，倾入白瓷器中，候澄清。下有沙土者，此水质浊也。水之良者无滓。又水之良者，以煮物则易熟。第二日试：清水置白瓷器中，向日下令日光正射水，视日光中若有尘埃絪缊如游气者，此水质不净也。水之良者，其澄彻底。第三味试：水，元气也。元气无味，无味者真水。凡味皆从外合之，故试水以淡为主，味佳者次之，味恶为下。天泉最淡，故烹茶独胜，而煮粥不稠。第四称试：有各种水欲辨优劣，以一器更酌而衡之，轻者为上。第五纸帛试：用纸或绢帛之类色莹白者，以水蘸而干之，无痕迹者为上。于文白水为泉，故水以色白为上。人可以一日无谷，不可以一日无水，水之于人，顾不重欤。苟知掘井试水之法，则在在可饮甘泉，而免疾病，且藉以备旱灾，御兵火，一举而数善存焉。余性喜凿井，而力有未逮，惟冀同志者勉为之。但井栏之口宜小而多，既免堕溺，仍便引汲也。设无水之地，而万难凿井者，更列水库法于后。水库法《泰西》书云：若天府金城，居高乘险，江湖溪涧，境绝路殊，凿井百寻，盈车载绠。时逢亢旱，涓滴如珠，或绝徼孤悬，恒须远汲。长围久困，人马乏竭。如此之类，世多有之。临渴为谋，岂有及哉？计惟恒储雨雪之水，可以御穷。而人情狃近，未或先虑，及其已至，坐槁而已。亦有依山掘地，造作池塘，以为旱备，而弥月不雨，已成龟圻，徒伤挹注之易穷，不悟渗漏之实多也。西方诸国因山为城者，其人积水如积谷，谷防红腐，水防漏渫，其为计虑亦略同之。以故作为水库，率令家有三年之蓄，虽遭大旱，遇强敌，莫我难焉。且土方之水，比于地中，陈久之水，方于新汲。其蠲烦去疾，益人利物，往往胜之。彼山城之人。遇江河井泉之水，犹鄙不屑尝矣。天泉宿水远胜山泉，此惟杭人知之。名曰水库者，固之其下，使无受渫也，羃之其上，使无受损也。原注羃，防耗损，亦防不洁。故古人井亦有羃也。四行之性，土为至干，土性干，故胜湿。受水太过，则卑滥而为湿土。甚于火矣。水居地中，风过损焉，日过损焉。夏之日大旱，金石流土山焦，而水独存乎？妄人谓湿热相合为暑，真是梦呓。故固之，故羃之。水库之事有九：一曰具，具者所以庀其物也。细砂、石灰、鸟樟、桐油等物。二曰剂，剂所以为之和也。三曰凿，凿所以为之容也。在家在野皆可，择地而为之。不论方圆，宜下侈上弇为妙。中底以三分之一为坎，渟其垢时以吸筒去之，则年久弥清。四曰筑，筑所以为之地也。底墙皆须筑实，毋使渗漏。五曰涂，涂所以为之固也。筑坚候至八分干，再以鸟樟或细灰涂之。六曰盖，盖所以为之羃也。七曰注，注所以为之积也。以承溜引注也。八曰挹，挹所以受其用也。九曰修，修所以为之弥缝其阙也。凡造圹、造窖、造盐地，皆须筑实，毋使渗漏，其事同也。而各处造法微有不同，若造水库之法，亦可各随其便者，故附载其略于此，智者自能因地制宜。水仓法水库或卒难集辨，更有水仓一法，较易从事。其法创自乾隆间，扬州余君观德凡水土恶劣之乡，人烟稠密之地，距河稍远之处，皆可仿行，以备兵火旱灾，疾病诸患。但置旷地一区，缭以土垣，前设门楹，榜曰水仓，中为大院，置大缸数百或百十只，脚埋入土尺许，满储以水，复置水桶百十只，水龙数具，外鐍以锁，设有灾患，开取甚易。若大家巨刹，凡有空院者，尤易仿行，为己为人，公私两益，故附载之。煎药用水歌何西池《医碥》云：急流迅速堪通便，宣吐回澜水即逆流水最宜。百沸气腾能取汗，甘烂劳水流水杓扬万遍名甘烂水，亦名劳水。意同之。黄虀水吐痰和食，霍乱阴阳水百沸天泉与新汲井水各半也。可医。治疟亦妙。新汲无根皆取井，除烦去热补阴施。地浆解毒兼清暑，亦和中补土。腊雪寒冰疗疫奇。更有轻灵气化水，如蒸露法蒸水，以管接取用之。一名气汗水，亦名水露。虽海水但蒸取其露，即清淡可饮，以咸浊不能上升也。奇功千古少人知。善调升降充津液，滋水清金更益脾。肺热而肾涸，清金则津液下泽，此气化为水，天气下为雨也。肾涸而肺热，滋阴则津液上腾，此水化为气，地气上为云也。蒸水，使水化为气，气复化水，有循环相生之妙。而升降之机，脾为之主，故兼主中枢不运也。**《本草省常·水性类》：**用平旦新汲者佳，雨后水浑，擂入桃杏仁澄之。

【附方】**《本草品汇精要》卷五：**主口臭。正朝含之，吐弃厕下，数度即瘥。眼睛无故突出。以新汲水频易灌渍睛上，其睛自入。马汗及毛入人疮，肿毒热痛入腹。以冷水浸疮。数易，饮好酒立愈。心闷汗出不识人。新汲水合蜜饮之。

《太乙仙制本草药性大全·仙制药性》卷六：欲产时。取井花水半升，顿一服。治卒惊悸，九窍血皆溢出。以井花水噀面当止，勿使知之。

姚氏《食物本草》卷一：衄血不止。用新汲水，随左右洗足即止。或用冷水噀面，或冷水浸纸贴囟上，以熨斗熨之，立止。

《本草汇笺》卷一〇：丁毒疽疮，发于面部，或手指，及诸处有疮起发痒，身热恶寒，或麻木。此极毒之症，急用针刺破，挤去恶血，候血尽，口噙凉水吮之，水温再换，吮至痛痒，嘴住即愈。

《医经允中》卷二三：治胎衣不下。将产妇里袂衣带，用点中无名三指，按带头，一合一仰，剪下约六指长，烧灰存性，无根水服之即下。

《调疾饮食辩》卷一上：治中砒石毒。仓猝不能得药，速速多饮冷水，轻者得吐利即解，解后仍宜频饮，重者亦可缓死待救。然毒轻则解，毒重则膨胀而死，其死反速，此不可不知也。《集简方》。治中乌喙毒。即川乌、草乌。方同上。○治中蒙汗毒。《济急方》。治中煤炭烟毒。不速治，能杀人。均以冷水灌之。《经验方》。治马汗或马毛入疮毒。其气入腹亦杀人。冷水浸之。不可浸者，不住手淋洗之。内饮美酒取醉，立瘥。《千金方》。治误服热药，或吐，或衄，或发狂，频饮冷水，以安为度。《肘后方》。治疔疽恶疮初起。痛痒或麻木，身发寒热，乃极毒之候，急用针刺破，挤尽恶血，令人口噙冷水吮之，水温吐去，再噙吮，至痛痒皆住即愈。《保寿方》。治鼻衄不止。冷水淋洗后项风池、风府，或浸湿布巾贴之。《延寿方》。凡一切时行热病、瘟疫诸症，但大热大渴急欲得凉水者。均可用，宜频饮一二口，不可顿饮过多。其热而为汤，须极熟，故古名百沸汤，《伤寒论》名麻沸汤。《本草衍义》曰：能助阳气，行经络。《伤寒论》曰：病人欲饮水者，少少与之。治小儿客忤卒死。用瓦器盛热汤，隔衣熨其腹，冷即易，气通立苏。《拾遗》。治霍乱转筋。亦以器盛热汤熨之，仍令足踏热器，使足底热透，内服安和脾胃之药即愈。《嘉祐本草》。治暑月暍死。以热汤徐徐灌之，略举其头，令汤入腹即苏。又治手指肿痛，热汤久浸。《千金方》。治金疮血不止。旧布蘸热汤合之。《延寿书》。予每治寒湿。用艾煎汤。治风虚，用桑、槐、桃、柳、榆枝，或五加皮煎汤淋洗。按：此法触类变通，其用无尽。如治客忤，可用葱、韭。治转筋，可用五加、木瓜。用药煎汤，只蘸所隔之布，器内熨汤，但取其热，不必用药。治暍死，可用蒜。治手指肿痛，可用大黄、地丁。治金疮血出，可用荆芥、白芷。不能枚举也。又《本草拾遗》有生熟汤加盐引吐之法，原治误食毒物，胪胀，欲作霍乱。

节气水《本草纲目》

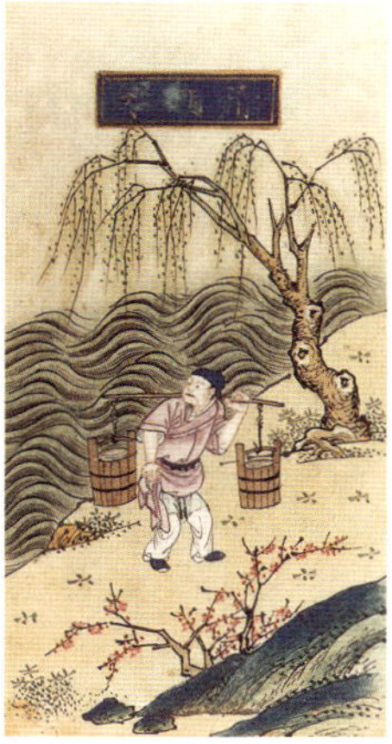

图 6-20-1　清明水《食物》

【集解】**《本草求原》卷二一：**立冬后十日为入液，至小雪为出液，雨水为液水。**《每日食物却病考》卷上：**神水立春、清明二节贮水，谓之神水。

【主治】宜造疟痢、疮疡、金疮等丹丸药有效。端午日午时取水。《药性全备食物本草》卷一。治心脾积聚及虫病。和獭肝为丸服之良。神水沥取为药，能清热化痰，定惊安神。《药性全备食物本草》卷一。治心脾积聚、蛊病、劳瘵。和獭肝为丸。《本草求原》卷二一。宜造诸风、脾胃虚损诸丹药，造酒久留不坏。《每日食物却病考》卷上。液水制杀虫、消积等良药。《本草求原》卷二一。治疟疾。立秋日五更井花水饮之却百病。《本草求原》卷二一。浸造滋补痰水积聚杀虫药。寒露、冬至、小寒、大寒四节及腊日之水。与雪水同功。《本草求原》卷二一。宜造诸丹药并酿药酒。《每日食物却病考》卷上。造风湿补脾药良。亦久留不坏。立春、清明、谷雨贮井水。《本草求原》卷二一。造酒、醋易败，饮之生疾。小满、芒种、白露三节内水，并有毒。《每日食物却病考》卷上。

天孙水《本草纲目拾遗》

【释名】七夕水《广志》。

【集解】**《本草纲目拾遗》卷一**：《广志》云：即七夕水。广人每以七夕鸡初鸣，汲江水或井水贮之，是夕水重于他夕数斤，经年味不变，益甘甚，以疗热病，谓之圣水。若鸡二唱则水不然矣。

【气味】色清，性微寒，味甘。《本草纲目拾遗》卷一。

【主治】治一切热症神效。《本草纲目拾遗》卷一。

【附方】**《本草纲目拾遗》卷一**：喉蛾喉痈。用肥婆草捶烂，将些圣水开服，如牙痍牙痈，将此草捶烂，和圣水含在口内，吐换数次即愈。《济世良方》。〇治食百尿。用苦瓜捶烂，取汁，和圣水服之，即愈。若无苦瓜，取其核捶烂，和圣水服之。《济世良方》。

醴泉《本草拾遗》

【主治】食之润五脏，长年不饥。治胸膈诸毒，明目，止渴。《本草医旨·食物类》卷二。袪邪辟秽，止渴除烦，饮之令人多寿。《药性切用》卷七。

山岩泉水《本草拾遗》

【集解】**《本草品汇精要》卷五**：谨按：水禀壬癸，乃天一所生，若穴沙石而出者，谓之泉水。《尔雅》云：一见一否为瀸泉，正出为滥泉，下出为沃泉，仄出为泛泉，此皆泉水发原之名也。亦有凿地取水曰井，夫井亦泉耳。《易》所谓改邑不改井，井冽寒泉是也。其皆得阴寒之性，具体玄洁润下，故有疗热解毒之功。若男女心腹有疾，取新汲者，互相授受饮之，得阴阳从治之义。腊日以椒投井而饮水，亦岁旦屠苏之意尔。用者当以类分可也。**《太乙仙制本草药性大全·本草精义》卷六**：泉水出岩崖山谷土石间新出泉水，清泓可爱者佳。务悠长远路来者服之大有神效。**《太乙仙制本草药性大全·仙制药性》卷六**：山骨水觅于长夏。退时疫，且却瘟黄。乃因夏至阴生，

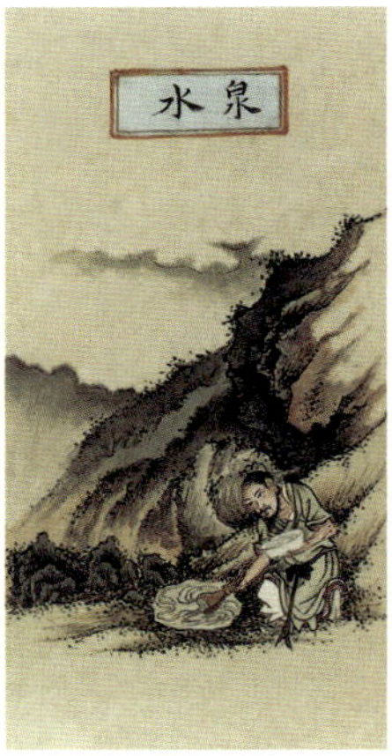

图 6-23-1　泉水《品汇》

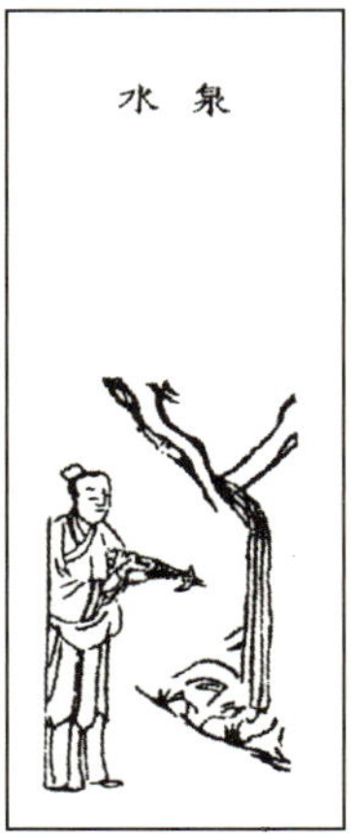

图 6-23-2　泉水《太乙》

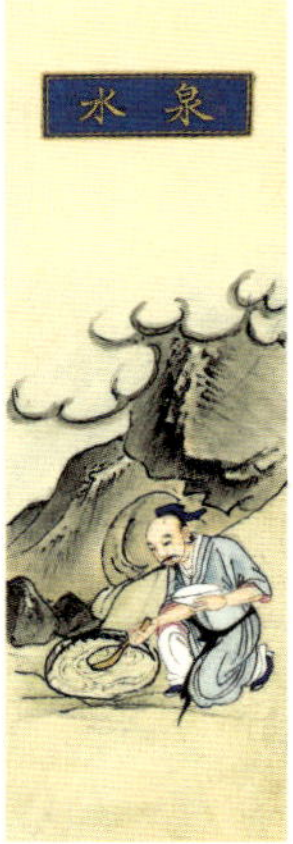

图 6-23-3　泉水《雷公》

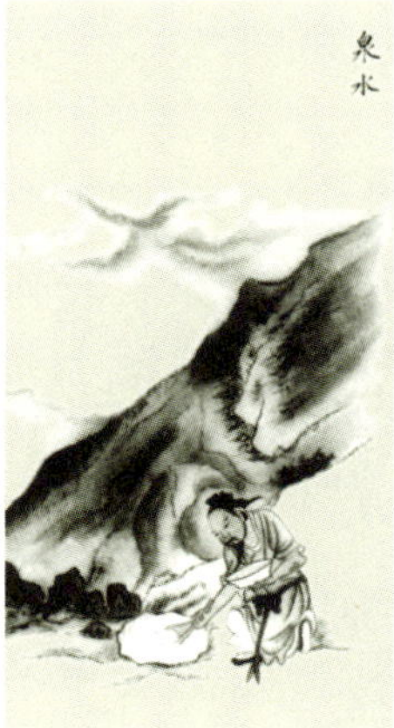

图 6-23-4　泉水《草木状》

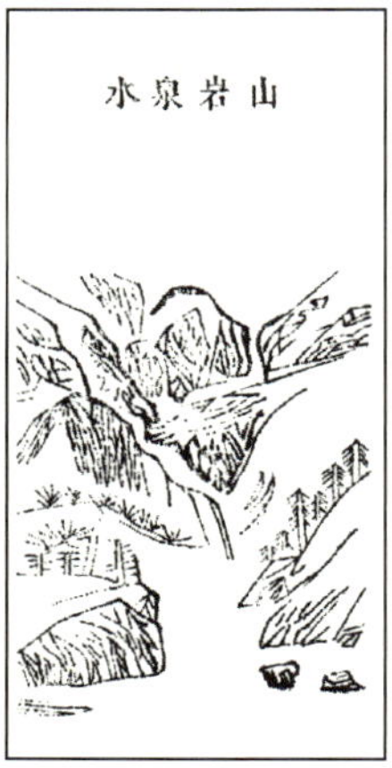

图 6-23-5　山岩泉水《备要》

起从地底而极冷。**《本草品汇精要续集》卷一**：《尔雅》云：水正出曰槛泉，悬出曰沃泉，反出曰氿泉。地：李时珍云：此山岩土石间所出，泉流于溪涧者也。《小雅》云觱沸槛泉，是正出泉水之地耳。《尔雅》云：其泉源远清冷，或山有玉石美草木者为良。

【气味】味甘。性平，寒。气，味厚于气，阴也。《本草品汇精要》卷五。味甘，气平，无毒。《太乙仙制本草药性大全·本草精义》。甘，淡，平。性各稍异。土出者甘平，石出者甘洌而寒。《医林纂要探源》卷三。

【主治】主消渴，反胃，热痢，热淋，小便赤涩，兼洗漆疮，射痈肿令散。久服却温，调中，下热气，利小便，并宜多饮之。〇解烦渴，消疮肿。《本草品汇精要》卷五。润心清肺，解渴除烦，坚肾利水。泉多自石出，金水之本源，大能治热病。大热伤肺致吐衄者，及天行时疫，狂热烦闷不可忍者。汲此恣饮，自有滋阴降火清金之益，胜服凉药百倍，勿疑伤脾胃也。《医林纂要探源》卷三。

【发明】**《本草品汇精要》卷五**：又腊日夜，令人持椒井傍，毋与人语，内椒井中，服此水去温气。禁：不用停污浊暖，非直无效，固亦损人。**《太乙仙制本草药性大全·本草精义》卷六**：《博物志》亦云：凡诸饮水疗疾，皆用新汲清泉，不用停污浊暖，非直无效，亦且损人，最宜详审。**《本草新编》卷五**：或问：山岩泉水亦各不同乎？曰：不同。岩水从石壁上堕下者可饮，余不可轻用。恐黑土毒木恶草之中，有蛇虫伏之则有毒，饮之杀人。山中泉水，尤好者，乳泉也。乳泉亦有不同，有从沙中出者，有从石骨中出者。石骨为上，沙中次之，其味甘温，不比他水皆寒也。然乳泉初取之时，其气微腥，其色少浊，隔宿则澄清香洌，饮之可以却病，久服难老，取其为石中之液也。倘隔宿而腥且浊者，又不可用。盖山质不佳也。**《本草品汇精要续集》卷一：**倘遇骤雨后，不宜饮之，有大毒。〇禁：陆羽云：凡瀑涌漱湍之水，饮之令人有颈疾。〇忌：《尔雅》云：其山有黑土毒石恶草者不可用。**《医林纂要探源》卷三：**侧出平流者，曰氿泉，性亦平和。正出上涌者，曰槛泉，性亦逆上，多哽人喉。下瀑者，曰下泉，性亦趋下，出之缓者，性亦缓。出之急者，性亦急。

【附方】**《本草品汇精要》卷五：**患心腹冷病者。若男子病，令女人以一杯与饮；女子病，令男子以一杯与饮。《别录》。主食鱼肉为骨所鲠。取一杯水合口向水张口取水气，鲠当自下。人忽被坠损肠出。以冷水喷之，令身噤，肠自入也。

春水《本草纲目拾遗》

【集解】**《本草纲目拾遗》卷一：**《南诏志》：春水有三，俱在鹤庆府。一在城东南二十里石碑坪，一在城南三十里龙珠山麓。一在城东北三十里五老山下。春水盈时，有硫黄气。郡人于二三月间和盐梅椒末饮之，能祛疾。《职方考》：云南鹤庆府出春水，在观音山莲花寨之北，立夏前三日出后七日止，水无定所，每出时，地中漉漉有声，土人循其声掘之，其水始出，能除百病，远近村民竞饮之，走彝方者饮之不染瘴，病疠者饮之立除，外境人尤效，数日内有鹦绿鸠数百群飞来，饮水涸乃去。

【气味】味甘性平。《本草纲目拾遗》卷一。

【主治】除痼疾，厚肠胃，已虚劳，去瘴疠。《本草纲目拾遗》卷一。

【发明】**《本草纲目拾遗》卷一：**敏按：土为万物之母，凡物得土之精者，均入脾胃而能扶正气。正气足，则百病自除，此水在地能鸣，出无定所，乃川脉得先天之气，藉地力宣泄，故有厚胃除疾之功。出七日即涸，并具来复之机，鹤庆为云南边境，山川蒙密，民多瘴疠，《府志》载城东南尚有温泉，每岁三月，郡人浴之，有痞疾者辄愈，则又不特春水之出其地也。天心爱人，生一害必生一物以救之，如出鸩之地多犀，观于此水，可以悟物理矣。

起蛟水《本草纲目拾遗》

【集解】**《本草纲目拾遗》卷一：**徽州张宇南言：其地多山，每春夏之交久雨，有起蛟之患。村人习见勿异也。蛟初起一二日间，地中先有声，隐隐如雷鸣，或如牛吼，至期，土中辄陷出一小穴如豆大，水从穴出，直上一二尺如箭，已而渐升渐长，长至檐隙与溜合，则水势乃大，下穴亦渐大如碗孔，蛟如鳅鳝形，从穴出，乘水而上，过檐则形变大，乃飞越奔腾而去，屋宇亦无害。

惟相隔一二里许田禾间有伤损者，为山水冲刷而然，此水初起一二尺时，山人以瓶盎之属接取食之，力大无穷。盖出蛟口中含吮，精力贯注，直逼而上，其全身之力，尽在此水，故人亦不能多食，壮健者三盏，即腹胀不能再饮。土人以酿酒，更壮精力，可已虚劳。

【主治】壮筋骨、健腰膝、已虚劳、除惊悸、杀虫蛊尸疰鬼疰、遁尸邪气、浴疮疥、虚弱者以代水煎滋补药良。性升，能直透巅顶。《本草纲目拾遗》卷一。

【发明】**《本草纲目拾遗》卷一**：单杜可云：蛟初起时，水如箭，清如泉脉，渐涌而高，必合天雨水，则势大而能飞腾。蛟出，穴口始泛出水，名曰发洪。若初起时，用河水一杓灌入其穴，则蛟水自回，便不能出穴，或取妇人月经秽布塞之亦止。若人服蛟水作胀，用千里长流河水煎服之，亦可解也。

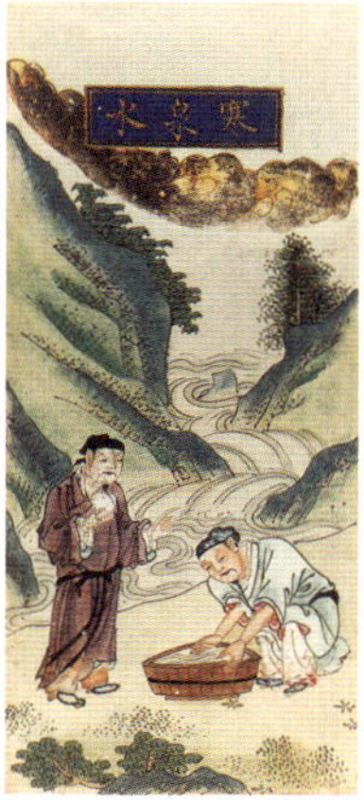

图 6-26-1 寒泉水《食物》

寒泉水《食物本草》

【气味】味甘，平，无毒。《食物本草》卷一。

【主治】主消渴反胃，去热淋及暑痢，兼洗漆疮，射痈肿令散，下热气，利小便，并宜饮之。《食物本草》卷一。

阴地流泉水《药性全备食物本草》

【气味】性寒，有毒。《药性全备食物本草》卷一。

【主治】饮之发瘴疟，令脚软。又云，饮泽中停水令人成瘕。《食物本草》卷一。

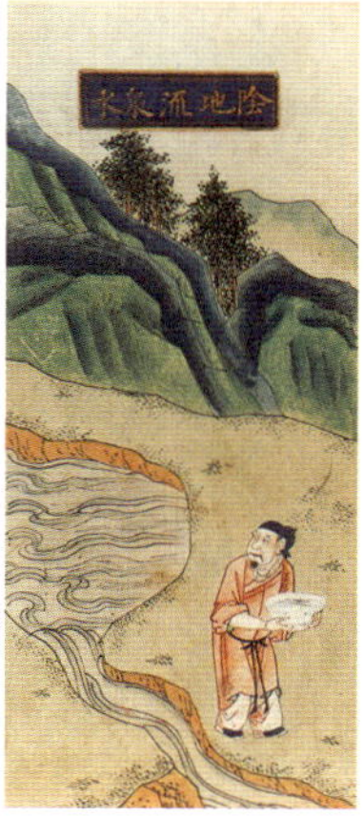

图 6-27-1 阴地流泉水《食物》

名泉姚氏《食物本草》

编者按 此条下全部内容均来自姚氏《食物本草》，各子条不再加注。

北直诸泉

玉泉水 【集解】玉泉水在顺天府城西三十里。山曰西山，巍峨巨势，争奇拥翠于皇都之右。每大雪初霁，千峰万壑，积素凝辉，宛然若画。泉当山顶，名为玉泉。水自石穴中出，鸣如杂佩，甘冽宜茗。【气味】味甘冽。【主治】主解热，除烦躁，止渴，消宿酲。

治霍乱转筋，热淋暑痢，小便不通，心腹冷痛，反胃呕逆，闭口椒毒，及鱼骨鲠。烹茗饮之，令人清肌爽骨，口颊生芳。

清泠泉水 【集解】清泠泉水在顺天府城西三十里觉山之顶。厥味清泠可爱。【气味】味甘冷。【主治】主润泽肌肤、充养毛发，悦颜色，解口渴，消烦祛暑，散热退肿。治身体游风白驳。以此水调药涂之。

卓锡泉水 【集解】卓锡泉在顺天府城西四十里瓮山之阳。泉傍有寺曰碧云。其水涌出，环绕寺内，殿庑厨室，高下毕达，巧出人工。味亦甘冽。【气味】味甘冽。【主治】止消渴，解酒热，明目，洗目中膜翳。治反胃吐逆，消膈中痰饮，清烦热，降上焦火，宁嗽，润肺。

满泉水 【集解】满泉水在顺天府城北十里。有泉穴出，冬夏常满，故名。今人创亭其上，藤阴柳色，相为掩映。【气味】味甘。【主治】主清肌肉中热，解暑气，抑火邪，明目止痛。聪耳，治耳疼。解酒渴，消肿毒，润心肺，降痰腻稠浊，蠲咳嗽。

龙泉水 【集解】龙泉水在良乡县西十五里。山有石龙，泉出龙口，涓涓不竭。【气味】味甘。【主治】主肠风下血，清热消烦，天行疫厉，小儿狂啼，大人黄疸。洗目退赤，止渴，除躁闷，保肝，宁神定志。

九龙泉水 【集解】九龙泉水在昌平州东九十里翠屏山下。泉有九穴，凿石为龙，水从吻出。【气味】味甘。【主治】治酒积，压惊狂，祛邪疟鬼祟之病。治白虎历节风疡。

温泉水 【集解】温泉水在玉田县东北百里。水味甘美。【气味】味甘。【主治】主润肺止咳，疗胸中痰气呕逆。浴之已百病。

汤泉水 【集解】汤泉水在遵化县西北四十里福泉山下。宽平约半亩许。泉水沸出，温可焊鸡。旁引为池，方平如鉴。武宗时，引入便房，裸浴颇适。王宫人从驾，题云：绝塞穷冬冻异常，小池何事暖如汤。可怜一脉溶溶水，不为人间洗冷肠。【气味】味甘。【主治】主脏寒下痢，寒湿疟疾，呕吐清涎。澡浴治诸病，愈疥癣。

蛰泉水 【集解】蛰泉水在滦州西二十里烽火山。水味甘冽。【气味】味甘。【主治】主抑火清热，润燥解渴，开郁气，除烦躁，治头目昏晕。

瀑泉水 【集解】瀑泉水在滦州大峰山。味甘冽而美。【气味】味甘冽。【主治】清肺润大肠，止渴，消烦暑，下痰利水，止咳。

圣泉水 【集解】圣泉水在滦州吴家峪。【气味】味甘冽。【主治】主咳嗽，寒热温疟，痰气攻冲，心腹疼痛下痢。

偏山泉水 【集解】偏山泉在滦州偏山。一名龙泉。味甘冽。【气味】味甘。【主治】治心胸蓄热咳嗽，下气定喘。

鸡距泉水 【集解】鸡距泉水在保定府城西。泉水喷薄，状如鸡距，厥味甘冽。【气味】

味甘。【主治】主祛暑益气，除烦热，止渴。

大士井水 【集解】大士井水在定兴县南四十里固城镇。井水日夜泛溢，颇为民患。因建梵刹以镇之，其泉即止。元总管万户张柔浚井，获大士像、净水瓶。至今泉虽溢，不踰其限，故以名之。【气味】味甘。【主治】治寒热咳嗽，烦满口渴，咽痛舌肿。

坚功泉水 【集解】坚功泉水在庆都县西三里。水味甘冽。【气味】味甘。【主治】主口渴喉肿，利水通淋。

涌鱼泉水 【集解】涌鱼泉在庆都县西南。俗传午日鱼游甚伙，取之不竭。泉味清冽。【气味】味甘美。【主治】治疟疾寒热，解暑止渴，利水。

毛公井水 【集解】毛公井水在沧州旧城东北隅。唐开元清池令毛公母老，苦水咸，不堪为养，遂穿得此井，得泉甚甘冽。【气味】味甘。【主治】主生精补髓，消痰止渴，益老人。

白马泉水 【集解】白马泉水在赞皇县东五马山。岩隙出泉。其味甘美。相传宋建炎初，五马将军至此，患渴，忽所乘白马跑地泉出，至今不竭。【气味】味甘。【主治】治渴，解热，生津益肾，润肺止嗽。

鸳鸯泉水 【集解】鸳鸯泉水在南和县治南。泉水二道迸流而出。味甚清冽。【气味】味甘。【主治】主渴。令人有子。夫妇相和。

瀑布泉水 【集解】瀑布泉在密云县东六十里。其声如雷，时吐云气。【气味】味甘。【主治】治胸膈阨塞不通，反胃吐逆，痈疽初起。此水煎药煮粥甚良。又治喉痹不通，大小便闭关格之症，女人临产不快，胞衣不下，小儿痰热惊痫，狂叫不已。

斗泉水 【集解】斗泉水在房山县南五十里两崖之间。绝顶有泉如斗，汩汩不穷。味甘而冽。【气味】味甘。【主治】止渴除烦热，消痰润肺燥，抑火清金，平肝补胃，悦泽肌肤，滋养毛发，宽胸中虚痞，治足胫酸疼。

桃花泉水 【集解】桃花泉水在蓟州城南七十里桃花山之顶。水味清泠。【气味】味甘。【主治】主怡悦人面，润泽肌肉，解郁气，遣睡魔，开聪明，益智慧。

龙泉水 【集解】龙泉在平谷县东南十里，国初文皇驻跸于此，饮其水而甘之，因易以今名。词人骚客，题咏颇多。【气味】味甘冽。【主治】主利肺生津，消渴除热，滑泽肌肤，悦颜和色，治咳喘，降逆气。又小便不利，黄疸腹胀及邪祟瘴疟者，俱宜饮之。

圣泉水 【集解】圣泉在迁安县南十五里龙泉山。泉水清冽可爱。【气味】味甘。【主治】主开胃止渴，霍乱，泄痢，心肝痛，疰忤鬼气，清热解肌，痰火积聚，泻肺逆，止咳喘，利肠胃。

扶苏泉水 【集解】扶苏泉水在滦州城西三里。秦太子扶苏筑长城驻此饮之，故名。【气味】味甘。【主治】治肺热吐血，咳逆上气，生津止渴。

甘泉水 【集解】甘泉水在滦州城西三里。水味甘洌。【气味】味甘。【主治】主缓脾益气，止渴生津，消暑热，利咽喉，利肺，除热下痰，止呕，清头目，逐风涎。

玉液泉水 【集解】玉液泉在滦州城南。水清味甘，造酒极佳。【气味】味甘而淡。【主治】主益脾胃，凉心清肺，消痰涎，止咳嗽，宁神定志。

甘井水 【集解】甘井水在兴济县治西。井水甘洌。国朝张缙诗云：谁开古井驿亭中，百尺曾闻海眼通。六月行人汗如雨，辘轳清响下梧桐。【气味】味甘洌。【主治】主清暑热，解烦渴，面垢唇焦，脉伏欲死。止霍乱吐痢，腹中绞痛。益元气，去风毒面肿，腮颊疼痛。

南直诸泉

梅花泉水 【集解】梅花泉水在南京城东青龙山嘉善寺。酌之甚香冽。【气味】味甘。【主治】主清肌骨，润肺除热，滋脏腑，止渴生津液。解丹石毒及天行热毒消痈疽疡疹，痔瘘瘿瘤结核，去瘾疹。

一人泉水 【集解】一人泉在南京城东北蒋山之麓。泉水仅容一人，挹之不竭。【气味】味甘。【主治】主解酒醒脾，清心退热，止咳嗽，消烦渴，祛暑气，引凉飔。

田公泉水 【集解】田公泉在句容县茅山岩石之间。水味甘冽，饮之能除三尸。【气味】味甘。【主治】主补五脏，益精元，止渴生津，除烦退热，辟恶梦，斩三尸。修炼服之，延年却疾，身轻不饥，羽化神仙。

柳谷泉水 【集解】柳谷泉在句容县茅山伏龙冈之东。唐顾况诗：崦合桃花本，牕鸣柳谷泉。【气味】味甘。【主治】主荣养精神，冲和脏腑。久饮之，令人面色生春。

菖蒲潭水 【集解】菖蒲潭水在句容县茅山之阳。潭上多生九节菖蒲，服之可以长生。唐王建诗：江城柳色海门烟，欲到茅山始下船。知道君家当瀑布，菖蒲潭在草堂前。【气味】味甘。【主治】主补心神，益精血，益智慧不忘，强健耐老，延年不饥。

感泉水 【集解】感泉水在溧水县东南山，泉脉泓澄，四时不竭。【气味】味甘。【主治】治心火上炎，肺金受邪，鼻衄吐血，咳喘痰气。

珍珠泉水 【集解】珍珠泉在江浦县东北定山山谷中，广可三亩。其色深碧，鉴人毛发。沸急处成串如珠。国朝曹学佺诗云：秪入岩峦迴，谁知泉水生。鉴人犹自媚，出洞始成声。好鸟沿崖映，繁花彻底明。石家金谷伎，见此倍盈盈。【气味】味甘。【主治】主清心润肺，益气调荣，止渴生津，消烦涤暑。

汤泉水 【集解】汤泉在江浦县西南三十五里。水温有香气。梁昭明太子尝浴于此。【气味】味甘淡。【主治】主入脾胃，利毛窍，泽肌肤。浴之可已诸病。

鹿跑泉水 【集解】鹿跑泉在六合县东十五里昭山绝顶。水味甘冽。【气味】味甘。【主治】主抑火清热，利五脏六腑，止渴生津，治咳逆。

温泉水 【集解】温泉水在徽州府城西北黄山第四峰。泉广二丈，水热可以焊鸡。尝涌丹砂，水皆赤色。李白有《送人归黄山》诗云：黄山四千仞，三十二莲峰。丹星夹石柱，菡萏金芙蓉。伊昔升绝顶，下窥天目松。仙人炼玉处，羽客留余踪。亦闻温伯雪，独往今相逢。归休白鹅岭，渴饮丹砂井。风吹我时来，云车尔当整。【气味】味甘。【主治】主补脾胃，暖五脏，滑泽肌肤，滋润毛发，镇心养神，逐邪辟厉。

白水泉水 【集解】白水泉在歙县南二里。水色如练，流入兴唐寺。唐李白诗云：天台国清寺，天下称四绝。我来兴唐游，于中更无别。栴木划断云，高峰顶参雪。槛外一条溪，几回流碎月。○水味甘馨，异于他处者。最宜烹茗。【气味】味甘。【主治】主清三焦火热，滋两肾真阴，蠲咳消痰，生津止渴。

珠帘泉水 【集解】珠帘泉在休宁县西四十里白岳山之巅。洒洒落崖，喷沫如雨，寒气袭人，清沁肌骨，味甘宜瀹。【气味】味甘。【主治】主润五脏六腑，利四肢百骸，消热除烦，升阴降火。

玉井水 【集解】玉井水在旌德县西五里正山。其水清冷澄澈，宜于烹瀹。【气味】味甘。【主治】主清冷脏腑燥热，滋润喉吻焦枯，沁彻胃肠，疏通肌表。

上下华池水 【集解】上下华池水在青阳县九华山。味甚甘美，陈岩有听钟吃饭东西寺，就水烹茶上下池之句。【气味】味甘。【主治】主补益元气，荣养精神。使津液涌自廉泉，制亢阳潜于至极。

双泉水 【集解】双泉在青阳县东南七里龙安山。泉有二流，俱从石穴。味甘冽。【气味】味甘。【主治】主润肺经，降心火，退热清暑，消烦解酒，止渴生津。

真隐泉水 【集解】真隐泉在青阳县东招隐山。泉从石罅流出，其味清甘。【气味】味甘。【主治】主清热，利脏腑，解暑氛，消酒积，生津止渴。

清泉水 【集解】清泉在青阳县西十里石窦中。水味甘美，真德秀大书二字于石。【气味】味甘。【主治】主胸中烦热，利头目，止眩晕，消痰涎，生津液。

灵宝泉水 【集解】灵宝泉在铜陵县叶山大明院内，水出石穴中。昔传有龙在泉中，擘石而出。王介甫诗云：山腰水有千年润，石眼泉无一日干。天下苍生望霖雨，不知龙向此中蟠。盖荆公假此以寓意也。【气味】味甘。【主治】主祛百邪，治寒热瘴疟，伤寒发热，口渴烦躁。

饮凤泉水 【集解】饮凤泉在铜陵县东七十里凤皇山。相传昔有凤皇翔饮于此，故名。【气味】味甘。【主治】主补精神，益元气，生智慧明敏。士子久饮，令文涌波涛，花生彩笔。

丹井水 【集解】丹井水在石埭县陵阳山。峰高二百余丈。昔有仙陵阳子明修炼其间。

上有丹台药灶，下有丹井。清泉一掬，甘冽异常。【气味】味甘。【主治】主补五脏六腑之气，养精神，悦颜色，久服延年。

盖山泉水 【集解】盖山泉在石埭县南三十里，盖山之阳。前汉时，山下舒氏有妾采药，遇桃，分食之，及溪而浴，化为赤鲤。其母寻至溪边，但见赤鲤游泳，若相迎状，母谓人曰：某女平日好音乐，试以招之。乃弦歌水上，鲤果应节而跃。此《文选》所谓盖山之泉，闻弦歌而应节者也。【气味】味甘。【主治】主消宿酲，利小便，清热止渴，润肺生津。久饮之，令人变鲁钝为聪明，化顽愚为贤哲。

许由泉水 【集解】许由泉在石埭县。唐尧之世，许由尝隐酌于此。【气味】味甘。【主治】主荡涤胸中邪秽，消除心里忧愁，止渴蠲烦，倍生逸兴。

仙姑井水 【集解】仙姑井水在建德县北印石山下。观者拍呼仙女，则水花涌出。【气味】味甘。【主治】主劳瘵虚热，中风瘫痪，黄疸，水胀鼓胀，膈噎反胃，偏头风病，目痛赤肿，以此水煎药并效。

桓温井水 【集解】桓温井水在太平府东五里白苎山。晋桓温尝挟妓游其上，好为白苎之歌，故名。井在山椒。唐·李白诗云：桓公名已旧，古井曾未竭。石磴冷苍苔，寒泉湛孤冽。秋来桐暂落，春至桃还发。路远人莫窥，谁能见清澈？【气味】味甘。【主治】主清心润肺，益胃调中，解暑气，止烦渴。

喷雪泉水 【集解】喷雪泉在芜湖县东南之隐静山。泉如喷雪，味极清甘，迥异他水。【气味】味甘。【主治】主清热止渴，润肺生津，解宿酲，治目赤肿痛。

雪峰泉水 【集解】雪峰泉在怀宁县东三里投子山。泉味甘冽。【气味】味甘。【主治】主清心胸，涤烦暑，治火升咽喉肿闭及小儿丹瘤热毒。

云姑井水 【集解】云姑井水在怀宁县东三里投子山。水味甘美。【气味】味甘。【主治】主风邪中人，口眼㖞斜，半身不遂及厉风鼻崩眉脱。

天池水 【集解】天池水在桐城县大通客之顶。其水渊洄，不盈不涸。【气味】味甘。【主治】主补精神，益元气，和中养胃，解暑除烦，止口渴，生津液。

张公井水 【集解】张公井水在桐城县符度山张公岩。水甘而冽。【气味】味甘。【主治】主清神思，辟倦魔，益元阳，解酒毒，和脾止渴。

白鹤泉水 【集解】白鹤泉在潜山县天柱山。味甘而冽。【气味】味甘。【主治】主和脾益胃，养血调神，降火滋阴，生津润肺，久饮之多寿。

丹霞泉水 【集解】丹霞泉在潜山县天柱山。【气味】味甘。【主治】主养心神，和血脉，通调经络，充实肌肤，久服延龄不老。

光明泉水 【集解】光明泉在潜山县灵仙观内。泉出枫腹中，点以明目。【气味】味甘。【主治】主清心火，解肝热。点目，治目昏目赤疼，令光明倍增。

九龙井水 【集解】九龙井水在潜山县万寿宫内。常有北风从井而出，不生蚊蚋。旱年杀犬投井中，即降雷雨，犬亦流出。【气味】味洌而寒。【主治】主清凉脏腑，荡涤邪氛，辟厉〔气〕以复真元，祛亢阳而薪抽釜底。

飞龙泉水 【集解】飞龙泉在潜山县万寿宫内。泉如瀑布，味甚甘洌。【气味】味甘。【主治】主清热除烦，荣养脏腑，润肺止渴，生津液。

梁公泉水 【集解】梁公泉水在潜山县万寿宫中。【气味】味甘。【主治】主大热咳嗽烦满，胃火齿痛，小儿丹疹赤疡。

七佛泉水 【集解】七佛泉在潜山县皖山七佛寺浮图下。泉味甘美。【气味】味甘。【主治】主利胸膈，润肺经，去火热，生津液，清暑宁心。

摩围泉水 【集解】摩围泉在潜山县皖山山谷寺后。黄鲁直尝读书于此。摩围即其别号也。王荆公六言诗云：水泠泠而北去，山靡靡而旁围。欲穷源而不得，竟怅望而空归。【气味】味甘。【主治】主清肌骨，利三焦，降火热以宁心，解炎氛而定志。

百药泉水 【集解】百药泉在太湖县北七十里百药山之绝巘。泉水寒洌，可愈诸疾。【气味】味甘。【主治】主疗伤寒寒热邪气、疟痢诸疾，呕吐霍乱，劳瘵反胃膨膈，中风半身不遂，头痛目疼及痈疽疔毒。

石井泉 【集解】石井泉在苏州府西北七里虎岳山剑池之傍。即张又新所品为天下第三泉者也。井面阔丈余，上有石辘轳。其穴嵌岩天成，四壁鳞皴，下连石底。泉出石脉中，味甘洌而美，陈张正见诗：沧波壮郁岛，洛邑镇崇芒。未若兹山丽，岧嶤擅水乡。重岩标虎踞，九曲峻羊肠。溜深涧无底，风幽谷自凉。柙沈余玉气，剑隐绝星光。白云多异影，丹桂有丛香。远看银台竦，洞塔耀山庄。唐颜真卿诗云：不到东西寺，于今五十春。朅来从旧赏，林壑宛相亲。吴子多藏日，秦皇厌胜辰。剑池穿万仞，盘石坐千人。金气腾为虎，琴堂化若神。登坛仰生一，舍宅叹珣珉。中岭分双树，回峦绝四邻。客有神仙者，于兹雅丽陈。悠然千载后，知我挹光尘。张祜诗云：云树拥崔嵬，深行异俗埃。寺门山外入，石壁地中开。俯砌池光动，登楼海气来。伤心万年意，金玉葬寒灰。

虎丘石井泉水 【气味】味甘。【主治】主清心润肺，止渴生津，逐垢消痰，醒神遣睡。

憨憨泉水 【集解】憨憨泉在苏州府西北七里虎丘山云岩寺中，与试剑石相为左右。味甘洌。【气味】味甘。【主治】主养精神，补五脏，除烦止渴，润肺生津。

白云泉水 【集解】白云泉在苏州府西北二十里天平山石罅中。出泉如线，味极清洌。唐白居易诗云：天平山上白云泉，云本无心水自闲。何必奔冲山下去，更添波浪向人间。【气味】味甘。【主治】主抑心火，退肺热，解炎暑，止霍乱。治丹毒疮疹。

法雨泉水 【集解】法雨泉在苏州府西四十里穹窿山。泉出岩穴间。味甘而洌。

【气味】味甘。【主治】主降热火，清肺胃，利百脉，通毛窍，生津润液，止渴除烦。

峣峰泉水 【集解】峣峰泉在苏州府西南三十里峣峰山之巅。泉色如玉。味极甘洌。【气味】味甘。【主治】主润肺燥作渴，泻心火上炎。瀹茗饮之，遣忧解闷。

天池水 【集解】天池水在苏州府西北四十里华山之腰。山石峭拔，岩壑深秀，池水横浸，逾数十丈。晋太康中生千叶莲，服之羽化。大国朝高启诗云：骑马寻幽度岭迟，老僧不识使君谁。门开红叶林间寺，泉浸青山石上池。残果已收猿食少，枯松欲折鹤巢危。壁间不用题名字，无限苍苔没旧碑。【气味】味甘。【主治】主补五脏，益精神，助气力，利三焦，添骨髓，久饮不饥，驻色，耐老延年，羽化登仙。

吴王井水 【集解】吴王井水在苏州府西北五十里灵岩山顶。味极甘洌。唐吴郕有诗二绝云：古官十井曾平后，见说耕人又凿开。拾得金钗镌勅字，当时恩泽赐谁来？含青薜荔随金甃，碧砌磷磷生绿苔。莫言数尺无波水，曾与此花同照来。【气味】味甘。【主治】主清心润肺，止渴生津，解酒除热，消痰治咳，和脏腑，利所表。

铜井泉水 【集解】铜井泉在苏州府西北六十里铜坑山。晋宋间凿坑，取水煎之，皆成铜，故名。上有岩洞，其悬溜汇而为〔池〕，味极甘洌，宜茗。

无碍泉水 【集解】无碍泉在苏州府西南七十里洞庭西山。峰名缥缈，为七十二峰之一。峙三万六千顷其区之中。泉在峰之西北，莹洁甘凉，冬夏不涸。【气味】味甘。【主治】主益五脏，滋六腑，润肺清心，疏利肠胃，除烦涤垢，遣睡消魔。

毛公井水 【集解】毛公井水在苏州府西南七十里缥缈峰之西北。水味甘洌。【气味】味甘。【主治】主润燥除热，止渴生津，降肺胃火邪，利咽嗌阻滞。

仰天泉水 【集解】仰天泉在苏州城西北四十里仰天坞中。石穴如仰盂，泉出其中，涓涓如玉，山僧汲以馈远。泉傍亦多名公题咏。【气味】味甘冷。【主治】主清心润肺，益智慧，除烦热，下逆气，消痰涎，滋养真元，调和百脉。

宝华泉水 【集解】宝华泉在苏州城西北支硎山宝华峰之顶。泉出石隙中。甘冷宜茗。【气味】味甘。【主治】主宁神定志，退惊邪恍惚，解暑热，久饮之，令人增寿算。

雪井水 【集解】雪井水在常熟县西北虞山之麓。黄冠申元道师事徐神翁，得修炼术。将出游，请于师，师曰：逢虞则止，无雪则开。乃渡江结庵于虞山，恒患无水。一日天雪，独于庵前不积，遂浚而得泉。味甚甘洌。【气味】味甘。【主治】主清心降火，益胃调中，利三焦，润五脏，止燥渴，解炎氛。

第四泉水 【集解】第四泉又名甘泉。在吴江县甘泉桥下。泉甚深，味甚甘，色湛湛而寒碧。唐陆羽尝品为天下第四泉。【气味】味甘。【主治】主清胃和中，滋荣脉络，益肺金。

寒穴水 【集解】寒穴水一名通灵泉。在松江府东南九十里金山之北。宋景佑中，相国舒王诗云：神震列霜冰，高穴与云平。空山渟千秋，不出呜咽声。山风吹更寒，山月相与清。北客不到此，如何洗烦尘。毛滂铭云：泉之显晦，岂亦有数。生此寒穴，与世不遇。美不见录，为汲者惜。泉独知冽，不计不食。【气味】味甘。【主治】主清三焦积热，治肺火咳嗽，滋润肺肾二经，止渴生津液。

五色泉水 【集解】五色泉在松江府西湖中。湖有漩涡甚急处是也。相传葛稺川炼丹湖上，丹成投水中，后常涌泉作五色。小舟经此，或为漩溺没而出者，舐所濡，甘如饴，谓其下甚深，寒若冰雪。有橘商舣舟湖上，得一丹，置于舟次，左右则欹，中则平稳。因过洞庭，为风雨跃去。泉之东，有鹤唳滩，鹤饮此水，其声乃清。元·陆鹏南诗云：唳鹤滩头水拍天，养鱼池上月笼烟。眼前好景无人管，时有渔船泊柳边。【气味】味甘。【主治】主清凉肺腑，补益真阴，耐老延龄，悦颜驻色。鹤饮之，其声清远。

沸泉水 【集解】沸泉在常州府北七十里季子庙前。腾涌沸溢，昼夜不绝。【气味】味甘。【主治】主胸膈厄塞不快，心腹膨胀。

慧山泉水 【集解】慧山泉在无锡县西五里慧山之阳。泉出石穴中，陆羽泉品为第二者也。独孤及《慧山寺新泉记》略云：此寺居西山之足，山小多泉，其高可凭而上。山下有灵池异华，载在方志。其泉伏涌潜泄，无沚无窦。始发袤丈之沼，疏为悬流，使瀑布下钟。甘溜湍激，若醴浓乳，喷及于禅床，周于僧房，灌注于德池，经营于法堂。唐张祜诗：旧宅人何在，空门客自过。泉声到池尽，山色上楼多。小洞穿斜竹，重阶夹瘦莎。殷勤望城市，云水暮钟和。宋·苏轼〔诗〕云：兹山定空中，乳泉满其腹。过隙则发见，臭味同一族。浅深各有宜，方圆随所蓄。或为云〔汹涌〕，或作线断续。或鸣空洞内，杂佩间琴筑。或流苍石缝，宛转新风蹙。瓶罂走千里，真赝半相渎。贵人高宴罢，醉眼乱红绿。赤泥开方印，紫饼艷圆玉。倾瓯共欢赏，窃语笑僮仆。岂知泉上僧，盥洗自挹掬。【气味】味甘。【主治】主补五脏，益精神，调和荣卫，清凉肺腑，解郁闷，破忧思，散酒除渴，通灵发汗。久饮之，延年驻色，轻身不老。为天下第二泉。

窦乳泉水 【集解】窦乳泉在无锡县东四十里。水味甘冽。【气味】味甘。【主治】主润肺除热，和中益气，降心火，止燥渴。

涤砚泉水 【集解】涤砚泉在无锡县东四十里。水清而冽。【气味】味甘。【主治】主除脏腑燥热，解酒力，利小便，止渴生津。

玉乳泉水 【集解】玉乳泉在江阴县东二十五里定山之阳。泉水莹白甘美。【气味】味甘。【主治】主补五脏六腑，荣养肌骨，升阴水以制火热，生津液，解肺渴。

贪泉水 【集解】贪泉在江阴县东二十七里贪山幽谷中。湛洁靓深，飞尘不到。饮之可以解郁。昔有樵夫见金宝于此掘取被覆压之患，故名贪山。【气味】味甘。【主治】主清热止渴，抑火除烦，解郁消愤，下气宽膨。

于潜泉水 【集解】于潜泉在宜兴县东南四十里湖没镇。窦穴阔二尺许，状如井。其源洑流潜通。味颇甘冽。唐修茶贡，此泉亦递进。【气味】味甘。【主治】主除脏腑大热，润肺生津，止渴。治咳嗽，清痰抑火。

珍珠泉水 【集解】珍珠泉在宜兴县西南阳羡山。水出古穴中，味特奇胜。唐开元间，桐庐锡神师筑庵隐迹，偶尝此泉，甚甘之，曰：以此水烹桐庐茶，不亦称乎？未几，有白蛇衔茶子置庵侧，自是种之滋蔓，味亦倍佳，因以入贡。郭三益诗云：古木阴森梵帝家，寒泉一勺试新茶。官符星火催春焙，却使山僧怨白蛇。【气味】味甘。【主治】主清神思，补元气，止渴除热，消烦定喘，润燥滋阴。

金沙泉水 【集解】金沙泉在宜兴县东南茶山。泉出石字中，味颇甘冽。水中砂色炯炯如金。唐张祜诗云：决水金沙静，梯云石壁虚。【气味】味甘。【主治】主清肺，滋肾源；益阴，养真髓，止渴生津，消痰蠲咳。

金牛潭水 【集解】金牛潭水在宜兴县张公洞后，其水澄泓不竭，味亦清泠，李郢诗云：石上苔芜水上烟，潺湲声在观门前。千岩万壑分流去，更引飞花出洞天。【气味】味甘。【主治】主和脾胃，调荣卫，除大热，宁心益智，利窍通淋。

玉女潭水 【集解】玉女潭水在宜兴县阳羡山，深广十余丈。旧传玉女修炼于此。唐权德舆称阳羡佳山水，以此为首。文待诏征明有记，其略云：潭在山半深谷中，渟膏湛碧，莹洁如玉，三面石壁，下插深渊。石梁亘其上，如楣而偃，石上微窍。遇日正中，流影穿漏，下射潭心，光景澄霁。信非人间所有。唐·张祜诗云：古树千秋色，苍崖百尺阴。发寒泉气静，神骇玉光沈。上穴青冥小，中连碧海深。何当烟月〔下〕，一听夜龙吟。独孤及诗云：碧玉徒强名，冰壶难比德。惟当夕照心，可并渊沦色。【气味】味甘。【主治】主补精神，壮筋骨，滋养脉络，荣华腠理。止烦渴，泽肌肤，驻景延年，轻身明目。

金山中泠泉水 【集解】中泠泉在镇江府西七里大江中金山下，昔人品为天下第一泉。江山秀丽，泉水灵奇，海宇之间，固难求匹。唐·张祜诗云：一宿金山寺，微茫水国分。僧归夜船月，龙出晓堂云。树影中流见，钟声两岸闻。因悲在城市，终日醉醺醺。孙鲂诗云：万古波心寺，金山名日新。天多剩得月，地小不生尘。橹过妨僧定，涛惊溅佛身。谁言张处士，题后更无人。韩垂诗云：金山一峰秀，岌然殊众山。盘根大江底，撑影浮云间。雷电常间作，风雨时往还。象外悬清景，千载长跻攀。宋·梅圣俞诗：吴客独来后，楚桡归夕曛。山形无地接，寺界与波分。巢鹘宁窥物，驯鸥自作群。老僧忘岁月，坐石看江云。李泰诗云：金山何处好，四顾不相连。飕迴前无地，波澄下有天。堂留三楚客，门泊五湖船。暝色关诗思，江笼两岸烟。【气味】味甘。【主治】主补五脏，安精神，润肺生津，填精固髓。久饮耐老延年，悦颜驻色。昔人品为天下第一水。

真珠泉水 【集解】真珠泉在镇江府西南磨笄山后。泉水清冽。唐·骆宾王诗云：共寻招隐寺，初识戴颙家。还依旧泉壑，因改昔烟霞。绿竹寒天笋，红蕉腊月花。金绳倘留客，为系日光斜。【气味】味甘。【主治】主除三焦积热，润肺止咳嗽，消痰涎，治燥渴。

鹿跑泉水 【集解】鹿跑泉在镇江府西南十里招隐山，戴颙筑室之处。水味清冽。唐·张祜诗云：千年戴颙宅，佛庙此崇修。古寺人名在，清泉鹿迹幽。竹光寒闭院，山影夜藏楼。未得高僧旨，烟霞空暂游。【气味】味甘。【主治】主解酒除热，利小便，助阳气，和中益胃，止口渴。

灵泉水 【集解】灵泉在镇江府西南二十里长山之巅。泉味甘冽。【气味】味甘。【主治】主明目去瞖，治风寒中人，燔热如火，疟疾往来潮热，反胃吐逆，呕血虚劳，泄痢腹痛，痰火咳嗽。

经山泉水 【集解】经山泉在丹阳县东北二十里。昔有异僧讲经于此。【气味】味甘。【主治】主明目，治鼻中息肉，脑入风邪，臭涕流出，名鼻渊症。

白鹤泉水 【集解】白鹤泉在丹阳县东三十里绣球山顶。味甘而冽。【气味】味甘。【主治】主清心润肺，抑火除热，解口渴，消痰喘。

浮槎泉水 【集解】浮槎泉在庐州府浮槎山之巅。味甘美。宋嘉祐中，郡守李不疑以遗欧阳修。修为作记，其略云：浮槎山上有泉，自前世论水者皆弗道，惟陆羽《茶经》云：山水上，江次之，井为下。山水又以乳泉石池漫流者上。然后益以羽为知水者。今浮槎山与龙池山，皆在庐州界中，较其水味，龙池不及浮槎远甚，而张又新《水记》以龙池为第十，浮槎之泉，反弃而不录，以此知其所失多矣。【气味】味甘。【主治】主补精神，益脏腑，润肺热，止燥渴，生津液，化痰涎。

多智泉水 【集解】多智泉在庐州府三角山。泉清而冽，饮之能长人智慧。【气味】味甘。【主治】主益精神，开心益智慧，令人诵记不忘。

虎跑泉水 【集解】虎跑泉在庐江县南七十里，光明寺侧。【气味】味甘。【主治】主清心润肺，除热止渴，治气喘上逆，生津液。

太守泉水 【集解】太守泉在无为州景福寺后。米〔元〕章有甘泉如慧山之句。【气味】味甘。【主治】主清肺胃火邪，治齿痛牙龈出血如线，止渴生津。

回翁泉水 【集解】回翁泉在无为州西北五十里。昔吕洞宾卓剑而泉涌出，石底累累若贯珠。人有嬉笑其傍，泉辄加沸。又呼为笑泉。【气味】味甘。【主治】主消渴身热，咽干口燥，润肺生津，悦颜耐老。

双泉水 【集解】双泉在无为州西九十里双井山。【气味】味甘。【主治】主清心抑火，润肠胃，利小便，解渴除烦，蠲咳嗽。

汤泉水 【集解】汤泉在巢县东北十里。泉自石穴间出，四时常热，抱疴来饮者多愈。唐·罗隐诗：饮水鱼心知冷暖，濯缨人足识炎凉。【气味】味甘。【主治】主脾胃虚寒泄痢，冬天咳嗽，偏正头风，心腹冷痛。

甘泉水 【集解】甘泉在巢县南乡。石刻有米芾大书泉山二字于此。【气味】味甘。【主治】主除心胸大热，利五脏六腑，消痰治咳嗽，生津液。

杏花泉水 【集解】杏花泉在巢县西南九十里王乔山金庭洞口。阮户部诗云：潇潇叶下晓风寒，日上金庭恰一竿。行遍杏花泉畔路，紫云深处见星坛。【气味】味甘。【主治】主风邪头痛，目赤昏障，去烦热。久饮之，悦颜色，泽肌肤。

紫微泉水 【集解】紫微泉在巢县西南九十里王乔山紫微洞内，冬夏不竭。有唐·杜子春等七人贞元廿一年磨崖。阮户部诗云：一溪流水过双池，池外三峰云四垂。行到唐人题字处，紫微岩下立多时。阮令尝取紫微水以瀹茗，作诗云：紫翠山围小洞天，洞中石〔下〕有寒泉。他年谁补《图经》阙，合在康王谷水前。【气味】味甘。【主治】主润肺，利胸膈，益五脏，消酒，去烦热，开郁痰，益智慧，通心窍，明耳目，悦颜色。久饮之，延年不饥。

龙池水 【集解】龙池水在六安州东五十里龙穴山之东南隅，池在一穴中，方五丈。张又新《烹茶水记》〔品此〕水为天下第十。【气味】味甘。【主治】主清诸经火热，补五脏六腑，荣养精神，滋充脉络，止渴生津，肥悦人面，久饮延年却疾，辟谷不饥。

水晶泉水 【集解】水晶泉在六安州西南六十里齐头山。山高一千八百丈，层峰迭嶂，顶方四平，泉当其巅。唐·中峰禅师结庵之处。有诗云：三尺茅檐耸翠岑，去城七十里崎嵚。谁同趣入忘宾主，我自独来空古今。雪涧有声泉眼活，云崖无路藓痕深。为言海上参玄者，庵主痴顽勿访寻。【气味】味甘。【主治】主补真元，益脏腑，明目聪耳，增慧开心，止渴生津，消痰解酒。

东泉水 【集解】东泉在英山县东三里许。泉从平地涌出。【气味】味甘。【主治】主和中益胃，生津止渴，润五脏，去心经火热，治口舌生疮。

西泉水 【集解】西泉在英山县西南三里许。从石中涌出。【气味】味甘。【主治】主明目，利口齿，降肝胆脾胃诸经之火。生津液，止燥渴。

龙洞泉水 【集解】龙洞泉在英山县广福山中。其洞深邃，悬泉下滴，终古不绝，滴成石窍如盂。水味甘冽可饮。【气味】味甘。【主治】主润肺除热，生津止渴，补益精神，滑肌悦面。

灵泉水 【集解】灵泉在凤阳府西武店。泉味清冽。唐·元桓有《灵泉赞》。【气味】味甘。【主治】主和脾胃，润脏腑，止咳嗽，生津液，清热除烦，凉心解暑。

乳泉水 【集解】乳泉在凤阳府西北二十五里栖岩寺内。其味清美，亚于灵泉。【气味】味甘。【主治】主润肺经燥热，降心肾火邪，壮筋骨，生精髓。

横涧泉水 【集解】横涧泉在定远县西北七里横涧山。垒石为城，泉出石中，甘冽可饮。

【气味】味甘。【主治】主消酒积热，润肠胃燥涸，生津止渴，消痰利肺。

胜汉泉水 【集解】胜汉泉在定远县西五十里。楚汉交兵〔之际，汉〕兵困竭，因大呼，得泉以济。又五里为〔楚〕泉，其流稍微。宋吕夷简有地与分双派，天方斗二雄之句。【气味】味甘。【主治】主止渴生津，利耳目，强健骨力，安心神，降火消痰，补中益气。

楚泉水 【集解】楚泉在定远县西五十余里。水出石穴中。比之胜汉泉水，其流稍细。【气味】味甘。【主治】主除大热，利肺气，清心，润喉吻，通小便，治淋沥。

圣水泉水 【集解】圣水泉在虹县东北朱买臣祠东。泉甘而冽，虽旱不涸，饮之愈疾。曾有人于泉侧浣濯，一夕，泉傍之石暴长几合，土民奔赴神祠，祈祷乃止。【气味】味甘。【主治】主伤寒邪热，狂乱烦闷不安，霍乱泄痢，目昏赤痛。

玻璃泉水 【集解】玻璃泉在盱眙县第一山下。有琢成龙虎，泉自其口喷出。【气味】味甘。【主治】主消渴引饮，清心抑火，润肺生津，逐痰利便。

磬泉水 【集解】磬泉在盱眙县东南六十里都梁山。泉有七眼喷出。【气味】味甘。【主治】主宁心志，解烦躁，醒酒，解渴除热，利水消痰。

丹泉水 【集解】丹泉在天长县南六十里道人山。昔有异人炼丹于〔此〕，故名。【气味】味甘。【主治】主益精气，炼形神，悦颜色，泽肌肤，久饮抱一守真，延年辟谷。

咄泉水 【集解】咄泉在寿州安丰东北十里净界寺北百步。泉与地平，一无波浪，人至其傍，大叫则大涌，小叫则小涌，咄之则涌弥甚。【气味】味甘。【主治】主伤风寒大热及惊痫邪气，心悸怔忡，消渴饮水。

九井泉水 【集解】九井泉在寿州南六十里。九井相连，若汲一井，八井皆动。【气味】味甘。【主治】主滋肾经，制火邪，消痰蠲咳，利肺气，治痹痛。

枸杞井水 【集解】枸杞井水在淮安府城开元寺内。刘禹锡诗云：僧房药树依寒井，井有清泉药有灵。枝繁本是仙人杖，根老新成瑞犬形。【气味】味甘。【主治】主补五脏，益肾阴，明耳目，止腰膝疼痛，固精气。

羽泉水 【集解】羽泉在海州羽山。水恒清，牛羊不饮，乃殛鲧之处。【气味】味甘。【主治】主利胸膈，消痰涎，益肾固齿牙，坚筋骨，止渴润燥。牛羊不饮，以无咸味也。

大明寺水 【集解】大明寺水在扬州府蜀冈之侧。古有拆字谜即此。谜云：一人堂堂，二曜同光。泉深尺一，点去冰傍。二人相连，不欠一边。三梁四柱，烈火烘然。除去双勾，两日不全。解者以为一人堂堂是大字，二曜同光是明字，泉深尺一是寺字，点去冰傍是水字，二人相连是天字，不欠一边是下字，三梁四柱、烈火烘然是无字，除去双勾、两日不全是比字。乃大明寺水天下无比。按此井在蜀冈之傍，冈有茶园，产茶甘如蒙顶，蒙顶在蜀，故以名冈。且井水之脉来自西川。相传有僧于蜀江洗钵，为浪所漂，从此井浮出，后游扬州获之。苏东坡有蜀井出冰雪及剩觅蜀冈新井茶之句。苏颖滨亦有诗云：信脚东游十二年，甘泉香稻忆归田。行逢蜀井恍如梦，试煮山茶意自便。【气味】味甘。【主治】主补益真元，清凉肺腑，润燥涸，除烦闷，生津液，止口渴，滑泽肌肤，和悦颜色。久饮之，轻身耐老，延年不饥。

斗宿泉水 【集解】斗宿泉在扬州府西三十五里甘泉山之顶，味甘如醴。山有七峰，联络如北斗。平地错落诸圆冈，凡二十有八，如列宿拱北，故名。【气味】味甘。【主治】主补五脏六腑，治五劳七伤，寒热咳喘，肺火上升，鼻不通利，咽喉干燥，唇舌出血如丝，牙齿疼痛。

石井水 【集解】石井水在高邮州土山之巅。大可五尺，深倍之。极其清冽，大旱不涸。山下人时见朱衣人，高冠巍巍，徘徊井侧。或云是古列仙之地。【气味】味甘。【主治】主清心润肺，止渴生津，利肠胃之燥涩，解暑热之炎蒸。

卓锡泉水 【集解】卓锡泉在泰州城北二里开化院内。唐宝历中，王屋禅师自蜀中来，驻锡于此，云与扬州府治蜀冈水通。【气味】味甘。【主治】主补五脏，益精神，止渴除热，消痰利气。

玉涓泉水 【集解】玉涓泉在如皋县中禅寺内。水味清冽，玉色涓涓。邑人王觌有"覆栏常满梧阴冷，煮茗犹呈玉色寒"之句。【气味】味甘。【主治】主安和脏腑，润肺清心，补阴精不足，泻阳火有余，止渴生津液，解暑除烦燥，消宿酒，化顽痰。

度军泉水 【集解】度军泉在如皋县治西十里许，地名圣井栏。泉虽浅而不竭，击其栏，则大溢出。昔岳武穆经略通泰，领兵过此，数千人饮之，泉亦如故，因名之曰度军泉。淮南王闻其异，命取栏置庭中。【气味】味甘。【主治】主消烦热，助筋力，添精补髓，止渴生津，明耳目，抑火邪，解暑威，定喘息，及治咽喉肿痛，口舌生疮。

癸亥泉水 【集解】癸亥泉在萧县东南五十里。癸，水也；亥，亦水也。其畜为豕。泉下有猪龙潜伏，旱年祷之立应。【气味】味甘。【主治】主抑心火，退热邪，治咳嗽，痰气上壅，咽喉疼痛；入肾经，补虚羸，腰脊酸疼，腿膝无力，遗精虚汗。

琉璃井水 【集解】琉璃井水在沛县泗水北岸。相传汉高祖时所浚，下广上狭，泉水甘冽。甃砖甚滑，光彩如琉璃。【气味】味甘。【主治】主洗涤胸膈中垢腻，除烦热，止口渴，生津液，化稠痰。

白龙泉水 【集解】白龙泉在滁州城南十里琅琊山。王禹偁诗云：一鉴自泓澄，高原发地灵。老僧来洗钵，不畏白龙腥。【气味】味甘。【主治】主补养真阴，清凉肺腑，宁神益智，解渴生津。

石泓泉水 【集解】石泓泉在滁州琅琊山醉翁亭之侧。水味甘如醍醐，莹如美玉。【气味】味甘。【主治】主补益真元，滋荣脏腑，冲和百脉，灌养三焦。

紫微泉水 【集解】紫微泉旧名丰乐泉。在滁州南幽谷之傍。宋·欧阳永叔建亭其上。公记略云：修既治滁之明年夏，始饮滁水而甘。问之滁人，得于州南百步之近，其上则丰山耸然而特立，下则幽谷窈然而深藏，中有清泉滃然而仰出。于是疏泉凿石，而与滁人日游其间。复有诗云：经年种桃在幽谷，花开不暇把一卮。人生此事尚难必，况欲功名书鼎彝。元佑初，滁守陈知新乃改今名。通判吕元中记云：欧阳公既得酿泉，一日会客，有以新茶献者，公汲泉瀹之，汲者道仆覆水，伪汲他泉代，官知其非酿泉，诘问之，乃得是泉于幽谷山下，因名丰乐泉，作亭其上，久而湮废。至今太守发得之，始改今名，由是紫微泉盛闻于天下。今帖所称酒名，岂非滁阳官酿耶？【气味】味甘。【主治】主润肺清心，明耳目，益智慧，生津止渴，利胸膈，通调脏腑，治脾胃火邪，口燥口苦。久饮悦颜色，耐老延年。

八角井水 【集解】八角井水在滁州仁义馆中。味甘可饮。《述异记》载：蒲人崔韬，过滁宿仁义馆，吏曰：是馆素不利宿者。韬不听。至夜阖户将宿，门欻开，虎入，韬惊走避，窃窥之，虎忽褫皮，化一妇，貌殊丽，乃止室中。韬出问之，对曰：君幸无讶。妾家贫，父兄较猎未还，适闻兄至，愿荐枕席。潜被虎皮出，人莫知也。韬悦其容，忘所见，与之寝，而潜以皮投井中，旦故妇也，遂从之奔，归已生子。他日韬当之官宣城，道经滁，至馆笑谓曰：吾昔遇子于此，记否？同往井，视皮尚在，妇令人取出被身，复化为虎，咆哮而去。【气味】味甘。【主治】主清三焦火热，润五脏燥涩，治偏正头疼，风邪目痛，寒湿痿痹，拘挛筋急。又治痰痫怪异，惊悸恍惚，颠走狂乱，尸厥倒仆，涎潮迫塞，不知人事。此水与饮，或煎汤液用之。

平疴汤 【集解】平疴汤在和州北四十里。能愈一切众疾。凡抱疴者，近远皆来浴之。梁昭明亦尝赴澡。又名太子汤。平疴汤，但可浴之。【主治】治劳瘵羸疾，中风瘫痪，厉风恶疮，一切诸疾。

齐鲁诸泉

舜泉水 【集解】舜泉在济南府历山下。虞舜耕获之处。【气味】味甘。【主治】主解郁消忧除烦，止渴润肺生津，通利六腑。

甘露井水 【集解】甘露井在济南府历山下。水味甘冽，傍有石镌天生自来泉五字。【气味】味甘。【主治】主伤寒大热发狂，清肺止渴，调中益气明目。

趵突泉水 【集解】趵突泉在济南府城西。水味甘冽，澎湃奔腾，平地涌起二丈余。【气味】味甘。【主治】主吐逆痰涎，哮喘气急，肺胃火邪上冲，喉痹乳蛾。

珍珠泉水 【集解】珍珠泉在都司西北白云楼前。平地喷泉，错落如珠。【气味】味甘。【主治】治阴虚火盛，盗汗发热遗精，梦与鬼交。

杜康泉水 【集解】杜康泉在济南府虞舜庙西庑下。其水极轻，每一升仅十三铢。【气味】味甘。【主治】主消渴，其性轻扬，可以消风解肌，清热散毒。

百脉泉水 【集解】百脉泉在章丘县。曾巩记云：历下诸泉，皆岱阴伏流所发，西则趵突为魁，东则百脉为冠。【气味】味甘。【主治】主解暑气，清火邪，止渴生津，通调经络。

净明泉水 【集解】净明泉在章丘县。其水至洁，可以祛瞖。【气味】味甘。【主治】主明目去瞖，刮垢磨光，扫荡烟云，增辉日月。

圣井水 【集解】圣井在章丘县南危山之巅。其水穿石而出，味甚甘洌。【气味】味甘。【主治】主癥瘕痞癖，邪气结硬。用此水煎药。

上方井水 【集解】上方井在章丘县。其泉从石罅中流出，冬夏不竭。【气味】味甘。【主治】主清凉肺腑，洗涤垢腻，止渴除热，去中焦积聚。

晏婴井水 【集解】晏婴井在禹城县中。水和胶入药方，亚于东阿矣。【气味】味甘。【主治】治血虚，吐血、唾血、咳血、咯血，女子经漏不止。

锡杖泉水 【集解】锡杖泉在临邑县东南方山灵岩寺。隋炀帝《酌泉》诗：梵宫既隐隐，灵岫亦沉沉。平郊送晚日，高峰落远阴。回幡飞曙岭，疏钟响昼林。蝉鸣秋气近，泉吐石溪深。极目禅枝地，发念菩提心。【气味】味甘。【主治】主消烦止渴，解暑抑火，治丹瘤热毒，焮痛赤肿。

天神泉水 【集解】天神泉在泰安州泰山之崖，悬流百尺，望之如练。其味甘洌。【气味】味甘。【气味】主风寒眩冒，邪气冲心，蛊毒恶气，呕吐痰涎。

铁佛泉水 【集解】铁佛泉在泰安州泰岳之间。自铁佛以下，其泉共二十有八，多由平地土石中涌出。或澎湃喷薄腾涌沸溢者，或一线激射有如洒珠者。其来本自一源，其味亦俱清洌甘美，不甚相远。【气味】味甘。【主治】主补中益气，调胃固脾，利肺，通水道，治五淋。

石池水 【集解】石池水在宁阳县西青石山。其山惟一大石，高四十余丈，周回三里。石池二所，东西行列，类于人功。冬夏澄清，初无耗溢。【气味】味甘。【主治】主清冷脏腑燔焦，滋益天真精髓。虚劳尸疰者，饮之辄治。入肺调诸经，滋肾溉五脏，除烦燥，止热渴。

吕井水 【集解】吕井水在单县。其井有二，一在城南，一在城北，邑人惠仲之花圃云：金大定间，吕仙翁来游单父，与惠仲为友，徜徉圃中，因浚二井。水初苦涩，掷瓦砾其中，水遂甘洌。二井相去二里许，泉穴相通。北井沈物于中，即于南井浮出。【气味】味甘。【主治】主调中补精神，益元气，润肺生津止渴，治咳。久饮轻身耐老，悦颜色，泽肌肤。

浣笔泉水 【集解】浣笔泉在济宁州东门外，相传太白浣笔处。国朝嘉靖五年，主事白旆筑亭其上。昆山吴扩有诗云：良夜不能寐，闲过浣笔泉。独看池上月，空忆酒中仙。落魄何为者，高风万古传。临流重回首，哀雁下江南。【气味】味甘。【主治】主解烦暑，生津液，润燥利肺，益智开心。宣圣墨池水在济宁州南六十里鲁桥闸下。其水色玄。

宣圣墨池水 【气味】味甘。【主治】主抑心火，清肺金，益精补髓。以其色黑而入肾也。

托基泉水 【集解】托基泉在济宁州。水味甘冽。【气味】味甘。【主治】主止渴清暑热，降火邪，宁心神。

凤山泉水 【集解】凤山泉在东平州东五十里。泰峰环抱，泉水清澈，四面流溢。骚人墨客，多所题咏。味之甘美，与他水不同。【气味】味甘。【主治】主利肺除热，止渴降火，消痰泄忿，下水通淋。

平河泉水 【集解】平河泉在东阿县南。泉涌地中，汇而为潭，深不可测，相传有龙蛰焉。嘉靖初，郎中杨旦饮其地，欲涸而观之。水决未半，风雷大作，乃止。【气味】味甘。【主治】主通利脏腑，消除烦渴，去胃火齿痛，口唇生疮。

琉璃井水 【集解】琉璃井在东阿县南。方圆七十二眼，俱以琉璃甃之。相传庞涓所凿。水味甘冽。【气味】味甘。【主治】主伤寒大热发狂，寒热温疟，消渴引饮，烦闷不已。

弇山泉水 【集解】弇山泉在莘县北十三里。后魏武昌二年，泉忽涌出乱石中。宋县令赵建亭其上，复有序以纪之。【气味】味甘。【主治】主吐血，凉心胃及大肠热，下血痔漏，止渴消酒。又治胸中烦热，咽干燥渴，下喘润心肺，消痰涎。

漱玉泉水 【集解】漱玉泉在临清州城中。泉味清冽。程篁墩诗云：鸡犬深深曲径通，行行何必问西东。玉泉杨柳交加处，木槿初开一树红。【气味】味甘。【主治】主肺经火热，咳唾痰涎，烦渴津枯，引饮不休，滋肾水以制燔灼。

楼儿井水 【集解】楼儿井水在高唐州城内西南隈。水极清甘，夏月久贮不败。永乐间，朝廷驻跸，以此水上供，酌而甘之，御赐建亭其上。【气味】味甘。【主治】主清肌爽骨，润肺滋阴，止渴生津，消忧蠲愤。

范公泉水 【集解】范公泉在青州府直西门外。泉水甘冽如醴。以宋·范仲淹尝知青州，故人以范公目之。环泉古木阴森，尘迹不到。幽人逋客，往往琴诗试茗其间。有亭覆于泉上，欧阳修、苏轼多所题咏。【气味】味甘。【主治】主解炎氛，生窨气，清心胸而祛除烦躁，爽肌骨而振起精神。

香山泉水 【集解】香山泉在益都县东四十五里香山之巅，孤峰独耸。泉水自春以至严冬，涓涓不竭，味清而冽。【气味】味甘。【主治】主止渴利肺气，去心家火热，疗舌痛咽疮。

百丈泉水 【集解】百丈泉在临朐县东南沂山东百丈崖。壁立万仞，形如斧削。泉自山顶而下，洒若飞雨。亦曰瀑布泉，宛如庐峰之胜。尚书乔宇诗云：匡庐瀑布天下知，沂山隐在齐东陲。丹崖斗绝三百丈，宛如白龙身倒垂。层峦曲涧何逶迤，松萝荫湿苔藓滋。古今游人到绝少，谁复表此山川奇？平生溪山颇登涉，如此名泉初见之。徘徊尽日不忍去，似觉岩壑生春姿。【气味】味甘。【主治】主解忧郁，消恚怒，除烦燥，生津液，止渴利肺，抑火祛痰。

逢山泉水 【集解】逢山泉在临朐县西二十五里逢山石窦间。泉水甘洁异常。宋末避兵者，多所获济。【气味】味甘。【主治】主凉心热，止肺渴，宁嗽消痰，滋阴益肾。

雩泉水 【集解】雩泉在诸城县南二十里常山之崖。泉水旋折如轮，清凉甘滑，冬夏若一。宋·苏子瞻为县旱祷应焉，作亭其上，名之雩泉。又作《吁嗟之歌》以遗东武之民，使歌以祀神焉。【气味】味甘。【主治】主解利伤寒热病，天行疫厉不正之气。治鬼疟湿痢及偏头风病。

中州泉水

灵池水 【集解】灵池水在长葛县西四十里少陉山之麓。世传抱朴子习仙于此，亦名葛仙池。水味甘洌可饮，旱年祷之辄应。【气味】味甘。【主治】主补益三焦，调和脏腑，生津止渴，润肺清心。端午日正中时饮一杯，驱百邪，治百病。

涌泉水 【集解】涌泉在禹州城西玲珑山。水味清冽。【气味】味甘。【主治】主除热，养毛发，润颜色，滑泽肌肤，止渴治咳。

七女泉水 【集解】七女泉在禹州城东北七女冈下。水味清冽。【气味】味甘。【主治】主霍乱烦满，心腹疼痛，客忤惊邪，止渴润燥。

七泉水 【集解】七泉在林县东南。泉出平地，七穴并涌。【气味】味甘。【主治】治心胸燥热，烦渴不安，悦颜色，安神定志。

万飞泉水 【集解】万飞泉在林县万泉山。泉水飞腾喷薄，响振山谷。【气味】味甘。【主治】主解忧郁忿怒，治胁痛烦闷，呕逆痰水，去宿垢，止口渴。

莹玉泉水 【集解】莹玉泉在林县西南玉泉山。泉洁如玉，味甘如饴。【气味】味甘。【主治】主补元气，润华盖以灌溉诸经；益真阴，遏命门而滋培六腑。

滴乳泉水 【集解】滴乳泉在林县天平山，山势平坦，泉水沿石而下，若滴乳然。【气味】味甘。【主治】主添精补髓，止渴生津，益寿耐老，怡颜黑发。

逗雪泉水 【集解】逗雪泉在林县天平山西。泉洁而寒。【气味】味甘。【主治】主解暑清热毒，止渴除烦闷，治咳逆痰火。

甘露泉水 【集解】甘露泉在林县天平山十八盘之左。泉水甘冽。行人方登十八盘，喘渴流汗，得之如饮甘露。【气味】味甘。【主治】主润肺，定喘急；止渴，清燥热。泻心火，消痞满。

石窦泉水 【集解】石窦泉在林县天平山碧霄峰顶。泉味甘美。【气味】味甘。【主治】治胃火上升，咽喉肿胀，口臭齿痛，牙宣出血。

鉴泉水 【集解】鉴泉在林县天平山。泉出石窦间，其清见毛发。【气味】味甘。【主治】主润肺止渴，解炎暑，治伤寒大热发狂，烦闷不安。

金线泉水 【集解】金线泉在林县天平山。其流细垂如线。【气味】味甘。【主治】

主咳逆上气不安，痰因火升，胸膈痞塞不快。

珠帘泉水 【集解】珠帘泉在林县天平山。泉泻高崖，宛如珠帘之状。【气味】味甘。【主治】治咽喉疼痛，口舌生疮。抑火升阴，养心济肾。

菩萨泉水 【集解】菩萨泉在林县天平山。水极甘冷。【气味】味甘。【主治】主清心降火，治肺痿劳嗽，阴虚发热，咳唾脓血。

紫泉水 【集解】紫泉在武安县东南三十里玉赭山。泉侧有仙人王子乔洞，常产九节菖蒲。【气味】味甘。【主治】主百病，耐老延年，悦颜色，乌须发，辟谷神仙。

滏口泉水 【集解】滏口泉在涉县西一里。泉水清冷。【气味】味甘。【主治】治痰满痞塞，抑火止渴生津。

饧盆水 【集解】饧盆水在淇县西北四十里石坎下。湾曲如盆，厥味如醴。【气味】味甘。【主治】主补中益气，止渴生津，润燥止咳，添精助髓。

卫风泉水 【集解】卫风泉在淇县。民间引之溉稻，其米香洁，异于他稻。【气味】味甘。【主治】主助脾胃，补元气。止渴除烦。

涌金泉水 【集解】涌金泉在辉县西北五里。泉涌出，日照如金。【气味】味甘。【主治】主消酒开胃，利小便，生津液，润五脏，悦颜色。

焦泉水 【集解】焦泉在辉县。泉方丈余，清水湛然，常无增减。山居者资以给饮。【气味】味甘。【主治】主和中补脾，解炎滋肾，止渴除烦，消痰下气。

卓水泉 【集解】卓水泉在辉县西北。平地涌出。【气味】味甘。【主治】治烦渴引饮不止，解暑益气，宣通脏腑壅滞，消心下痞。

五色泉水 【集解】五色泉在济源县。泉中砂石五色，故名。昔卢同尝居泉傍，有诗云：买得一片田，济源花洞前。同自号为玉川子，每汲此泉瀹茗，有玉川子饮茶歌。【气味】味甘。【主治】治心血虚少，肺经燥涩，火旺上焦，咽喉口齿之症。

沙沟泉水 【集解】沙沟泉在洛阳县西南秦山下。水味甘美。【气味】味甘。【主治】主四肢痛痹，经脉缓纵不仁，头风目痛。

碧玉泉水 【集解】碧玉泉在洛阳县东南玉泉山下。水如碧玉。【气味】味甘。【主治】主生津液，益真阴，溉五脏之焦枯，清四肢之烦热。

龟泉水 【集解】龟泉在封丘县东中岳嵩山之顶。水味清冽。【气味】味甘。【主治】主滋阴补肾，济壬癸以制阳光，假天一而生真水。

灵泉水 【集解】灵泉在灵宝县南五十里女郎山。唐李德裕有灵泉。【气味】味甘。【主治】主疟疾往来寒热，梦寐不宁，中恶邪鬼气，辟诸蛇虫。

清泠泉水 【集解】清泠泉在南阳县东北丰山，神耕父处之。水味甘冽。神来时，有赤光笼罩。【气味】味甘。【主治】治伤风伤寒，时气头痛，发热恶寒，狂躁诸疾。

苍龙泉水 【集解】苍龙泉在镇平县境竹园内流出。水味清冽，灌溉甚广。【气味】味甘。【主治】主补脾胃，清三焦，治酒疸发渴，通利五淋。

柳泉水 【集解】柳泉在镇平县遮山之阳，广五丈余。水味甘美。【气味】味甘。【主治】主肺受火邪，喘咳痰嗽，大肠下血，痔漏肛痈等症。

灵济泉水 【集解】灵济泉在唐县南。世传灵济禅师，卓锡其地。【气味】味甘。【主治】主消渴，解烦暑，清君相五志之火邪，养十二经络之血气。

天池水 【集解】天池水在内乡县东南五十里天池山顶。其水比于帝台浆更寒而冽。饮之者可以已心痛。【气味】味甘。【主治】主消渴，清肺胃火热，已心痛及四肢麻痹不仁。

流素泉水 【集解】流素泉在裕州泉白山顶，下流如素练。【气味】味甘。【主治】主三焦大热，肾脏干涸，津不到咽，唇口燥裂。

圣井水 【集解】圣井水在裕州境内。其地四面皆下，井居其上，独高仞余，泉常仰溢。【气味】味甘。【主治】主心腹痛，疰忤邪气，目赤疼，风湿痿痹，寒热鬼疟下痢。

舞泉水 【集解】舞泉在舞阳县东南。泉水沸腾若舞。【气味】味甘。【主治】主心胸烦热，口燥咽干，舌卷唇焦，大渴引饮。

莲华泉水 【集解】莲华泉在西平县西北乐、秀二山之间。泉水涌作莲华之状。【气味】味甘。【主治】主益精元，固真气，生津液，滋肺金，养老扶衰，泽肌悦色。

金线泉水 【集解】金线泉在光州城南岸。宋·赵抃诗：玉甃常浮灏气鲜，金丝不滴路南泉。【气味】味甘。【主治】主润肺生津，清热止渴。除烦燥，解炎蒸。

仙井水 【集解】仙井水在固始县西五十里仙井山。【气味】味甘。【主治】主明目，治心腹疼痛，喉痹烦热，痰气上升，腮颊肿胀。

温泉水 【集解】温泉在商城县南三十里。【主治】浴之能已疡疾。不可饮。

玉龙泉水 【集解】玉龙泉在汝州城西南。其水莹洁。中秋之夕，阴云蔽月，俯观泉内，魄形自若。昔人有诗：我欲龙泉观夜月，崆峒烟雨阻人行。【气味】味甘。【主治】治目昏瞖，肺气不清，声音不出，润燥止渴。

石龙涡水 【集解】石龙涡在汝州龙泉之侧。四壁千仞，散泉如雨。唐·孟效有诗记之。【气味】味甘。【主治】主天行热病，狂躁口渴，明目，清心疮。

三晋诸泉

芹泉水 【集解】芹泉水在寿阳县二十里。水味甘冽。【气味】味甘。【主治】解暑热，治烦渴，益气调中，宁心增智，明耳目。

石瓮泉水 【集解】石瓮泉在平定州西北三十里。其深若井，其形如瓮，瓮端覆石。

水味甘馨，遇旱祈祷，举杖挑石，石开即雨。【气味】味甘。【主治】主洒润燥涸，滋灌真阴，制火邪之烁肺金，伐木旺而凌脾土。

妬女泉水 【集解】妬女泉水在平定州东九十里。色碧而味甘。妇人袨服靓妆过此，必兴雷雨。【气味】味甘。【主治】主解〔肌〕退热，明目除风，益肝胆，利胸膈，消痰涎。

龙跃泉水 【集解】龙跃泉水在代州西。泉源涌沸，腾波奋发。以巨石投之，水辄喷起数丈。【气味】味甘。【主治】主心烦气喘，痰涎呕哕，风寒疟疾，止渴生津。

豹突泉水 【集解】豹突泉水在雁门城北四十里。平地涌出，厥势雄猛，如豹之突。【气味】味甘。【主治】主润肺，治喘急喉痹，口舌生疮及大肠痔漏，肛门下坠。

太华泉水 【集解】太华泉水在五台县东北百四十里五台山顶。此山常有紫炁，为仙人频来栖止，亦文殊所居之地。唐·柳宗元曰：云代间有灵山焉，与竺干、鹫岭角立相应。其泉亦自甘冽异常，饮之者延年不饥。【气味】味甘。【主治】主润肺滋肾源，除烦止燥渴。泉之左右恒有飞仙止息，常有紫炁浮空。服之者延年却病成仙。

三珠泉水 【集解】三珠泉水在五台县东北百四十里五台山。其水馨冽甘美，异于他水。其沸累累颗颗，圆净如珠。【气味】味甘。【主治】治丹疹热毒，解烦渴，祛炎暑，明耳目，益智慧。

白龙泉水 【集解】白龙泉水在岢岚州东二十里。其味甘美，冬温夏凉。【气味】味甘。【主治】主除烦热，止燥渴，清暑和脾，生津液，下逆气。

挝鼓泉水 【集解】挝鼓泉水在赵城县霍山绝顶。泉水涌出，其声如鼓。【气味】味甘。【主治】治目生蒙瞖及目痛，鼻渊脑漏，耳中疼痛，聤耳汁出，口燥渴引饮。

淡泉水 【集解】淡泉水在解州盐池之北。他水皆咸，此水味独甘冽，故又名甘泉，可汲而饮。盐池之水得此水点之，方能煎炙成卤。【气味】味甘、淡。【主治】主助胃止渴生津液，和中补元阳，利窍发汗。

止渴泉水 【集解】止渴泉一名天池。在解州百梯山，山岭峭拔。喷薄汹涌，水花莹洁如雪。澄渟而为池，上有盎浆，名为止渴。【气味】味甘。【主治】主润肺经燥热，烦渴引饮不休。生津液，益真髓。上有盎浆，服之不死。

帝台浆 【集解】帝台浆在解州。《山海经》曰：高前之山，其上有水，甚寒而清，谓之帝台浆。郭璞注云：今河东解县南坛道山有水潜出，渟而不流，即此处矣。【气味】味甘。【主治】主补五脏，生津液，止肺渴，治羸瘵，久服延年不饥。

玉钩泉水 【集解】玉钩泉在解州东北二十里玉钩山。其山东西绵亘数里，状如玉钩，故以名泉。【气味】味甘。【主治】主下气定喘，解渴除热，止吐衄血，消痰治咳。

明月泉水 【集解】明月泉在隰州北十里。中有白石，光莹如月，故名。【气味】味甘。【主治】主清脏腑，洗涤心胸，益智慧，令人记诵不忘。

涌泉水 【集解】涌泉在大同府城西北角。泉水清冽，一人汲之不溢，千人汲之不穷。【气味】味甘。【主治】止渴利肺，〔清〕热蠲咳嗽，明目聪耳，益智慧。

神泉水 【集解】神泉在怀仁县城北四十里。泉有二眼，其味甚甘。【气味】味甘。【主治】主除烦解热，润肺生津，止咳呕，疗疟痢寒热诸疾。

潜龙泉水 【集解】潜龙泉在浑源州北岳恒山之东南五十里。旱祷立应，兼能愈疾。【气味】味甘。【主治】主利胸膈，化痰涎，明目去瞖。养肝胆，止消渴。

一斗泉水 【集解】一斗泉在广灵县西北十五里九层山。山有九层，泉出崖口，仅斗〔许〕。味甚〔甘冽，可供〕百余家。【气味】味甘。【主治】治心胸烦闷，大热燥渴，廉泉津液不至。舌下为廉泉穴。抑火清胃。

瑞泉水 【集解】瑞泉在广灵县西四十里。泉水湍瀑奔腾，声如唾玉。【气味】味甘。【主治】主润喉吻，清火热，消胸膈之稠痰，利膀胱之闭涩。

百谷泉水 【集解】百谷泉在长子县西五十步。有泉二所，一玄一白，甘冽异常。相传为神农得嘉谷之处，故名。【气味】味甘。【主治】白者入肺经，止渴治咳逆，消痰涎；玄者入肾脏，滋阴退虚火，生精髓。

玉女泉水 【集解】玉女泉在潞城县西北五里凤皇山顶。深仅五尺，未尝盈竭。泉内时有白气盛出，蒙覆其上则雨。土人谓之玉女披衣。【气味】味甘。【主治】主润心胸，清肌骨，消烦暑，止燥渴，益肾生津。

流玉泉水 【集解】流玉泉在孝义县西七十里玉泉山。喷如漱玉，味极甘冽而美。【气味】味甘。【主治】主清肺热，治劳瘵骨蒸，咳吐脓血，阴虚午后发热，止口渴。

悬泉水 【集解】悬泉在介休县东南四十里徂谷南。四围皆山，中有石磊，横空数仞，周广三里。岩顶有泉，味极甘冽，倒流如瀑布。【气味】味甘。【主治】主降逆气，泻心火，止渴生津，消痰润肺，治吐衄，定烦躁。

百聚泉水 【集解】百聚泉在阳城县东二十五里。其泉鼎沸，百流喷腾。【气味】味甘。【主治】治伤寒热邪在内，狂妄不知人及百合病。

濯缨泉水 【集解】濯缨泉在陵川县南山下。水味甘冽。【气味】味甘。【主治】治邪气着人，如见鬼状及一切癫痫之症。

秦陇诸泉

瀑布泉水 【集解】瀑布泉在镇安县西四十里，水甘冷。唐太宗御制诗：东望香炉山，西观瀑布水。飞流三千丈，崩岸数十里。【气味】味甘，冷。【主治】主推荡陈垢，滋养真阴。治反胃噎膈，利大小便，通痰拥经络，攻注疼痛，腹中结滞。

天柱泉水 【集解】天柱泉在山阳县南八十里天柱山。其山壁立万仞，形如天柱。泉当绝顶，清冽可饮。宋·邵康节先生隐于此，有诗曰：一簇烟岚锁乱云，孤高天柱好栖〔真。清泉〕数酌无余事，免向人间更问津。【气味】味甘。【主治】主清心润肺，止渴除烦。益智慧，生明敏，全真养性，补肾滋阴。久饮之，耐老身轻，童颜黑发，延年成仙。

太华泉水 【集解】太华泉在华阴县太华山之巅。其山削成而四方，高五千仞。远而望之，有若华状。山顶又有池，生千叶莲，服之羽化。泉水状若山雨，滂湃洪津，泛洒挂溜，直泻山下，服之者延年成仙。【气味】味甘。【主治】主润肺金。抑心火，补益真元，蠲除燥渴，乌须发，泽肌肤，驻景延年，身轻不老。久服之成仙。

雾谷泉水 【集解】雾〔谷〕泉在华阴县太华峰之西雾露谷。后汉·张超于此，能布五里之雾。泉在谷口，色如琼浆，味颇甘冽。【气味】味甘。【主治】主明目，去目中瞖膜，补肝胆，凉心热，止渴生津，消痰下气定喘，通大小肠，益五脏，利百脉。

苦泉水 【集解】苦泉在同州洛水之南，泉味咸苦。羊饮之，肥而肉美。谚云：苦泉羊，洛水浆。【气味】味咸苦。【主治】宜于煎治瘿瘤、痰核、结块、降心火退热药中用之。

重泉水 【集解】重泉在同州西北三十里，味甘而美。【气味】味甘。【主治】主补中益气，养血脉，厚肠胃。彼地万余顷，皆瘠恶之土，悉赖此水，尽成膏腴。可令亩得十石。

甘泉水 【集解】甘泉水在澄城县西匮谷中。其味澄洁甘美，堪造酒。【气味】味甘。【主治】主解渴消暑，除烦燥，清肌骨，降火邪，退肺热，止咳嗽，酿酒味佳。

洗肠泉水 【集解】洗肠泉水在澄城县西，相传晋佛图澄洗肠于此。【气味】味甘。【主治】主天行不正之气。取此水饮之，兼洒。

御池泉水 【集解】御池泉水在耀州西北七十里，其味甘馨。【气味】味甘。主胸膈诸热，明目止渴，滋肾脏，伐火邪，益精气，安心神。

温泉水 【集解】温泉水在武功县太白山。其水沸涌如汤。【主治】可治百病。不可饮，止堪澡浴，世清则疾愈，世乱则无验。

平泉水 【集解】平泉在永寿县北二十里。泉从平地涌出，味甚清冽。【气味】味甘。【主治】主清利头目，祛豁风痰，止渴消烦，滋阴抑火。

金泉水 【集解】金泉在淳化县西三十里。泉涌数穴，清彻无底，味极甘冽而美。人来汲引，见有金光滉漾其中。【气味】味甘。【主治】主解热郁，行结气，逐风涎，通水道，除燥渴，利胸中阨塞痞闷，治上焦壅满稠痰，降心火，遏肺家受邪。

醴泉水 【集解】醴泉在洋县境内。其泉涌出，甘冽如醴。【气味】味甘。【主治】

主补五脏，养精神，悦颜色，生智慧，调经脉，止肺渴。

龙泉水 【集解】龙泉在西乡县南三十里。泉在石穴中涌出，随潮之进退，视其减溢。潮生则水浊，潮息则水清。【气味】味甘、咸、淡不常。【主治】主滋养肾经，制伏心火。大抵通潮脉之水，不宜于烹瀹。

圣水 【集解】圣水在宁羌州南三十里山厓之畔。一石悬如龙首，水从口吻滴沥而下。过客仰面就饮，味甚甘冽。【气味】味甘。【主治】除心烦，凉肺热，止渴，治咳嗽，润燥，疗吐衄，滋养肾经，调伏相火。

三泉水 【集解】三泉在沔县大安军东门外濒江石上，有泉如小车轮，品列鼎峙，故名三泉。唐·苏颋诗云：三月松作花，春行日渐赊。竹障山鸟路，藤蔓野人家。透石飞泉下，寻云绝磴斜。此中谁与乐？挥涕语年华。【气味】味甘。【主治】主咳逆上气，喘急不安，解热渴，润肺燥，降心火，消痰涎。

热泉水 【集解】热泉在沔县北平地方。泉源沸涌，冬夏汤汤。望之则白气浩然，能瘥百病。赴集者常有百数。【主治】浴之治内外新久百病。不可饮。其下恐有硫〔黄〕。

盘龙泉水 【集解】盘龙泉水在略阳县西五里盘龙山之下。泉味清冽而美，屈曲萦纡，有若蟠龙之状，故以为名。【气味】味甘。【主治】治肺热咳嗽，疟疾寒热，呕吐酸水，肝热泪出。

石泉水 【集解】石泉在石泉县南五十步。其水清冽，四时不竭，县以泉名。【气味】味甘。【主治】治三焦积热，肺受火迫，咳唾痰血，声哑不清，喉中痰塞，胸满痞闷，阴火上升，一切亢极之症。

玉润泉水 【集解】玉润泉在凤翔府城西北五里，水味甘冽。【气味】味甘。【主治】治火邪有余，口臭齿痛，痰气上攻，头目昏晕。

塔寺泉水 【集解】塔寺泉水在凤翔府城东三里，水味甘冽。【气味】味甘。【主治】主消渴烦满，身热咳喘，抑火降痰，润肺生津液。

灵泉水 【集解】灵泉在凤翔府东北十五里，水味甘冽。苏东坡诗云：金沙泉涌雪涛香，洒作醍醐大地凉。解妬九天河影白，遥通百谷海声长。僧来汲月归灵石，人到寻源宿上方。更续《茶经》校奇品，山瓢留待羽仙尝。【气味】味甘冽。【主治】治伤寒温疫，大汗不解，大热狂躁，口渴烦满，疟疾暑痢，邪火炽盛，暴病闷乱，癫痫痰厥之候。

虎吼泉水 【集解】虎吼泉在凤翔府城西北二十里，水味甘美。【气味】味甘。【主治】主肝气有余，易于恚怒，转筋霍乱，腹中痛，饮其水愈。

润德泉水 【集解】润德泉在岐山县西北十五里凤山周公庙之傍。时平则流，世乱则涸。【气味】味甘。【主治】主补元气，治劳瘵，泄肺邪，通隧道，降痰火。

流玉涧水 【集解】流玉涧水在宝鸡县城南二里许。清流如玉，味甚甘冽。【气味】味甘。【主治】治脏腑积热，口干舌燥，咽喉肿痛，含水漱咽，大效。

九眼泉水 【集解】九眼泉水在宝鸡县城南二里。泉出九穴，味特殊胜。【气味】味甘冽。【主治】主润肺生津，止渴除热，宁心神，益智慧。

飞凤泉水 【集解】飞凤泉在扶风县城北五十里，明月山之西。【气味】味甘。【主治】主助文思，壮吟怀。挥毫洒翰，能使笔走龙蚰。

蛰龙泉水 【集解】蛰龙泉在扶风县城北五十里，明月山之东。【气味】味甘。【主治】主雄武略，鼓军忾，舞剑抡枪，能使声销罴虎。

温春泉水 【集解】温春泉在郿县东南五十里。泉水温暖，故以春名。【主治】疗诸疾。不可饮，止堪浴。泉清则愈，浊则不灵。

马迹泉水 【集解】马迹泉在汧阳县东南二十里，上有人马足迹。【气味】味甘。【主治】主大渴身热，消烦祛暑，利肺经，止咳嗽，降心火，治鼻洪。

涌珠泉水 【集解】涌珠泉在汧阳县南三里，泉涌如珠。【气味】味甘。【主治】主凉心经，治肝热目昏泪出，解渴除烦，消痈肿疮毒。

西岩泉水 【集解】西岩泉在平凉府西崆峒山之西，泉味甘冽。【气味】味甘冽。【主治】治肺热燥渴，鼻衄吐血，惊狂烦闷不安，谵言妄语作乱。此水清凉，可以立解。又治丹石之毒。

琉璃泉水 【集解】琉璃泉在平凉府西三十里，崆峒山之西，水味甘冽。【气味】味甘。【主治】主补元气，养心神，益智聪明，强阴制火，安和五内。

百泉水 【集解】百泉在泾州城西三十五里。泉眼喷出，乱流难计。【气味】味甘。【主治】主燥渴，除肺热，退心火。治口舌生疮，咽喉疼痛。

玉井水 【集解】玉井在临洮府城东二里，玉井峰之巅。井水如玉。【气味】味甘冽。【主治】治肺热咳嗽，肺痿肺痈，虚劳客热，痰唾稠浊。

龙纹泉水 【集解】龙纹泉在兰州允街谷泉眼之中。水纹作蛟龙状，或试挠破之，寻复成龙。将饮者皆退避而走。【气味】味甘。【主治】主润心肺，治喉痹，降火邪，消痈毒，止口渴。

玉浆泉水 【集解】玉浆泉在巩昌府西鸟鼠山。其山绝壁千寻，由来乏水。周武帝时，豆卢绩为渭州刺史，有惠政，华夷悦服。马迹所践，忽飞泉涌出，民以玉浆称之。【气味】味甘。【主治】主清心抑火，润肺生津。治咽嗌不利，胃中痰热，脏腑清浊混淆，大便滑泄而小水禁锢不快。

洒玉泉水 【集解】洒玉泉在宁远县南玉泉山，流泉如洒玉。【气味】味甘。【主治】主温疫，天行热病，肠风脏毒，下血血痢。心腹胀满，邪气结热，口渴咽干，黄疸，小便黄如金色。

九珠泉水 【集解】九珠泉在西和县西北。其水夏凉冬温，味甘而四时不竭。【气味】味甘。【主治】主烦满口渴，咽肿疼痛，狂邪惊悸，大热；润肺止咳逆，消痰利胸膈；呕吐酸水，胃中火热，头疼齿痛。

通灵泉水 【集解】通灵泉在西和县东南三百余里通灵山。四山环合，清泉自岩穴飞洒如玉绳。其味甘香而洌。【气味】味甘。【主治】主痁疾，往来寒热，心腹结聚疼痛；温疫时行，惊悸狂邪；妇人产难及胞衣不下，产后儿枕疼痛；小儿惊风搐搦，痰涎满口，啼叫如见鬼祟。又治大人尸厥之症，并取此水，煎药煮粥及喷屋四角，无不效验。

盐井水 【集解】盐井水在西和县南三十里，水与岸齐。味极甘美，饮之破气解郁闷。【气味】味甘。【主治】主平肝邪太过，补脾土以滋肺〔金，伐〕有余之木，令恚怒之气消，忧郁之气解。其功向来未有知者。

丰水泉水 【集解】丰水泉在西和县南百里仇池山。四面拱立，峭绝险固，自然有楼橹却敌形。绝顶平地，方二十余里。泉如湖水，可煮盐。杜甫诗云：万古仇池穴，潜通小有天。神鱼人不见，福地语空传。近接西南境，长怀九十泉。何时一茅屋，送老白云边。【气味】味甘咸。【主治】主解热清暑，消痰核，利胸膈，入肾经，治阴虚精少，自汗盗汗，腰膝酸疼无力，足胫软弱，不能行履。

玉绳泉水 【集解】玉绳泉在成县东南七里万丈潭之左。宋·喻涉有“万丈潭边万丈山，山根一窦落飞泉”之句。【气味】味甘。【主治】治烦渴，肺胃大热，心胸躁闷不安，引饮无度。

迸玑泉水 【集解】迸玑泉在成县东南十里凤凰山之腰，味甘而洌。【气味】味甘。【主治】主清火热，解燥渴，润心肺，治吐衄血，益智慧，生津液。

饮军泉水 【集解】饮军泉在秦州东四十里。唐·尉迟敬德与番将金牙战，士卒疲渴，敬德马忽跑泉水涌出，三军饮足，至今不竭。傍有鄂国公祠，宋·游师雄饮之，赏其清洌，因与叶康直诗云：清泉一脉古祠边，昨日亲烹小凤团。却恨竟陵无品目，烦君精鉴为尝看。【气味】味甘美。【主治】主清头目，解肺渴，润燥，凉心热。瀹茗饮之，利六腑，清肌骨，祛暑气。

清水泉水 【集解】清水泉在合水县西南一里。天雨滂沱，流而不浊，故曰清水。【气味】味甘。【主治】主滋益水脏，灌溉真元，降三焦隐伏之火，从小便渗泄而出。

戛玉泉水 【集解】戛玉泉在合水县西南七十里，水味甘洌。石崖上刻有唐句云：山脉逗飞泉，泓澄傍岩石。乱垂寒玉筱，碎洒珍珠滴。清波涵万象，明镜泻天色。有时乘月来，赏咏还自适。东坡亦有“骊珠万颗溅清寒”之句。【气味】味甘。【主治】主解炎蒸，止消渴，消痰利肺气，滋阴益肾经。治汗多为火热所迫，强脾土为木所乘。烹酌更佳。

金沙泉水 【集解】金沙泉在宁州城南一里，其水涌沙如金。【气味】味甘。【主治】主利膀胱水道，热结下焦，小腹硬痛，沙淋石淋。

天泽泉水 【集解】天泽泉在安塞县天泽山之巅，水味清冽。【气味】味甘。【主治】治肺热咳唾痰涎，阴虚盗汗，夜卧少寐，魂梦不宁，腰膝酸疼，腿足无力，心悸怔忡，恍惚健忘。

御甘泉水 【集解】御甘泉在甘泉县南五里岩谷上。其水飞流激射，去地丈许，厥味甘美。隋炀帝游此，饮而嗜之，取入禁内，故县以泉名。【气味】味甘。【主治】主肺热消渴，心火上炎，口舌生疮，咽喉疼痛，利头脑，明耳目，生津液，润枯槁，通閟治淋，强阴益髓。

五龙泉水 【集解】五龙泉在安定县东里许，平地石隙中涌出，其声雄吼，味特甘美。【气味】味甘。【主治】主润心肺，利六腑，解烦暑，治燥渴，行水除淋，清痰抑火。

漱玉泉水 【集解】漱玉泉在延长县东漱玉岩下，泉出如练。【气味】味甘。【主治】治心胸烦躁不安，喉吻津液不至，祛暑益气，润肺清心。

一线泉水 【集解】一线泉在中部县西南。泉出石穴中，如垂一线，味极清冽。【气味】味甘。【主治】主除热解烦，清暑润燥，止渴生津液，凉心利水脏。

滴珠泉水 【集解】滴珠泉在中部县西南里许。泉出石罅中，滴沥如珠，味甘而冽。【气味】味甘。【主治】主补中益气，和血清神，解暑热，凉心肾。

姜女泉水 【集解】姜女泉在宜君县南八十里。相传杞良之妻，寻夫至此，疲渴甚，仰天而哭，泉忽涌出，味甘而冽，故名。【气味】味甘。【主治】主解渴，灌溉丹田，清凉肺腑，消除大热，滋益真阴。

呜咽泉水 【集解】呜咽泉在绥德州城南三里。秦·扶苏赐死之处。唐·胡曾诗云：举国贤良尽泪垂，扶苏屈死戍边时。至今谷口泉呜咽，犹似当年恨李斯。【气味】味甘。【主治】主咳嗽，咽喉痛，利水除热。士人饮之，生聪慧贤良。

金积泉水 【集解】金积泉在宁夏城南二百余里金积山之麓。山多积土，日照之，其色如金。泉自地涌如沸，清冽可饮。【气味】味甘。【主治】治口渴，生津液，止吐血，下热痰。祛烦暑，面垢唇焦，脉伏欲死者，饮一杯愈。

酒泉水 【集解】酒泉一名金泉。在肃州卫，其色如金，厥味如酒。【气味】味甘。【主治】主和脾胃，调血脉，养心神，走经络，止渴生津。

红泉水 【集解】红泉在凉州卫，其水绀色。【气味】味甘。【主治】治霍乱呕逆，及膀胱奔豚气。调中利水，止渴除烦燥，通关开胃，手足转筋，心病鬼疰，明目定心。去小儿热，酒后面赤；治女人赤白带下，胎前腹中疼痛，产后儿枕痛。

洗癣疥，灭疤痕。洒屋壁，祛蚊蚋。

咽瓠泉水 【集解】咽瓠泉在蓝田县北十七里。唐·李荃遇骊山老母，授以《阴符经》，既毕，令荃携瓠汲泉，因而不见，故名。【气味】味甘。【主治】主补元气，壮精神，除百病，消忧愤，服之既久成仙。

石门温泉水 【集解】石门温泉在蓝田县西南四十里。此地雪落即融，唐时有异僧见之云，必温泉也，已而掘之，果然。凡有病者，饮之辄愈。【气味】味甘。【主治】治心腹寒痛，伤寒寒热，疟痢泄泻，劳瘵膈气反胃，鼓胀黄疸，一切疯症。

冰井水 【集解】冰井在蓝田县玉案山，他水流入辄成冰，经夏不消。长安不藏冰，但于此地求取。【气味】味甘。【主治】主解热毒，消丹瘤；治实火，眼目暴发肿痛。

飞泉水 【集解】飞泉在盩厔县东南五十里，泉味甚甘，饮者愈疾。【气味】味甘。【主治】治天行时病，冬月正伤寒，春温夏热病，秋月暑湿疟痢，眼目赤肿，丹瘤疮疖。

浪井水 【集解】浪井在三原县，不凿自成。王者道德，则水清冽而溢。【气味】味甘。【主治】主补益真元，消除烦渴，润肺生津。

泽多泉水 【集解】泽多泉在渭南县西十里，水味甘冽。【气味】味甘。【主治】治五脏不足，益智慧。

三楚诸泉

桃花泉水 【集解】桃花泉在兴国州南十五里桃花尖下桃花寺中，甘美无比。里人用以造茶，味胜他处，今号曰桃花绝品。宋·王琪诗云：梅雪既扫地，桃花露微红。风从北苑来，吹入茶坞中。【气味】味甘。【主治】主补益真元，荣养脏气，消暑解酒，止渴生津。

九真泉水 【集解】九真泉在汉阳县九真山九真庙侧，水味甘冽。【气味】味甘。【主治】主滋荣脉络，利肺通淋，止咳嗽。

茶泉水 【集解】茶泉在蕲水县东凤栖山下。唐·陆羽烹茶所汲，水味甘美。【气味】味甘。【主治】主补精神，调和脏腑，生津液，解热渴，利水道，破五淋。

玉虹泉水 【集解】玉虹泉在罗田县东二里。宋·何锡尔有半岭泉鸣通古涧，千寻水泻接狂澜之句。【气味】味甘。【主治】主泻阳养阴，抑心滋肾，止咳逆，下痰。

雪岩井水 【集解】雪岩井在罗田县东四十里雪岩之顶，井深数十丈，喷泉如雪。【气味】味甘。【主治】主脏腑大热，伤寒阳邪传里，发斑黄，狂乱，大渴烦闷。

宋玉泉水 【集解】宋玉井在承天府学泮池侧。其泉清泠湛冽，异于他水。【气味】味甘。【主治】主消痰涎，润肺燥，凉内热，止咳嗽，通利小便，清解炎暑。

五泉水 【集解】五泉在京山县横岭下，泉有五穴，涌如鼎沸。【气味】味甘。【主治】主凉心益肾，润燥滋阴，止口渴，去目翳，消除烦热。

新罗泉水【集解】新罗泉在京山县石人山下。昔有新罗僧修行于此。【气味】味甘。【主治】主除风寒入于脑府，眩晕时作。又治肺火上升，面红鼻赤。

白玉泉水【集解】白玉泉在京山县之宝香山顶，水味甘冽。【气味】味甘。【主治】主消酒热，治咳喘，润心肺，凉胸膈，止烦渴。

珍珠泉水【集解】珍珠泉在京山县子陵洞中，水味甘冽。【气味】味甘。【主治】主长毛发，滑肌肉，舒筋健骨，解百毒，退淫泆之火。

八角井水【集解】八角井水在京山县西南八十里，梁高僧演教之所。其水甘冽澄澈，异于他处。【气味】味甘。【主治】治肺经火盛，咳嗽吐红，痰中有血丝、血屑。

蒙泉水【集解】蒙惠泉在荆门州西一里，蒙山之下。北曰蒙，其水常寒；南曰惠，其水常温。唐·沈传师诗：京洛马骎骎，尘劳日向深。蒙泉聊息驾，可以洗君心。【气味】味甘。【主治】主清心明目，降火除热。惠泉水，味甘。主润肺止渴。

珠玉泉水【集解】珠玉泉在荆门州郏石山之麓。水二派：南出珠，北出玉。【气味】味甘。【主治】主润肺生津止渴，益精神，悦颜色，泽肌肤。

玉泉水【集解】玉泉在当阳县南三十里玉泉山。郭璞《游仙诗序》谓此泉潜行九万八千里，来自西域天竺，注震旦者也。【气味】味甘。【主治】主行结气，开通郁滞，荡涤胸膈中邪气，止渴生津，治肺热。

温泉水【集解】温泉在应城县西南六十里京山之巅，深净如鉴。闻人声则汤发，可以焊鸡。李白诗云：神女没幽境，汤池流大川。阴阳结炎炭，造化开灵泉。地底烁朱火，沙傍歊素烟。沸珠濯明月，皎镜涵空天。气浮兰草满，色涨桃花然。散下楚王国，分浇宋玉田。独随朝宗愿，赴海输微涓。【主治】只宜洗浴，以疗疮疥。大抵热水不可饮，下有硫黄。

驴泉水【集解】驴泉在随州北九十里驴泉山上。大旱不涸，山石卤润。牛马经过，贪其味甘，不能去。土人云：牛马解逸，即于此山寻之。【气味】味甘微咸。【主治】主补脾益肾，抑火消痰。牛马饮之肥壮。

金沙泉水【集解】金沙泉在宜城县二里。其泉造酒甘美，世称宜城春，又称竹叶春。梁元帝诗：宜城酝酒今朝熟，停鞭系马暂栖宿。温庭筠诗：宜城酒熟花覆桥，沙晴绿鸭鸣咬咬。【气味】味甘。【主治】主补五脏，生津液，润肺，止口渴，和脾，利胸膈。

一碗泉水【集解】一碗泉在南漳县西三百里。石上有坎，水出坎中，仅容一碗。味甚清甘，取之不竭。【气味】味甘。【主治】主清心润肺，解渴，祛烦暑，除热，散酒势。

甘泉水【集解】甘泉在枣阳县东北四十里。水出石穴中，味甘而冽。【气味】味甘。【主治】主和中补脾，益元气，利诸经。止渴除烦，消痰降火。

灵泉水【集解】灵泉在枣阳县南五十里古灵寺傍。其泉与西蜀相连。昔泉上浮一木鱼，刻云西蜀某寺记。【气味】味甘。【主治】主风虚眩冒，咳逆痰涎，恶气攻冲，腹中疼痛。

竹泉水 【集解】竹泉在松滋县南，泉水清冽。宋至和初，苦竹寺僧浚井得笔。后黄庭坚谪黔过之，视笔曰：此吾虾蟆〔碚所〕坠。固知此泉与之相通。其诗曰：松滋〔县南竹〕林寺，苦竹林中甘井泉。巴人谩说虾蟆〔碚〕，试裹春茶来就煎。【气味】味甘。【主治】主润五脏，悦颜色，益精神，荣肌肤，清泠肺腑，止渴生津。大略与虾蟆碚水相同。

永庆井水 【集解】永庆井水在岳州府东山绝顶，其水清冽。【气味】味甘。【主治】主解酒势及诸丹石药毒，止渴滋肺，生津。

云母泉水 【集解】云母泉在华容县东三十里墨山下。泉出味甘而流长。地产云母。李华诗序云"墙壁道路，炯如列星；井泉溪涧，色皆纯白"是也。【气味】味甘。【主治】主除邪气，安五脏，益精明目，止渴生津液。久饮之，轻身延年。

子真井水 【集解】子真井在平江县梅仙山，梅子真隐处。水味甘冽。【气味】味甘。【主治】主凉心热，降肺火，益精，去目睛膜翳，止渴清暑。

碧泉水 【集解】碧泉在湘潭县西南七十里。唐天宝间，石穴中泉忽涌出，色如挼蓝。投物其中，色皆苍翠。宋·胡安国创碧泉书院于此。【气味】味甘。【主治】主补肾明目，醒酒，除大热，消烦躁，止口渴。

醴泉水 【集解】醴泉在醴陵县北五里陵上，泉涌如醴。其味极甘，因以名县。县西五里有凤皇山，与梧桐山对峙。古者云：凤皇非梧桐不栖，非醴泉不饮。故此三山相为〔左〕右。【气味】味甘。【主治】主补精神，滋荣五脏六腑，增智慧，令人强记不忘。

小沩泉水 【集解】小沩泉在醴陵县东二十里小沩山。众峰环绕，湍流中溅。【气味】味甘。【主治】主清心抑火，养胃和中，止渴除烦，消痰利气。

芗泉水 【集解】芗泉在湘乡县城中。泉香如椒兰，酿酒殊胜。若参以他水，其味辄变。【气味】味甘。【主治】主和脾益胃，补助真元，润涸生津，除烦退热。酿酒味极甘馨，久贮不败。

米泉水 【集解】米泉在酃县境内。泉不常见，遇邑政清明，年谷丰稔，其泉淅然如米泔瀑涌，饮之可以愈百病。【气味】味甘。【主治】主补五脏，养精神，疗百病，悦颜色。久饮之，延年不饥。

碧云泉水 【集解】碧云泉在桂阳州治圃中。水味甘冽宜茗。【气味】味甘。【主治】主清神思，遣睡魔，益气调中，生津止渴。

龙山泉水 【集解】龙山泉在宝庆府城东八十里龙山顶上，泉如潮涌。【气味】味甘。【主治】主解酒热，润心胸，治喘咳痰涎，咽喉疼痛。

如意泉水 【集解】如意泉在零陵县福田山塔下，水味甘冽。【气味】味甘。【主治】主润五脏，利六腑，止渴，滋养肌肤，和悦面容。

七胜泉水 【集解】七胜泉在道州东郭，石穴出水。【气味】味甘。【主治】主灭除五志之火，滋充两肾之阴，解酒热，消烦躁。

愈泉水 【集解】愈泉在郴州城中，泉水清冷甘美。有患疾者，饮之立愈，故名。【气味】味甘。【主治】主伤寒伤风，天行时病，疟痢霍乱，咳嗽目痛，劳瘵鼓膈，中风瘫痪，手足痿痹，厉风鼻崩、眉脱。

剑泉水 【集解】剑泉在郴州城内康泰坊。泉自石罅中跃沙而出。浮休居士张舜民刻铭其上。【气味】味甘。【主治】主祛邪气，解酒消风，除热止渴，明目，生津液。

圆泉水 【集解】圆泉在郴州南灵寿山石室下。陆羽《茶经》品为第十八水。【气味】味甘。【主治】主润肺止渴，荣肌肤，发腠理，滋益华池，开明智府。

崔婆井水 【集解】崔婆井在常德府城西三十里。宋时有道士张虚白尝饮酒姥崔氏，不责以偿，经年无厌。乃问所欲，答以江水远，不便于汲。道士遂指舍傍隙地，堪为掘井。不数尺得泉，甘洌异于常水。【气味】味甘。【主治】主养精神，滋五脏，充百脉，利三焦。久饮令人肥白悦泽，延年不老。

莱公泉水 【集解】莱公泉在常德府城北六十里甘泉寺中。宋·寇准南迁日，题于东楹曰：平仲酌泉，经此回望，北阙黯然。未几，丁谓又过之，题于西楹曰：谓之酌泉，礼佛而去。后范讽留诗于寺曰：平仲酌泉回北望，谓之礼佛向南行。烟岚翠锁门前路，转使高僧厌宠荣。【气味】味甘。【主治】主益肾明目，开心，通神明，增智慧，消酒除热，五脏烦热，脾火燔灼，多食易饥，四肢瘦削，补阴。

洪崖井水 【集解】洪崖井在南昌府西四十里西山翠岩应圣宫之间。飞流悬注，其深无底。僧善权诗：水发香城源，度涧随曲折。奔流两崖腹，汹涌双石阙。怒翻银汉浪，冷下太古雪。跳波落丹冰，势尽声自歇。散漫归平川，与世濯烦热。飞梁瞰灵磨，洞视竦毛发。连峰翳层阴，老木森羽节。洪崖古仙子，炼秀捣残月。丹成已蝉蜕，井旧见遗烈。我亦小道山，浮杯爱清绝。攀松一舒啸，灵风披林樾。尚想骑雪精，重来饮芳洁。【气味】味甘。【主治】主除烦热，降肺火，凉心清胃，治咳消痰，明耳目，利小便，益智调中，宁神定志。又治惊痫、邪气狂妄之症，此水饮之。或以送下诸丸丹及煎治汤液。

孝感泉水 【集解】孝感泉在丰城县西南八十里道人山。宋绍兴中，少卿曹戬避地寓此，其母喜茗饮，山初无井，戬乃斋戒吁天，劚地才尺，而清泉涌溢，味甚甘冽。【气味】味甘。【主治】主清心止渴，润肺生津，益气和中，延年养老。

圣井水 【集解】圣井水在进贤县南廿里麻姑山麻姑观之东。冬夏如一，味甘而冽。每风月澄静之夕，辄有步虚及钟磬声。【气味】味甘。【主治】主清肝经风热，明目去瞖，目眵泪出，止渴除〔烦〕。

温泉水 【集解】温泉在奉新县西八十里九仙山。其水一温一沸，涌出道间，往来皆得浴焉。【主治】治一切寒湿痿痹之症及疮疡疥癣。不可饮，止堪澡洗。

分水泉水 【集解】分水泉在靖安县东北七十里之梅崖。【气味】味甘。【主治】主风邪入于肝经，筋脉不逐，头眩目昏，耳鸣火旺。

双井水 【集解】双井在宁州三十里外，黄山谷所居之地。土人汲以造茶，为草茶第一。鲁直送双井茶与苏子瞻诗云：人间风日不到处，天上玉堂森宝书。想见东坡旧居士，挥毫百斛双明珠。我家江南摘云腴，落硙霏霏雪不如。为君唤起黄州梦，独载扁舟向五湖。【气味】味甘。【主治】主清神思，益五脏，利百脉，通闭塞，开窍，除淋，消烦止渴。

喷雪泉水 【集解】喷雪泉在高安县西北六十里。吕仙翁游憩时，以剑插地，而泉喷出。【气味】味甘。【主治】主凉心经积热，滋津液久枯，治头目昏眩，痰壅咳逆。

真君井水 【集解】真君井在上高县西九十里万松山法忍寺。寺初无井水，以行汲为病。旌阳许真君过之，拔剑插于千山之间，水泉涌出，味极甘冽。【气味】味甘。【主治】主润肺清心，益阴补肾，祛百疾，固真元。久饮之，延年。

五色泉水 【集解】五色泉在新昌县西十里净慧院。土人取而酌之，五色鲜莹。【气味】味甘。【主治】主消烦渴，补五脏，养精神，悦颜色。久饮不饥辟谷。

聪颖泉水 【集解】聪颖泉在新昌县北五十里吉祥山，味甘冽。相传久饮令人颖慧。【气味】味甘。【主治】主清热止渴，润肺滋阴，益智慧，开迷懵。

西峰井水 【集解】西峰井水在饶州府南百里。唐·西峰禅师以锡杖插地而成此井。味甚甘冽，虽大旱不竭。【气味】味甘。【主治】主洗涤胸膈垢腻，消胃中痰涎，利耳目，除烦热，消痰嗽。

乳泉水 【集解】乳泉在乐平县西四十里石研山，色白味甘如乳。【气味】味甘。【主治】主补中助胃，益血添精，宁心志，止烦渴，消痰涎，降逆气。

马祖泉水 【集解】马祖泉在安仁县东马祖岩。其水从山腰直下，飞泻百余丈。【气味】味甘。【主治】主消渴大热，养气和中，荡去胃中宿垢痰涎，补益心经神衰血耗。

谷帘泉水 【集解】谷帘泉在星子县西三十五里。瀑广如帘，布岩而下者三十余派。陆羽《茶经》品为第一。味极甘美而馨。【气味】味甘。【主治】主润肺清心，补中益气，安和四体，总理百骸，止渴生津，涤烦消垢。久饮之，悦颜色，乌髭须，黑发鬓，延年辟谷。

瀑布泉水 【集解】瀑布泉在星子县西十五里匡庐山开先寺之侧。桑乔山疏云：瀑布源出汉阳，方冬泉脉微弱，循崖而流，涓涓然如一线。春夏泛滥，直落霄汉间，如垂匹练。日光灼之，灿烂作黄金色。倏为惊风所掣，则中断不下。久之，忽飘入云际，如飞球卷雪、迸珠散玉。顷刻万状，殆难以名言也。庐山之南，瀑布以十数，皆待积雨方见，惟开先之瀑不穷，挂流三四百丈，望之如悬索。水所注处，石悉成井，深幽不可测。【气味】味甘。【主治】主补精神，益脏腑，润燥止渴，降气消痰，清利头目，泽滑肌肤。久久饮之，返老还童，变白为黑。

温泉水【集解】温泉在建昌县黄龙山下。其水四时常暖，以生物投之即熟。白居易诗：一眼汤泉流向东，浸泥浇草暖无穷。骊山温水因何事，流入金铺玉甃中。【主治】暖脾胃，和血脉。不宜常饮，止可洗浴，治诸疮疥。

神泉水【集解】神泉在九江府南二十五里锦绣峰下。道士皇甫坦劚庵侧，应手出泉，味甚甘冽。【气味】味甘。【主治】主消渴身热，烦满口渴，利胸膈，化痰涎。久饮明目轻身。

甘泉水【集解】甘泉在德化县南甘泉驿之傍。泉极甘冷，饮之有余香。【气味】味甘。【主治】主清心补脾，润燥滋化源，益肾强阴，固虚理羸弱。

天池水【集解】天池水在九江府西南五十里山谷中，四时湛碧，澄泓不竭。【气味】味甘。【主治】主润肺经火燥，滋肠胃焦枯，治老人痰咳虚嗽。

乌石泉水【集解】乌石泉在德安县北八里乌石山之半。味甚甘冽，行者利之。【气味】味甘。【主治】主和中降火，解暑消烦，明耳目，利胸胃。

黄浆泉水【集解】黄浆泉在彭泽县东南四十里黄浆山之顶。泉水莹洁，隆冬不涸。宋·黄鹏举诗云：清泉彻底莹无泥，唤作黄浆恐未宜。若见洞仙还寄语，佳名当换碧琉璃。【气味】味甘。【主治】主清心润肺，解暑消酒。令人身轻不饥，肌肉悦泽，明目益精，利小便，除淋闭，湿热黄疸，小腹满痛。

玉壶泉水【集解】玉壶泉在彭泽县南四十里石壁山，下有玉壶洞，泉流不竭，味极甘冽。宋时县僚祈雨山中，见石壁有题诗云：洞前流水碧如苔，洞口桃花扑面开。转头望断意不断，长啸一声须再来。墨迹未干，亟追之不得。【气味】味甘。【主治】主补五脏，安精神，益气除热，解渴消暑，去酒积。

生生泉水【集解】生生泉在广信府城察院堂西。皇明余姚翁大立记云：嘉靖丙午，予以刑部郎中审录江西，踰年五月至广信，即御史台居之。将复命，从史皆病疫。台中有怪物，状类狗而大，每夜分即来，来即飡厨具去。缭垣无窦，扃户皆弗启也。时信城大疫，民间鸣金伐鼓驱疫鬼，声彻昏晓。从史闻之，皆恐恐畏死，泣且告予。予乃肃衣冠，藏灯密室待之，夜分果来，命隶人遮击，击数百乃死，疫者疑稍解。忽梦神人语曰：君从者病，惟天乙生能治之，明日且至。明日为六月朔也。予蚤起戒门者曰：有称天乙生者至，毋留门。日晡无报至者。予循除散步，且疑且思。忽堂之西偏，有地津津然。以物发视，至尺许，清泉涌出。窦从干方来，若喷沫状，饮之寒且甘。予喜曰：天乙生水，神人告我哉！遂命疫者，人饮数瓢即愈，既而城中疫者群饮之，无不愈。乃命工采石甃为井，而名曰生生。【气味】味甘。【主治】主伤寒寒热，头目疼，骨节痛，烦渴大热，疫厉时行，四时不正之气，着人成病及疟痢霍乱，痰厥迷闷。

岩山泉水【集解】岩山泉在广信府北岩山石罅中，味甘而冽。【气味】味甘。【主治】

主润肺经火燥，止口渴，解暑热，消酒积。

一滴泉水 【集解】一滴泉在广信府西南数里南岩石穴中。朱晦翁诗：南岩兜率境，形胜自天成。崖雨前楹下，山云后殿生。泉堪清病目，井可濯尘缨。五级峰头立，何须步玉京。【气味】味甘。【主治】主消宿酒，除烦渴，治头风颠倒昏眩，耳鸣目痛。

天井水 【集解】天井水在广信府铜山之顶。井广丈余，上有倒悬石，可四五丈，如莲花覆盖。其水碧色，莫测浅深，春夏不增减。天欲雨，井中即有白雾上腾。【气味】味甘。【主治】主润肺渴，生津液，凉心肾，治血枯，除烦热，狂闷不安。

冰壶泉水 【集解】冰壶泉在铅山县南六十步教场山下，泉水清冽。【气味】味甘。【主治】主清心胸，退实热，益气除烦满，明目，利小便。

石井水 【集解】石井在铅山县东北四里资圣院之后，周回六丈，深二三丈，有岩去水二丈，三面回抱，瞰于井上，石文隐起，错镂垂下，如莲花倒生。县多胆水，味涩，此水独甘。其流昼夜涓涓不息。【气味】味甘。【主治】主明目，利耳窍，清心益肾，润肺生津液，除热止咳。

石龙泉水 【集解】石龙泉在抚州府西南三十里。泉上有石如龙形，头尾鳞甲皆具。泉水澄澈甘美。谢竹友有"竭来龙泉上，杖屦随沙鸥"之句。【气味】味甘。【主治】主益肝明目，止目泪，除风，荣养阴血，黑发乌须。

马蹄泉水 【集解】马蹄泉水在抚州府西四十里龙会山，有四穴如马蹄，水清冽。【气味】味甘。【主治】主清胸膈，涤胃腑，利小便，治淋沥，止渴除热。

崇仁泉水 【集解】崇仁泉在崇仁县西四十里崇仁山绝顶。泉水冬夏不竭。吴曾诗云：有泉曰日来，但觉声涓涓。萦纡若虵走，往注山腹田。【气味】味甘。【主治】主利头目，润心肺，定喘急，消痰涎，荡去膈中垢腻。

伯清泉水 【集解】伯清泉在金溪县东二里。泉出石穴中，味甘而冽。【气味】味甘。【主治】主滋润肺经燥热，清凉脏腑燔炽。生津止渴，补髓填精。

石眼泉水 【集解】石眼泉在金溪县东二里。水从石罅流出，味极清甘，冬夏如一。【气味】味甘。【主治】主除劳热咳嗽，涕唾稠粘，肺痈肺痿，云门、中府隐隐作痛。

月窦泉水 【集解】月窦泉在金溪县南四里翠云山。有岩洞，正圆如月。泉出其中，味特甘美。陆梭山诗云：玉兔爰作泉，饮之化为石。规圆立山趾，万古终不息。应厌旧经躔，盈虚多阙夕。自从寄兹踪，表表无晦蚀。光彩虽轮埋，体素得不易。神物岂终潜，早晚照九域。【气味】味甘。【主治】主滋阴益血，润肺生津，解暑除烦，消痰止渴。

跃马泉水 【集解】跃马泉在金溪县翠云山。泉水涓涓，清甘味胜。曾艇斋诗云：山灵从何来，崩腾跃万马。初疑夫差军，水犀光照夜。又疑阏与战，声撼武安瓦。森然毛骨竦，舌拄不能下。对此神骖姿，可以一战霸。【气味】味甘。【主治】主除呕吐霍乱，利下里急，窘迫不快，寒热鬼疟。

试茗泉水 【集解】试茗泉在金溪县翠云山。味清冽而甘，颇为诸泉之胜。王安石诗云：此泉地何偏，陆羽未曾阅。坻沙光散射，窦乳甘潜泄。灵山不可见，嘉草何由掇。但有梦中人，相随掬明月。【气味】味甘。【主治】主清心家火热，消膈上稠痰；止渴解酒，祛痰润肺。

玉斧泉水 【集解】玉斧泉在金溪县南涂黄岭下。宋·提刑邹极置别墅于其傍。时有道人，自称姓吕，来辄索酒。饮酣假枕，公以珊瑚枕与之，戏掷地而碎，袖往井中浣濯复完。随于井上书玉斧泉三字。人于井上顿足，则起二泡，合成吕字。又传洞宾于郝壁间，画一圆圈，径不满寸，楼阁女乐皆具焉。洞宾跃入，图亦渐褪。夫人急以衣裾印之，遂成一图，子孙世藏于家。【气味】味甘。【主治】主润肺止渴，除热保神。久饮辟谷，不饥延年。

鳌头泉水 【集解】鳌头泉在金溪县治前鳌头山。其山下瞰溪流，如灵鳌赴海之状。泉当山之腰，涓流不穷，味甘而冽。【气味】味甘。【主治】主清心益胃，利五脏，调诸气，降各经火邪。

玉女盆水 【集解】玉女盆水在建昌府东十里芙蓉山之顶。上有盘石，周回十数尺，盆深仅咫。泉涌味甘，寒暑不竭。【气味】味甘。【主治】主补五脏六腑，益精神血脉，润燥生津，利痰治咳。

丹泉水 【集解】丹泉在建昌府西三谷石穴内，丹砂中流出。【气味】味甘。【主治】主镇心神，除惊狂，凉烦热，悦颜耐老。久饮，返迈成童。

神功泉水 【集解】神功泉在建昌府麻姑山三峡桥。泉出石隙中，味极甘冽。取以酿酒，即麻姑酒也。故老相传：先年泉出如酒，色微红，饮之醉人，想为诸仙丹液。后人以秽器取之，色变味淡。然比他水，尤胜绝。【气味】味甘。【主治】主补五脏六腑，荣养肌肉血脉，生精神，治五劳七伤。久饮，轻身不老，延年辟谷，役使鬼神，飞行羽化。

乳泉水 【集解】乳泉在广昌县西北七十里圣栖岩。泉水甘冽，宜于烹瀹。古诗云：妙哉双古乳，玉液清涓涓。攀萝蹑石磴，一饮消烦煎。【气味】味甘。【主治】主润肺除热，生津止渴，益精神，通脉络，利耳目，悦颜色。

灵泉水 【集解】灵泉在广昌县东北二十里宝陀岩。疫者得杯勺辄愈。国朝冢宰何文渊诗云：仙人西方来，手持白玉斧。劈开苍石岩，云烟互吞吐。高空千余丈，深阔五十步。四时总是秋，六月不知暑。清泉缭石涧，香风绕牕户。云移树影斜，花落鸡唱午。龙归月正圆，犬吠天欲曙。山摇觉撞钟，林响初击鼓。天台与蓬岛，未必能胜此。来游住三日，酷爱神仙府。题诗镌石壁，记我为岩主。【气味】味甘。【主治】主清心火，除肝经风热，明目退翳，治温疫头疼大热。

佛面泉水 【集解】佛面泉在广昌县德兴里，从石壁中涌出，洁白如乳。泡沫皆肖佛面。

【气味】味甘。【主治】主清肺除热，益五脏，消宿酒，解暑毒。生津液，消烦渴。

鸣玉泉水 【集解】鸣玉泉在金溪县翠云山。泉声淙淙如鸣佩，味甘冽。谢迈诗云：山路秋阳何赫赫，山亭凄凉多秋色。岂惟醉耳玉琮琤，照眼寒光如练白。旧闻瀑布垂云间，恍疑银河堕天关。西望香炉不得往，个中元有小庐山。【气味】味甘。【主治】主凉心膈，益肌肉，保肺气，去面上皯黯，好颜色。

黄蜂泉水 【集解】黄蜂泉在金溪县西三十里，宽不盈亩，而泉脉星灿，多于蜂房，味甘宜饮。【气味】味甘。【主治】主益脾胃，养肝血，止呕逆，明目，去目中障翳。

府治泉水 【集解】府治泉在吉安府治垣壁中石隙流出，其源来自安福，味极甘美，宜于烹瀹，为郡中第一。元时监郡者增培府治基址，泉逐涸焉。国初莫已知为守，夷平之，泉涌如喷珠。【气味】味甘。【主治】主补益精神，滋荣脏腑，除燥热，止烦渴。

东坡井水 【集解】东坡井水在庐陵县米巷。相传东坡游清都，曰：此地好开井。市人随指处浚凿，得泉甚甘冽。【气味】味甘。【主治】主清胸膈，凉三焦，降有余之火邪，滋不足之真水。

观山泉水 【集解】观山泉在泰和县观山，从石穴中涌出，冬夏不竭，味甚甘冷。黄鲁直有观山平尺夜泉寒之句。【气味】味甘。【主治】主清肺除热，利窍通淋，开心益智，止渴生津液。

玉溪泉水 【集解】玉溪泉在泰和县西五十里传担山绝顶，凡四十八窍而合为一者，又名六八泉。味极清冽。【气味】味甘。【主治】治伤寒瘟疫大热，口渴烦闷，胸膈痞满，噫气吞酸。

圣岭泉水 【集解】圣岭泉在永丰南二十里圣岭之巅，深阔丈余，大旱不涸，每风雨晦冥，见有金鸭出没其中。【气味】味甘。【主治】主五脏邪气，肠胃痼热，心胸浮热，消渴，利小便。

醴泉水 【集解】醴泉在永丰县南百六十里，宋·杨仙师所居之地。土人艰于行汲，师以柱杖卓地，水涌出如醴。【气味】味甘。【主治】主补中益气，安和脏腑，悦颜耐老，延年不饥。

龙洞泉水 【集解】龙洞泉在龙泉县西北五十里蓬莱岭，泉水直垂百仞，味极甘冽。【气味】味甘。【主治】主治中风风邪，头目脑角痛，手足拘急不能动。

聪明泉水 【集解】聪明泉在永新县二十里外义山下。水出石中，甘冽宜茗。宋·刘沆诗云：义山之下有灵泉，泉号聪明自古传。四百年中三出相，不才何幸继前贤。【气味】味甘。【主治】主补元气，滋肾阴，开达心孔，益人智慧。

浆山泉水 【集解】浆山泉在永宁县西三十里浆山之顶，味甚甘冽。【气味】味甘。【主治】主和脾胃，补不足，除热止渴，利肺宁志，扶衰养老。

仙井水 【集解】仙井在永宁县南郑溪。相传此地苦无井，是吕仙经此，取碗覆米于地，指曰：七日后当得泉。如期启碗，土陷而水涌，味甚甘。【气味】味甘。【主治】主消烦热，益精神，多睡而能醒，少睡而能寐。

醴乳泉水 【集解】醴乳泉在新喻县西三十里。黄山谷尝过此，饮而甘之，曰：惜张又新、陆鸿渐辈不及知也！因题其傍石柱曰醴乳。【气味】味甘。【主治】主补益精神，滋充百脉，安五脏，利三焦。

白乳泉水 【集解】白乳泉在峡江县南四十里玉笥山。【气味】味甘。【主治】主养老人血液衰，大便秘涩，上冲胃脘，食不纳。

宜春泉水 【集解】宜春泉在宜春县侧。从地涌出，夏凉冬温，澄碧如鉴，莹媚如春。味极甘冽，饮之宜人，故以名县。【气味】味甘。【主治】主和脾胃，润三焦，益五脏，悦颜色，延年耐老，清热止口渴，明目利小便，滑泽肌肤，返白还黑。

盘石泉水 【集解】盘石泉在宜春县江心，有石如枰，大可五尺，平坦可憩。游者每至此，酌水为乐。宋·黄叔万诗云：离火自天烁，温泉由地生。我来须晓汲，聊用濯尘缨。【气味】味甘。【主治】主消烦渴，清暑热，润肺生津，蠲痰止咳。

神泉水 【集解】神泉在分宜县南二里钤冈，泉水可以愈疾。唐·张景修有江抱罗村盘玉带，地开石井涌银涛之句。【气味】味甘。【主治】主辟厉气，治伤寒时疫，噎膈反胃，霍乱吐逆。

廉泉水 【集解】廉泉在赣县东南隅光孝寺。宋元嘉中，一夕忽涌地为泉，时以归功太守，故名。苏子瞻诗云：水性故自清，不清或挠之。君看此廉泉，五色烂摩尼。廉者为我廉，何以此名为。又云：赣水雨已涌，廉泉春未流。同烹贡茗雪，一洗瘴茅秋。【气味】味甘。【主治】主清凉脏腑，荡涤垢腻，止口渴，祛炎暑，消烦煎。

甘酸泉水 【集解】甘酸泉在雩都县东紫阳观内。泉水甘酸，间日易味。甘日汲以酿酒，特美。宋·洪迈四言诗云：毖彼甘泉，出自东方。发源雩山，钟于紫阳。冰清玉洁，源深流长。君子至止，鉴亦有光。挹之不竭，漱玉流芳。【主治】主养脾胃，充肌肉，益肝胆，荣筋脉、爪甲，黑须发。取以酿酒最佳。

葛仙泉水 【集解】葛仙泉在兴国县西北二里，治平观外。井深三十余尺，底有亘石，泉从窍中涌出，味特甘美殊胜。【气味】味甘。【主治】主益精神，补五脏，滋荣血脉，却疾延年。

玉珠泉水 【集解】玉珠泉在兴国县东十五里灵山之麓，其味清冽，冬夏如一。【气味】味甘。【主治】主润肺，消烦热，滋阴退虚火，生津液，解暑渴。

仁峰泉水 【集解】仁峰泉在会昌县西百里仁峰石室内。冬夏不涸，饮之可以愈疾。【气味】味甘。【主治】主治风邪中人，偏枯瘫痪，口眼喎邪，四肢不举，伤寒时气，疟痢吐下。

陆公泉水 【集解】陆公泉在瑞金县西南一里。宋大观中，县尹陆蕴，搜寻胜迹，得唐人陆藻轩前山色依然绿，溜下泉声漱玉寒之句，因于石窦间浚得此水，故以其姓名泉也。【气味】味甘。【主治】主凉三焦火热，润肺经燥涸，生津液，止烦渴。

飞锡泉水 【集解】飞锡泉在瑞金县北二十五里灵应山，寺初艰于汲水，有禅僧飞锡东行，泉如云涌。【气味】味甘。【主治】主补元气，明耳目，益精髓，壮筋骨，泽肌肤，悦颜色。

石龟泉水 【集解】石龟泉在南安府城西北隈宝界寺法堂之后。初掘井及泉，下有石龟，水从龟目而出，烹瀹最佳。【气味】味甘。【主治】主滋肾益阴，明目补精，消烦热，退虚火。

上徙泉水 【集解】上徙泉在南安府东南二里，东山苦于汲，有僧性定者，以符呪之曰：泉且上来，与老僧徙钵。逾时，香积傍石窦出泉，甚甘冽。【气味】味甘。【主治】主和气血，充肠胃，调脉络，止渴生津，消烦清暑。

点石泉水 【集解】点石泉在南安府庾岭上。唐·六祖大鉴禅师，自黄梅传衣钵回曹溪，五百僧争之，追至大庾岭，久立告渴，祖拈锡杖点石，泉涌，清冷甘美，众骇而退。【气味】味甘。【主治】主清心润肺，利六府，明耳目，止渴生液。

九眼泉水 【集解】九眼泉在南安府治之东，相去七十步，井深而水冽。石其底，如盘而九窍，涓涓无已，春夏不穷。【气味】味甘。【主治】主消痰涎，定喘急，去垢腻，涤邪秽，清热解暑。

玉字井水 【集解】玉字井水在大庾县东南隅玉字街，味甚甘美。【气味】味甘。【主治】主除热明目，清痰抑火，解酒毒，止消渴。

巴蜀诸泉

三昧泉水 【集解】三昧泉在彭县西三十里至德山，泉自石窦喷冽，方大如斗，不竭不溢。相传即知玄国师洗人面疮之处。至今疾者浇之多效。○附《水忏序》：昔唐懿宗朝，有悟达国师知玄者，未显时，尝与一僧邂逅于京师，忘其所寓之地。其僧乃患迦摩罗疾，众皆恶之，独知玄与之为邻，时时顾问，略无厌色。因分袂，其僧感其风义，祝之曰：子向后有难，可往西蜀彭州茶陇相寻，山有二松为志。后悟达国师居安国寺，道德昭著，懿宗亲临法席，赐沉香为法座，恩渥甚厚。自尔忽生人面疮于膝上，眉目口齿俱备，每以饮食餧之，则开口吞啖，与人无异。遍召名医，皆拱手默默。因记昔日同住僧之语，竟入山相寻，值天色已晚，彷徨四顾，乃见二松于烟云间，信期约之不诬。即趋其所，崇楼广殿，金碧交辉。其僧立于门首，顾接甚欢，因留〔宿〕，遂以所苦告之。彼云：无伤也。岩下有泉，明〔旦〕濯之即愈。诘明，童子引至泉所，方掬水间，其人面疮遂大呼：未可洗。公识达深远，考究古今，曾读《西汉书·袁盎鼂错传》否？曰：曾读。既曾读之，宁不知袁盎杀鼂错乎？公即袁盎，吾即鼂错也。错腰斩东市，其冤为何如哉？累世求报于公，而公十世为高僧，戒律精严，报不得其便。今汝受人主宠遇过奢，名利心起，于德有损，故能害之。今蒙迦诺迦尊者洗我以三昧法水，自此以往，不复与汝为冤矣。悟达闻之凛然，魂不住体，连忙掬水洗之，其痛彻髓，绝而复苏。觉来其疮不见，乃知圣贤溷迹，非凡情所测。再欲瞻敬，回顾寺宇，不可复见。因卓庵其所，遂成招提。迨我宋朝至道中，赐名至德禅寺。悟达当时感其殊异，深思积世之冤，非遇圣人，何由得释！因述为忏法，朝夕礼诵，后传布天下。今之忏文三卷者，乃斯文也。盖取三昧水洗冤业为义，命之曰《水忏》。此悟达感迦诺迦之异应，正名立义，报本而为之云耳。【气味】味甘。【主治】主治一切痼疾，医药难痊、冤愆沉着之病，浇洗奇恶诸疮。

牛跑泉水 【集解】牛跑泉在灌县青城山老君观内，味甚甘美。昔老子与天皇真人会真之所。老子所骑青牛跑地出泉也。【气味】味甘。【主治】主润燥生津，益精补肾。久饮延年，辟谷不饥。

林泉水 【集解】林泉在新津县南里许修觉寺，左右各有一井。春夏汲东，秋冬汲西，味斯甘冽殊胜，反之便不佳矣。【气味】味甘。【主治】主清心火，治肺热，益胃气，除烦解暑，利窍通淋。

丽甘泉水 【集解】丽甘泉在仁寿县南一里丽甘山下，是十二玉女故迹。以玉女美丽，泉水味甘，合而名其山。【气味】味甘。【主治】主补五脏六腑，退三焦火热，润喉吻，益智慧。

灵泉水 【集解】灵泉在仁寿县灵泉院中。一名谭子池。宋·进士郭周藩诗述之甚悉：灵泉在山头，酌之不盈卮。试询陵阳叟，云何谭子池？一叟为我言，郡有谭叔皮。在唐开元末，生儿名阿宜。坠地解言笑，九岁森髯髭。不食且不饮，超然忘渴饥。十五锐行走，敻若神驹驰。二十入山林，人莫知所之。父母念不泯，乡人为立祠。大历元年春，此儿忽来归。头簪凤凰冠，身着霓裳衣。再拜向父母，一吐心中词：儿乃仙子流，尘市不可羁。乡人意虽厚，立祠将焉为。妖魅一朝据，作祟无休期。急为告乡人，毁之勿迟迟。祠下多金藏，不知使何时。尽取济不给，幸勿藏于私。言讫即辞去，仙袂风披披。于焉撤祠宇，突兀成平夷。果获千黄金，贫匮得所资。金尽泉继涌，湛若青琉璃。不满亦不涸，旱涝恒若斯。祷之立有应，翕如埙协篪。由来羽化人，出处同郁仪。去今数百载，迹在名还垂。【气味】味甘。【主治】主伤寒邪热，烦躁不安，发狂奔走，踰垣上屋，饮数杯愈。又治目赤疼痛，昏蒙障膜，〔及〕肺燥口渴。

旌阳井水 【集解】旌阳井水在德阳县东关内。晋太康初，许真君逊为旌阳令，浴丹于此。其水清冽，暑月饮之最宜。半倚江岸，涨减不崩。【气味】味甘。【主治】主消肺渴，滑肌肤，好颜色，祛炎暑，久饮延年驻景。

神泉水 【集解】神泉在安县西三十里。泉有十四穴，甘香异常，饮之能瘥痼疾。【气味】味甘。【主治】主中风痿痹，筋挛踠急，厉风手足废坏，膨胀吐血劳瘵，时行目痛，焮赤发肿。

灵液水 【集解】灵液一名天池。在江油县天池山，山高九十二丈，池在其巅，周回二十三步，味极清冽，春夏如一。【气味】味甘。【主治】主补肺金不足，肾脏亏乏，阴火上腾，身热骨细。

甘泉水 【集解】甘泉在石泉县北二里，极清彻甘美。【气味】味甘。【主治】主清三焦，补五脏，益精气，除大热，和中止渴。

卓锡泉水 【集解】卓锡泉在阆中县伞盖山，高僧罗什住此，初苦无水，僧以杖扣岩，泉水涌出。【气味】味甘。【主治】主解暑气，去丹瘤热毒，润肺燥，止口渴。

鳖灵泉水 【集解】鳖灵泉在阆中县东北十里鳖灵山之顶，味甚清冽。【气味】味甘。【主治】主好色人阴虚肾竭，精流不禁，白浊遗溺。

君子泉水 【集解】君子泉在巴州东四十里。从岩石中流出，味甚甘冽。【气味】味甘。【主治】饮之令人在朝有忠直之猷，在野有隐逸之志。虽庸众饮之，亦可少祛俗虑。

报国灵泉水 【集解】报国灵泉在剑州剑阁之侧。唐僖宗巡幸至此，有疾饮之即愈，故名。《剑南诗藁》有滴沥珠玑翠壁间，昔年曾得奉龙颜之句。【气味】味甘。【主治】主风寒邪气，头痛烦满，暑气侵着成疟。

苏公泉水 【集解】苏公泉在潼川州东三里普惠寺中。味甘而洁。昔老苏好饮此水，故名。【气味】味甘。【主治】主消烦热，润枯槁，生津液，解口渴，升阴降阳，燮理元气。

飞龙泉水 【集解】飞龙泉在盐亭县负戴山，水色清冷，味极甘冽，有璚浆之美誉。【气味】味甘。【主治】主补五脏六腑，益精神，止渴生津，除烦解暑。

破石井水 【集解】破石井水在安岳县西，乃一巨〔石〕，破而得水，味甚甘冽。【气味】味甘。【主治】主清暑邪，解酒毒及〔丹〕疹赤斑，一切热毒。

金钗泉水 【集解】金钗泉在江津县西周溪上砂碛中。浅水一泓，周五六尺，有金钗影映于水际。《异物志》云：在昔天旱，水泉皆涸，有周姓妇孝其姑。姑病渴，思得甘泉。其妇彷徨，至周阳山下，遇一叟，曰：能与吾钗，则泉可得。妇拔钗授之，坠于地而泉出。【气味】味甘。【主治】主益老人，添津液，助血气，止口渴，消烦热。

玉版泉水 【集解】玉版泉在铜梁县南十五里巴岳山上。味甘冽而不穷。相传昔人斸井得玉版。【气味】味甘。【主治】主滋养血气，充调脉络，止消渴，定痰喘。

孔子泉水 【集解】孔子泉在巫山县东北三百步石穴中流出，清冷甘美，迥异他水。其傍居民童子率能书。王梅溪诗：巫山孔子泉，可饮仍可祈。泉傍人儿家，聪慧多奇儿。【气味】

味甘。【主治】治烦渴，心火上炎。久饮令人开心益智，聪慧能诗书。

喷雾泉水 【集解】喷雾泉在梁山县东二十里蟠龙山。山下有二石龙，首尾相蟠，泉出其傍。悬岩二百余丈，喷薄如雾。张无尽留题云：水味甘腴，偏宜煮茗，非陆羽莫能辨。范石湖以为天下瀑布第一。古诗有云：人言此地无六月，呼取大斗酌甘洁。一顾令君尘累祛，再顾令君消内热。昔人极言泉之佳美，已见于辞矣。【气味】味甘。【主治】主润肺燥，抑心火，益精元，荣血脉，止渴生津，消烦退热。

寒泉水 【集解】寒泉在梁山县西十里许西龙镇，味甘而冽。【气味】味甘。【主治】主〔清〕凉脏腑，滋灌三焦，生津液以制亢阳，助真阴而消烦热。

甘和泉水 【集解】和泉在开县西北里许盛山莲台之傍，味甘色白，宜茗。【气味】味甘。【主治】主益脾胃，固真元，生津液，止口渴，治口淡怔忡。

安乐泉水 【集解】安乐泉在叙州府南门外一里，宋黄山谷品其水为第一，又作《泉颂》，引云：锁江安乐泉，为僰道第一。姚君玉取以酿酒，甚清而可口，饮之令人安乐，故为作颂：姚子雪曲，杯色争玉。得汤郁郁，白云生谷。清而不薄，厚而不浊。甘而不哕，辛而不螫。【气味】味甘。【主治】主补五脏，安精神，生津液，填骨髓，久饮令人四体安和，忘忧喜乐。

滴乳泉水 【集解】滴乳泉在泸州城西真如寺，石崖中流出，味甚甘。黄山谷大书滴乳泉三字。其集中亦云：泸州大云寺西偏崖石上，有甘泉滴沥而下。一州泉味皆不及也。【气味】味甘。【主治】主补益脏腑，充实三焦，荣血分，滋阴水。

三泉水 【集解】三泉在泸州宝山浚岩间。昔王大过凿山浚泉，泉味甘冽，榜以兹名。【气味】味甘。【主治】主润肺宁心，安神益气，助精髓，生津液，除烦暑，解口渴。

酿泉水 【集解】酿泉在嘉定州城东东岩之半，味甘冽宜酿。苏子瞻有一时付与东岩酒之句。【气味】味甘。【主治】主悦神怡志，健胃和中。酿酝用之，甘香妙胜他水数倍。少饮便觉微晕生春，精神健旺。固西川佳水也。

醴泉水 【集解】醴泉在眉州城西八里醴泉山八角井中，甘香如醴。【气味】味甘。【主治】主清泠内热，滋润燥涸，益精神，和荣卫，止渴生津液，延年，养老人。

老翁泉水 【集解】老翁泉在眉州蟆颐山东二十里。苏明允《嘉祐集》云：十数年前月夜，有一老翁，苍头白发，偃息泉上，就之则隐而入于泉。洵甃以石，建亭覆之，而为之铭曰：山起东北，翼为南西。涓涓斯泉，溢溢以弥。敛以为井，可饮万夫。里无斯人，将此为谁？山空寂寥，或啸而嘻。更千万年，自洁自好。谁其知之，乃讫遇我。惟我与尔，将遂不泯。无竭无浊，以永千祀。梅圣俞寄苏明允诗：泉上有老人，隐见不可常。苏子居其间，饮水乐未央。渊中必有鱼，与子自徜徉。渊中苟无鱼，子特瓯沧浪。日月不知老，家有雏凤凰。百鸟戢羽翼，不滞彼泉傍。【气味】味甘。【主治】主补元气，益精神，调胃和中，消烦止渴，润肺燥，蠲痰咳，悦颜色，返老成童。久饮之，寿过期颐之外。

天池水 【集解】天池水在奉节县巫山之间，浸可千顷。杜甫诗云：天池马不到，岚壁鸟才通。百顷青云杪，层波白石中。郁纡腾秀气，萧瑟浸寒空。直对巫山出，兼疑夏禹功。鱼龙开辟有，菱芡古今同。飘零神女雨，续断楚王风。闻道奔雷黑，初看浴日红。九秋惊雁序，万里狎渔翁。更是无人处，诛茅任薄躬。【气味】味甘。【主治】主补五脏六腑，养肝明目，上焦虚热，眩冒时作。治山岚邪疟，鬼疰蛊气。久饮之，延年不饥，轻身羽化。

玉坎泉水 【集解】玉坎泉水在青神县中岩。黄山谷铭之，有蜀中百泉，莫与比甘之句。【气味】味甘。【主治】主补胃和中，宁心润肺，止烦渴，祛炎暑。

虎劈泉水 【集解】虎劈泉在大邑县西八十里凤皇山。唐·契觉道人结庵于此，有虎为之劈地而泉出，澄洁甘冷，异于他水。【气味】味甘。【主治】主邪祟为病，鬼疰沉着，心腹痛，乍寒乍热，山岚疟疾。小儿惊啼，癫痫痉痓，大人痛风，周身走注。

甘露井水 【集解】甘露井水在雅州蒙山。山有五顶，其最高者名上清峰，井居其巅，水极甘洌，饮之可以疗疾。【气味】味甘。【主治】主治伤风伤寒，头痛发热燥渴，烦闷狂乱。

永泉水 【集解】永泉在四川边境松潘卫东南五里金蓬山。国朝正统初，都督李安，以剑斫岩而得二水，亦名文武水。【气味】味甘。【主治】主清热润肺，解暑气，消酒渴，明目益肝，补肾虚，利腰膝。

玻璃泉水 【集解】玻璃泉在四川边境漳腊卫城下。岩石空洞，泉〔出〕其傍。冬夏渊然，味甘而洌。【气味】味甘。【主治】主清心抑火，明目去瞖，止咳嗽，消烦渴。

温泉水 【集解】温泉在四川边境越隽卫东百二十里。泉水四时皆暖，【主治】治寒湿痹痛，四肢筋挛缓纵及疮疥诸癣。可以疗疾。止可澡浴，不宜饮。

两浙诸泉

青衣泉水 【集解】青衣泉在杭州府城吴山紫阳庵之后、青衣洞口。昔有人至此，遇一青衣，问之不答，良久入洞，逐之不见，泉得以名。水出石罅中，清鉴毛发，甘洌宜茗。【气味】味甘。【主治】主清热解郁，润肺抑火，明耳目，止渴生津液。

吴山井水 【集解】吴山井水在杭州府吴山之北，周回四丈。吴越时，韶国师所凿。泓澄甘洁，大旱不涸，异于他水。【气味】味甘。【主治】主清心降火，解热毒斑疹，丹瘤赤肿，消暑气，除酒热。

沁雪泉水 【集解】沁雪泉在杭州府石佛山。水出石中，甘寒宜茗。方思道题名。【气味】味甘。【主治】主补肾除热，润肺燥，止咳嗽，定喘急，治消渴。

仆夫泉水 【集解】仆夫泉在杭州府孤山岩穴间。宋·智圆禅师所居之地。以仆夫艺竹，得于丛莽之中，因名。水味甘洌。【气味】味甘。【主治】主清烦热，开郁闷闭结，利小便，通五淋。

闲泉水 【集解】闲泉在杭州府孤山之巅。宋·智圆禅师有闲泉澄极顶之句。【气味】味甘。【主治】主降三焦火热，凉大肠，治脏毒下血色黯，止渴生津。

六一泉水 【集解】六一泉在杭州府孤山之顶，讲堂之后，甚白而甘。苏子瞻以六一居士欧阳修与僧惠勤善，故名，更为铭。【气味】味甘。【主治】主润肺燥，凉心热，疏腠理，解肌发轻汗，清暑气。

冷泉水 【集解】冷泉在杭州府飞来峰石人岭下。流入西湖，味极甘。宋高宗南渡时，取以制曲酿酒，色红而气香。【气味】味甘。【主治】主补脾胃，益心肾，使水火相交，阴阳既济，止渴，生津液。

茯苓泉水 【集解】茯苓泉在杭州府灵隐山。泉傍古松婆娑，泉出石隙中，味特甘香，饮之令人多寿。【气味】味甘。【主治】主补元气，益脾胃，生精补髓，利水通淋。久饮令人寿考，轻身不饥。

乳窦泉水 【集解】乳窦泉在杭州府上天竺寺南乳窦峰。下有空岩，悬乳如脂，甘和可啖。【气味】味甘。【主治】主补五脏润燥，生精益髓，明目去瞖，开瞽还瞳。

大悲泉水 【集解】大悲泉在杭州府天竺寺讲堂下，水味甘洌。【气味】味甘。【主治】主抑火清心，消痰润肺，生津液，止烦渴。

参寥泉水 【集解】参寥泉在杭州府西湖之北、宝云山智果寺中。苏子瞻记略云：仆在黄州，梦参寥子赋诗有“寒食清明都过了，石泉槐火一时新”之句。后七年守钱塘，而参寥子卜居智果院。有泉出石缝，甘冷宜茶。寒食之明日，仆自孤山来，谒参寥子，汲泉钻火烹茶，而所梦兆于七年之前，因名参寥泉。【气味】味甘。【主治】主清心润肺，调胃益脾，助元阳，滋精髓，止渴，除烦躁。

圆照泉水 【集解】圆照泉在杭州府南屏山永明院之西隅。味甘冷，大旱不竭。【气味】味甘。【主治】主抑有余火邪上冲，头目不利，咽喉窒塞，口疮糜烂。

颖川泉水 【集解】颖川泉在杭州府九曜山之麓，味甘洌。【气味】味甘。【主治】治心腹邪气，霍乱吐下，四时疟病鬼疰。

筲箕泉水 【集解】筲箕泉在杭州府赤山之崖，味甘宜茶。【气味】味甘。【主治】主清热润肺，益脾和胃，消酒食积，解丹石毒。

定光泉水 【集解】定光泉在杭州府法相寺中。寺僧法真者，生有异相，耳长九寸。后唐同光二年至此，依石为室，禅定其中。乏水给饮，卓锡岩际，清流迸出。吴越王方斋僧，永明禅师告王曰：长耳和尚，乃定光佛应身。王即趣驾参礼。和尚默然，但云：永明饶舌。少顷跏趺而化。至今真身尚存。【气味】味甘。【主治】主消渴烦躁大热，气逆咳嗽，痰火上升。

治劳瘵吐衄，阴虚发热，午后增剧，肢体羸细无力，自汗腰脊酸疼。

虎跑泉水 【集解】虎跑泉在杭州府清波门外西南十里大慈山定慧寺中。国初金华宋景濂序云：唐元和十四年，性空大师栖禅其中。寻以无水将他之，忽神人跪告：自师驻锡，我等徼惠，奈何弃去？南岳有童子泉，当遣二童移来。翌日，乃见二虎跑山出泉，甘冽胜常。师因留，乃建寺于此。客欲观泉者，僧为举梵呗，泉即鼎沸而出，若联珠然，已而微作涌势。宋·苏轼诗云：亭亭石塔东峰上，此老初来百神仰。虎移泉眼趁行脚，龙作浪花供抚掌。至今游人盥濯罢，卧听空阶环佩响。信知此来如此泉，莫作人间去来想。【气味】味甘。【主治】主清心润肺，退虚烦劳热，止消渴，生津液，益老人。

梅花泉水 【集解】梅花泉在杭州府武林山。泉从地涌，作梅花瓣，若可掇拾。清冽宜饮。【气味】味甘。【主治】主清肌骨，润膈，通幽门，净洁胃中垢腻，止口渴。

灵泉水 【集解】灵泉在海宁县东六十里菩提山菩提寺之西。初苦无水，有德行僧居此，俄而水从窦出，味甚甘美。【气味】味甘。【主治】主解渴生津，除烦消暑，和脾益气，泄酒毒，祛痰热。

乌龙井水 【集解】乌龙井水在海宁县东南七十里。深广不踰四尺，冬夏不竭。胡隆成诗云：乌龙井中黑云起，电掣雷轰走神鬼。乌龙卷涛天上来，却向人间作风雨。大风吹海海水浑，大雨洗出珊瑚根。须臾云散星明朗，黄河直接瑶天门。【气味】味甘。【主治】主治疟疾鬼疰狂蛊，寒热心腹痛邪气，妇人产难不下，饮一杯即出。

丹泉水 【集解】丹泉在余杭县天柱山，味甘冽异常。元·张光弼诗云：百年能得几回来，更酌丹泉饮一杯。莫送鱼龙归大海，海中波浪是尘埃。【气味】味甘。【主治】主补中，益五脏，利六腑，清头目，利九窍，止口渴。

偃松泉水 【集解】偃松泉在余杭县西北径山之阳。泉上有偃松，其荫四垂。松下石泓，激泉成沸。水色乳味甘，宜烹茶。【气味】味甘。【主治】主补元气，滋荣脏腑，好颜色，泽肌肤。久饮之，延年不饥。

洼泉水 【集解】洼泉在于潜县双溪之侧，味极甘洁。苏子瞻尝酌以试茶。上有亭，曰荐菊，盖取子瞻诗一盏寒泉荐秋菊之句也。【气味】味甘。【主治】主清胸膈，润肺燥，调元气，益精神，除热消烦，生津止渴。

丁东洞水 【集解】丁东洞水在于潜县西五十里鹫峰山。洞中泉水涓涓，味甘宜饮。古诗云：渴乌滴尽三更雨，铁骑敲残六月风。汤饼困来茶未熟，为师摇梦作丁东。【气味】味甘。【主治】主凉心肺大热，烦渴引饮，三焦火盛，小便滴沥，溺血淋闭。

石柱泉水 【集解】石柱泉在于潜县西石柱山。水出石窍，深窅叵测，涓涓不穷，春冬若一，味冽而清，宜于烹瀹。【气味】味甘。【主治】主清泠三焦大热，五志君相七火有余。

幽澜泉水 【集解】幽澜泉在嘉善县东景德寺，清泓无滓，品居惠山泉之次。相传昔有僧夜坐，忽一女子过之，容色甚丽。僧叱之曰：窗外谁家女？女应声曰：堂中何处僧？僧起逐之，女投入地，掘得此泉，因以幽澜名焉。【气味】味甘。【主治】主润肺除热，蠲咳消痰。治丹石药毒及一切食毒。

虎跃泉水 【集解】虎跃泉在归安县道场山。水出石缝中，味甘不竭。苏子瞻诗有“山僧不放山泉出，屋底清流照瑶席”之句。【气味】味甘。【主治】主痰满胸膈，痞急饱闷作疼，咽喉阻塞不利。

金井泉水 【集解】金井泉在归安县西北二十里下山金井洞。洞顶出泉，清冽无比。【气味】味甘。【主治】主荡邪热，清肺经，消痰涎，蠲咳嗽，止渴生津液，除烦躁。

玉窦泉水 【集解】玉窦泉在归安县西南七十里。水出石罅，味甘宜茗。【气味】味甘。【主治】主润肺除热，降三焦火，滋肾经，添精补髓。

金沙泉水 【集解】金沙泉在归安县西北四十里明月峡。山中产茶异品，泉在沙中不常出，惟将造茶，太守具仪致祭，顷即清溢。供御者毕，泉即微减。供堂者毕，泉即半减。太守造毕即涸。或还旆愆期，则有风雷毒蛇之变。【气味】味甘。【主治】主清神益气，补胃和中，利肺生津液，消烦止燥渴。

石壶泉水 【集解】石壶泉在德清县东南一里干元山元峰观内。泉从石穴流出，涓涓不断，冬夏如一，味甘而清。【气味】味甘。【主治】主解丹石药毒，消渴烦躁，大热咽干津涸。

半月泉水 【集解】半月泉在德清县东北三里百寮山。山有巨石，直下如削，不可攀跻。晋咸和间，梵僧名昙者，过其地，指山石曰：是中有泉。乃卓庵其处，凿石罅如半月，果得泉，清凉甘美，因名半月泉。宋·吕祖谦《募修半月泉疏》略云：断崖吐月，才出半规；古甃涵星，尚怀全璧。久矣宝奁之废，时哉玉斧之修。护此寒清，袚其氛翳。名高诗社，再传和仲之符；价重帝城，复置文饶之递。苏子瞻诗云：请得一日假，来游半月泉。何人施大手？擘破水中天。【气味】味甘。【主治】主补肾滋阴，明目去内障，除心经烦热，止消渴。

佛眼泉水 【集解】佛眼泉在萧山县西十里城山石上，深不盈尺，围不踰杯，清洁甘美，冬夏不竭。【气味】味甘。【主治】主清泠脏腑大热，扫目中云翳，生津润燥。

香泉水 【集解】香泉在萧山县西南数里狮子山之顶，广四尺，深尺许，清泠不涸。刘伯温诗有“逝川无停波，急弦有哀音”之句。【气味】味甘。【主治】主清心胃火邪，润大小肠，利胸膈，化顽结痰涎。

冠山泉水 【集解】冠山泉在萧山县西十七里冠山之巅，味甘冽宜茗。【气味】味甘。【主治】主益胃腑，利小肠，泻痞满，除诸热，和脾止渴。

龙泉水 【集解】龙泉在余姚县灵绪山之半，从石隙中出，味甘宜饮。【气味】味甘。【主治】主解酒及热毒，丹石药发毒，消积血，通利大小肠。

华清泉水 【集解】华清泉在余姚县东北严子陵故里、客星山之半。昔有人得一鳗于泉，持归，脔而烹之，俄而失鳗。后数日见其游泳于泉，而有脔痕，疑其为龙云。【气味】味甘。【主治】主祛鬼疰邪疟。中有龙物，水之深洞幽奥叵测，不可久饮。

姜女泉水 【集解】姜女泉在余姚县西五十里姜山。味甘洁，有木叶荫覆之。去叶，其水便浑浊。【气味】味甘。【主治】主火气上升，肺经受邪，咳嗽吐衄，热狂烦闷。

净凝寺池水 【集解】净凝寺池在余姚县西五十里姜女泉之傍。广不及丈，旱不涸，雨不盈。寺之烹饮，皆取给焉。池中草常芜没，僧稍芟治，泉即竭，祈祷久之，乃如故。【气味】味甘。【主治】主清心润肺，抑火除热，生津液，止燥渴。

一滴泉水 【集解】一滴泉在新昌县西十五里南岩山滴水岩。岩下清泉一滴，烈日冻雨，皆无盈缩。其味清甘，甲于众泉。【气味】味甘。【主治】主治目生障翳，用点两眦甚良。又止渴，治咽痛。

洼樽泉水 【集解】洼樽泉在奉化县二十里新岭山。岭狭而长，凡七十二曲，有天然石磴，泉出甚洌。杯饮只给一人，行者以次取饮不竭。【气味】味甘。【主治】主清肌热，润肺生津液，止烦渴，抑胃火，宁嗽消痰。

白鹿泉水 【集解】白鹿泉在象山县象山之半。水味甘洁无比，时有白鹿来饮，逐之即不见，因创亭其侧，曰白鹿饮泉亭。【气味】味甘。【主治】主补五脏，益真气，止渴润肺生津，解诸草药毒。

凤跃泉水 【集解】凤跃泉在象山县西北凤跃山之顶，味甘可饮。【气味】味甘。【主治】主保肺气，滋肾阴，生津液，止烦渴，益智慧，开心明目。

滴滴泉水 【集解】滴滴泉在黄岩县西北瑞岩山，澄泓甘洁，宜茗。【气味】味甘。【主治】主抑火清心，利痰宁肺，治咳嗽，益肝经衰弱，明目。

锡杖泉水 【集解】锡杖泉在天台县天台山国清寺中。普明禅师止寺之半岩，艰于得水，以杖扣石而清泉涌出，味极甘美。【气味】味甘。【主治】主利肺气，调荣卫，和脉络，止渴生津，除烦消暑。

瀑布泉水 【集解】瀑布泉在天台县天台山之瀑布岩，飞流千丈。陆羽品为天下第十七水。余姚虞洪入山采茗，遇一道士牵三青羊，引洪至瀑布岩，曰：吾丹丘子也。闻子善具饮，常思见惠。山中有大茗，可以相给。【气味】味甘。【主治】主补益五脏六腑，助精神，扶衰老，生津止渴。久饮延年不饥，轻身羽化。

老松泉水 【集解】老松泉在永嘉县治东华盖山。昔人于松根得泉，甘而且冷，谢灵运与从弟书云地无佳井，赖有山泉者，此也。【气味】味甘。【主治】主补脾胃，助元气，利水道，生津液，止消渴，久饮轻身耐老，童颜黑发。

饮鹤泉水 【集解】饮鹤泉在永嘉县西瓯浦山，味甚甘洌，恒有白鹤来饮。【气味】味甘。【主治】主清神益气，补元阳，和胃助脾，止泄。久饮之，好颜色，滑肌肤，还老成童，变白返黑，延年轻身。

玉乳泉水 【集解】玉乳泉在永嘉县西瓯浦山。水出石坎中，味甘洌。【气味】味甘。【主治】主补五脏，助元气，养老扶衰，生津液，解口渴。

大罗泉水 【集解】大罗泉在永嘉西南大罗山，水出石穴中，清泠甘洁。【气味】味甘。【主治】主消渴益气，止小便，疗口疮，治女月闭不行。

沐箫泉水 【集解】沐箫泉在乐清县西白鹤山。水出石中，味甘而冽。相传为子晋吹箫之处。【气味】味甘。【主治】治耳聋，滴少许入耳中。又磨刀剑，令不锈也。

屑玉泉水 【集解】屑玉泉在乐清县白石山，从石缝流出，味甘冽。【气味】味甘。【主治】主润胸膈，化痰涎。治虚羸少气，补不足。久饮不饥健行。

龙须泉水 【集解】龙须泉在乐清县盘谷山，甘洁可饮。【气味】味甘。【主治】治诸骨鲠，安神定志，益精气，利小便，辟不祥。

雁荡湖水 【集解】雁荡湖一名龙湫。在乐清县雁荡山。山跨乐清、平阳二县，上有飞泉，如倾万斛，水从天而下。顶上有湖，方十余里，水常不涸。雁之春归者，留宿于此。宋·沈括《笔谈》云：雁荡山，天下奇秀。自下望之，高若峭壁；从上观之，适与地平。其山高一万八千丈，湖当绝巘，水之清莹甘冽，自与尘浊之地者迥别。古诗有：天台雁荡天下奇，有生不往将安之？唐·僧贯休诗云：雁荡经行云漠漠，龙湫宴坐雨蒙蒙。【气味】味甘。【主治】主益精神，补元气，扶衰振弱，滋肾宁心，解暑消酒，生津止渴。

剑锋泉水 【集解】剑锋泉在乐清县雁宕山马鞍岭谷中。泉出石罅，直上指二尺，形如立剑。自远望之，则光明莹洁而摇动。【气味】味甘。【主治】主消渴大热烦闷，狂躁不安，润肺凉心，抑火清胃。

龙鼻水 【集解】龙鼻水在乐清县雁宕山之东谷，有冈如龙形，鼻端有孔，泉从孔涌出，味甘宜茗。又可点目去瞖。【气味】味甘。【主治】主润脏腑，清三焦大热，点去目中花瞖，解烦渴。

漱玉泉水 【集解】漱玉泉在平阳县西南五十里盖竹山。水出石中，味甘而冽。【气味】味甘。【主治】主清神宁志，治虚劳，滑肠利窍，通血脉。

水仙泉水 【集解】水仙泉在缙云县仙都山，水出石罅中，大旱不涸。【气味】味甘。【主治】主目盲白瞖，利大小便，止赤白下痢，消躁渴。

马蹄泉水 【集解】马蹄泉在松阳县东横山，泉水涌出石坎。唐·戴叔伦诗：偶入横山寺，溪流景最幽。露涵松翠滴，风涌浪花浮。老衲供茶碗，斜阳送客舟。自缘归思促，不得更迟留。【气味】味甘。【主治】主补五脏，利六腑，泻三焦火热，治咽喉疼痛。

炼丹泉水 【集解】炼丹泉在松阳县上方山，泉出岩中，大旱不涸。相传唐·进士毛文龙好黄老，隐此炼丹。沈晦诗云：学道空山岁月深，丹成初试马蹄金。犹余一勺丹泉井，洗尽人间名利心。【气味】味甘。【主治】主补中益气，养精神，悦颜色，生津液，止消渴。久饮延年耐老。

灵泉洞水 【集解】灵泉洞水在遂昌县东数里飞鹤山。洞可伛偻而入，中有鸣泉淙淙。徐贯有止水半潭清似靛之句。【气味】味甘。【主治】主清心经火热，滋肺脏燥涸，润肠胃，解暑氛，治消渴，下气消积块。久饮延年不饥，滑泽肌肤。

玉壶湖水 【集解】玉壶湖水在金华县长山之巅。山高一千余丈，上有双峦，曰玉壶，曰金盆。壶中有湖，名徐公湖，周回四百八十步。有徐公者至此，逢二人共博，自称赤松子、安期生，酌湖水为乐以饮之。徐公醉卧，及醒，不见二人，而宿莽攒聚身上，因名徐公湖。湖水清莹无滓，甘洌胜于他水。【气味】味甘。【主治】主补精神，益荣卫，润肺宁心，保神定志，开智慧，好颜色，延年耐老，轻身不饥。

天池泉水 【集解】天池泉在兰溪县洞岩山飞来峰下，清鉴毫发。元·于石诗云：万迭岚光冷滴衣，清泉白石锁烟扉。半山落日樵相语，一径寒松僧独归。叶坠误惊幽鸟去，林空不碍断云飞。层岩峭壁疑无路，忽有钟声出翠微。又有二绝云：四山回合向幽泉，古木苍藤路曲盘。一局残棋双鹤去，石屏空倚白云寒。断崖怒涌四时雪，虚壁寒凝六月霜。倚树老僧闲洗钵，碧桃花落涧泉香。【气味】味甘。【主治】主补中益精，强阴助肾，令人好颜色，延年不饥、辟谷。

白云泉水 【集解】白云泉在东阳县甑山。泉从石壁中出。【气味】味甘。【主治】主清心明目，润肺热，止烦渴，抑遏炎暑，祛涤邪秽。

泠然泉水 【集解】泠然泉在东阳县东南夏山。山高七百丈，泉在山巅，冬夏泠然。【气味】味甘。【主治】主大热，烦躁不安，上〔焦火〕邪太盛，口疮耳痛。

石盆水 【集解】石盆水在东阳县大盆山，有石如盆。径二尺，深尺许，其水清甘常满。【气味】味甘。【主治】主利五脏，润肺下气，止呕止渴，治咳消痰。

飞来泉水 【集解】飞来泉在浦江县宝掌山飞来峰下。泉水甘洌。有宝掌和尚，西域人，生于周末。来游东土，至此岩下，饮泉栖息，诵偈有"行尽支那四百州，此中偏称道人游"之句。晏坐凡十七年。一日屈指，已一千七十二岁，语其徒惠云曰：吾将谢世矣！端坐而化。【气味】味甘。【主治】主消渴病，解天行时疫及一切热毒。久饮驻色延年。

梅花泉水 【集解】梅花泉在浦江县更明山。有老梅横蹲其上，水之澄泓净洁，共此铁干银葩为双绝云。汲取者络绎，颇为此地之胜。【气味】味甘。【主治】主清神益思，明目聪耳，开心孔，除健忘。

九峰泉水 【集解】九峰泉在汤溪县九峰山，水从绝顶凌空而下。朱约诗云：亭亭九瓣拥青莲，中有飞来一道泉。瑶草不知春几度，碧桃已老岁三千。岩前月冷猿空啸，洞里云深鹿自眠。莫道葛洪仙去远，至今丹灶尚〔依〕然。【气味】味甘。【主治】主止渴生津，消烦去热，润肠抑火，解暑清肌。

江郎池水 【集解】江郎池水在江山县南五十里江郎山顶，人迹罕至。池中每生碧莲、金鲫。水味甘冽而寒。【气味】味甘。【主治】主清心益脾胃，止吐血、衄血，治口渴。煮茗不宜，恐中产鱼味腥也。

梅芬泉水 【集解】梅芬泉在江山县里外西山之麓，水味甘冷。【气味】味甘。【主治】主利窍明目，清心抑火，荣肝胆，黑发鬓，补五脏，生精神，止渴除热，扶衰益老人，治心腹痛邪气下。

闽福诸泉

苔泉水 【集解】苔泉在候官县治山北麓，俗呼龙腰水，味甘而冽。【气味】味甘。【主治】主补五脏六腑，清三焦火热，生津液，解暑气。

圣泉水 【集解】圣泉在候官县东山之麓。唐·僧怀一卜居于此，苦于远汲，忽二禽噪于地，因凿之，泉即汹涌而出，味亦甚甘。【气味】味甘。【主治】主养精神，和荣卫，润肺，止烦燥，解渴，生津液，明耳目，疗诸疾。

神移泉水 【集解】神移泉在候官县东山之麓。唐·僧守正庵居，去泉颇远，一夕泉忽移于其侧，明·僧惟岳诗云：岩头瀑布泻寒烟，舟底澄清浸月圆。性水真空同法界，神从何处更移泉。【气味】味甘。【主治】主润肺除热，补中益胃，荡涤六腑邪气，清利头目。

涌泉水 【集解】涌泉在候官县东鼓山小顶峰下。平地有一窦，泉从涌出。明·王禹偁有飞泉摇古藤之句。【气味】味甘。【主治】主抑火清心，利窍消痰，止咳嗽，解热毒，祛暑气。

罗汉泉水 【集解】罗汉泉在候官县鼓山石门岩下。【气味】味甘。【主治】主润肺生津，除热止渴，明目。治偏正头风痛，鼻气不利。

甘泉水 【集解】甘泉在候官县东南甘泉山。从石中涌出，不盈不涸，色白而味甘。【气味】味甘。【主治】主润肺滋肾，益精补髓，和脾胃，生津止渴。

蓝泉水 【集解】蓝泉在候官县天乙岩西南。水自石穴中出，色白而味甚甘。泉傍多生蓝草。【气味】味甘。【主治】主消渴，解热毒，治伤寒邪热狂闷及腹胁癥瘕癖块。

安德泉水 【集解】安德泉在候官县古灵山。泉自绝巘而下，悬崖千尺，如匡庐瀑布。【气味】味甘。【主治】主去壅滞，利肺气，吐痰，泄逆上火邪，止渴生津。

鹿乳泉水 【集解】鹿乳泉在候官县群鹿山。水出石缝中。【气味】味甘。【主治】主助阳益胃，添精益血，补中强五脏，解渴，生津液。

应潮泉水 【集解】应潮泉在福州府去城二百里，雪峰之巅。泉广二三尺，深仅咫。进退盈缩，与潮候相应，味亦颇甘。【气味】味甘。【主治】治女人月候不行，室女血枯成劳，男子精衰，面色痿瘁。

温泉水 【集解】温泉在福州府雪山鳌峰岭下。僧可过诗有“直待众生尘垢尽，我方清冷混常流”之句。宋·李纲诗云：温冷泉源各自流，天教施浴雪峰陬。众生尘垢何时尽，日日人间几度秋。又诗：玉池金屋浴兰芳，千〔古华〕清第一汤。何似此泉浇病瘦，不妨〔更〕入荔枝乡。【主治】浴之治内外诸疾，滑肌体，悦颜色。不可饮。大抵水之热者，不宜烹瀹也。

不溢泉水 【集解】不溢泉在候官县北升山下玄妙寺中。【气味】味甘。【主治】主润心肺，除寒热，奔豚，五癃邪气，止渴生津。

水帘泉水 【集解】水帘泉在候官县凤皇山。【气味】味甘。【主治】主安五脏，补绝伤，轻身益气。久饮利人，耐老延年。

四明泉水 【集解】四明泉在长乐县西北四明山岩壑中，泉味如蜜。【气味】味甘。【主治】主解酒毒酒渴，消渴，利五脏，益血润毛发。

石涧泉水 【集解】石涧泉在长乐县东南溪湄山。水出石缝中，味甘而洌。【气味】味甘。【主治】主止消渴，开胃解酒毒，压丹石毒，明目利水。

珠湖水 【集解】珠湖水在长乐县溪湄山顶，周回四五亩，水味清冷，冬夏不为盈缩。相传水中有巨蚌，剖之有珠。【气味】味甘。【主治】主女人虚劳下血，压丹石毒，除烦热。

玉泉水 【集解】在连江县西玉泉山。泉出两峰之间，色澄味甘。隋大业元年，建寺于山麓。寺僧百余饮此泉，语音铿然，眸子碧色，至老不衰。虽有沉疴者，亦皆霍然而起。【气味】味甘。【主治】主补中，益五脏，养精神元气，润肺，悦颜色，明目，延年不老。

童仙泉水 【集解】童仙泉在连江县香炉山，深尺余，不滥不竭。相传有青衣童子拨草取水，乘云登炉峰而去，山人因此得泉。【气味】味甘。【主治】主和脏腑，益元气，止渴生津，消痰治咳嗽。

石井水 【集解】石井水在罗源县西四明山。其山屹然如削，高列四峰，井在峰巅。水甘如蜜，挠之亦不浑浊。【气味】味甘。【主治】主补脾胃，固元气，滋荣脏腑。止烦消渴，散灌诸经，生津助液。

玉洞水 【集解】玉洞水在永福县东方广岩下，两石相倚，上合下开，状若郭门，水从门内涌出，色莹白如玉，味甘洁如饴。古诗有“百尺寒泉漱玉鸣”之句。【气味】味甘。【主治】主补精神，益荣卫，清心肺二经之火邪，添肾与命门之真液。

海眼泉水 【集解】海眼泉在福宁州南洪山石洞口。泉出石窍，清澈一泓，洞内有篆文六字，出于天成，人莫能识。宋·韩伯修诗云：〔壁〕立东南第一峰，问知名是葛仙翁。丹砂灶〔暖〕

云头近，玉井泉流海眼通。六字籀文天篆刻，数间洞室石岈嵘。我来整屐层巅上，无数群峰立下风。【气味】味甘。【主治】主滋阴益血，润肺宁心，调中消酒渴，润毛发，明目，去云膜。

滴水洞水 【集解】滴水洞水在福宁州东百里太姥山。山高五千余丈，洞在石天门上，泉流不竭，甘冽无比。【气味】味甘。【主治】主清心肺，长毛发，消暑气，止口渴，通小便癃闭。

丹井水 【集解】丹井水在福宁州太姥山滴水洞下。相传黄帝时容成先生在此修炼，尝苦乏水，忽一夕裂成是井，有虎守洞，有猿候火。及丹成，猴、虎各食其余。虎变黑，猿变白，皆得长生不死，至今犹有见之者。【气味】味甘。【主治】主补精神，益元气，悦颜色，止消渴。久饮延年辟谷。

龙湫水 【集解】龙湫在宁德县西白鹤山，水甚甘冽。【气味】味甘。【主治】治大便下血及癫痫病。又治妇人乳汁不通。

定泉水 【集解】泉在宁德县西白鹤山。泉深二尺，旱涝不增减。宋·高颐诗云：方师凿破天池水，碧龙吹出冰霜寒。一泓清澈绝泥滓，万窍号动无波澜。倒海翻江俱是幻，贮风留月得真观。我来酌饮冷彻骨，飘飘此身在霄汉。此泉源流本曹溪，名之以定实亦宜。莫言蜿蜒姿尚乏，虫行蛭动皆所知，咫尺中间涵世界，寂然心印本无碍。不与儿童搅水浑，留照须眉常自在。【气味】味甘。【主治】主心胸烦热不安，肺燥口渴，降三焦火，止吐衄血。

黯井水 【集解】黯井水在宁德县西南潦岭之半。泉味极甘美，四时不竭。宋枢密曹辅为县尉时，创憩亭于此，思欲引泉他峰以饮行人。才一动念，泉脉实时涌出，因甃为井。初名应泉，又名曹公泉。【气味】味甘。【主治】主补益五脏六腑，灌溉百脉诸经。止渴除烦，消痰祛暑。

石瓮水 【集解】石瓮水在宁德县北七十里霍童山。石瓮中贮水，色白味佳。瓮之东北，有仙坛仙竹。【气味】味甘。【主治】主消渴大热，解丹石毒，除酒积，止吐衄血。

甘露池水 【集解】甘露池水在宁德县北七十里霍童山。山去平地七里，池在其巅。池水甘冽，饮之可以延年。【气味】味甘。【主治】主补元气，益脏腑，养精神，悦颜色，久饮延年不饥。

铜冠泉水 【集解】铜冠泉在福安县东北铜冠山下。泉清，可以治疫厉。【气味】味甘。【主治】主伤风大热，头目痛，身痛，四时温疫邪厉之气。

梅峰井水 【集解】梅峰井水在莆田县西北梅山光孝寺。其水甘冽。林大鼐赋云“饮梅山之井者无废疾”，即此。【气味】味甘。【主治】主补益精神，培养元气，壮筋骨，填脑髓，祛夙疾，保长年。

智泉水 【集解】智泉在莆田县大象山弥陀岩后，泉从石罅细流，声淙淙而味清冽。【气味】味甘。【主治】主小肠热，膀胱有火，尿血赤淋，滴沥涩痛。

天泉水 【集解】天泉水在莆田县大象山之顶。水味清冽。【气味】味甘。【主治】主胸中热，解结散郁，补中益气，除腹中邪气。

瑞泉水 【集解】瑞泉在莆田县凤皇山金仙院。无际禅师居此，专诵《法华经》，恒苦水远，一日，房前石忽自裂，清泉涌出。【气味】味甘。【主治】主口渴烦燥大热，轻身益气力血脉，填精助肾。

淘金井水 【集解】淘金井水在莆田县九华山。深才二尺，泉甘而冽，终岁不竭。相传有陈仙于此淘金，故名。【气味】味甘。【主治】主清肺抑火，止渴解暑，利小便，通五淋。

天然井水 【集解】天然井水在莆田县香山之岩。方广丈余，泉极清冽。【气味】味甘。【主治】主邪气咳逆，明目，轻身不饥，益气资智。治反胃噎膈。

灵惠井水 【集解】灵惠井水在莆田县东南二十里。环境斥卤，而此井居其间，独甘冽。【气味】味甘。【主治】治风痹筋骨不仁。久服强志不饥，轻身延年。

锡杖泉水 【集解】锡杖泉在仙游县西北七十里九座山栖真〔岩〕下。初苦无水，有高僧住此，以锡杖扣石而泉出。【气味】味甘。【主治】主养精神，悦颜色，和脏腑，调荣卫。又治热渴躁闷。

仙泉水 【集解】仙泉在仙游县何岭之傍。泉出石罅中，昔九仙飞升处。宋人有诗云：何岭巍峩欲接天，清泉直泻白云边。桃花不点寻常路，从此依稀度九仙。【气味】味甘。【主治】治风寒邪气，热传在里，烦燥大渴，狂乱不宁，目中昏瞖。

雷擘泉水 【集解】雷擘泉在仙游县东北八十里寻阳山之巅。初有泉源，以岩石障蔽不通。一夕雷擘成罅，泉流始达，味甘而清。宋·郑樵诗云：西风泄泄白云间，一片寒泉挂此山。倚杖岩头秋独望，依稀烟陇是人间。【气味】味甘。【主治】主惊痫邪气，大热狂渴，心神昏冒。

藜杖泉水 【集解】藜杖泉在晋江县东北清源山紫泽洞前。泉水出自平石之上，深不踰尺，大旱不竭。相传有异人握藜杖戳之而泉出。【气味】味甘。【主治】主润肺生津，除热止渴，益元气，补精神，久饮延年。

乳泉水 【集解】乳泉在晋江县东北清源山紫泽洞前藜杖泉之侧。宋元佑间潜江令张总谪居于此，尝取以炼药，逾年不坏，以为慧山泉殊不及。上下洞之间有清源泉，甘洁无比。【气味】味甘。【主治】主补益五脏六腑，滋养血气精神，止渴抑火。

漱玉泉水 【集解】漱玉泉在晋江县清源山之梅岩。两石对峙，泉出石罅。【气味】味甘。【主治】主清心火，滋肺金，止消渴，除烦躁，保肝明目。

黄精泉水 【集解】黄精泉在惠安县西大帽山绝顶。泉仅尺许，傍产黄精、磁石。【气味】

味甘。【主治】主补绝伤，虚劳羸弱，阴血亏损，补肾明目。

端午泉水 【集解】端午泉在德化县西五华山。唐咸通间，无晦禅师所凿。每五月之朔，泉水溢至石栏，凡五日为度。【气味】味甘。【主治】主修炼丹丸药饵用之。洗疮疥，治蛇虫毒。饮之辟鬼邪。

九仙石井水 【集解】九仙石井水在德化县九仙山顶。广不踰尺，其味甘寒，酌之不竭。【气味】味甘。【主治】主脏腑大热，三焦火盛，目睛肿赤疼痛。

天庆观井水 【集解】天庆观井水在漳州府城西北隅紫芝山。漳南水土不佳，仕宦初至者，饮之辄病，惟此水甘美，可辟瘴厉。仕宦将至，土人汲此泉数罂，驰往迓之。古诗有"井水清泠消瘴厉"之句。【气味】味甘。【主治】治痰火上攻，头眩目晕，山岚邪气，寒热交作。

玄玉泉水 【集解】玄玉泉在龙溪县南岩山普陀岩下。泉如玄玉，味极清泠。【气味】味甘。【主治】主润肺，生津止渴，滋肾养阴，消痰下气。

一勺泉水 【集解】一勺泉在龙溪县鹤鸣山虚白岩下。水出石穴中，深不盈尺。清洌甘美，可供一人之饮。【气味】味甘。【主治】主风狂，忧愁不乐，安心神，消痰，退虚热劳瘵荏苒之症。

云洞泉水 【集解】云洞泉在龙溪县鹤鸣山云洞之下。泉出石壁，味甘而洌。【气味】味甘。【主治】主水谷不调，赤白久痢，胃火齿痛，咳逆上气。

水晶泉水 【集解】水晶泉在漳浦县西南三十里梁山水晶坪。山产水晶，泉如瀑布。宋·蔡希蘧诗云：会稽之南罗浮北，中有大罗神仙宅。瀑流千丈挂长虹，泻下银河数千尺。【气味】味甘。【主治】主客热，利小便，一切丹石药毒，女人带下诸疾。

石屋泉水 【集解】石屋泉在诏安县东五十里浙山之岐，有巨石如室，泉出其中，味甚清冽，冬夏涓涓不息。【气味】味甘。【主治】主安和五脏六腑，除胸中热，止尿血，治梦遗。

甘井水 【集解】甘井水在诏安县甘山。四面海，此水独甘。【气味】味甘。【主治】主缓脾胃，益精气，利五脏；治胃中虚热，反胃吐逆。

玉乳泉水 【集解】玉乳泉在宁化县北五十里凤皇山上。一窟如洼樽，水出其中，满而不溢。病者饮之□瘥。【气味】味甘。【主治】主清心抑火，润肺生津，除热益脾胃，止口渴。

小石泉水 【集解】小石泉在归化县北圣水岩下。深尺许，终岁不盈，百千人饮之不竭。或浣濯于中，即有雷鸣。【气味】味甘。【主治】治虚劳，润肠胃，消痰涎，泽肌肤，悦颜色。

白鹤甘泉水 【集解】白鹤甘泉在瓯宁县东白鹤山。泉〔出〕山巅，味甘而冽。病者饮之〔旋〕愈。【气味】味甘。【主治】治喉痹不通，除肝邪，利五脏，明目退翳。

凤皇泉水 【集解】凤皇泉一名龙焙泉，一名御泉。在瓯宁县东数里凤皇山顶。宋时供御茶，则取此水濯之。【气味】味甘。【主治】主压丹石毒，去暴热，明目，利水，去下淋。

醴甘泉水 【集解】醴甘泉在瓯宁县盖仙山之顶。泉出甘美，宋·汪藻诗云：一派灵源浚已长，色浓如醴味甘香。石龙洞里无尘染，留与仙家作玉浆。【气味】味甘。【主治】主补五脏六腑，益精填髓，止渴生津，长年不饥。

宝华泉水 【集解】宝华泉在将乐县天阶山宝华洞内。泉出石穴中，寒而味洌。明·督学王世懋有"芙蓉片片滴璚浆"之句。【气味】味甘。【主治】主清心益肺，解暑，除烦渴，利窍明目，益气和中。

玉华泉水 【集解】玉华泉在将乐县天阶山玉华洞中，水清而美。【气味】味甘。【主治】主补五脏虚劳，益阳气，润毛发，止消渴。

吕峰泉水 【集解】吕峰泉在沙县吕峰山顶。泉极清澈，宜茗。【气味】味甘。【主治】主补〔虚劳，益〕腰脚，强志，益气，治赤淋，通五癃。

龙门泉水 【集解】龙门泉在尤溪县龙门山绝顶。泉出石穴中，清泠可爱。【气味】味甘。【主治】主下气，润心肺燥热，通大肠闭结，止渴生津。

天湖水 【集解】天湖水在尤溪县北莲华峰顶。水色绀碧，不知泉脉所自，亢旱不竭。宋时〔每见〕五色云，间有并蒂莲，则岁大稔。【气味】味甘。【主治】主强志不饥，轻身明目。治小儿丹瘤热毒。

甘乳泉水 【集解】甘乳泉水在永安县南甘乳岩。岩下有洞，洞中一石突出如莲华。泉自石中迸起，滴巨石上如甘〔乳。人〕或〔以〕秽器承之，泉脉即断。【气味】味甘。【主治】治虚劳肾损，午后大热，肌骨中热，咳嗽唾痰，女子〔乏〕乳。

凌虚泉水 【集解】凌虚泉在大田县西北灵惠岩。拔地千丈，众峰森列如笋。泉出石罅间，随饮者〔多寡为〕盈缩。【气味】味甘。【主治】主治诸风头痛，骨节烦〔疼，解口渴，清〕暑气。

玉醴泉水 【集解】玉醴泉在大田县太玄岩。水出崖根石穴中。【气味】味甘。【主治】治心肺不足，气少不能〔布息，生津液〕，止口渴。

大沩泉水 【集解】大沩泉在邵武县熙春、西塔两山之间。〔唐末僧〕大沩驻锡于此，清泉涌出，味甘而洌。【气味】味甘。【主治】主调胃气，理五脏，小儿阴卵肿，尸疰鬼疰。

石穴水 【集解】石穴水在邵武县东百五十里七台山之狮子台上百花洞边。水出清泠，旱年洒田中则雨，病者饮数瓢即愈。【气味】味甘。【主治】治伤寒温热病，壮热如火，头痛如破，烦渴引饮。

碎玉泉水 【集解】碎玉泉在宁泰县东宝盖岩。泉出石穴中。宋·蒋之奇诗云：断崖天削成，云萝可攀拏。忽然至其上，金碧藏谽谺。挥手挹天浆，引吭吸阳华。僧有定慧者，相此山水佳。卜居不复出，焚香拥袈裟。嗟予但企仰，涉世空喧哗。安得寄遯此，可以忘幽遐。【气味】味甘。【主治】主利百脉，益五脏，止消渴，除烦热，压丹石毒。

甘露泉水 【集解】甘露泉在泰宁县甘露岩石穴中，滴泉如甘露。梁淮诗云：久闻胜地到无由，今日追随雪洏头。石髓香生甘露乳，岩檐影落梵〔王楼〕。人愁石径苍苔滑，鸟语山岚碧树稠。一〔缕炉〕烟飞不到，共谈清话到茶瓯。【气味】味甘。【主治】主热中消渴，利小便，益气补中，降胃火。

石斗泉水 【集解】石斗泉水在光泽县北会仙岩。石穴方形〔如斗〕，泉出其中，味甚甘洌。【气味】味甘。【主治】治肠胃结热。服丹石人饮之佳，止渴生津液，滋润肺金，制伏心火。治目睛障瞖，肝肾不足，养血补精。

东粤诸泉

越台井水 【集解】越台井在广州府番禺山西歌舞冈。深百余尺，味甚甘洌。为昔赵佗所凿。佗登山饮酒，投杯于井，浮出石门，舟人得之。宋番禺令丁伯桂伐石开九窍以覆其上。又名为玉龙井。【气味】味甘。【主治】主凉心益肾，解渴除烦，养阴退阳，消〔小儿丹毒〕。

安期井水 【集解】安期井水在广州府东北十五里白云山下。《番禺记》云：初，安期生隐此，乏水。忽有九童子见，须臾泉涌。又名九龙泉。水味甘洌无比，烹瀹有金石气。【气味】味甘。【主治】主补精神，益脏腑，调荣卫，壮脉络。久饮辟谷不饥，延年神仙。

贪泉水 【集解】贪泉一名石门水。在广州府〔西〕北二十里石门山。旧云：登大庾岭则清秽之气分，饮石门水则洁白之质变。晋·吴隐之为广州刺史，《酌贪泉诗》云：古人云此水，一酌怀千金。试使夷齐饮，终当不易心。【气味】味甘。【主治】主益脾胃，润肺与大肠，除内热，通幽门。古有令人贪之语，是盖不然。以其味甘，恋而不肯置也。

回苏井水 【集解】回苏井水在顺德县西北八十里，冬温夏凉，饮之可以已病。【气味】味甘。【主治】主心腹胀满疼痛，饮食不消，伤寒疟痢诸疾。

云母井水 【集解】云母井水在增城县南凤台山下。唐·何泰居此。有女年十四五，一夕梦神人教以食云母法，遂汲此水饵之，步履如飞，后乃辟谷。则天后遣使召赴阙，中路失之，不知所在。景德间白日上升。【气味】味甘。【主治】主润肺，除热燥，补益心神。久饮延年不饥神仙。

天井水 【集解】天井在新会县西北六十里昆仑山之顶，味极甘洌。【气味】味甘。【主治】令人肥健悦泽，益气强志，治女子〔血〕枯月闭。

定心泉水 【集解】定心泉在清远县东三十里峡山狮子台下。有藏法师以乏泉为虑，一日，忽有老人指石曰：但定其心，何虑无泉。后果凿石得水。【气味】味甘。【主治】主辟时疫，压丹石，去暴热，明目利水，解口渴，除烦热。

贤令井水 【集解】贤令井水在阳山县北二里贤令山岩下，味极甘洌。唐·韩愈被谪于此，有试酌一泓清之句。【气味】味甘。【主治】主消渴身热，润津利肺，止咳嗽，定喘治悸。

卓锡泉水 【集解】卓锡泉在南雄府大庾岭东北。相传六祖以杖点石而泉出，味甚甘洌。宋·张士逊诗云：灵踪遗几载，卓锡在高岑。妙法归何地？清泉流至今。苔花生细细，云叶映沉沉。桂魄皎清夜，分明六祖心。【气味】味甘。【主治】主和悦心神，补益脏腑，明目，能夜视，止渴消暑。

玉井水 【集解】玉井水在曲江县西〔三〕里芙蓉山之巅，味甚甘洌。井泥可疗小儿头疮。【气味】味甘。【主治】主解丹石毒，清暑气，消烦除热，润肺燥，止咳嗽。

蔚巅泉水 【集解】蔚巅泉在乐昌县西九十里蔚岭。其山高入云汉，泉在其巅。世传六祖自黄梅归，卓锡而泉出，味极甘洌。【气味】味甘。【主治】主利益五脏，赡养六腑，填精髓，补虚劳。

八泉水 【集解】八泉在翁源县东百五十里翁山之顶。泉有八穴，曰涌，曰甘，曰温，曰香，曰震，曰龙，曰玉，曰乳，皆美泉也。【气味】味甘。【主治】主补精神，治疾病。涌泉，吐痰清热。甘泉，补益脾元。温泉，宁心定志。香泉，辟祟祛邪。震泉，扶阳，助生发之气。龙泉，明目，利肝胆之经。玉泉，润肺生津。乳泉，填精补髓。

石洞泉水 【集解】石洞泉在翁源县东南七十里白石岩洞中，味极香洌。【气味】味甘。【主治】主阴虚元气不足，每季夏之月，困乏无力。

汤雪泉水 【集解】汤雪泉在博泉县北二十里象山佛迹院中。汤泉在东，雪泉在西，相去步武。东泉热甚，不堪触指。以西泉解之，才适沐浴。汤泉水，不可饮，止堪浴疮疥。【气味】甘寒。【主治】润肺除烦热，解暑气。

锡杖泉水 【集解】锡杖泉在博罗县西北五十里罗浮山小石楼下。梁大同中，景泰禅师驻锡于此。其徒以无水难之，师笑不答，因卓锡，泉涌而出，味甘殊胜。苏子瞻云：予饮江淮水，弥年觉水腥。以此知江甘于井。来岭外，自扬子江始饮江水。至南康，水益甘。入清远峡，味亦益胜。今饮景泰禅师锡杖泉，则清远峡水，又在下矣。【气味】味甘。【主治】主补五脏六腑，除三焦大热，止烦渴，生津液，去头风，消痰结。

金鸡泉水 【集解】金鸡泉在长乐县城西二里。相传邑人于此见金鸡，掘地得泉，可以蠲疾。【气味】味甘。【气味】主伤寒温疫时气，头风目泪，手足痿痹，骨节酸疼。

曾氏忠孝泉水 【释名】南汉时县令曾芳以仁爱为政，因民苦瘴，给药愈之，而来者接踵，乃以大囊药投井中，令民汲水饮之皆愈。宋皇佑间，狄青征侬智高经此，军士疾厉，祷井水溢，饮之尽愈。旋师奏凯，首以为言，仁宗降制，封芳为忠孝公，又赐飞白书“曾氏忠孝泉”五字，以表扬其美。【集解】曾氏忠孝泉在程乡县城西一里。【气味】味甘。【主治】治伤寒热病，疫厉天行，暑湿中人成病，解消渴，下丹毒。

扣石泉水 【集解】扣石泉在潮阳县西二十五里灵山下。唐·僧大颠结庵于此，以杖扣石而出泉，味甘冽，异于他水。【气味】味甘。【主治】主润肺经，清心胸，除烦热燥渴，定喘悸怔忡。

龙盘泉水 【集解】龙盘泉在封川县东一里，东山之左。水常清溢，味甘殊胜。【气味】味甘。【主治】主五邪惊啼悲伤，疗蚁瘘，利水通淋，明目，止风泪。

凤泉水 【集解】凤泉在化州治西一里，水从石罅流出，味极甘冽。【气味】味甘。【主治】治心中悸惕不安，生智慧不忘。久饮令人多寿。

莱泉水 【集解】莱泉在海康县西馆中，寇莱公以司户谪官于此，喜饮此泉，故名。【气味】味甘。【主治】主润肺除热，止渴宁烦躁，利大小肠，通五淋。

双泉水 【集解】双泉在琼州府治之北。东坡谓其泉相去而异味，名之曰泂酌。【气味】味甘。【主治】主益气调中，消烦止嗽，保肺定心，解利痰热，解酒毒，降火邪。

和靖泉水 【集解】和靖泉在琼州府东北潭龙岭下。宋时有名衲和靖卓锡于此，甘泉忽自流出。苏子瞻诗云：稍喜海南州，自古无〔战〕场。飞泉泻万仞，无肉亦何伤。【气味】味甘。【主治】主烦满，心腹结气，狂邪恍惚，消渴身热，益胃通淋。

玉龙泉水 【集解】玉龙泉在琼州府西南二十里。水自石窦流出，寒冽异常，其味甘洁。喷涌之势，如飞珠洒玉，大旱不减。【气味】味甘。【主治】主热狂烦闷，肺气上逆，燥渴不止，利小便。

惠通泉水 【集解】惠通泉在琼州府城东五十里，味极甘冽。苏子瞻记略云：三山庵之下出泉，味类惠山泉。僧惟德以水饷，且求名。名之曰惠通，以其与惠山泉通也。【气味】味甘。【主治】主补益脏腑，滋润三焦，除骨节中〔热〕，治虚劳咳嗽。

澹庵泉水 【集解】澹庵泉在临高县。宋·胡铨于绍兴十八年谪吉阳军过此，遇旱，觅得此泉，甘而且冽，故以名之。【气味】味甘。【主治】主喘咳下气，安和五脏六腑，除胸中热，久饮不饥。

乳泉井水 【集解】乳泉井水在儋州城东南朝天宫中，井水甘冽。苏长公饮而喜之，因名。又为作赋：吾谪官儋耳，卜居城南。邻于司命之宫，百井皆咸。而醪醴湩乳，独发于宫中。给吾饮食酒茗之用，盖沛然而无穷。吾尝中夜而起，挈瓶而东。有落月以相随，无一人而我同。汲者不动，夜气方归。锵琼佩之落谷，滟玉池之生肥。吾一咽而遄返，惧守神之呵讥。却五味而谢六尘，悟一真而失百非。虽飞仙之有药，中无主而何依。渺乔松之安在，犹想象于庶几。又诗云：无事此静坐，一日似两日。若活七十年，便是百四十。黄金几时成，白发日夜出。开眼三十秋，速如驹过隙。是故东坡老，贵汝一念息。时来登此轩，目送过客席。家山归未能，题诗寄屋壁。【气味】味甘。【主治】主润肺补五脏，安精神，生津液，填骨。

绿珠井水 【集解】绿珠井水在博白县双角山下。梁氏女绿珠，生长于此。石崇为采访，使以珠三斛易之。今井尚清冽，汲饮之者，令人颜色秀美，生子女亦有丽容。【气味】味甘。【主治】主益颜色，泽肌肤，令人美丽俊好。

西粤诸泉

石盆泉水 【集解】石盆泉在桂林府隐山之冈。盆色如玉，泉味如醴，香甘可爱。【气味】味甘。【主治】主劳瘵发热，咳嗽，肌体羸瘦。

新泉水 【集解】新泉在桂林府斗鸡山筑岩洞前，味甚甘冽。【气味】味甘。【主治】主泄利口淡，怔忡耳鸣，饮食无味。

滴玉泉水 【集解】滴玉泉在桂林府龙隐岩。方信孺《古风》有"春波饱微绿，斗柄涵空明。乳泉助茗碗，中有冰雪清"之句。【气味】味甘。【主治】主补润五脏，益气力，治消渴，心胸烦躁不安。

漓水泉水 【集解】漓水泉在桂林府漓江，与湘水同源。缭绕桂城东北，南流至斗鸡山，东过将军桥，泉在桥下，甘冽宜茗。【气味】味甘。【主治】治心胸烦热，肺气上逆，消渴虚劳，梦交精泄。

承裕泉水 【集解】承裕泉在灵川县北二十里唐家铺。色如碧玉，甘冽异常。昔为唐承裕宅。五季时承裕自中原避地于此，后入宋仕。【气味】味甘。【主治】主补劳，润心肺，止渴，治肺痿心热，消痰，治吐衄。

玉髓泉水 【集解】玉髓泉在全州西三里盘石庙下。水自石罅流出，味甘而美。【气味】味甘。【主治】主滋肾经，益精髓，保肺气，降火热，除烦，止消渴，解酒毒。

丹砂井水 【集解】丹砂井水在永宁州东百寿岩下。饮之者多寿。昔东郭先生廖扶冢一族数百口，饮此井水，皆百余岁。【气味】味甘。【主治】主补益心神、五脏，止渴润肺。久饮之，不饥延年。

冰井水 【集解】冰井在梧州府城东冰井寺内。水澄澈不涸，味甘且冷。唐·元结刻铭其上。【气味】味甘。【主治】主消渴，身热烦燥满闷，胸膈痰涎，遍体丹毒。

注玉泉水 【集解】注玉泉在藤县西南，泉色如玉，味极甘美。元·余观诗云：云南昆山液，月浸蓝田英，临风咽沆瀣，满腹珠玑鸣。【气味】味甘。【主治】主润五脏，益精神，消烦热，解燥渴，止遗精溺浊，梦与鬼交。

桂山泉水 【集解】桂山泉在藤县二里，色莹洁而味甘寒。古诗云：明蟾窥玉甃，老兔遗香酥。化为银河水，一沃炎海枯。【气味】味甘。【主治】主明目，辟邪气，益智慧，令人不忘，止渴，生津液。

葛仙井水 【集解】葛仙井水在岑溪县东，味极甘冽。昔勾漏令葛洪修炼于此。后人有诗云：古洞门深百尺宽，石岩题咏暗苔班。细寻仙令烧丹去，满地流泉浸月寒。【气味】味甘。

【主治】主补五脏六腑，通利十二经络，滋荣益胃，延年神仙。

古漏泉水 【集解】古漏泉在宾州西四十里古漏山，甘洌可饮。【气味】味甘。【主治】主润肺除热，止渴生津，和胃气，利小便。

龙泉水 【集解】龙泉在宜州南二里，其水重于他水。黄鲁直编管宜州，试之，果然。【气味】味甘。【主治】主痰积大肠及胃中垢腻，下痢里急窘痛。

古辣泉水 【集解】古辣泉在横州北八十里。土人以泉酿酒，既熟，不煮，但埋土中。日足取出，色微红而味甚甘。可以致远，虽曝烈日中不变。【气味】味甘。【主治】主散风寒暑湿之邪，辟邪祟，治疟疾，往来寒热。

滇南泉水

冷泉水 【集解】冷泉在昆明县商山下，其水饮之，可以已风。【气味】味甘。【主治】主消渴，伐肝气，滋肺经；治诸风邪中人，手足痿痹及厉风皮肤臭烂。

甘泉水 【集解】甘泉在曲靖军民府亦佐县治西矣层山上，泉水甘洌，居人利汲。夷语以水为矣，故名其山。【气味】味甘。【主治】主补五脏不足，治口渴身热，咽喉烦燥，胃火齿痛。

玉洁井水 【集解】玉洁井水在临安府东门外，味极甘洌，宜饮。【气味】味甘。【主治】主消渴，丹毒，烦热风疹，补益和五脏，解酒热。

白沙井水 【集解】白沙井水在临安府白鹤铺前。〔味〕极甘，土人以为第一泉。【气味】味甘。【主治】主补益精神，滋养脏腑，消渴身热，生津润肺。

温玉泉水 【集解】温玉泉在元江军民府西北十五里。泉自石窦迸出。其色清碧可饮。【气味】味甘。【主治】主去头风，利五脏，止渴，除热，疗咳唾脓血。

响石泉水 【集解】响石泉在楚雄府城西鸣凤山巅响石寺中。泉有二穴，味极甘美。【气味】味甘。【主治】主养肾气，去内热，解〔酒〕毒，治霍乱，疗淋沥，肛门瘀热。

龙泉水 【集解】龙泉在广通县东北蟠龙山，味甘洌。【气味】味甘。【主治】主明目，补中不足，止渴，除烦热，安心神，定悸。

醉翁泉水 【集解】醉翁泉在大姚县治之东，泉水清洌，人饮之，酣然而醉。【气味】味甘。【主治】主心中郁闷不乐，脾气结而不舒，止渴消忧。

香泉水 【集解】香泉在和曲州城南三里，至春则生香气。土人每以二三月内具酒殽致祭，然后汲之，和酒而饮，能愈诸疾。【气味】味甘香。【主治】主心腹结气作痛，霍乱吐逆不食，止渴，除烦热。

石马泉水 【集解】石马泉在大理府治后，味甚甘洌。其源来自西天竺。每日午照井，中有石宛如马形可见。【气味】味甘。【主治】主润补肺经，清心制火热，止渴生津液。

法明寺井水 【集解】法明寺井水在保山县法明寺内。味极甘美，烹茶不翳。【气味】

味甘。【主治】主清心，调劳益胃，明耳目，去内烦，生智不忘。

玄珠井水 【集解】玄珠井水在蒙化〔府〕城东玄珠山玄珠观内。此水饮之，可以已疾。【气味】味甘。【主治】主中风寒湿气，手足痿痹不仁，痰厥头痛。

一碗泉水 【集解】一碗泉在鹤庆府东南七十里大成坡顶，深仅尺许，大旱不涸，味极甘美。相传南诏蒙氏过此，三军无水渴甚，拔剑插地，泉随涌出，至今行人资焉。【气味】味甘。【主治】主润肺生津，除淋闭，消痰，治喘急，上气。

苦泉水 【集解】苦泉在丽江军民府东二十里东山下。泉味微苦，饮之愈疾。【气味】味甘微苦。【主治】主心腹痛，风寒客邪，四肢游风身热，鬼疰邪疟。

赤崖泉水 【集解】赤崖泉在北胜州西北三里赤石崖之半，泉味如醴。每春仲，居人郊游，争掬饮之。布谷一鸣，其味即变。俗谓之吃春水。【气味】味甘。【主治】主升阳，助生发之气，解恚怒气郁，胸腹两胁胀痛。

黔地诸泉

百刻泉水 【集解】百刻泉在贵州平坝城西五里。水自石罅迸出，汇而为池。每昼夜进退盈缩者百次。杨用修诗：睠兹觱沸流，肇彼混沌年。盈涸在顷刻，消息同坤干。尘刹变潮汐，亿垓无贸迁。岷觞衍游圣，坳舟喻思玄。迷踪鬼方雾，蕴真罗甸烟。讵逢陆羽品，那遇桑钦传。【气味】味甘。【主治】主调利气息，升降阴阳，止渴除烦，和脾益胃。

嘉客泉水 【集解】嘉客泉在平坝卫西南十里。副使焦希程记略云：平坝之西，有泉涌焉。湛然甘洌，可鉴可酌，冬温而夏清。客至语笑，明珠翠玉累累而沸，风恬日霁，晶莹射目。客语在左侧左应，在右则右应，众寡亦如之。否，则已，殆如酬酢，因名之曰嘉客泉。【气味】味甘。【主治】主五心烦热，利水通淋，止口渴，解酒力。又能怡神悦性，益智延年。

既济泉水 【集解】既济泉在镇宁州治东，〔火〕烘坡在其北。其地极热，此水独寒。味甘美，宜烹茗。【气味】味甘。【主治】主寒热邪气，心肾不交，精流不已，消渴善饥。

尾洒井水 【集解】尾洒井水在安南卫南闉。杨升庵谓其水清甘可烹。【气味】味甘。【主治】主凉心肺，止燥渴，解内热，明目去翳膜。

天池水 【集解】天池水在都匀府平浪长官司西南六十里凯阳山顶。其山险峻，周围十里，高四十丈。四壁斗绝，独一径尺许，仅可侧身而陟。池水清泠可茗。【气味】味甘。【主治】主补五藏，益精神，止渴生津液，和中助元气。

马蹄井水 【集解】马蹄井水在黄平州东四十里马鬉岭之阳。石窍深入，形如马蹄。相传唐·永一将军追苗贼至此，军渴，马足忽陷，清泉涌出，味甘而洌。【气味】味甘。【主治】主解渴除热，清心益肾，利肺消痰，生津止咳。

味泉水 【集解】味泉在镇远府治西，味极甘冽。【气味】味甘。【主治】主腹胀浮肿心痛，乳难喉痹，利大小便。

甘梗泉水 【集解】甘梗泉在平头着可长官司石崖中，一源涌出，清浊分流，有如泾渭之状。相传出于万山之底。【气味】味甘。【主治】主清头目，利咽嗌，养肺补神，宁心定喘，诸泉中之最有益者也。

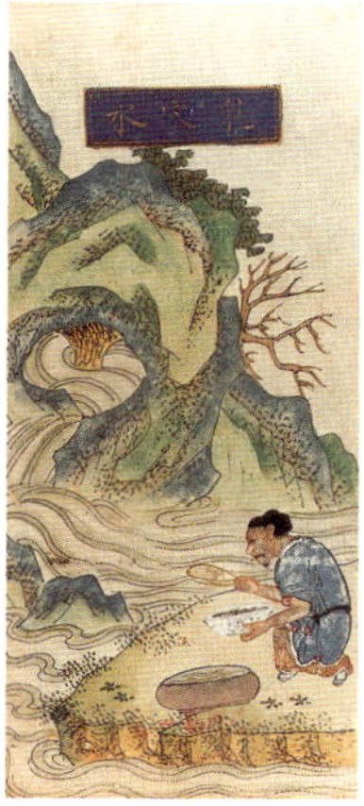

图 6-29-1 乳穴水《食物》

乳穴水《本草拾遗》

【气味】味甘，温，无毒。姚氏《食物本草》卷一。

【主治】食之令人肥健，体润不老，与乳同功。取以作饭及酿酒，大有益也。用煎流注漏疮药，其功甚捷。穴有小鱼，补人。姚氏《食物本草》卷一。

玉井水《本草品汇精要》

【气味】质明澈如水。色白。味甘，淡。性寒。气，气之薄者，阳中之阴。《本草品汇精要》卷一。味甘，气平，无毒。《太乙仙制本草药性大全·仙制药性》卷六。

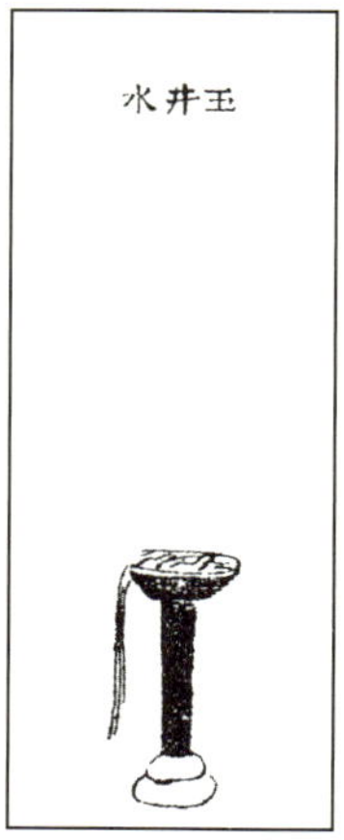

图 6-30-1 玉井水《太乙》

【主治】常服亦获永寿长生，令人体润，毛发不白。久服即神仙也。《太乙仙制本草药性大全·仙制药性》卷六。

【发明】**《太乙仙制本草药性大全·仙制药性》卷六**：按：先哲去玉之所以异于群石者，以其坚而有理，火刃不可伤为别耳，匪但质润而音清也。苟弗精知，则近似者甚多，如碱砆亦可以杂也。《书》曰燕石入笥，卞氏长号，其以此夫。又云凡石蕴玉，但夜将石映灯看之，内有红光，明如初出日者，便知有玉，卞和刖足以不鉴也。其色五般，今惟青白者常有，黑者时有，黄赤者绝无。虽礼之六器，亦不能得其真，况有他乎？服饵之人必须屏居山林，排弃嗜欲，方获效验。倘或酒色勿戒，反致发热，自投于死。盖玉禀纯阳之精，而酒色助火甚速，以火济火，安得不然？故《本经》注曰：若未深解节度，勿轻服之。**《食物辑要》卷一**：《异物志》云凡有玉处山谷水泉是也。山有玉而草木润，近山人多寿，皆玉石津液之功。

碧海水《本草拾遗》

碧海水

【气味】碧海水味咸，性微温，有小毒。《药性全备食物本草》卷一。

【主治】治宿食胪胀，饮合许，令吐下即宽。煎汤浴去风瘙癣。《药性全备食物本草》卷一。

【发明】**《本草新编》卷五**：或问：人身之精，应海中之水，宜海中为补阴之味，何以食盐则有益，而服海水则无功，且多饮盐卤，竟至丧命耶？曰：肾水虽应海水，言其气味也，非言海水即肾水也。肾水乃先天之水，无形之水也。海水乃后天之水，有形之水也。有形乌能补无形哉。食盐有益于肾水者，以水经火化也。火亦无形，故能入于无形之中。然多食则过助火矣。亦必无功，犹之多饮海水□□□□□纯是火化而成。今无阴气，且味又大苦，苦先入□□□□□膜，使不得入，而心之气不通，盐卤见心不受，乃下犯于□□□因其味大苦，又坚闭不受，肾之气亦不通矣。于是流入□□□收缩其气，必至肠结而死矣，何能助肾而受益乎？**《随息居饮食谱·水饮类》**：海水咸，浊。蒸取其露，即清淡可饮。

海水

【集解】**姚氏《食物本草》卷一**：天地四方皆海，引纳百川，总归清净。天一生水，灏瀚难名。

【气味】性凉，秋冬味咸，助湿。春夏味淡。澄清可烹茶，但不甘。《药性全备食物本草》卷一。大海水，味咸、苦，性寒，入肾经。姚氏《食物本草》卷一。盐卤性凉，秋冬味咸，春夏味淡。《饮食须知·水火》。味咸微温。《药性切用》卷七。味咸，性寒，无毒。入肝、肾二经。《本草再新》卷八。

【主治】久饮令人苍黑，且不〔用〕煎茶及作腐。姚氏《食物本草》卷一。浴风癣，吐宿食，无瘢痕、伤胃之虞。《药性切用》卷七。养肝益肾，敛气化痰。《本草再新》卷八。

石脑油《嘉祐本草》　【校正】《纲目》收在金石部石类，今移此。

【释名】鄘延脂、泥油。《本草纲目拾遗》。

【集解】**《博物志》卷二**：延寿县南，山名火泉，火出如炬。**《后汉书·郡国志·酒泉郡》**：延寿《博物记》曰：县南有山，石出泉水，大如筥，注池为沟。其水有肥，如煮肉洎，羕羕永永，如不凝膏，然之极明。不可食。县人谓之石漆。**《水经注》卷三**：又东径高奴县合丰林水。《地理志》谓之洧水也，故言高奴县有洧水肥，可。水上有肥，可接取用之。《博物志》称酒泉延寿县南山

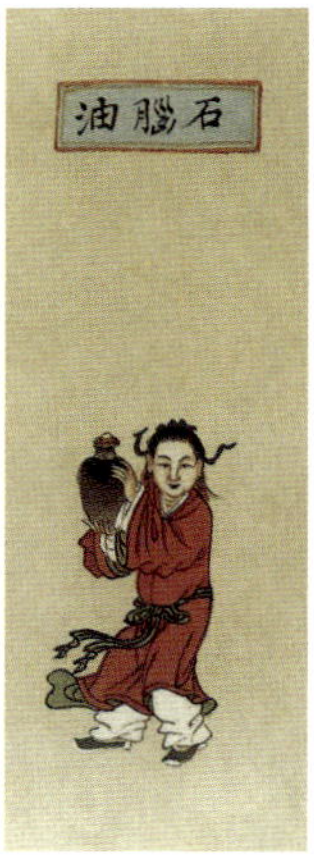

图 6-32-1 石脑油《品汇》

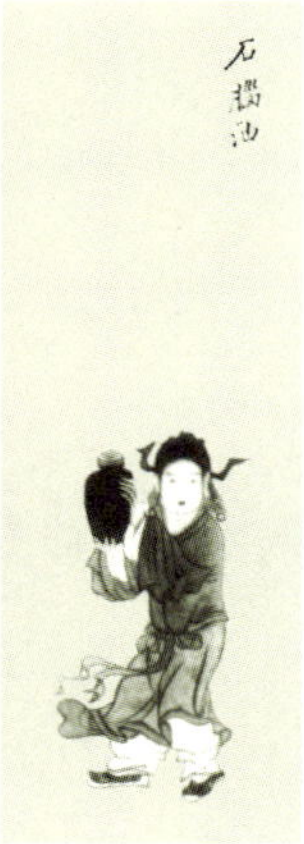

图 6-32-2 石脑油《草木状》

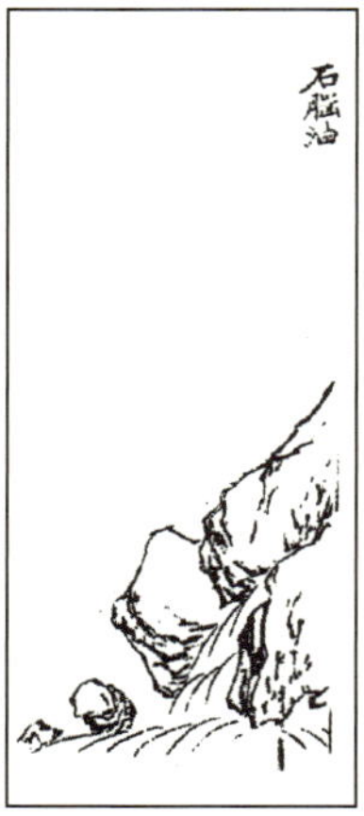

图 6-32-3 石脑油《图说》

出泉水，大如筥，注地为沟，水有肥如肉汁，取着器中，始黄后黑如凝膏，然极明，与膏无异。膏车及水碓缸甚佳。彼方人谓之石漆。水肥亦所在有之，非止高奴县洧水也。**《太平寰宇记》卷一五二**：陇右道三石漆延寿城中有山，出泉注地，其水肥如牛汁，燃之如油，极明，但不可食。此方人谓石漆，得水愈炽也。**《梦溪笔谈》卷二四**：鄜延境内有石油。旧说高奴县出脂水，即此也。生于水际，沙石与泉水相杂，惘惘而出。土人以雉尾裛之，乃采入缶中，颇似淳漆。燃之如麻，但烟甚浓，所沾幄幕皆黑。予疑其烟可用，试扫其煤以为墨，黑光如漆，松墨不及也，遂大为之，其识文为延州石液者是也。此物后必大行于世，自予始为之。盖石油至多，生于地中无穷，不若松木有时而竭。**《药性粗评》卷四**：石脑油，岩石中所取，如钟乳之类，渗滴如油。**《本草纲目拾遗》卷二**：石脑油出陕西延安榆州等处，乃石中流液，土人取之。

【主治】祛风，化痰。《本草品汇精要》卷六。涎化惊风。《药性粗评》卷四。

【发明】**《本草纲目拾遗》卷二**：《格物须知》云：石脑油真者透金银，惟真琉璃可贮，入水涓滴，烈焰遽发，余力入水，鱼鳖皆死，扑之以灰则灭。常中丞《宦游笔记》：西陲赤金卫东南一百五十里，有石油泉，油生水面如肥脂，色黑，气臭，土人多取以燃灯，极明。可抵松膏，或云可治疮癣。《笔谈》：鄜延脂，延安石油也。生于水际沙石，与泉水相杂，惘惘而出，土人以雉尾裛之入缶中，颇似漆，燃之极明。《元和志》：石油泉在玉门县东一百八十里，泉中有苔如肥肉，燃之可代烛，此油能于水中发火，如燃此油沃以水，其光愈炽，以灰扑之则灭。按：此即古之石漆也。《汉书》注：延寿县南有山石，出泉漾漾，如不凝脂，燃之极明，不可食。县人谓之石漆。张华言延寿县南山有沟脂，始黄后黑，谓之石漆。《方镇编年录》谓之地脂。时珍以为石脑油。一曰硫黄油。今云南缅甸、广之南雄皆有之。《闻见杂志》：蜀富顺县火井，先以木火下引而上，用大竹破半去节，火由内行，可引入灶下煎盐，其火色青绿不红，井中油用纸布捻燃，入水沉底不灭，搽疮疖立愈。此亦石脑油之类。《北史》：屈茨川在龟兹国西北大山中，水如膏，流出成川，行数里入地，状如糊，甚臭，服之齿发再生，疠人服之亦愈。此亦石脑、地溲之类。《通志略》龟溺亦名石脑油，与此别。○《东西洋考》：三佛齐在东南海中，本南蛮别种，后为爪哇所破，更名旧港，产猛火油，树津也。一名泥油，大类樟脑，第能腐人肌肉，燃置水中，光焰愈炽，蛮夷以制火器，其烽更烈，鱼鳖过者，无不焦烁。敏按：此即石油，观其一名泥油，可知非树脂也。《洋考》误以为树津，故取附石脑油下。

【附方】《本草纲目拾遗》卷二：治白秃堆灰。又治顽癣风癞恶疥。蜡梨疮剃头，以此油涂上，立瘥。无名肿毒、疖毒、恶毒。《救生苦海》。

地浆《别录》

【集解】《调疾饮食辩》卷一上：地浆亦曰土浆。此物最古，《名医别录》即有之。陶隐居曰：掘黄土地作坎，深三尺，一二尺亦可。以新汲水沃入搅浊，少顷取清用之，病轻取清，重者连泥浊饮，力更大。能解一切卒急不可名状之恶毒。盖凡物遇土则化，香者不香，臭者不臭，坤德之所以能受也。《本草求原》卷二一：地浆水掘墙阴地作坎置水，搅澄用。

【正误】《调疾饮食辩》卷一：若罗天益《卫生宝鉴》云：地属阴，于墙阴掘坎作地浆，乃

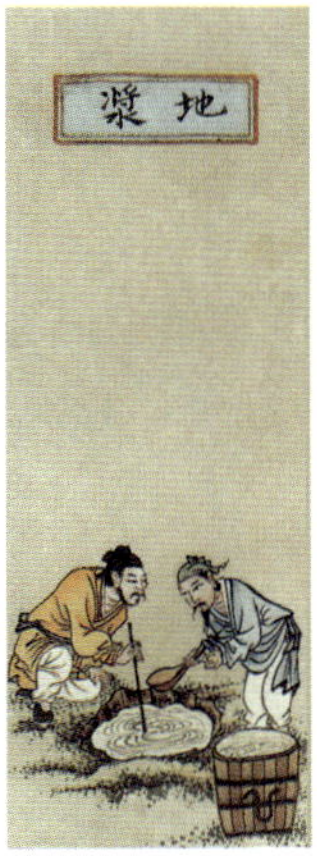

图 6-33-1　地浆《品汇》

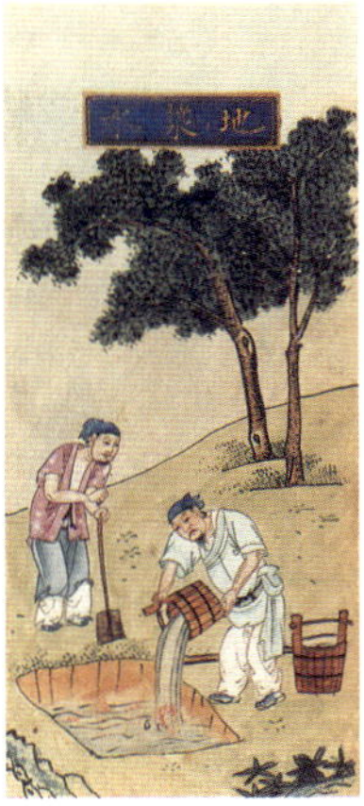

图 6-33-2　地浆《食物》

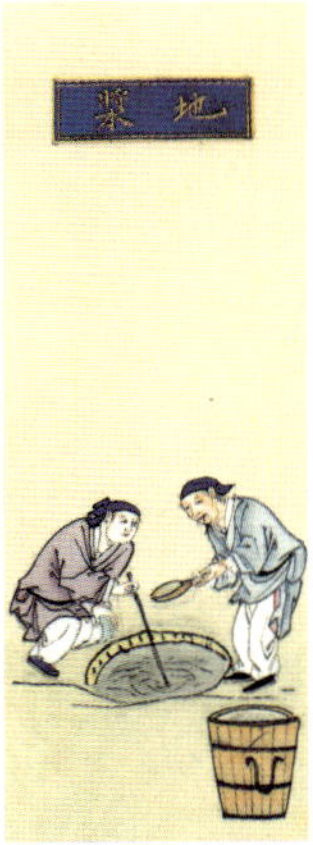

图 6-33-3　地浆《雷公》

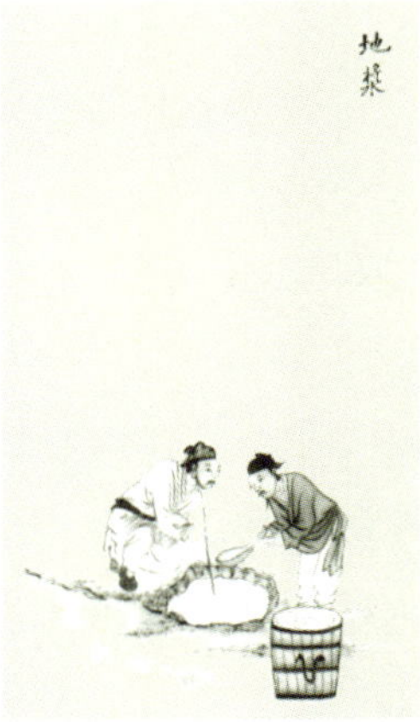

图 6-33-4　地浆《草木状》

阴中之阴，能泻阳中之阳。语乃大谬。作此须稍远居人，高阜洁净黄土地，常受风日雨露之所则佳。树下、墙阴、屋内，皆不可作。

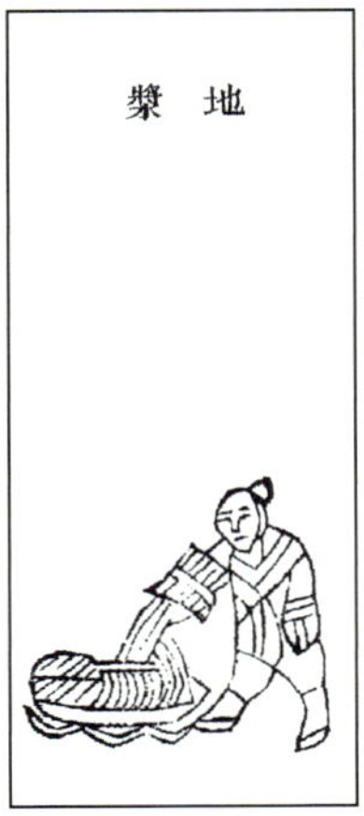

图 6-33-5　地浆《备要》

【气味】色土黄。味甘。性平，寒。气，气之薄者，阳中之阴。《本草品汇精要》卷五。气寒，无毒。《本草纂要》卷九。甘，寒。《本草备要》卷四。味甘，性寒，无毒。入肝、肺二经。《本草再新》卷八。

【主治】主热渴，心闷。解中诸毒及食生肉中毒。《本草品汇精要》卷五。大能解毒，主中恶诸毒及百药中毒，或山岚瘴气杀厉之毒，或水土不伏满生疮毒，或服砒霜、盐卤、酒、巴豆等毒，或下蛊如食虫蛇蜞蝎等毒，其症烦闷呕哕，或泄泻不止，或腹胀中满，或血溢七窍，与此服之，其毒自解。《本草纂要》卷九。治泻痢冷热、赤白，腹内热毒绞痛。解一切鱼肉

菜果、药物、诸菌毒菌。《本草备要》卷四。主治烦热霍乱。《得宜本草·下品药》。清暑除烦，化热解毒。可煎霍乱吐泻之药。《药性切用》卷七。治泄痢，泻热解毒。《本草再新》卷八。能泻阳救阴，治泄痢冷热、热毒腹痛。《本草求原》卷二一。

【发明】**《本草纂要》卷九**：大抵毒之伤人，所伤必重，土之解毒，物必归土。又谓脾属土，服毒脾先受之。脾之不平，则烦闷呕泄，令以土解其毒。然毒得土则和，脾得土则平矣，何患之有？**《本草经疏》卷五**：地浆，弘景云：此掘地作坎，以水沃其中，搅令浊，俄顷取之，以解中诸毒。盖取土为万物之母，诸毒遇土则化故也。**《本草备要》卷四**：宋神宗皇子病瘛疭，国医不能治。钱乙进黄土汤而愈。帝问其故，对曰：以土伏水，水得其平，风自止矣。**《本草新编》卷五**：或问：阴水既无益于人，何故医家又用地浆之水耶？曰：病□□阳无阴者，不得不用地浆之水，掘地作坑，以新汲井水，投入搅浊，澄清服之。取其纯阴而又得土气，与井水又不同耳。凡水有土气，皆不伤脾胃之气，毒物遇之解，邪热得之去也。**《食物须知·诸水》**：人之养生，固云谷食为本。考诸先哲，每示与水对言，水之为用，宁不谨乎！有曰：水去则荣散，谷消则卫亡。有曰：水入于经，其血乃成；谷入于胃，脉道乃行。何独不离其水者，盖水之与人关系甚大。年岁之夭寿，形体之丰羸，悉由得夫水上之厚薄也。故尔观今南北人物则可验焉。诸水虽分精详，而医者往往忽略，投煎药饵，多失选求，殊不知用药如用兵，兵之赴敌也，贵择地而屯营垒，苟弗得其地利，则兵练固精，不能望克敌之捷报。犹药之治病也，择水而煎汤液。若非合其水性，则药制须妙，亦难收愈病之全功。此理势自然不待辨而可明也。仍有远行不服水土成疾者，亦可概矣。**《本草从新》卷五**：《卫生宝鉴》云：中暑霍乱，乃暑热内伤，七情迷乱所致。阴气静则神藏，躁则消亡，非至阴之气不愈。坤为阴，地属阴，土曰静顺，地浆作于墙阴坎中，为阴中之阴，能泻阳中之阳也。掘黄土地作坎，深三尺，以新汲水沃入搅浊，少倾，取清用。**《调疾饮食辩》卷一**：第一善解枫菌、土菌等毒，闭口椒毒，口吐白沫，身冷欲死，出《金匮要略》。热毒烦渴，出《圣惠方》。天行热病及瘟疫尤佳。干霍乱病即搅肠痧，胀痛不得吐泻，救迟则死，饮地浆三五盏，以鸡羽探喉中，得吐即生。大忌米汤，尤忌姜汤，但一滴入口，则万不能救，出《千金方》。误服或过服热药，烦躁瞀乱，出《肘后方》。中野芋毒、黄鲿鱼毒，出《集简方》。并饮地浆则解。

【附方】**《医说》卷六**：治菌毒。四明温台间山谷多生菌，然种类不一，食之间有中毒，往往至杀人者，盖蛇毒气所熏蒸也。有僧教掘地，以冷水搅之令浊，少顷取饮，皆得全活。

《本草备要》卷四：虫蜞入腹。如误食马蟥蜞入腹，生子为患，用地浆下之。中暍暑热卒死。取道上热土围脐，令人尿脐中，以热土、大蒜等分，捣水去渣，灌之即活。以新水沃黄土搅浊，再澄清用。跌打损伤。取净土蒸热，以布裹，更互熨之。勿大热，恐破肉。虽瘀血凝积，气绝欲死者亦活。

《本草求原》卷二一：中暑、霍乱神昏。取道上热土围脐，令人尿脐中，以热土、大蒜等分杵，水澄灌之。黄土更佳。干霍乱者。服之即安，忌米汤。中砒石毒。和铅粉灌之。

《药性蒙求·水部》：阳邪泄痢，腹痛堪寻。地浆作于墙下，坎深三尺，以新汲水沃入，搅浊，少顷取清用。为阴中之阴，泻阳中之阳邪。

温汤《本草拾遗》

【集解】**《食物本草》卷一**：温泉水性热，有毒，切不可饮。一云：下有硫黄，即令水热，当其热处可燖猪羊。〇庐山下有温泉池，往来方士教令患疥癞及杨梅疮者，饱食，入池久浴，得汗出乃止，旬日，诸疮自愈。然水有硫黄臭气，故应愈诸风恶疾，体虚者毋得轻入。

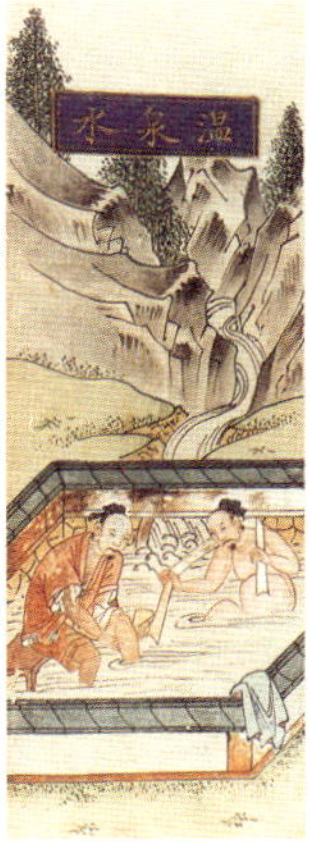

图 6-34-1 温泉水《食物》

【气味】味辛，性热，有毒。《药性全备食物本草》卷一。

【主治】主诸风，筋骨挛缩及皮肤顽痹、疥癞等疾。《药性要略大全》卷八。

【发明】**《五杂俎》卷三**：大凡温泉之发源，其下必有朱砂，或硫黄、矾石。盖天地至阳之精所结也。闽中诸泉皆作硫黄气，甚者熏人不可耐。人有疥者，浴之辄愈。竹木浸一宿，则终不蠹。盖硫黄能杀诸虫也。华清宫，余未之见，然東贺诗有华清宫中矾石汤之句，其为矾石无疑矣。黄山下者，万历戊戌秋，曾与同志诸子共浴其中，方广丈许，上有石屋覆之，其底皆白沙，沙热，足不能久住，所浴垢腻自流于外，都不烦人力，亦无硫黄气，相传朱砂在其下。**《本草新编》卷五**：或问：水性寒，彼温泉之水为热而不可饮者，何也？曰：温泉非不可饮，且有不可浴者。盖亢阳之水也，纯阳无阴，故水寒变热耳。凡人阳旺而阴衰者，为多饮水，所以济阳也。饮温泉反去助阳，自然无益。况所助者，又邪阳而非真阳乎，故不可饮也。

盐胆水《本草拾遗》

【集解】**《食物本草》卷一**：〔盐胆水〕此水盐初熟槽中沥黑汁也，人与六畜皆不可食。

【气味】卤水味苦咸，无毒。〇盐胆水味咸苦，有大毒。《食物本草》卷一。

【主治】〔卤水〕主大热，消渴，狂烦，除邪及下蛊毒，柔肌肤，去湿热，消痰，磨积块，洗涤垢腻。勿过服，顿损人。《食物本草》卷一。治痰厥不省，少少灌之，取吐而止。《药性全备食物本草》卷一。

【发明】**《本草求原》卷二一**：煮盐初熟槽中黑汁涂蚀、疥癣、虫咬及毒虫入肉即化；痰厥不省，灌之即吐。但疮有血不可涂，人畜饮之则死。〇盐卤水，即斥卤苦地之水，可煮盐者。咸、苦，大毒。治痰厥不省，少少灌之，取吐而止。疗疥癣及牛、马、虫蚀、毒虫入肉。涂之。但毒

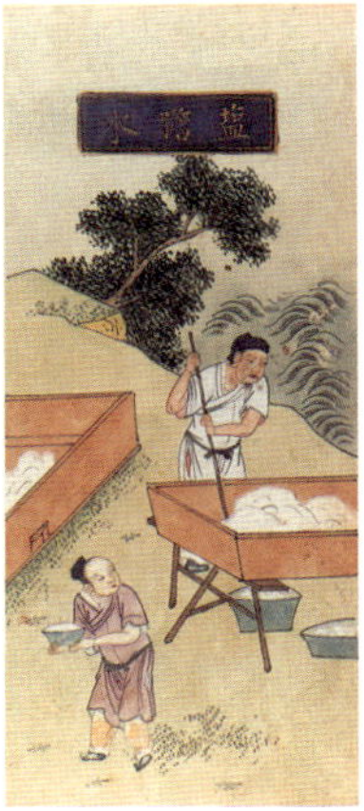

图 6-35-1　盐胆水《食物》

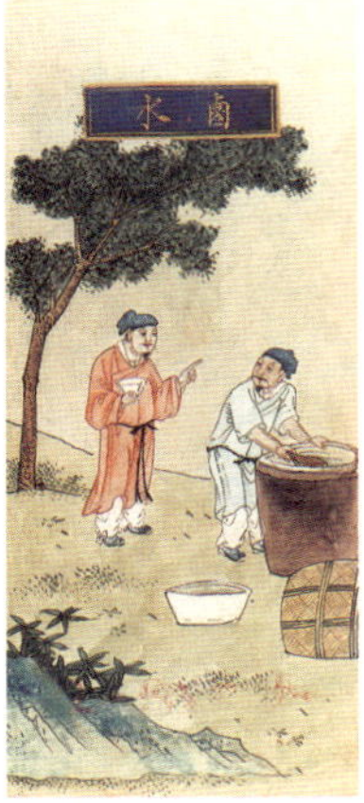

图 6-35-2　卤水《食物》

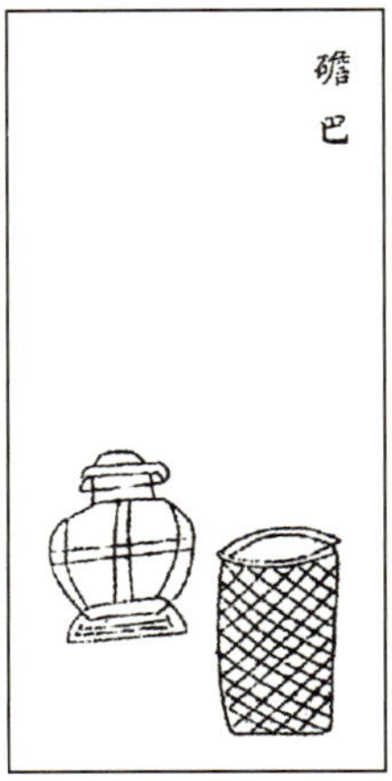

图 6-35-3　胆水《草木典》

与碱灰所滤之碱水同。详土部。人与六畜饮一合即死。止可点豆腐，煮四黄焊物。

阿井水《本草纲目》

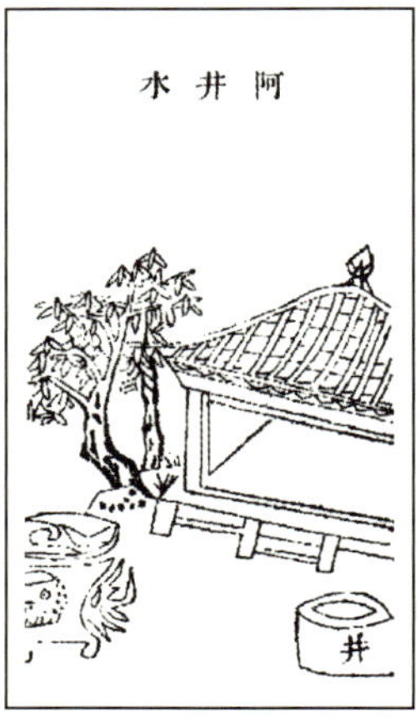

图 6-36-1　阿井水《备要》

【集解】**姚氏《食物本草》卷一**：阿井水即东阿井，是济水所聚。其水煮胶即阿胶。

【气味】味甘、咸，气清性重。《饮食须知·水火》。

【主治】其性趋下，气清而性重，利膈止吐，能治逆上之痰。《药性全备食物本草》卷一。主下膈疏痰，止吐安胃。姚氏《食物本草》卷一。性重，故能治瘀浊及逆上之痰。《本草品汇精要续集》卷一。利膈清痰，化浊澄清，能止吐衄崩淋诸血。用以煎煮阿胶，其功益倍。《药性切用》卷七。

【发明】**《本草品汇精要续集》卷一**：管子云：齐之水，其泉清白，其人坚劲，寡有疥瘙，终无消酲，水性之不同如此。

古冢中水《本草拾遗》

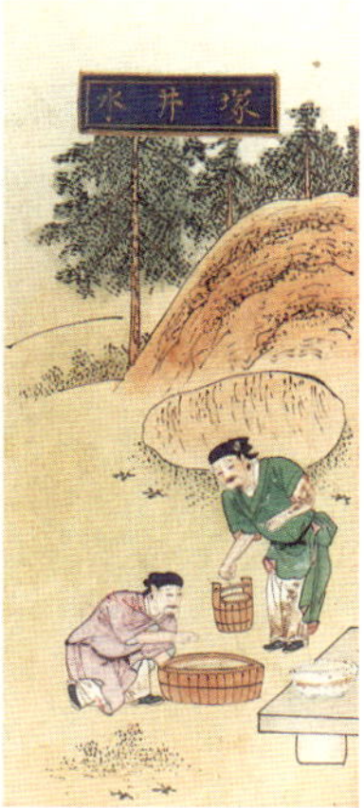

图 6-37-1　冢井水《食物》

【气味】性寒，有毒。《食物辑要》卷一。

【主治】误饮，杀人。洗诸疮可愈。《食物辑要》卷一。

【发明】**姚氏《食物本草》卷一**：欲入冢井中，先试以鸡毛。投之直下，无毒；如回旋而舞，则有毒，先以热醋数斗投井中，方可入。

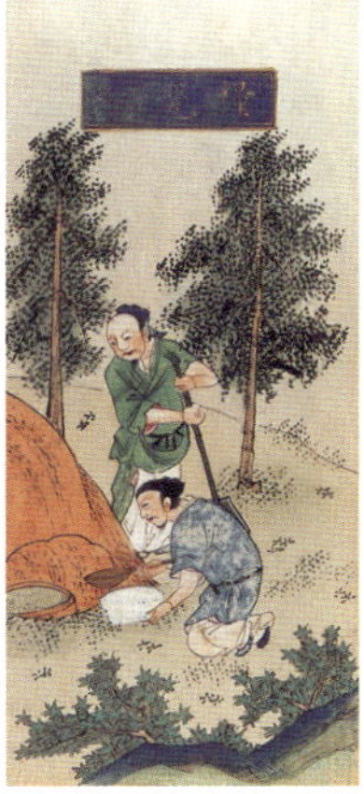

图 6-38-1　粮罂水《食物》

粮罂中水《本草拾遗》

【气味】味辛，有毒。《饮食须知·水火》。

【主治】治噎症、痫疾及中恶鬼疰，心腹痛，恶梦神物，杀蛇虫，进合许效，多服令人心闷。《药性全备食物本草》卷一。

热汤《嘉祐本草》

【释名】**《本草品汇精要》卷五**：谨按：水经火煎作沸者，谓之汤也。《衍义》曰：助阳气，通经络，用以熨治风冷气痹等疾，正合《内经》

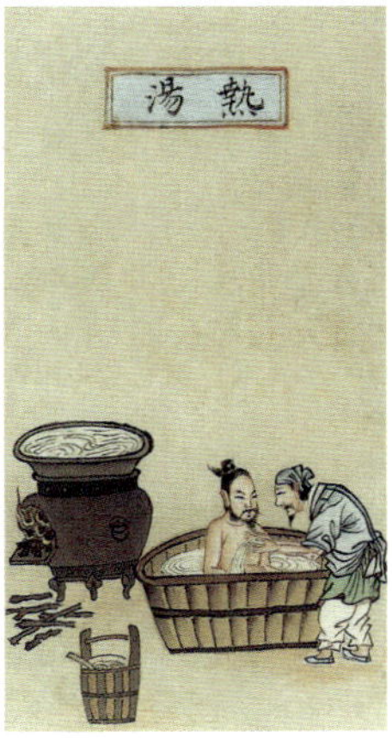

图 6-39-1　热汤《品汇》

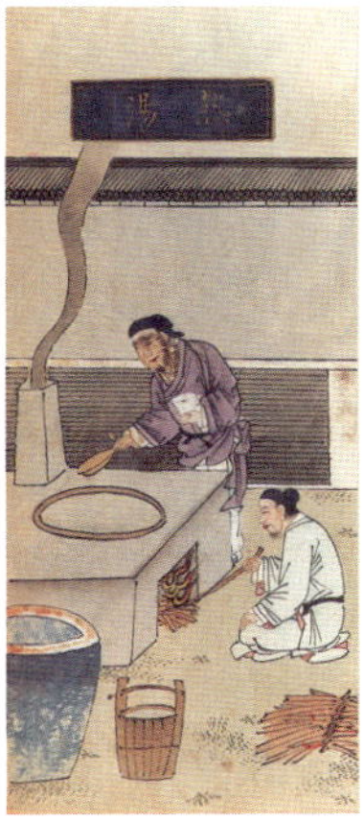

图 6-39-2　热汤《食物》

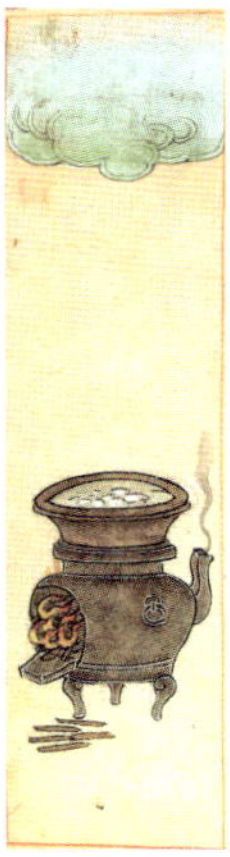

图 6-39-3　百沸汤《雷公》

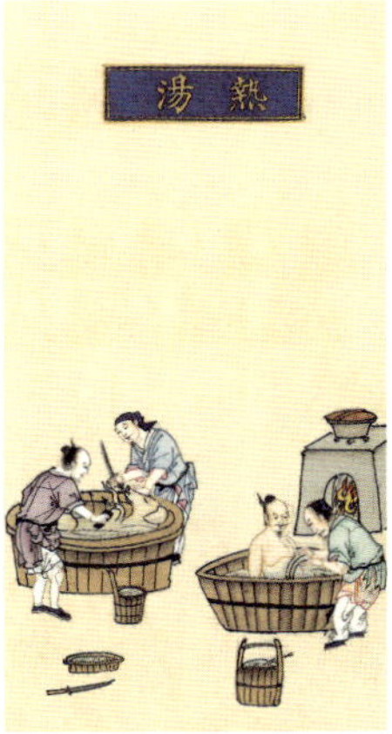

图 6-39-4　热汤《雷公》

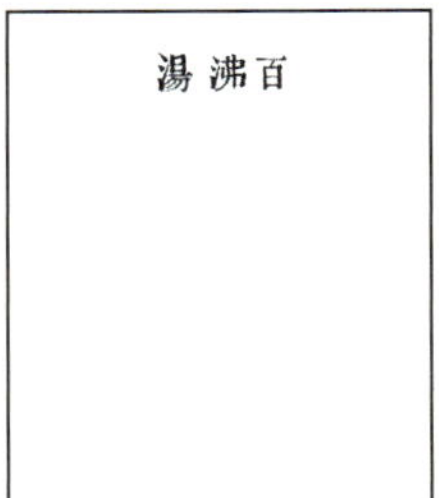

图 6-39-5　百沸汤《备要》

所谓寒因热用之意。**《医林纂要探源》卷三**：百沸汤，甘平。汤岂定以百沸，此言其大数。必以百沸为数，则文人之愚也。**《本草再新》卷八**：千沸汤，力更雄壮。取其元气也。

【气味】味甘，性温，无毒。入肺、肾二经。《本草再新》卷八。

【主治】宣助阳气，通行经络。《医林纂要探源》卷三。补中助阳，宣通经络。《药性切用》卷七。补元气，行经络。《本草再新》卷八。轻浮散结热，外感宜热饱。助阳气，通经络。《本草求原》卷二一。

【发明】**《本草品汇精要》卷五**：抑考朱丹溪云缫丝汤，属火有阴之用，能泻膀胱水中相火，使清气上朝于口，而止消渴也。又,成无己云泻心汤，用麻沸汤渍服者，取其气薄而泄虚热也，观此厥有旨矣，用者审之。**《药性全备食物本草》卷一：**勿用滚汤漱口，损齿。**《本草备要》卷四：**昂按：感冒风寒，而以热汤澡浴，亦发散之一法。故《内经》亦有可汤熨、可浴，及摩之、浴之之文。《备急方》治心腹卒胀痛欲死，煮热汤以渍手足，冷即易之。**《药性纂要》卷一：**东圃曰：先慎安征君治疟，用生姜斤许煎汤，于未发前热洗两足，从跟至膝，或一作，或再作，疟即止。盖疟系风寒暑湿之邪，初受于三阳之经，久则随经溜入阴分，疟由汗解，身半以上汗易出而多，发疟则下部之汗常少，惟汗出至足方透，周身之经脉和畅，无所阻滞，邪尽而疟止矣。生姜辛散温行，取汁露饮，可以截疟。然入胃未免于热，惟煎汤浸渍肢体，外助胜于内服。盖饮则药力至足，其势已杀，不若洗为径捷。且足三阴经脉从足走腹，足三阳经脉从头亦走足，阴阳互交，上下贯通，皆在于此。淋洗之法，大有补助，人多不讲，岂非失哉。又大吐血衄血足冷者，用好酒炖热，浸洗两足，血亦自止。此引火归元之法。又治头风痛熏法，用热汤一大盆，入上白盐花一碗，泡化，令病人熏头，用绵被闷紧，熏至汗出，汤气渐温，并洗额及两太阳，漫漫拭干，其痛立止。此良法也。盖风寒入留于脑，则成头风，其痛如斧劈，久者药难速效，用汤熏法，大为得理。夫脑为髓海，肾所主也。汗为肾液，盐能入肾，水之所化，风寒深入于脑，肤浅治之，必不得出，惟借盐以引入血分，而藉热汤扬液为汗以外达，则风从汗解，而痛自释，若轻者一次便愈，壮实人未愈可再作，但熏后宜服补剂以调之。

【附方】**《本草品汇精要》卷五：**忤死。先以衣三重藉忤死人腹上，乃取铜器若瓦器盛汤着衣上，汤冷者去衣，大冷者换汤，即愈。霍乱、手足转筋。以铜器若瓦器盛汤熨之，亦可令蹋器使脚底热彻，亦可以汤酹之，冷则易，用醋煮汤更良，煮蓼子及吴茱萸汁亦好，以绵絮及破毡衬脚，以汤淋之，贵在热彻。初觉伤寒。三日内，但取热汤饮之，候吐则止。可饮一二升，随吐汗出，瘥。重者亦减半。陈藏器。冻疮不瘥。热汤洗之，效。《衍义》曰：热汤助阳气，行经络。风冷气痹。多以汤渫脚至膝上，厚覆使汗出周身，然别有药，亦终假汤气而行也。四时暴泄痢。四肢冷，脐腹疼，深汤中坐浸至腹上，频频作，生阳佐药，无速于此。虚寒人。始坐汤中必战，仍常令人伺守，可也。《别录》云：风疾数年不效者。掘坑令患者解衣坐于坑内，遂以热汤上淋之，良久，复以簟盖之，瘥。

《医林纂要探源》卷三：寒饿欲绝。滚汤一呷，即复回阳。四肢脐腹冷甚及寒痹者。滚汤浸脚，或坐汤中，皆能回阳。感冒风寒者。坐密室，以汤或蒸或浴，亦能发汗。随宜施治，惟人意会。

《本草求原》卷二一：治风冷气痹。煎药，并热浸脚取汗。虚寒暴泄。以深汤浸至腹上妙。

【附录】

焊猪水。产后血刺心痛欲死，（焊猪汤）取一盏温服之。《本草品汇精要》卷五。无毒。主产后血刺心痛欲死，水一盏温服效。《药性全备食物本草》卷一。麻沸汤。煮苎麻所沸之汤也。味甘，性平，无毒。主治心烦虚热，以甘草泻心汤药，用麻沸汤渍而服之，取其气薄相助，以泻虚热。《药性粗评》卷四。

缫丝汤《本草衍义补遗》

【集解】**《药性粗评》卷四**：缫丝汤，即以茧出丝时汤也。四五月新茧时有之。

【修制】**《医宗粹言》卷四**：收缫丝汤法：煮蚕茧丝汤，以磁瓶收，密封，埋净土地中，任经数年，久而愈妙。

【气味】味苦、甘，性寒，无毒。《药性粗评》卷四。味甘，气平，无毒。《药性会元》卷下。

【主治】主治大热口燥，消渴，降火清内。《药性粗评》卷四。主治消渴口干。《药性会元》卷下。大能疗瘟疫及热病，消渴不能止者，凉饮数次即止。《医宗粹言》卷四。

【发明】**《本草衍义补遗》**：口干消渴者，可用此吐之。此物属火，有阴之用，能泻膀胱水中相火，以引清气上朝于口。按《究原方》治消渴，以此汤饮之，或以茧壳丝绵汤饮之效。**《神农本经会通》卷六**：《本经》云：主蛔虫，热取一盏服之。此煮茧汁，为其杀虫故也。**《药性粗评》卷四**：丹溪云：口干消渴者，可用此吐之。又云：能消膀胱水中相火，以引清气上朝于口。按《究原方》治消渴以缫丝汤饮之，或以茧壳丝绵煮汤饮之亦可。

【附方】**《本草品汇精要》卷五**：蛔虫。热取一盏服之，此煮茧汁，为其杀虫故也。

齑水《本草纲目》

【气味】味酸、咸，性凉。《饮食须知·水火》。酸，咸，寒。《医林纂要探源》卷三。

【主治】能吐痰饮宿食，妇人食多绝产。《饮食须知·水火》。补敛心肺，降渗湿热，涌吐痰涎，解酒开音。《医林纂要探源》卷三。

【发明】**《调疾饮食辩》卷三**：黄虀菜不拘何菜，以煮饭热米饮浸一二日，色变黄，味微酸，加盐食，颇爽口。此菜虽微，其来古矣，性亦无益有损。

图 6-41-1 黄齑水《备要》

生熟汤《本草拾遗》

【释名】**《药性全备食物本草》卷一**：生熟汤冷水滚汤相和者，又名阴

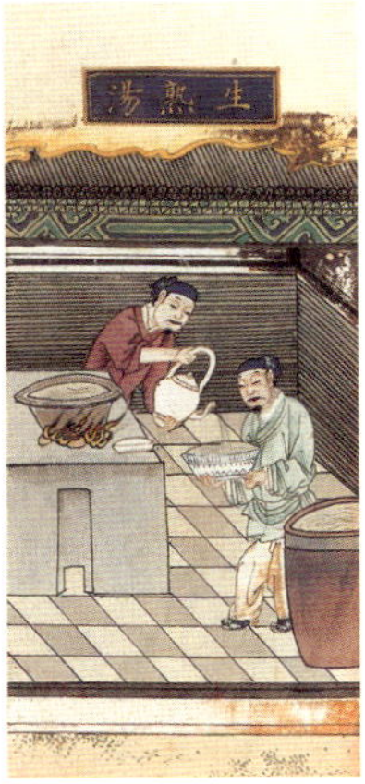

图 6-42-1 阴阳水《食物》

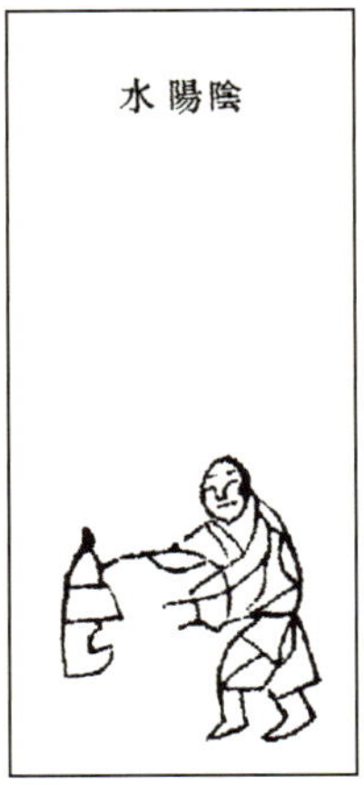

图 6-42-2 阴阳水《备要》

阳汤。**《本草汇》卷一八**：生熟汤，以新汲水同百沸汤和匀，是也。今人谓之阴阳水。最能分理二气，畅达升降，使阴阳得其和平。若谓井泉水与河水合之，非也。

【气味】味甘、咸，平，无毒。《药性全备食物本草》卷一。味甘，性温，无毒。入脾、肺二经。《本草再新》卷八。

【主治】调中，治痰疟，宿食膨胀。《药性全备食物本草》卷一。调中消食，治呕理胀。《本草汇》卷一八。和阴阳，交心肾。合沸汤、泉水各半盏，少加熟盐尤妙。治霍乱兼吐泻，及干霍乱，腹中绞痛，神效。《医林纂要探源》卷三。

【发明】**《分部本草妙用》卷一〇**：欲治霍乱，以盐投中，进一二升，令吐尽痰食，即愈。夫阴阳二气淆乱，浊阴不降，清阳不升，故发霍乱。饮此汤以分其阴阳，使得其平也。**《本草备要》卷四**：宣和阴阳。治霍乱吐泻有神功。阴阳不和而交争，故上吐下泻而霍乱，饮此辄定者，分其阴阳，使和平也。按：霍乱有寒热二症，药中能治此者甚多，然未尝分别言之。仓卒患此，脉候未审，慎勿轻投偏热寒之剂。曾见有霍乱服姜汤而立毙者，惟饮阴阳水为最稳。霍乱邪在上焦则吐，邪在下焦则泻，邪在中焦则吐泻兼作，此湿霍乱，症轻易治。又有心腹绞痛、不得吐泻者，名干霍乱，俗名绞肠沙，其死甚速。古方用盐熬热，童便调饮，极为得治。勿与谷食，即米汤下咽亦死。以沸汤半钟，井水半钟，和服。

浆水《嘉祐本草》

【集解】**《太平御览》卷八六一**：《内则》曰：浆（酢截也），水醷（梅浆），滥（以诸和水。以《周礼》六饮校之，则滥，凉也。纪莒之间名诸为滥）。汉《释名》曰：桃滥水也，水渍而藏之，其味滥滥然酢也。《汉书·郊祀歌》曰：奉尊柘浆析朝酲。应劭曰：取甘柘汁以为饮也。析解酲，病酒言柘浆可以解朝酲也。《吴书》曰：袁术去寿春，时方盛夏，欲得蜜浆，又无蜜，遂呕血死。《山海经》曰：高前之山，上有水焉，甚寒而清，帝台之浆也，饮者不心痛。《典术》曰：饵桃胶五十日后饮玉浆。《楚辞·九歌》曰：奠桂酒兮椒浆。以椒置浆中也。**《神农本经会通》卷六**：浆水，粟米新熟白花者，佳。不可同李实食。**《药性粗评》卷四**：浆水，谷粟将熟，所含浆水也。**《伤寒证治准绳》卷八**：浆水气微温，味甘酸，无毒。即酸泔水也。或云煮粟米饮酿成。**《药性全备**

食物本草》卷一**：浆水，炊粟米热投冷水中浸五六日成此水。浸至败者损人。**《本草乘雅半偈》帙一一**：浆水，炊粟令熟，投冷水中浸六夕，味作酢，面生花，色类浆汁，故名浆水。盖粟粒细圆，南北皆有，北田犹多，苗都如茅，有青、黄、赤、白、黑、褐之殊，或因姓氏地名，或因形似时令，随义赋名，不啻数十种。如早有赶麦黄、百日粮，中有八月黄、老军头，晚有雁头青、寒露粟。故成熟有早晚，苗秆有高下，山泽有宜异，实收有息耗，质性有强弱，气味有美恶，顺天时，量地理，则用力少而成功多，任性返道，劳而无获矣。大都早粟皮薄而米充，晚粟皮厚而米瘦。与粱同类，穗大毛长、粒粗而粘者粱，穗小毛短、粒细而秔者粟也。苗似粟，低小有毛，秀特舒散，米粒悦泽，一稃一米。米粒稍肥者，稷也；一稃二米，米粒稍细者，黍也。状如芦荻而内实，叶如芦穗而稍肥，米如椒子而坚硬者，蜀粟也。蜀粟，即高粱，《广雅》谓之水稷，又谓之荻粱，食物谓之芦穄，俗谓之芦粟，又谓之蜀秫也。苗叶都似蜀粟而肥，又类薏苡而长，六七月开花成穗，如秕豆状，苗心出苞，如棕鱼，白须四垂，久则苞裂子出，攒簇如珠者，玉粟。一名玉蜀粟，又名玉高粱，即今之御粟也。浆水所需，取陆种之早粟，一稃一米，最细而圆者。炊浸合宜，为用弥佳。日久致败，为害殊甚。禁李同食，令人霍乱。妊妇食之，令儿骨瘦，产后尤忌。清浆啜之，绝嗣不字；醉人频饮，失音不语也。**《调疾饮食辩》卷一上**：酸浆，《本草蒙筌》曰：炊粟米半熟，投冷水中，浸三五日，待面生白花，味酢用之，古方凡用浆水者即此。

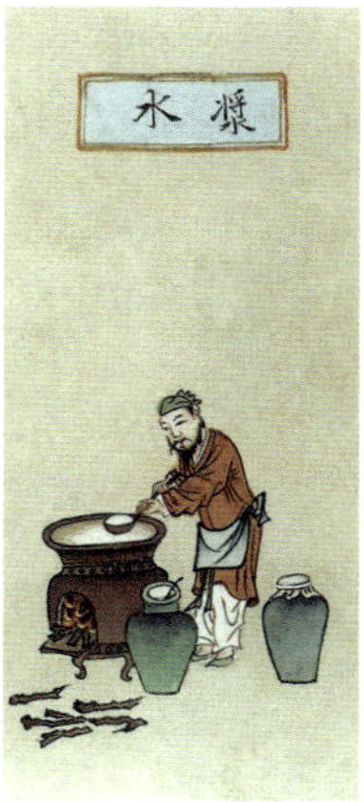

图 6-43-1　浆水《品汇》

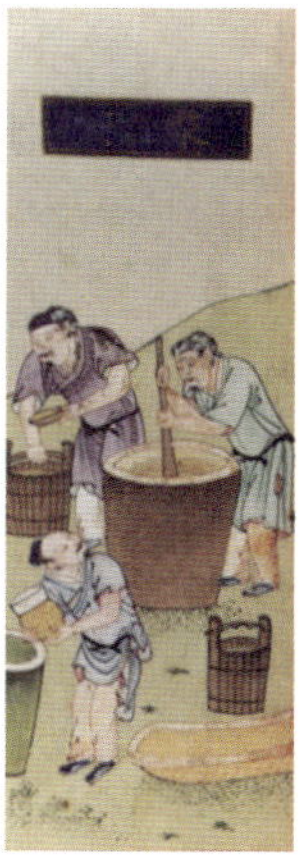

图 6-43-2　浆水《食物》

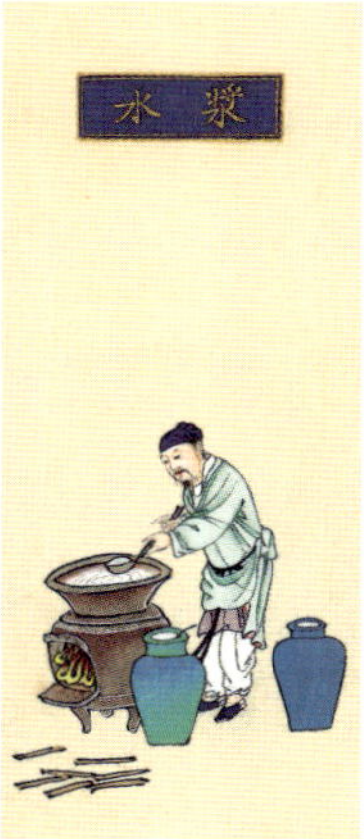

图 6-43-3　浆水《雷公》

【修制】**《本草品汇精要》卷五**：作浆水之法：于清明日用仓黄粟米一升，淘净下锅内，以水四斗，入酒一钟，煎至米开花为度，后将柳枝截短一大把，先内坛中，然后贮浆水于内，以苎布封口，使出热气，每日用柳条搅一次，如用去，旋加米汤，仍前搅用之。**《本草发明》卷五**：臞仙造法，择清明炊粟饭，乘热投磁缸内，冷水浸五六朝，味渐酸，生白花者佳。

【气味】气凉、微温，味甘、酸。无毒。《医学统旨》卷八。味甘，平，无毒。《药性会元》卷下。味甘、酸，性微凉，无毒。《药性全备食物本草》卷一。

【主治】除霍乱，止消渴。《本草品汇精要》卷五。治霍乱泄痢，调中开胃，化滞物，解烦渴。《医学统旨》卷八。能解合口椒毒。主治消渴及胃热痢，热淋，小便赤，洗漆疮，散痈肿，久服调中下气，利小便。《药性会元》卷下。善走，化滞通关，消宿食，解烦渴；煎令酸，止呕哕，白人肤，利小水。同李食令霍乱吐利。

酸后饮令失音。《药性全备食物本草》卷一。醒睡除烦，消食止渴，调和脏腑，滑白肌肤。霍乱饮愈，泻痢能痊。○痘疹中惟大渴者，宜饮之。《冯氏锦囊秘录·杂症痘疹药性主治合参》。性能调中，消宿食，解烦渴，止呕吐，并温服一盏。《调疾饮食辩》卷一上。收脱阳，止烦渴，通关节，开胃。《本草求原》卷二一。

【发明】**《药性会元》卷下**：《博物志》亦云：治病皆取新汲清泉，不用停污浊暖。非惟无效，抑且损人。**《伤寒证治准绳》卷八**：浆水能止渴，以其酸也。能化滞，以其米味之变也，亦犹神曲、麦芽之消食，非性凉善走之谓。**《本草乘雅半偈》帙一一**：浆水，粟浆也。炊粟浸酿，六夕乃成，去滓纯水，一名清浆。盖粟本作，象穗在禾之上也。《春秋题辞》云：粟乃金所主，米为阳之精，西叶米而粟成矣。孔子曰：粟之为言续也，为陆种之首，旧谷既绝，新谷未登，接绝续乏，名之曰粟。其味咸，其气寒，炊之作浆。其气温，其味酸且甘，顾谷类水属，叶西而登，炊之酿之，稼穑之甘，曲直成酸，五气固备，而酸津独着，爽旦微明，春生之象也。乃尔浆水谷味，开发上焦，熏肤充身，泽毛若雾露之溉。斯毛脉合精，行气于府，府精神明，留于四藏，则绝者接，而乏者续矣。何患气之失引，水之失调，开之不通，渴之不止，霍乱之难平，涌泄之难定，宿食之难消乎。薄暮啜之，解烦去睡，此爽旦微明，春生之休征也。调府理藏，此府精神明，留于四藏之休征也。煎之令酸，止呕定哕，此宣水谷味，开发上焦之休征也。白人肤体如缯帛，此熏肤充身，泽毛若雾露之溉之休征也。至宣和强力，将挈卫营，平权衡，成寸口，后天生气从之，先天真气自守矣。**《本草新编》卷五**：或问：西北人好饮酸浆水，亦有益乎？曰：浆水亦能解渴，行路困乏，人得而饮之亦有益，但久则有损。盖酸浆水，□炊饮投入韭菜之中，久则菜与饭皆败。南方三日尚可饮，北方七日尚可啜。南方过三日，北方过七日，俱不可用矣。用则无益有损，以此过于酸，则必伐肝。气过于臭，则反败脾。妇人服之，必至绝经。孕妇服之，必至胎瘦，不可不慎也。**《调疾饮食辩》卷一上**：浸至臭败者不可用。城居挤粉店中，日日有之。乡居卒急不能得，勿用收豆腐之酸浆。此乃豆汁，非米汁也。然米浆亦不宜妄服。《衍义》曰：孕妇服，令儿骨瘦。饮多能绝产，醉后饮之失音。

【附方】**《本草品汇精要》卷五**：去黑子方。夜以暖浆水洗面，用布揩令黑子赤痛，水研白檀香，取浓汁以涂之，旦又以浆水洗面，仍用鹰粪傅上，效。心腹冷。男患令女人将一杯与饮〔食〕，女患令男人将一杯与饮。《百一方》。鱼肉骨鲠。取一杯合口，向水张口吸一口水气，其鲠自下。《百一方》。坠损肠出。以冷水喷之，令打禁，肠自入也。《百一方》。

《药性会元》卷下：辟瘟气。腊日夜持椒井傍，勿与人言，放椒井中，服此泉。

《本草求原》卷二一：治中暑亡汗，霍乱吐下。煎干姜屑呷之。伤食筋闷。煮粥，入少鹰屎食，利水。

泔《太乙仙制本草药性大全》

【释名】泔、臭泔、酸泔《太乙仙制本草药性大全》、泔水《药性全备食物本草》、淅二泔《本草述》、潲《调疾饮食辩》。

【集解】**《药性全备食物本草》卷一**：河东人以麦为之，粗者为干糗粮，东南人以粳米为之，炒干磨而成也。**《本草述》卷一**：粳米、淅二泔水淅，音锡，洗米也。第二次泔水，清而可用，故曰淅二泔。**《调疾饮食辩》卷二**：诸米泔一名潲，洗米水也。医书曰淅二泔，淅亦洗也。《孟子》曰：接淅而行。二泔，先略洗一次，倾去水，再入水用力洗之，取其糠去而汁清也。

【气味】味酸，寒。《药性全备食物本草》卷一。甘，凉，无毒。《寿世秘典》卷三。甘，寒，无毒。《本草述》卷一。甘、微苦，微寒。《医林纂要探源》卷三。

【主治】泔：主霍乱转筋，顿饮数升立愈。臭泔：除烦渴，驱热。酸泔：洗疮疥杀虫。《太乙仙制本草药性大全·仙制药性》卷四。泔水解热烦，止泄，实大肠，压石热，止渴。〇臭泔止烦渴，五痔痔痢；洗皮肤疮疥，下瘕杀虫，洗恶疮。《药性全备食物本草》卷一。主益气，止烦渴、霍乱，解毒。食鸭肉不消者，顿饮一盏即消。《寿世秘典》卷三。清热，止烦渴，利便凉血。《本草述》卷一。赡养脾胃，清肺宁心，荡热去垢。解浊除烦，而不伤脾胃，且能解热毒。以沐发，去垢腻。以浴身，润皮肤。去燥热风热作痒，愈疮疥。《医林纂要探源》卷三。粳米者，清热、凉血、止渴；糯米者，兼消鸭肉食，益气，解毒、霍乱。《本草求原》卷二一。

【发明】**《太乙仙制本草药性大全·仙制药性》卷四**：补注：泔新研米渍水，和滤取汁服，胃冷者不宜多食。酸泔洗皮，肤疮疥。服主五野鸡病及消渴，下瘕杀虫及恶疮。和臭樗皮煎服主痔痢。**《医林纂要探源》卷三**：五谷之性，多内温而外寒，米皮、麦麸皆微寒，而不失为冲和之气。淅米之水，其性亦然，宜温饮之。

【附方】**《本草求原》卷一四**：鼻衄。以麻油和萝卜汁滴之。吐血不止。陈红米泔，温服，日三次。

甑气水《本草拾遗》

【释名】**《本草求原》卷二一**：甑气水蒸糯米甑衣所滴者。

【气味】味甘咸，无毒。《药性全备食物本草》卷一。味淡。姚氏《食物本草》卷一。

【主治】扫烂疮、疳烂如神。《本草求原》卷二一。涂口角破烂。《本草纲目易知录》卷七。

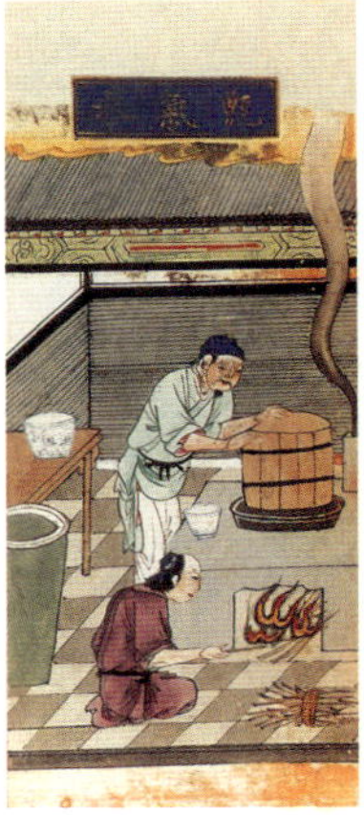

图 6-45-1 甑气水《食物》

【发明】**《药性全备食物本草》卷一：**取蒸糯米饭汤煎服，痰核瘰疬药易效，盖取其引药至疮所，即经云知疮所在，口点阴胶是也。

【附方】**《调疾饮食辩》卷一上：**小儿唇面生疮，烂成臼孔，取蒸糯米甑篷滴下气水，日扫数次，数日即愈。无糯米，秈米、粟米俱可，但更须多上。《集简方》。

浸蓝水《本草纲目》

【气味】辛、苦，寒，无毒。《分部本草妙用》卷一〇。

【主治】除热毒，杀虫。治误吞水蛭成积，胀痛黄瘦，饮之即下。咽喉痛噎疾，温服一钟良。蓝以石灰能杀虫解毒，而蓝性复寒故也。《分部本草妙用》卷一〇。

【发明】**《分部本草妙用》卷一〇：**蓝以石灰能杀虫解毒，而蓝性复寒故也。**《本草述》卷一：**蓝之治功，在其大布生阳之气，独擅能耳。故染布水能治咽喉。至于杀虫，即在布生阳之气，已该举矣，其义详于蓝下。时珍止以杀虫为功，是言其末而遗本也。

筅帚水姚氏《食物本草》

【主治】味咸。嗽不止者，滴以饮之。《食物本草》卷一。

铜壶滴漏水《本草纲目》

【集解】**《本草撮要》卷一〇：**《说文》曰：漏以铜壶受水刻节，昼夜百刻。《周礼·周官》曰：挈壶氏掌壶以水火守之，分以日夜。及冬则以火爨鼎水，而沸之而沃之。郑康成曰：冬水冻，故以火炊水沸以沃之，谓沃漏也。

市门溺坑水《本草拾遗》

【释名】沟尿《调疾饮食辩》。

【主治】止消渴，去恶血。《食物辑要》卷一。主解河豚鱼毒。《本草医旨·食物类》卷二。

【发明】**《调疾饮食辩》卷一上：**此物能解大毒，但须不近豆腐、酒店，又无焊猪血水者，又必晴日乃佳，雨后者无用。**《本草纲目易知录》卷七：**市中溺坑，每多抛死鼠秽物等件，恐污浊有害。《本草》治渴，拟是有水通行者。

【附方】**《调疾饮食辩》卷一上**：时行瘟疫，头项作肿，或生疙瘩，大热烦渴，吐血，便血，哮喘等症。取数升，烧铁一块令赤，投中淬之，少顷水清，饮数次可以起死。猪牛瘟病。缚置坑中，捺其头于水内，使不得息，水自然入腹，一二次便瘥。

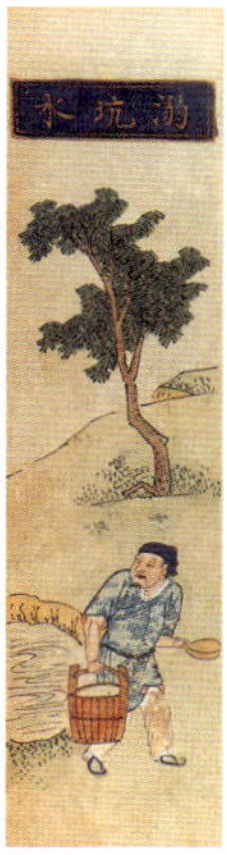

图 6-49-1　溺坑水《食物》

御沟金水《本草纲目拾遗》

【集解】**《本草纲目拾遗》卷一**：《集效方》有制御沟金水法：用篾箩八只，高二尺，取山上净土，装入箩内，用磁钵八个盛之，取童便八桶，倾入七箩土内淋下，上以井花水推之，共倾在一箩土内，如淋少，再用清推前七箩淋下，又加上一箩内，待他一夜净淋下水三五碗，以磁罐收贮，外用井水养之，但遇此症，待口中要茶吃，将此水半杯温服即安，至重不过三七次立愈。

【气味】性平，味微咸带甘。《本草纲目拾遗》卷一。

【主治】治男妇骨蒸，干血劳，童子劳，昼夜发热至紧，不肯服药。此水不比寻常，大有功效。《本草纲目拾遗》卷一。

混堂水《本草纲目拾遗》

【集解】**《本草纲目拾遗》卷一**：混堂：今浴池烧水浴者，人多则秽浊积垢使然。人气熏渍，体虚者触之昏晕，名曰晕堂。毛达可曰：凡少年思欲不遂，或赤白浊者，待欲溺时，入混堂，坐水中，令出溺即愈。盖得人气通洽也。

【主治】洗疥癣、通淋浊。《本草纲目拾遗》卷一。

【附方】**《本草纲目拾遗》卷一**：蛇鳞缠身。饮浴汤水，便可解毒。刘羽仪《验方》。发痘。痘出八九日黑陷，用混堂水煎药立起。杭士元方。

猪槽中水《本草拾遗》

【主治】猪槽中水无毒。主诸蛊毒，服一杯。主蛇咬，可浸疮，皆有效验者矣。《本草拾遗》。《证类本草》卷五。手指肿痛，猪槽内宿渣敷，立消。《本草纲目易知录》卷七。

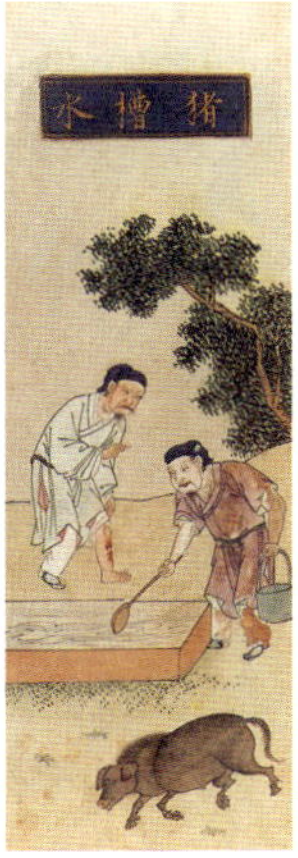

图 6-52-1　猪槽水《食物》

菊花水《绍兴本草》

【释名】菊英水《太乙仙制本草药性大全》。

【集解】**《本草品汇精要》卷五**：《图经》曰：出南阳郦县北潭水，其源悉芳，菊生被崖，水为菊味，盛洪之。《荆州记》云：郦县菊水，太尉胡广久患风羸，常汲饮此水，后疾遂瘳。此菊甘美，广后收此菊实播之，京师处处传植。**《太乙仙制本草药性大全·本草精义》卷六**：菊花水出南阳郦县北潭，水甘，源悉芳菊被崖，水为菊味盛洪之。此菊甘美，广后收此菊实，播之京师处处传植。《抱朴子》云：南阳郦县山中有甘谷水，所以甘者，谷上左右皆生甘菊，菊花堕其中，历世弥久，故水味为变，其临此谷中居民皆不掘井，悉食甘谷水，食无不寿考。

【气味】色白。味甘。性温，缓。气，气厚于味，阳中之阴。《本草品汇精要》卷五。味甘，气温，无毒。《太乙仙制本草药性大全·仙制药性》卷六。

【主治】主除风补衰。久服不老，令人好颜色，肥健，益阳道，温中去痼疾。《本草品汇精要》卷五。除风痰，补衰，治眩冒，止痹痼疾，温中，立除阳弱羸瘦，肥健。《太乙仙制本草药性大全·仙制药性》卷六。

【发明】**《太乙仙制本草药性大全·仙制药性》卷六**：菊英水：出于菊英多处，原陶靖节好植菊，而采英浸水是焉。气甚馨香而最甘，可烹茗芽。望延寿者宜啜。蜀中有长寿源，其源多菊花，而流水四季皆菊花香，居民饮之，寿皆二三百岁。

花水《药性全备食物本草》

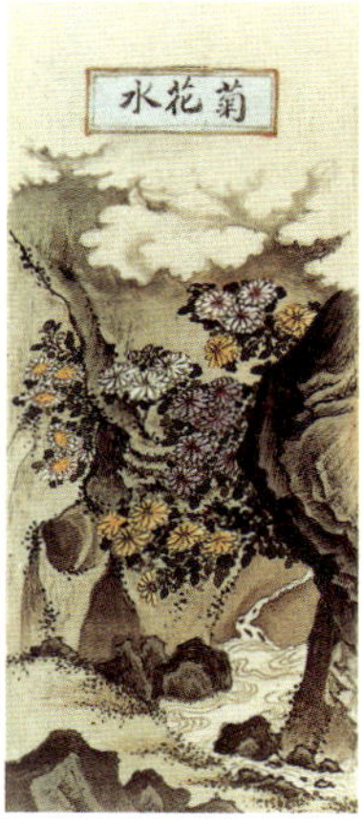

图 6-53-1 菊花水《品汇》

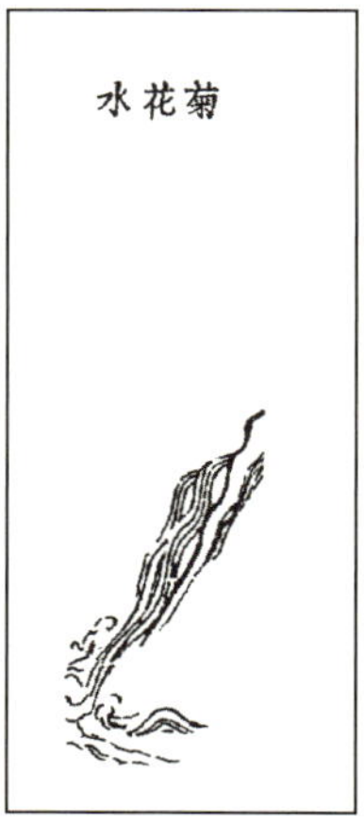

图 6-53-2 菊花水《太乙》

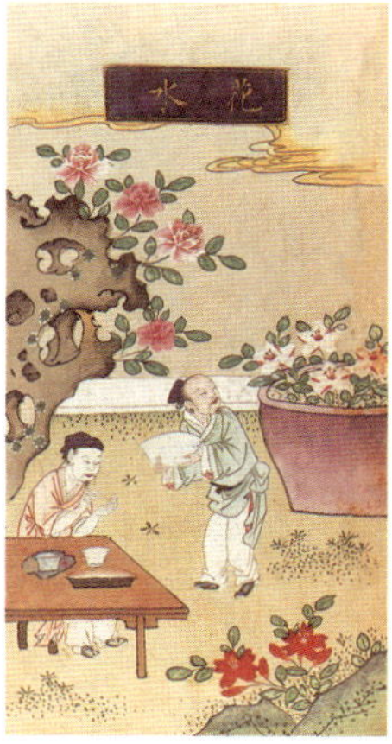

图 6-53-3 菊花水《食物》

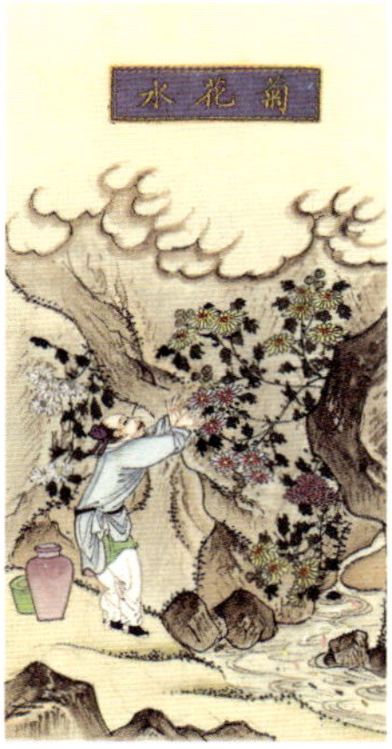

图 6-53-4 菊花水《雷公》

【释名】**《药性全备食物本草》卷一**：从花滴下者曰花水。**《养生食鉴》卷上**：从花滴下者，曰花水，以花之性而分美恶也。

【气味】平，无毒。《食物本草》卷一。

【主治】主解渴。以此水和天花粉为丸，预备远行无水处，渴时服即解。《药性全备食物本草》卷一。和粉作点心，食之益人。《养生食鉴》卷上。

【发明】**《本草求原》卷二一**：花下雨水止渴。取美花初晴滴下之水，毒花勿用。

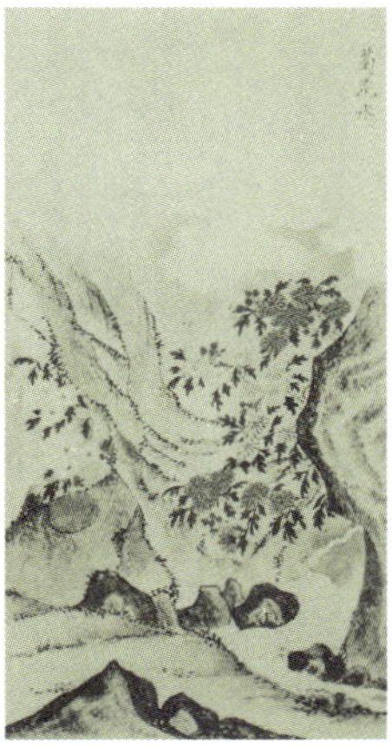

图 6-53-5　菊花水《草木状》

蟹膏水《食物本草》

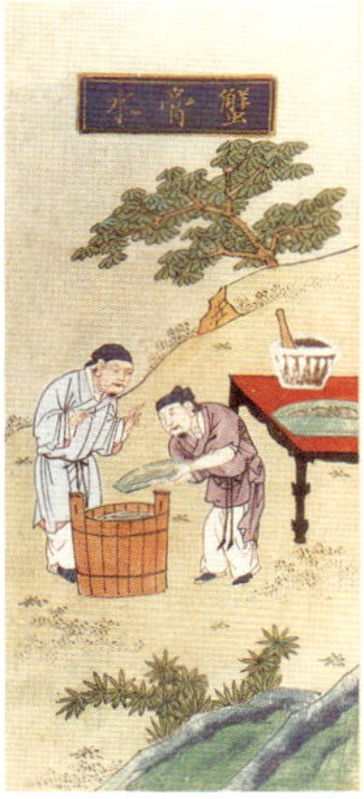

图 6-55-1　蟹膏水《食物》

【集解】**《食物本草》卷一**：蟹膏水以膏投漆中化为水，古人用和药。又蚯蚓去泥，以盐涂之，或内入葱中化为水。

【主治】主天行诸热病、癫痫等疾。又涂丹毒，并傅漆疮，效。《食物本草》卷一。

诸水有毒《本草拾遗》

诸水有毒人感天地氤氲而产育，资禀山川之气，相为流通，其美恶寿夭，亦相关涉。金石草木，尚随水土之性，况人为万物之灵乎？贪淫有泉，仙寿有井，载在往牒，必不我欺。《淮南子》云：土地各以类生人，是故山气多男，泽气多女；水气多喑，风气多聋；林气多癃，木气多伛；下气多尰，石气多力，险气多瘿；暑气多夭，寒气多寿；谷气多痹，丘气多狂；广气多仁，陵气多贪。坚土人刚，弱土人脆；垆土人大，沙土人细；息土人美，耗土人丑。轻土多利，重土多迟。清水音小，浊水音大。湍水人轻，迟水人重。皆应其类也。又《河图括地象》云：九州岛殊题，水泉刚柔各异。青州角征会，其气慓轻，人声急，其泉酸以苦。梁州商征接，其气刚勇，人声塞，其泉苦以辛。兖豫宫征会，其气平静，人声端，其泉咸以苦。雍冀商羽合，其气壮烈，人声捷，其泉咸以辛。人之形赋有厚薄，年寿有短长，由水土资养之不同，验诸南北人物之可见。水之有毒而不可犯者，亦所当知。《饮食须知·水火》。

或问：泽中池塘之水亦可饮乎？曰：凡不流动之水，皆不□□□五六月间尤忌。恐蛇、虫、鱼、鳖之交，而流精于水中，误饮□□□秋冬亦无害，然总不若饮井水之为得也。或问：水不可饮止此乎？曰：吾就日用之所需者言之耳。若推其变，则忌饮者甚多，如浸花之水、铜器贮水、经宿水而有五色之光者、古井之水、混浊之水，皆不可饮也。《本草新编》卷五。

诸凡古塚、废井、泽中停水、山岩泉水，面上有翳，及诸水经宿面上有五色光者，皆有毒，非但不可服食煎药，即洗涤亦忌之。息庐剩言：天得水而五行，着人得水而四大成，使天下而无水，则百物焦，天地槁，人尽暍而死矣。故曰水者，天地之血脉也。水之功用，不甚大哉？孟子曰人非水火不生活，乌可不贵且重焉？乃今之人，食其利，而不知其可宝，朝而汲，暮而取，以为天地之无尽藏也，滥用无度，灌濯而弃其余，岂不为暴殄之大者乎？吾愿用水者爱惜之，留其余以还造物可也。《医经允中》卷二三。

古井、智井，井无栏谓之智井，井栏古名银床。唐人句曰：井梧花落尽，一半在银床。久无人汲者，夏月行人纵渴甚，不可妄饮。有毒甚者，能杀人。《周易》所以云井道不可不革也。温泉，《本草拾遗》曰：下有硫黄，即令水热，故温泉多作硫黄气。热甚处可焊猪羊，熟鸡卵，非有疯癞病人，不宜轻入。《渔隐丛书》曰：天下温泉，惟黄山是朱砂泉，春时水色微红。长安骊山是矾石泉，俱不甚作气。有砒信处，亦有温泉，其水大毒。《本草会编》曰：卢山温泉，患疯癞及杨梅疮人，饱食入池，久浴至汗出乃止，旬日自愈。按：温泉天下有处甚多，其下不有硫黄，即有砒石，总皆有毒，浴且不宜轻入，况可入饮食、药饵乎？独骊山者可浴。白香山《长恨歌》曰：春寒赐浴华清池，温泉水滑洗凝脂。此乃地脉之奇也，他处慎之。《调疾饮食辨》卷一上。

乌脚溪水，在福建诏安石塍溪是也。涉其流者，两足皆黑，谓之乌脚瘴。沈存中《笔谈》载：漳州界有乌脚溪，涉者足皆如墨，饮之则病瘴。行人皆载水自随。梅龙图素多病，预忧瘴厉。至乌脚溪，使数人负荷，以物蒙身，恐为瘴水所沾。兢惕过甚，忽堕水中，自谓必死，然自此宿病尽除，无复昔之羸瘵，人皆以为异云。有毒。不可饮，发瘴厉。涉其流者，足皆如墨，终身不瘥。○黑泉水，在湾甸州，去云南三千里。其地每至六月，瘴厉盛行时，其水泛涨。不惟水不可涉，即其地亦不可居。飞鸟过辄坠。夷人以竿挂布，浸而曝之，以拭盘盂，人食立死。有大毒。误饮之，立死。○毒泉，在云南边方者乐甸长官司东二百里蒙乐山，一名无量山之顶。山极高，穷日之力，方陟其巅。泉水有毒，人畜饮之并死。有大毒。误饮之，不分人畜并死。○石漆，在陕西延寿城中。有山泉出注于地，肥如肉汁，燃灯似油，极明，但不可食。石漆，似油，但可燃灯，不堪饮。误饮之，令人喉咙〔烲涩〕，伤肺，坏音声。姚氏《食物本草》卷一。

瓶内插花水。宋汪待举治处州，有郡民宴客者。客醉卧空宅中，夜半酒渴，索水不得，取花瓶水饮之。次早启户，客死矣。客家讼于官，待举究宅中所有物，惟瓶浸旱莲而已。待举以其水饮囚，果死。郡民之冤得白。宋袁采《世范》云：有置水于案而不掩覆，屋有伏蛇遗毒于水，客饮而死。凡事不可不谨如此。辛、苦，有毒。饮之杀人，腊梅尤甚。《寿世秘典》卷三。

土部第七卷

《本草洞诠》卷四：土者，五行之主，坤之体也。《禹贡》辨九州岛之土色，《周官》辨十有二壤之土性。土具五色，而以黄为正色。具五味，而以甘为正味。在人则脾胃应之，故诸土入药，皆取其裨助戊己之功。而气味有异，宜辩。**《冯氏锦囊秘录·杂症痘疹药性主治合参》卷五：**黄土，三尺以上曰粪，三尺以下曰土，凡用当去上恶物，勿令入客水。土为万物之母，黄乃中央正色，在人脏腑则脾胃应之，故万物非土不生，人身五脏六腑，非脾胃无以养。**《夕庵读本草快编》卷一：**土为五行之主，坤之体也。○盖其德至柔而刚，至静而有常，兼五行，生万物，而不与其能，德之用至矣！在人则脾胃应之，凡诸土入药，裨补戊己为多，然其中亦有泾渭，讵可不察乎？

编者按　今集土属药物为土部，凡63种。其中原《纲目》药物52种。《纲目·土部》原有药物61，3种移到石部，2种移到制酿部，放弃4种。新增11种，全部来自其他本草著作。

《本经》1种
《名医别录》2种　梁·陶弘景
《唐本草》3种　唐·苏敬
《开宝本草》1种　宋·刘翰、马志
《本草拾遗》26种　唐·陈藏器
《证类本草》1种　宋·唐慎微
《本草衍义补遗》1种　元·朱震亨
《药性粗评》1种　明·许希周

《本草纲目》18种 明·李时珍
《太乙仙制本草药性大全》1种 唐·段成式
《本草纲目拾遗》5种 清·赵学敏
《本草再新》1种 清·叶桂
《草木便方》1种 清·刘善述

土部63种

黄土《本草拾遗》

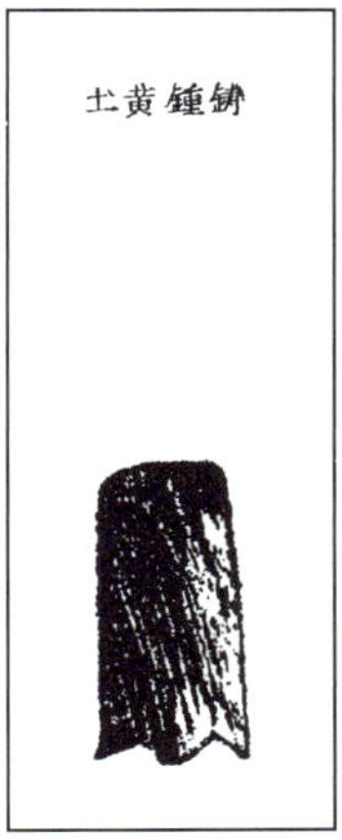

图 7-1-1 铸钟黄土《太乙》

【集解】**《许氏幼科七种·怡堂散记》卷下：**土土为万物之母，坤之体，脾之用也。用时宜旋取纯黄色，含生气者为上。陈土一物，皆自坏墙拆灶中出，其土和过石灰，不堪收用。吾乡土色纯黄者多，每于长夏土旺之月，掘取纯黄无杂色者一石，米汤和杵，捻成弹丸，烈日中晒收，所费二三十文，可支数年之用。予常备置囊中，黑壤之地一时难觅者，以数丸赠之。**《医林纂要探源》卷三：**掘地，去秽土，取新黄土，汲清泉沃之，搅浑待澄清，用其水，一名地浆。亦或用土。

【气味】味甘，性温，平，无毒。《本草再新》卷八。

【主治】和阴阳，解百毒。治赤白泄痢，瘴暑霍乱，中暍暴死，解一切鱼肉、菜果、菌蕈、药草、丹石之毒，及虫蜞入腹中者。去瘀血，续伤损。以净土蒸热，帛裹之，更互熨受伤之处，虽瘀血凝聚，气绝欲死者，皆可复治。《医林纂要探源》卷三。益脾止泻，解百药、野蕈毒。《药性切用》卷七。开胃健脾，消食利湿，补中益气。《本草再新》卷八。

【发明】**《本草经疏》卷三〇：**土为万物之母，黄乃中央正色，在人脏腑则脾胃应之。故万物非土不生，人身五脏六腑非脾胃无以养。是以黄土入药，治泄痢冷热赤白，腹中热毒绞结痛者，取其补助戊己之功也。味甘而气和，故能安和脾胃，止下血及解百毒，如经所言也。**《本草述》卷三：**《内经》曰：土居中，以应四旁者也。其味与气固甘且平，而黄正属中央之色也。在人身脏腑，则脾胃应之。本其味之甘者，入脾胃而和他味之偏；本其气之平者，入脾胃而散异气之厉；唯黄土实居其功。且万物生于土，更化于土者也。不然，如解毒之药亦不少矣，而何以首归之无情黄土哉？

【附方】**《太乙仙制本草药性大全·仙制药性》卷六：**食牛马肉及肝中毒者。先剉头发令寸长，拌好土，作溏泥二升，合和饮之，须臾发皆贯所食肝出。牛马独肝者有大毒，不可食。汉武云：文成食马肝死。又人卒患心痛，画地作王字，以撮取中央土，水和一升，绞服之良也。

《分部本草妙用》卷一〇：病瘈疭者。以黄土汤治之。土胜水而水平，风自退耳。

《本草品汇精要续集》卷一：乌沙惊风。遍身多乌者，急推向下，将黄土一碗捣末，入久醋一钟炒热，包定熨之，引下至足，刺破为妙。《小儿秘诀》。〇治卒患心痛。画地作王字，撮取中央土，水和一升服，良。陈藏器《本草》。〇治目卒无所见。用黄土搅水中，澄清洗之。《肘后方》。〇治小儿吃土。用干黄土一块，研末，浓煎黄连汤调下。《救急方》。〇治牛马肉毒及肝毒。取好土三升，水煮清一升服，即愈。一方入头发寸截和之，发皆贯肝而出也。《救急方》。〇治汤火伤灼。醋调黄土涂之。《谈野翁方》。〇治蜈蚣螫伤。画地作王字，内取土糁之，即愈。《集简方》。〇治蜂虿叮螫。反手取地上土傅之，或入醋调涂。《千金方》。〇治蠼螋尿疮。画地作蠼螋形，以刀细取腹中土，唾和涂之，再涂即愈。孙真人云：予得此疾，经五六日不愈，或教此法遂瘳，乃知万物相感，莫晓其由也。《千金方》。〇治攧扑将死，一切伤损，从高坠下，及木石所迮，落马扑车，淤血凝滞，气绝将死者亦活。用净土五升，蒸热，以故布重裹，作二包，更互熨之，勿大热，恐破肉，候痛止，则已。此神效之方。治内痔痛肿。朝阳黄土、黄连末、皮硝各一两，用猪胆汁同研如泥，每日旋丸枣大，纳入肛内，过一夜，随大便去之，内服乌梅、黄连二味丸药。孙氏《集效方》。

《本草经疏》卷三〇：乌沙惊风，遍身都黑者。急推向下。将黄土一碗，捣末，入酢一钟，炒热包定，熨之，引下至足，刺破为妙。气味和平，与物无迕。故不着简误。《小儿秘诀》。

东壁土《别录》

【释名】陈壁土《药性要略大全》。

【集解】**《药性粗评》卷四：**东壁土，故屋上东边壁土也。以其得日最先，干久而善。**《药性要略大全》卷八：**东边朝日者佳。极助胃气。

【修治】**《本草品汇精要》卷五：**研细用。

【气味】味甘，性平，温，缓，气厚于味，阳也。《本草品汇精要》卷五。味甘，平。又云：微温，无毒。《药性要略大全》卷八。气温，无毒。《太乙仙制本草药性大全·仙制药性》卷六。

【主治】主解毒，除湿。《本草品汇精要》卷五。主治下部湿疮，小儿风脐，及肛门突脱。俱用温水洗净，以壁土研极细，傅之。《药性粗评》卷四。主下部疮，脱肛，冷热赤白泻痢，腹内痛，热毒绞结痛，解诸药毒、中肉毒、合口椒毒、菌毒，并能解之。《药性要略大全》卷八。扶脾益胃。《太乙仙制本草药性大全·仙制药性》卷六。

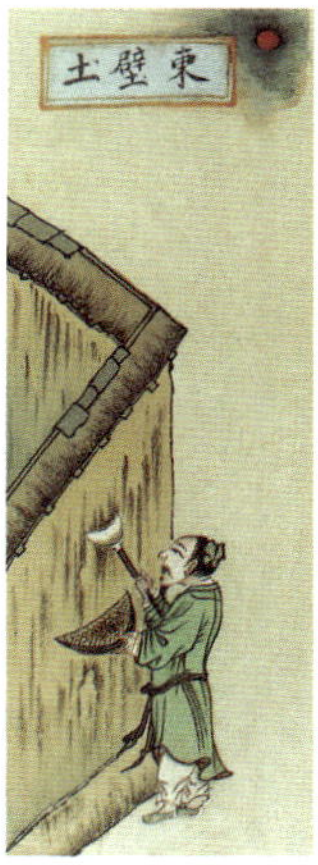

图 7-2-1　东壁土
《品汇》

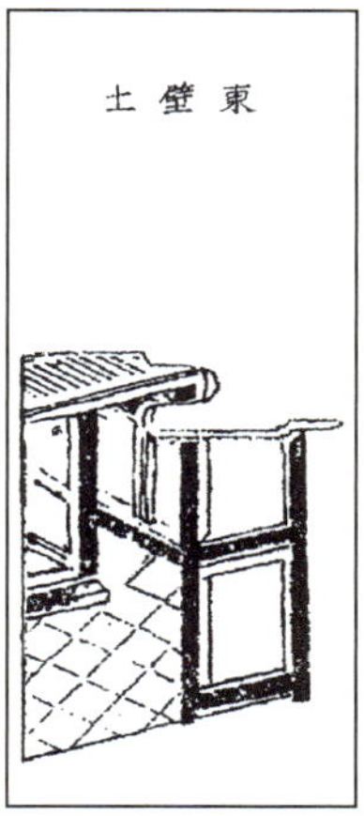

图 7-2-2　陈壁土
《太乙》

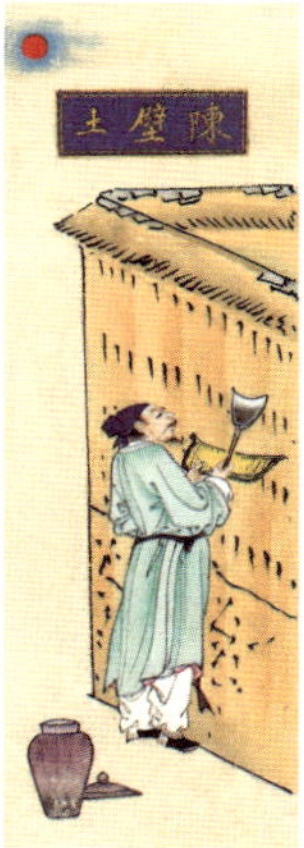

图 7-2-3　陈壁土
《雷公》

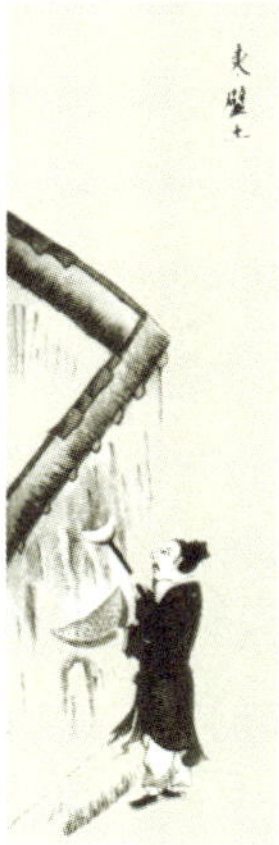

图 7-2-4　东壁土
《草木状》

主治下部疮及小儿脐风。治泄痢冷热赤白、热毒。《药性会元》卷下。

【发明】**《本草品汇精要》卷五**：今详南壁上土亦向阳久干，何不取之？盖东壁常得晓日烘炙，日者太阳真火，故治瘟疟。或曰：何不取午盛之时南壁土，而取日初出东壁土者，何也？火生之时，其气壮，故《素问》云少火之气壮，及其当午之时，则壮火之气衰，故不取之，实用此义。或曰：何以知日者太阳真火？以水精珠或心凹铜鉴向日射之，以艾承接，其光聚处火出，故知之。《衍义》。

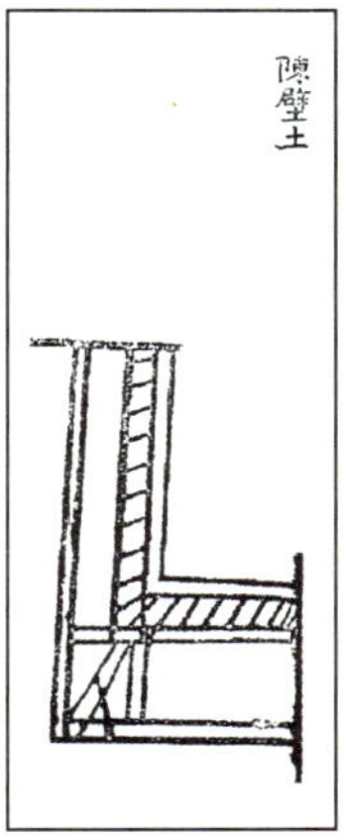

图 7-2-5　东壁土
《草木典》

【附方】**《太乙仙制本草药性大全·仙制药性》卷六**：专止注泻。和白术炒成。

《本草约言》卷二：专止注泻。取多年壁土研细，和白术炒，炒壁土止泻，取土气以助胃气。

朝阳灰《草木便方》

【释名】风化灰、古坟灰、万年灰、瓦口石灰《草木便方》。

【主治】朝阳灰名风化灰，疥癞白秃风癣瘘。瓦口向阳能杀虫，刀斧烂疮功即归。**《草木便方》卷二**。

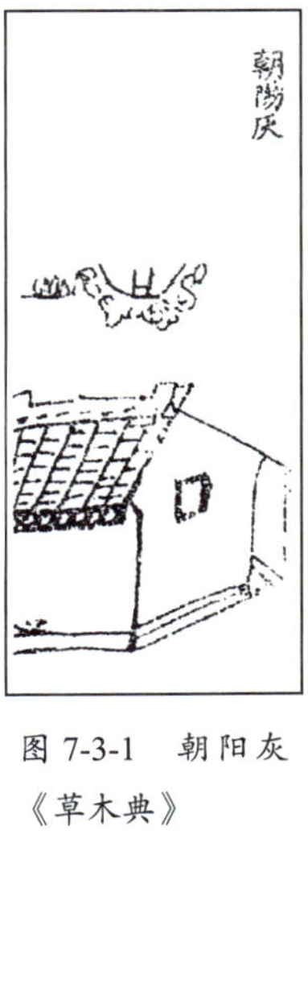

图 7-3-1　朝阳灰
《草木典》

杨妃粉《本草纲目拾遗》

【集解】**《本草纲目拾遗》卷二**：杨妃粉产马嵬坡上，取之者必先祭，然后掘之，去浮土三尺，有土如粉，腻滑光洁，于女子最宜。泽肌有效。

【主治】拭面，去黗(黑干)雀斑，美颜色。《本草纲目拾遗》卷二。

丹灶泥《本草纲目拾遗》

【集解】**《本草纲目拾遗》卷二**：《岭南杂记》：出罗浮山，以粉红色者佳。《粤志》：罗浮冲虚观后，有稚川丹灶，取灶中土，以药槽之水洗之，丸小粒，投水中，辄有白气数缕，冲射四旁，生泡不已，哈哈有声，顷之，一分为二,二分为四,四分为八，然后融化，服之可疗腹疾。道士号为丹滓，尝以饷客。

【主治】治晕船不服水土等症，丸如豆大，饮水调服。《本草纲目拾遗》卷二。

洗手土《本草纲目拾遗》

【集解】**《本草纲目拾遗》卷二**：《坤舆典》：鸡足山有迦叶洗手土。

【主治】彼方人若头痛者，以些少涂之即瘥。《本草纲目拾遗》卷二。

鸡脚胶《本草纲目拾遗》

【集解】**《本草纲目拾遗》卷二**：鸡脚胶出云南鸡足山近地土中，俗名鸡脚胶。土人往往从土中掘得，形如碎砖，入火即烊如胶然，故名。终不知何物所结也。

【主治】治风如神。煎汤服。《本草纲目拾遗》卷二。

鞋底下土《本草拾遗》

【主治】鞋底土水吞，适他方不服水土者，立效。取自已穿者更妙。**《太乙仙制本草药性大全·仙制药性》卷六**。此泥炕干，可以生肌。**《本草纲目拾遗》卷二**。

【附方】**《本草纲目拾遗》卷二**：治聤耳头疮。《良朋汇集》：人生耳底即聤耳，用鞋底陈土吹入耳内，即干。此土又治头上疮，不干擦上即好。一切无名肿毒。用独郎蒜一枚，津唾磨鞋底泥箍之，三五次即消。

水龙骨《本草再新》

【释名】烂船灰《草木便方》。

《本草求原》卷二五：旧船油之石灰名水龙骨。

【气味】味辛，性平，无毒。入脾经。《本草再新》卷八。

【主治】治湿痹，消肿毒。《本草再新》卷八。治刀扑血出，止诸疮血，血风臁烂。煅过，入轻粉，以苦茶洗净敷，陈石灰亦可。下体癣。同牛尿烧烟熏。俱不可着水，否则烂肉。最止血、生肌。〇洗阴挺及产后玉门不闭亦妙。《本草求原》卷二五。

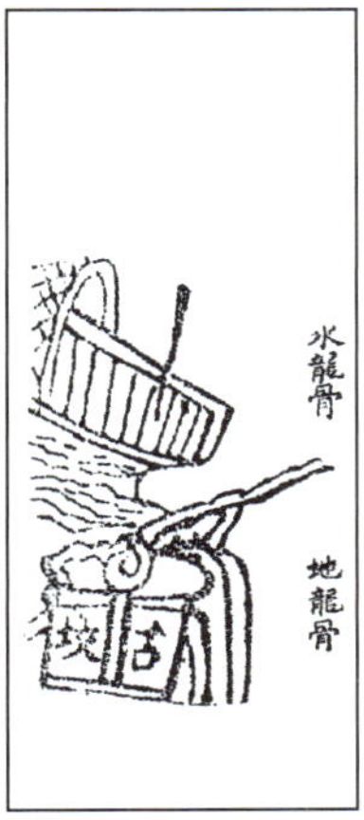

图 7-9-1　水龙骨《草木典》

【发明】**《草木便方》卷二：**烂船灰止金疮血，跌打损伤调敷捷。止痛杀虫敛疮口，久烂淋漓脓水灭。古坟灰性同功效，煅用生用各分别。**《本草求原》卷二五：**五月五采葛叶、白芍、生地、苍耳叶、青蒿叶及凉血各草，和石灰捣丸晒干。或以船灰和鸡子白晒干，或入灰于冬月牛胆内风干尤胜。一人脚肚生疮成漏，以石灰温泡熏洗，觉痒，知为鳝漏，洗数次即愈。

胡燕窠土《本草拾遗》

【主治】主风瘙瘾，及恶刺疮、浸淫疮遍身至心者死，并水和敷之。《本草经疏》卷四。

【发明】**《本草经疏》卷四：**胡燕，即玄鸟，春分后至。窠取四方湿土为之，其气味必甘寒，故藏器以之疗诸疮疡。盖诸痛痒疮疡，皆属心火，而甘寒最能解火毒，土性能化一切毒故也。**《草木便方》卷二：**燕窝泥治惊风邪，口疮白秃诸疮灭。风瘙瘾疹恶刺疮，瘑疮浸淫遍身捷。

【附方】**《得配本草》卷一：**逐小儿惊痫疮疥。胡燕窠土煎汤浴。

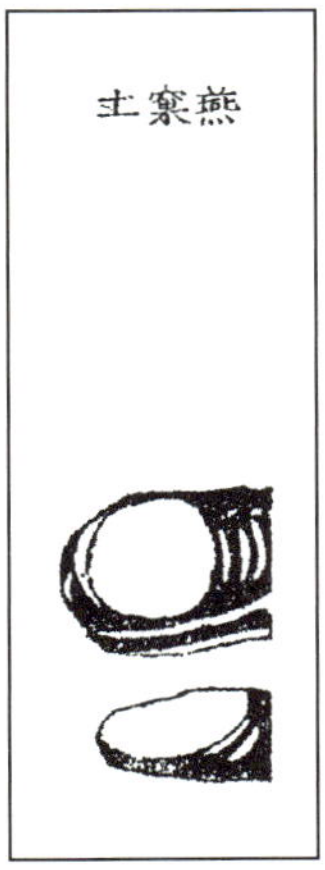

图 7-10-1　燕窠土《太乙》

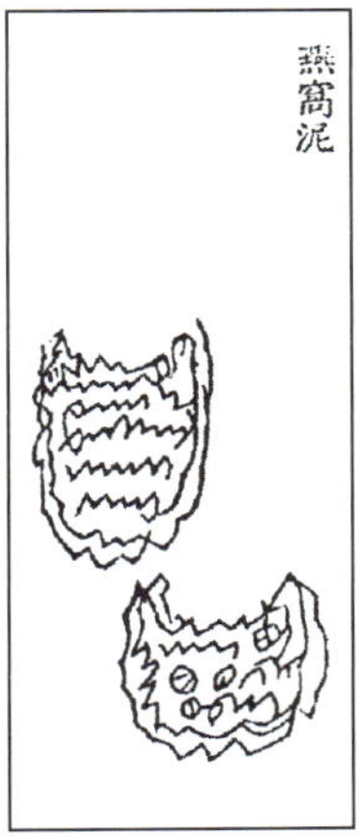

图 7-10-2　燕窝泥《草木典》

百舌窠中土《本草拾遗》

【气味】味辛，气平。入手少阴心经。《玉楸药解》卷五。

【主治】消恶疮，败肿毒。〇消肿解毒。治疥疠浸淫，黄水白秃，一切恶疮，

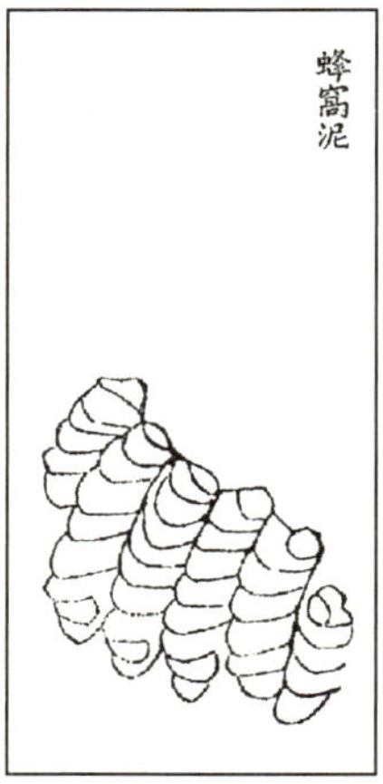

图 7-12-1 蜂窝泥
《草木典》

涂洗皆效。《玉楸药解》卷五。

土蜂窠《本草拾遗》

【气味】甘性味平。《草木便方》卷二。

【主治】小儿霍乱吐泻灵，痈肿疔毒蛛蜂伤，乳蛾头风产难生。《草木便方》卷二。

【发明】**《本草经疏》卷四**：土蜂窠上细土，本经无气味，云主肿毒，醋和为泥傅之。亦主蜘蛛咬，必是甘平无毒之物。甘为土化，故能解诸毒也。

【附方】**《太乙仙制本草药性大全·仙制药性》卷八**：傅风头痈肿。土房用为末醋调。〇治小儿霍乱吐泻方。用蠮螉窠微炙为末，以乳汁调下一字止。

蜣螂转丸《本草拾遗》

【集解】**《太乙仙制本草药性大全·本草精义》卷六**：土消即蛣蜣转丸是也。一名蜣蜋，俗名推屎虫之转丸也。藏在土中，掘地得之，正圆如人捻作，弥久者佳。

【主治】主伤寒时气如神，治黄疸病烦奇效。热汤淋汁，顺服即安。《太乙仙制本草药性大全·仙制药性》卷六。

土槟榔《太乙仙制本草药性大全》

【集解】**《酉阳杂俎》卷一〇**：土槟榔状如槟榔，在孔穴间得之，新者犹软，相传蟾蜍矢也，不常有之，主治恶疮。

【主治】主恶疮诸虫咬立效，治瘰疬疥瘘疮殊功。细研为末，油调涂之。《太乙仙制本草药性大全·仙制药性》卷六。

【发明】**《太乙仙制本草药性大全·仙制药性》卷六**：土槟榔出土穴中，及阶除间得之，新者尤效。传云是蟾蜍屎也，故蟾食百虫，故特主恶疮。

蚯蚓泥《本草纲目》

【释名】**《本草经疏》卷三〇**：蚯蚓泥，即蚯蚓屎也。

【集解】**《本草汇言》卷一三：**沈氏曰：系蚯蚓食土遗出，累累如珠，粒粒成块者。园圃墙脚间及道途阴干处多有之。

【气味】味甘，气寒，无毒。《本草经疏》卷三〇。甘、酸，寒，无毒。《本草述》卷三。味咸，微寒。入足少阴心经。《玉楸药解》卷六。

【主治】散火毒，解天行狂热之药也。《本草汇言》卷一三。除湿热，消肿毒。蚯蚓土清热消肿，敷乳吹、卵肿、聤耳、痄腮，一切肿毒，少腹、小便胀闭。《玉楸药解》卷六。可涂火疮、痄腮、热毒。韭地者佳。《本草正义》卷下。

【发明】**《本草述》卷三：**希雍谓此味甘寒，亦除湿热之痢为盛者。然殊有未尽也。如东壁土取其甘温以燥湿，湿除而热自清，是固然矣。第兹味亦云湿热，而又用甘寒以除之，不知寒与湿同气，湿不能去，而热何由清乎？且是物孟夏始出，仲冬蛰结，雨则先出，晴则夜鸣，似有成质于阴，化气于阳，能得气之先者，不可谓其专属阴寒也。先贤郭璞赞为土精，又岂纯阴而无阳者乎？土固阴阳合和而成，故居中以应四旁耳。若然，则用兹种与用土之义，遂更无别乎？盖蚯蚓始终于土者，所食槁坏，固已脱化于寒水之气，而其转化以出者，即其脱化之所余也。盖土本主湿，而反能行湿，固为其阴阳相丽也。更用其所脱化而出者，以治所应对之证，则其行湿而清热也。乘于转化之气，其功不较捷乎哉？故治反胃转食方，以是为君，虽此证之所因不一，而所以治之者亦不一。然以合于《内经》三阳结谓之隔，则此方亦大有意义矣。至疗杨梅结毒用此，治邪毒之结，其谁曰不宜。希雍曰：虚寒滑利不宜用。愚按：《纲目》一名六一泥。盖谓六味同为末，矾石、黄矾、蚯蚓粪、咸土、盐各一两，黄泥一斤，以上共六味。捣和成泥，用以固济炼药之盒耳。然不可独以此名，归之蚓粪也。

【附方】**《太乙仙制本草药性大全·仙制药性》卷八：**治一切丹毒流肿。用其屎，水和傅之。○治小儿吐乳。用田中地龙粪一两，研末，空心以粥饮调下半钱，不过二三服效。○治齿龈宣露。蚯蚓屎水和泥，火烧令极赤，研之如粉，腊月猪脂和傅上，日三永差。○小儿耳后月蚀疮。烧蚯蚓屎，合猪脂傅之差。○小儿患聤耳，出脓水成疮污方。以蚯蚓粪，碾末傅之，兼吹耳中立效。○治蛇、犬咬并热疮。取屎与盐研傅。小儿阴囊忽虚热肿痛。以生甘草汁调，轻轻涂之。○疗赤白久热痢。取无沙者末一升，炒令烟尽，水沃取半大升，滤过粗滓，空肚服之。太乙曰：凡使，收得后用糯米水浸一宿至明，漉出以无灰酒浸一日至夜，漉出焙令干后，细切，取蜀椒并糯米及切了蚯蚓三件同熬之，待糯米熟，去米、椒了，拣净用之。凡修事二两，使米一分，椒一分为准。

《本草经疏》卷三〇：赤白久热痢。取一升炒，烟尽，沃汁半升，滤净饮之。盖久痢乃湿热甚于肠胃，得甘寒之气，则湿热自除矣。

《本草汇言》卷一三：治伤寒阳毒谵狂，及时行赤白热痢。取半升，调沸汤饮之，即止。《简便方》。如被狂犬毒蛇咬伤。和盐水调敷。

螺蛳泥《本草纲目》

【主治】治暑毒痢。取螺蛳泥一斗，水浸取泥，白汤调服二钱。《本草汇言》卷一三。

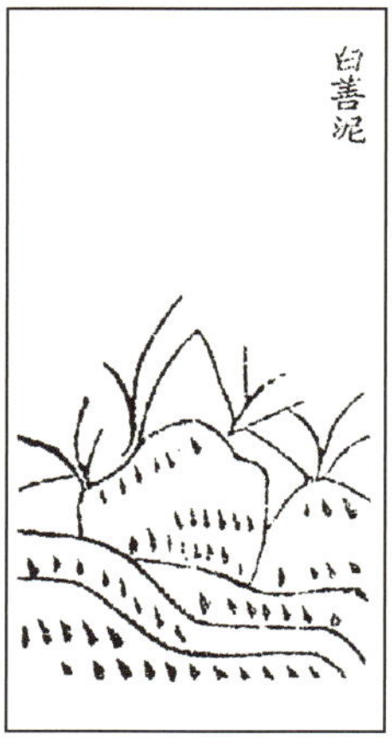

图 7-17-1　白善泥《太乙》

白鳝泥《本草纲目》

【主治】白善泥温治头疼，癥瘕月闭积聚行，阴肿胎漏痢痔血，男女阴冷止泄精。《草木便方》卷二。

犬尿泥《本草纲目》

【释名】狗溺硝《本草纲目拾遗》。

【集解】**《本草纲目拾遗》卷二**：此药处处有之。生人家石墈上，乡村尤多。乃狗溺石上，多年结成，如硝样。

【修治】**《本草纲目拾遗》卷二**：取之水飞用，或甘草汤拔去秽气用。

【气味】性凉。《本草纲目拾遗》卷二。

【主治】治咽喉肿痛等症，能降虚火。《本草纲目拾遗》卷二。

圊中泥《药性粗评》

【释名】乌金砖、蛆钻泥《本草纲目拾遗》。

【集解】**《药性粗评》卷四**：圊中泥，向东厕坑中泥也。**《本草纲目拾遗》卷二**：乌金砖乃粪窖中多年砖也。○蛆钻泥乃粪坑中蛆钻之泥，其质松，凡蛆在泥中过冬，必钻此土作窠。蛆过冬则短缩，头生二角，白如蛹，清明后化黑虫而去。蛆必退壳，每退每大。其退时，辄扒越墙石从高坠下，退一节，再扒再坠，如是屡次，则全退矣。此泥有蛹，故入退管药用。须冬时取。

【气味】性寒，无毒。《药性粗评》卷四。

【主治】主治喉风肿痛，并诸痈肿。以泥抹之自消。如已成脓，即溃。又主天行热毒，并诸中毒，和水服之，亦解。《药性粗评》卷四。疗喉痹如神，消痈肿奇效。若已有脓，敷之即溃。《太乙仙制本草药性大全·仙制药性》卷五。

【附方】**《太乙仙制本草药性大全·仙制药性》卷五**：疗温病垂死。取近城寺别塞空罂口，内粪仓中，积年得汁甚黑而苦，名黄龙汤。

《本草纲目拾遗》卷二：治痘不贯浆，虚弱无力者。乌金砖乃粪窖中多年砖也，取起一块，洗净，以清水煎熬，撇去浮沫，候浮沫净，其汁亦浓，每一二盏。大效。治痔漏多年起管。用蛆钻泥一斗，晒干，以五升炒热，袋盛，令患者去裤坐其上，则稠水脓血淋下。久之泥冷，再用五升炒热接盛坐之。如此一袋坐，一袋复炒泥，炒热又易，换数次，则稠脓自尽，三度后管自退出。又不伤人，屡用屡效之方也。

井底泥《证类本草》

【主治】治汤火烧疮神效，疗时疫蝎螫殊功。《太乙仙制本草药性大全·仙制药性》卷六。

【附方】**《太乙仙制本草药性大全·仙制药性》卷六：**蝎螫人。以井底泥涂之，温则易之。〇治妊娠得时疫病，令胎不伤。取井底泥敷心下。〇卧忽不寤。勿以火照之，杀人，但痛啮其踵及足拇指甲际，而多唾其面即活。井底泥涂目毕，令人垂头于井中，呼其姓名更起。

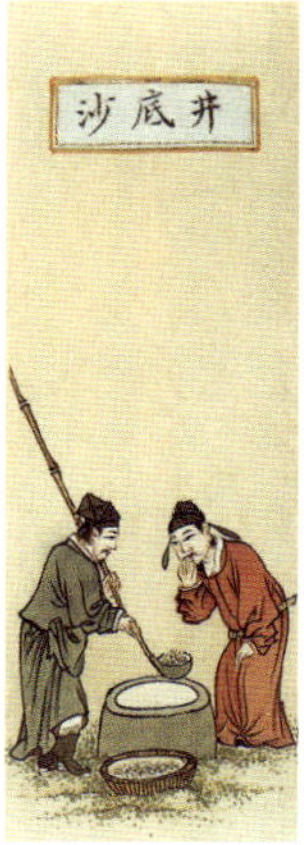

图 7-20-1　井底沙《品汇》

砂壶《本草纲目拾遗》

【集解】**《本草纲目拾遗》卷九：**砂壶出宜兴紫泥者佳。入药吸毒用，取其口光滑而薄，不伤肌肉也。

【主治】入藥吸毒。《本草纲目拾遗》卷九。

【附方】**《本草纲目拾遗》卷九：**治伤寒不出汗。用吸法：以二砂壶各盛烧酒八分，重汤煮滚，将酒倾去，即将壶口对脐上合住，使吸之紧，轮换汗出即愈。瘰疬破烂拔毒法。将先破处面糊作饼贴上，用小砂壶二个，烧酒煎滚，去酒，以热壶口覆于面饼上，熏疮如拔火壶一样，壶冷，又易一壶，如此数次，将毒气拔尽，即愈。熏后用猪胆熬成膏，贴疮口，此方神效。治兽虫咬伤，并风寒一切毒。用砂烧酒壶二个，盛大半壶烧酒，先以一壶火上令滚无声，倾去酒，即按在破口上拔出污黑血，水满则自落，再以次壶仍按疮上轮流提拔，以毒尽为度。俱见《经验广集》。治疯狗咬伤。用砂壶吸法，与此同。吸后再拔去顶上红发，即愈。王站柱《不药良方》。

白瓷瓦屑《唐本草》

图 7-22-1　白瓷瓦屑《品汇》

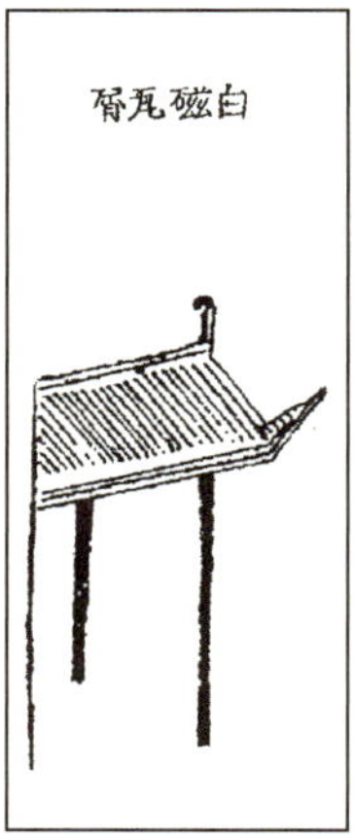

图 7-22-2　白瓷瓦屑《太乙》

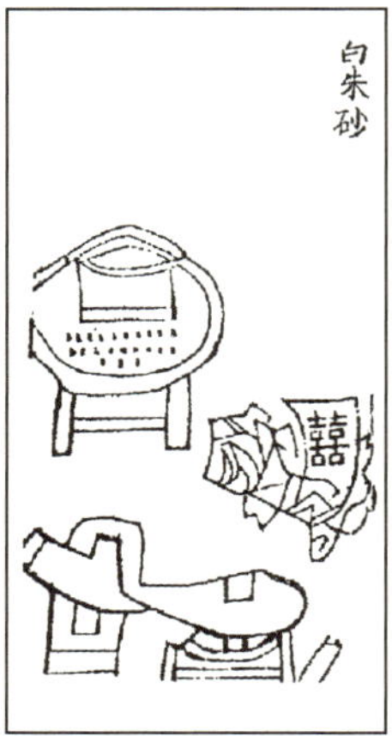

图 7-22-3　白朱砂《草木典》

【释名】白朱砂、翠白《本草纲目拾遗》。

【集解】**《绍兴本草》卷一**：白瓷瓦屑，取瓷器为屑末也，以定州者堪用。**《本草纲目拾遗》卷二**：古方有用之，乃旧定窑器末也。近窑火气未脱，有毒，能腐肉，不宜服。

【气味】味淡，平，无毒。《药性要略大全》卷八。

【主治】收固止血。《绍兴本草》卷一。主妇人带下白崩屡效，止呕吐破血止血殊功。水磨涂疮瘢痕即灭。《太乙仙制本草药性大全·仙制药性》卷六。

【发明】**《草木便方》卷二**：白朱砂：白瓷灰平味微甘，破血止血灭痕瘢。带下白崩止呕吐，末涂痈肿如手拈。**《本草纲目拾遗》卷二**：《本经逢原》：白磁器研细水飞，傅痈肿，可代针砭。又点目去翳。《百草镜》云：白朱砂系古磁白色者，研粉入药。以其年久无火毒之害，必不得已，用破碎定窑入土过者，火煅醋淬，研细水飞用。今人以近日窑气白色者代用，误矣。按：外科有九种十三根法，凡种痈留根，有白瓷种，能令患毒不收口，时以取利，今《逢原》用以傅痈肿。恐种毒留根，不宜误用。或加入膏中以代针可也。然亦以少为贵。

【附方】**《本草纲目拾遗》卷二**：接断骨神效方。研极细末，同黄蜡丸，酒吞三钱，取汗出，骨接有声，片时即复。《黄氏医抄》。去翳障。《得效方》有点眼翠白丹，用之。《录验方》有推云散，翠青翠白同用。〇《医学指南》目疾门有拨云能光散中用白朱砂，以童便合醋煅制二十一次方用。远近星障。白朱砂、牛黄、熊胆、白丁香、珍珠、冰片各一分，石燕、石蟹、琥珀、珊瑚各三分，炉甘石煅三钱，麝香半分，共为细末，蜜一两，调点。《眼科要览》。鼻血不止。定窑磁器乳极细末，吹少许入鼻孔内，立止。《慈惠编》。治膈。用白磁盘烧红，醋淬七次，研极细末，烧酒服三厘。《羲复方》。臁疮起沿。白朱砂煅红，淬入干烧酒内四两，七八次，以酥为度，研细水飞，每上药一钱，加冰片三厘，研细掺之，黑膏药盖贴。孕妇勿服，能坠胎。慎之。鳝扛头。用细磁器为末，香油调涂，立效。《叶氏方》。治跌打闪衄伤方。白朱砂，即回青磁器，用火礶烧红，童便淬七次，研成粉，净用三钱，乳香、没药俱去油各一钱，三味研为细末，用好黄酒送下，三日一服，三服全愈。难产催生。白细碗研碎末一钱，酒吞下，立刻即产。《便易良方》。

乌古瓦《唐本草》

【释名】**《药性粗评》卷四**：乌古瓦，即屋上旧瓦也。以土底深而年久者良。

【气味】味淡，性寒，无毒。《药性粗评》卷四。

【主治】主治热病阳毒，消渴烦满。洗其泥土，入水煮或水渍，饮之。《药性粗评》卷四。灸牙齿痛神方，主汤火烧妙药。消渴小便能止，人中大热堪尝。《太乙仙制本草药性大全·仙制药性》卷六。

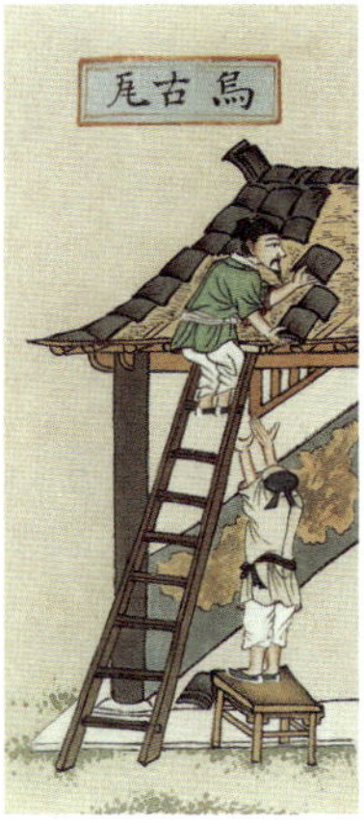

图 7-23-1　乌古瓦《品汇》

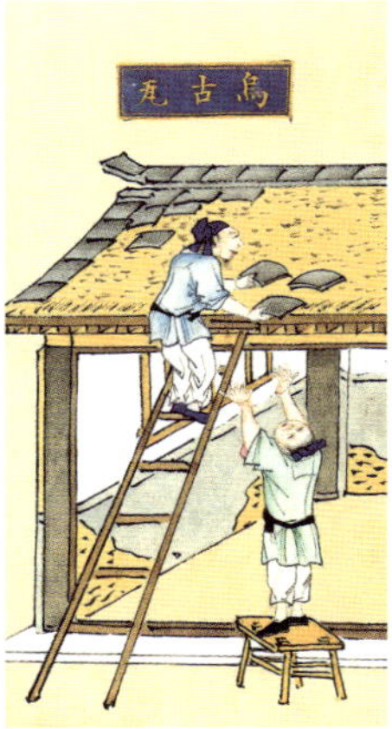

图 7-23-2　乌古瓦《雷公》

【附方】**《太乙仙制本草药性大全·仙制药性》卷六**：消渴。水煮及渍汁饮。〇止小便，煎汁服。〇中热。单用煎汤服。〇汤火伤。当取土底深者，既古且润，贴之。〇灸牙痛法。令三姓童子候星初出时，指第一星，下火三角瓦上灸之良。

《得配本草》卷一：理损伤续断，解心中大热。醋煅五次，研末用。

《本草纲目拾遗》卷九：治小儿生毒。已成形者，用多年古瓦研末，用细茶叶煎极浓汁和傅，留头即散。《救生苦海》。蟮拱疖。用瓦片火煅醋淬七次为末，菜油和搽。消渴。用旧屋上瓦两片，洗净捶碎，以水煮浓汁，食后温服一小盏。《同寿录》。

烟胶《本草纲目》

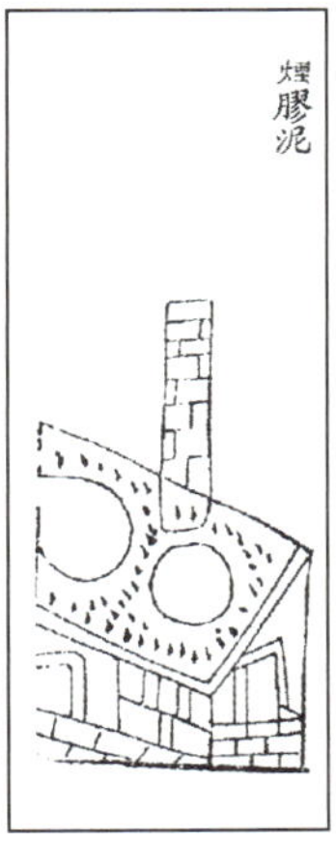

图 7-24-1　烟胶泥《草木典》

【集解】**《本草经疏》卷三〇**：此即熏焇牛皮灶上黑土也。

【气味】味辛、苦，气微温。《本草经疏》卷三〇。

【主治】辛能散风，苦能燥湿杀虫。故主头疮，白秃，疥疮，风癣痒痛流水。取焇牛皮灶岸烟膏为末，麻油调涂，或入轻粉少许。《本草经疏》卷三〇。

【发明】**《草木便方》卷二**：烟胶泥治头秃疮，疥癞风疮顽癣方。瘙痒疼痛流黄水，合磨他药麻油襄。

铛墨《开宝本草》

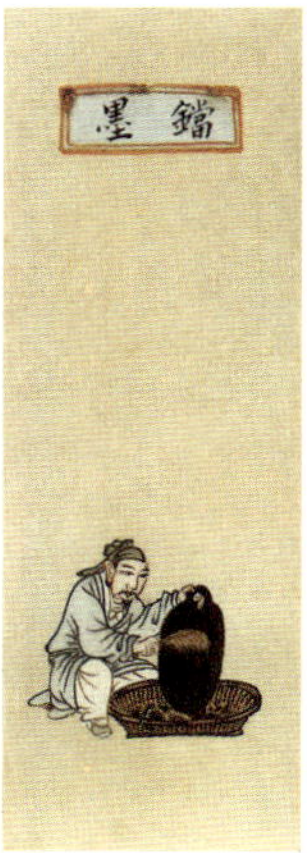

图 7-25-1 铛墨《品汇》

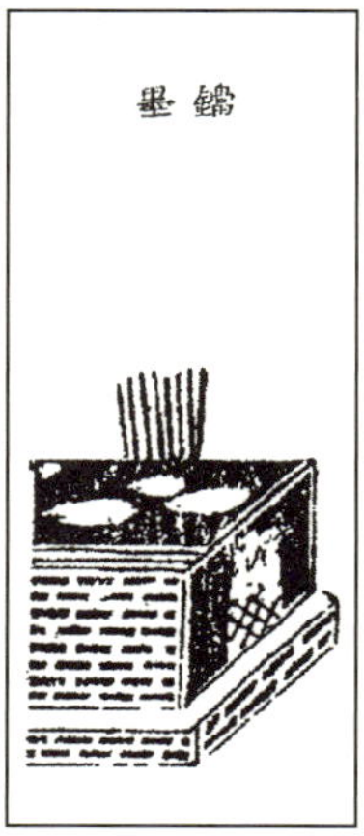

图 7-25-2 铛墨《太乙》

图 7-25-3 铛墨《雷公》

【释名】百草霜、釜月下墨、釜脐墨、锅底墨《太乙仙制本草药性大全》、锅煤墨《药性会元》、锅脐灰《元素集锦》、乌龙粉、黑龙丹《本草纲目拾遗》。

【集解】**《太乙仙制本草药性大全·仙制药性》卷六**：烧柴薪者良。侵早冷刮下着锅铁上，收贮用。采无时。

【气味】味苦，气温，无毒。《本草汇言》卷一三。

【主治】主蛊毒中恶立解，治血晕吐血即除。《太乙仙制本草药性大全·仙制药性》卷六。

【发明】**《本草经疏》卷五**：铛墨，釜脐中墨也。本经无气味。然观其所主，大约与伏龙肝相似，而其用则少劣也。凡血见灰、见黑则止，蛊毒恶气得辛温则散，故本经主蛊毒中恶。吐血血晕，以酒或水细研，温服，亦涂金疮，生肌止血也。慎勿入傅面疮药中，其黑入肉如黥，不能去也。血晕宜用米醋研服。**《养生要括·土部》**：人之疾病感于土之燥湿者居多，故因土以疗治，则立办易而取效捷也。特择土之紧要者录之，卫生者不可不知也。**《元素集锦·本草发挥》**：锅脐灰性止血，产后最忌。今人遇产后血多者，轻用。轻则致火病，重则杀人，当痛戒之。

【附方】**《药性粗评》卷四**：吐血。以铛墨一钱匕，研末，温酒或水调下，血止不来。逆生。凡倒产，其足先来者，以手中指取釜墨，交画儿足下，当自复转顺生。

《太乙仙制本草药性大全·仙制药性》卷六：臭气、鼻气壅塞不通。水服釜墨末。〇舌卒肿如猪胞状满口，不治须臾死。以釜墨和酒涂舌下立差。〇治心痛。以铛墨用热小便调下二钱。〇治转筋入肠中欲转者。用釜墨末和酒服之差。〇治中恶心痛欲绝。用釜墨半两，盐一钱，和研，以熟水一盏调，顿服。霍乱。取釜墨煤少许，只半钱已下，又于灶额上取少许，以百沸汤一盏，投煤其中，急搅数千下，用碗盖之，汗出，通口微呷一两口，吐洪立止。

百草霜《本草拾遗》

【集解】《本草发明》卷五：百草灰端午日乘露采一百种草，阴干烧成。《尤氏喉科秘书》：取百草霜法：须烧茅柴者，谓之百草霜。取其近底者，锅心及锅口边，俱不可用。先刮去浮面一层，后刮去中一层，不可重刮，盖着锅第三层，又不堪用。

【气味】味辛，气平。入足厥阴肝经。《玉楸药解》卷三。

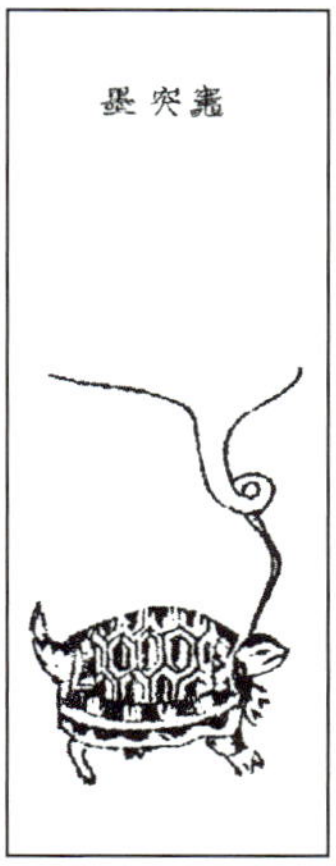

图 7-26-1　灶突墨《太乙》

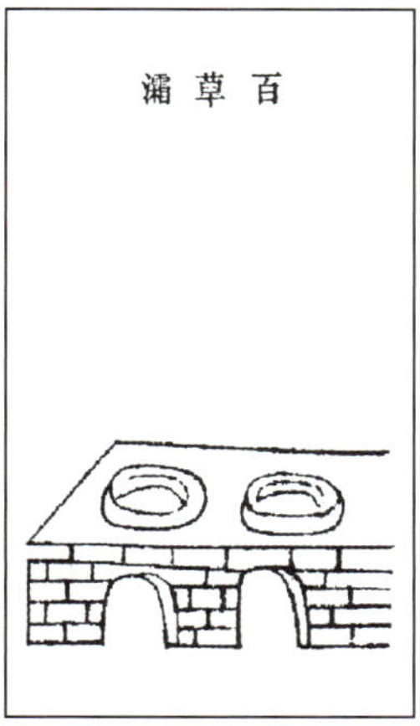

图 7-26-2　百草霜《备要》

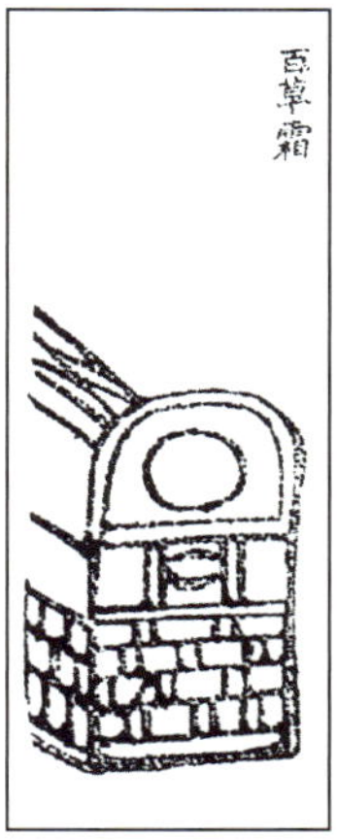

图 7-26-3　百草霜《草木典》

【主治】消积下食，止血散瘀。《药镜》卷一。敛营止血，清热消瘀。百草霜专止失血，治吐衄便溺，治产漏诸血甚效。《玉楸药解》卷三。

【发明】《本草汇言》卷一三：李氏曰：此乃灶额上积煤，及炉盖上墨烟皆是。以鹅羽扫之，其质轻细，故谓之霜。百草霜：解三焦结热，化藏府瘀血之药也。车体和曰：焚百草积烟凝结，烟虽发于火之先，而烟之气系百草津气熏蒸，此得木之津、火之气也。如苏颂主化小儿食积癥块，妇人气痞血瘕，取此得火气之轻扬，而散阴凝陈聚之物也。濒湖治黄疸疟胀，咽喉肿闭，口舌生疮取此，得火气之轻升，而发越湿热痰气搏结之疾也。又古人有黑奴丸，治伤寒阳毒发狂者，谓其清阳烟火之气，从治上焦心肺之火邪也。《杂病方》用治吐衄崩血不止者，谓其轻浮火化之质，且色之黑也，血见黑即止，亦从治热胜动血，而安营血之暴走也。如阴虚火燥，咳嗽肺损者，勿用也。《本草述》卷三：时珍谓此二种，皆兼取火化从治之义，是固然矣。第火化之黑者，以灶突釜底为胜，是犹伏龙肝用年久者之义也，更取火化而以从治二字。概所主治之诸证，殊有不尽然者，请得而悉之。夫时珍就阳毒之治，谓黑奴丸用此两味，而内有麻黄、大黄，以攻解三焦结热，若斯证以为从治，何不可也？然遍取方书，以为参订其所主治，有不可以从治概之者，固不止一二证也。如伤饮食有感应丸及神应丸，二方中同用木香、肉豆蔻、丁香、干姜、巴豆，是因中虚积冷，或食冷物，皆辛热以为用也。如滞下黑丸子，有巴豆、缩砂，是因脾胃虚弱，饮食伤滞成痢，同温热以为用也。又如大便不通脾积丸，内用良姜、木香，是因饮食停滞，腹胀痛闷，呕恶吞酸，故同于辛温以为用也。举数证而寻其投剂之主，乃属伤冷并中气虚寒，是则百草霜之用，似与诸味为正治而对待之矣。尚可以从治言乎？虽然此中有妙理存焉，夫水属黑色，而火化之精微者，仍归于黑，似有归其所始之义，故先哲多用以治血证。盖血原从水化也，而水之能化血者，又真火成之也。其病于血者，真水不足，而邪火有余也。兹味之治血证者，取其由水而化血，又由血而归水，故能疗血之病于火者也。然凡见血者，以是傅之即止，亦不必皆治血之病于火者也。总由水火合化之玄，更取水火转化之气，原非用于止涩，乃血见黑而即止，遇虚而还益。由水火转化之气，更取水火蜕化之妙，亦非用之离散，故无寒热而从主剂以奏功，无寒热而握枢机以转关。推之所治各证，莫不皆然，不独血也。若是，则正治从治，皆不可以名兹味，会心人当自得之。

【附方】《本草发明》卷五：治两腋臭。井花水调。作团，晒干，重烧令白，陈醋和饼，两腋下紧夹之，当抽一身痛闷，疮出，以少水更洗之，不过三度即愈。

《寿世保元》卷一〇：白痢肚腹疼痛。百草霜为末，每服二钱，空心，热酒调服，米汤亦可。久疟不愈。百草霜二钱，香附末三钱，研末，生蜜为丸，每服三十丸，空心乌梅汤下。隔一日用一服，不过三服效。吐血下血。百草霜末，每服三钱，米饮调下。吐血，用糯米汤下。口鼻中出血。用一字吹入鼻。皮破血出及灸疮出血。掺半钱，立止。便血血痢。男用公猪血，女用雌猪血，和百草霜为丸，或以血蘸服。血崩。用陈槐花一两，百草霜半两，为末，每二钱，烧红秤锤，淬酒下。诸疮并臁疮。百草霜，过江龙，即验船石灰。烧过为末，二味研细，掺疮上，即出水，敛疮口神效。舌肿硬，闭塞闷乱。百草霜、食盐各等分，井花水调涂舌上。治热心气痛。百草霜末，每服三钱，热童子小便调下。治妇人产后下血不止。杂草烧釜锈二钱，酒调服。治吐血及伤酒饱食，低头掬损，吐血至多，并血妄行，口鼻俱出，但声未失者，投之无不效。百草霜每三钱，童便、酒和服。治跌扑损伤，恶血入肠胃，下血，溺如瘀血者。百草霜研细，好酒调服。

《本草汇言》卷一三：治小儿食积痞瘕。用百草霜三钱，巴豆霜一分，研匀，以飞罗面打糊为丸，如绿豆大。每服一丸，白汤化下。〇治妇人气痞血瘕。用百草霜一两，三棱、莪术各二两，干漆五钱，俱用酒拌炒，红曲为粉，打糊丸，梧子大。每蚤服一钱，酒送下。〇治黄疸，或疟疾作胀。用百草霜一两研极细。每服一钱，病疸者，茵陈汤下；病疟者，草果仁汤下。〇治咽喉无故肿闭。用百草霜、白硼砂各二钱，研细末，吹入喉间。〇治口舌生疮。用百草霜二钱，甘草一钱，肉桂五分，频频搽之。《方脉正宗》共方五首。〇治吐血衄血不止。用百草霜，白汤调服二钱，即止。刘氏方。〇治妇人崩血大脱。用百草霜、炮姜末各三钱，用人参三钱煎汤饮，立止。倪氏家传。〇治积热痢。用百草霜五钱，川黄连三钱微炒，共研极细，每服七分，米汤调服。《圣惠方》。〇治胎前产后一切危证。用百草霜、香白芷各等分，为细末，每服二钱，童便调下，二服即安。杜氏方。

《本草述》卷三：咯血。用生姜一片，四面蘸百草霜，含咽，如百草霜已淡，吐出再蘸，如姜已无味，则吐出易之。

梁上尘《唐本草》

【释名】青龙尾《药性粗评》、倒生根《草木便方》。

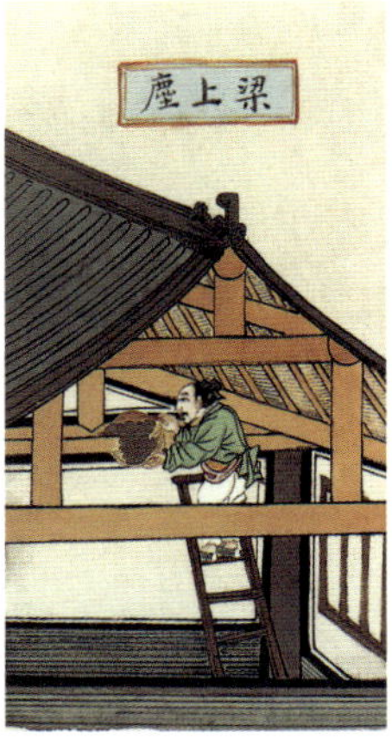

图 7-27-1　梁上尘《草木典》

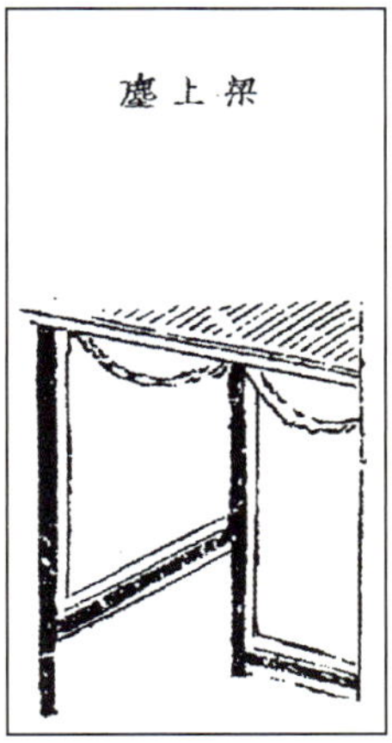

图 7-27-2　梁上尘《太乙》

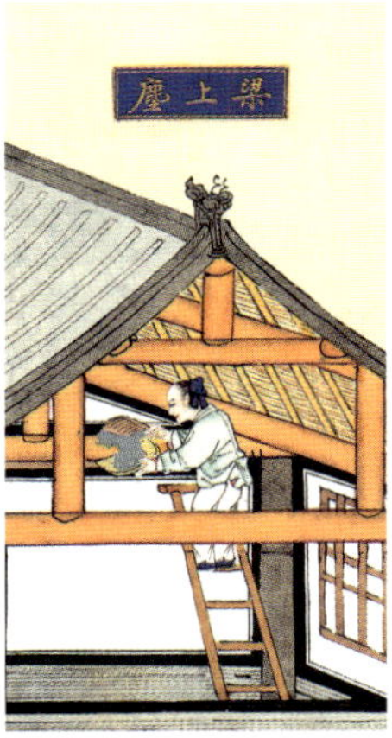

图 7-27-3　梁上尘《雷公》

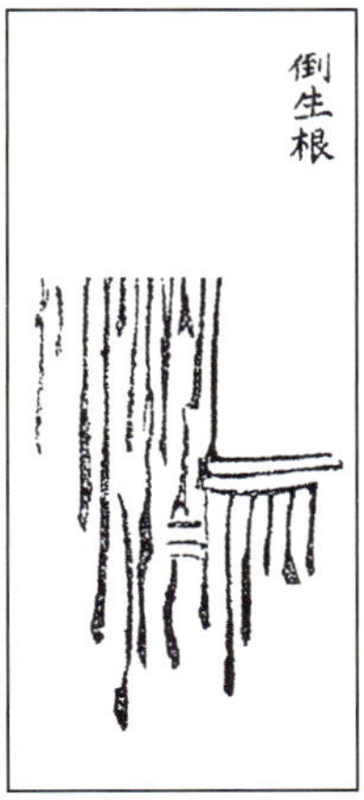

图 7-27-4　倒生根《草木典》

【集解】**《绍兴本草》卷一**：梁上尘，取梁栋上久积尘也。高堂殿宇远烟火者为上，即无烟煤相杂尔。**《药性粗评》卷四**：取收不用烟火，择高堂殿上者，扫下，筛用。**《太乙仙制本草药性大全·本草精义》卷六**：乃蜘蛛放丝于梁悬挂二三尺者，尘积已久，状如龙尾。须远烟火处所，务近堂殿中间，帚拂下，旋艾筛罗过方用。

【气味】味苦，性寒，无毒。《药性粗评》卷四。

【主治】治噎塞腹痛，小儿软疖。《药性粗评》卷四。泻肺清热。傅治诸丹毒及皮肤风热。《医林纂要探源》卷三。治妊娠胎动、横生逆产及金疮鼻衄、疔肿恶疮、小儿赤丹。取其轻浮，以散久积之气也。《本经逢原》卷一。

【附方】**《药性粗评》卷四**：主产妇横生。温酒调下一钱匕，即下。

席下尘《本草纲目拾遗》

【主治】治遍身水肿。用鹿葱根叶晒干为末，每服二钱，入席下尘半钱，食前米饮服。《圣惠方》。《本草纲目拾遗》卷二。

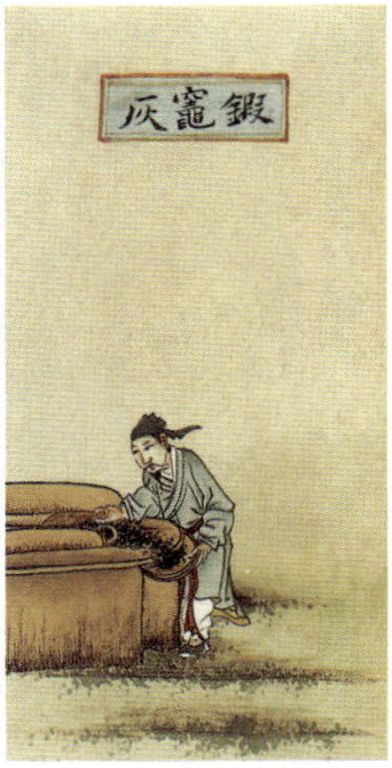

图 7-29-1　锻灶灰《品汇》

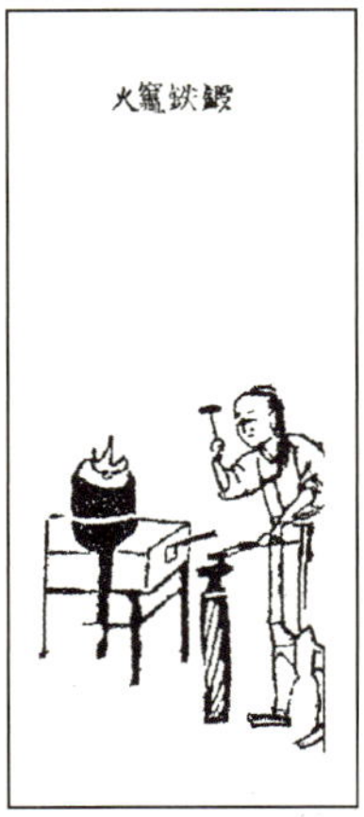

图 7-29-2　锻铁灶《太乙》

锻灶灰《别录》

【集解】**《太乙仙制本草药性大全·本草精义》卷六**：锻铁灶灰即今锻铁灶中灰尔。

【气味】味甘、辛，性温，无毒。入脾、肺二经。《本草再新》卷一二。

【主治】主癥瘕坚积神效，去邪恶忤气奇捷。《太乙仙制本草药性大全·仙制药性》卷六。健脾开胃，主呛咳气逆。取其香之气也。《本草再新》卷一二。

冬灰《本经》

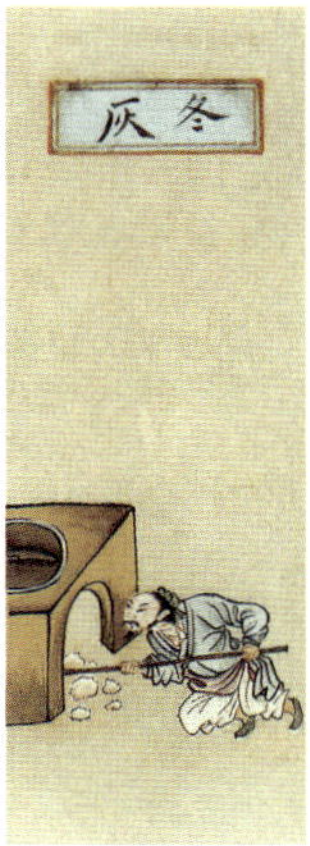

图 7-30-1　冬灰《品汇》

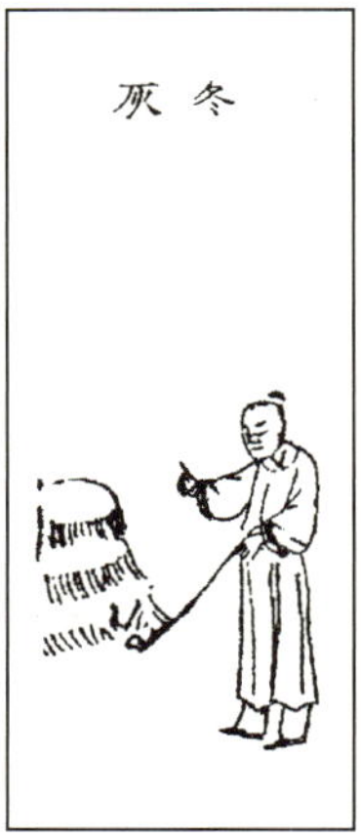

图 7-30-2　冬灰《太乙》

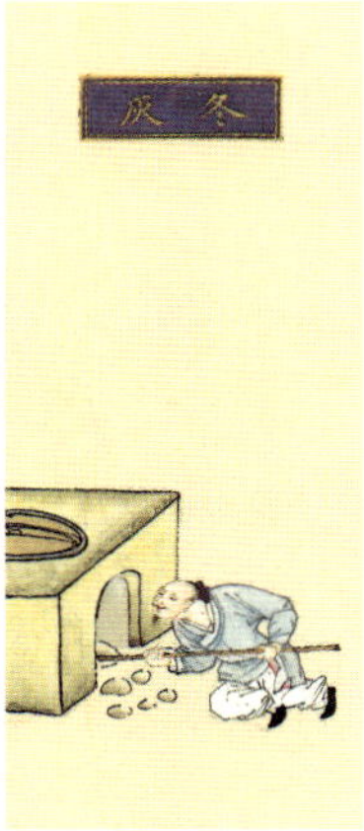

图 7-30-3　冬灰《雷公》

【集解】**《太乙仙制本草药性大全·本草精义》卷六**：冬灰生方谷川泽。浣衣黄灰，烧诸蒿藜积聚炼作之。今用灰多杂薪，蒸乃不善，惟桑薪灰纯者。

【主治】主黑子去肬赘息肉，破痈疽，杀虫蚀疥瘙，入药绝奇。古方以诸灰杂石灰熬煎，以点疣痣、黑子等，丹灶亦用之。《太乙仙制本草药性大全·仙制药性》卷六。

石碱《本草衍义补遗》

【主治】消食磨积，去垢除痰。治反胃噎膈，点痣黡疣赘。《本草备要》卷四。

【发明】**《本草经疏》卷三〇**：碱乃软坚消积之物，食之使人泄泻。以其阴湿之性，润下软坚透肉，故于肠胃非宜。作泄胃薄者忌之。**《本草述》卷三**：石碱之用，在方书用之殊少。第丹溪主治，首言其去湿热，止心痛，断不为无据也。即其外治可以烂肌肉，溃痈疽及点痣黡疣赘等证，则内所聚结之湿热，以伤其血，而及其主血之心者，谓斯味独不能消之于内乎？以外方内，故必气血壮实者，如湿热之结积甚，或不容已而用之。不然，则亦唯是缓攻而善图之耳。丹溪量人虚实一语，所当三思。

道中热土《本草拾遗》

【主治】主夏中热暍死，取土积死人心。《本草拾遗》。《证类本草》卷四。猝中暑热，搅土浆与服，即解。《本草述钩元》卷三。

【附方】**《本草述钩元》卷三**：夏月暍死。取十字道上热土，围脐旁，令人撒热尿于中，仍用热土、大蒜等分，捣汁去渣灌之，即活。

车辇土《本草拾遗》

【释名】盐车牛角上土《本草拾遗》。

【集解】**《证类本草》卷四**：牛角，谓是车边脂角也，好用。

【主治】主恶疮，黄汁出不差，渐胤者。《本草拾遗》。《证类本草》卷四。

太阳土《本草纲目》

【气味】甘，平，无毒。《本草择要纲目·平性药品》。

【主治】人家动土犯禁。主小儿病气喘，但按九宫看太阳在何宫，取其土煎汤饮之，喘即定。《本草择要纲目·平性药品》。

冢上土《本草拾遗》

【主治】主温疫。五月一日取之，瓦器中盛，埋之着门外阶下，合家不患时气。又，正月朝早将物去冢头取古砖一口，将呪要断，一年无时疫，悬安大门也。《本草拾遗》。《证类本草》卷四。

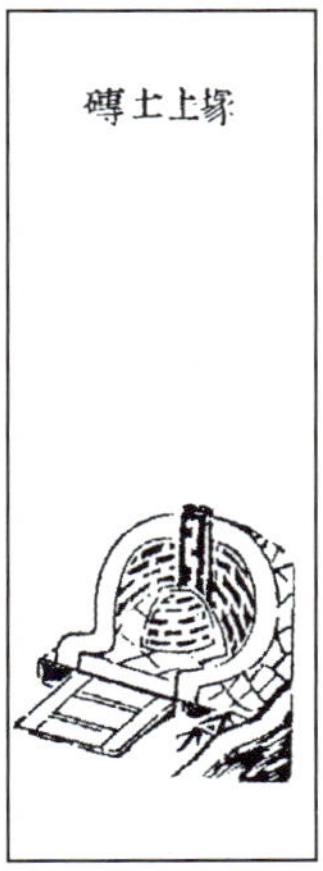

图 7-35-1 冢上土砖《太乙》

市门土《本草拾遗》

【气味】无毒。《本草拾遗》。《证类本草》卷四。

【主治】主妇人易产。取土临月带之。又临月产时，取一钱匕末，酒服之。《本草拾遗》。《证类本草》卷四。

户垠下土《本草拾遗》

【释名】户限下土《纲目》。

【集解】**《证类本草》卷四：**户者，门之别名也。《本草拾遗》。

【气味】无毒。《本草拾遗》。《证类本草》卷四。

【主治】主产后腹痛，末一钱匕，酒中热服之。○和雄雀粪，暖酒服方寸匕，治吹奶效。《本草拾遗》。《证类本草》卷四。

【附方】**《太乙仙制本草药性大全·仙制药性》卷六：**产后腹痛。取末一钱，热酒调服。○治吹奶。取末和雄雀粪，热酒服方寸匕。

千步峰《本草纲目》

【集解】此人家行步地上高起土也，乃人往来鞋履沾积而成者。技家言人宅有此，主兴旺。**《本草纲目》卷七。**

【主治】便毒初发，用生姜蘸醋磨泥涂之。《本草纲目》卷七。

柱下土《本草拾遗》

【气味】无毒。《本草拾遗》。《证类本草》卷四。

【主治】主腹痛暴卒者，末服方寸匕。《本草拾遗》。《证类本草》卷四。

床四脚下土《本草拾遗》

【主治】主猘犬咬人，和成泥傅疮上，灸之一七壮。疮中得大毛者愈。猘犬，狂犬也。《本草拾遗》。《证类本草》卷四。

烧尸场上土《本草纲目》

【释名】烧死尸灰烬《太乙仙制本草药性大全》。

【主治】主魇魇梦，多取置枕中，是夜即止。《太乙仙制本草药性大全·仙制药性》卷五。

桑根下土《本草拾遗》

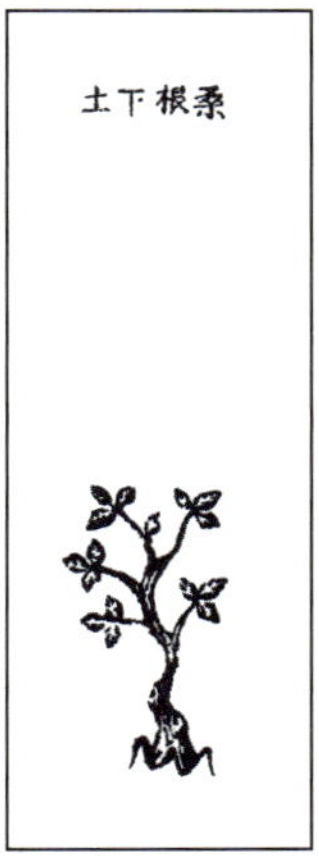

图 7-42-1 桑根下土《太乙》

【主治】搜成泥饼，傅风肿上，仍灸三二十壮，取热通疮中。《本草拾遗》。《证类本草》卷四。人中恶风水肉肿，用饼一个，搓以土块，灸二百壮，当出黄水即愈也。《太乙仙制本草药性大全·本草精义》卷六。

鬼屎《本草拾遗》

【集解】**《证类本草》卷四**：生阴湿地，如屎，亦如地钱，黄白色。《本草拾遗》。

【主治】主人马反花疮，刮取和油涂之。《本草拾遗》。《证类本草》卷四。

鼠壤土《本草拾遗》

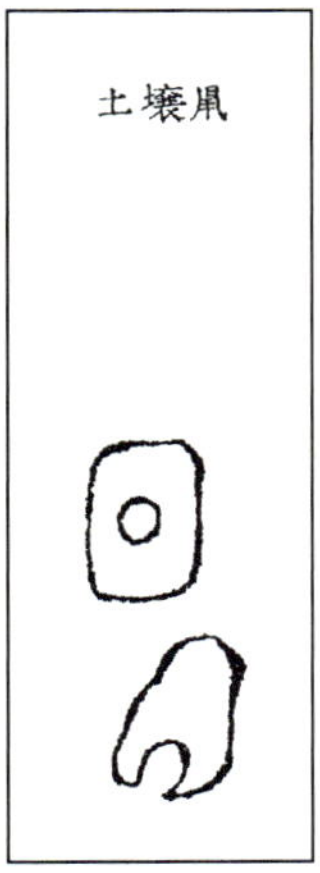

图 7-44-1 鼠壤土《太乙》

【释名】鼠穴泥《本草纲目拾遗》。

【炮制】**《证类本草》卷四**：多收取暴干用之。《本草拾遗》。

【主治】主中风筋骨不随，冷痹骨节疼，手足拘急，风掣痛，偏枯死肌。《本草拾遗》。《证类本草》卷四。主中风，筋骨挛痛。《本草发明》卷五。

【附方】**《本草纲目拾遗》卷二**：治偏正头风。用老鼠洞内泥炒热，乘热绢帕包头上，即愈。《救生苦海》。

鼢鼠壤堆上土《本草拾遗》

【释名】鼢鼠壤土《本草纲目》。

【集解】**《证类本草》卷四**：凡鼢鼠，是野田中尖嘴鼠也。《本草拾遗》。

【主治】苦酒和为泥，傅肿极效。○鬼疰气痛，取土以秫米甘汁搜作饼，烧令热，以物裹熨痛处。《本草拾遗》。《证类本草》卷四。诸肿痛肿傅之即安，鬼疰气痛饼熨立效。《太乙仙制本草药性大全·仙制药性》卷六。

屋内墉下虫尘土《本草拾遗》

【释名】屋内壖下虫尘土《本草纲目》。

【正误】编者按：时珍将药名改作“屋内壖下虫尘土”，并解释道：“河边地及垣下地，皆谓之壖。”然而，墉者墙也。“屋内墉下虫尘土”乃屋内墙下之虫尘土，与“河边地及垣下地”何干？恐误。

【主治】治恶疮久不差，干傅之，亦油调涂之。《本草拾遗》。《证类本草》卷四。

猪槽上垢土《本草拾遗》

【主治】主难产，取一合和面半升，乌豆二十颗，煮取汁服之。《本草拾遗》。《证类本草》卷四。

白蚁泥《本草纲目》

【主治】消恶疮。同黄丹炒黑，油开涂。《本草求原》卷二三。

驴溺泥土《本草拾遗》

【主治】主蜘蛛咬。先用醋泔汁洗疮，然后泥傅之。黑驴弥佳，浮汁洗之更好。《本草拾遗》。《证类本草》卷四。

尿坑泥《本草纲目》

【主治】主蜂蝎诸虫咬，取涂之。《本草纲目》卷七。

自然灰《本草拾遗》

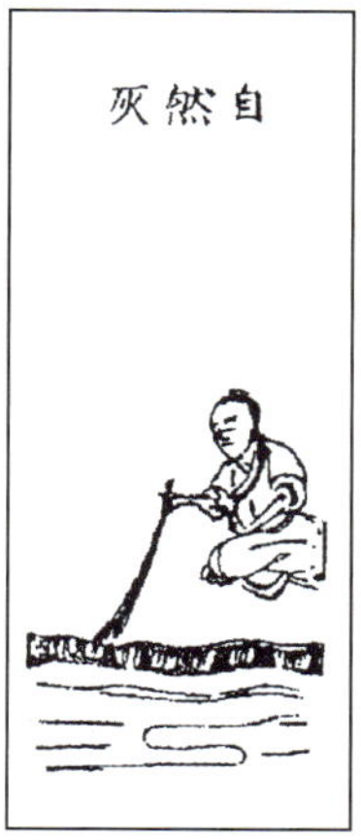

图 7-51-1　自然灰《太乙》

【集解】《证类本草》卷四：生海中，如黄土。《南海异物志》云：自然灰生南海畔，可浣衣。石得此灰即烂，可为器。今马脑等形质异者，先以此灰埋之令软，然后雕刻之也。《本草拾遗》。

【主治】白癜风、疬疡，重淋取汁，和醋。先以布揩白癜风破，傅之，当为创勿怪。〇洗恶疮疥癣验于诸灰。《本草拾遗》。《证类本草》卷四。

【附方】《药性粗评》卷四：治恶疮疥癣。淋汁洗之。〇白癜风。淋汁，和醋，先以布揩癜处令破，以汁涂之，遂变为疮而愈。

弹丸土《本草拾遗》

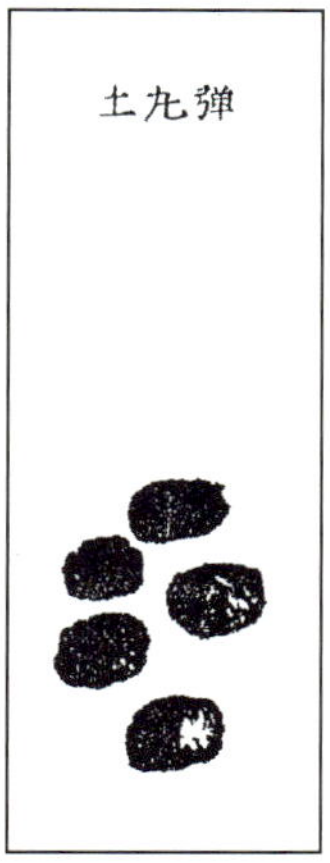

图 7-52-1　弹丸土《太乙》

【气味】无毒。《本草拾遗》。《证类本草》卷四。

【主治】主难产。末一钱匕，热酒调服之，大有功效也。《本草拾遗》。《证类本草》卷四。

檐溜下泥《本草纲目》

【释名】瓦沟下泥《本草纲目》。

【集解】《本草纲目》卷七：若无雨，以新汲水，从屋上淋下取泥。《肘后方》。

【主治】猪咬、蜂螫、蚁叮、蛇伤毒，并取涂之。又和羊脂，涂肿毒、丹毒。《本草纲目》卷七。

土墼《本草纲目》

【集解】《本草品汇精要续集》卷一：此是烧石灰窑中流结土渣也，轻虚而色赭。《本草纲目》。

【主治】妇人鳖瘕，及头上诸疮。〇凡人生痰核如指大，红肿者，为末，以菜子油调搽，其肿即消；或出脓，以膏药贴之。《本草纲目》。《本草品汇精要续集》卷一。

甘锅《本草纲目》

【释名】铸铜罐《本草纲目拾遗》。

【集解】**《本草纲目拾遗》卷二**：《云溪方》：浙江湖州人，每担炉具赴他州，代人铸铜杓锅铲，其泥罐不轻弃，可入药。

【主治】治小儿头生软疖，出脓水不干，仍复肿。用罐石上捶细末，醋调敷之，脓自溢干，迨泥落而疾自愈。《本草纲目拾遗》卷二。

砂锅《本草纲目》

【集解】**《本草品汇精要续集》卷一**：李时珍云：沙土埏埴烧成者。

【主治】主消积块黄肿，用年久者，研末水飞过，作丸，每服五钱，酒送下。《本草纲目》。《本草品汇精要续集》卷一。

古砖《本草拾遗》

【主治】古砖热烧之，主下部久患白痢脓泄下，以物裹上坐之。入秋小腹多冷者，亦用此古砖煮汁服之，主哕气。又令患处熨之三五度，差。又主妇人带下五色，俱治之。取黄砖石烧令微赤热，以面、五味和作煎饼七个，安砖上，以黄瓜蒌傅面上，又以布两重，患冷病人坐上，令药气入腹，如熏之有虫出如蚕子，不过三五度差。《本草拾遗》。《证类本草》卷四。

温石及烧砖《本草拾遗》

【集解】**《证类本草》卷四**：但取坚石烧暖用之，非别有温石也。《本草拾遗》。

【主治】温石及烧砖主之，得热气彻腰腹，久患下部冷，久痢肠腹下白脓，烧砖并温石熨及坐之并差。《本草拾遗》。《证类本草》卷四。

瓷坯中白灰《本草拾遗》

【释名】瓷坯钟底白灰《太乙仙制本草药性大全》。

【集解】《证类本草》卷四：瓷器物初烧时，相隔皆以灰为泥，然后烧之。坯，瓷也，但看里有，即收之。《本草拾遗》。

【主治】治赤肿神方。研为细末，醋调傅良。《太乙仙制本草药性大全·仙制药性》卷六。

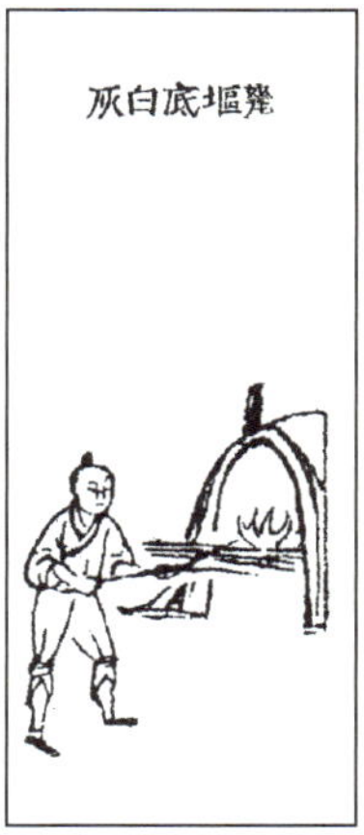

图 7-59-1 瓷坯底白灰《太乙》

香炉灰《本草纲目》

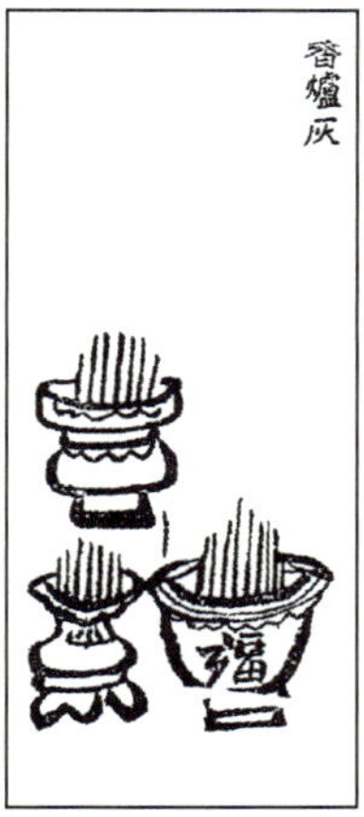

图 7-60-1 香炉灰《太乙》

【主治】治刀斧伤，金刃跌扑搽疥疮。止血生肌能定痛，多年陈久入药方。《草木便方》卷二。

蚁垤土《本草拾遗》

【主治】蚁穴中土取七枚如米粒，和醋搽狐刺疮上，立有效验。《太乙仙制本草药性大全·本草精义》卷六。下胞衣死胎，炒热搨心下自出。《本经逢原》卷一。

田中泥《本草纲目》

【主治】误吞马蝗入腹者，取此泥，水飞去砂石，汤调数钱服，当利出。如入耳者，取泥一碗，枕耳边，闻气即出。《本草汇言》卷一三。

粪坑底泥《本草纲目》

【气味】大寒，无毒。《冯氏锦囊秘录·杂症痘疹药性主治合参》卷五。

【主治】以纯阴大寒之性，故专治大热留结之疮，凡发背诸恶疮，阴干为末，新水调敷，其痛立止。《冯氏锦囊秘录·杂症痘疹药性主治合参》卷五。

【附方】《本经逢原》卷一：疔肿。坑垽同蝉蜕、全蝎末作饼，香油煎滚，温服，以滓傅疔四围，其疔自出。

金石部第八卷

《医说》卷九：服金石药之戒服金石药者，潜假药力以济其欲。然多讳而不肯言，一旦疾作，虽欲讳不可得也。吴兴吴景渊刑部，服硫黄，人罕有知者。其后二十年，长子橐为华亭市易官，发背而卒，乃知流毒传气尚及其子，可不戒哉《泊宅编》?**《医林纂要探源》卷三：**石亦金类也。**《橘旁杂论》卷下：**论金石。或问曰：金石之药，埋之不腐，煮之不烂，用能固气，可以延年；草木之药，未免腐烂，焉有固驻之功？答曰：金石之药，其性慓悍，而无津液之润。人服金石，当壮盛时，未见其害；及其衰弱，毒则发焉。夫壮年气盛则能制，血旺则能行，故不发也。及其气虚血衰，不能行制，毒积于脏腑，大患生焉。何固驻之有？或问曰：亦有未衰弱而石发，何也？答曰：忧恚在心，气血不宣畅，营卫涩滞，不能行石，热结不散，随其所积，发诸痈疮。又有服石之人，倚石热而纵欲，恃石势而啖肥浓，以为奇效，而不知精液潜耗，猛热遂作，烈火燎原，罕不焦土。问曰：金石之为害若此，农皇何以标之于《本经》？答曰：大虚积冷之人，不妨暂服，疾愈即止，亦无害也。又问曰：石性慓悍，脏衰则发，今病者先虚而后服石，岂能制其势力乎？且未见其害何也？答曰：初服之人，石势未积，又乘虚冷之体，焉得发邪？又曰：草木自不能久，岂能益人哉？答曰：服之不倦，势力相接，积年之后，必获大益。夫攻之药，以疾差见功；固驻之方，觉安为效。形神既宁，则寿命日永矣。**《蠢子医》卷二：**金石之药能凉血除风，风火诸症宜用。

编者按　今集金石属药物为金石部，凡168种。分为金属、石2类。金属类51种，其中来自于原《本草纲目》40种，包括“金类”药物27种、“石类”药物13种。新增药物11种，其中3种为原各药名下附录药现独立成条，8种来自于《本草纲目拾遗》。《纲目・金石部・金类》原有药物28种，移到石类1种（铜青）。

石类药物117种（包括附录9种在内），其中来自于《纲目》原有药物93种，包括原石类药物88种，原土部药物3种（白垩、甘土、伏龙肝），原金部药物1种（铜青），原鳞部药物1种（龙）。新增药物24种。其中来自于原各药下附药独立成条10种，来自于各本草著作14种。《纲目·石类》原有药物131种，今收入本部88种，放弃29种（包括原石类附录27种及药盐与汤瓶内碱）、13种移金属类（丹砂、水银、水银粉、灵砂、磁石、玄石、代赭石、金牙石、霹雳碪、炉甘石、粉霜、银朱、雷墨）、1种移水部（石脑油）。

《本经》45种

《别录》23种 梁·陶弘景

《唐本草》15种 唐·苏敬

《本草拾遗》19种 唐·陈藏器

《日华子》7种 宋人大明

《开宝本草》8种 宋·马志

《嘉祐本草》10种 宋·掌禹锡

《图经本草》2种 宋·掌禹錫

《证类本草》1种 宋·唐慎微

《绍兴本草》2种 宋·王继先

《本草品汇精要》2种 明·刘文泰

《太乙仙制本草药性大全》3种 明·王文洁

《本草纲目》10种 明·李时珍

姚氏《食物本草》2种 明·姚可成

《本草纲目拾遗》19种 清·赵学敏

金石之一　金属类51种

金《别录》

【集解】**《药性要略大全》卷八**：处处有之。惟梁、益、宁三州及诃国最多。出水中沙石间，淘得其屑，谓之生金。**《本草蒙筌》卷八**：随处皆有，益州属四川，今改成都府。独多。收采不同，形色自异。麸片金淘水沙内，色却淡黄；瓜子金亦有颗块者，取山石间，色乃深赤。又说：西北金色浅，东南金色深，此又各土所宜尔。

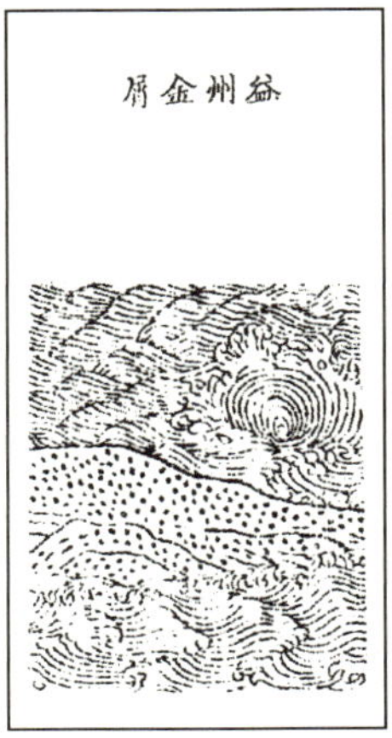

图 8-1-1　益州金屑《图经(政)》

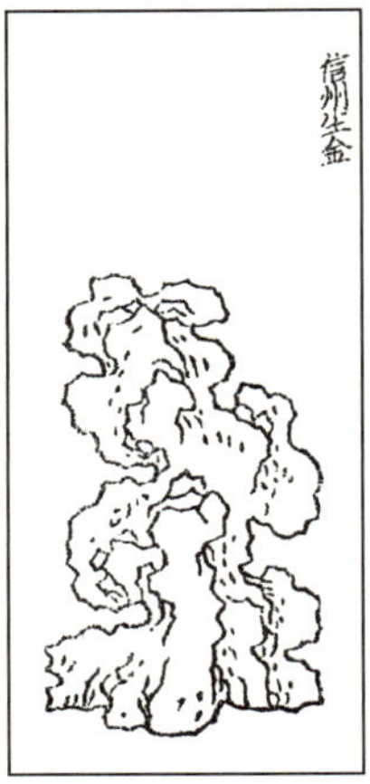

图 8-1-2　信州生金《图经(政)》

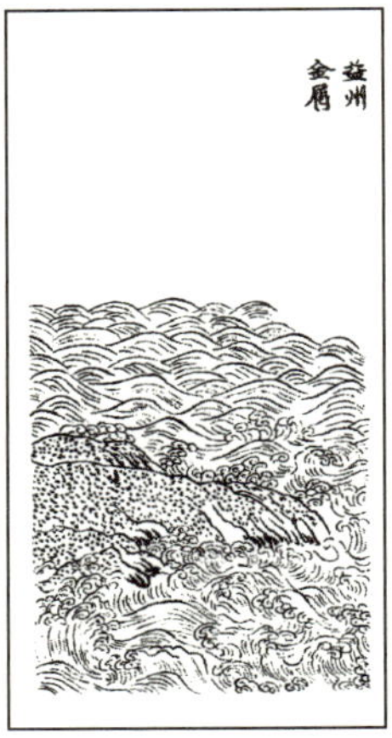

图 8-1-3　益州金屑《图经(绍)》

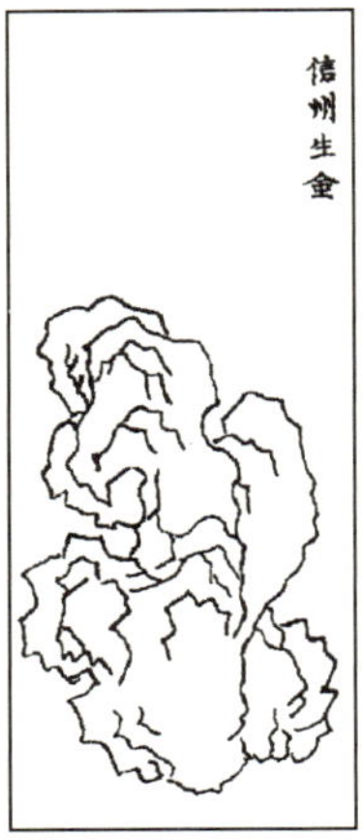

图 8-1-4　信州生金《图经(绍)》

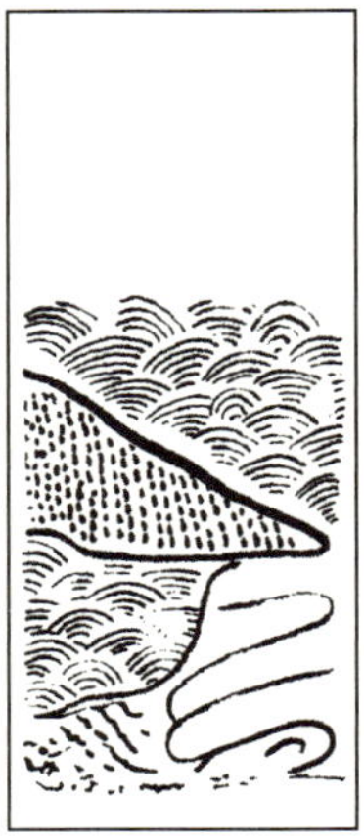

图 8-1-5　金屑《歌括》

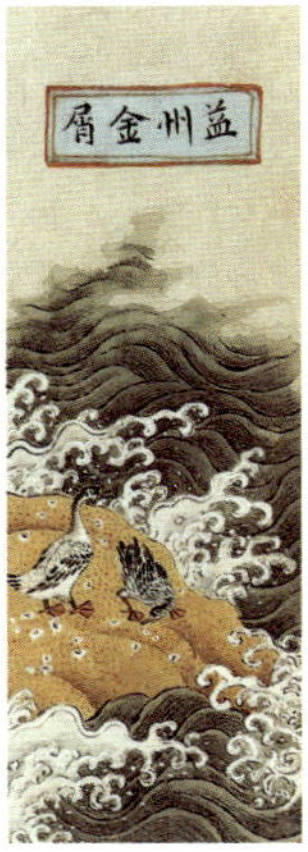

图 8-1-6　益州金屑《品汇》

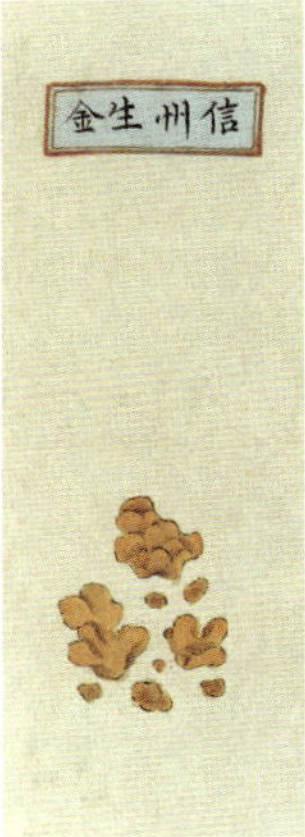

图 8-1-7　信州生金《品汇》

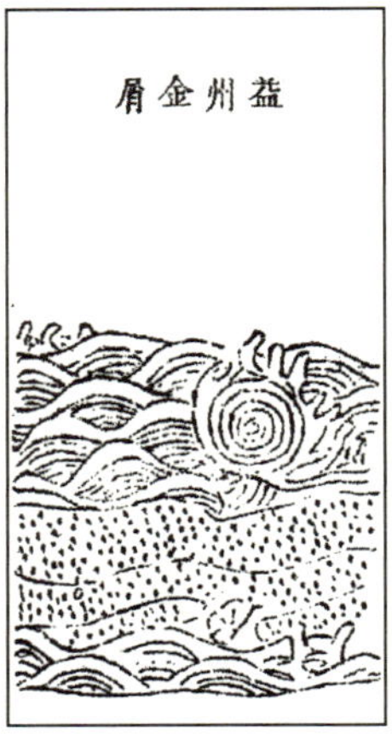

图 8-1-8　益州金屑《蒙筌》

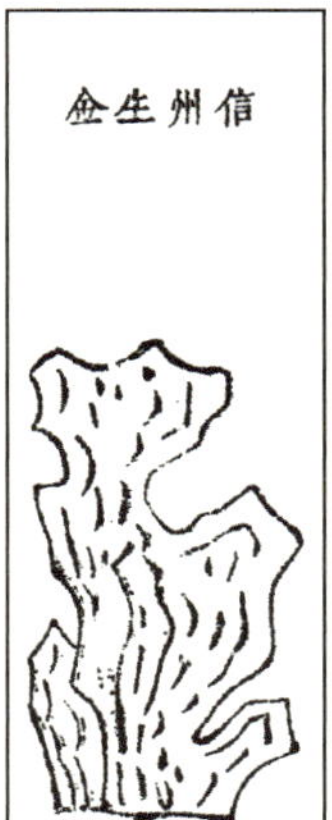

图 8-1-9　信州生金《蒙筌》

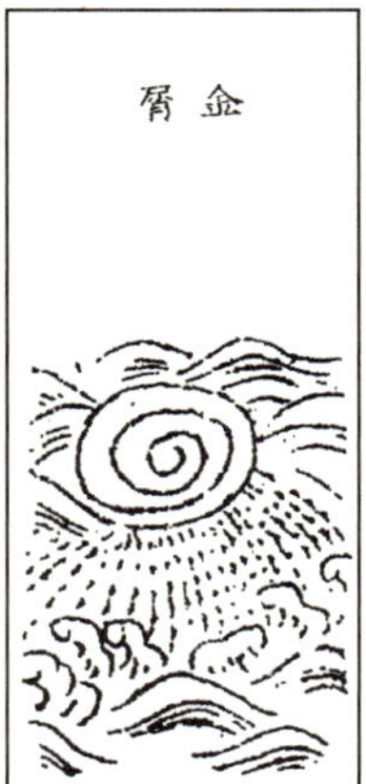

图 8-1-10　金屑《太乙》

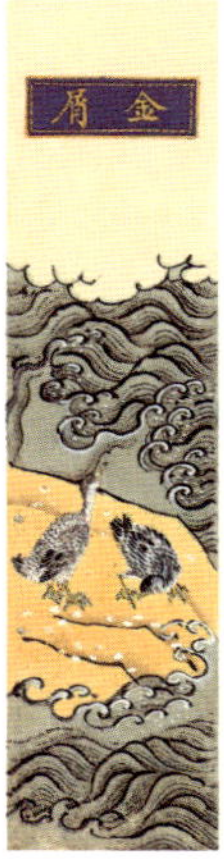

图 8-1-11　金屑《雷公》

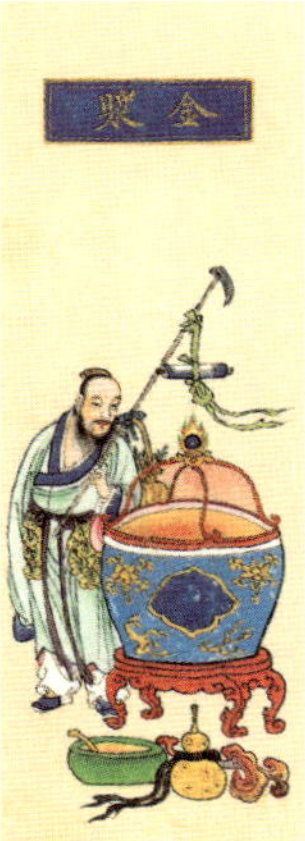

图 8-1-12　金浆《雷公》

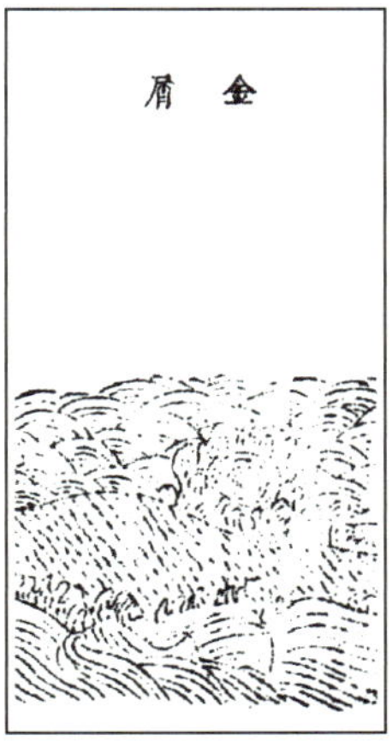

图 8-1-13　金屑《三才》

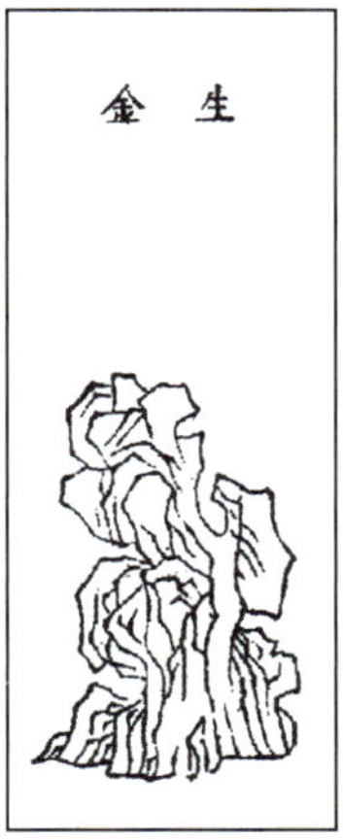

图 8-1-14　生金《三才》

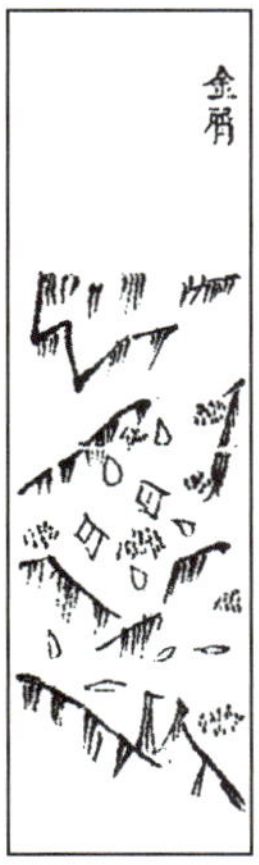

图 8-1-15　金屑《原始》

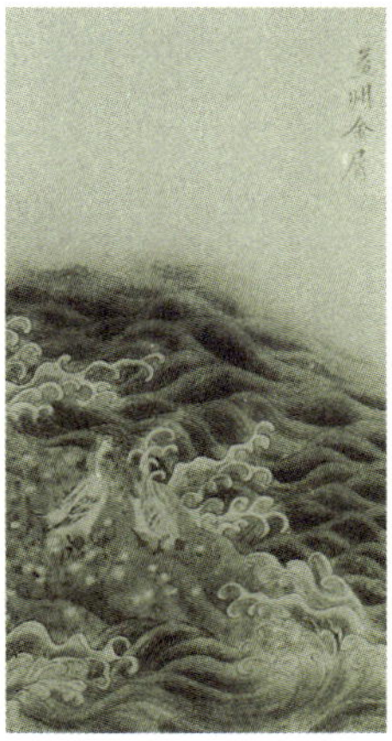

图 8-1-16　益州金屑《草木状》

图 8-1-17　信州生金《草木状》

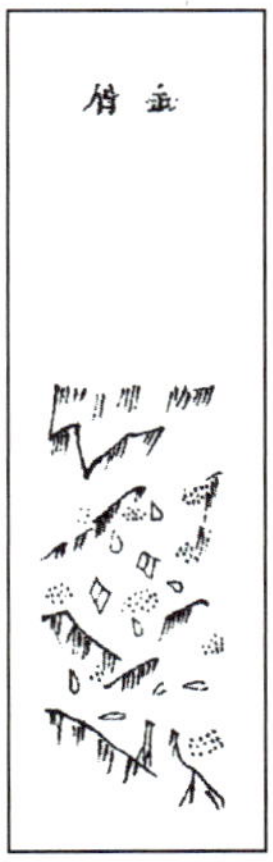

图 8-1-18　金屑《类纂》

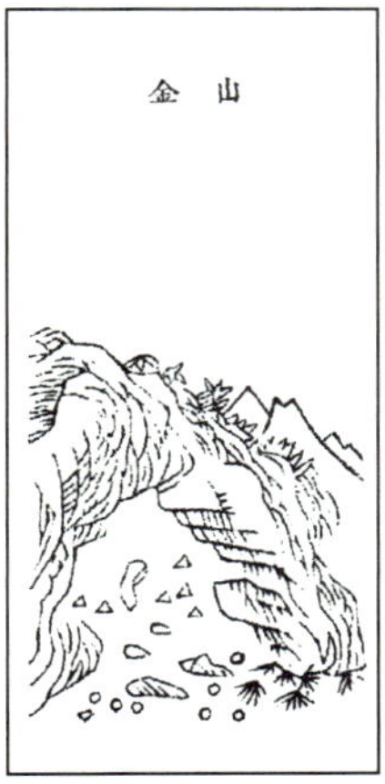

图 8-1-19　山金《备要》

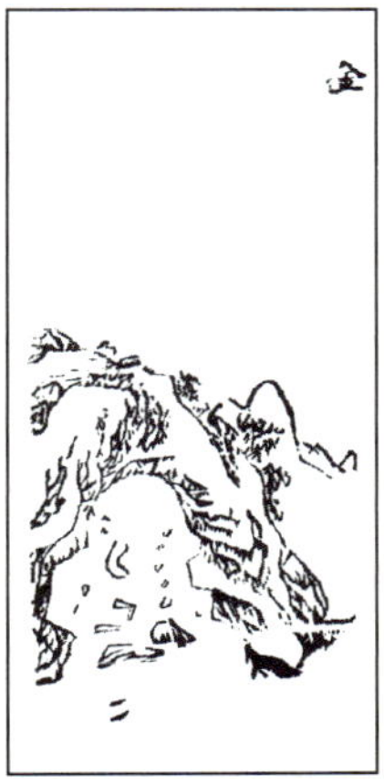

图 8-1-20　金《备要》

【修治】**《本草品汇精要》卷三**：以火煅炼则为熟金，磨屑用或煎取汁用。或为金箔入丸药用。**《药性要略大全》卷八**：未炼服之，杀人。不禁敲打，打之即碎。必煅炼而后可成器。凡服食必依《经》以药物法度制炼之，然后可以服饵。若无药制服之者，必坠肠而死。**《太乙仙制本草药性大全·仙制药性》卷六**：或洗净金器水煎，或擂碎金箔汤服。生金未炼，切忌妄投。

金屑

【气味】味辛，性平，无毒。《药性粗评》卷四。味辛，气平，有毒。《药性要略大全》卷八。味甘，气平，有毒。一云：性多寒，无毒。《本草蒙筌》卷八。味辛，性寒。入足阳明胃、手太阴肺经。《玉楸药解》卷三。

【主治】《日华子》云：镇心，利血脉。○《日华子》云：益五脏，添精补髓。《本草品汇精要》卷三。主治颠痫惊悸，镇精神，坚筋骨，宣利五脏，流通精气。《药性粗评》卷四。除邪杀毒，却热驱烦。安魂魄，养心神，坚骨髓，和血脉。禁癫疾狂走，止惊悸风痫。幼科药作锭丸，必资此为衣饰。《本草蒙筌》卷八。主安五脏，壮精神，养魂魄，止惊悸，宁心志，镇癫狂，除邪热。为至宝之神药也。《本草纂要》卷九。能镇心神，降邪火，坠痰涎，疗风热上壅，吐血衄血，神魂飞荡，狂邪躁扰，及小儿惊风癫痫，痰滞心窍，上气咳喘，安魂魄，定心志。凡邪盛于上，宜降宜清者，皆所当用。若阳虚气陷，滑泄清寒者，俱当避之。《景岳全书》卷四九。镇心神，降痰火，疗神魂飞荡，狂邪躁扰，惊风癫痫，痰滞心窍。凡邪火在上，宜降，清者可用。《本草正义》卷下。

金浆

【气味】味辛，气平，无毒。《太乙仙制本草药性大全·仙制药性》卷六。

【发明】**《药性粗评》卷四**：方术有服之至仙者。今人入药以炼熟金银同煎，取气以相助，更不用屑亦可。**《本草蒙筌》卷八**：畏水银锡，误犯色变；得余甘子，相感体柔。古方紫雪用之，盖假自然气也。名佥加屑，义在摩成。或洗净金器水煎，或擂碎金箔汤服。生金未炼，切忌妄投。若毒中腹中，鹧鸪肉可解。**《本草纂要》卷九**：吾见小儿惊风、惊搐、惊痫、惊哭，用此神效。殊不知小儿初生，气血未平，心神未定，如遇少惊，则恐惕而烦乱，或癫痫而搐搦，欲得金银以锁之也。大抵金银之宝，为天地间神足气满之物，而吾身锁心安神之药也。盖吾身之中，所主者心，心之所藏者神，神有所亏，则心不自守，而治心之病，必敛神为先可也。故将神足之物，而补其心；气满之物，而充其神，使神安而心定，气壮而心和矣。何况于惊惕等症之所生乎？**《本草经疏》卷四**：金屑禀西方刚利之性，善能制木。体重而降，亦能镇心。心气怯则惊邪易入，精神不安，五脏皆为之病。肝经风热则为惊痫失志，魂魄飞扬。肝属木而畏金，与心为子母之脏，故其病同一源，治亦同法。本经主镇惊，通利五脏邪气，及甄权疗小儿惊伤五脏，风痫失志，镇心安魂魄者，亦兼实则泻其子之义也。本经又主坚骨髓者，以肝心平、风热退，则精血生，骨髓自坚矣。服之神仙，乃出之仙经，非医方所述也。　主治参互　入至宝丹，治中风不语气绝，中恶蛊毒尸疰，难产血晕等证。入牛黄清心丸，治诸风缓纵不随，语言謇涩，恍惚怔忡，痰涎壅塞，惊恐怕怖，或喜怒无时，癫狂昏乱。入紫雪，治内外烦热，口舌生疮，狂呼叫走，瘴疫毒疠卒死，温疟，五尸，五疰，蛊毒，卒黄，小儿惊痫百病。红雪治疗略同。金箔镇心丸：治小儿风壅痰热，惊悸谵妄，心神不宁。磨细屑，挑开疔疮头上，没入，能拔疔根。作针，针疔疮，纳药拔疔。简误　《太清法》云：金禀中宫阴己之气，性本刚，服之伤肌损骨。予见今之以难求死者，服金一二分，则心腹剜痛，肠胃如裂而毙。其为损伤肌骨，概可见矣。惟作箔入药，可为镇心安神之用。如或止因心气虚，以致神魂不安，并无惊邪外入者，当以补心安神为急，而非金箔所能定矣。

《分部本草妙用》卷一：金本属肺，而何以入肝部？金能制木，凡肝胆虚邪之症，非以之镇治则不灵，故惊悸以之煎汤下药，不惟肝平，而心亦镇矣。心者，肝之子也，母平而子安，理固然也。**《医宗必读》：**安镇灵台，神魂免于飘荡；辟除恶祟，脏腑搜其伏邪。禀西方之质，为五金之主，最能制木，故中风惊痫皆需之。银箔功用相仿。按：金有大毒，磨屑顿服，不过三钱而毙，岂可多服乎？催生者用之。**《本草通玄》卷下：**生金有毒能杀人。用薄不得过二分。仲景紫雪方用赤金，煎液取其制肝风，降炎逆也。轻粉、水银所伤，非金莫疗。**《本草述》卷四：**金具五行之一，在人身所赋之气与质，得此五行之一者以为肺，肺气固，先入心，而还入肾，入心为火之妻，入肾为水之母，以合水火之交，故《别录》首主镇精神，坚骨髓。在甄权言其疗小儿惊伤，五脏风痫失志。李珣亦主癫痫风热，上气咳嗽。盖金禀肃杀之气，其受制者风木也。如诸所治证，乃风之淫气，然亦本于肺金之虚，故令木侮其所不胜耳。用金箔以助肺之虚，而令肝木自平，非谓此味之治，独专其功于肝也，但主于平风淫者为多耳。试观方书主治，有颤振之补心丸，消瘴之金银箔丸，咽喉生疮之桃红散，即此以类推之，则兹味助肺之功类专，不可识取哉。又如伤寒肺损而吐血，更骨蒸劳极而作渴，似举寒热而胥治矣，亦均谓之助肺乎？夫金禀中宫阴己之气，以阴治阳，固曰益肺。讵知伤寒之损肺，乃足太阳寒水之伤乎阳，而移寒于肺也。是则金虽禀肃杀之气而主阴，然《经》所云：出地者，阴中之阳，阳予之政，阴为之主，不可以悟元气为水中之火欤。伤寒肺损而吐血者，阳不能为阴之政，而阴无以自主也。况心肺为在天之阳，其出地已极，可使阳受伤，而阴亦不得致其用欤。然则投此味于此证，谓之补肺阳也，岂不诚然哉？盖阴阳原不能相离，宁独人身，即万物莫不皆然，而金宁独异乎？明此一证，则凡兹味所投之证，罔不于肺有功也，亦可思矣。**《本草汇》卷一八：**金，禀西方之质，性能制木。生者大毒，杀人。用箔亦不过二分，借此以疗惊痫风热肝胆之病耳。仲景紫雪方用赤金煎液，取其制肝风，降炎逆也。然古方亦罕用之。盖血肉之躯，水谷为赖，岂可堪此金石重坠之物？故《太清法》云：金禀中宫阴己之气，性本刚，服之损伤肌肉。观此，而世亦可鉴矣。若轻粉、水银所伤，非金莫疗也。**《冯氏锦囊秘录》卷五：**金屑禀西方刚利之性，故味辛，平，有毒。善能治木平肝而降，亦能镇心辟邪而安，故为利惊气，散风热，安魂魄，镇心平肝之用。然质重性刚，服之伤肌损骨。故古今以难求死者，服金一二钱，则心腹剜痛，肠胃如裂而毙。惟作箔用，乃无伤耳。**《本经逢原》卷一：**金能制木，故可疗惊痫风热肝胆之病，然须为箔，庶无重坠伤中之患。紫雪方用赤金叶子煎水，取制肝降痰逆也。若成块锭金及首饰之类，非特无味且有油腻，良非所宜。**《玉楸药解》卷三：**魂魄，宁安惊悸。金屑服之杀人，性同鸩酒，古人赐死，往往用此。本草谓其能止咳嗽吐血，惊悸癫痫。方士制炼服饵，以为长生不死，荒妄极矣！或谓生者有毒，熟者无毒，胡说之至！庸工每常用之，即至少服，不至杀人，而惊悸自有原本，镇重之物何能效？**《医林纂要探源》卷三：**金辛，甘，平。黄金也。出沙中。味补肝化，而气能镇肝邪。五金皆然。黄色属土，其气尤和。开爽精神，镇安魂魄。治小儿风热惊痫，汤药则加金器同煎，丸药则以金箔为衣。畏汞。五金皆然。

〇或云有毒，非也。天地之精英，安得有毒？但非肠胃所能容耳。**《本草求真》卷二**：禀刚健之性，最能杀人，故欲寻短者，服一二钱，则心腹剜痛即毙。惟作薄乃无伤耳。银箔亦然，二薄性皆辛平，其治俱属除邪杀毒解热。驱烦安魂定魄，养心和血，止癫除狂，疗惊祛风。幼科镇心丸，衣以为饰，皆取金能平木重以镇怯之意云耳。风热多生于肝，肝属木，故得金为之制。魂魄飞扬者，其神散而不收，必得重为之镇。**《本草述钩元》卷四**：金箔凡使金银铜铁，只可浑安在药中，借气生药力而已，勿入药服，能消人脂。〇论：金具五行之一，人身得之以为肺，肺气固先入心，而还入肾，入心为火之妻，入肾为水之母，以合水火之交，故《别录》首主镇精神坚骨髓。而惊风癫痫上气之治，皆以其禀肃杀之气，而受制者风木耳。所治诸证，乃风之淫气。然亦本于肺金之虚，致肝木侮其所不胜，用金箔以助肺之虚，而肝木自平，非此味之治，功专于肝也。其治伤寒肺损而吐血者，阳不能为阴之政，元气为水中之火，《经》云：出地者阴中之阳，阳予之政，阴为之主。而阴无以自主也。然则此味谓之补肺阳可矣。金禀中宫阴己之气，其性本刚，服之伤肌损骨。服一二分，则心腹剜痛，肠胃如裂而毙。惟作箔入药，可为镇心安神之用，如并无惊邪外入者，更非金箔所宜仲淳。凡用金箔，须辨出铜箔濒湖。**《本草求原》卷二四**：金部金箔金为火妻，为水母。辛，平，无毒。专助肺阴，使肺阴下降入心生血，入肾生水。故镇心神，坚骨髓，坚主骨。通利五脏，益阴之功。除邪气，壮火伤肺气，谓之邪气，故消痹之金银箔丸，喉咽生疮之桃红散，及肺损吐血、骨蒸劳极而作渴，皆用之，取其助肺降火，以益真气也。小儿惊伤。心虚则惊，邪易入。又金能制木平风，故治癫痫失志，魂魄飞扬，上气咳嗽。皆肝经风热之病。丸散用箔，乃无重坠伤中之患；煎剂用赤金叶煎水，则制肝平风，降痰逆。若生金，为阴己之气，伤肌损骨，作针针疔疮，纳磨金屑于内，能拔疔根。故服生金一二分，即肠胃如裂而毙。金锭及首饰之类，又无味而有油腻，勿用。心气血虚，而无惊邪者，以补心为主，非金所能定也。

【附方】**《本草汇言》卷一二**：至宝丹。治中风不语，痰闭气绝，并尸疰暗风，中热瘟瘴，疫毒厉气，或山岚瘴蛊，中恶恶气，阴阳二毒；或产后血晕，恶血攻心，烦燥气喘；或口鼻出血，并难产吐逆闷乱；或胎死不下诸疾。又疗伤寒伏热，唇口干燥，谵妄发狂，并诸病神魂恍惚，头目昏眩，眠睡不宁等证。用金箔、银箔二分，天竺黄、朱砂、雄黄、琥珀各五钱，生乌犀角、生玳瑁各六钱，麝香、冰片各一钱，人参、天南星各七钱。已上一十二味，俱研极细末，再用真安息香一两五钱，研为末，以无灰酒搅澄，飞过，滤去沙土，大约得净数一两。共十三味，总和一处，拌匀，炼蜜为丸，如梧桐子大。每遇前项诸证，用五丸至七丸，以人参汤化下。又疗小儿诸痫，急惊心热，卒中客忤，不得安睡而烦躁者。如风涎搐搦，每一岁儿服一丸，二岁、三岁服二丸、三丸，并用生姜汤化下。如四、五、六、七、八、九、十余岁，只以三丸为率。《和剂》。〇牛黄清心丸。治诸风缓纵不随，语言蹇涩，心怔健忘，恍惚去来，头目眩冒、胸中烦郁，痰涎壅塞，精神昏愦。又治神志不定，惊恐畏怖，悲忧惨慽，虚烦少睡，喜怒不时，或发狂癫，神情昏乱等证。用金箔一千张，人参、麦门冬去心、白芍药、黄芩、当归身、防风、白术各二两，川芎、茯苓、杏仁去皮尖、蒲黄、山药、甘草、白敛、肉桂、柴胡、桔梗各一两，阿胶、蛤粉拌炒、大豆黄卷各一两五钱，牛黄八钱，羚羊角、乌犀角各一两六钱，神曲二两一钱，麝香、冰片各四钱。俱研为极细末，炼蜜丸，每丸重一钱。如遇前项诸证，每服一丸，白汤化下。小儿减半。《和剂》。○紫雪。治内外烦热，口舌生疮，狂呼叫走，瘴疫毒厉卒死，温疟热疟，五尸五疰，心腹疠刺切痛，蛊毒卒黄，小儿惊痫百病，一切野道热毒。用黄金一百两，石膏、寒水石、磁石、滑石，四味各三斤，捣碎，水一斛，煮至四斗，去滓，入犀角屑、羚羊角屑、青木香捣碎、沉香捣碎各五两，玄参洗净捣碎、升麻各一斤，甘草炙八两，丁香捣碎一两。已上八味，入前药汁中，再煮取一斗五升，去滓，入朴硝精者十斤，消石四升，如阙芒硝亦得，每升重七两七钱半，已上二味入前药汁中，微火上煎，柳木篦搅不住手，候有七升，投在木盆中，半日，欲凝，入麝香当门子一两二钱研，朱砂水飞、研，三两，已上二味入前药中搅，调令匀，寒之，二日，右件药成霜雪，紫色。每服一钱或二钱，用冷水调下，大人小儿临时以意加减，食后服。《和剂》。○治小儿风壅痰热，惊悸谵妄，心神不宁。幼科镇心丸：用金银箔各四片，远志去心、姜汁拌、焙，雄黄、铁粉、琥珀各二钱，朱砂水飞、研一钱，麝香一分。共为细末，煮红枣，取肉为丸，如梧桐子大。每服三五丸，用麦门冬煎汤化下。○治疔疮拔根方。用金箔研细，挑开疔疮头上抹入，能拔疔根。作金针，针疔出。○治风眼烂弦。用金簪头烧红，掠上下睑肉，日数次，甚妙。《集简方》。○同前治齿牙风痛。用金花扦，火烧，针痛处，立止。○治梅疮服轻粉后，口疮龈烂。用金器煮汤，频频含漱，其结毒自解。《外台秘要》○治水银入肉，令人筋挛。以金器焙热，熨之，水银自渐出，吸入金器中，候金色白是也。《本草拾遗》。治冲恶怪疾，及家间山精水狐，一切怪类，凭人为患。辟邪丹：用金箔二十片，人参、茯苓、远志、九节菖蒲、白术、苍术、当归、桃奴，即桃树上干枯不落者，十二月收者连核用五钱，人参，已下共十味，俱炒研为末，再配雄黄、朱砂各二钱，麝香五分，牛黄三分，和匀，四味另研极细末，和入药内，炼蜜丸，如弹子大，金箔为衣。临卧时，木香汤化下一丸。诸邪怪自退。

金顶《本草纲目拾遗》

【集解】《本草纲目拾遗》卷二：顶制以铜外镀以金，七品以下皆纯镀金，七品以上则嵌珍石不同，入药取纯铜镀金色旧难用者良。

【附方】《本草纲目拾遗》卷二：治头风及口眼㖞斜。先以甘草煎汤，乘热洗用。《传信方》袁良臣云：煎汤煮药有效。旧雀顶更妙。绝邪疟。取年久色旧纯金顶一枚，以红绢囊盛之，藏卧席下，勿令病人知，自愈。余机云。按：顶制加于冠首，日受阳气熏浃，又得风日之气，年久者得气愈厚。凡金之属，皆能克木，风属巽，巽为木，故能治风斜绝邪疟者，亦取正气以定之耳。

银《别录》

【集解】**《药性要略大全》卷八**：生银出银坑矿中。状如硬石，纹理粗错。或矿石缝中如线，人曰老翁须。又有如砂、如泥、如代赭石、如石炭、如黑铅，其色有大青、大绿、大黄，有内青外黄，有内黄外青，白绿、翠黑、紫赤等色。其形或圆或方，或大块，或散碎，极不一也。

【修治】经煅炼者良。**《本草品汇精要》卷三。**

【气味】味辛苦，性微寒，有小毒。入肝经。《本草再新》卷八。

【主治】银箔定心志，安神明，镇魂魄，甄权去惊痫，解妄火之药。《本草汇言》卷一二。银屑除谵语恍惚不睡，止热狂惊悸发痫。定志养神，镇心明目。安五脏，辟诸邪。《冯氏锦囊秘录》卷五。定心智，镇肝风，通经活脉，治小儿惊痫。《本草再新》卷八。定精神恍惚，夜卧不宁。安五脏，小儿颠疾狂走。除邪镇悸，破冷驱风。风热惊痫立效，鬼祟谵语即安。生用之有毒，宜以薄入丸散。《本草纂要稿》。

【发明】**《本草发明》卷五**：银屑亦镇定，故《本草》主安五脏，定心神，止惊悸，除邪气。出宣、饶坑中〔生银〕矿石内，〔文理〕粗错，类锡，石内气未敷畅，故有毒。若后条生银，已生发于外，无蕴畜之气，故无毒也。必须炼熟摩成，或取银箔，研碎为丸，或用银器煎汁，凭症轻重。《子母秘录》云：妊娠卒腰背痛如折，银一两，水三升，煎取半饮之。愚谓即此煎药亦好。〇畏磁石并石亭脂。恶白锡及一切血。**《本草汇言》卷一二**：张少怀按：白银禀西方辛阴之气，坚坠之物，善能清气下痰，解热镇惊。凡肝火为眚者，煎汁饮之立定。盖金、银原本无毒，前人每用硝、矾、水银，制炼服食，故有毒也。非金银之毒，乃诸物之毒也。今人用银器贮饮食，遇毒则银色变黑。中毒死者，以银物探入喉中试之，有毒即黑，则银之无毒可知矣。又按：雷氏曰：

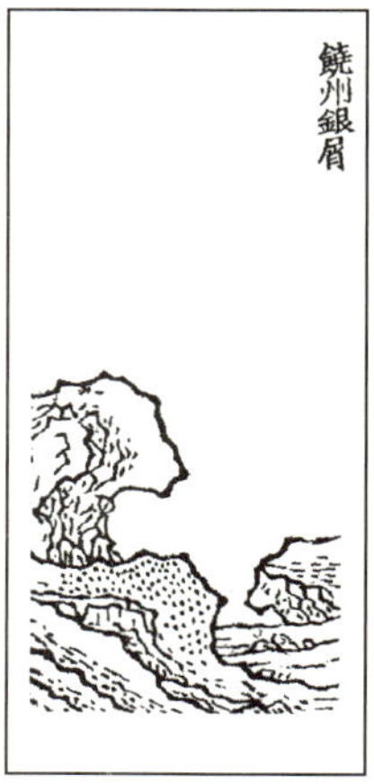

图 8-3-1 饶州银屑《图经（政）》

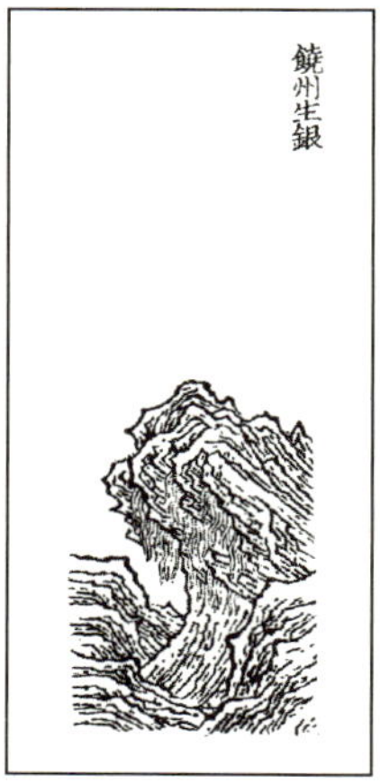

图 8-3-2 饶州生银《图经（政）》

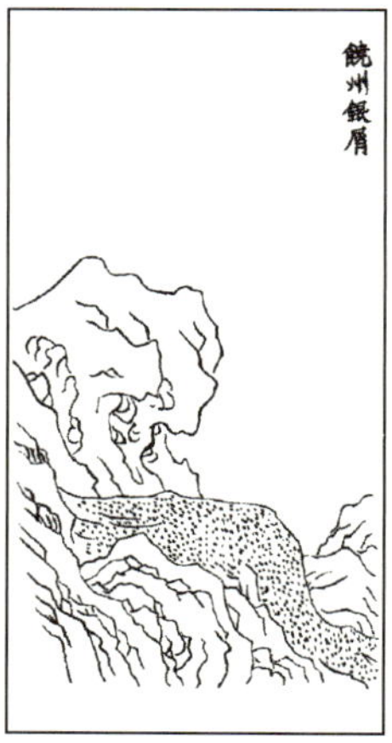

图 8-3-3 饶州银屑《图经（绍）》

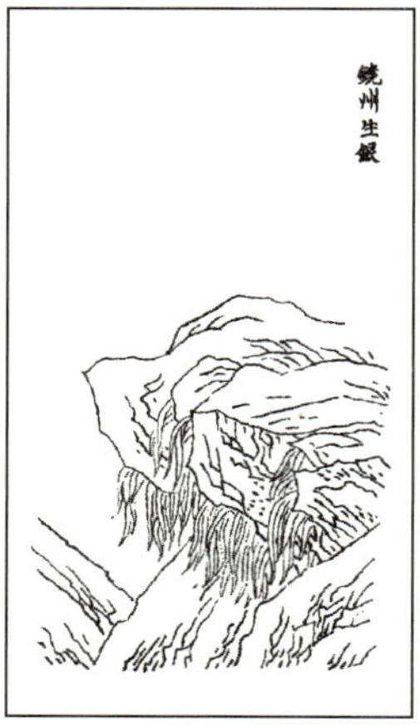

图 8-3-4 饶州生银《图经（绍）》

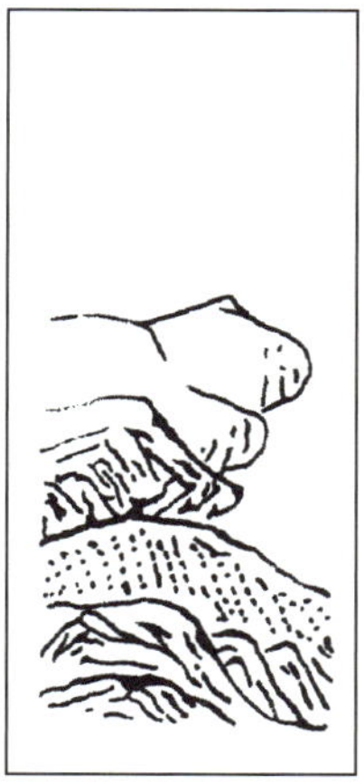

图 8-3-5　银屑《歌括》

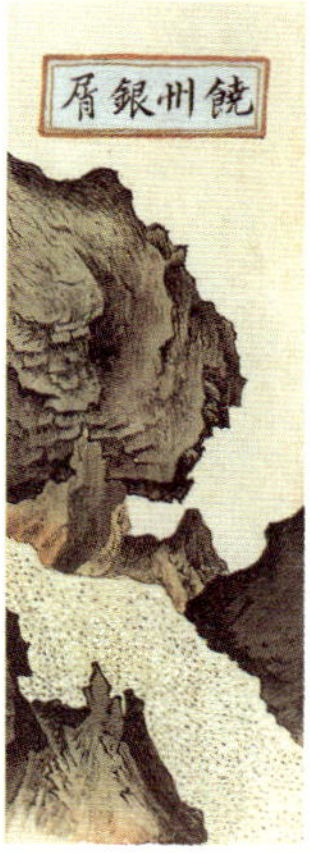

图 8-3-6　饶州银屑《品汇》

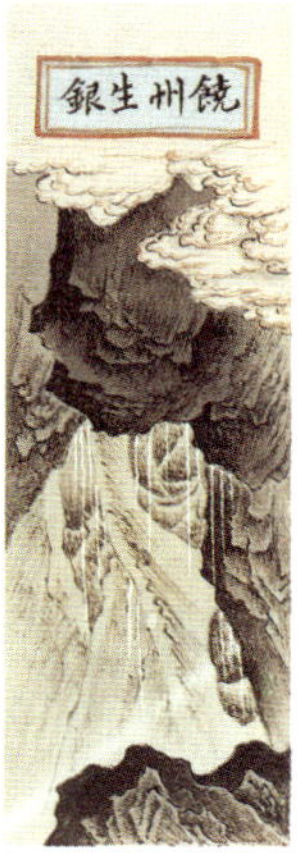

图 8-3-7　饶州生银《品汇》

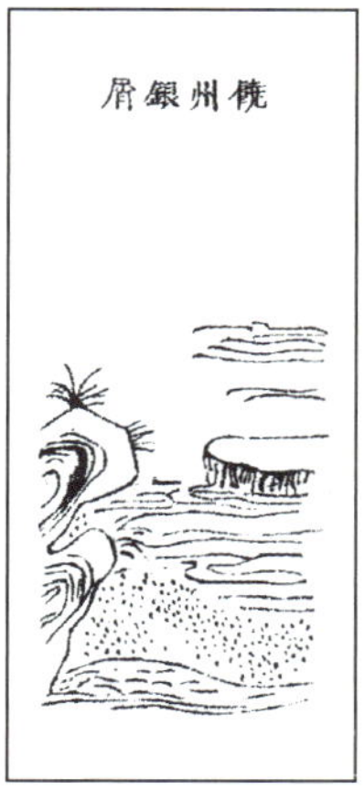

图 8-3-8　饶州银屑《蒙筌》

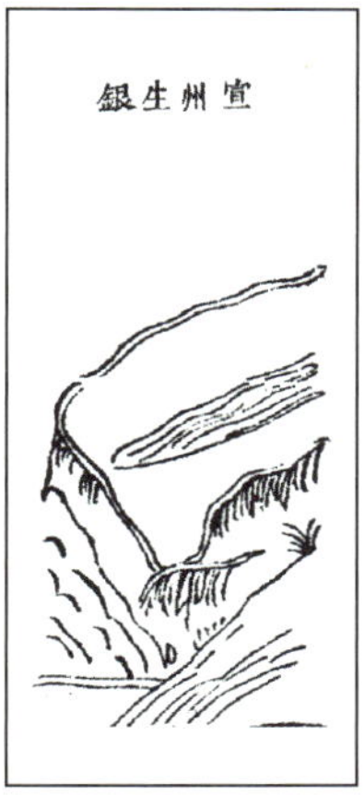

图 8-3-9　宣州生银《蒙筌》

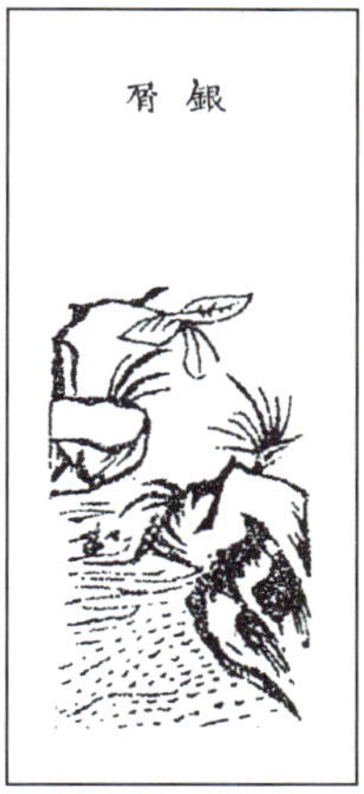

图 8-3-10　银屑《太乙》

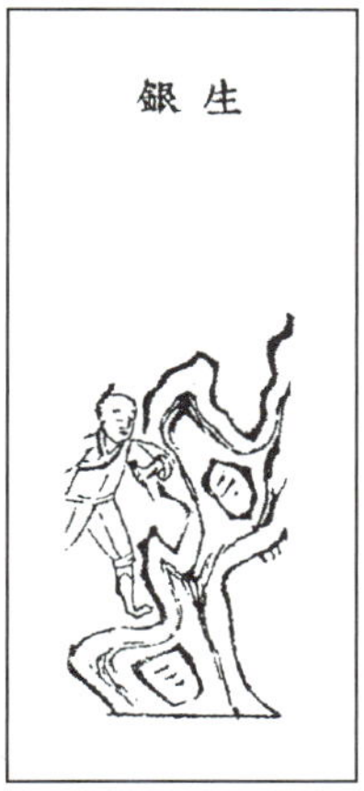

图 8-3-11　生银《太乙》

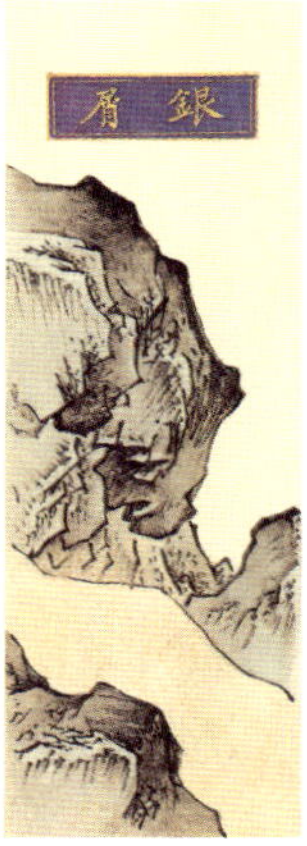

图 8-3-12　银屑《雷公》

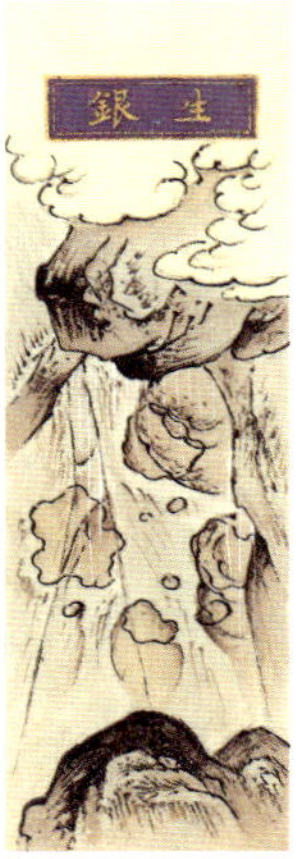

图 8-3-13　生银《雷公》

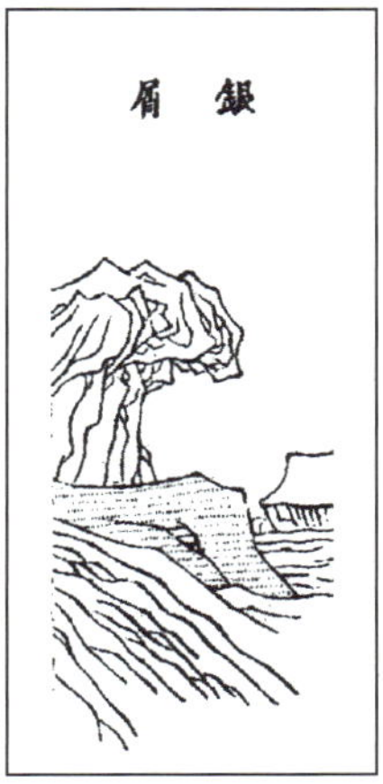

图 8-3-14　银屑《三才》

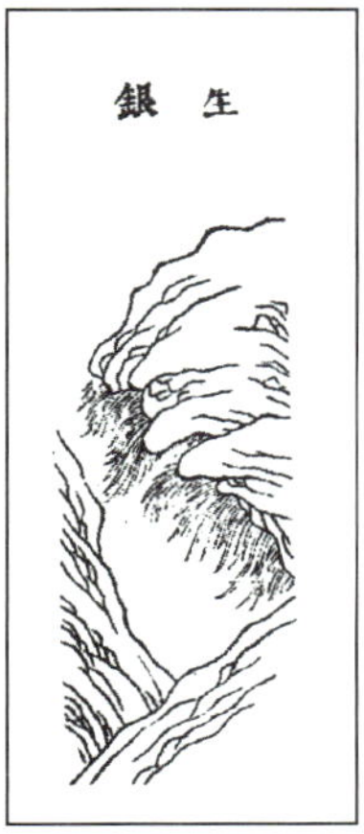

图 8-3-15　生银《三才》

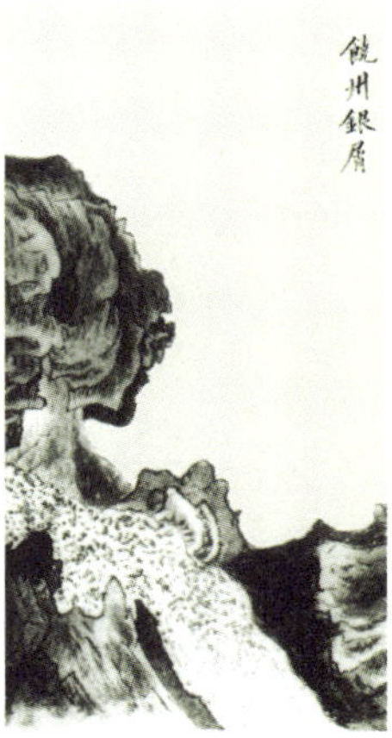

图 8-3-16　饶州银屑《草木状》

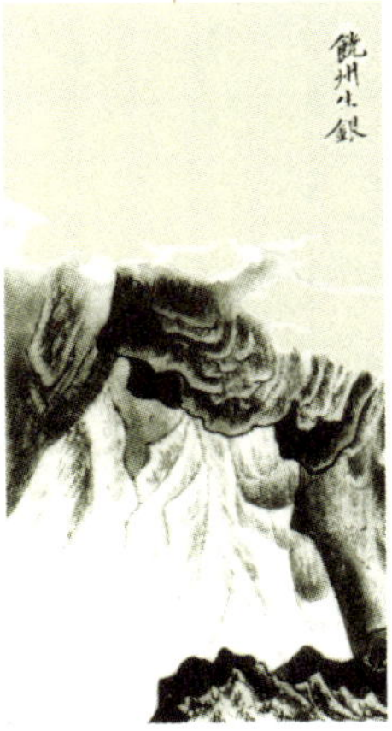

图 8-3-17 饶州生银《草木状》

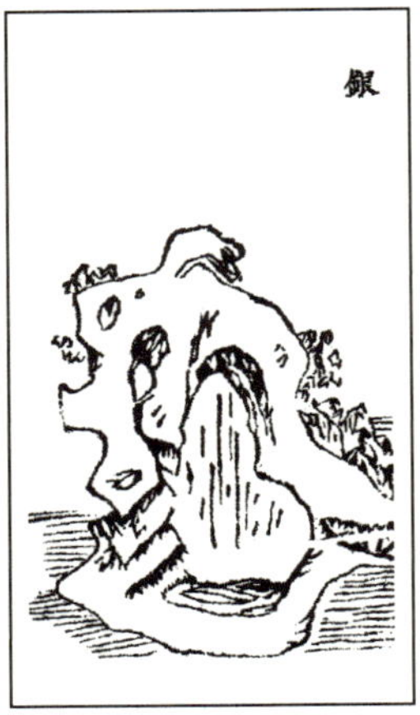

图 8-3-18 银《备要》

凡使金、银、铜、铁、铅、锡，只可浑放药汁中煎煮，不过借气助药力而已。勿炼粉入药服。误服，令人消脂坠胆，有暴亡之祸，戒之！慎之！**《本草通玄》卷下**：银箔性味主治皆同金箔，但金箔有毒，而银无毒耳。**《本草述》卷四**；主治与金箔不远。同能平肝，过服亦能伤肝。〇愚按：生金在前哲多以为有毒，唯百炼者堪服。而生银则以为无毒。李濒湖之说甚辨，谓验试中毒与否，必藉银物，而有用银器饮食者，亦以银之与毒，其气原不相容，而即为之色变也。是不问生熟而皆无毒矣。然有异者，金畏水银，有水银入肉，令人筋挛，惟以金物久久熨之。水银当出蚀金，候金色白是也。至于作银箔者，又借水银煎消制之，是金银之所喜忌，即一水银而迥殊矣。奈何方书投证，似金银之性味如一，竟无毫厘之分别乎哉？物理难穷，姑以俟之格物君子。又按：《太清法》云：金禀中宫阴土之气，而《太清服炼书》言，银禀西方辛阴之神。若然是金之气合于土，而银之气则纯乎金也？故海藏独言，白银属肺。而时珍独言银能伤肝也。如金气之合于土者，斯能媾肺于肝，而使其平，不得言伤肝也。**《类经证治本草》**：银更能肺，肺病宜之，力稍逊于金。

【附方】**《本草汇言》卷一二**：治妊娠腰痛如折者。用白银一两，水三碗，煎八分，饮之。《子母秘录》。〇治胎动欲堕，痛不可忍。用白银四两，苎根二两，白酒一碗，水二碗，煎八分，服。《妇人良方》。

锡蔺脂《绍兴本草》

【集解】**《绍兴本草》卷一**：其形块大小不定，重紫黑色。表亦有如涂金，破之有墙壁，产铅锡处皆有之，乃锡之矿也。

【修治】**《绍兴本草》卷一**：入药当锻淬为用。

【气味】味甘、微咸，有小毒。《绍兴本草》卷一。

【主治】镇坠风痰邪实，通利经络，消散癖结，诸方中颇用之。《绍兴本草》卷一。主目生翳膜，用火烧铜针轻点，乃傅之不痛。又主一切风气，及三焦消渴饮水。《本草品汇精要续集》卷一。

【附方】**《本草品汇精要续集》卷一**：治小儿天吊多涎，搐搦不定。锡悋脂一两，水淘黑汁令尽，水银一分，以小枣肉研，不见星，牛黄半分，麝香半分，研匀，粳米饭丸黍米大，每服三十二丸，新汲水下，名保命丹。《普济方》。

黄银《本草拾遗》

【集解】**《太乙仙制本草药性大全·仙制药性》卷六**：黄银谓辟恶瑞物，苏注云：作器辟恶，瑞物也。乃无稽谬言。按：瑞物，即黄银，载于《图经》。银瓮丹甑，非人所为，既堪作器，明非瑞物可知。

【主治】银瓮丹甑，非人所为，既堪为器，明非瑞物。今乌银辟恶，煮之，工人以为器物，养生者为器，以煮药。〔《本草拾遗》〕《证类本草》卷三。

乌银《太乙仙制本草药性大全》

【修治】**《太乙仙制本草药性大全·仙制药性》卷六**：乌银辟恶煮之，工人以为器物，养生为器以煮药，兼于庭中高一丈，夜承得醴，投别器饮之长年。补注：今人作乌银以硫黄熏之，再宿泻之出，即其银黑矣。**《本草纲目拾遗》卷二**：《纲目》银下附乌银，言用硫黄熏银则色黑，成乌银。

【主治】养生家制为器，盛露饮之，长年辟恶。《本草纲目拾遗》卷二。

【附方】**《本草纲目拾遗》卷二**：治翻胃如神。用纹银一钱二分，硫黄一斤，将硫黄分作一百二十包，取大倾银罐一个，将银放入罐内，炭火上煅，将硫黄逐包投入罐内，黄尽为度。取银为末，初次服三分，二次服二分，三次服一分，再加丁香、茴香、藿香、沉香各三分，麝香一分，分为三服。每服用银粉二分，水一钟，煎药至半钟，将银粉空心送下，作三日服，完即愈。《行箧检秘》。

银膏《唐本草》

【集解】**《本草品汇精要》卷四**：《本经》合炼之法未详，询之方士，备云其法：先以汞一百分，银箔四十五分，杀作泥子后，用白锡九百分，内铁锅中，火熔成汁，出炉约人行二十步，将泥子投入，令匀，则成膏矣。其炼之法，以人行二十步为则者，恐锡太热则汞飞走，太冷则锡坚凝与其不相合也。时经试炼，果如所言。

【主治】主热风重心虚弱，疗惊痫恍惚狂走。安神定志，明目镇心。治人心风健忘，能补牙齿缺落。《太乙仙制本草药性大全·仙制药性》卷六。

【发明】**《绍兴本草》卷一**：银膏，然《本经》虽以水银、白锡、银箔三物合和而成，亦不

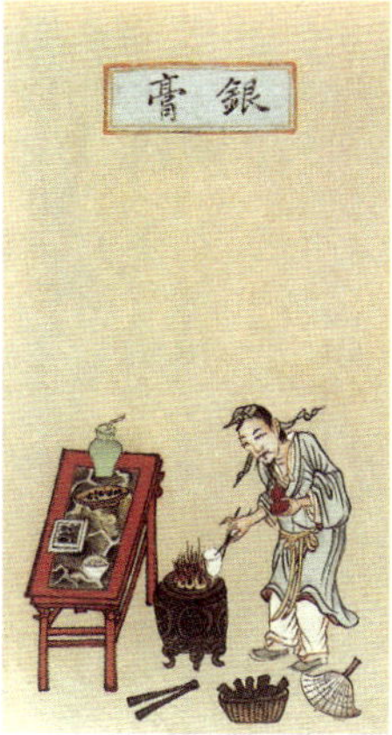

图 8-7-1　银膏《品汇》

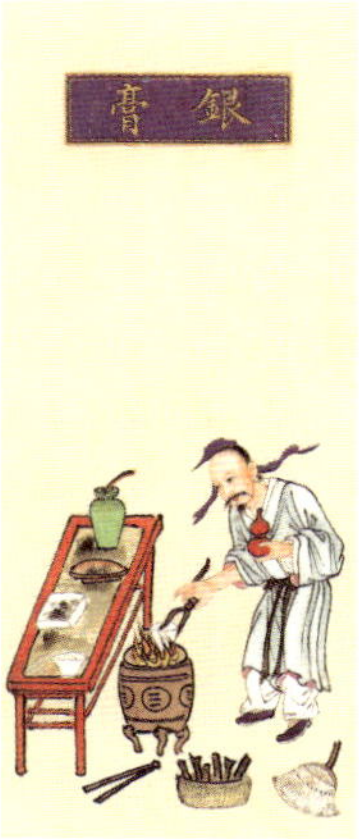

图 8-7-2　银膏《雷公》

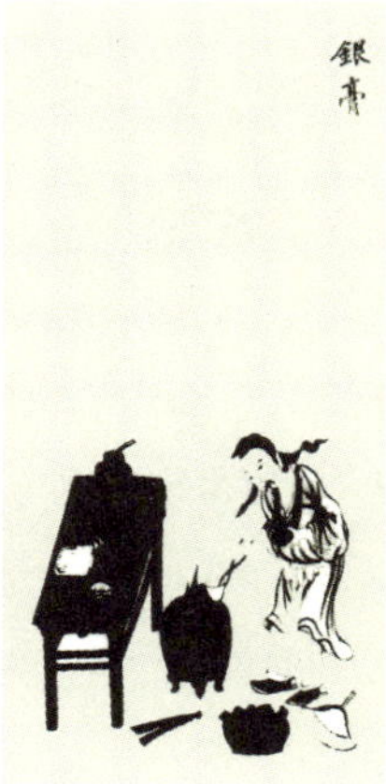

图 8-7-3　银膏《草木状》

见制造之法。又况水银不得近牙齿，发肿，善脱齿，复云补牙齿缺落者，乃见此一种无可执据之药，况方家亦不闻用之。《本经》味辛、大寒，不云有无毒。窃详以水银、白锡合和，即当以有毒是矣。**《本草纲目易知录》卷七：**近有以此作生银骗人者，当面煎炼成银，贪心坠术，或云买药煎炼，多方诱骗，倾家覆产，故志之，免受其害。**《太乙仙制本草药性大全·仙制药性》卷六：**金银铜铁器，凡使在药中用时，即浑安置于药中，借气生药力而已，勿误入药中用，消人脂也。《宝藏论》：夫银有十七件：真水银、白锡银、曾青银、土碌银、丹阳银、生铁银、生铜银、硫黄银、砒霜银、雄黄银、雌黄银、鍮石银，惟有至药银、山泽银、草沙银、母砂银、黑铅银五件是真，外余则假银。坑内石缝间有生银迸出如布线，土人曰老翁须，是正生银也。《丹房镜源》云：银生洛平卢氏县，褐色石打破，内即白。生于铅坑中，形如笋子。此有变化之道，亦曰自然牙，亦曰生铅，又曰自然铅，可为利术，不堪食，铅内银性有毒，可用结砂子。《太清服炼灵砂法》：银禀西方辛阴之神，结精而为质，性戾，服之伤肝。《抱朴子》云：银但不及金玉，可以地仙也。服之法：麦浆化之，亦可以朱草酒饵之，亦可以龙膏炼之，然〔日〕三服，〔服〕辄大如弹丸者，又非清贫道士所能得也。

银锈《本草纲目拾遗》

【集解】**《本草纲目拾遗》卷二：**银锈（一作釉），此乃倾银铺镕银脚也。凡镕银入罐，必多用消及硼砂、黄砂，以去铅铜杂脚，则成十足成色为纹银。其罐底所余黑色滓渣，名曰锈。有毒，不可误食，食能坠人肠，此物无入药用者，故《纲目》银下附乌银。虽无主治，尚列其名。而锈未及焉者，或以其毒而弃诸，人有误食者，急用黄泥水服二茶盏可解。或每日用饴糖四两作小丸，不时以芝麻油吞下，俱可泻其毒出，须服至百日外无患。

【发明】**《经验广集》：**服银锈水者，乌梅汤灌之即解。**杨春涯《验方》：**误食银釉，带皮绿柿连吃数十枚，冬日吃柿饼茨菇汁可解，神妙。

【附方】**杨春涯《验方》：**凡顽癣。用银锈不拘多少，盛磁盘内，安放露天，将盘微侧，使锈沾露，有水流下，抓破搽之。《救世青囊》。治一切无名肿毒，癣疮痔漏，发背疔疮。

内府万应膏：慈溪陈水东得来，用银铕一斤，黑芝麻油二斤，先将铕入油内浸十日，敲碎，同油煎至四五分熟，用绢袋滤去铕，入炒过飞净东丹一斤，熬成膏，一贴即愈。治马刀瘰疬，又鼠疮已溃者。五云膏：用银黝子四两，捶碎，黄丹八两，飞净，香油二十两，用砂锅一个，盛香油火温，候油热，将黝子投入油，以桃柳桑槐枣五枝搅之，候起珍珠花，捞去渣，用布滤净，复将油下锅，慢慢将黄丹筛入油内，仍用五枝不住手搅之，以滴水成珠为度。取出收贮，用时勿见火，以重汤炖化，红缎摊贴。《不药良方》。

赤铜《唐本草》

【集解】**《绍兴本草》卷一：** 赤铜屑，乃经火去矿之铜，即非熟炼之物。盖取色赤而作屑。**《太乙仙制本草药性大全·本草精义》卷六：** 赤铜屑一名红铜。古者以铜为赤金，金为黄金，银为白金。出蜀郡山谷平泽，闽、广、宣、饶各郡诸山银坑中采之。**《太乙仙制本草药性大全·仙制药性》卷六：** 黄铜用赤铜一斤，入芦甘石四两于内烹炼而成，可以造成诸般器皿。体如赤金者佳。**《医林纂要探源》卷三：** 铜辛苦，平。赤金也。红为本色，杂以铅乃有青铜、混铜、黄铜。烹炼得法，则有响铜。

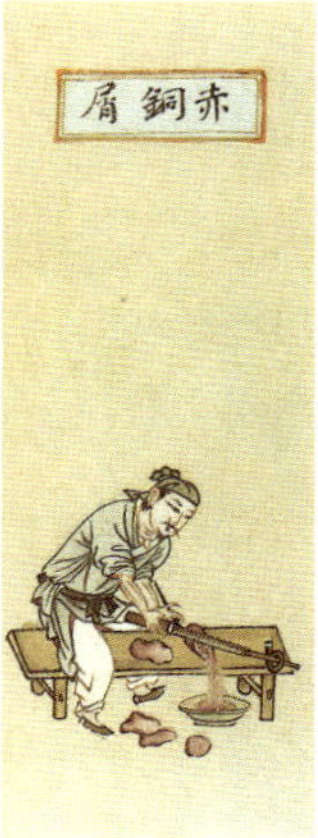

图 8-9-1　赤铜屑《品汇》

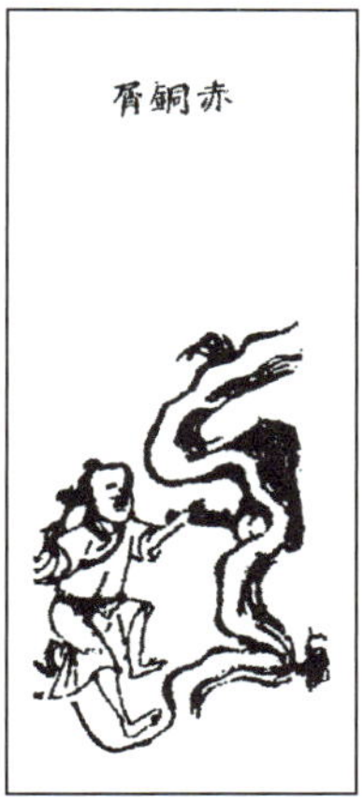

图 8-9-2　赤铜屑《太乙》

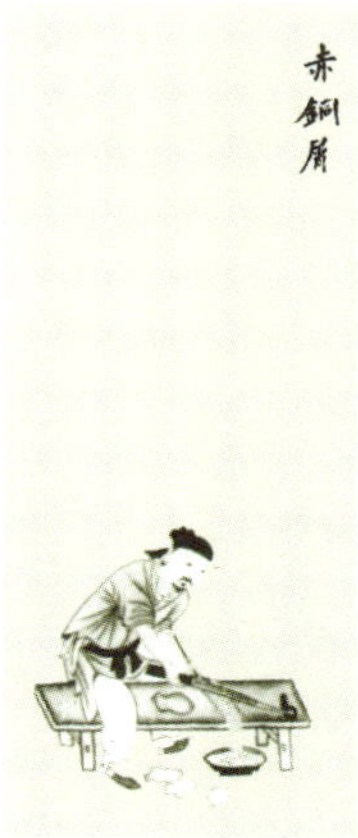

图 8-9-3　赤铜屑《草木状》

【修治】**《绍兴本草》卷一：** 今详凡火锻以酒淬服之，则为无毒，若不锻淬服之，则为有毒。据经接骨补伤、疗心痛等疾，当作味苦、微温是也。**《本草品汇精要》卷五：** 制细剉为屑，或烧淬，酒服。

【气味】味苦，微温。《绍兴本草》卷一。

【主治】铜器治霍乱转筋，肾堂及脐下疰痛，并衣被衬后贮火熨之。《本草品汇精要》卷五。治霍乱转筋，驱贼风。《药性要略大全》卷八。去弦障。煎水洗目。《本草汇言》卷一二。

【发明】**《夕庵读本草快编》卷一：** 铜，《纲目》附：铜青、自然铜。铜与金同，故字兼之。入药须以水淬，自落者为铜粉，生者不堪用。铜感东方乙阴之气，味苦性利，善能接骨而明目，疗风而焊齿。腋下狐臭，女人血气，俱可暂用。若以醋制，化液成青，其味兼酸，乃入肝胆。吐利风痰，杀疳明目，尤为效速。至于自然铜，功用相仿，世人但知用以接骨化瘀，不究其治心痛及暑湿瘫痪亦有效也。**《本草纲目拾遗》卷二：**此天生者，今之黄铜，乃赤铜合炉甘石炼成。味辛，宜制刀切药，性味不改，打箔用，入损伤剂，能敛金疮伤口，强脾益肺，除一切风痹。

【附方】**《本草汇言》卷一二：**治女子血气心胃疼。和醋水煎滚饮。诸病皆取此收涩坚凝之用也。此乃金石之剂，中病即止，不可过服。染白须发转黑。用红铜细末一两，研极细，听用，取五倍子十两敲碎，研成末，锅内炒成糊，初时黑烟出，将锅提起放地上，不住手炒；将冷，又上火炒，待黄烟出，又提起放地上，不住手炒；将冷，再上火炒，待青黄烟间出，即住火。先以真青布一大幅，浸湿，将五倍子倾在布上，捏成一团，用脚踏成饼，上用湿黄泥一担，盦一夜，色如乌鸦羽为妙。配胆矾、白矾各七钱，洁白盐一两四钱，和入红铜末内，再研匀，和入制过五倍子饼内，再总研匀。贮磁器内，临染须发时，取药末一钱，配小麦面二分，用酒调如稀糊，隔汤顿稠，黄昏时乘热刷须发上，待有二个时辰，用热汤洗去药，须发即黑矣。《李氏手集》。〇治跌扑折损筋骨。用赤铜末，每用三分，热酒调服。折伤在上，食后服；折伤在下，食前服。不过三五服愈。〇治风烂眼弦，沿久不愈。用红铜末二钱，日逐煎汤频洗。半月寻愈。费仲吾方。〇治女人心胃作痛。用红铜末二钱，米醋半盏，和水一碗，煎滚，澄去铜末。取醋汤饮，立止。大氏方。

古镜《本草拾遗》

【释名】锡铜镜鼻《本草拾遗》。

【集解】**《本草品汇精要》卷五：**其入药之义，即铜弩牙、古文钱之类，皆有锡相杂，故所用也，以意推之，其理则一。

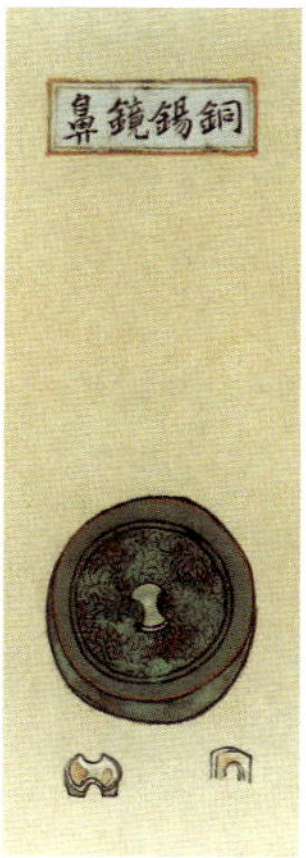

图 8-10-1　铜锡镜鼻《品汇》

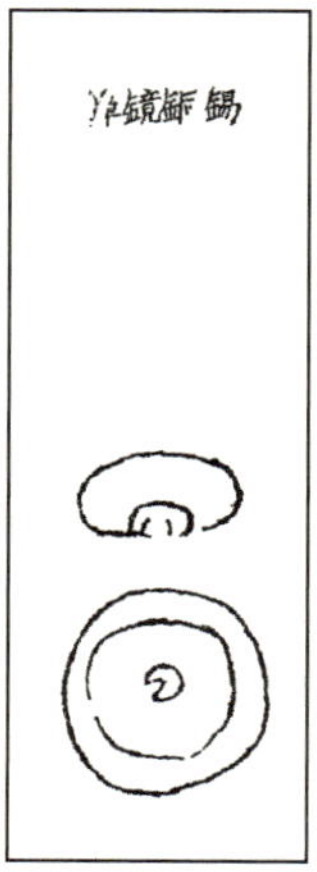

图 8-10-2　铜锡镜鼻《太乙》

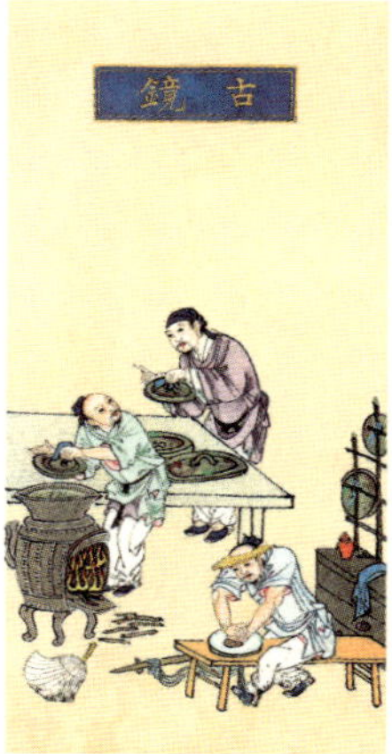

图 8-10-3　古镜《雷公》

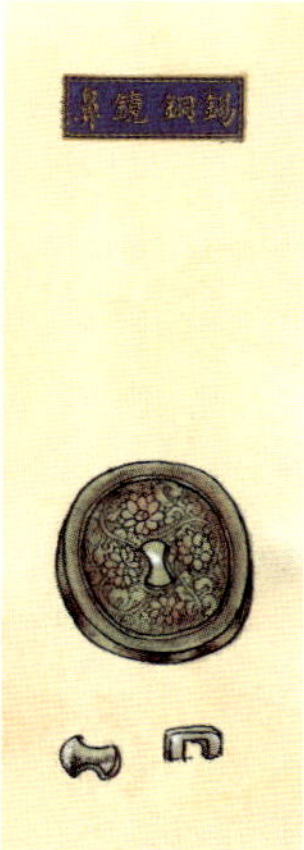

图 8-10-4　铜锡镜鼻《雷公》

【修治】**《本草品汇精要》卷五：**烧赤淬酒，碾细服。

【气味】味辛。《本草发明》卷五。味酸、性温。《绍兴本草》卷一。

【主治】祛邪通经。《本草品汇精要》卷五。

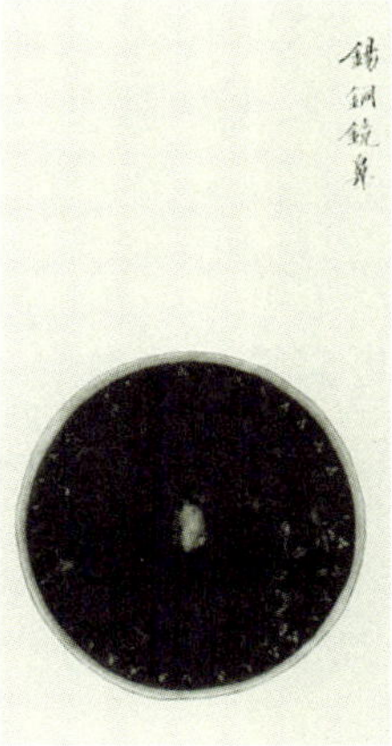

图 8-10-5　铜锡镜鼻《草木典》

古文钱《日华子》

【集解】**《药性粗评》卷四：**钱借古文，赂骨伤而复旧。古文钱，上古旧钱也。以其陈久，消去铜性，故堪入药。**《医林纂要探源》卷三：**凡古铜之自吐青花，尤良于醋浇刮者，味亦酸，盖从木之色，则从其味也。**《本草纲目拾遗》卷二：**《无颜录》：唐开元钱烧之有水银出，可入药，以有杨妃手掐痕者佳。

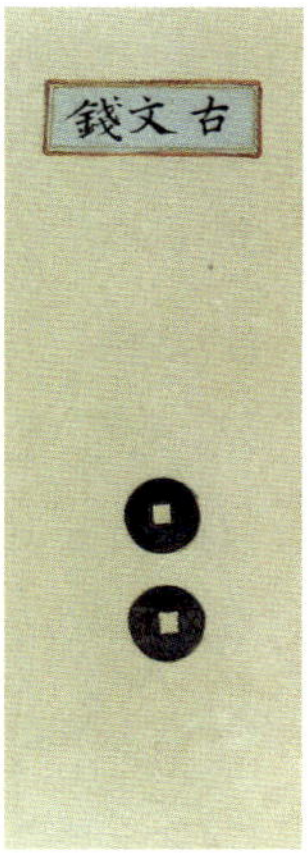

图 8-11-1　古文钱《品汇》

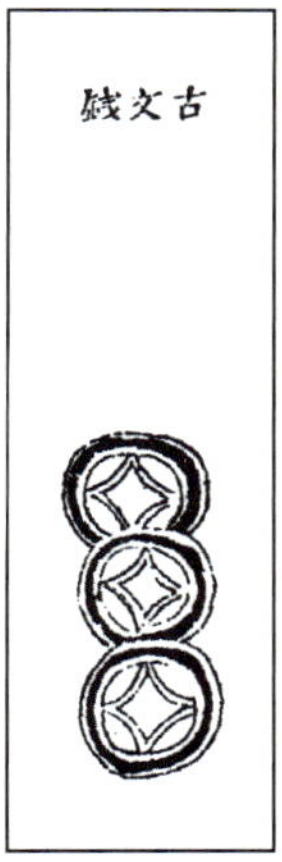

图 8-11-2　古文钱《太乙》

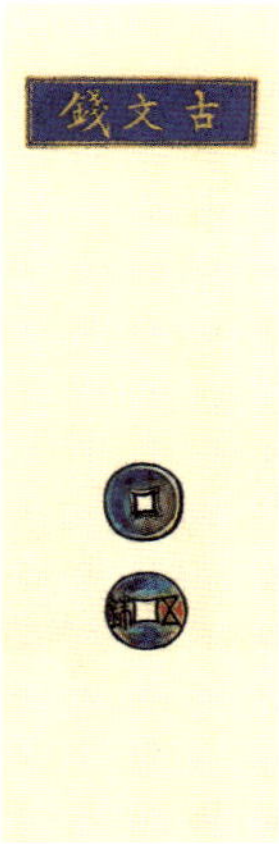

图 8-11-3　古文钱《雷公》

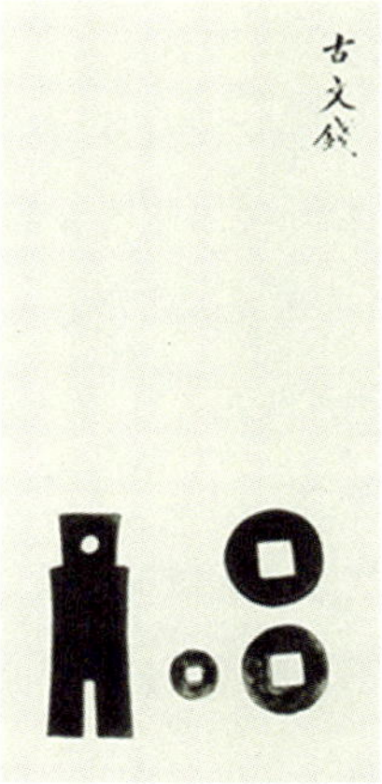

图 8-11-4　古文钱《草木状》

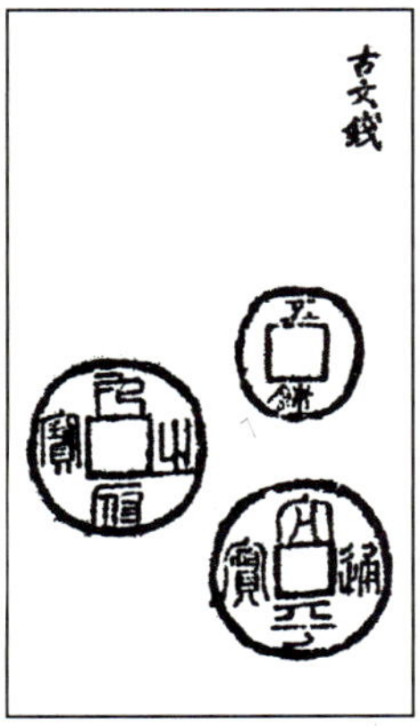

图 8-11-5　古文钱《汇言》

【修治】**《医宗粹言》卷四：**制古铜钱法。古钱其形碎而烂者是，用火煅微红，淬醋中，用之入目者磨用，入散者同胡桃研成粉。治心腹痛，五淋，口疮皆神效。目科用古钱煅，醋淬六七次方用。

【气味】味辛，无毒。《绍兴本草》卷一。性平，无毒。《药性粗评》卷四。味苦、酸、涩，气平。《药性要略大全》卷八。味辛，气凉，无毒。《冯氏锦囊秘录》卷五。味辛，性温，有小毒。入肝、肺二经。《本草再新》卷八。

【主治】主治赤眼瞖障，心腹疼痛，骨节伤损，妇人产难，月隔不通，男子五淋，明目散血。《药性粗评》卷四。治目疾，退红消翳，压惊。治痈痿、无名肿毒。《本草再新》卷八。调肺制肝，治目昏翳，消瘀散肿，肝热也。《本草求原》卷二四。破瘀，开结散滞。○治跌扑损伤，妇人逆产及五淋。《新编六书》卷六。古钱辛治目风平，目盲障瞖烂弦灵。心腹疼痛五淋止，横生逆产醋淬亨。半两古钱治折伤，醋淬接骨能续筋。《草木便方》卷二。

【发明】**《本草经疏》卷五:**古文钱其金毒火毒悉去，性应平无毒，而寇宗奭云：古钱其铜焦赤有毒。不知本草内赤铜之毒已微，况古钱又多于古穴坑堑中得之，历年既久，毒性必失，甚则有但存形质者。其味辛，气平，平即凉也。目赤翳障，肝经风热也，辛凉能散风热，则翳障赤痛除，目自明矣。妇人生产横逆者，血气壅塞，道路不开也。心腹痛者，亦气血结聚也。月隔者，月事不来，胞脉闭也。五淋者，冲任热壅也。此药能走下焦阴分，散凝滞之气血，开壅塞之道路，则诸证无不除矣。又能主跌扑损伤，其为散凝滞之药无疑。**《本草经疏》卷五:**其味辛凉，但能治风热眼。有佐以姜汁点眼者，即从治之意，借其热以拔出火毒也。如肝肾虚而风障生花者，必不宜用。**《本草汇言》卷一二：**古文钱：活滞血，疗跌扑，去翳障，藏器通淋闭之药也。朱正泉稿按：《日华》方又主妇人生产，横逆不顺，及月隔经事不来，心腹卒痛诸疾。盖古钱因时移世变，必年远零落，于地穴坑堑之中得之。历年既久，虽具金体，纯受水土至阴之气，能达下焦阴分，散凝滞之血气，开壅塞之道路，故善去翳障，通淋闭，活滞血而疗跌扑也。但性味辛涩而凉，治风热眼，佐以姜汁点之，即从治之意，借其热以拔出风火之毒也。如肝肾虚而内障生花不明者，又不宜用也。跌扑疼痛，月隔淋闭，心腹诸疾，因瘀血凝滞不行者，可用。如血枯髓虚，营弱经少者，亦不宜用也。前贤寇氏曰：古铜钱治目中翳障及瘀腐努出脂膜，并时气风火肿痛目疾，数日不能闭者。用生姜一块，洗净土并去皮，以古铜钱刮姜汁点之。初甚苦痛，热泪一点，少顷即愈，更不必再点。如眼沿生疮者，不可用也。**《冯氏锦囊秘录》卷五：**辛凉能散风热，故治目赤翳障。妇人生产横逆者，血气壅塞道路不开也。心腹痛者，亦气血结聚也。月隔者，月事不来，胞脉闭也。五淋者，冲任热壅也。跌扑损伤者，气血受伤凝滞也。此药能走下焦阴分，散凝滞之气血，开壅塞之道路，则诸证无不治矣。**《本草求真》卷八：**有曰能治心腹痛者，是能散其血气凝结之意也。有曰能治月解不来者，是能解其胞脉也。有曰能治五淋者，是能通其冲任热壅也。有曰能治跌扑损伤者，火煅醋淬四十九次。是能入其受伤凝滞之所，而消其血瘀也。故治目赤翳障，则须用以生姜汁涂刮青点目，生内障生花不用，治妇人逆产五淋，则须煮汁以服。治便毒初起，则与胡桃肉同嚼食二三枚即消，以金伐木者故耳。或煮汤，或刮青，或醋服。各依本方制用。**《本草纲目拾遗》卷二：**《古方选注》云：唐时开元钱亦可入药，功专腐蚀坏肉。陈藏器曰：能直入损处，焊入断骨。《广志》：自河头至高廉二郡，皆用唐宋钱。开元钱以平头元为上，尖头元次之。有万历钱，则以跂历为上，以历字左撇直下也。古钱皆可治病，如汉之五铢，秦之半两，其质薄多青绿剥蚀痕，醋煅入眼科。《纲目》已载之，世亦多有知者。《秋灯丛话》载：顺治初，湖南孝感县民多病疟，或于古钱中检开元通宝钱一文持之即愈。远近喧传，每文价值制钱一缗，若是则又不止开元钱可用也。然准古酌今，入药惟开元钱为当。故特为拈出，以广其用。王楙《野客丛书》：唐之钱见于今者有二，开元通宝与夫干元重宝。按《食货志》开元通宝高祖时铸，径八分，得轻重小大之中，其文以八分篆隶三体，洛并幽益桂等州皆置监，赐秦王齐王三炉，右仆射裴寂一炉，高宗复行开元通宝钱，天下皆铸之。元宗亦铸此钱。京师藏皆遍天下，而干元重宝钱，肃宗命第五琦铸，钱径一寸，每缗重十斤，与开元通宝参用，以一当十，琦为相后，命绛州铸此钱，径一寸二分，每缗重二十斤，与开元通宝并行，以一当十。干元钱惟肃宗朝铸，而开元钱铸于累朝，所以至今尚多。按：开元通宝钱有二种：一种有手掐痕，俨如月眉，轮廓微仄，铜色颇古，即世所称杨妃手痕者。阅《谭宝录》载：钱文如甲迹者，因文德皇后也。武德中废五铢钱，行开元通宝钱。此四字乃欧阳询所书，初进样，后掐一甲痕，因铸之。始知今所传乃开通钱也。存以备考。**《阅微草堂笔记》卷一三：**交河黄俊生言：折伤骨者，以开通元宝钱此钱唐初所铸，欧阳询所书。其旁微有偃月形，乃进蜡样时，文德皇后误掐一痕，因而未改也。其字当回环读之。俗读为开元通宝，以为玄宗之钱，误之甚矣。烧而醋淬，研为末，以酒服下，则铜末自结而为圈，周束折处。曾以一折足鸡试之，果接续如故。及烹此鸡，验其骨，铜束宛然。此理之不可解者。铜末不过入肠胃，何以能透膜自到筋骨间也？惟仓卒间此钱不易得。后见张鷟《朝野佥载》曰：定州人崔务，坠马折足，医令取铜末酒服之，遂痊平。及亡后十余年，改葬，视其胫骨折处，铜末束之。然则此本古方，但云铜末，非定用开通元宝钱也。

【附方】**《药性粗评》卷四：**骨节损伤。凡患骨节，不拘闪挫、打扑损伤者，古文钱五分，醋浸过，乳香、没药各五分，俱为末，相合，每服如数，以温酒调服，日三四，久当复旧。

《本草经疏》卷五:治一切伤损。古方麦斗散：自然铜煅一两，古文钱煅一两，麝香五分，为末。每服五分，酒下。

《本草纲目拾遗》卷二：禁口痢。开元古钱一个，火煅醋淬，以钱化为度，研细末，拌粥内食之。如十分沉重，并粥不能食者，以温开水调下，一二时辰，即思饮食矣。然后用薄粥渐渐开导，再用调理脾气，自愈。张氏《必效方》。折伤接骨。交河黄俊生言：折伤接骨者，以开通元宝钱烧而醋淬，研为末，以酒服下，则铜末自结而为圈，周束折处，曾以折足鸡试之，果接续如故。及烹此鸡验其骨，铜束宛然。此钱唐初所铸，欧阳询所书，其旁微有一偃月形，乃进样时文德皇后误掐一痕，因而未改也。其字当迴环读之，俗以为开元钱则误矣。《槐西杂志》。治跌打损伤。用开元钱一个，醋煅和酒服，至重者用两个，立愈。周氏方。

《本草纲目易知录》卷七：干霍乱，欲吐不吐，欲泻，腹中绞痛。取大青钱七个，芦穄一杯，净锅内同炒焦，入盐少许，煎汁服，得吐泻则安。屡验。

钱花《本草纲目拾遗》

【集解】**《本草纲目拾遗》卷二**：此乃铸钱炉中飞起黄沫，轻松者佳。

【主治】主敷骡马迎鞍疮。《本草纲目拾遗》卷二。

铜弩牙《别录》

【集解】**《绍兴本草》卷一**：铜弩牙，亦经火炼之铜也。主治之意，取其快利为用。在方皆烧淬饮汁，盖不可末服之也。

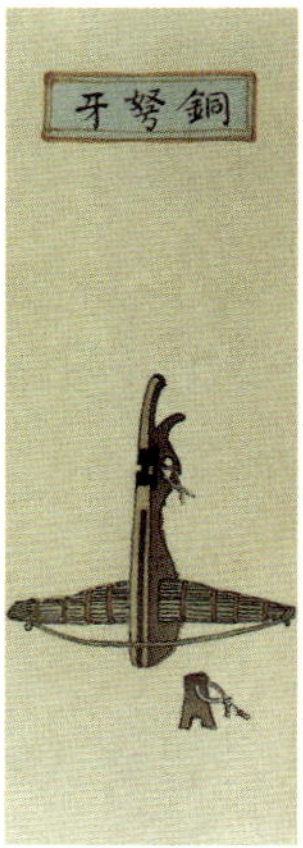

图 8-13-1　铜弩牙《品汇》

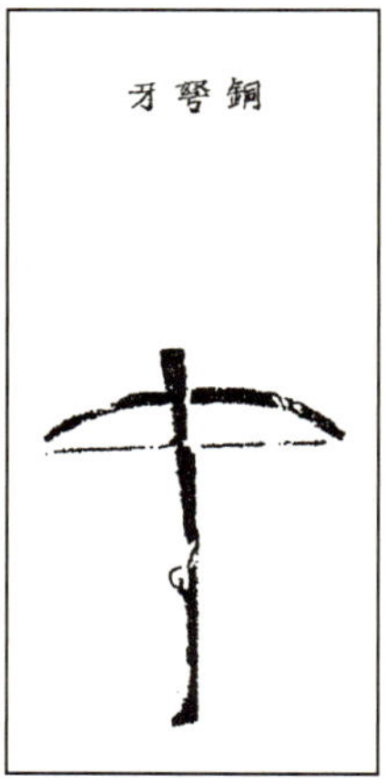

图 8-13-2　铜弩牙《太乙》

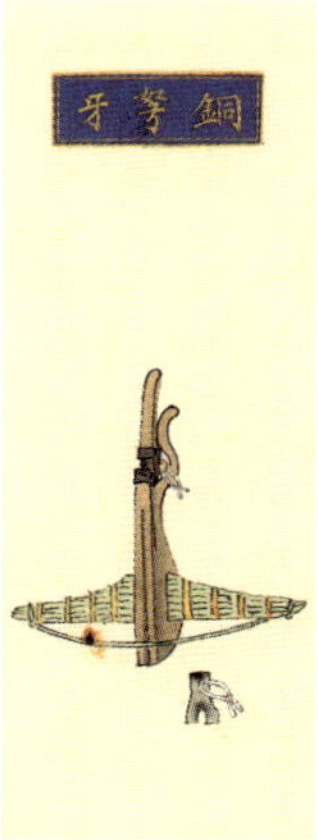

图 8-13-3　铜弩牙《雷公》

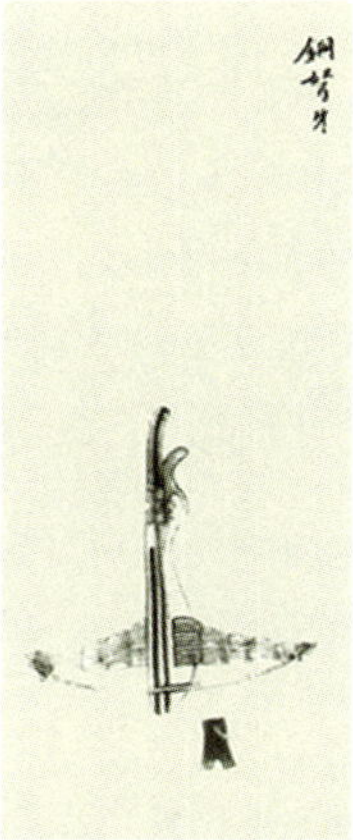

图 8-13-4　铜弩牙《草木状》

【修治】**《本草品汇精要》卷六**：陶隐居云：即今之所用射者是也。取烧赤，内酒中，饮汁。得古者弥胜。按《南越志》云：唐时龙川尝有铜弩牙，流出水皆银黄，雕镂取以制弩。用年久者良。

【气味】无毒。《绍兴本草》卷一。性平。气之薄者，阳中之阴。《本草品汇精要》卷六。

【主治】主妇人产难，治月水不通。阴阳隔塞用之有准，诸般血闭服之立通。《太乙仙制本草药性大全·仙制药性》卷六。

【附方】**《本草品汇精要》卷六**：令妊娠易产。铜弩牙烧赤投醋三合，良久顿服。

诸铜器《本草拾遗》

【集解】**《本草纲目拾遗》卷二**：风磨铜生西番，置风露中，色灿如金，佩之，除一切风疾。

【气味】气平，无毒。《太乙仙制本草药性大全·仙制药性》卷六。

【主治】治霍乱吐泻转筋，补肾堂脐下气痛。并衣破衬，贮火熨之。《太乙仙制本草药性大全·仙制药性》卷六。铜铊，淬酒救横生，产难妇人服太平。血晕血运卒不醒，烧红醋淬鼻孔熏。《草木便方》卷二。

【附方】**《类经证治本草》**：治失声暴哑。取锣心捣碎，木锣槌头剉屑一钱，同湍上水一钟，煎取半钟，时时细呷，当愈。诚斋。

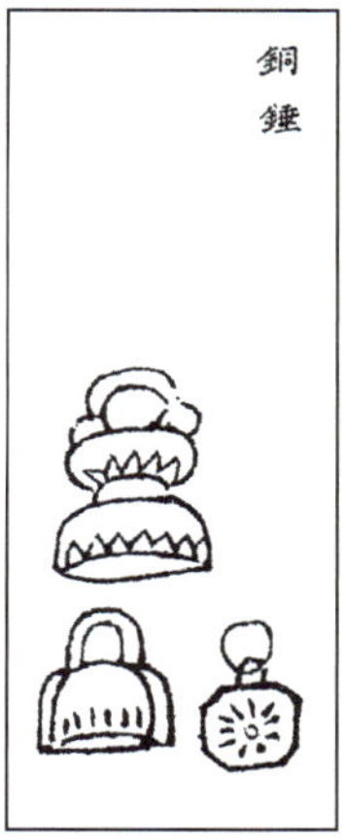

图 8-14-1　铜锤《草木典》

紫铜钞《本草纲目拾遗》

【主治】镇心利肺，降气坠痰，火煅末用，可罨续筋骨折伤。《本草纲目拾遗》卷二。

铜矿石《唐本草》

【集解】**《绍兴本草》卷一**：铜矿石，未经锻炼，带石气之生铜也。**《本草品汇精要》卷六**：《别录》云：此石出蜀郡铜矿中，夹土石而生，状如姜石，而有铜星，熔取铜者是也。**《太乙仙制本草药性大全》卷六**：铜矿石旧本不著所出州土。生川蜀诸郡山谷平泽。状如姜石而有铜星者佳，用炉煅炼镕化而成铜也。

【修治】**《本草品汇精要》卷六**：磨汁或研细用。

【气味】味酸寒，有小毒。《绍兴本草》卷一。

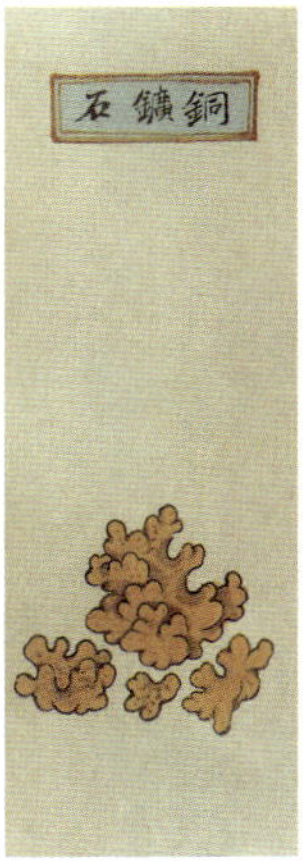

图 8-16-1　铜矿石《品汇》

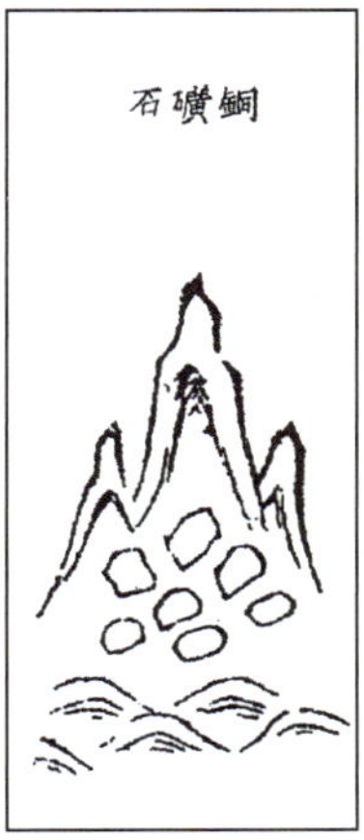

图 8-16-2　铜矿石《太乙》

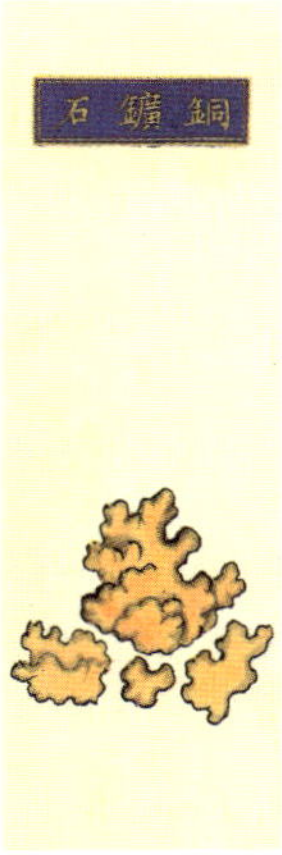

图 8-16-3　铜矿石《雷公》

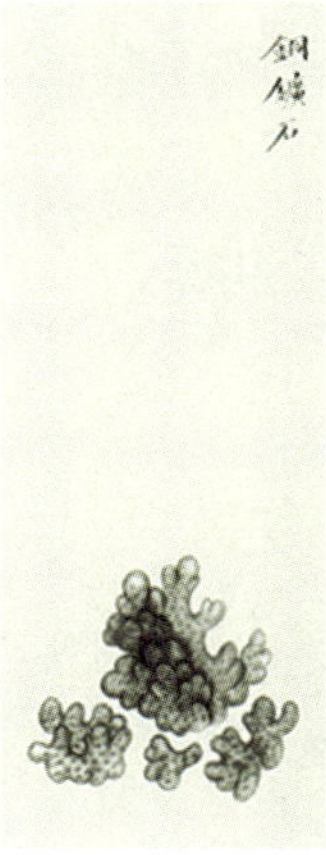

图 8-16-4　铜矿石《草木状》

【主治】主恶疮疔肿捷法，疗驴马脊疮神方。治腋臭有效，理疮毒尤良。《太乙仙制本草药性大全·仙制药性》卷六。

【发明】**《本草纲目拾遗》卷二**：白铜矿，此乃矿中白铜，质脆，今时用白铜，以赤铜砒石炼成。有毒，不堪用。辛温，治风散毒，敷牛马疮，亦续筋骨。

金牙《别录》

【集解】**《绍兴本草》卷三**：但取其色类粗金，大小方如牙状是也。非金色者不堪入药。**《本草品汇精要》卷六**：《衍义》曰：金牙，今方家绝可用。以此故商客无利不贩卖，医者由是委而不用。兼所出惟蜀郡有之，盖亦不广也。**《本草述》卷五**：是物出于溪谷，在蜀汉江岸石间打出者，内即金色，岸摧入水年久者多黑色。

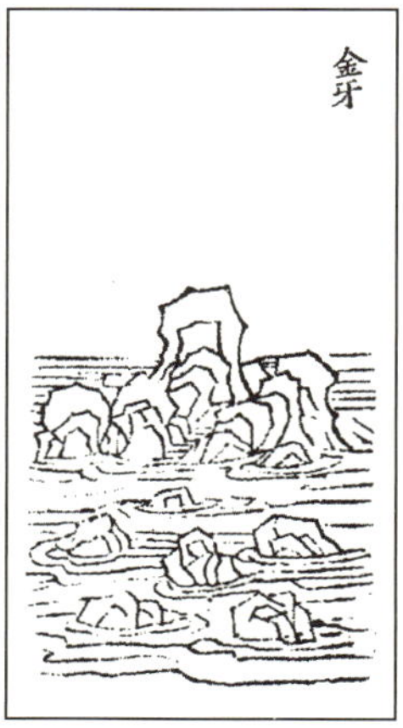

图 8-17-1 金牙《图经(政)》

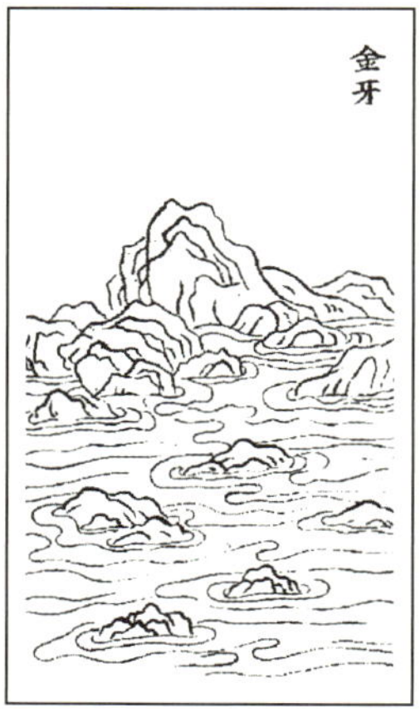

图 8-17-2 金牙《图经(绍)》

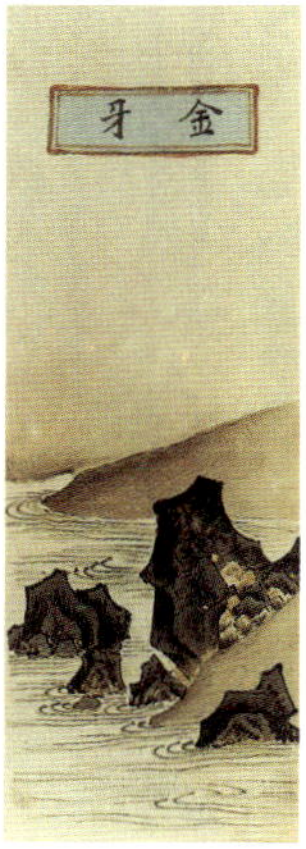

图 8-17-3 金牙《品汇》

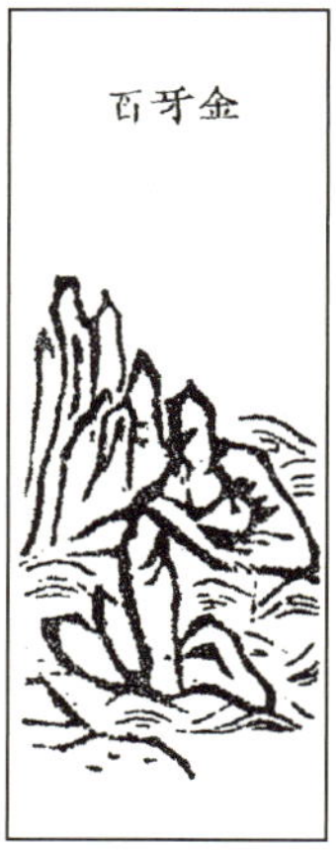

图 8-17-4 金牙《太乙》

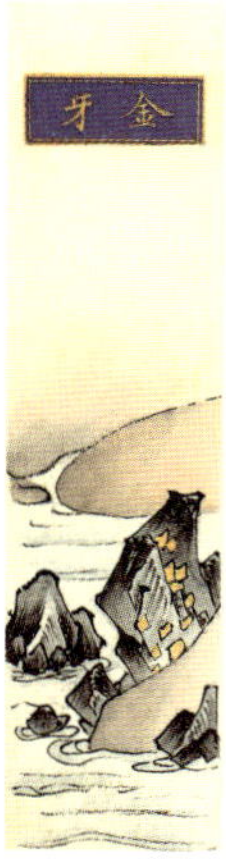

图 8-17-5 金牙《雷公》

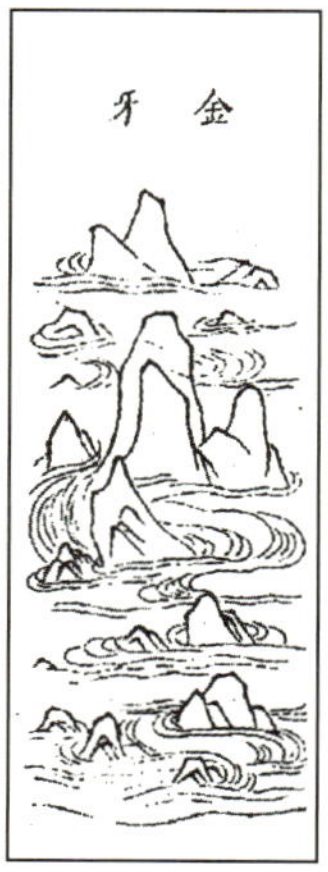

图 8-17-6 金牙《三才》

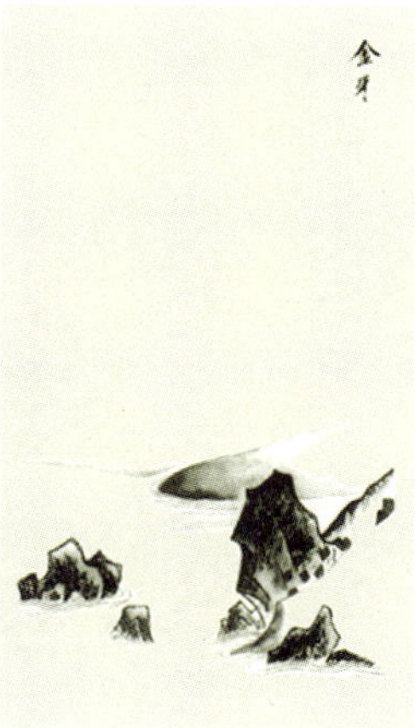

图 8-17-7 金牙《草木状》

【修治】**《绍兴本草》卷三**：其入圆散者，亦当淬而用之。**《本草品汇精要》卷六**：烧赤合酒浸服之。**《药性要略大全》卷八**：并烧淬，去毒汁入药。

【气味】味咸平，无毒。《绍兴本草》卷三。色赤，味咸，性软。味厚于气，阴也。《本草品汇精要》卷六。味甘咸，气平。《药性要略大全》卷八。

【主治】舒筋骨，暖腰膝。《本草品汇精要》卷六。治一切风挛惊悸，痫疾。《药性要略大全》卷八。

【发明】**《本草述》卷五**：愚按：金牙石，李东璧氏谓其为阳石，大有分晓。盖蜀汉江岸之石间而产，是物固受金气之精，而凝结者也。所以鬼疰及毒虫诸疰，胥能御之。更治风疰百病，虚劳湿冷，缓弱不仁，不能行步诸证，是皆由气而兼血之用，以为周身之益焉。如金牙酒于颤振，太一神精丹于谵妄二证，皆投兹品，益可以识气血精微之用须此，固大有意义尔。是所谓暖腰膝，补水脏者具体，而治一切冷风气，筋骨挛急，腰脚不遂，并愈惊悸者，致其用也，即一物而具有妙理如此。

铅《嘉祐本草》

【集解】**《药性粗评》卷四**：铅，银母也。生桂阳山谷，及银坑处皆有之。有白有黑，黑者入药。**《药性要略大全》卷八**：出银矿处皆有之。亦有铅矿，色青黑者，与银矿同产，或异处亦有之。凡煎银制矿必用之物也。用硝、矾炒成红色者，为黄丹。用醋蒸成白色者，造韶粉也。**《太乙仙制本草药性大全》卷六**：濡而滑，色黑而缁，凡煎賫制矿必用之物也。用硝、矾炒成红色者为黄丹，用醋蒸成白色者造胡粉也。《宝藏论》云：黑铅草伏得成宝，可点铜为银，并铸作鼎，养朱砂住得火，养水银住火，断粉霜住火。铅灰制炼法：刘禹锡着其法云：取铅三两，铁器中熬之，久当有脚如黑灰。**《本草求原》卷二四**：铅为五金祖，一变成铅粉，入气分；再变成黄丹，入血分；三变成陀僧，镇坠下行；四变成白霜，专治上焦胸膈，功同而略异。**《药性纂要》卷一**：水中金东圃制法：用浅磁盆盛细柴灰，上坐铁锅一只，锅内放筛过半湿柴灰，装满按实，打成灰池，又筛淡灰润湿，铺于池内，仍按实，用蜜陀僧一二两，研细筛上面压定，将夹碎出山生铅，量池大小放入，上架大栗炭，三方一顶，留火门，如煎银法，约二炷香时，看铅面如满月，有金花起，去炭，用湿草纸要厚，依池略大，罨住铅上，结成薄皮面子，于侧边近灰处，打细缝一条，连锅连盆轻侧起，逼去内铅，溜地上，此去癸留壬法，壬即水中金也。逼时手不可太重太急，若一震则结成铅壳陷下也。逼完，起去铅面子，腹内即水中金矣。二三斤铅止有钱许取下，此铅再加新铅，接续可再炼，池中初次要渗铅半斤许，铅池勿损坏，后仍可用，并不渗铅。

【气味】味甘咸，气大寒，无毒。《药性要略大全》卷八。甘苦，性寒，无毒。入肝、肾二经。《本草再新》卷八。甘寒辛，入手足太阴、厥阴经。《本草撮要》卷六。

【主治】主治善杀虫，解热毒，以其重而下降，故能堕胎，涩而黏腻，故止小便利。《本草汇笺》卷一〇。坠痰制热，解毒安神。体重性阴，大伤心胃，虚人不可轻用。《药性切用》卷七。

图 8-18-1 铅《图经（政）》

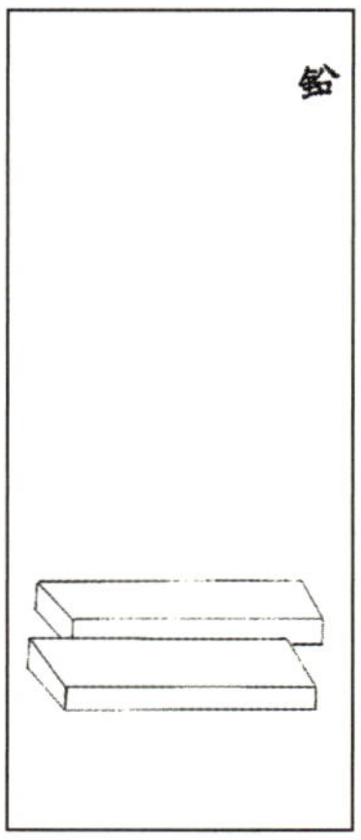

图 8-18-2 铅《图经（绍）》

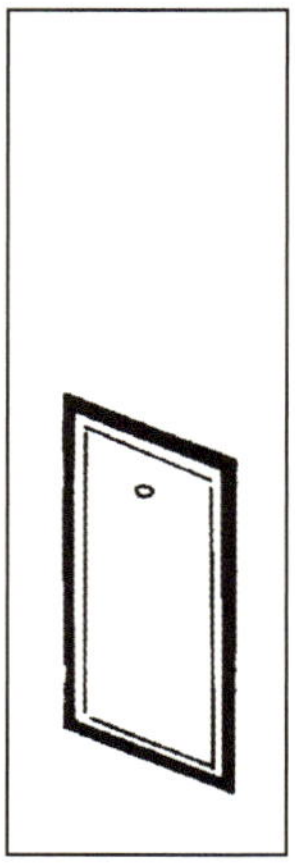
图 8-18-3 铅《歌括》

图 8-18-4 铅《品汇》

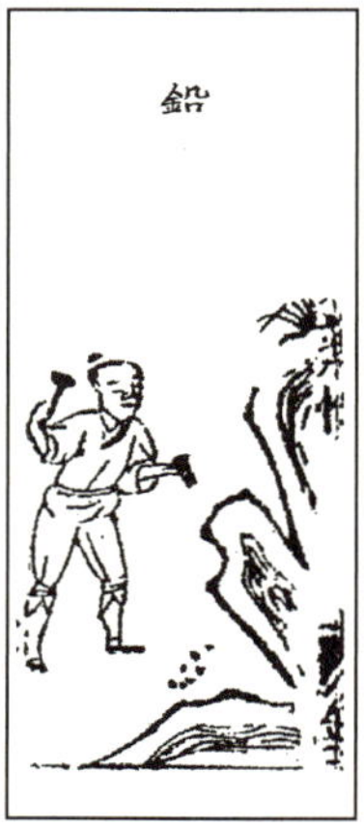

图 8-18-5 铅《太乙》

图 8-18-6 铅《雷公》

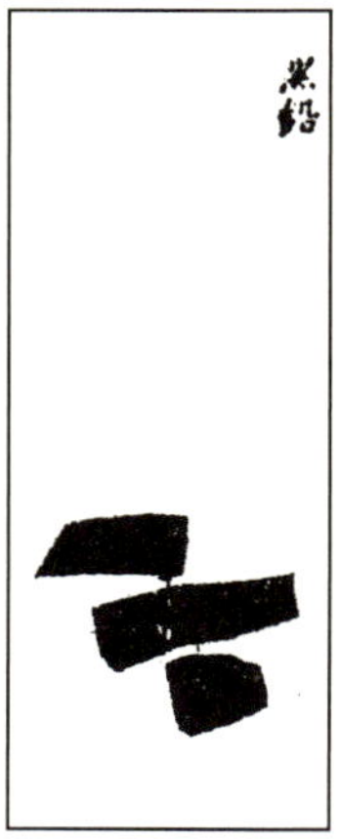

图 8-18-7 黑铅《汇言》

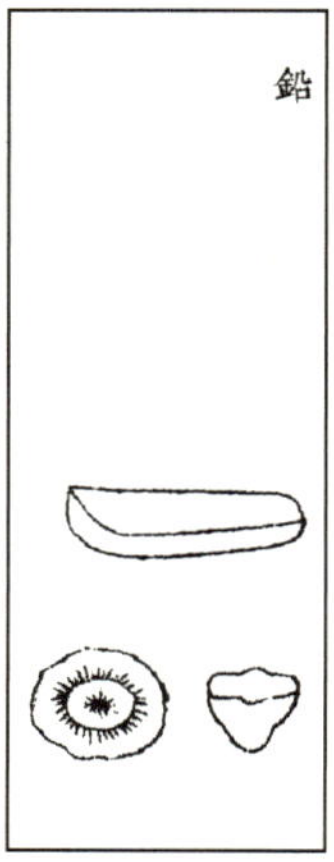

图 8-18-8 铅《备要》

【发明】**《本草经疏》卷五**：铅禀先天壬癸之气以生，一者数之始，水者物之初，故曰天一生水。中含生气，为万物之先，金丹之母，八石之祖，五金之宝。壬金为清，癸水为浊。清为阳气，浊为阴质。阳气为生，阴质有毒。范以法象，招摄阴阳。烹炼得宜，是成丹药，饵之仙去。生气之初，味固应甘。润下之性，无毒可知。心藏神而法火，宁谧则安，妄炎则病，重而润下，使水火既济而不妄炎，故主镇心安神。伤寒毒气者，即阳证热毒也。先天真水，性含生气，而属至阴，故能解之也。反胃呕哕者，火气上浮，阴阳将离，故气逆升，而发呕哕也。兹得镇坠以下之，则阳火归元而前病自止矣。蛇蝎之毒，无非热气，诸毒得水则解，故亦主之也。五行万物之中，能解一切毒气者，无过先天生气，土中冲气。铅兼有之，故为解诸毒之首药也。主治参互，黑铅入养正丹，治一切上盛下虚，孤阳发越上浮，烦躁面赤，恍忽惊惕，呕吐反胃等证。用此以镇坠阳气，使火入阴分，则上焦得宁，而后可以随证施治。入黑锡丹，治一切下元虚冷，阳气垂绝，阴阳将离及沉寒痼冷诸病。**《本草汇笺》卷一〇：**其主镇心安神者，心藏神而法火，宁谧则安，妄炎则病。铅体重而润下，故能使水火既济，而不妄炎。其解伤寒阳证热毒者，取先天真水，性含生气，而属至阴也。若反胃呕哕者，火气上浮，阴阳将离，故气逆升，而成呕哕，得镇坠以下之，俾阳火归元，前病自止。**《本草述》卷四：**愚按：铅禀北方癸水之气，属于至阴，在上之阳偏胜以为病者，固能疗之。第壬金为清，癸水为浊，清为阳气，浊为阴质，先哲言之矣。又有云：人生结胎之始，先生命门，天一生水，壬为阳水，配丁之阴火而生丙，是为命门，然后生心，历按之五行所生，皆以五阳配五阴，乃得展转相生。是则铅属阴质，其生气全藉于阳，故硫铅交感交化，真自然之妙也。铅本阴极之精，性濡滑，体重实，谓服之多病阴毒者不妄。如铅丹，铅中入硫、硝，制炒有法，庶可治瘳诸病，即铅霜亦铅汞结砂，二气交感，吐出精英，尚不似极阴之重滞也。第病于下虚上盛诸证，必取其至阴而归原。如铅者，其处方固可参也。方书于气证有养正丹，云治上盛下虚，气不升降，元阳亏损，气短身羸，及中风涎潮，不省人事，伤寒阴盛，自汗唇青，妇人血海久冷。又于诸逆冲上证有黑锡丹，云治痰气壅塞，上盛下虚，心火炎盛，肾水枯竭，一应下虚之证，及妇人血海久冷无子，赤白带下。又于头痛证，另治真头痛。又治癫证有抱胆丸，云治一切癫痫风狂，或因惊恐怖畏所致，及妇人产后血虚，惊气入心，并室女经脉通行，惊邪蕴结，第就诸逆冲上，与真头痛其所患，固皆因下元之虚以为病，但诸逆冲上者，就此义而投剂宜矣。至如真头痛者，为病于天门真痛，上引泥丸，是患于脑之髓海，为真气所聚之会，绝不可容邪者，是为危而且急之证也，然何以皆用此丹以为治乎？盖其下元之虚者，举阴阳而两虚矣。如真头痛证，欲只补下元之阴，为阳生阴中之义，则缓而莫济，唯从阳生阴长之义，直补下元之阳而归之，矧有黑铅为主脑，更本归下之气化，有以先扼其要乎？此先哲制方之精义，尤不可不细参也。**《本草备要》卷四：**铅重，坠痰，解毒。甘寒属肾。禀壬癸之气，水中之金，金丹之母，八石之祖。丹灶家必用之。安神解毒，坠痰杀虫，乌须制为梳，以梳须。明目。**《冯氏锦囊秘录》卷五：**铅禀先天壬癸之气以生。一者数之始，水者物之初，故曰天一生水，水中含生气，为万物之先，金丹之母，八石之祖，五金之宝。壬金为清，癸水为浊，清为阳气，浊为阴质，阳气为生，阴质有毒。烹炼得宜，是成丹药，饵之仙去。生气之初，味固应甘，润下之性，无毒可知。盖以天一至阴之气，得镇坠润下之性，故能使水火既济，则伤寒热毒之气顿消，胃中邪逆之气顿解。且五行万物之中，能解一切毒者，无过先天生气，土中冲气，铅兼有之，故为解诸毒之首药也。然终是金石之药，与人气血无情。《悟真篇》云非类难为巧也。**《医林纂要探源》卷三：**铅辛，咸。黑锡也。《参同契》言其被褐怀玉，内含金华，以喻肾水能制心火。盖五金皆畏汞，汞最善走失，故以喻心火，而汞见铅则止，是肾水能制心火也。炼丹家乃谬以铅为金丹之母，八石之祖，直以铅制金石之类，升炼为丹而服之，至唐宪宗遂以服金丹而死。愚哉！补心安神，祛风明目。能解毒，堕痰。煎用之，取其气耳，非可服也。作铅丸，两手时摩弄之，可去鹅掌风。**《本草求真》卷二：**黑铅补水之精，坠痰降气。黑铅专入肾。甘寒，禀北方极阴之气，为水中之金，金丹之母，八石之祖，专主下降，力能入肾补水，功有过于地黄，是以昔人有云水精之说。凡一切水亏火炽，而见噎膈反胃，呕吐眩晕，痰气上逆等症，服此立能见效，但必煅制得宜，不令渗入压膀胱，以致又生他变。时珍曰：吴巡检病不得溲，卧则微通，立则不能涓滴，遍用通利药不效，唐与正问其平日自制黑锡丹常服。因悟曰：此必结砂时硫飞去，铅不死，铅砂入膀胱，卧则偏重，犹可溲，立则正塞水道，故不通。取金液丹三百粒，分为十服，煎瞿麦汤下。铅得硫气则化，累累水道下，病遂愈。如《局方》黑锡丹、《宣明》补真丹，皆用黑铅纳入，无非取其补阴退阳之意，至云能以解毒杀虫，亦是水归火伏，阴阳互根，而毒斯化，而虫自杀。**《本草撮要》卷六**：得当归接骨续筋，得黍米治腹中鳖癥，得猪脂疗误吞金银。

【附方】**《本草品汇精要》卷五**：治发背及诸般痈毒疮。以一斤合甘草三两，微炙，剉，用酒一斗，着空瓶在傍，先以甘草置在酒瓶内，然后熔铅投在酒瓶中，却出酒在空瓶内，取出铅，依前熔后投，如此者九度，并甘草去之，只留酒，令饮醉寝即愈。○治诸般眼疾。须发黄白者用之，皆变黑也。以半斤内大锅中熔成汁，旋入桑条灰，柳木搅令成砂，后以熟绢罗为末，每日早晨如常揩牙齿，后用温水漱在盂内，取其水洗眼，○疗金石药毒。以一斤坩埚中熔成汁，投酒一升，如此十数回，候酒至半升，去铅，顿服之。○瘰疬。以三两铁器中熬之，久当有脚如黑灰，取此灰合腊月猪脂涂，仍以旧帛贴之，数数去帛拭恶汁，又贴，如此半月许，亦不痛不破不作疮，但内消之为水，瘥。虽流过项，亦瘥。

《药性粗评》卷四：乌须固齿。黑铅半斤，大锅内溶成汁，旋入桑条灰，用柳木棍搅令成砂，取出，以熟绢罗为末，每日早晨如常擦牙齿，含水漱之，少顷吐在碗内，复以洗眼，令目明，久久其髭黄白者皆亦黑也。

《太乙仙制本草药性大全·仙制药性》卷六：发背及诸般痈毒疮毒。用〔黑铅〕一斤，甘草三两微炙剉，用酒一斗，着空瓶在傍，先以甘草置在酒瓶内，然后镕铅投酒瓶中，再倾酒于空瓶内，取出铅，依前镕后投，如此者九度，并甘草去之，只留酒，令病者饮，醉寝即愈。○乌髭发，明目，牢齿牙。黑铅半斤，入锅内镕成汁，旋入桑条灰，柳木搅令成沙，右以熟绢罗为末，每日早晨如常揩齿牙后，以温水漱在盂子内，取用其水洗眼，治诸般眼疾。髭黄白者，用之皆变黑也。○治金石药毒。用黑铅一斤，以干锅中镕成〔汁〕,〔投酒〕一升，如此十数回，候酒至半斤，去铅顿服之差。

《本草汇言》卷一二：黑锡丹。治痰气壅塞，上盛下虚，心火炎盛，肾水枯竭，一应下虚之证，及妇人血海久冷无子，赤白带下等证。用黑锡、硫黄各二两，沉香、葫芦巴酒浸炒、附子童便制、阳起石研细水飞各一两，肉桂五钱，补骨脂、舶茴香炒、肉豆蔻面裹煨、木香、金铃子蒸去皮核各一两，右用新铁铫内，如常法结黑锡、硫黄砂子，地上出火毒，研令极细，余药俱为细末，和匀，自朝至暮，以研至黑光色为度，酒糊丸，如梧子大，阴干入布袋内，擦令光莹。每服四十丸，空心淡盐姜汤下，或枣汤下。女人陈蕲艾汤下。《和剂局方》。○养正丹。治上盛下虚，气不升降，元阳亏损，气短身羸，及中风涎潮，不省人事，伤寒阴盛，自汗唇青，妇人血海久冷诸证。用黑锡、水银、硫黄细研、朱砂研细各一两，右用新铁铫一只，火上熔黑锡，化汁，次下水银，以柳条搅匀，次下朱砂末，搅令不见星，放下少时，方入硫黄末，急搅成汁，和匀，如有焰起，以米醋洒之，候冷取出，研极细，糯米粥为丸，如绿豆大。每服三十丸，淡盐枣汤下。《和剂局方》。

铅霜《日华子》

【集解】**《药性纂要》卷一**：神水东圃取出山铅十斤，锅内镕化，铜杓荡成铅碗数十个，中穿孔，细竹截寸段，为间隔，用绳穿成一串，又以大铅碗结顶，将新马蹄缸覆转，底凿孔，悬挂铅碗，用新锅一只，好烧酒、米醋各十斤，锅中放井字木架，上置磁盘，酒、醋只与架平，将缸罩锅上，口须齐，醋面封密，不使泄气，嗣后添酒、醋，以篾探锅中浅深，用酒壶细细斟添，仍将醋面涂好缝间，用栗炭火煨十二炷香完，取出盘中铅露，即是神水。冷定成块，收贮磁瓶听用。

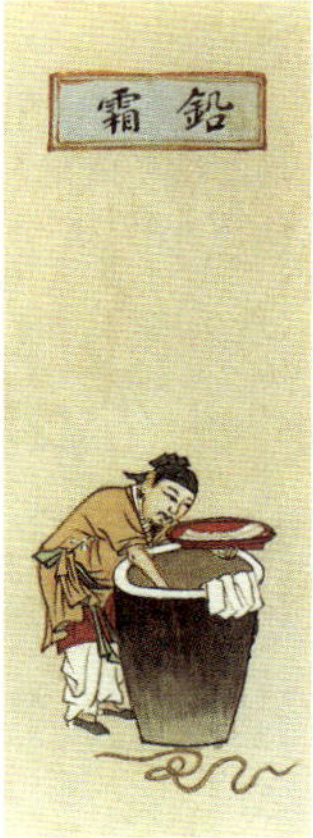

图 8-19-1　铅霜《品汇》

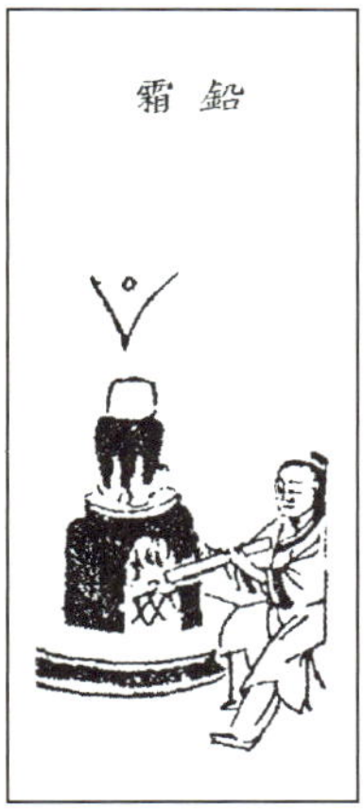

图 8-19-2　铅霜《太乙》

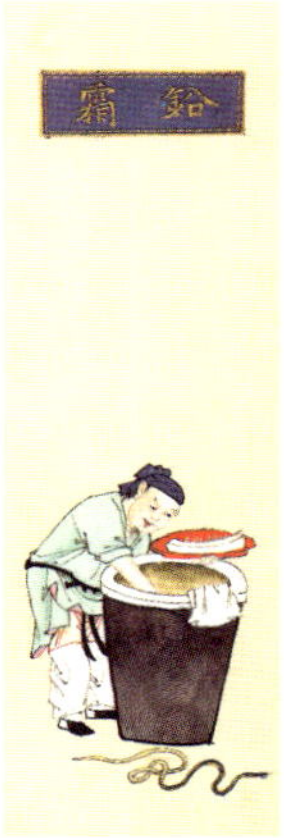

图 8-19-3　铅霜《雷公》

【气味】味甘酸，气大寒，无毒。《本草经疏》卷五。味甘、酸，涩，气温。《药性纂要》卷一。

【发明】**《本草经疏》卷五**：凡中风惊悸，未有不因痰热所生。胸膈烦闷多渴，亦火热炎灼所致。甘寒能除热生津，则痰结消，惊悸平，风自愈也。其主解酒毒者，亦取其除热生津之意耳。并治吐逆，镇惊去怯，黑须发。〇铅霜，坠痰去热，定惊痫，止吐逆，皆有奇效。然其性极冷，非久服常用之物，病已即去之。胃弱脾虚肠滑者，不宜用。风寒咳嗽多痰者，并忌之。**《本草述》卷四**：铅属天一坎水所凝，即为五金之祖，是金在木中，所谓壬金为阳，而气能上交者也。水银出于丹砂，正为离中之坎，丹砂内蕴金精，乃坎水之母气也。又能下交，以至阴精气感乎离中之坎以下行，而坎水母气，本于离者，却能感壬金之阳而合之，以疗上膈，如痰饮诸证，况因变化而吐其精华，如之何不治上焦心肺之热乎？即挟肝火，亦藉其清镇而降坠矣。**《本草求原》卷二四**：铅为水中之金，能上交；汞出于丹砂，为离中之坎，能下交，用醋以拔其精华。甘、酸，大寒，无毒。精心肺热，以坠肝风火。治上焦热痰，利胸膈，止烦渴，用煅寒水石、牙硝、雄黄、枯矾、甘草、冰片研，水下。中风惊悸，皆热生风、生痰也。同牛黄、朱砂、龙齿、胆草、竺黄、生地、远志、茯神、犀角、人参、金箔、铁粉蜜丸，竹叶汤下。喉痹肿痛，同甘草、青黛，醋为丸含化。舌疮牙疳，同铜绿、枯矾掺之。小儿惊热，夜卧多惊，同牛黄、铁粉研，竹沥下。惊痫喉闭、牙紧，同蟾酥研，以乌梅肉点揩龈上，仍吹通关散。痔肿，同冰片，酒调涂甚效。经闭烦热，生地汁下，日三。止吐逆、解酒毒，皆取坎离之纯阴，以治阳分之偏胜也。

【附方】《本草述》卷四：痰饮化涎散。治热痰，利胸膈，止烦渴。凝水石（煅研，一两）、铅白霜（另研）、马牙硝（另研）、雄黄（另研），各一钱。白矾（枯研）、甘草（炙），各二钱半。龙脑（少许），为细末，研匀，每服一钱，不拘时，水调下。小儿风热痰涎。用沙糖水调下半钱。此药太凉，不可多服。法制半夏消饮化痰，壮脾顺气，用大半夏汤洗泡七遍，以浓米泔浸一日夜，每半夏一两，用白矾一两半，研细，温水化浸半夏，上留水两指许，频搅，冬月于暖处，顿放浸五日夜，取出焙干，用铅白霜一钱，温水化，又浸一日夜，通七日尽，取出，再用浆水慢火煮，勿令滚，候浆水极熟，取出焙干，以瓷器收贮。每服一二粒，食后细嚼，温姜汤下。镇心丸。治心风狂言多惊，迷闷恍惚。牛黄（研）、铅霜，各七钱半（研），朱砂（水飞）、龙齿（研）、龙胆草、天竺黄（研）、远志（去心）、生干地黄，各半两，金箔五十片，人参（去芦）、伏神（去木）、犀角屑，各一两，铁粉七钱半（研）。为细末，入另研药和匀，炼蜜丸如小豆大，每服七丸，煎竹叶汤送下，不拘时。铁粉散。治风惊。铁粉、朱砂、铅霜、天竺黄，用竹沥汤调下，每服半钱。甘露丸。消瘅，解壅毒，退风热，治口舌干燥。寒水石二斤（煅），马牙硝三两，铅霜、炙甘草、龙脑，各七钱半。为细末，研匀，以糯米饭和丸如弹子大，每服半丸，食后用新汲水磨化服。马牙硝丸。木舌，马牙硝七钱半，白霜、玄精石、寒水石、麝香、大黄，各五钱，枯白矾一钱二分，炙甘草二钱半。为细末，研匀，炼蜜和丸如小弹子大，含一丸，咽津。甘露丸。解壅毒，退风热，治口舌干燥，药味与消瘅甘露丸同。绿云散。治舌上生疮。铜绿、铅白霜各等分，同研极细，每用少许，掺舌上。龙麝聚圣丹。治心脾客热，毒气攻冲，咽喉赤肿疼痛，或成喉痹，或结硬不消，经久不瘥，或舌本肿胀，满口生疮，饮食难进。南硼砂（研）、川芎，各一两，生地黄、犀角屑、羚羊角屑、琥珀（研）、玄参、桔梗、升麻、铅白霜（研）、连翘，各五钱，赤茯苓、马牙硝、脑子（研）、人参、麝香，各三钱。朱砂（飞）、牛黄（研），各二钱。为细末，炼蜜为丸，每两作十丸，用金箔五十片为衣，每服一丸，薄荷汤或新汲水化下，或细嚼，或化津液咽下，皆可，食后临卧服。祛毒牛黄丸。治咽喉肿痛，舌本强硬，满口生疮，涎潮喘急，饮食难进，胸膈不利。牛黄、（研）三钱半，人参、琥珀（研）、犀角（取细末）、桔梗、生地黄（沉水者佳）、硼砂，各半两，雄黄一两（飞），玄参、升麻，各三钱，蛤粉（水飞）四两，寒水石（煅）二两，朱砂（飞研）七钱，铅白霜、脑子，各一钱。为细末，炼蜜丸如小弹大，金箔为衣，瓷器内收，每服一丸，浓煎薄荷汤化下，或新汲水化服亦得，食后日进二三服，噙化亦得。黄芪散。治咽喉生疮疼痛。黄芪、槟榔、紫菀（洗去土）、牛蒡子、栀子仁、赤茯苓、甘草、生用，各半两，麦门冬（去心）、玄参，各一两，川升麻、黄芩，各三钱。剉碎，每服一钱，水一盏，煎至六分，去滓温服。桃红散。

治喉中生疮肿，赤紫色，咽嗌痛，咽物有妨。金箔十片、银箔十片、铅白霜少许、寒水石四两、太阴玄精石二两、（二味捣碎，入一盒子内，火煅令通赤，取出埋地土内出火毒，研细。）马牙硝（研）、丹砂（研）、甘草（炙，为末），各一两。为细末，研匀，每服一字，甘草水调下，或以稀糯米粥丸如豌豆大，含化咽津。

《药性纂要》卷一：止咳嗽吐血方中用之。琥珀四分，牛黄三分，羚羊角尖（水磨，取粉）二钱，犀角（取尖，水磨粉）一钱。神水二钱，文蛤熬膏，和丸豌豆大，每用一丸，噙化。

子母悬《本草纲目拾遗》

【集解】**《本草纲目拾遗》卷二**：翟筠《川掌记》：子母悬出贵州铅矿中，乃铅之精气所结。得其大者成块，有数十斤，生凿为洗盆。

【主治】沐头面发，至老不白，明目，去瘢痣，泽容润肌，凡人面有紫黑瘢记，久沐尽去。解毒，去疣赘息肉、乌须发、明目。《本草纲目拾遗》卷二。

粉锡《本经》

【释名】韶粉《药性要略大全》。

【集解】**《本草品汇精要》卷五**：谨按：李含光云：黄丹、胡粉二物俱是化铅为之，未闻用锡者，故《参同契》云若胡粉投炭中，色坏为铅。《抱朴子内篇》云：愚人乃不信黄丹及胡粉是化铅所作，噫，古者或以铅、锡兼称乎。故英公序云：铅锡莫辩者，盖谓此也。唐注因袭，遂以三物俱言炒锡所致，殊深误矣。更熟思之，陶说为是。今造粉之法：以砖作灶，高五六尺，中砌一小缸，贮糟醋至八分许，以竹篦平置缸口，篦底木作井字架之，用蜀郡平泽铅不限分两，熔化

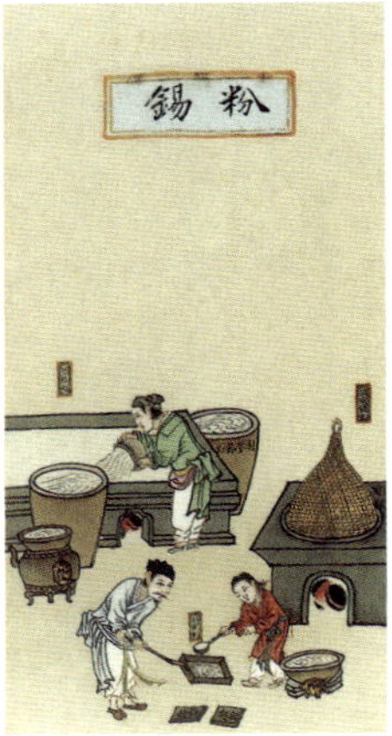

图 8-21-1　粉锡《品汇》

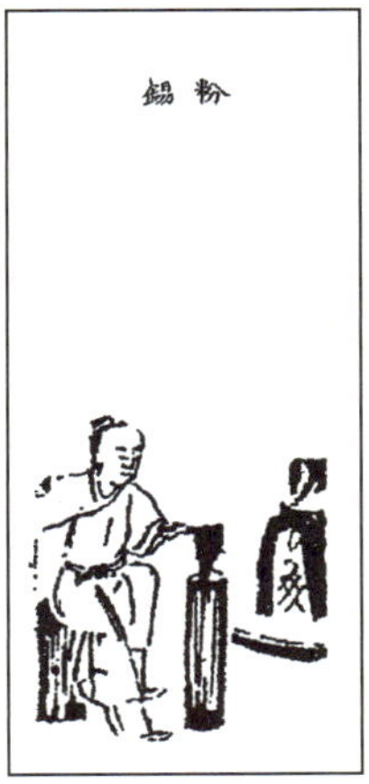

图 8-21-2　粉锡《太乙》

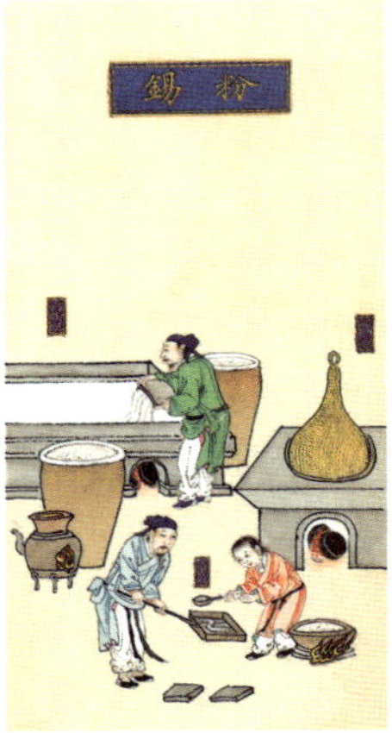

图 8-21-3　粉锡《雷公》

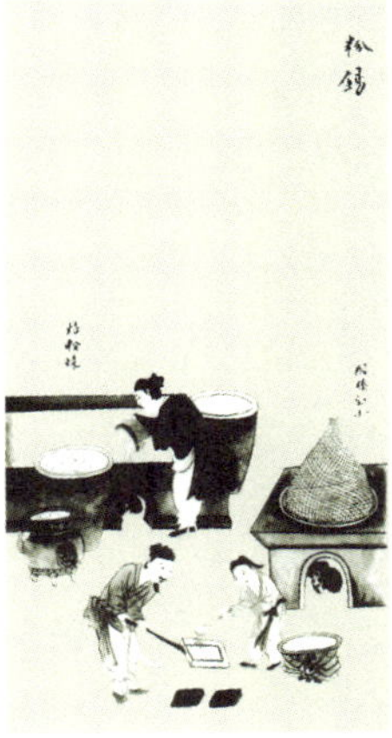

图 8-21-4　粉锡《草木状》

成汁，以杓倾铁掀模内作方片，每重二十两，至三百片，数攒积篦上，以酱蓬覆盖缸底，用重一斤炭墼，火煨，日夜各二饼，使醋气熏蒸于上，候至二七日夜，其醋已尽，将铅片上浮粉击取，称过，泡水缸中，仍带水细罗澄于别缸，撆去上面清水。以粉三百斤为则，加白盐一斤，福蜜四两，二味相和炼熟，稍澄，罗滤入粉令匀。外作一炕，上铺细砂土一层，再以绵纸严遮其土，摊粉于纸上，炕下仍煨炭墼，微火转展将近一月方干，以竹刀切成块，冬月水寒不宜造也。

【正误】**《绍兴本草》卷一**：粉锡，诸方称胡粉者是也。盖取铅烧之为粉，色白而光者佳。正名称粉锡者，但恐锡字之误矣。

【气味】味辛、寒、有小毒。《绍兴本草》卷一。味辛，性寒，无毒。《药性解》卷一。

【主治】主一切痈肿诸毒及腐烂肉。杀三虫，破癥结。《药性解》卷一。善杀虫堕胎，治痈疽疮毒，湿烂诸疮，下疳瘘溃不收，亦治疥癣狐臭。黑须发。虽亦能坠痰消食，然惟外证所宜，而内伤诸病，似亦不宜用之。《景岳全书》卷四九。

【发明】**《本草汇言》卷一二**：胡粉：李时珍坠痰涎，《日华子》化癥癖，《别录》下胎娠，甄权消积聚，《别录》杀三虫，甄权劫疳痢之药也。李氏珣曰：此药即铅之变异为白者也。其体用虽与铅及黄丹同，而无硝盐火烧之性。虽能坠痰化癖，消积杀虫，劫疳止痢，然金石之类，终能损胃克脾，泄气耗血，性冷而不守，体重而质坠。无故妄服，有溃藏府，坏膜络之咎。如脾胃虚弱，禀赋薄乏者，虽有已上诸病，不宜轻试，仅可作敷药，解毒收湿。入膏药，止痛护肌，外用之功，受益恒多。充服食剂中，余未敢轻投也。《集方》数首，因古人因病制用，可否当视证之缓急轻重，斟酌行之，毋滥也。**《折肱漫录》卷七**：铅粉即女人搽面之物，最能解毒。予次子痘后靥有未落者，好以手搔爬，血肉淋漓，敷药不效。一人教以铅粉涂之，即涂即靥而愈，此神方也。后以扑诸疮俱妙痘疮。**《药镜》卷四**：辛寒解毒疗疮，重坠以下怀胎，涩腻以节小水。臙脂轻和，润娇容而益丽。秽气偶逢，幛黎肤而增玷。**《本草乘雅半偈》帙一一**：核曰：锡铅皆可造粉，锡粉莹洁无青气，仅可妇女饰面，色同肌理无辨也。第锡为五金贼，不入药用，丹灶家亦不采取。铅粉有青色，此即先天之一炁，五金之纯液，入药最良，丹灶家烹炼作柜，匪此不用。○参曰：溉种金谷之糟酰，交烹黑铅而成粉，转作西白金，金向水中求也。更藉鼎瓮酝藏，蒸之浮之，解坚凝为柔脆，碎大块作微尘，烧之，粉复还铅，随分仍合，仍合随分，正所以征从革之体物不迁，用行数变也。咸属工力之使然，胡其产耳。夫如是，既袭容平之金德，则天气以明，何有夫三虫伏尸𧏾毒死阴之属，尚有着脚处耶。仲景先行君黄连炎上之作苦，具太阳寒水之化令，且也金至斯坚，上达九天，下彻九渊，内周五藏，外弥肤腠，用治身热肤痛为浸淫，焦烁毛发肤皮金肺形藏者，黄连粉主之，藉炎敲袭清肃，易热恼置清凉地也。**《本草述》卷四**：愚按：铅本阴寒之性，重坠之质，蒸罨为粉，由黑而白，是变化奇矣。第其法或安醋瓶于内，或着糟瓮，或悬酒缸之中，皆假其气以成变化，致重坠之质轻，阴寒之气和，且色黑化白，是金在水中者，出现金相，以为气分之用，故能消积聚，疗癥瘕。盖积聚即阴气凝结之所致，而癥瘕又即是积聚之久而成形者也。此味根至阴，而有其变化，以达其阴气，故其奏效如此。小儿疳气，类由脾阴大伤，以为病阴气伤，则有积，积则宿滞不能化，水谷不得聚，频下恶物，而为疳痢积久，则莫不化而为虫，故能治积聚癥瘕，即其能治小儿疳气，炒焦止小儿疳痢，并杀三虫者也。试阅方书于滞下证，有二方主治，俱用定粉。一方圣饼子，治泻痢赤白，脐腹撮痛，久不愈者；一方治休息痢羸瘦者。即此二证绎之，则其为久积未消之故，以至此也，明矣。使非从至阴而有变化之气，如兹粉者，安能奏同气相求之功，以疗所患哉？凡男子妇人患痢久者，治之俱当识此义，不独小儿也。但小儿患于积者类多耳。抑主阴气为病，即不离血分矣。而时珍谓此止入气分者，何居？曰：方书之治，有若坠扑瘀血抢心者，有齿缝出血不止者，有妇人心痛急者，举此可以类推。凡有形而成积聚者，皆血之病也，是时珍所云入气分者，宜指血中之气而言，若离血以言气，则误矣。夫人身宁有分离之气血哉？**《本草崇原》卷下**：古人名铅为黑锡，故名粉锡。伏尸者，伏于泉下之尸，相瘗而为传尸鬼疰之病。铅粉从黑变白，从阴出阳，故主治伏尸。禀水气而性寒，故消螫毒。禀金气而味辛，故杀三虫。愚按：黄丹、铅粉皆本黑锡所成，而变化少有不同。变白者，得金水之气而走气分。变赤者，得火土之气而走血分。黄丹禀火土之气，故入膏丹，主痈疽恶疮之用。今时则用铅粉收膏药，以代黄丹。**《长沙药解》卷二**：铅粉味辛，入足厥阴肝经。善止泄利，能杀蛔虫。《伤寒》猪肤汤方在猪肤用之治少阴病，下利咽痛，以其止利而医疮也。甘草粉蜜汤方在甘草用之治蛔虫，吐涎，心痛，以其燥湿而杀虫也。铅粉燥涩之性，能杀虫而止滑溏。其诸主治，止诸血，疗诸疮，续折伤，染须发。**《本草纲目拾遗》**：正误。粉锡即铅粉，乃以铅打成薄片，入甑，用醋一瓶同蒸，化作粉用。今杭城多有业此，名曰粉坊，工人无三年久业者，以铅醋之气有毒，能铄人肌骨，且其性燥烈，坊中人每月必食鹅一次以解之，则其不能无毒可知。濒湖粉锡集解下，引何孟春《余冬录》亦云作粉工人，必食肥猪犬肉，饮酒及铁浆以压之，枵腹中其毒，辄病至死。长幼为毒熏蒸，多痿黄瘫挛而毙，盖亦未尝无毒也。或曰：其造制时则其气有毒，若成粉便不毒。如果有毒，则前人方中何以入食剂，而又不遗制解之法？殊不知此物性能制硫黄，除酒酸，雌黄见之则黑，糟蟹得之不沙，入药能堕胎，敷面多生粉痣，其剥蚀猛悍之性，等于砒硇。惟少服之则可，服后粪多黑色，仍还其本体。律例载有妇人服铅粉至死，手足皆青黯，可知其毒也。而濒湖于粉锡气味下云辛寒无毒。至诸家本草，皆仍其误，俱云无毒，则误世匪浅。故特表而出之。**《本草求原》卷二四**：铅安醋瓶或糟缸，或悬酒缸封，化成粉，重变轻，黑变白，是水中金变还金色，从至阴变化，以达血中之气。时珍谓其入气不入血。离血以言气，谬。**《研经言》卷四**：甘草粉蜜汤方白粉辨白粉，说者谓即铅白粉。泉谓经处此方于已服毒药后，是因毒药不效而改治。若铅白粉，仍系毒药，何庸以毒继毒乎？盖此方与伤寒少阴猪肤汤方，皆粉蜜同用。成注白粉益气断利，明是米粉。以彼例此，义可知已。考《外台》治一切药毒方：甘草三两炙，以水五升，煮取二升，内粉一合，更煎三两沸，内蜜半两，分服以定止。《千金翼》治药毒不止，解烦闷方：甘草二两炙，白粱粉一升，蜜四两，煎服法与《外台》同。泉据此经为说，粉为米粉无疑。且《经》云毒药不止者，谓药毒伤其胃气，故蛔动不止。若作毒药杀虫解，则岂甘草粉蜜之甘和，功反过于毒药，而毒药所不能杀者，杀之以平药乎？必无此理。仲景书文义简奥，有当即症求方者，有当即方求症者。余作此篇，即方求症也。**《本草崇原集说》卷下**：仲氏曰：黑锡虽成铅粉，本性犹存，所治之病，亦须配他药内服。如《金匮》甘草粉蜜汤，治蛔虫，以甘蜜诱之，以白粉杀之，即先贤温胆汤加黄丹，治癫痫，清镇并用，无非配之之义也。独仲景审证配药，出奇制胜有如斯。

【附方】**《本草汇言》卷一二**：治脾伤食滞，痰涎壅胀，老痰凝结不化，羁碍胸胃，其人形实气壮者。宜用胡粉五分，水飞过，用豆腐浆调服。晏然和尚方。〇治腹中鳖瘕，或癥癖不时作痛，痛极欲死。用胡粉五钱，米泔水调，澄清，取泔水煎滚，温饮之，即将胡粉取起，和食盐一撮，锅内炒热，布裹熨腹上。《卫生方》。〇治死胎不下。用胡粉三钱，粥糊为丸，如绿豆大。每早服八分，白汤下。不过三服即下。《救急方》。〇治大人小儿食积停滞，不论谷食血食，瓜果诸食，胀闷不通。用胡粉一分，温酒调浑，一气吞下。《方脉正宗》。〇治诸虫积。用胡粉三钱，史君子肉六钱，俱研末，粥糊丸，绿豆大。每早服一分二厘，酒下。陈氏家抄。〇治疳积、下利赤白频数，肠内作痛。用胡粉三钱，鸡子白十个，调成糊，锅内炙熟，冷茶调食一钱。孙真人方。〇治小儿月蚀耳疮。用胡粉和黄土减半，共研末，猪胆汁调敷。《子母秘录》。〇治妒精阴疮。用胡粉三钱，白果肉九个，捣碎同炒，至白果肉焦黄，去白果，取粉敷疮。《集简方》。〇治人两腋下、两胯下常湿。用胡粉炒燥，研末掺之。《备急方》。

《本草述》卷四：休息痢羸瘦。黄连（去须，为末）、定粉（研），各半两，大枣二十枚（去核）。右舂枣如泥，铺于纸上，安二味药裹之，烧令通赤，取出候冷，细研为末，每服使好精羊肉半斤，切作片子，用散药三钱，掺在肉上，湿纸裹烧熟，放冷食之，效。

铅丹《本经》

【集解】**《疮疡经验全书》卷九**：制黄丹法黄丹先炒黑色，倾入缸内，用滚汤泡之，再浸凉水满缸，时时搅之，浸一宿，水飞，再番一器内，澄其细者，断其杂砂之类，将细好者晒干，方研极细如尘，水气尽方可用。**《太乙仙制本草药性大全》卷六**：铅丹制炒有法，其法：铅一斤，土硫黄十两，硝石一两，先镕铅成汁，下醋点，沸时下小硫黄一块，续下硝石少许，沸定，再点醋，依前下黄硝少许，待硝沸尽，黄亦尽，炒为末成丹。外科多用，先入水飞净砂土后，加火炒变褐黄色，可入丸散，煎膏药，不入汤用。**《医宗粹言》卷四**：炒黄丹法用黑铅十斤，锅内化开，炒成粉，再入焰硝一斤同炒极红，则成丹。

【正误】**《绍兴本草》卷一**：铅丹，俗名黄丹也，以铅为之。唐注称炒锡作之者，诚为误矣。

【修治】**《神农本经会通》卷六**：铅丹即黄丹也。与粉锡二物，俱是化铅为之。君也。一云：

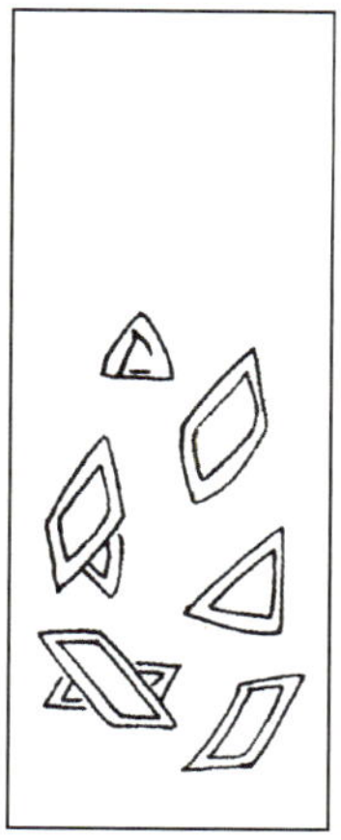

图 8-22-1　铅丹《歌括》

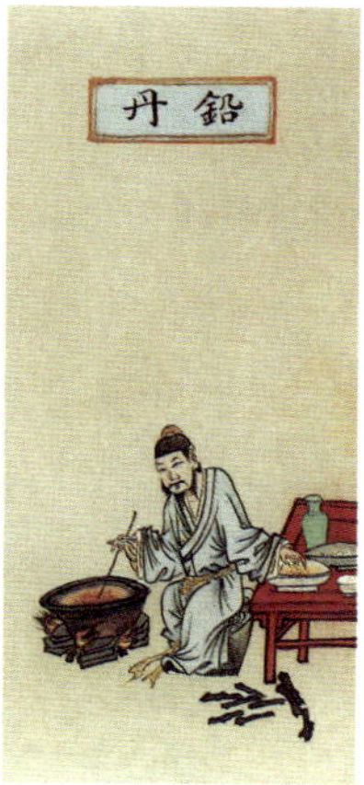

图 8-22-2　铅丹《品汇》

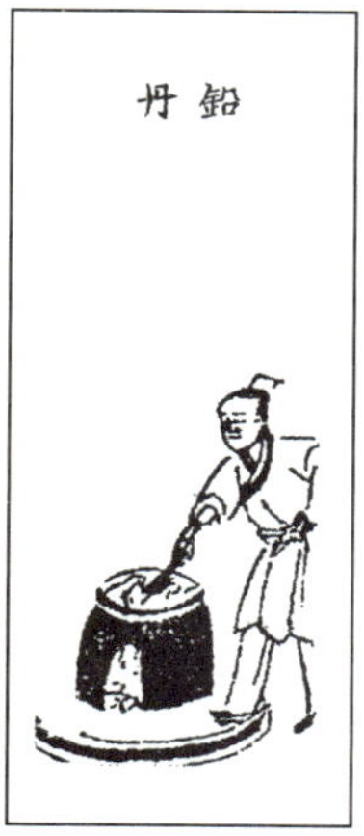

图 8-22-3　铅丹《太乙》

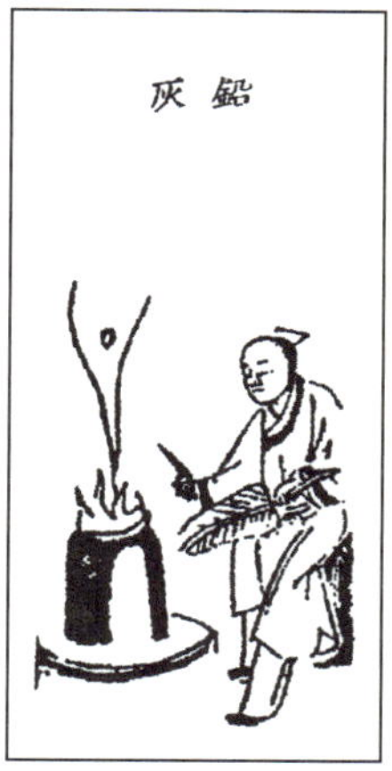

图 8-22-4　铅灰《太乙》

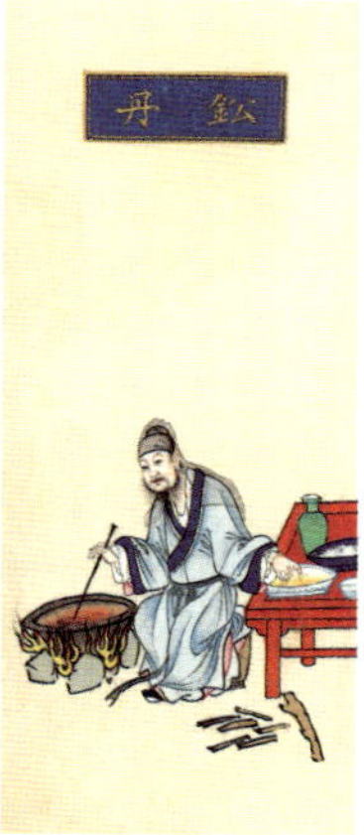

图 8-22-5　铅丹《雷公》

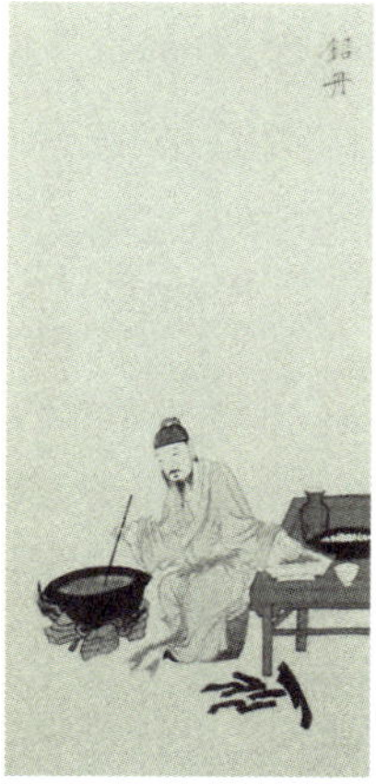

图 8-22-6　铅丹《草木状》

臣。《局》云：炒令色变，研细用。**《药性要略大全》卷八**：凡入药，炒令紫色，研细用。若有砂者，先以清水飞过，然后炒之，可入丸散及煎膏，不入汤用。亦可作画色。一名铅丹，一名虢丹，一名铅华。

【气味】微寒，小毒。若复制熬而用之者，当作性平而无毒矣。《绍兴本草》卷一。味咸，寒。《罗氏会约医镜》卷一八。辛，凉，涩收。《本草正义》卷下。味咸，寒，沉重，入手足太阴、少阴经。《本草撮要》卷六。

【主治】小儿疟疾、重舌。《图经本草药性总论》卷上。去毒热金疮溢血，祛疟化积。熬膏药，生肌止痛。《药性会元》卷下。止痛生肌，宜于外傅；镇心安魄，可作丸吞。下痰杀虫，截疟止痢。按：黄丹乃炒铅所作，味辛沉阴，过服损阳气。《医宗必读》。治霍乱吐逆，咳嗽吐血，镇惊痫癫狂客忤，除热下气，止疟止痢，禁小便。解热毒，杀诸虫毒。治金疮火疮湿烂，诸疮血溢，止痛生肌长肉，收阴汗，解狐臭，亦去翳障明目。《景岳全书》卷四九。功专坠痰止惊。得龙骨、牡蛎治心脏神惊。《得宜本草》。镇心安神，坠痰降火。内用治惊痫癫狂，消积杀虫，止痢除疟。外用解热拔毒，去瘀长肉。熬膏必用之药。收阴汗，消狐臭。《罗氏会约医镜》卷一八。大能燥湿，治金疮火疮，湿烂诸疮，生肌长肉。去目翳，辟狐臭。其性重，亦能镇惊坠痰，疗癫痫客忤，解热毒、虫毒。《本草正义》卷下。功专坠痰止惊。单用涂黄水疮神效。《本草撮要》卷六。

【发明】《药性解》卷一：黄丹乃熬铅所作，铅本水中之金，最能制火，吐狂等症，何者非火，而有不瘳者乎。《本草经疏》卷五：铅丹即熬铅所作黄丹，故其味辛，气微寒，性应无毒。铅禀先天壬癸之气，得火成丹，则又有灵通变化之神。其体重而降，胃反吐逆，火气上升也。惊痫癫疾，心气虚怯也。得润下镇重之性，则火不上炎，热气自下，心肾得交，而前证除矣。禀天一所生之气，故能除热毒及金疮溢血也。止小便利者，心与小肠为表里，心神宁敛则小便自有节也。脐挛者，即小儿脐风也。风热入肝则筋自挛急。辛寒镇重，能散风热；金液之性，能平肝木，故主之也。久服通神明者，以其得先天之气，故能镇心安神也。今世又用以解散热毒，长肉去瘀，治恶疮肿毒及入膏药，为外科必用之物。《本草乘雅半偈》帙一一：铅秉重玄，五金水也。点烹成丹，碎大块作太末，转丹还铅，会太末归太玄，下而上，外而内，元始合璧，动定九光，丹体备已。故主吐逆反胃，惊走狂癫，下而上者，上而下矣。痫疾下气，忤恶聚积，外而内者，内而外矣。水济火则热除，火济水则通神，丹成敌应，莫捷于铅。《本草述》卷四：愚按：就铅霜而言，先哲谓其一气之交感，其义悉于前矣。即取轻粉毒，轻粉即水银升炼者，一名水银粉，见后石部。其法用黑锡作壶，煮土茯苓酒服之，是交感之一证也。就铅丹而言，土宿真君曰：硫恋于铅。又方书曰：硫能死铅。铅得硫则化，即治溲闭一案可验矣。治溲闭案，见硫黄条时珍论中。然解硫毒者，还用黑锡煎汤解之，是何一水一火，其交感又如是耶？盖天一生水，地二生火，在人身，水火同宫，即天地间阴阳二气，并二气所凝者，与人身无异也。故硫与铅交感，而交化至阳者，恋乎阴而得所归，至阴者合于阳，而行其化，阳得所归则火降，阴行其化则水升，水火之气和，而气血亦和，此铅丹之所以能除热下气，治吐逆反胃，及痫癫惊狂，烦渴诸疾，而外傅疮疡更效也。又按：方书于铅丹主治，有数证可以参其微义。如治齿衄，先哲谓此证所因不一，其属肾虚者，为火乘水虚而上，服凉剂反甚，宜盐汤下安肾丸，间黑锡丹。盖谓肾水枯而心火炎，或兼痰气壅塞，用黑锡与硫黄结砂子为主剂，而和以温补肾气者也。又治痔证下血不止，于神效方中而入铅丹，方中用白矾者，是收阴于亢阳之中，以散阳邪而救真阴也。又绿矾用火煅赤，俾其理脾阴，和脾气，转为血脏地耳。更用伏龙肝，欲用阳以化阴，俾湿化行，而血乃化，且又不属燥剂也。至用猬皮，如是物固疗痔证为专矣。统诸味而绎之，则铅丹固相助为理者也。又头痛证，有治八般头风，如草乌尖、细辛，而此味入少许以和血。盖风脏即血脏也。又消瘅证有乌金散，止铅丹、细墨二味，合治以疗心中热渴欲饮者也。更滞下圣饼子之治，此味同于定粉、陀僧、硫黄、轻粉，固为相感相交之气味，以疗脐腹撮痛之久痢，而化其积者也。以上特举内治之数证，以为例推耳。至于外傅所治尤多，兹亦止录咽喉一方，追风散治咽喉肿痛，用黄丹、朴硝、猪牙皂角煅、砂仁壳煅灰，各五钱，为细末，每用少许，以鹅毛蘸药入口中，傅舌上下及肿处，然后以温水灌漱。以上本《证治准绳》。○愚按：黑锡之用，杂水银作片，醋熏成霜者，名铅白霜。合硫硝制为末者，名曰铅丹。而汞合硫以煅升者，为灵砂。又汞合于硝矾煅升者，为轻粉。第铅霜、铅丹、灵砂，似其主治不远。但铅霜唯取坎离之纯阴，其所交感精华，上焦热可以清降，上焦热所生痰可以镇坠，是在阳之偏胜者，乃其对待。至铅丹取铅同宫之阳以化阴，石硫是也，更藉硝石之苦温而上腾者，同硫气以升阳，使至阴随阳以升，而清坠上焦之亢阳，是所谓藉升以为降也，在患于阴不升而阳不降者，此其中的之治也。若灵砂，则治上盛下虚者，阳极于上，阴竭于下，是为阴阳离绝，最为危笃。故取阳中之阴下行者，阴中之阳上行者，两相感而两相结，以交水火而媾阴阳，所谓斡旋于俄顷，徐为养阴驭阳之计者也。时珍曰：水银与黑锡结砂，则镇坠痰涎。同硫黄结砂，则拯救危病。斯言不谬矣。**《本草崇原》卷下：**铅丹木金水之精，得火化而变赤，气味辛微寒，盖禀金质而得水火之气化。主治吐逆反胃者，火温其土也。治惊痫者，水济其火也。治癫疾者，火济其水也。气味辛寒，寒能除热，辛能下气也。炼化还成九光者，炼九转而其色光亮，还成黑铅也。炼化还光而久服，则金水相生，水火相济，故通神明。愚按：铅有毒，炼铅成丹，则无毒。铅丹下品，不堪久服，炼铅丹而成九光，则可久服，学者所当意会者也。**《长沙药解》卷二：**铅丹味辛，入足少阳胆、足厥阴肝经。降摄神魂，镇安惊悸。《伤寒》柴胡加龙骨牡蛎汤方在龙骨用之治少阳伤寒，胸满烦惊，以其降逆而敛魂也。铅丹沉重降敛，宁神魂而安惊悸。其诸主治，疗疮疡，去翳膜。**《药性切用》卷七：**铅丹即黄丹。性味咸寒，解热拔毒。虽有内治之功，与铅同性，复经盐、矾炼成，大损真阳，不可轻用。铅粉，功忌略同。

【附方】**《本草求原》卷二四：**温疟。同青蒿尿浸。寒多，酒服；热多，茶下，二钱。诸疟。同百草霜，或同常山、蒜汁糊丸，茶、酒分下。亦治痢。〇惊痫癫疾。蓄热所生，同白矾纸包，砖夹之煅过，酒下。痔症下血。同白矾，散阳收阴；煅绿矾，理脾阴，和肝血；伏龙肝，化湿行血；猬皮，消痔。止赤白痢。同白矾、枣肉饭为丸，灯火烧过饮下。或同川连糊丸。腹痛积痢。同淀粉、陀僧、硫黄、轻粉，交感以化积。妊娠下利。同乌鸡卵黄煨干，米饮下。化久积。质重镇逆，故治吐逆，醋煮干，再煅红，饭为丸，醋下。反胃。同白矾煅，加亭脂，饭为丸，饮下，收阴于亢阳中。〇涂口疮烂。蜜蒸搽。痔肿刀伤。俱同滑石搽掺。臁烂。茶洗后，同轻粉、枯矾、松香填之，外以酒柏末摊膏贴。血风臁疮。椒、葱汤洗，同黄蜡、香油熬膏贴。目暴赤。蜜调贴太阳。目翳。同白矾研点，或同海螵、蜜蒸点。痘疹生翳。同轻粉等分，左患吹右耳，右患吹左。

密陀僧《唐本草》

【集解】**《绍兴本草》卷一：**蜜陀僧，性味主疗已载《本经》。《图经》云是银铅脚，今人多取铅丹火锻所成。其银铅脚者，多自闽越中来也，或云自波斯国来者，亦须自银、铅而成。**《药性粗评》卷四：**蜜陀僧，煎银炉底也。在灰池内感银铅之气而成形，似黄龙齿而坚重者佳。**《本草蒙筌》卷八：**原产波斯胡国，其名盖本胡言。今各处铜银冶中，尽识明煎炼灰脚。故凡卖者，又谓灰坏。近道俱多，至贱易得。体坚重如龙齿妙，凡击碎有金色佳。绝细研成，多入膏药。《本

图 8-23-1 广州密陀僧《图经(政)》

图 8-23-2 广州密陀僧《图经(绍)》

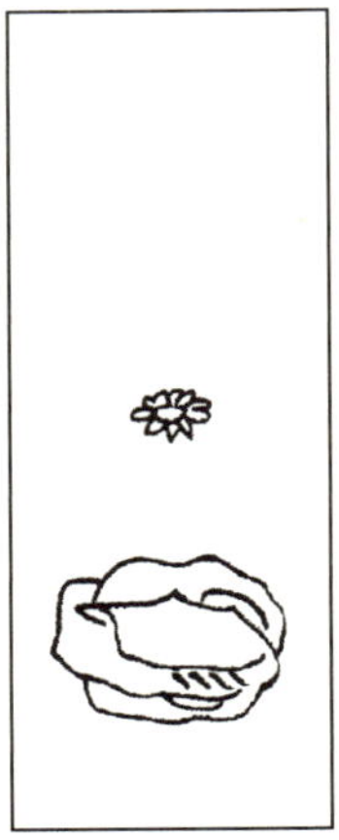

图 8-23-3 广州密陀僧《歌括》

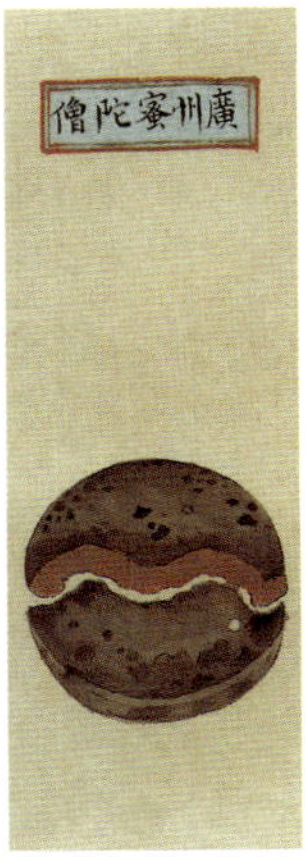

图 8-23-4 广州密陀僧《品汇》

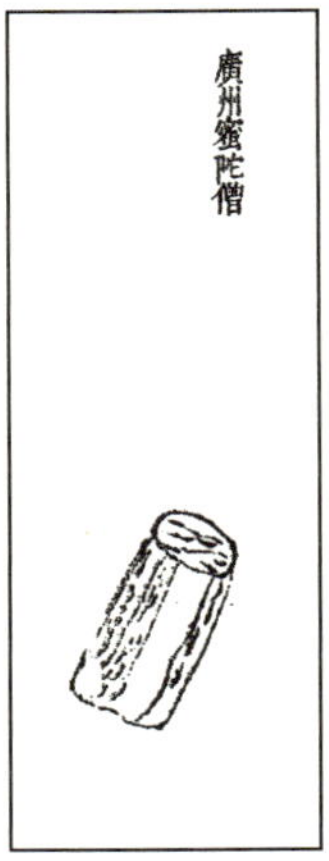

图 8-23-5 广州密陀僧《蒙筌》

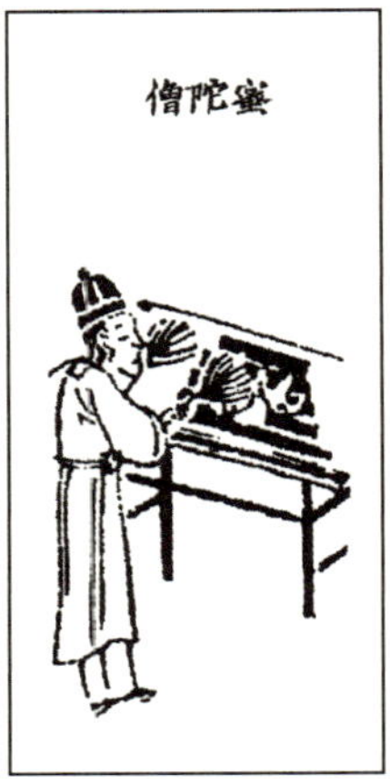

图 8-23-6 广州密陀僧《太乙》

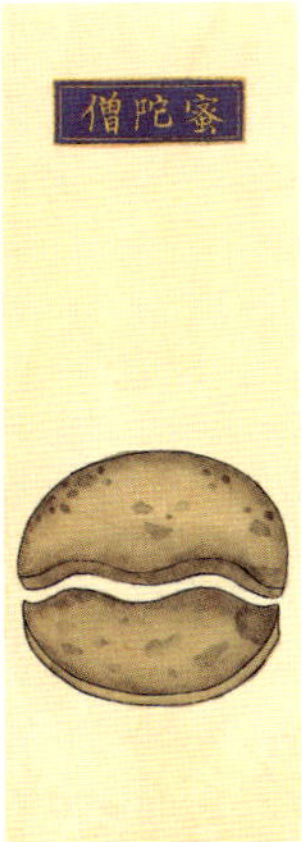

图 8-23-7 密陀僧《雷公》

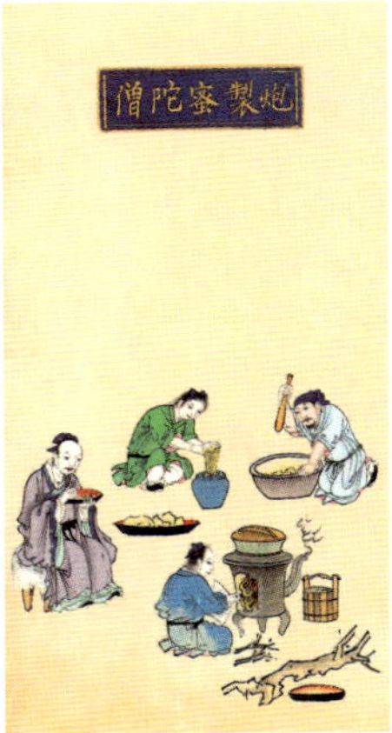

图 8-23-8 炮制密陀僧《雷公》

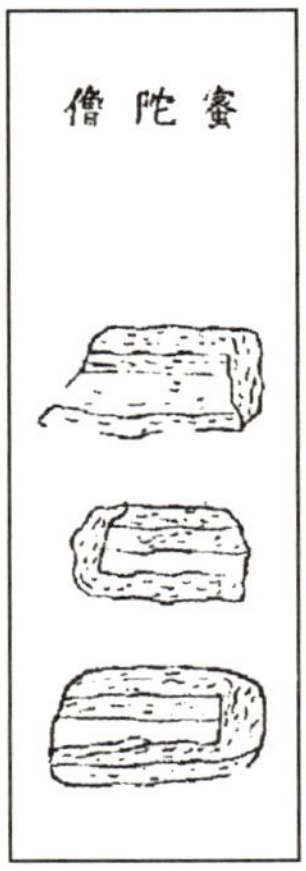

图 8-23-9 密陀僧《三才》

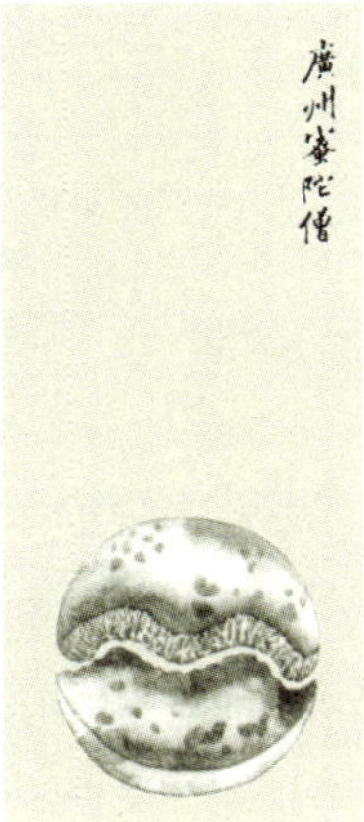

图 8-23-10 广州密陀僧《草木状》

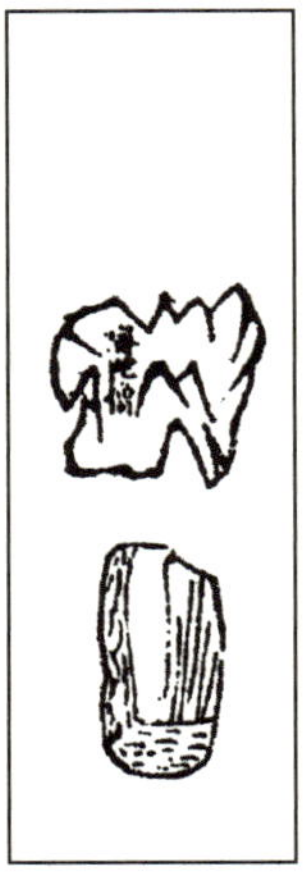

图 8-23-11 密陀僧《汇言》

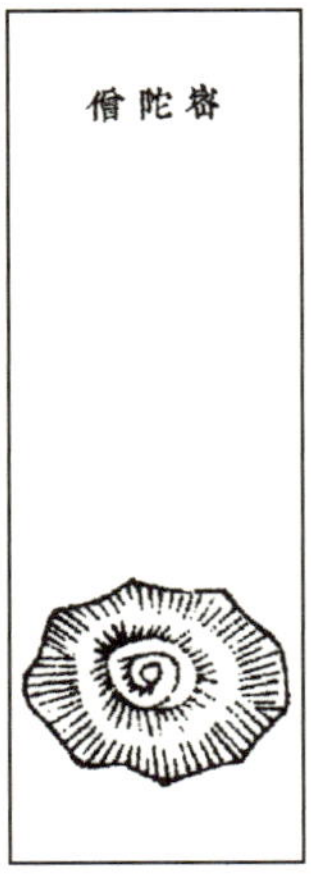

图 8-23-12 密陀僧《备要》

草述》卷四：煎销银铺有分金炉烧炉底，即密陀僧。市匠将银油及倾银坏罐，共捶成末，搅铅子拌匀，置分金炉上，火煅出铅，后用大锅一口，入灰满锅，将前所烧出铅，置锅内灰上，用炭火煅化，其中银在灰上，铅坠灰底，即陀僧，与银冶之灰池煅法，得银上而铅下者，无异也。故曰分金炉，固可以代银冶之陀僧也。**《本草求原》卷二四**：古用银坑中炼银之灰池铅脚，今因难得，乃用倾铜炉底，有铜气而无铅气，能烂物，止可外敷，不可内服。法用倾银败罐，同铅研匀，置银匠分金炉煅出铅脚，再以锅入满灰，置铅脚灰上煅之，则银在灰上，铅坠灰底，其底铅即可代银坑之陀僧。

【修治】**《本草品汇精要》卷三**：《雷公》云：凡使，捣令细，于瓷埚中安置，用重绢袋盛柳蚛末焙蜜陀僧埚中，次下东流水浸，令满，火煮一伏时足，去柳末绢袋，取用。**《医宗必读》**：须水飞用。**《本草汇》卷一八**：捣细，火煮一伏时，水飞用。**《医林纂要探源》卷三**：须甘草水煮用。**《本草求真》卷二**：若入药，须煮一伏时。

【主治】止久痢，吐痰，五痔，去痣点，镇心，治惊痫，补五脏，止嗽呕。《药性要略大全》卷八。除白瘢尤疗诸疮。《本草蒙筌》卷八。镇心，主灭瘢。五痔金疮同借重，疟家痢证共寻求。《医宗必读》。主治五痔，金疮肿毒，降痰定惊，以之敷蛇咬妙。《医经允中》卷一七。宁嗽止惊，化积杀虫。〇沉坠下行，能降痰止吐，化积除惊，宁嗽断痢，止血消肿，平痔瘘汗斑，口疮鼻皶，臁疮骨疽之属。《玉楸药解》卷三。镇心神，散毒肿，坠痰杀虫。外傅略可治冻疮，又搽胁治狐臭。然烂人肉。《医林纂要探源》卷三。散血消肿，解毒杀虫，为外治痈肿专药。《药性切用》卷七。

【发明】**《本草述》卷四**：密陀僧之用，在时珍止以为重坠，直走下焦，能效坠痰止吐，消积等证之功耳。殊不察铅本至阴，其下行者，乃返其所自始也。阴之不得下行，而返其所始者，由于阴不足也。如久痢是伤其阴气者也。如惊痫是阴不足，不能为阳之守，以病于惊，不能达阳之用，以病于痫也。又如反胃，亦是阴不足，而不能下归，以致阳上逆也。由此推之，若《本草》所治诸证，大都不越于斯义矣。第方书于诸证，何以用之寥寥也？得非止宜于外傅，诚如缪希雍之所云耶？**《医林纂要探源》卷三**：密陀僧辛、咸，平。出取丱银坑中，难得。今用乃倾银罐底所积，实银、铅、铜余气所还结也。谓之炉底。有毒，能杀人。

【附方】**《图经本草药性总论》卷上**：治皯黯斑点。细研，以人乳汁调，涂面，每夜点用之。《圣惠方》。疗豆疮瘢面黡。细研，水调，夜涂之，明早洗去，平复矣。《谭氏小儿方》。

《药性粗评》卷四：面上瘢皯。凡患面上皯黯、斑点，及痘疮所黡，或痞鼻，用蜜陀僧二两，研末，每夜以人乳调涂面上，不过二三次，尽去，面又有光。

《太乙仙制本草药性大全·仙制药性》卷六：赤白痢。所下不多，遍数不减，用三两烧令黄色，研如粉，每服醋、茶调下一钱。〇令面生光。用为末，以乳煎涂面佳，兼治鼻疱。

《本草汇言》卷一二：治痈疽肿毒。未溃可散，已溃呼脓。未溃，用姜汁和米醋调敷；已溃，用作细末，填敷毒内，或以麻油熬稠，密陀僧研末，收作膏药贴之。《外科方》。

《本经逢原》卷一：治背疮初起。以醋煅七次，桐油调，围患处即消。同枯矾治汗瘢体气，合五倍子染髭须，同鹰屎白灭瘢痕，水磨服解砒霜、硫黄毒。《丹方》。

《本草撮要》卷六：治狐臭气。以馒头劈开，将蜜陀僧为末放其中，夹腋下。

炉甘石《绍兴本草》

【释名】片子炉甘、羊脑炉甘《本草原始》。

【集解】**《本草品汇精要》卷二：**谨按：此种出川、广、池州山谷，其形腻软，棱层作块，

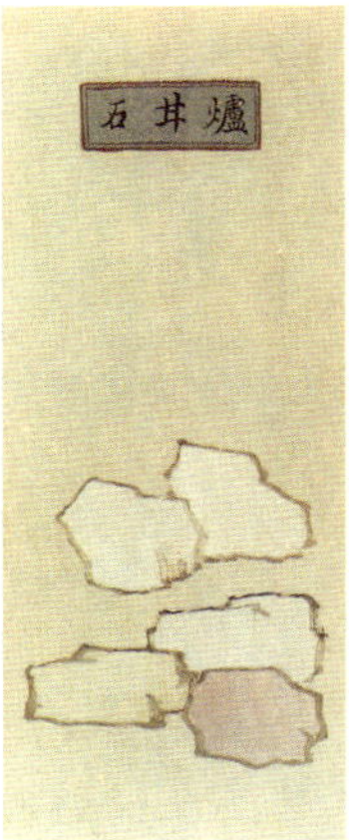

图 8-24-1 炉甘石《品汇》

图 8-24-2 炉甘石《品汇（康熙）》

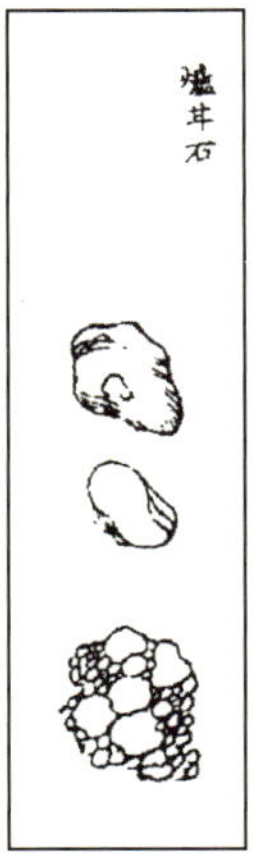

图 8-24-3 炉甘石《原始》

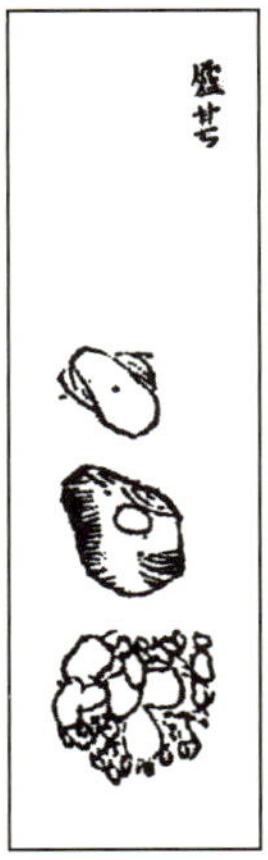

图 8-24-4 炉甘石《汇言》

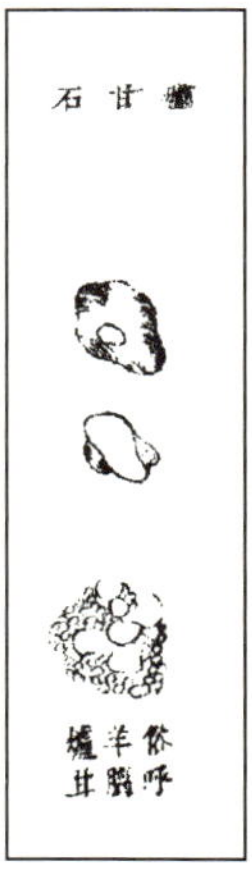

图 8-24-5 炉甘石《类纂》

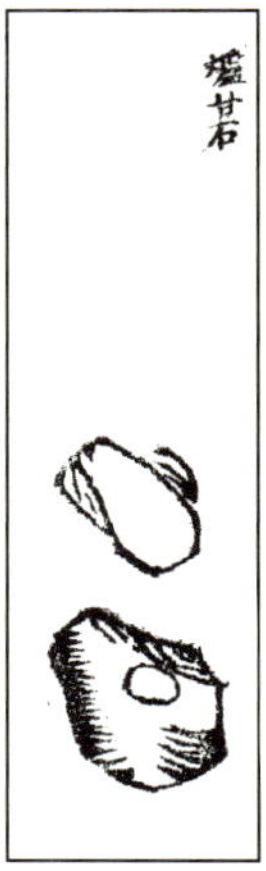

图 8-24-6 炉甘石《备要》

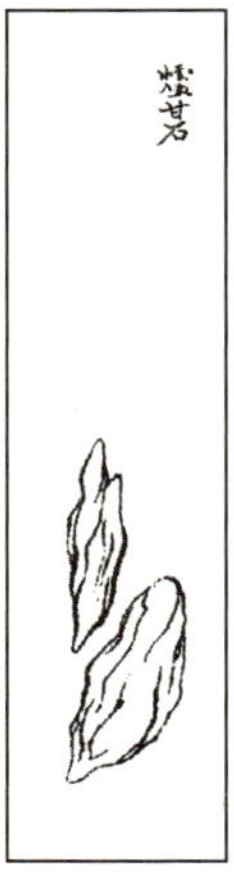

图 8-24-7 炉甘石《图说》

大小不一。有粉红色如梅花瓣者，亦有青白色而挟石者，入药惟以纯白而腻者佳，余色粗砺为劣。今以点炼蟹壳铜而成黄铜者，即此也。**《绍兴本草》卷一：**用之烧赤，以黄连水淬七遍，净地上去火毒一宿，次细研如粉，点目眦良。**《本草品汇精要》卷二：**凡使以炭火锻赤，童子小便淬三十次，研细用。黄连、龙胆草各一两，当归三钱，煎水二碗，飞过讫，重汤蒸干，再研约一日，令极细如面用。**《医门秘旨》卷一五：**炼炉甘石。用

羊脑炉甘石不拘多少，去石入火煅红。先将黄连、黄柏、黄芩、防风、荆芥、薄荷等分，煎浓汤去渣，入红炉甘淬数次，俱碎在药汁内为度，去夹石，同药汁煅干听用。**《审视瑶函》卷六**：秘授制炉甘石法：用好田泥做成大窝球二个，外以硼砂、硝石，不拘多少，共为末，即将所做窝二个，日中曝干极透，用上好羊脑甘石一斤，装在窝内，将球相合，又用前硼、硝、盐水调涂固济，又用泥包过，以干为度，以大炭周围架之居中，煅至三炷香尽，色如松花样为度。取出，淬人童便内，略轻螎一遍，浮上者逼在一处，重浊不碎者装入照前复煅，又淬，再螎又逼，所沉者石脚，不用。细末，须炙烘得极干，再用三黄汤，开列于后，煮过晒干，收贮听用。煮炉甘石三黄汤药味：川黄连、黄蘗、川羌活、黄芩、山栀仁、防风、木贼草、蝉退、家菊花、白芷、苏薄荷、细辛、当归身、川芎、荆芥穗、大黄、赤芍药、连翘，等分。上剉一剂，白水四碗，煎至二碗，去滓澄清，入煅过甘石煮之。**《眼科指掌》**：制炉甘石：法用湿紫土为团如鸡卵大，将甘石包在土团内，用先文后武火煅一时之久，取出，次用三黄水煎过，阴干听用。又法：将甘石装在银锅内，用火煅过，然后用童便浸半月，换过童便，又浸半月，方取起听用，神效。

【修治】**《医宗必读》**：煅，水飞。**《玉楸药解》卷三**：锻红，童便浸数次，水洗，研细水飞。

【气味】味辛，微寒，有毒。《绍兴本草》卷一。味甘，性平。《本草品汇精要》卷二。

【主治】主眼睑眦赤烂、痒痛、多泪，消瘀肉，退翳晕。《绍兴本草》卷一。治下部生疮，津唾调敷。《本草品汇精要》卷二。明目去翳障，止泪，止金疮血，长肉生肌。疗茎头妬精疮。又能制铜使软。眼科必用之药。《药性要略大全》卷八。敛口散血，驱风热，收冷泪药。《医门秘旨》卷一五。医痔瘘下疳，止血消毒，并疗阴囊湿痒。《玉楸药解》卷三。

【发明】**《本草经疏》卷三〇**：炉甘石，受金气而结。味应甘辛，气温，无毒，其性带涩。《经》曰：荣气不从，逆于肉里，乃生痈肿。甘温能通畅血脉，则肿痛散，血自止，肌肉生也。又目得血而能视，风热上壅则目为赤烂肤瞖。甘入脾而益血，辛温能散风热，性涩则能粘物，故同除瞖药点目瞖及治目中一切病也。**《玉楸药解》卷三**：炉甘石生金银矿，秉寒肃燥敛之气，最能收湿，合疮退瞖除烂。但病重根深，不能点洗收效，必须服药饵，用拔本塞源之法。若眼科，诸言一派胡说，不可服也。**《要药分剂》卷一〇**：鳌按：炉甘石主目疾者，目得血而能视，血衰则隐涩羞明。又或风热上壅，致赤烂肤翳也。此药味甘则入脾，而能益血，性温则能散风热，而不使为害，故功有由见也。

【附方】**《本草品汇精要》卷二**：治新久病眼昏涩难开，翳膜遮睛，或成胬肉，冷泪及暴发赤眼肿痛。制过甘石四两，合腻粉、硇砂、白矾、黄连各半两，铜青一两半，白丁香、乳香、铅白霜、胆矾各一字，另研令极细，每用少许点。〇治下部疮。制过甘石一两，合珍珠、孩儿茶、轻粉、枯白矾各一分，片脑少许。

《本经逢原》卷一：点眼皮湿烂及阴囊肿湿。其功最捷。煅过水飞，丸如弹圆，多攒簪孔烧赤，煎黄连汁，淬数次。

《本草求原》卷二五：治目赤肿。煅，尿淬，同风化硝水化点。翳膜。同黄连煮煅，入海蛸、朱砂、硼砂、冰片研点；又同青矾、朴硝煎洗。昏花。童尿淬，同醋淬，代赭石、水飞黄丹，炼净蜜和点。流泪烂弦。以童便、黄连煮煅，入石膏、海蛸、冰、麝研，加朴硝水淬，再入陀僧研，先以椒洗，点之。〇治耳聤出汁。同白矾、胭脂、麝，吹之。齿疏。同寒水石擦。漏疮。童便制，同牡蛎涂，内服滋补药。下疳、阴疮。醋煅，同儿茶研，麻油调搽。阴湿痒。同蚌粉扑。

锡《本草拾遗》

【集解】**《本草品汇精要》卷五：**《图经》曰：生桂阳山谷。今有银坑处皆有之，而临贺所出尤盛。又谓之白镴，然有黑有白，黑即铅也。与此形虽相近而所用殊别。锡灰乃以锡置铁盘中，熔炼良久，澄下粗滓，如灰者是。**《太乙仙制本草药性大全·本草精义》卷六：**字书锡为镴，铅为青金，虽相似而入用殊别也。今医家无雷丸，故以锡灰代之，大抵治证与雷丸无异也，故录之以俟后之知音者。**《医宗粹言》卷四：**粉锡法。锡溶化入水银同擂，锡为粉。

图 8-25-1 锡《图经(政)》

图 8-25-2 锡《图经(绍)》

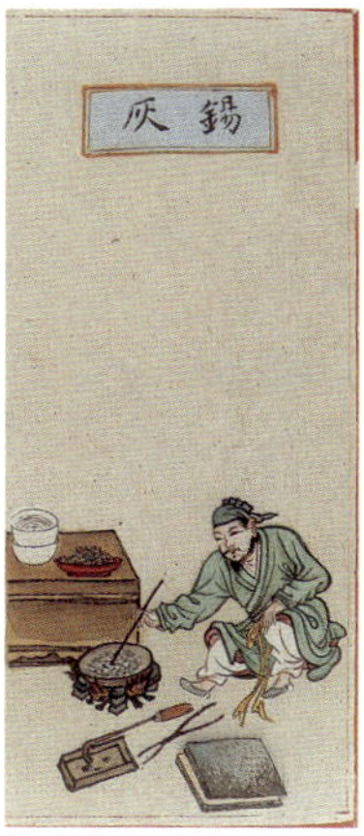

图 8-25-3 锡灰《品汇》

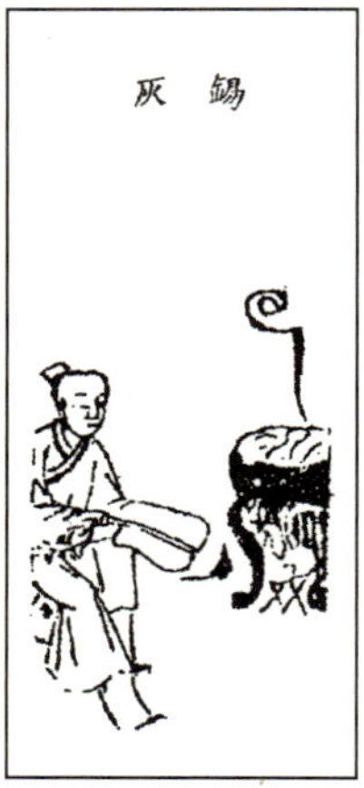

图 8-25-4 锡灰《太乙》

【气味】味甘，性冷，有微毒。《太乙仙制本草药性大全·仙制药性》卷六。辛，寒，微毒。《本经逢原》卷一。辛酸，平。《医林纂要探源》卷三。

【主治】主杀虫，去积。《本草品汇精要》卷五。主杀三虫而逐毒气，善破积聚而驱蛊毒。小儿百痛疳痢益效，男子皮中结热堪除。《太乙仙制本草药性大全·仙制药性》卷六。镇心安神，伤寒毒气，反胃呕哕，疗瘰疬瘿瘤痈肿。《分部本草妙用》卷五。

【发明】**《本经逢原》卷一**：锡为砒母，故新造锡器不可盛酒越宿，制瓶藏药须旧锡杂铅乃佳。昔人过饮烧酒昏迷欲绝，或令以锡器贮沸汤，盖取气水饮之即苏，此与炊单布治汤气熏灼无异，同气相感之力也。

钢铁《别录》

【集解】**《神农本经会通》卷六**：钢铁以生柔相杂和，用以作刀剑锋刃者是也。**《本草品汇精要》卷四**：出江南、西蜀有炉冶处皆有之。其钢铁以生柔相杂和用，以作刀剑锋刃者是也。**《太乙仙制本草药性大全·本草精义》卷六**：铁粉盖铁各处有之，宜取钢铁为粉者尤胜。又云：入火飞炼者为铁粉。其造作粉，飞炼有法，文多不载。人多取杂铁作屑飞之，令体重，真钢则不尔。其针砂，市人错鍒铁为屑和砂，飞为粉卖之，飞炼家亦莫辨也。钢铁钢铁者，一名跳铁。以生熟杂炼，生录作刀镰，磨石锋刃易成者。皆煮汁用服。

【气味】味甘，无毒。《神农本经会通》卷六。味甘，性寒。《本草品汇精要》卷四。

【主治】去胸膈积痞食停，主金疮烦满热中。《太乙仙制本草药性大全·仙制药性》卷六。

【发明】**《本草求真》卷二**：铁受太阳之气。始生之初，卤石产焉，一百五十年而成磁石，二百年孕而成铁，又二百年不经采炼而成铜，铜复化为白金，白金化为黄金，是铁与金银同为一气。今取磁石碎之，内有铁片可验矣。诸书所著治功，止载定惊疗狂，消痈解毒数效。即其所云定惊疗狂，亦止就铁重坠之意起见，故云可以定疗。岂真救本求源之治哉！暂用则可，久用鲜效，且诸草药切忌。

铁粉

【修治】**《新编六书》卷六**：煅赤，醋沃七次，研细用。勿久服。

【气味】味咸，气平，无毒。《太乙仙制本草药性大全·仙制药性》卷六。辛，平。《新编六书》卷六。

【主治】安心神，坚骨髓而神捷，除百病，变白发于须臾。润肌肤令人不老，健身体饮食能食。久服俾身重发肥，合和诸药有准。《太乙仙制本草药性大全·仙制药性》卷六。重坠镇惊，疗狂。铁粉专入肝。《本草求真》卷二。重坠，镇急惊，疗癫狂，敷痈解毒。《新编六书》卷六。

针砂

【气味】辛、苦、咸，寒。《医林纂要探源》卷三。酸、辛，无毒。《本经逢原》卷一。味咸，气平。入手少阴心、足太阳膀胱经。《玉楸药解》卷三。

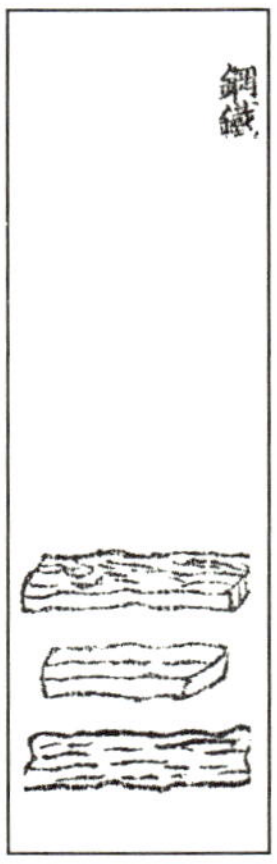

图 8-26-1 钢铁《图经（政）》

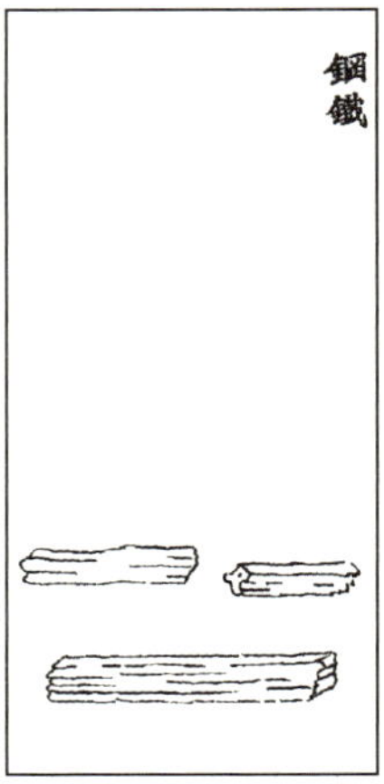

图 8-26-2 钢铁《图经（绍）》

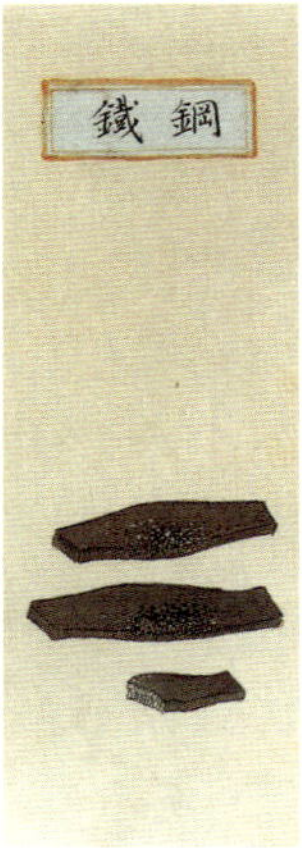

图 8-26-3 钢铁《品汇》

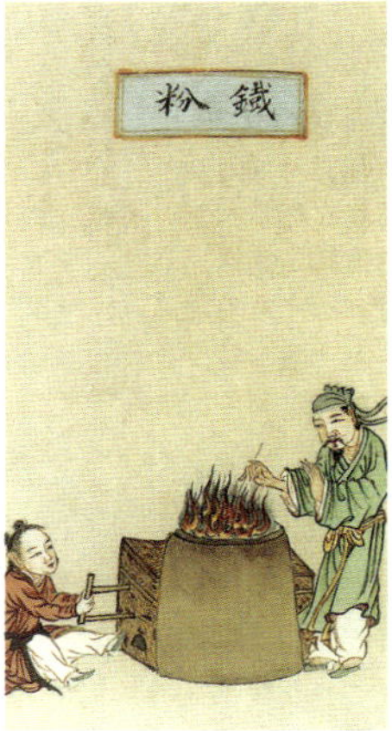

图 8-26-4 铁粉《品汇》

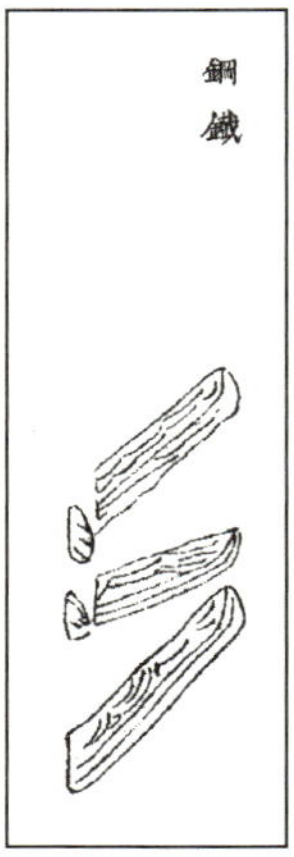

图 8-26-5 钢铁《蒙筌》

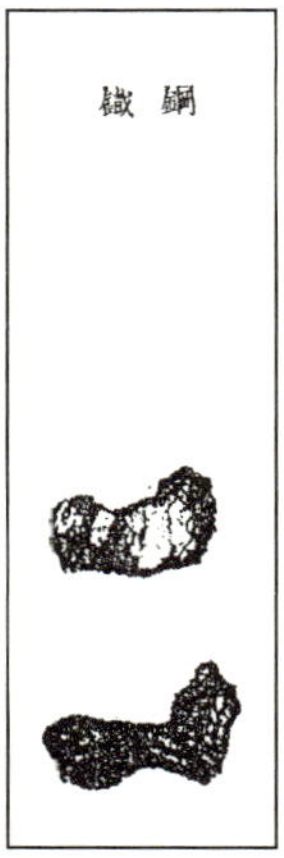

图 8-26-6 钢铁《太乙》

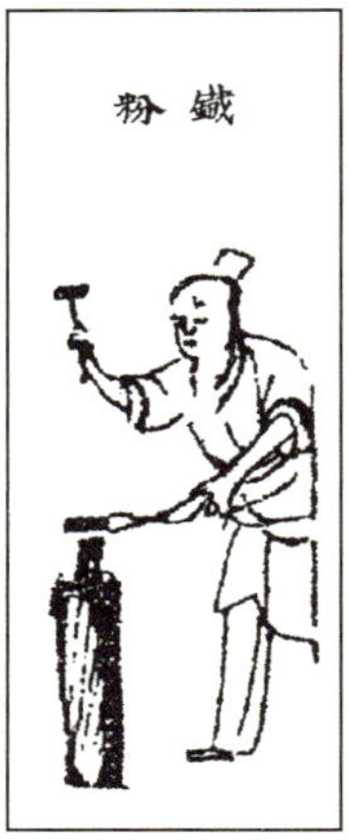

图 8-26-7 铁粉《太乙》

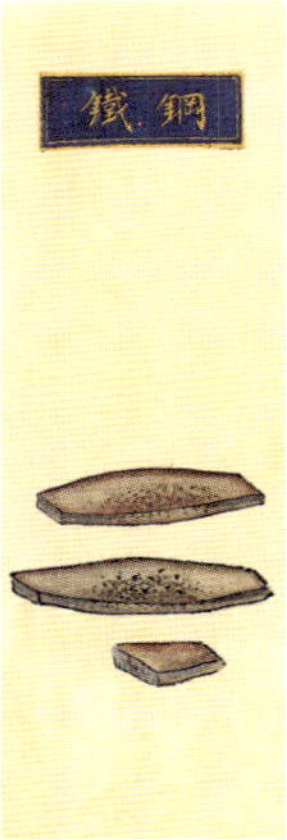

图 8-26-8 钢铁《雷公》

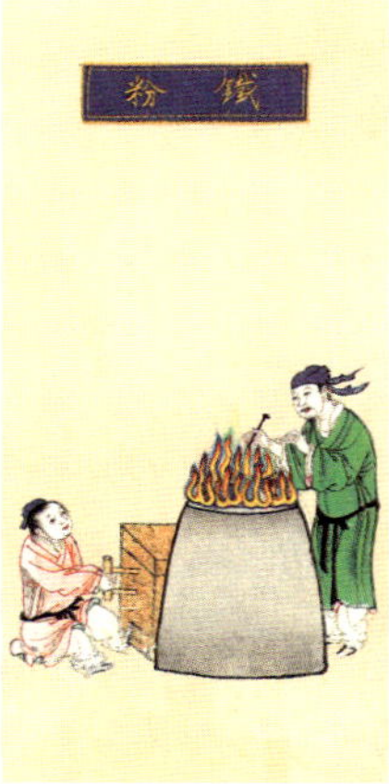

图 8-26-9 铁粉《雷公》

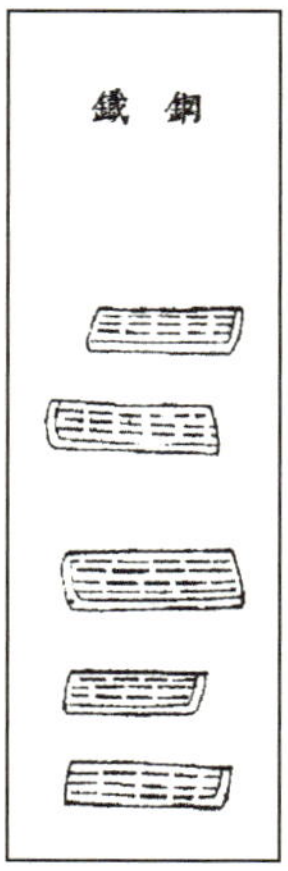

图 8-26-10 钢铁《三才》

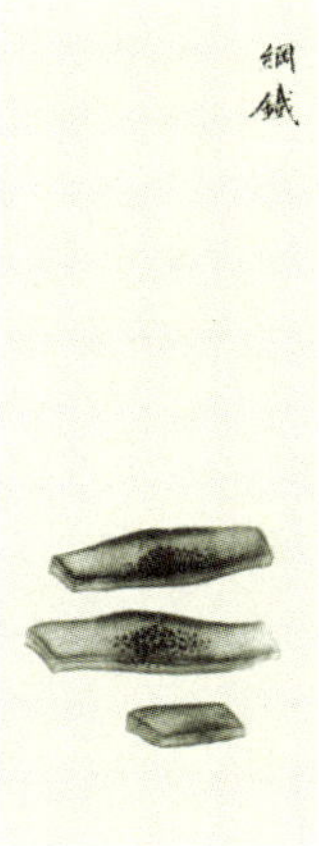

图 8-26-11 钢铁《草木状》

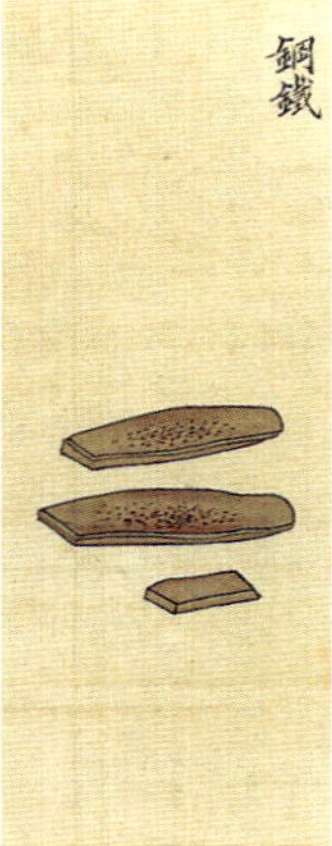

图 8-26-12 钢铁《图绘》

【主治】行水消肿，兼济心肾。治疸散瘿，染须发。《医林纂要探源》卷三。功专破积平肝。《得宜本草》。宁神止惊，泄湿消胀。针砂镇定心神，疏通水道。治惊痫，扫痰饮，治水胀，除黄疸，缩瘿瘤，染须发。然金石重坠，未宜轻服。炒熨手足，去湿痹疼痛甚效。《玉楸药解》卷三。针砂磨治黄疸汤，水肿瘿瘤脱肛方。铁粉涂痔收阴挺，磨刀浆水搽漆疮。《草木便方》卷二。

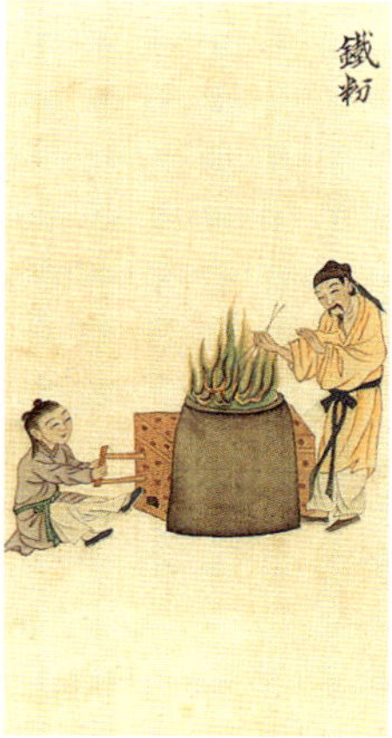

图 8-26-13　铁粉《图绘》

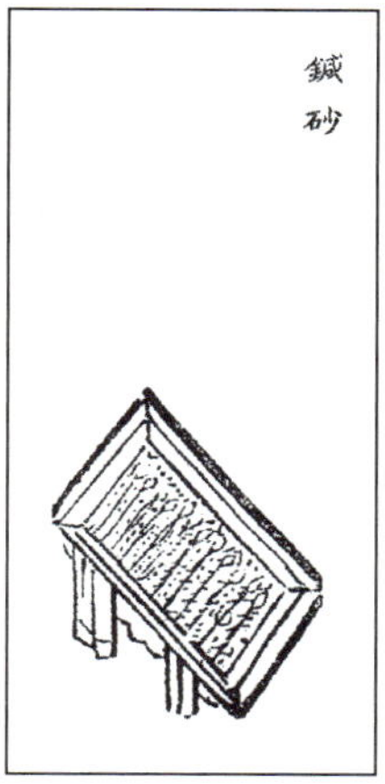

图 8-26-14　针砂《草木典》

【发明】**《本经逢原》卷一**：针砂寒降，善治湿热脾劳黄病，于铁铫内煅通红，醋沃，置阴处待半月，积块生黄化尽铁性用，为消脾胃坚积黄肿之专药。丹溪温中丸用之。又以制过针砂一两，入干漆灰半钱、香附三钱，合平胃散五钱，蒸饼为丸，汤酒任下，治疗与温中丸不殊。**《得宜本草》**：得黄连、苦参治热胀腹泻。

【附方】**《药性纂要》卷一**：病黄者服此。其方用针砂一两五钱，研极细，将黑枣头一斤，干去皮核，捣丸梧桐子大，每日半饥半饱时服一钱五分，能饮者酒吞下，不能饮者白汤吞服二次，不可太多，多则令人胸中极嘈也。忌食糟味、鹅、羊、鸡、鸭、猪首肝肠。东圃。

马口铁《本草纲目拾遗》

【释名】马衔铁《本草纲目拾遗》。

【集解】**《本草纲目拾遗》卷二**：乃马口中嚼环是也。其性愈久愈软，市人以之打簪镯戒指，伪充银器，俨如真者，或以作包金地子，皆好。年久者质软，更得马之精液，入药良。

【气味】味辛。《本草纲目拾遗》卷二。

【主治】治小儿惊风。《本草纲目拾遗》卷二。

铁《本经》

【集解】**《本草品汇精要》卷四**：《图经》曰：单言铁者，鍒铁也。诸铁不着所出州土。今江南、西蜀有炉冶处皆有之。铁乃黑金也，其体坚重，至于熔冶然后成器。盖铁有生有熟、有钢有精、有落有粉，并华粉、胤粉之类，祈文立条。而鑐铁乃再三拍打以作鏶者，亦谓之熟铁也。**《太乙仙制本草药性大全·本草精义》卷六**：生铁，诸铁旧本不著所出州土，今湖陕、闽广、江南、西蜀皆有之。所出山谷皆有铁砂，用炉冶烹煅镕出，初炼去矿，用以铸泻器物，锅鼎铛釜者俱为生铁。入药用煅，水飞淘去粗汁，汁烘干，再烧令赤，酒淬服之。

【修治】**《绍兴本草》卷一**：今生铁在方，多以酒淬取汁为用，不正入丸散。**《本草蒙筌》卷八**：须煅过，粗赤汁淘净；复烧红，酒或水任煎**《太乙仙制本草药性大全·本草精义》卷六**：入药用煅，水飞淘去粗汁，汁烘干，再烧令赤，酒淬服之。

铁

【气味】味辛，性平，散。《本草品汇精要》卷四。

【主治】主坚肌之妙剂，耐疼痛之良方。能刺石亭脂毒，煮汁下咽尤捷。《太乙仙制本草药性大全·仙制药性》卷六。熟则坚肌耐痛，下食积结胸有奇功。《分部本草妙用》

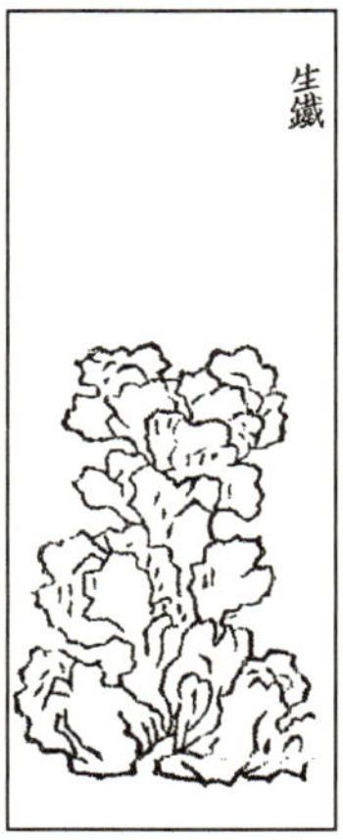

图 8-28-1 生铁《图经（政）》

图 8-28-2 柔铁《图经（政）》

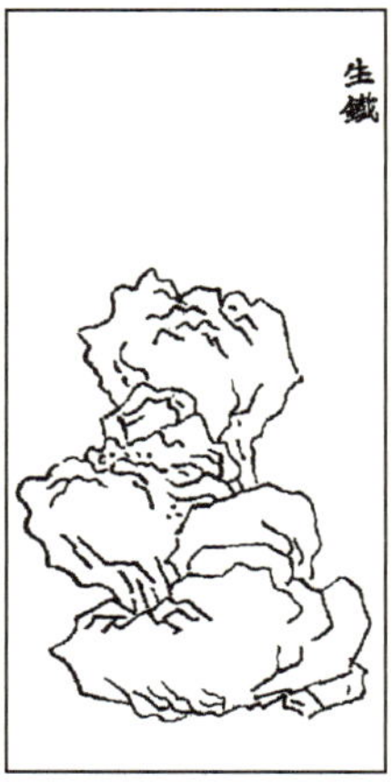

图 8-28-3 生铁《图经（绍）》

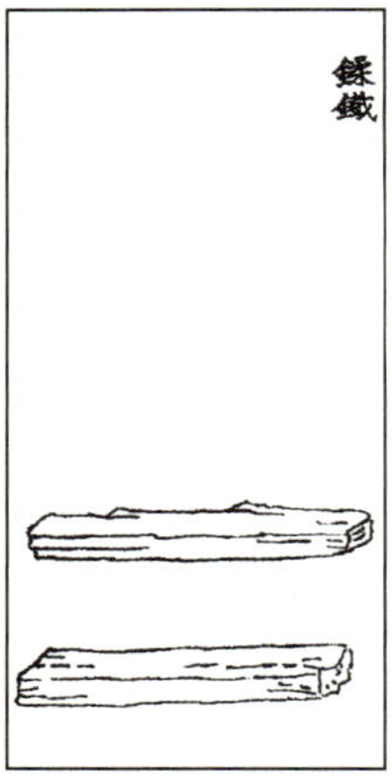

图 8-28-4 生铁《图经（绍）》

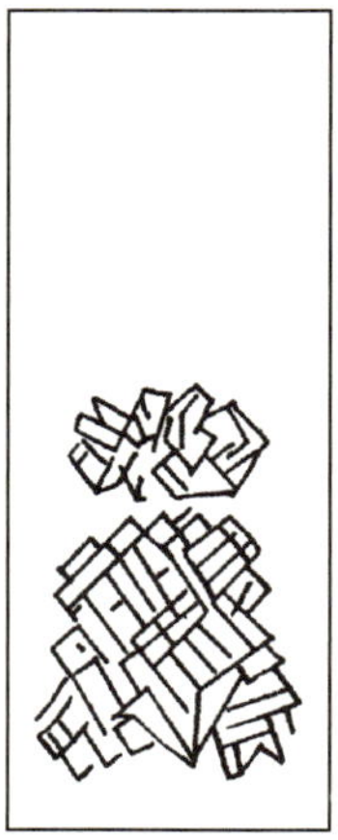
图 8-28-5 铁《歌括》

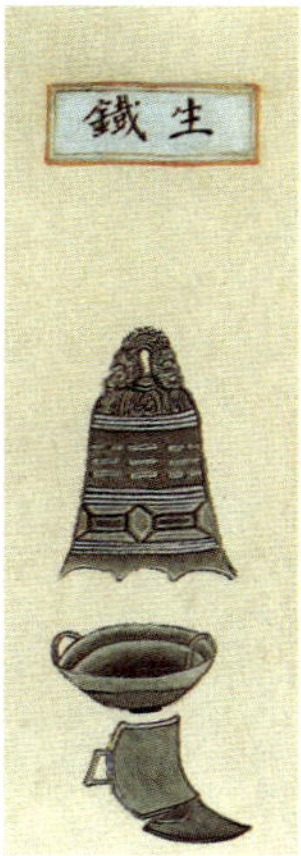

图 8-28-6 生铁《品汇》

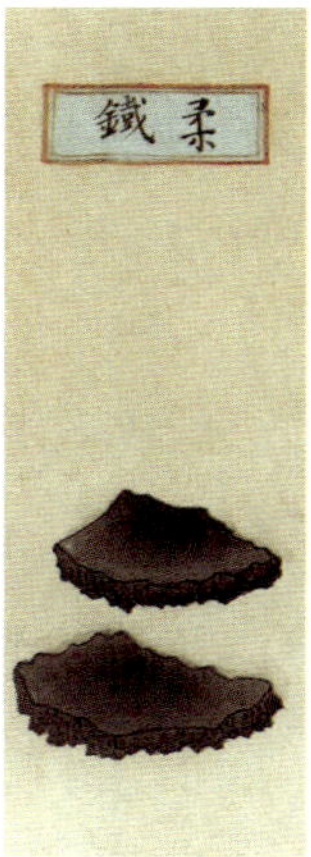

图 8-28-7 柔铁《品汇》

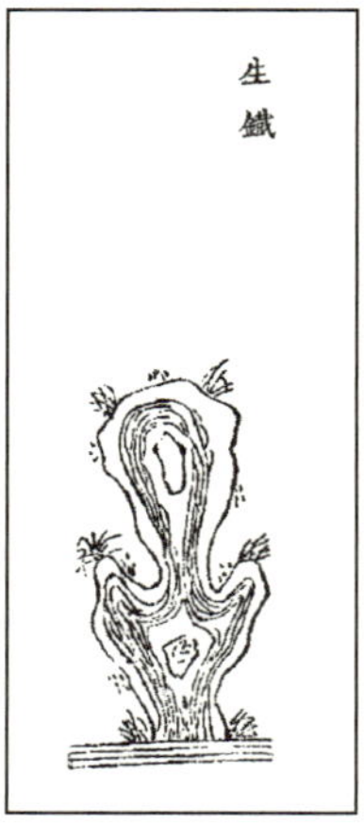

图 8-28-8 生铁《蒙筌》

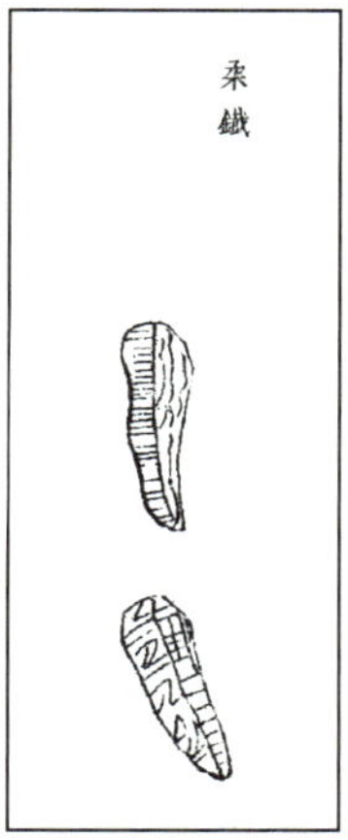

图 8-28-9　柔铁《蒙筌》

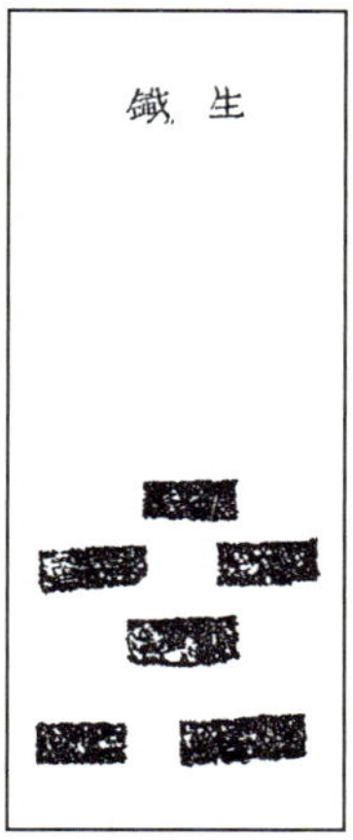

图 8-28-10　生铁《太乙》

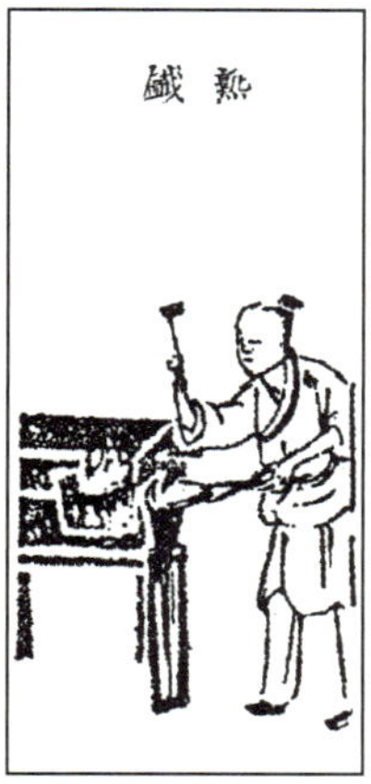

图 8-28-11　熟铁《太乙》

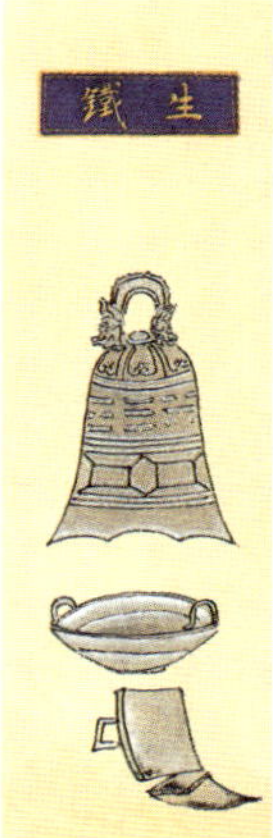

图 8-28-12　生铁《雷公》

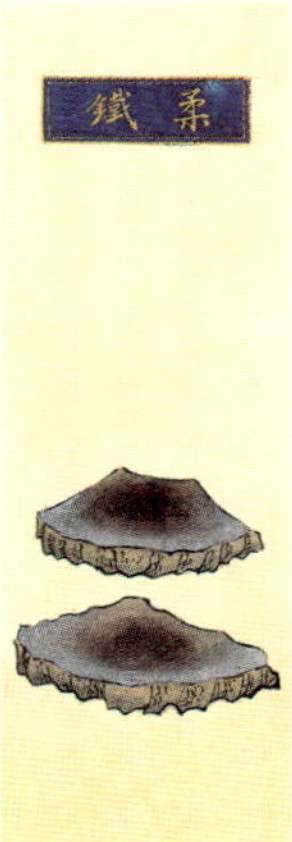

图 8-28-13　柔铁《雷公》

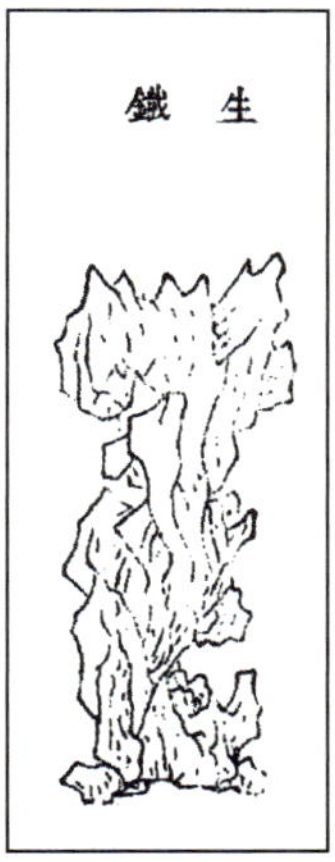

图 8-28-14　生铁《三才》

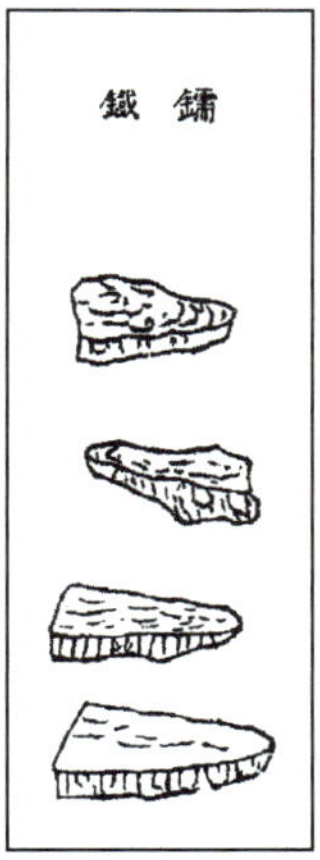

图 8-28-15　鑄铁《三才》

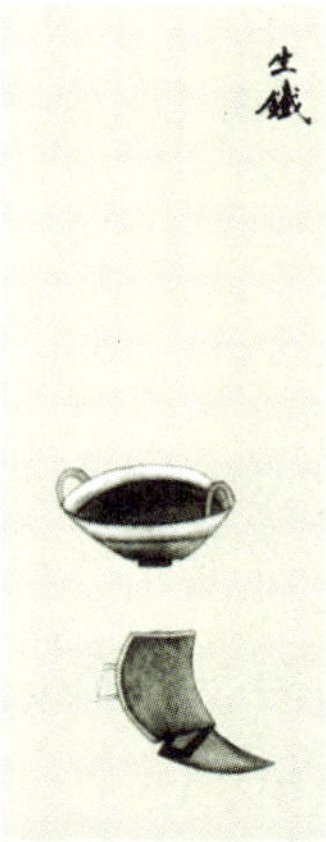

图 8-28-16　生铁《草木状》

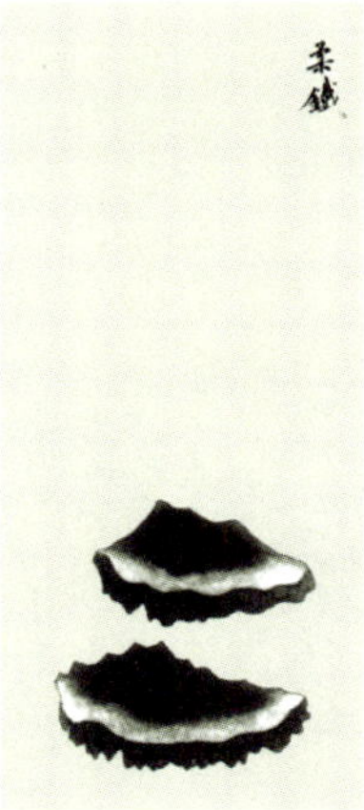

图 8-28-17　柔铁《草木状》

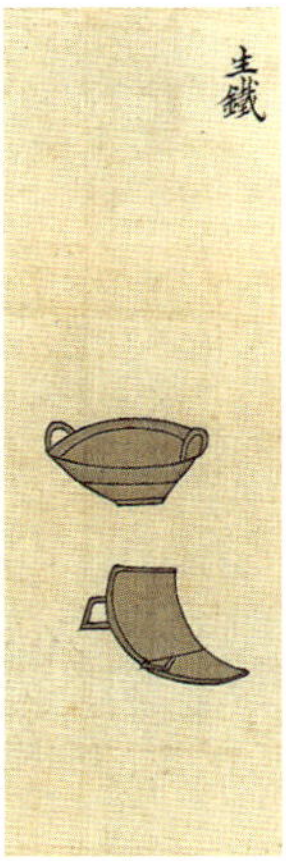

图 8-28-18　生铁《图绘》

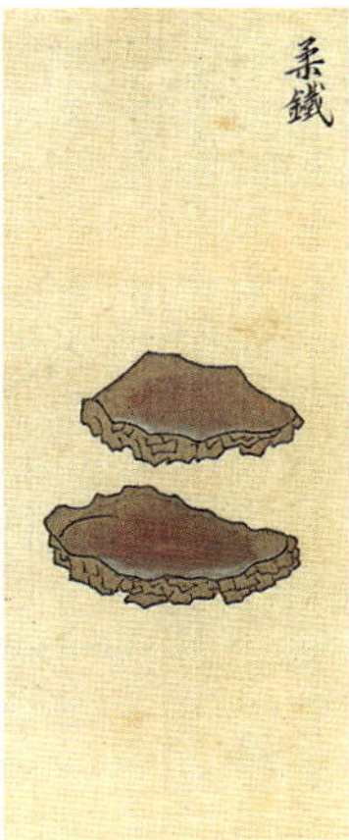

图 8-28-19　柔铁《图绘》

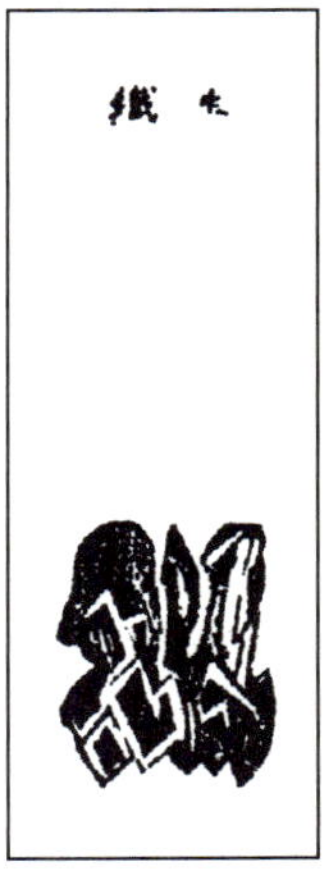

图 8-28-20　生铁《汇言》

卷一。镇心平肝，定惊疗狂，消痈解毒。诸药多忌之。《本草备要》卷四。熟则下食积结胸。《医经允中》卷一七。

生铁

【气味】微寒、无毒。《绍兴本草》卷一。

【主治】脱肛及熊虎咬伤，取汤日洗。被打致血凝骨节，用酒时尝。耳聋亦可服，更塞磁石于耳，方效。《冯氏锦囊秘录》卷五。功专镇心平肝，定惊疗狂，消痈解毒。《本草撮要》卷六。生则辛寒微毒，治下部脱肛，镇心安脏，散瘀血，消丹毒，治黄疸，浸酒有功。《分部本草妙用》卷一。

【发明】**《分部本草妙用》卷一**：按：铁为诸药犯忌。余尝以之治伤寒结胸及食积停坚。凡元气虚而欲下者，每以之代大黄，不伤神，而功效甚速。世所未知，又尝以之治黄疸，用生熟铁各一斤，糯米斗半，做白酒下铁煨熟，服完病愈。《素问》治阳气盛，病狂怒者，用生铁落，取其伐肝之义，木平火降之说也。多服则伤肝。

铁落《本经》

【释名】铁华《绍兴本草》。

【集解】**《本草品汇精要》卷四**：《图经》曰：出牧羊平泽及祊（音伻）城或析城，今江南、西蜀有炉冶处皆有之。其铁落乃锻家烧铁赤沸，砧上打落细皮屑，俗呼为铁花是也。**《太乙仙制本草药性大全·本草精义》卷六**：铁落，落即煅烧铁赤沸，砧上煅之皮甲落者是也。诸铁疗病，并不入丸散，皆煎取汁以服之。铁液：生牧羊平泽及祊城或析城。是铁皮滋液，黑于余铁。陶云可以染皂。或云钢中之汁也。

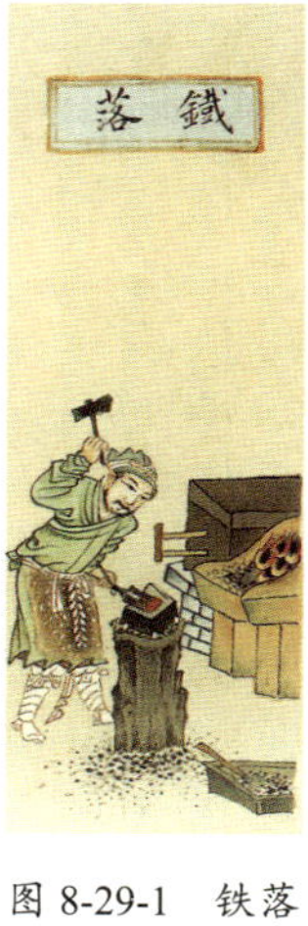

图 8-29-1　铁落《品汇》

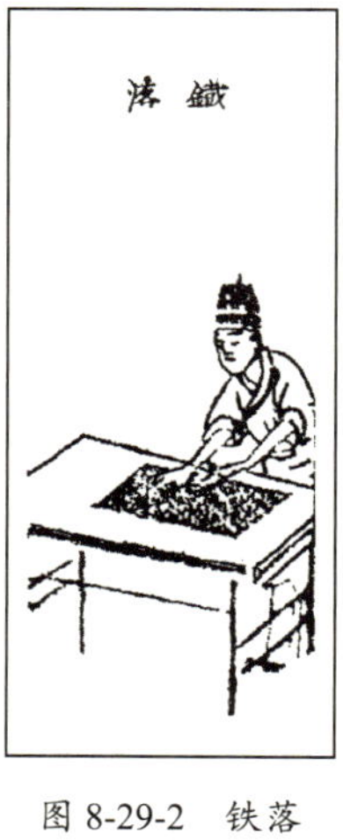

图 8-29-2　铁落《太乙》

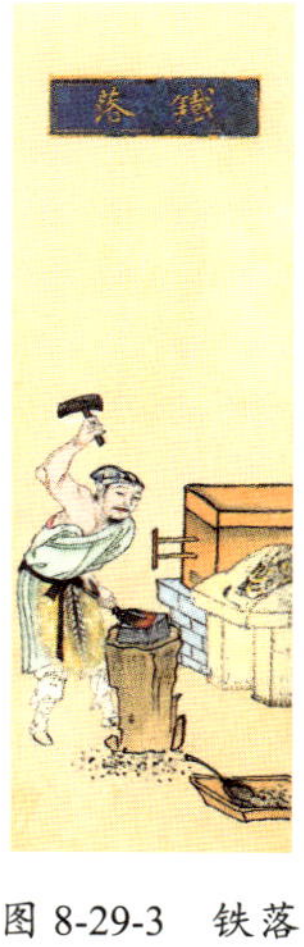

图 8-29-3　铁落《雷公》

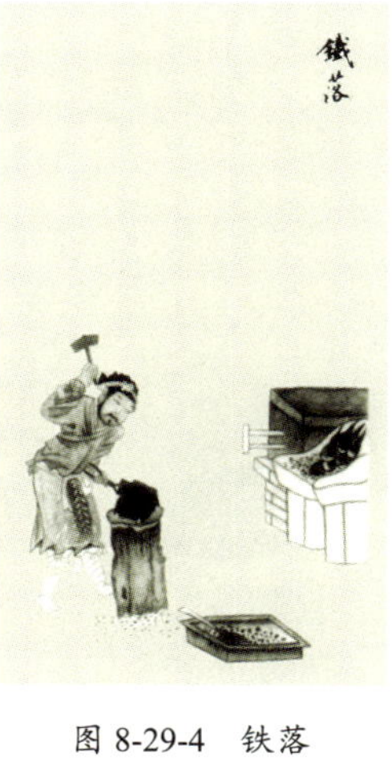

图 8-29-4　铁落《草木状》

【气味】味辛、甘，性平。《本草品汇精要》卷四。苦、咸，寒。《医林纂要探源》卷三。

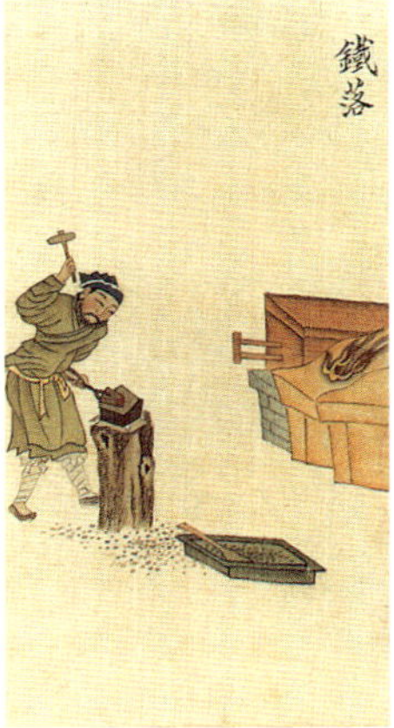

图 8-29-5 铁落《图绘》

【主治】主风热在皮肤中，除热气在胸膈内。恶疮疡疽即消，疮痂疥癣立退。《太乙仙制本草药性大全·仙制药性》卷六。制肝下降。主善怒发狂、癫痫惊邪客忤。《本草通玄》卷下。宁心下气，止怒除狂。《玉楸药解》卷三。宁心神，泻妄火，坠涌痰。《医林纂要探源》卷三。能平肝制木，降火清心。○然惟邪实有火者宜之。《本草正义》卷下。

【发明】**《药性纂要》卷一**：铁落，东圃治一少年哮喘者，其性善怒，病发寒天，每用桂附八味地黄汤及黑锡丹而平。一次用之未效，加生铁落于八味汤中，一剂而愈。又治一顿嗽痰甚者，即于桑、杏、枳、桔、前、苏、陈、半汤剂中，加而用之，一服遂定。**《本草崇原》卷中**：铁名黑金，生于西北，五金中之属水者也。禀金气，故治风。禀水气，故治热。恶疮、疡疽疮，热也。痂疥气在皮肤中，风也。以火煅转乌之金，而清热毒之疮，故治恶疮、疡疽疮，以皮肤所落之金，而杀皮肤之虫，故治痂疥气在皮肤中。《素问·病能论》有生铁落饮，言其下气疾也。今人以铁锈磨涂疔肿，汤火伤，蜈蚣咬，喜儿疮，重舌脚肿，正治风热恶疮之义。**《本草经解要》卷四**：铁衣气平，禀天秋降之金气，入手太阴肺经。味辛甘无毒，得地金土之味，入足阳明燥金胃土。气味降多于升，性重色黑，阴也。肝为风木，风热疮疽痂疥，肝火症也。气平可以平肝，味甘可以缓热，所以主之也。皮肤者，肺之合也。气在皮中，气不敛也。其主之者，气平可以敛气也。《素问》用铁落治狂。狂者，肝木之症，故取金气以制之也。**《玉楸药解》卷三**：《素问·病能论》用治怒狂，曰生铁落者，下气疾也。肝主怒，肝虚则惊悸善恐，胆旺则风狂善怒。铁落镇伏肝胆，收摄神魂，止惊除狂是所长也。**《得配本草》卷一**：畏磁石、皂荚、乳香、灰炭、朴硝、硇砂、盐卤、猪犬脂、荔枝。制石亭脂。**《本草求原》卷二四**：治惊邪、癫痫善怒发狂，肝胆郁火所发。取其性沉下气也。贼风痉病，炒热，投酒中饮，借酒以行皮肤也。风热在皮肤，恶疮痂疥，辛平入肺，肺主皮毛也。○铁属金，制肝固矣。然古方用为治水肿要药，取铁落针砂醋煮半日，去铁砂，用醋和，蒸饼为丸，姜汤下。即脾虚而胀者，亦多用铁浆、铁粉之类。或谓制肝使不克土，脾自运也。不知卤石受太阳之气，百余年而成磁石，二百年孕而成铁，性平寒而专禀太阳之燥气，故能入阴以降阳，又能燥阴以化湿；但服之须断盐，以铁忌盐，而盐润肿也。且过服亦令人凛凛恶寒，以其专削阳气也。煎饮、煎醋入丸，则不留滞脏腑也。**《本草经解要》卷四**：铁衣同白芍、甘草、丹皮、杞子、牛蒡、茯神、木瓜、远志，治狂症。同白芍、北味、炮姜、杞子、肉桂、甘草，治小儿惊风。

【附方】**《握灵本草》卷一**：妇人阴挺。将铁打薄片，以盐水洒之，置醋瓮中，埋之百日，铁上生衣，即成粉，用粉一钱，龙脑半钱，研，水调，傅产门。

《**得配本草**》**卷一**：敷小儿丹毒。配猪脂，水浸一宿研，澄清饮水。

铁精《本经》

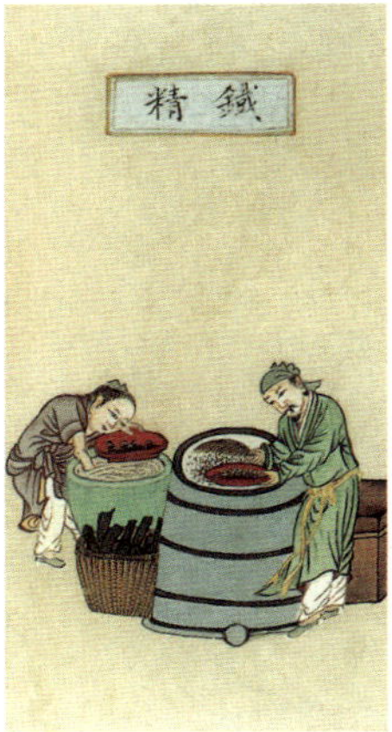

图 8-30-1　铁精
《品汇》

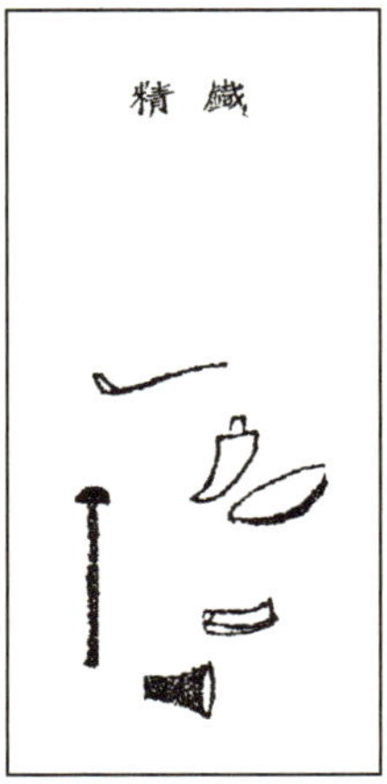

图 8-30-2　铁精
《太乙》

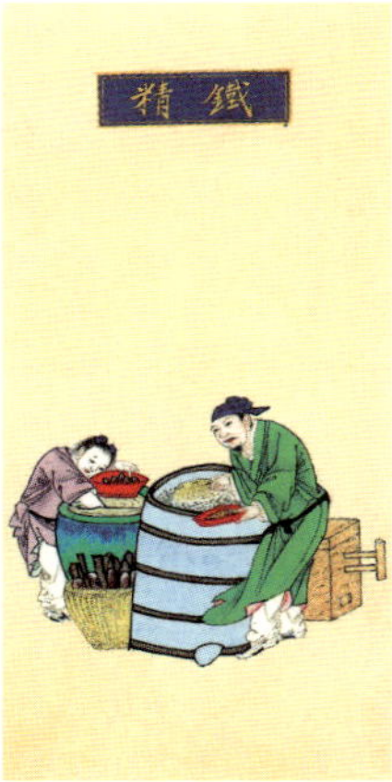

图 8-30-3　铁精
《雷公》

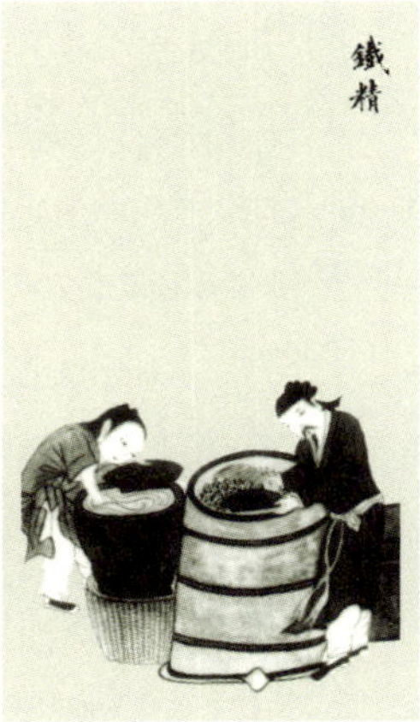

图 8-30-4　铁精
《草木状》

【集解】《**绍兴本草**》**卷一**：铁精，方家名为铁精粉也。乃锻铁灶中飞出如尘、紫色轻虚者即是。

【气味】性平，无毒。《绍兴本草》卷一。

【主治】泄肺逆，坠涌痰。《医林纂要探源》卷三。

【发明】《**本草品汇精要**》**卷四**：《图经》曰：旧不着所出州郡。今江南、西蜀有炉冶处皆有之。乃锻铁灶中飞出如尘，紫色而轻虚，可以摩莹铜器者是也。《日华子》云：犁镵尖浸水名为铁精。二说意实矛盾。谨考诸方所用者，皆曰铁精粉。诚如《经》之所云，彼犁镵浸水仅可制朱砂、石亭脂、水银毒，于治病之功，无所取矣。及锻锧下铁屑，锧乃铁砧也，此炉冶处打铁砧下屑耳。又铁爇，以竹木爇火于刀斧刃上，烧之津出如漆者，一名刀烟。江东人多用之，以防水是矣。若淬铁水，此打铁器时坚铁槽中水也。《**本经逢原**》**卷一**：铁之精华也。出锻灶中，紫色轻如尘者佳，取至阴沉重之性。得纯阳火炼而轻浮上升，故可以疗惊悸、定风痫、破胃脘积血作痛。《本经》主明目，取其镇摄虚火之义，以其得火气之多也。但胃气虚寒人服之，往往有夺食发呃之虞，以纯阴镇摄太过，而伤犯阳和之气也。

铁华粉《开宝本草》

【集解】《**本草品汇精要**》**卷四**：其所造之法，与华粉同，惟悬于酱瓿上，就润地及刮取霜

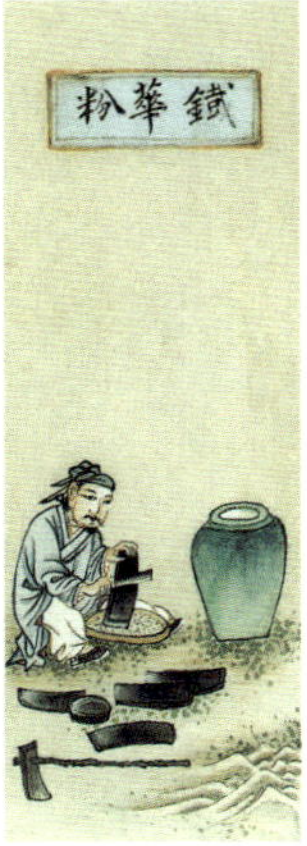

图 8-31-1　铁华粉
《品汇》

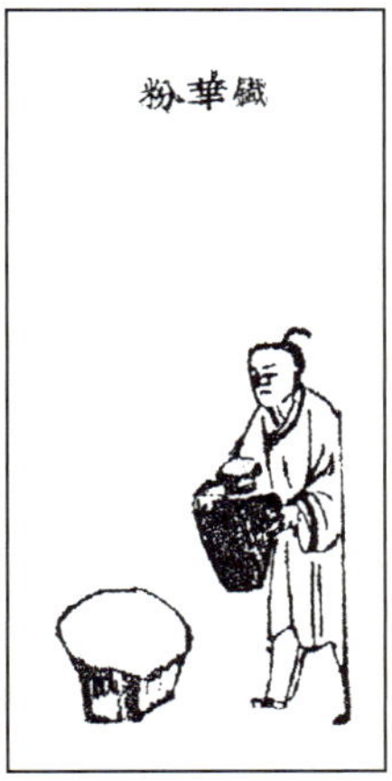

图 8-31-2　铁华粉
《太乙》

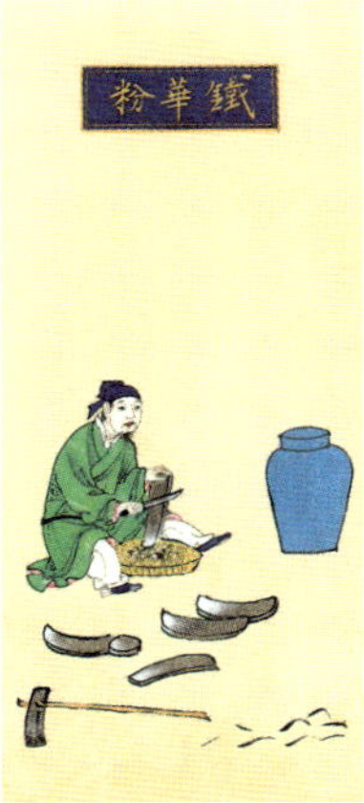

图 8-31-3　铁华粉
《雷公》

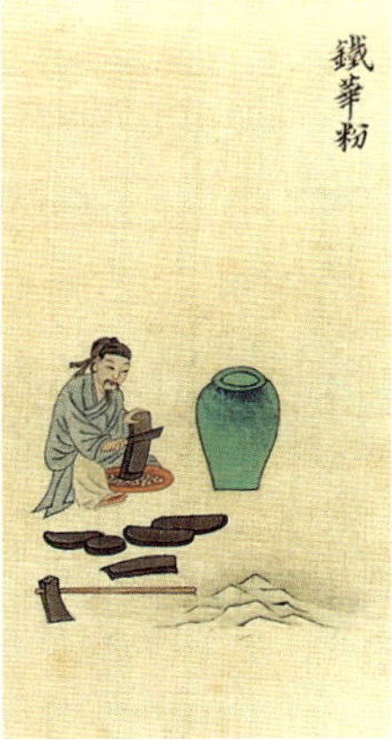

图 8-31-4　铁华粉
《图绘》

时研，淘去粗汁咸味，烘干，亦入药用。**《医宗粹言》卷四**：取铁华粉法：用钢铁作片，藏于盐、醋中，日久取出，自然生华，用刀割下为铁华粉。

【修治】**《本草品汇精要》卷四**：刮取霜，细捣，筛入乳钵，研如面，入诸药用。

【气味】酸咸，寒。《医林纂要探源》卷三。

【主治】能强志健妄，破结癥痃癖及傅竹木刺，其功优于铁粉多矣。《医宗粹言》卷四。补心宁神，平肝定惊，止怒解毒。加之酸，以收心泻肝。《医林纂要探源》卷三。

【发明】**《本草汇言》卷一二**：铁华粉，安心神，止惊悸，化痃癖癥结，推食积顽滞诸疾之药也。坚金之质，体重而降，急趋直下，少无留难，病非坚结，体非强壮能食之人，不可轻用。

【附方】**《本草品汇精要》卷四**：治心虚风邪，精神恍惚。以经使铧铁四斤，炭火烧令赤，投醋中，如此七遍，即堪打碎，如棋子大，水二斗，浸二七，食后服一小盏，愈。《别录》。

铁熬《本草拾遗》

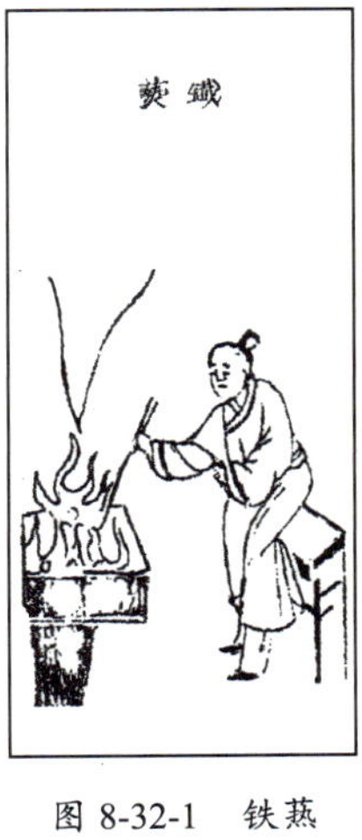

图 8-32-1　铁熬
《太乙》

【集解】**《太乙仙制本草药性大全·本草精义》卷六**：铁熬一名刀烟。以竹木熬火于刀斧上烧之，津出如漆者是也。江东人多用之以防水。枷上铁及钉有犯罪者，忽遇恩得免枷了，取弃钉等，后遇有人官累，带之除得灾。钉棺下斧声主人身努肉，可候有时专听其声，声发之时便下手速擦二七遍，已后自得消平也。产妇勿用。

【气味】味苦，气平，无毒。《太乙仙制本草药性大全·仙制药性》卷六。味苦，有毒。《本草汇言》卷一二。

【主治】主金疮毒物而伤皮肉，治蚀恶疮而根结筋。止风水不入，入水不烂。破瘰疬毒肿，手皲拆。《太乙仙制本草药性大全·仙制药性》卷六。治一切恶疮蚀，臭烂不收，及金刃伤损皮肉，或手足皲拆，或筋结瘰疬，或虫疥癣癞等疾。《本草汇言》卷一二。

【发明】**《本草汇言》卷一二**：用此须乘热未凝时，取涂之，少顷干硬，无所用也。

【附方】**《太乙仙制本草药性大全·仙制药性》卷六**：染髭发永黑。并以热未凝涂之，少当干硬。○项边瘰子。同桃核烧熏之。又云杀虫立效。

铁锈《本草拾遗》

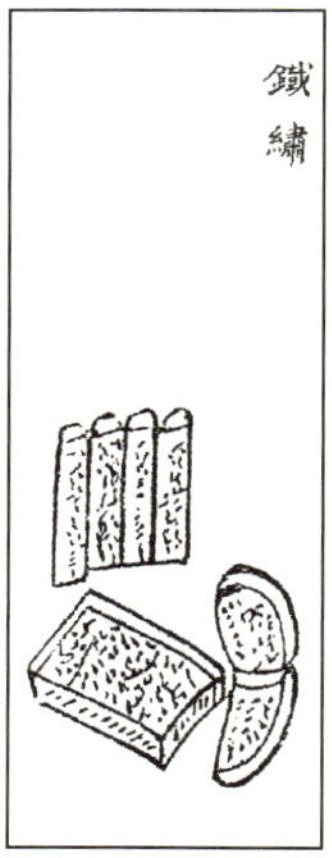

图 8-33-1 铁锈《草木典》

【气味】味辛苦，气寒，无毒。《本草汇言》卷一二。味咸，气平。入手太阴肺、足厥阴肝经。《玉楸药解》卷三。

【主治】解疔毒，消恶疮，退风癣。《本草汇言》卷一二。消肿败毒，降逆清热。重坠清降，消肿毒恶疮，疗蜘蛛、蜈蚣诸伤。《玉楸药解》卷三。补心宁神，解毒除热。○涂漆疮尤效。《医林纂要探源》卷三。口舌肿疮末蒜搽，蜈蚣伤末醋涂光。《草木便方》卷二。

【发明】**《本草经疏》卷三**：铁锈得金气之英华，其味应辛苦，气应寒。恶疮疥癣，湿热所生。蜘蛛虫咬，毒气伤血。辛苦能除湿热，寒能解热毒气，故主之也。又秘法：取露天入土者，研极细，同蟾酥、脑、麝，以金针刺入疔疮中，令至根，然后以药塞入，能拔疔根，辄效。盖疔肿未有不因肝经风热所致，此药属金，善能平木，故有如是之功。

【附方】**《本草汇言》卷一二**：治伤寒热实结胸。磨水入承气汤，服之极验。此必强实有力人方准此。《嘉祐》方。

《本草汇言》卷一二：治风癣作痒不止。先将癣疮抓破，用铁锈水涂之。

《本草求原》卷二四：治风瘙瘾疹。水涂。恶疮疥癣。油涂。拔疔根。皆肝风热也，针刺，同蟾酥、麝填入。重舌口疮。水调含。此旧铁赤衣也，露天入土者佳，刮磨用。产后阴挺不收。同冰片，研水敷。蜈蚣咬。和蒜涂。

铁线粉《本草纲目拾遗》

【集解】**《本草纲目拾遗》卷二**：铁线粉色黑，产广中，以香炷点之，有烟起如蚊子飞者真。陈廷庆云：色白者真，此乃镕铁锅中浮起白沫如枯矾者，若色黄黑者假。○铁线粉，即火炮中刮下锈粉也。粤中洋行有舶上铁丝，带来出售中土，日久起锈，用刀刮其锈，明亮如新，所刮下之锈末，名铁线粉。其色黄如香灰，带白色者，乃镕铁浮起锅中白沫捣细而成。亦名铁线粉。广中有此二种。

【主治】治癣神效。多年顽癣久不愈者，先以姜擦患处，后以粉傅之。**《本草纲目拾遗》卷二。**

【附方】**《本草纲目拾遗》卷二：**治癣。用醋调搽，忌姜椒一切发物。《百草镜》。广东剔癣粉。治癣神效。其色如沉香末，则是铁线者，乃剔癣之讹也。杨春涯《验方》。两腿阴面湿癣。以荸荠蘸铁线粉擦之立瘥。毛世洪《经验集》。

铁浆《本草拾遗》

【集解】**《药性粗评》卷四：**阳邪饮，浸铁之浆。铁浆，以器盛水，将铁浸于其中，经久色青沫出，则成矣。须用多铁浸之则易成。

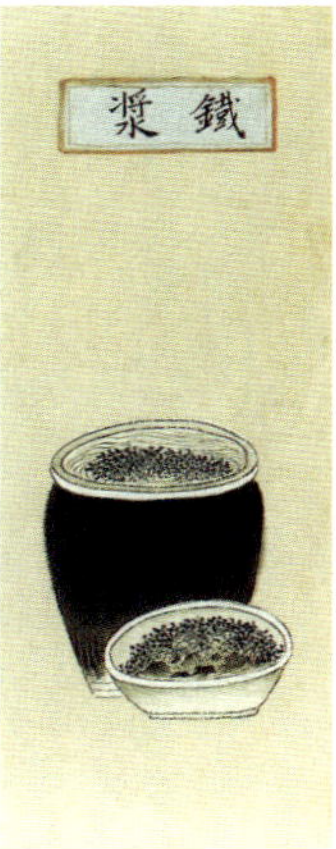

图 8-35-1　铁浆《品汇》

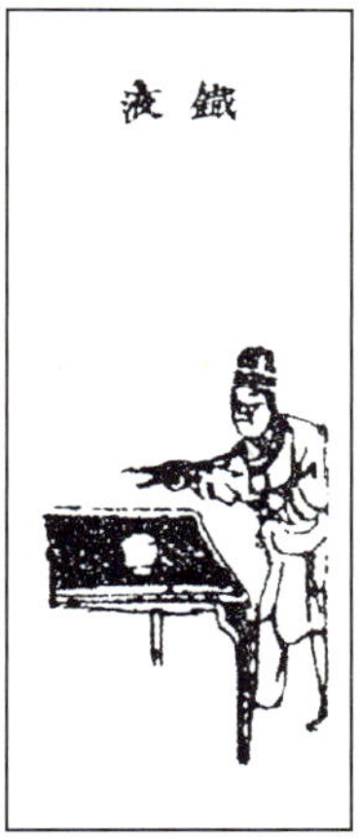

图 8-35-2　铁液《品汇》

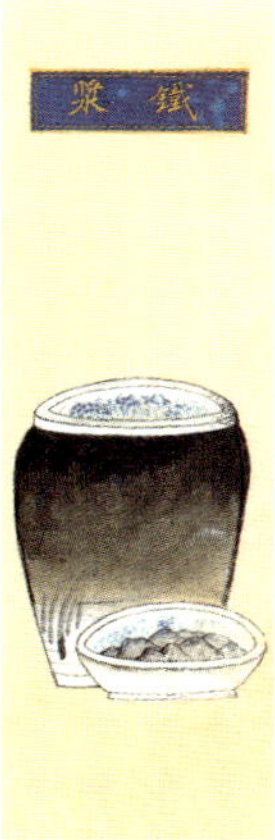

图 8-35-3　铁浆《雷公》

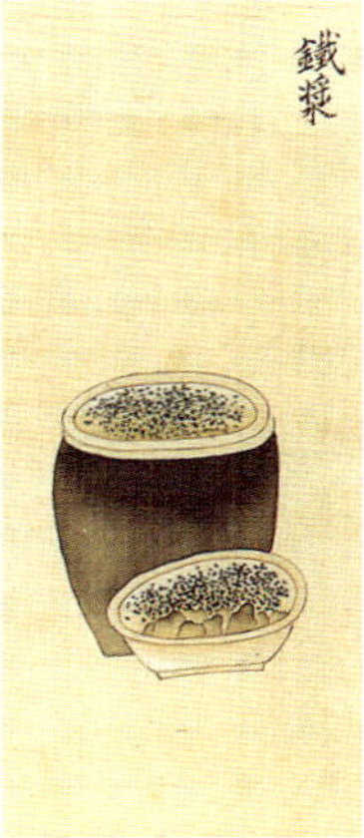

图 8-35-4　铁浆《图绘》

【气味】性平，无毒。《绍兴本草》卷一。味辛、甘，性微寒，无毒。《药性粗评》卷四。味涩，气平，无毒。《太乙仙制本草药性大全·仙制药性》卷六。味甘涩，性平，无毒，入心、肺二经。《药性解》卷一。

【主治】主治热病颠狂，神思恍惚，误食诸毒，及虎狼蛇犬诸虫恶毒。以上俱可饮其水，能退阳生阴，辟毒不入。《药性粗评》卷四。主颠痫狂乱，解诸毒入腹，蛇犬咬伤，镇心神，明眼目，堪洗膝疮，随手而愈。《药性解》卷一。

【发明】**《药性解》卷一：**铁浆即浸铁，色青，可染皂者。质本金也，宜归肺部；性本沉也，宜镇心家。明目治漆，皆由伐木之功。○铁锈可敷疮毒。亦以发在外者有散之义欤。

磁石《本经》

【释名】引针石《药性粗评》、磁君《太乙仙制本草药性大全》。

【集解】**《药性粗评》卷四**：磁石，俗名引針石，乃铁之母也。出巴蜀慈州生铁之处，以方寸许能吸针虚连三四者为佳。

【修治】**《本草发明》卷五**：制用火煅，醋淬七次，研细，水飞数次，才可服饵。

【气味】味辛咸，性寒。气薄味厚，阴中之阳。《本草品汇精要》卷三。味苦咸，无毒。一云：平，甘，温，涩，小毒。《太乙仙制本草药性大全·仙制药性》卷六。甘、涩、辛，温，气味俱厚，沉而降，阳中阴也，入足少阴，兼入足厥阴经。《本草汇》卷一八。辛，寒，微温。入肾肝二经。《顾氏医镜》卷八。味辛，微寒。入足少阴肾、手太阴肺经。《玉楸药解》卷三。

【主治】风湿周痹，大热烦满，耳聋，痈肿，鼠瘘颈核，喉痛，肾虚腰冷阴痿，小儿惊痫，生精补气，通关节，强筋骨，养肾藏，兴阳道。《药性粗评》卷四。周身湿痹，肢节中痛，补劳伤，除烦燥，消肿毒，养肾强骨，益精，耳聋目昏，止金疮血。《分部本草妙用》卷五。绵裹治耳聋，药和点目瞀。〇炼水旋饮，令人有妊。《本草新编》卷五。收敛肺肾，治耳聋目昏，喉痛颈核，筋羸骨弱，阳痿脱肛，金疮肿毒，咽铁吞针，敛肝止血。《玉楸药解》卷三。

【发明】**《绍兴本草》卷二**：磁石，《本经》主治有炼水饮之者，当从性寒，无毒。若经火煅错者，即为性温、无毒。然皆益阴强骨，当从宜而用之。其味辛、咸，但吸铁有力者佳。**《药性解》卷一**：按：磁石入肾，何也？盖以性能引铁，取其引肺金之气入肾，使子母相生尔，

图 8-36-1 慈州磁石《图经（政）》

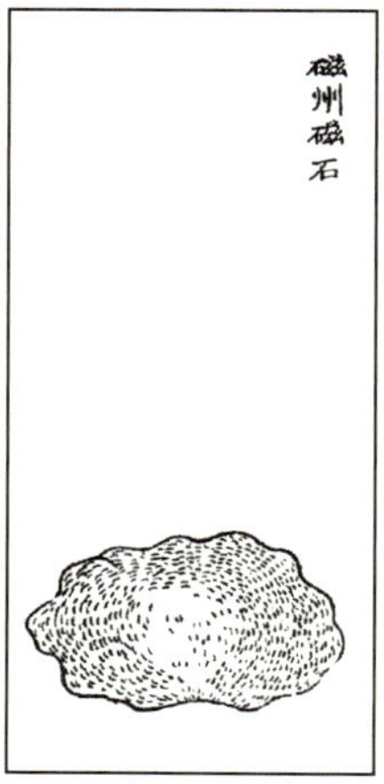

图 8-36-2 磁州磁石《图经（绍）》

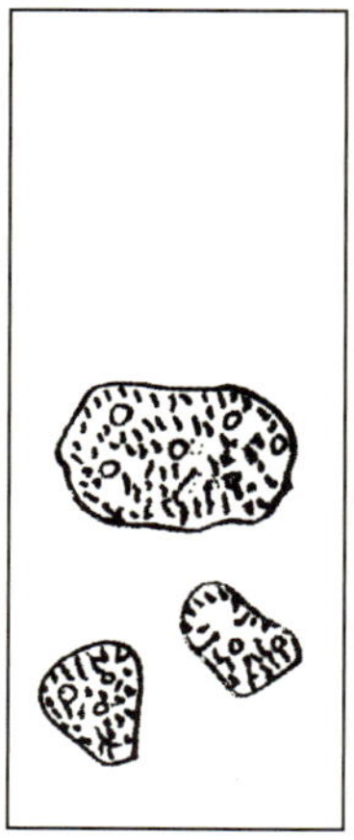

图 8-36-3 磁石《歌括》

图 8-36-4 慈州磁石《品汇》

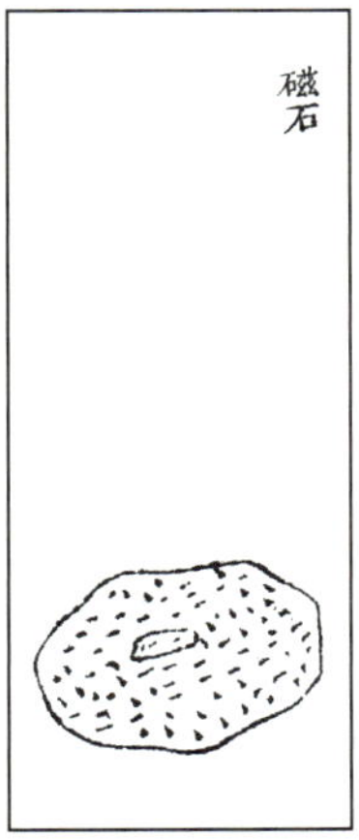

图 8-36-5 磁石《蒙筌》

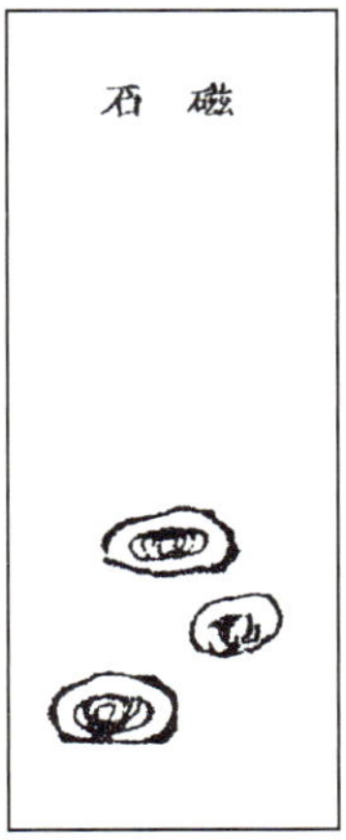

图 8-36-6 磁石《太乙》

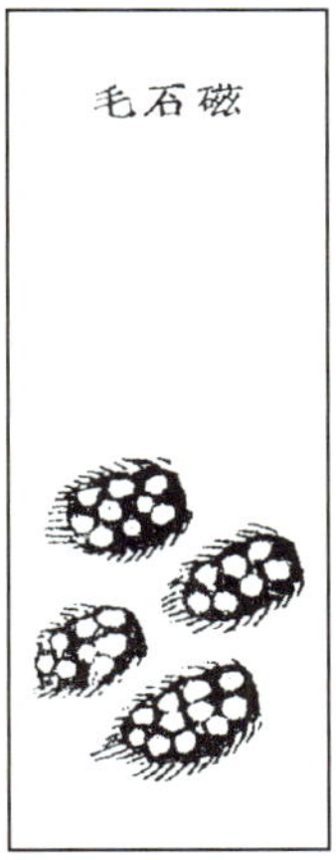

图 8-36-7 磁石毛《太乙》

图 8-36-8 磁石《雷公》

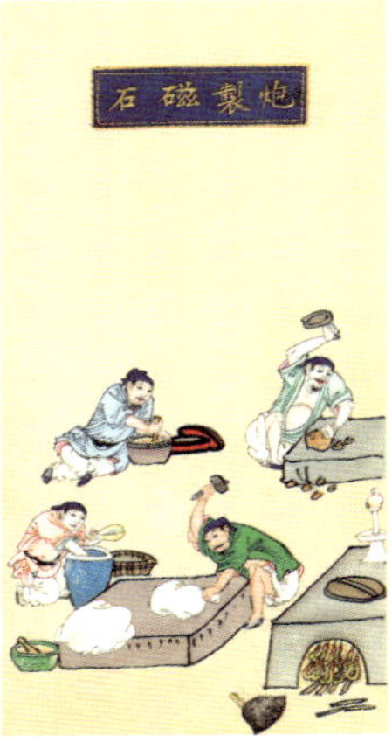

图 8-36-9 炮制磁石《雷公》

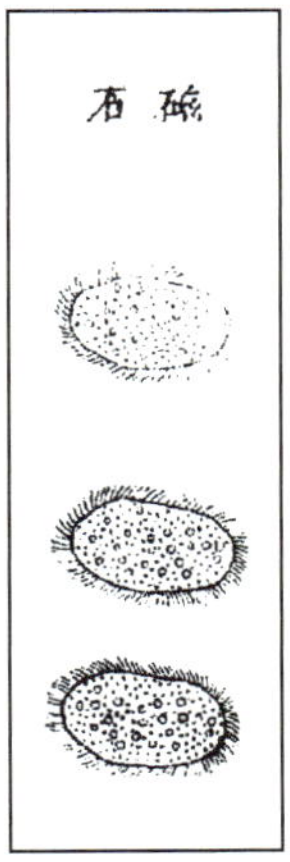

图 8-36-10 磁石《三才》

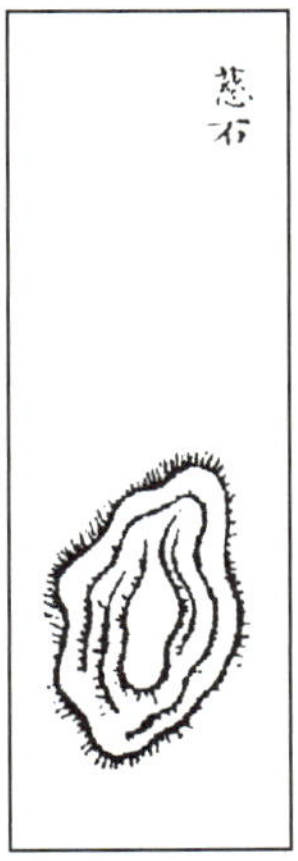

图 8-36-11 磁石《原始》

图 8-36-12 慈州磁石《草木状》

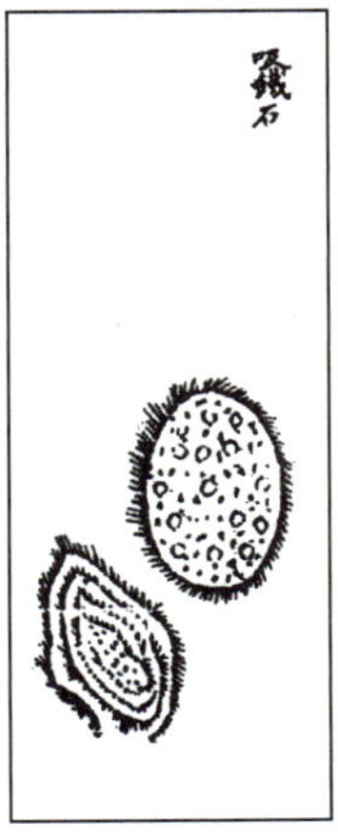

图 8-36-13 吸铁石《汇言》

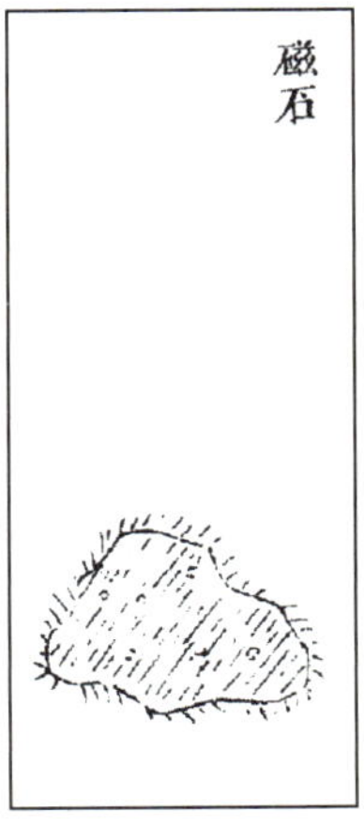

图 8-36-14 磁石《本草汇》

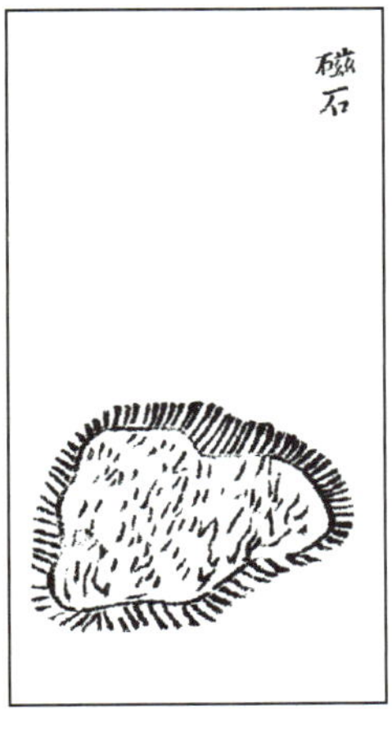

图 8-36-15 磁石《备要》

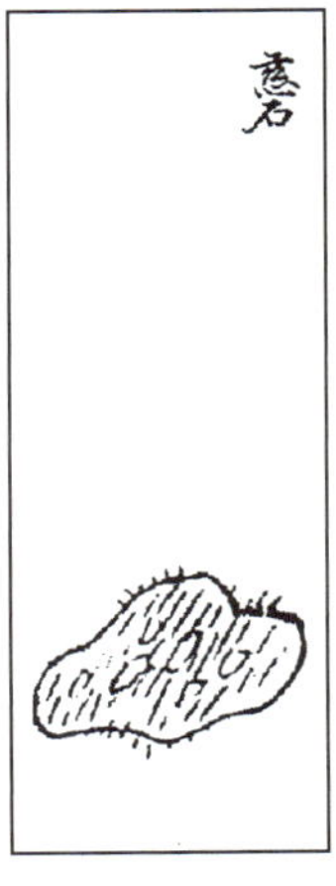

图 8-36-16 磁石《图说》

水得金而清，则相火不攻自去，故主治如右。然久服多服，必有大患，勿喜其功而忽其害也。**《本草经疏》卷四**：磁石生于有铁处，得金水之气以生。《本经》：味辛，气寒，无毒。《别录》、甄权：咸，有小毒。大明：甘、涩，平。藏器：咸，温。今详其用，应是辛咸微温之药，而甘寒非也。气味俱厚，沉而降，阳中阴也。入足少阴，兼入足厥阴经。其主周痹风湿，肢节中痛，不可持物，洗洗酸者，皆风寒湿三气所致，而风气尤胜也。风淫末疾，发于四肢，故肢节痛不能持物。风湿相搏，久则从火化，而骨节皮肤中洗洗酸也。辛能散风寒，温能通关节，故主之也。咸为水化，能润下软坚。辛能散毒，微温能通行除热，故主大热烦满及消痈肿鼠瘘。颈核喉痛者，足少阳、少阴虚火上攻所致，咸以入肾，其性镇坠而下吸，则火归元而痛自止也。夫肾为水脏，磁石色黑而法水，故能入肾养肾脏。肾主骨，故能强骨。肾藏精，故能益精。肾开窍于耳，故能疗耳聋。肾主施泄，久秘固而精气盈溢，故能令人有子。小儿惊痫，心气怯，痰热盛也，咸能润下，重可去怯，是以主之。○诸药石皆有毒，且不宜久服，独磁石性禀冲和，无猛悍之气，更有补肾益精之功，故不着简误。大都渍酒优于丸散，石性体重故尔。**《本草汇言》卷一二**：磁石，养肾藏，强骨气，《别录》益精髓，去风湿周痹，《神农》肢节酸痛之药也。薛氏宜生曰：肾为水藏，磁石色黑而法水，故能养肾而强骨益髓。镇重以象金，故能平肝而主风湿痛痹，善通肢节者也。如古方之治耳聋，明目昏，安惊痫，消鼠瘘痈肿，亦莫非肝肾虚火之为眚耳。此药色黑味咸，体重而降，有润下以制阳光之意。但诸石药俱有毒，而不宜久服。独磁石，性禀冲和，无猛悍燥烈之气，实有补肾益精，明目生子之功。用以煮酒，优于丸散，缘体重达下故尔。缪仲淳先生曰：风淫末疾，发于四肢，而肢节为之痛。磁石质属水而体类坚金，对待治之，风息而火安矣。**《药镜》卷一**：磁石养肾气，聋耳可通。填精髓，目昏可亮。盖以性能摄铁，善引肺金之气，走入肾宫，使子母相生，则相火不攻自去，故主治如右也。**《本草乘雅半偈》帙五**：始生之初，卤石产焉，久之孕而成铁。慈母，铁子也。无情化有情，理固然矣。慈之铁，互为嘘吸，无情之情，气相感召，故周痹风湿，及湿流肢节，致肢节中痛，洗洗酸消也，不能持物，此手不物；不能听声，此耳不声；并可治目不色，鼻不香，舌不味，与痈肿鼠瘘，颈核喉痛之身不触，皆以类推。总属假借，大热是因，烦满是证，慈属八石水而位于坎，对待治之，寒热温凉则逆也。**《本草述》卷五**：磁石为铁之母，孕二百年而后成铁，则其生化之气，所毕萃者金也。《别录》谓其养肾脏，强骨气。甄权云补男子肾虚风虚，且补肾虚劳，诸方率多用之。盖取肾之母气所独钟，而感召有异者，大能益肾之气，以疗虚也。方书消瘅，由肾气虚损者有肾沥散，以磁石为君，而麦冬、芎䓖为臣，其他药益气血之味，不过为佐，则可以思此石本坚贞之气，故为铁之母。其益肾气，固有迥异于他味之补肾气者矣。虚劳证方中，有磁石丸治肾瘘。是当于气分为切，即其上通于耳目之窍，而益聪明，则其用可思矣。乃方书贸贸，谓功在重可去怯，不知《本经》首言治周痹风湿，肢节中痛，不可持物，洗洗酸消者，于重之去怯者，何当也？盖惟其能益肾气，故可主治上证，以肾气固阴中之阳也。更合于甄权疗风虚者，其义益明。盖肾乃肝之化原，肾气虚而肝亦因之。风属阳也，肝之气虚，故曰风虚。

先哲张鸡峰有云，臂细无力，不能任重者，此乃肝肾气虚，风邪客滞于营卫之间，使气血不能周养四肢，故有此证。肝主项背与臂膊，肾主腰胯与脚膝，如此证者，乃肝气偏虚，宜专补肝补肾。鸡峰此说，不正与《本经》所指诸证可相发明欤。在甄权更曰：身强腰中不利，加而用之，不又与鸡峰所说相发明欤。《别录》又云：消痈肿，鼠瘘颈核。然此皆通关节之所及，而其本由于补肾虚风虚也。如止补肾虚而不补风虚，则亦不能通关节，以疗诸证矣。盖肝以肾为体，肾又以肝为用也。余年七十有三，于丁酉夏秋手臂、腰足屈伸不便，且微有痛，先分上下之经以治，而手臂不应，后如鸡峰疗治，乃得全愈，始信先哲之有确见。而余于磁石主治，以肾气为切者，亦不谬矣。虽方书用此以治周痹等证，不少概见。然《本经》与甄权所主，实根至理，岂可不表而明之乎？盖先圣后贤所取诸此者，的取其于肾中母气，确有感召之精，能通于气血之中也。如止取其重可去怯，泛然同于诸石之用也。岂不愦愦之甚哉？**《本草新编》卷五**：若误吞针入喉，急取系线服下，引上牵出其针，殊效。此物体重，乃去怯之剂也。药笼中亦不可缺，故存之。磁石能治喉痛者，以喉乃足少阳、少阴二经之虚火上冲也。磁石咸以入肾，其性镇坠而下吸，则火易归原。火归于下，而上痛自失。夫肾乃至阴，寒水之脏，磁石色黑而入水，故能益肾而坚骨，生精而开窍，闭气而固泄也。**《冯氏锦囊秘录》卷五**：诸药石皆有毒，独磁石性禀冲和，无猛悍之气。味咸色黑，更有补肾益精之功。渍酒优于丸散，石性体重故耳。辛能散结，寒能泄热，黑而法水，咸而入肾，故为软坚清热、润下补肾之用。**《本草崇原》卷中**：磁石色黑味辛性寒，盖禀金水之精气所生。周痹者，在于血脉之中，真气不能周也。磁石能启金水之精，通调血脉，故能治之。风湿肢节中痛，不可持物，洗洗酸消者。风湿之邪伤于肢节而痛，致手不能持物，足洗洗酸消不能行。酸消，犹酸削也。磁石禀阳明、太阳金水之气，散其风温，故能治之。除大热烦满及耳聋者，乃济其火，阴交于阳，亦磁石引针，下而升上之义。**《本草经解要》卷四**：其主周痹风湿，肢节中痛不可持物，洗洗酸者，盖湿流关节，痛而不可持物，湿胜筋软也。湿而兼风，风属木，木曰曲直，曲直作酸，洗洗酸痛，所以为风湿周痹也。磁石味辛入肺，金能平木，可以治风。肺司水道，可以行湿也。肾，水藏也。水不制火，浊气上逆，则大热烦满。磁石入肾，气寒壮水，质重降浊，所以主之。肾开窍于耳，肾火上升则聋，磁石气寒，可以镇火，所以主耳聋也。**《神农本草经百种录》**：主周痹风湿，肢节中痛，不可持物，洒洒酸消，味辛则散风，石性燥则除湿，其治酸痛等疾者，以其能坚筋骨中之正气，则邪气自不能侵也。除大热，寒除热。烦满重降逆。及耳聋。肾火炎上则耳聋，此能降火归肾。凡五行之中，各有五行，所谓物物一太极也。如金一行也，银色白属肺，金色赤属心，铜色黄属脾，铅色青属肝，铁色黑属肾。石也者，金土之杂气，而得金之体为多。何以验之？天文家言星者金之散气，而星陨即化为石，则石之属金无疑。而石之中亦分五金焉，磁石乃石中铁之精也，故与铁同气，而能相吸，铁属肾，故磁石亦补肾。肾主骨，故磁石坚筋壮骨；肾属冬令，主收藏，故磁石能收敛正气，以拒邪气。知此理，则凡药皆可类推矣。**《医林纂要探源》卷三**：润肾燥，补命门，泻肾邪，镇精髓。色黑体沉，下入于肾。肾苦过坚则燥，辛以润之，则精益生。

肾主闭藏，有不当藏而藏者，泻之则浊热去，故能填实精髓，治骨节酸痛，羸弱周痹，且能聪明耳目。耳为肾窍，目为肝窍，目之精水，亦肾水也。知白守黑，魄与形亲，而技巧出焉。白，肺金也。黑，肾水也。魄藏于肺，形则肾也，此石能引铁，石体镇重，铁自来附，金水相依，则是精魄不离，肾精不劳而能作强，技巧以出，此所以能聪明视听，且祛劳热，止烦躁也。○《千金方》有磁朱丸，用以明目，磁石毓肾精，丹砂镇心神，精神交足，则目明矣。**《本草求真》卷二：**磁石补肾水镇虚怯。磁石专入肾。即俗石，磁为铁母。磁石二百年孕而成铁。故见铁即能以引，是以有磁之说也。磁石味辛而咸，微寒无毒，得冲和之气，能入肾镇阴，使阴气龙火不得上升，故《千金》磁朱丸用此以治耳鸣嘈嘈。耳属肾窍。肾虚瞳神散大。瞳人属肾。谓有磁以镇养真精，使神水不得外移。朱砂入心镇养心血，使邪火不得上侵耳目，肾受荫矣。且磁入肾，肾主骨，磁味辛，辛主散，磁味咸，咸软坚，磁质重，重镇怯，故凡周痹风湿而见肢体酸痛，惊痫肿核，误吞针铁，金疮血出者，亦何莫不用此以为调治。吞针系线服下，引上即出。昔徐之才《十剂篇》云：重可去怯，磁石、铁粉之属是也。故怯则气浮，宜重剂以镇之。**《罗氏会约医镜》卷一八：**性禀中和，诸石药皆有毒。无猛悍之气。补肾益精，色黑味咸。镇心，除惊痫重镇怯，明耳目，耳为肾窍，肾足则瞳人不散大。骨节劲，腰膝健俱主肾。误吞铁物服末。生于有铁之处，得金水之气，色黑能吸铁者真。其体重。若渍酒，优于丸散。**《本草求原》卷二五：**性可吸铁，能引肺金之气归肾以益精，坠炎上之火以定志。治周痹风湿，骨节酸痛，腰背脚弱，肾气虚，不能周于营卫，则湿内着，而肝之虚风亦动。《研经言》卷三：磁石治周痹解人皆知磁石之益肾气也，而《本经》独主周痹。痹为风寒湿三气杂至之病，未必皆由肾虚，《经》意何所指乎。盖尝历考方书，乃知磁石能吸通一切拥塞之气，涂于外则从外吸内，如入升药提毒，纳喉中引针是也。以彼例此，治痹之义灼然矣，经隧中为风寒湿所阻而成痹，亦系拥塞为病，故须此以吸通之。第古方中依《经》直用者绝少，而绎周义为流之理，则凡拥塞之处，无非痹气所流之处，故用之者，不必规规于《经》文，而自合《经》旨，且因此益知益肾气之故焉。心肺主呼，肝肾主吸，能吸之物，与喜吸之症，其气相协，虚者得吸以实之，谓为益肾也固宜，特不比泛泛益肾如山药、地黄辈耳。临证者审诸，每见上下俱虚之人，咳喘吐血，医用磁石，渐至肺萎，延成死症，实由吸伤上焦之误，而医者无一悟及，可慨也夫。案仲景书不及此药者，仲景为伤寒设法，原书不别出《金匮》，《金匮》亦论伤寒之杂病也，寒邪从外入内，不可再服磁石，使之从内吸外，故不及也。**《分部本草妙用》卷五：**按：磁石性能引铁，取肺金之气入肾，使母来生子，水得金而清，相火不攻自化，故为肾家妙药。而主治如右，即耳聋目昏，亦肾水枯竭，故用之以滋肾。铁石之药，但未可多服。

【附方】**《本草品汇精要》卷三：**治金疮肠出者。合滑石末，米饮调，服之瘥。

《药性粗评》卷四：衰阳不起。凡年老无子，觉阳衰不利者，用磁石真者二两，硫黄一两，俱如法制过，小茴香一两，盐水炒过，俱研为末。又以黄柏皮半斤许，削去皮，剉，煎浓水，去渣，炼成膏，将药末丸如梧子大，每服空心，温酒送下十丸或十五丸，二三日其阳自复，入室自当有子。丁肿初生。速取磁石研末，用酽醋调涂疮上，立差。指南针法：以磁石一块，用针数茎养之，次日针体便轻，能浮水面，指南而立，然常偏东丙方，须横穿灯心一寸许，浮之便南，亦微微偏丙，不尽午也，岂丙为大火，金气所伏而然与。〇小儿误吞针。用枣核大，磨令光，钻作窍丝穿，令含，针自出。〇误吞钱。以石枣核许大一块，含之立出。

《本草发明》卷五：去目翳。和药点眼。

《本草汇言》卷一二：治老人虚损。肾气衰微，兼风湿腰肢痹痛。用磁石二两，朱砂一两，二味制法同前。大怀熟地四两，酒煮捣膏，淮山药、山萸肉、茯苓各三两，牡丹皮一两五钱，泽泻一两盐水炒。俱研为末，和熟地膏，再加炼蜜少许和匀，拌入磁石、朱砂末研匀，为丸梧子大。每早晚各食前服五十丸，米汤下。治证同前。〇治小儿惊痫暴发。用磁石制法如前，研细末五钱，胆星、天竹黄、僵蚕、红曲各一两，俱研细末，总和一处，竹沥一碗煎滚，和为丸如弹子大。每服一丸，薄荷汤化下。〇治痈疽冷毒，并鼠瘘瘰疬。用磁石制法如前，为极细末。疮破者，干掺少许；干硬者，用磁石三钱，配红曲末一两，蜜醋调涂。《方脉正宗》。

《本草述》卷五：阳事不起。磁石五升，研，清酒渍二七日，每服三合，日三夜一。方书有磁石丸治精虚极，愚谓用之当碎之，以酒煮良久，尝之，酒有石味，将酒拌诸药，晒干，再拌再晒，如此数次，务令石味入诸药中，和透，更以此酒搜和诸药为丸，庶几得之。

《本草求原》卷二五：耳聋。研末，水浸去赤汁，绵包。同猪腰、盐豉煮食。又同炒山甲末，绵包塞之，口含生铁。若偏聋则塞病耳，以铁入不病耳中。瞳神散大及内障。同朱砂、神曲糊丸。盖磁石镇肾，则神水不外移；朱砂养心血，则邪火不上侵；神曲消化五谷，则精易成；重以镇之，则散大疾，收肾虚。外翳者。合羌活胜湿汤加减。阳萎。研酒清下。惊痫。炼水饮，益精镇怯之功。子宫疼痛不收。酒浸煅，米糊丸，滑石汤下；次早又同铁粉、归身末米饮下，两相间服。脱肛。醋煅饮下，并面糊调，贴囟门。敷刀伤。止血止痛，金疮肠出，酒煎铁精润肠，以滑石同研饮服。误吞针铁。取小粒钻孔，线穿吞曳之。疔肿。醋和敷。痈肿鼠瘘。同银花、黄丹、香油熬膏贴，肾气充则关节通也。一法：布铁于患处，外用磁石频吸之。除烦祛热，藏气谓其微温不寒，亦以其兼益肾气耳。

玄石《别录》

【集解】**《绍兴本草》卷二：**玄石与磁石，主治一也，但其色黑而不能吸铁为异尔。**《本草品汇精要》卷三：**苏恭以为铁液也，是磁石中无孔光泽纯黑者。其功劣于磁石，又不能悬针者，即玄石也。今北蕃以磁作礼物，其块多光泽。又吸铁无力，疑是此石。医方罕用耳。

【主治】主大人小儿惊痫，女子绝孕，小腹冷痛，少精身重，服之令人有子。

图 8-37-1　玄石《图经（政）》

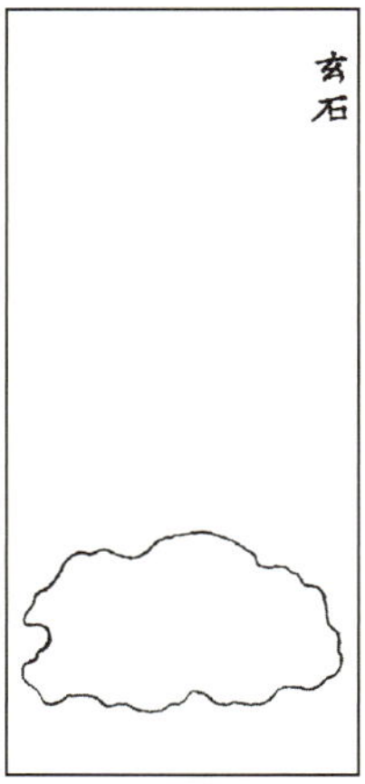

图 8-37-2　玄石《图经（绍）》

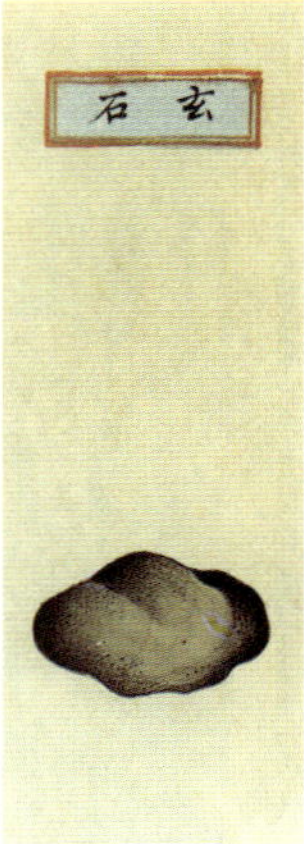

图 8-37-3　玄石《品汇》

图 8-37-4　玄石《太乙》

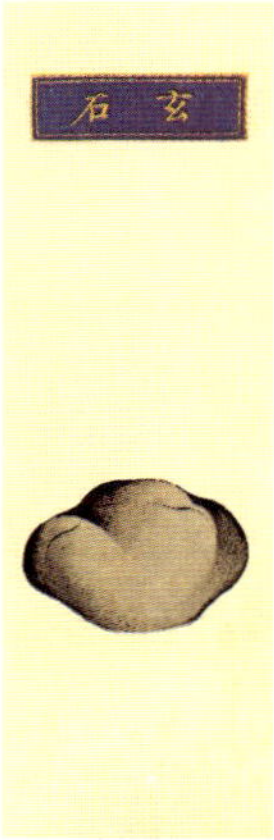

8-37-5　玄石《雷公》

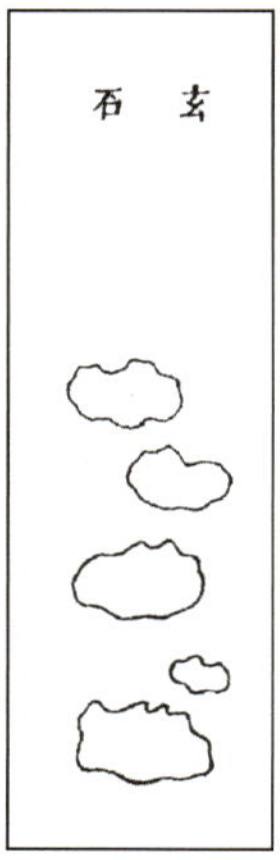

8-37-6　玄石《三才》

8-37-7　玄石《备要》

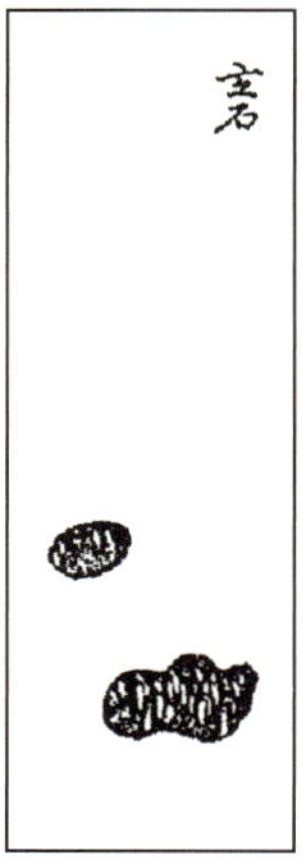

8-37-8　玄石《图说》

《图经本草药性总论》卷上。

【发明】**《太乙仙制本草药性大全・本草精义》卷六**：《衍义》云，指南针，用磁石磨针锋则能指南，然常偏东，不全南也。其法取新纩中独缕，以半芥子许蜡缀于针腰，无风处垂之，则针常指南，然常偏丙位，盖丙为大火庚辛，金受其制，故如是，物理相感尔。

自然铜《开宝本草》

【集解】**《绍兴本草》卷一**：虽出产土地不一，取铜色明净者佳，色青者不堪。**《本草品汇精要》卷六**：〔《图经》曰〕今信州出一种，如乱铜丝状，云在铜矿中，山气熏蒸自然流出，亦若生银，如老翁须之类，入药最好；火山军者，颗块如铜而坚重如石，医家谓之鍮石，用之力薄。

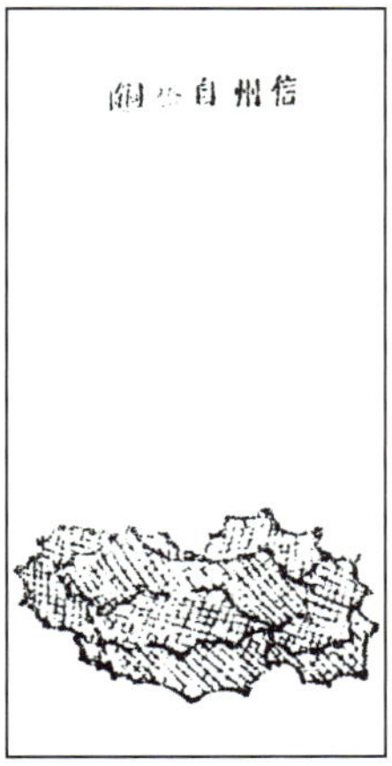

图 8-38-1　信州自然铜《图经（政）》

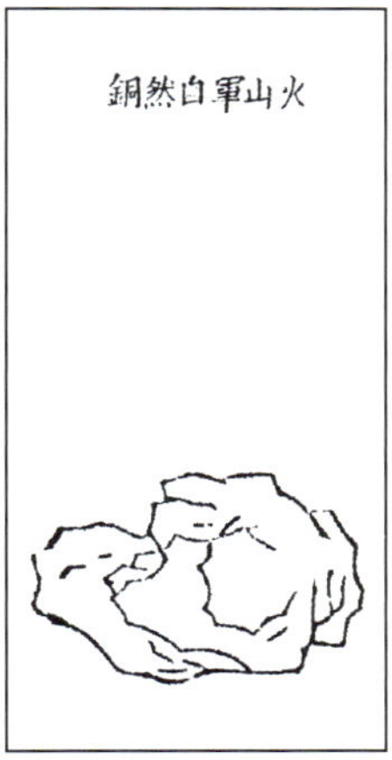

图 8-38-2　火山军自然铜《图经（政）》

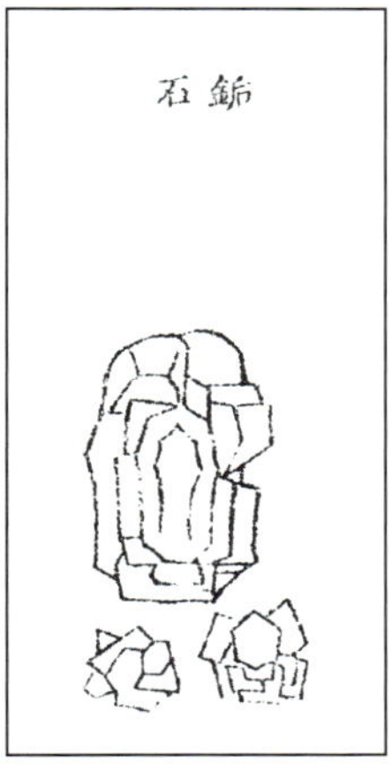

图 8-38-3　鉐石《图经（政）》

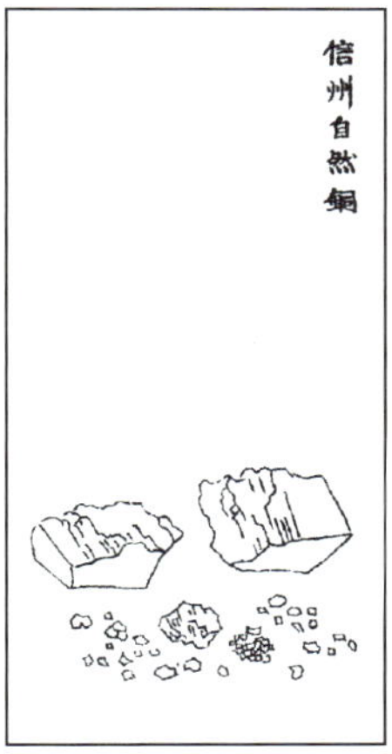

图 8-38-4　信州自然铜《图经（绍）》

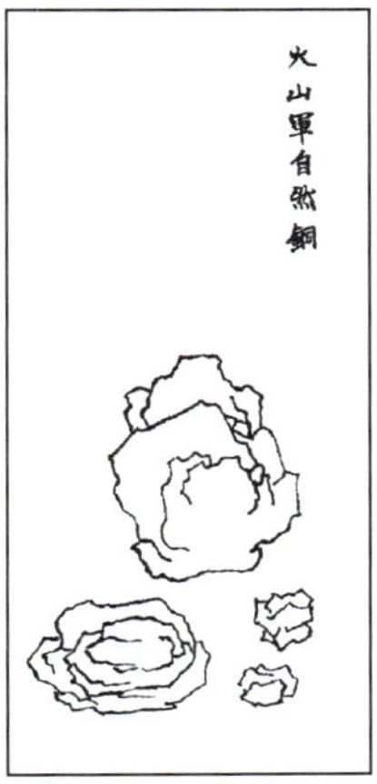

图 8-38-5　火山军自然铜《图经（绍）》

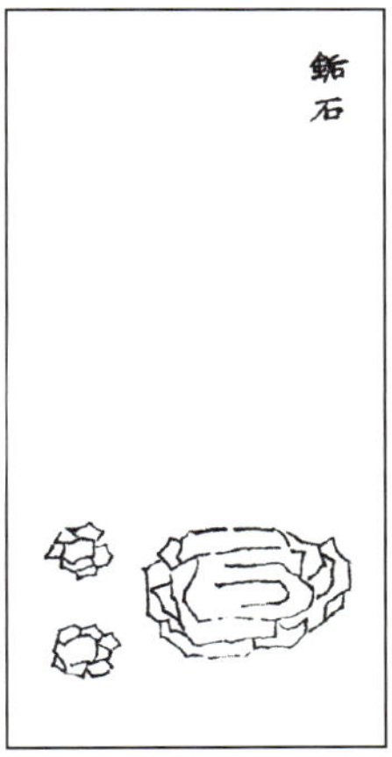

图 8-38-6　鉐石《图经（绍）》

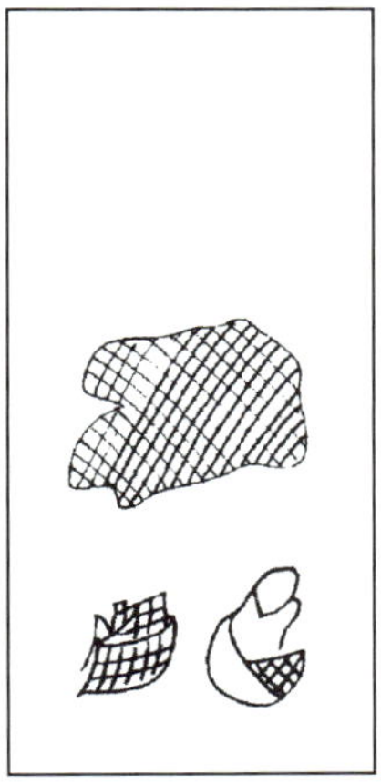

图 8-38-7　自然铜《歌括》

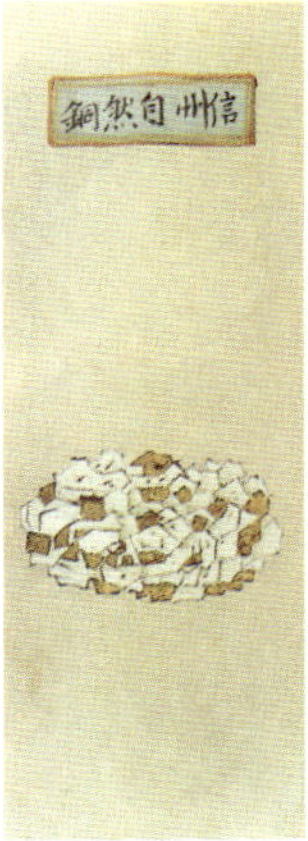

图 8-38-8　信州自然铜《品汇》

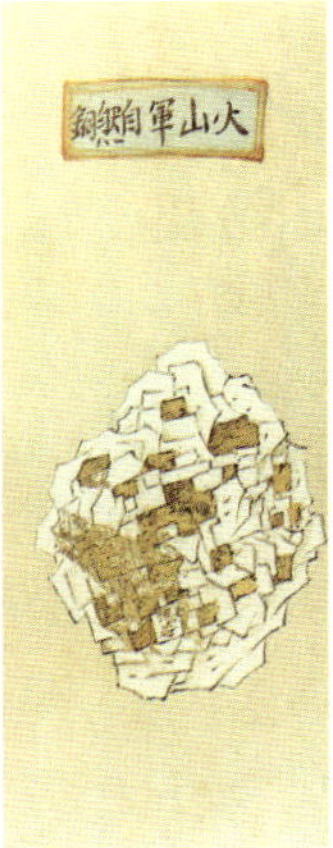

图 8-38-9　火山军自然铜《品汇》

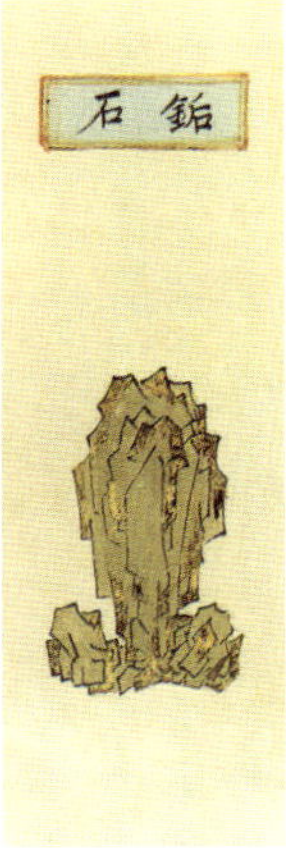

图 8-38-10　鉐石《品汇》

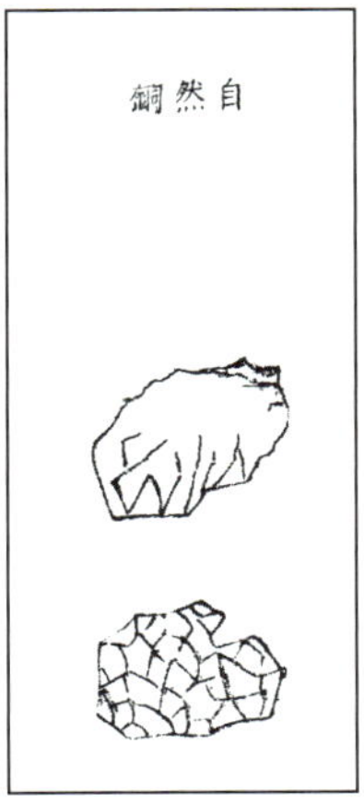

图 8-38-11　自然铜《蒙筌》

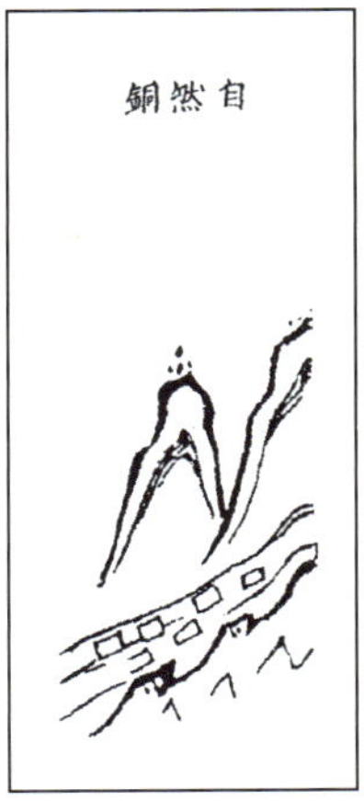

图 8-38-12　自然铜《太乙》

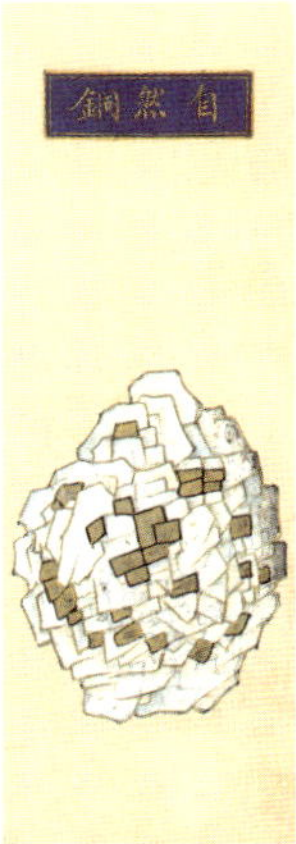

图 8-38-13　自然铜《雷公》

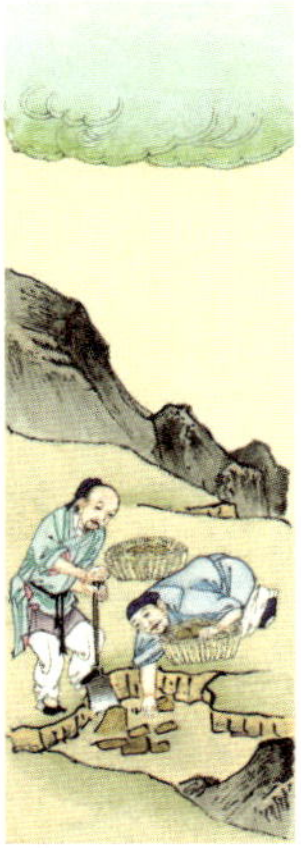

图 8-38-14　炮制自然铜《雷公》-1

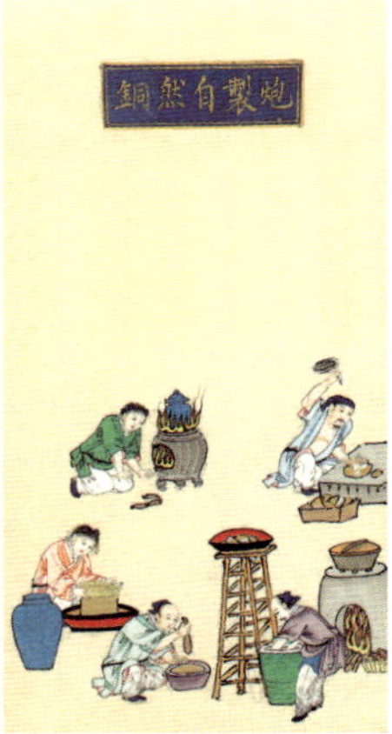

图 8-38-15　炮制自然铜《雷公》-2

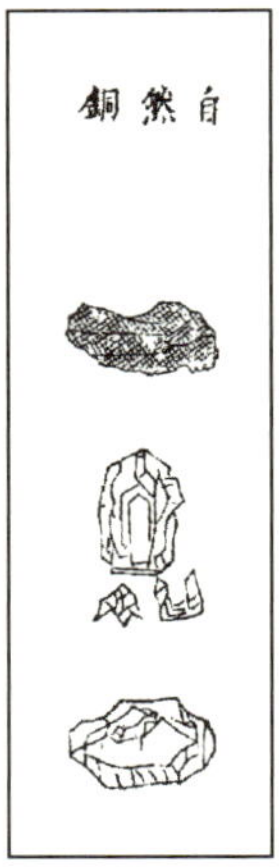

图 8-38-16　自然铜《三才》

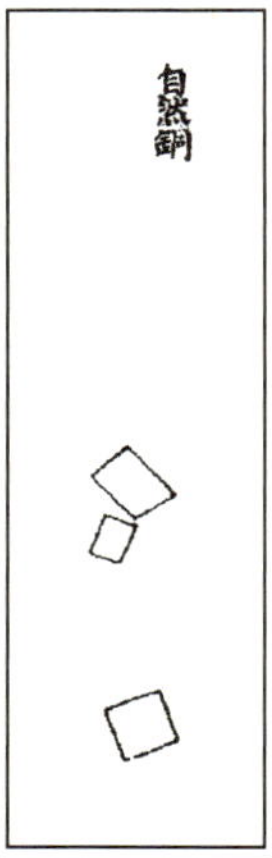

图 8-38-17　自然铜《原始》

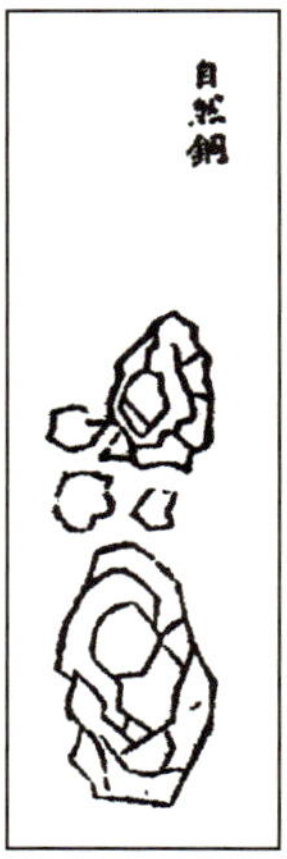

图 8-38-18　自然铜《汇言》

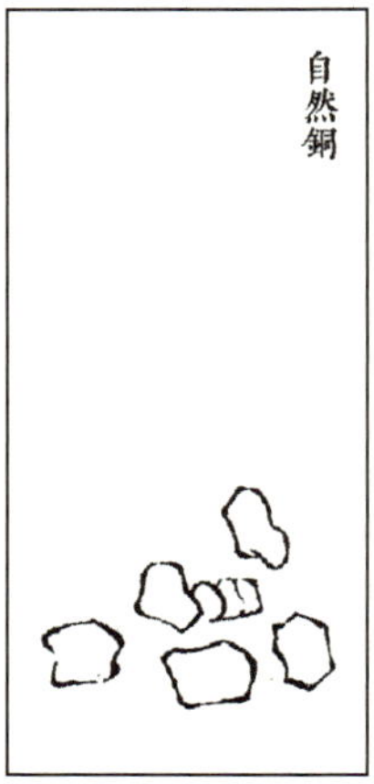

图 8-38-19　自然铜《本草汇》

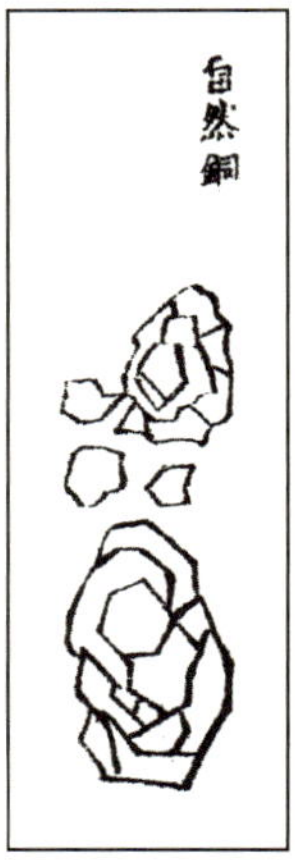

图 8-38-20　自然铜《备要》

今南方医者说自然铜有两三体：一体大如麻黍，或多方解，累累相缀，至如斗大者，色煌煌明烂如黄金、鍮石，最上；一体成块大小不定，亦光明而赤；一体如姜铁屎之类，又有如不冶而成者，形大小不定，皆出铜坑中，击之易碎，有黄赤，有青黑者，炼之乃成铜。据如此说，虽分析颇精而未见似乱丝者。又云今市人多以鉐石为自然铜，烧之皆成青焰，如硫黄者是也。此亦有二三种：一种有壳，如禹余粮，击破，其中光明如鉴，色黄类石也；一种青黄而有墙壁，或文如束针；一种碎理如抟砂者，皆光明如铜，色多青白而赤少者，烧之皆成烟焰，顷刻都尽。今医家多误以此为自然铜，市中所货往往是此。自然铜用多须锻，此乃畏火，不必形色，只此可辩也。**《药性要略大全》卷八：**出铜处有之。其形大小方圆不定，黄色似铜，实石也。不从矿石气结炼，自然而生，故以为名。凡用火煅入药。出信州铅山县银场铜坑中，似马屁勃，色紫重，味涩。今宣州云门山一种，生于土中。一番大雨，洗出一番。其形极方正，色黑如漆，光莹照日。人以为自然铜，市者亦多是此。〇凡入药，切勿误用方金牙。若误饵之，吐杀人。

【正误】**《绍兴本草》卷一**：雷公说，石髓铅即自然铜也，与方金牙真相似，若误饵之，吐煞人。窃详《本草》金牙与自然铜形色全不相类，然金牙《本经》味咸，无毒，亦不见有吐人之说。雷公之论似无考据。

【修治】**《绍兴本草》卷一**：凡入方，须当火锻醋淬，研令极细用之。**《景岳全书》卷四九**：宜研细水飞用，或以酒磨服。**《得配本草》卷一**：火煅，醋淬七次，研末，甘草水飞过用。

【气味】味辛，平，性凉。《景岳全书》卷四九。味辛、苦，涩。《本草汇》卷一八。

【主治】主跌扑折伤筋骨。以此散血止痛，接骨续筋。《本草汇言》卷一二。排脓止疼痛，亦镇心神，安惊悸。《景岳全书》卷四九。癥瘕积聚，破血消瘿，宁心定悸。《玉楸药解》卷三。

【发明】**《本草发明》卷五**：世以自然铜为接骨妙药，未之审耳。盖跌损之疾，要惟补气血，活血温经，养脾为本。苟不明此理，惟期速效，壮者犹可，倘老弱及素有火病人，服此新出火者，其金火二毒相煽，又加香热之药，虽幸获功，然燥散之祸，惨于刀剑，火毒辄发，内攻藏府，可不慎之。《本草》主折伤，散血止痛，破积聚。又云续筋骨，排脓消瘀血是也。但经火煅，而云性冷，吾不信也。愚意其主折伤者，必有死血瘀滞经络筋骨间。煅过，以酒调服而消散之，制剂亦要顾人虚实，须以活血养血药佐之，不可专用过用方妙耳。**《本草经疏》卷五**：同乳香、没药、虫、五铢古钱、麻皮灰、血竭、胎骨作丸，煎当归、地黄、续断、牛膝、牡丹皮、红花浓汤送下，治跌扑损伤，或金刃伤骨断筋，皆效。**《景岳全书》卷四九**：然性多燥烈，虽其接骨之功不可泯，而绝无滋补之益，故用不可多，亦不可专任也。**《本草述》卷四**：自然铜非火煅不可。丹溪虑其为毒不浅者，盖谓诸损药必热，能生气血以接骨也。更用此金火相煽者，其燥热愈甚耳。且不止此也，先哲云：凡刀斧跌磕，闪朒脱臼者，初然不可便用自然铜，久后方可用之，折骨者宜便用之。若不折骨，不碎骨，则不可用。修合诸损药，皆要去之。又云：凡损伤，妙在补气血，不宜求速效。多用自然铜，致成痼疾。若然，是兹物能续筋骨，乃其所长，若非骨折骨碎，尚不须此，即宜用而辄早，犹以贻患则焉。能不致慎哉？余见痛风证古方时用之，讵知非骨之折且碎也，奚为用之，况有内风，是则燥热甚矣。至于多伪鲜真，不如不用之为愈也。何以曰脱臼，盖上下骨之相合处，有臼有杵，脱臼者，离其窠臼也。自然铜能续骨，如投之早，所脱臼之骨未归其窠，而先续之，则终身不能屈伸如意，故曰成痼疾也。**《本草求真》卷八**：自然铜散血瘀，接骨止痛。自然铜专入骨。因何用能接骨，盖缘骨被折伤，则血瘀而作痛，得此辛以散瘀破气，则痛止而伤自和也，而骨安有不接乎？且性秉坚刚，于骨颇类，故能入骨而接，是以有合乳香、没药、䗪虫、五铢古钱、麻皮灰、血竭、胎骨作丸，煎当归、地黄、续断、牛膝、丹皮、红花，浓汤送下。以治跌扑损伤最效。但中病即已，不可过服，以致真气走泄耳。

【附方】**《药性粗评》卷四**：凡被打扑折伤，其骨已损者。用煅过自然铜，同没药各半钱，为末，以温酒调，顿服，仍以手摩痛处，不日而愈。

金精石《本草纲目拾遗》

【集解】**《本草纲目拾遗》卷二**：出永春州双髻山等处，其石似铁磺而松，色如黄金。《本草纲目》金星石集解后，引刘河间《宣明方》点眼药中用金精石，时珍疑以为即金星石，盖未见《续志》也。

【主治】去翳明目，入眼科用。《本草纲目拾遗》卷二。

代赭石《本经》

【集解】**《绍兴本草》卷二**：取色如铁色朱砂，形坚实而有浮沤下者佳，故俗谓之丁头代赭。**《神农本经会通》卷六**：《衍义》曰：代赭，方士炉火中多用。丁头光泽坚实，赤紫色者佳。

【气味】味苦、甘，性寒，泄缓。《本草品汇精要》卷五。一云味甘，气平，无毒。干姜为使。入少阳三焦及厥阴肝脏。《太乙仙制本草药性大全·仙制药性》卷六。气寒，味苦、甘，无毒。入手少阴三焦及厥阴肝经。《本草发明》卷五。

【主治】辟邪除鬼疰，养人血气疗疳惊。女能堕孕攻崩漏，男则强精治脱精。○能堕胎，而可攻崩漏。《神农本经会通》卷六。疗小儿疳疾泻痢惊痫，并尿血遗溺不禁。却贼风蛊毒，杀鬼疰魅精。阴痿不起能扶，惊气入腹可愈。《太乙仙制本草药性大全·仙制药性》卷六。治金疮，生肌长肉。《景岳全书》卷四九。泻心泄热，镇逆安惊。《医林纂要探源》卷三。平肝降火，治血分，去瘀生新，消肿化痰，治五淋崩带，安产堕胎。《本草再新》卷八。

【发明】**《本草经疏》卷五**：代赭石禀土中之阴气以生。《本经》味苦，气寒，《别录》加甘，无毒。气薄味厚，阴也，降也。入手少阴、足厥阴经。少阴为君主之官，虚则气怯而百邪易入，或鬼疰邪气，或精物恶鬼，或惊气入腹所自来矣。得镇重之性，则心君泰定而幽暗破，邪无从着矣。其主五脏血脉中热，血痹，血瘀，贼风，及女子赤沃漏下，带下百病，皆肝心二经血热所致。甘寒能凉血，故主如上诸证也。甘寒又能解毒，故主蛊毒，腹中毒也。《经》曰：壮火食气，少火生气。火气太盛则阴痿反不能起，苦寒泄有余之火，所以能起阴痿也。重而下坠，故又主产难胞不出及堕胎也。**《本草汇言》卷一二**：陶九江曰：此药得土中纯正之气，体重色赤，故能去蛊毒而杀鬼邪、定惊痫也。味涩气温，故能禁赤沃漏下，血痢肠风，遗精遗溺也。乃肝与心包络二经血分之剂，故所主用，皆二经血分之病也。成氏张仲景治伤寒发汗，若吐若下，外解后心下痞硬，

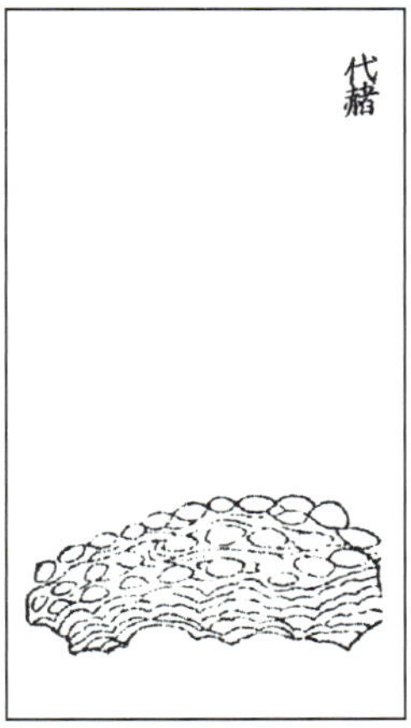

图 8-40-1　代赭《图经（政）》

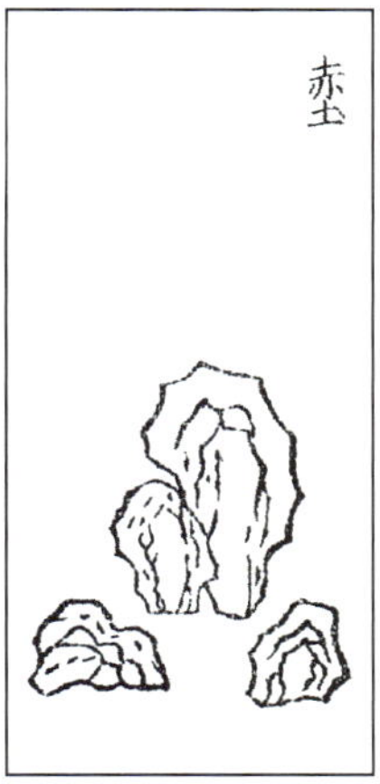

图 8-40-2　赤土《图经（政）》

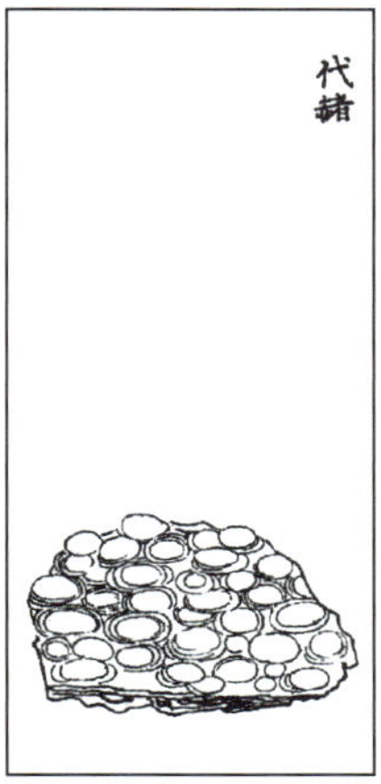

图 8-40-3　代赭《图经（绍）》

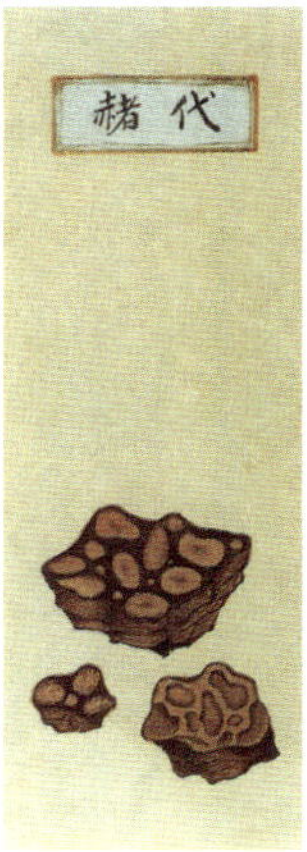

图 8-40-4　代赭《品汇》

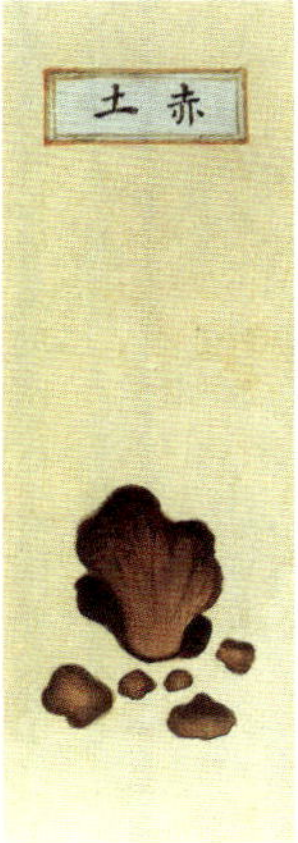

图 8-40-5　赤土《品汇》

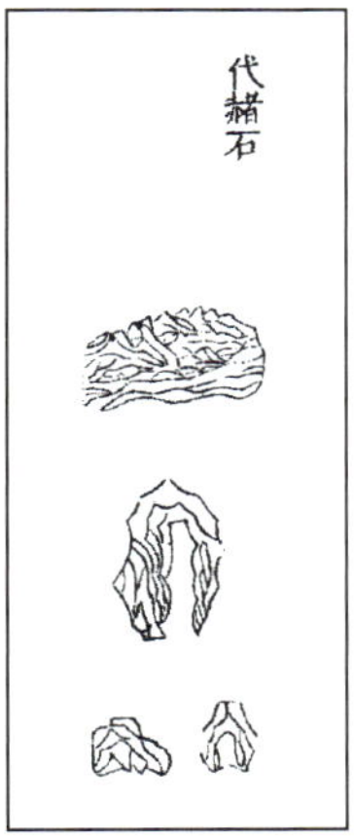

图 8-40-6　代赭石《蒙筌》

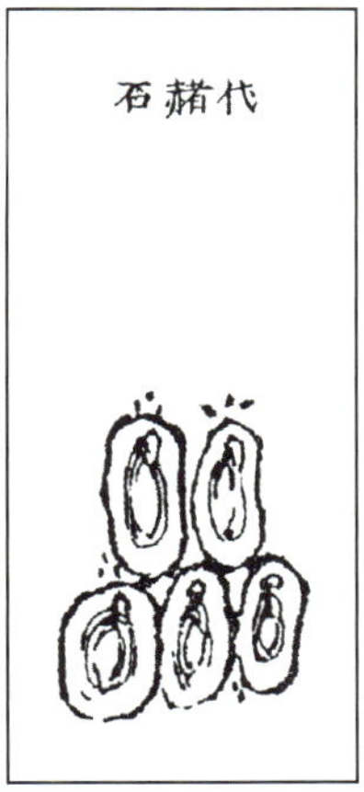

图 8-40-7　代赭石《太乙》

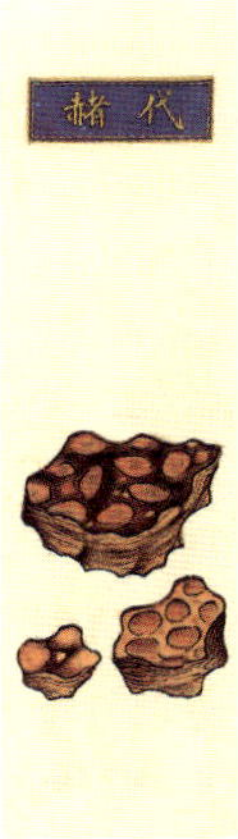

图 8-40-8　代赭《雷公》

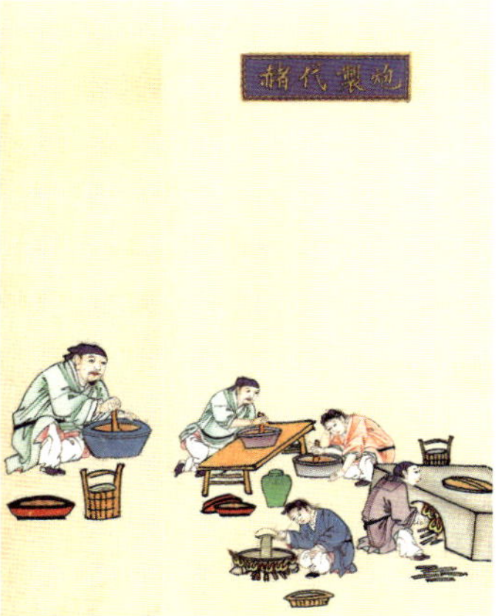

图 8-40-9　炮制代赭《雷公》

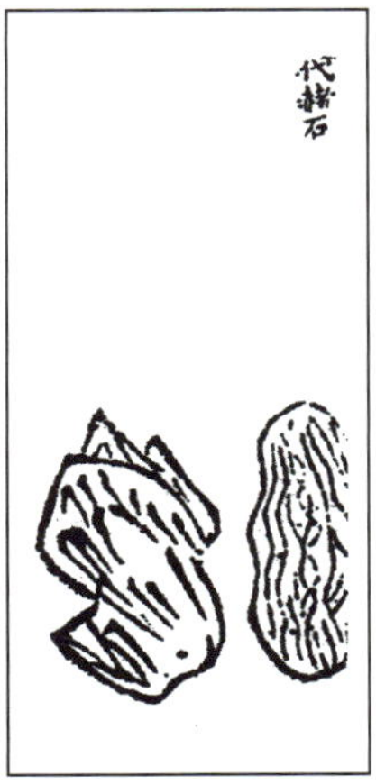

图 8-40-10　代赭石《汇言》

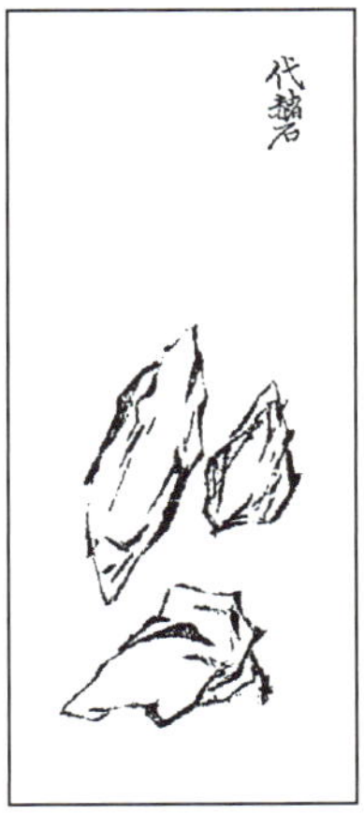

图 8-40-11　代赭石《图说》

气满噫嘻，嗳不除者，固因痞硬，亦属焦脘窒遏，失于宣发故也。以旋覆代赭汤主之，亦推此意耳。**《本草乘雅半偈》帙六：**帅气卫外，左右二十有四，而营队居中，设无血师，谁主司命乎。先人云：去浮赤，夺其先声；烹白蜡，培其根本；肝与血，大获保任矣。参曰：《灵枢》称卫气为帅气。隐居称大赭为血师，则大赭当为营气之司命矣。《经》云：命曰营气，以奉生身，莫贵乎此。先人云：鬼疰三证，大为生气之害，然必伏匿阴血中，乃肆毒恶。赭色丹青，承宣君相火，为血师保任，仍令就规矩，会尺寸，以合五十营，奉身生气如尝，营血安堵如故矣。**《本草述》卷五：**愚按：赭石之用，先哲概以为重可去怯，在《圣济经》曰：怯则气浮重剂所以镇之。怯者，亦惊也。若然，是盖本于元气之虚，故仲景治伤寒或汗吐下后，心下硬痞，噫气不除证，主以旋覆赭石汤也。未审何以怯亦云惊？而后来治小儿惊痫者，又何以用此味，乃责之肝，如时珍所云哉？曰：肝由阴而升阳者也。升而不能合于天气之阳，则病于风，故《本经》主治首言鬼疰贼风。所云鬼疰，又精物恶鬼等语，皆元气虚怯之幻象耳。所以仲景处方，于补益中而入此味，令佐补益以镇虚怯，则肝之惊风自平，固非先责于肝也。然亦何以能如是乎？曰：管子有云，山上有赭，其下有铁，故一名铁朱。是则赭石乃金气之化也。金属天气而色化赤则从火，是金火合德，以畅卫而达营，即木之所以得媾于金，而风平者，不仅仅如铁锈之以金制木也。若然，是固气分之剂矣，又何以能效血分之功欤？曰：阳中之太阳，心也，而生血却即在此。心肺合而气盛，气盛而血生，俾清中之浊，入胃至脾，而肝乃得司其藏血之职，安得谓能清镇气化者，而不能为血化之地欤？故病见于气者，本于益气以及血。若病见于血，则亦未有不因于气化者也。如女子崩漏之镇宫丸，带下之卷柏丸，入兹味于群剂中，岂无谓哉？其义可类推也。或曰小儿惊痫，固知病及风木矣。而女子崩带，亦专属风木之病欤。曰风木之脏，即是血脏，血之不获宁谧者，多本脏风木摇之耳。此味以镇浮而平风，则血不溢，是固然之化机也。但此味先气而及血，故方书于疗血证者用之，亦鲜唯女子崩漏时及之，以女子之血有余，而气之病于不足，以为血患者多也。明于此，则知所以用赭石矣。抑时珍辈胥专以为血分药，今不知何所取证，而谓先气及血也。曰：不观之养气丹，前用五石，后入诸药，而赭石与焉。其所云主治者曰：诸虚百损，真阳不固，上实下虚，气不升降，或喘或促，一切体弱气虚之人，如所云是非气分药乎？且又曰：并妇人血海冷惫诸证，是非由气而及血之证欤。况《外丹本草》所说，固已为阳石矣。希雍曰：下部虚寒者不宜用，阳虚阴痿者忌之。**《本草详节》卷九：**代赭石，甘寒能凉血，故主诸血症。重以镇虚逆，故主惊气诸症。《经》曰：壮火食气，少火生气，人知阳虚阴痿，不知火气太盛，如诸物见火则软，亦能令阴痿不起。苦寒泄有余之火，而阴起矣。仲景治伤寒汗吐下后，心下痞硬，噫气不除，亦取其重镇耳。**《本草新编》卷五：**经曰：怯者，惊也。怯则气浮，重剂以镇之，代赭之重，以镇虚逆也。孕妇忌服，恐堕胎元。此物有旋转乾坤之力，药笼中以备急用，断难轻置。代赭石虽能旋转逆气，然非旋覆花助之，亦不能成功，二味必并用为佳。或问：代赭石体重以定逆，何以能转逆耶？曰：代赭石非能转逆，旋覆花实能转逆耳。然则转逆用旋覆花足矣，何以又用代赭石乎？不知旋覆花虽能止逆，而不能定逆。用旋覆花以转逆，复用代赭石以定之，则所转之气，不再变为逆也。**《顾氏医镜》卷八：**止反胃，治呃逆。哮病能除，疝气可理。俱调末服，皆取其重而下坠，能镇逆气也。起男子阴痿，壮火食气，火气太盛，则阴反痿，苦寒能泄有余之火故也。小儿惊痫。痫症发则窜视搐搦，吐舌嚼唇，其声如畜，因惊骇所致。此药真坠，入肝与心包二经，故主之。虚寒者勿用。阳虚阴痿者，惊痫因风邪者，均忌之。下坠堕胎，孕妇亦忌。**《本草经解要》卷四：**代赭石气寒，禀天冬寒之水气，入足少阴肾经。味苦无毒，得地南方之火味，入手少阴心经。气味俱降，阴也。天地者，阴阳之体。水火者，阴阳之用也。肾为坎水，代赭气寒益肾，则肾水中一阳上升。心为离火，代赭味苦益心，则心火中一阴下降。水升火降，阴阳互藏其宅，而天地位矣。故鬼疰邪气，精魅恶鬼，贼风毒邪，不能相干。即或有邪，亦必祛逐也。寒可清热，苦可泄邪，所以又主蛊毒及腹中邪毒也。肾主二便，心主血，血热则赤沃漏下。苦寒清心，心肾相交，所以主女子赤沃漏下也。**《医林纂要探源》卷三：**色兼赤白，微黄微紫，有如人肌肉，而赤为多，入心泻热，入肺泄逆，入肝平相火，入脾去湿，气味轻而浮上，形体重而降下，能定惊痫，下痞逆，治噎隔，上治吐衄，下治崩带，中安胚胎，又能催生。外傅金疮，能长肌肉，石药中良品也。**《神农本草经读》卷四：**代赭石气寒入肾，味苦无毒入心。肾为坎水，代赭气寒益肾，则肾水中一阳上升。心为离火，代赭味苦益心，则心火中一阴下降。水升火降，阴阳互藏其宅，而天地位矣。故鬼疰，贼风，精魅恶鬼，以及蛊毒、腹中邪毒，皆可主之。肾主二便，心主血，血热则赤沃漏下，苦寒清心，心肾相交，所以主女子赤沃漏下。仲景旋覆代赭汤用之极少。后人昧其理而重用之，且赖之以镇纳诸气，皆荒《经》之过也。**《药性诗解》：**代赭石性本甘寒沉阴，功专入肝理血。因其色赤，复入心胞血分，以除血热而治吐衄，崩带、难产、翻胃等患。皆其重镇沉降之力也。故仲景有代赭旋覆汤，治心下痞硬、噫气。**《本草崇原集说》卷下：**《经读》仲景代赭旋覆花汤，代赭石用之极少，后人昧其理而重用之，且赖之以镇纳诸气，皆荒《经》之过也。

【附方】**《药性粗评》卷四：**肠风。凡患肠风痔漏，不拘久近，以赭石一两，米醋一升，火烧赭石通红，入醋中淬，累烧累淬，以醋尽为度，研细，每用一大钱，滚白汤调下，神效。瘾疹。凡患风疹，疼痒不可忍者，赭石不计多少，研细，每服空心温酒调下一钱，一二次，妙。

《太乙仙制本草药性大全·仙制药性》卷六：肠风。用一两，米醋一升，以火烧血师通赤，淬入醋中，以淬竭为度，捣罗如面，用汤调下一大钱即差，如神矣！血师即代赭也。〇风疼痒不可忍。不计多少，研碎，空心温酒调下二钱。太乙曰：凡使，勿计多少，用腊水细研尽，重重飞过，水面上有赤色如薄云者去之，然后用细茶脚汤煮之一伏时了，取出又研一万匝方入用。净铁铛一口，着火得铛热底赤，即下白蜡一两于铛底，逡巡间便投新汲水冲之于中，沸一二十度了，如此放冷，取出使之。

《本草汇言》卷一二：治慢脾风。因泻后吊眼成慢惊，用代赭石，火烧研细，每服五分，冬瓜仁煎汤调下。《本草发明》。〇治肠风血痢久不愈。以代赭石二两，火烧醋淬二次，以柿饼一个煮烂，捣为丸梧子大，每早服二钱，白汤下。《方脉正宗》。〇治遗精白浊，及老人小儿遗溺，或女人赤白带漏。用代赭石二两，牡蛎一两，俱火烧，研极细末，山茱萸肉、茯苓、山药各三两，泽泻一两，俱盐水炒，怀生地四两，切片，炒。俱研为末，炼蜜丸，梧子大，每早服三钱，白汤下。《方脉正宗》。

玄黄石《本草拾遗》

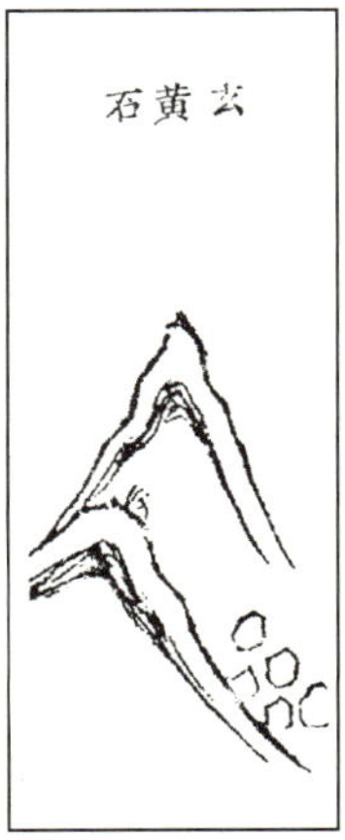

图 8-41-1 玄黄石《太乙》

【集解】**《太乙仙制本草药性大全·本草精义》卷六**：玄黄石出淄州北海山谷土石中，如赤土、代赭之类。又有一名零陵，极细，研服如代赭。土人用以当朱，呼为赤石。恐是代赭之类也。

【气味】味甘，气平、温，无毒。《太乙仙制本草药性大全·仙制药性》卷六。

【主治】主惊恐身热如神，祛邪气镇心奇效。久服令人眼明，又能悦泽颜色。《太乙仙制本草药性大全·仙制药性》卷六。

诸铁器《本草拾遗》

铁杵

【附方】**《太乙仙制本草药性大全·仙制药性》卷六**：胎衣不出，烧铁杵、铁钱令赤，投酒饮之。

铁秤锤

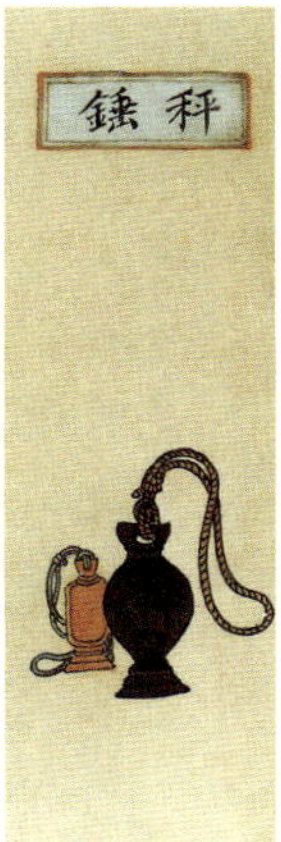

图 8-42-1 秤锤《品汇》

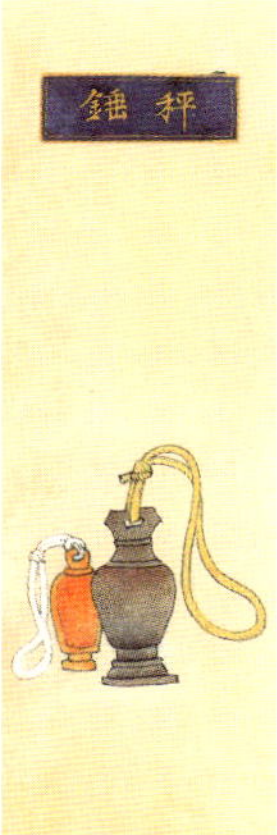

图 8-42-2 秤锤《雷公》

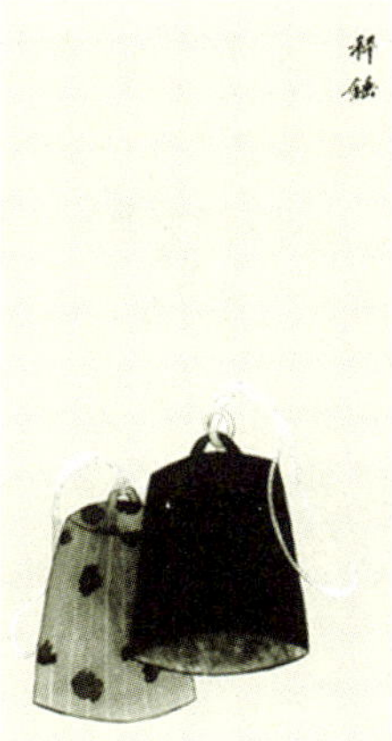

图 8-42-3 秤锤《草木状》

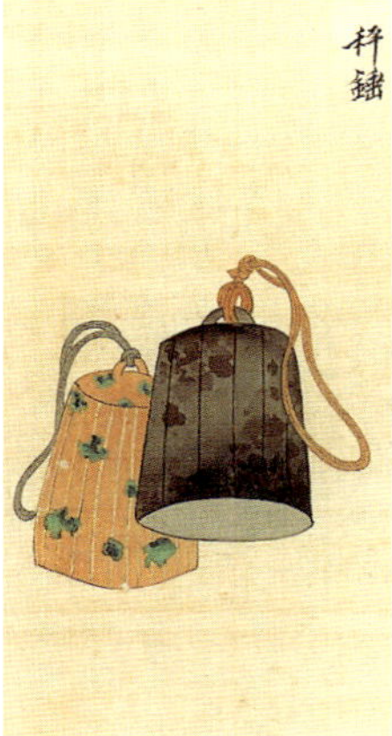

图 8-42-4 秤锤《图绘》

【发明】**《本草品汇精要》卷四**：谨按：孟子曰：权然后知轻重。盖权，秤锤也。有铜者，有铁者，虽皆熔冶以成之，然性质既殊，功效亦异，用以治病，当择而施之。用古者佳。

【附方】**《药性会元》卷下**：又产后金疮血晕，并诸病晕眩者，用铁秤锤烧红，以米醋淬沃之，使触气于鼻中，愈。

《本草求原》卷二四：治喉肿，烧红淬水；治咽痛、咽生瘜肉、舌肿，先嚼菖蒲，淬醋饮之。阴癣、顽疮，淬米泔熏洗后敷杀虫凉血药。草木药多忌铁，而补肾药尤忌。肝竭则盗肾气。

铁刀

【主治】铁刀刃治蛇咬。地浆磨服。《得配本草》卷一。

车辖

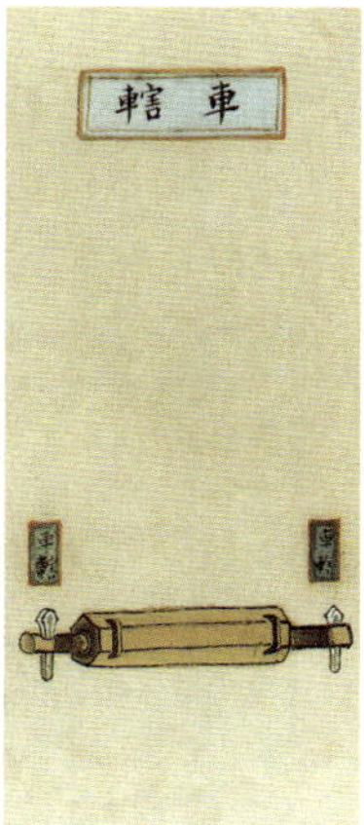

图 8-42-5　车辖《品汇》

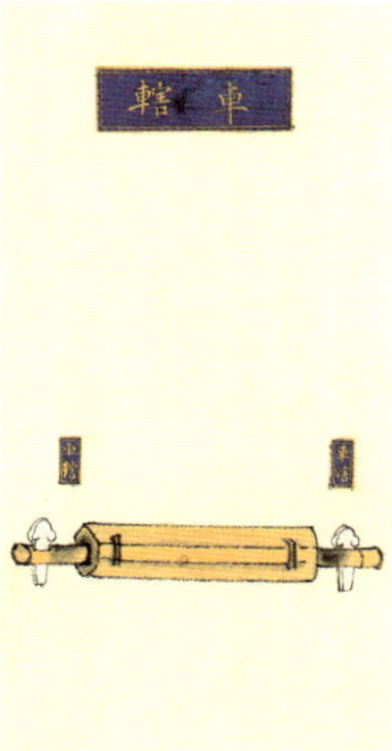

图 8-42-6　车辖《雷公》

图 8-42-7　车辖《草木状》

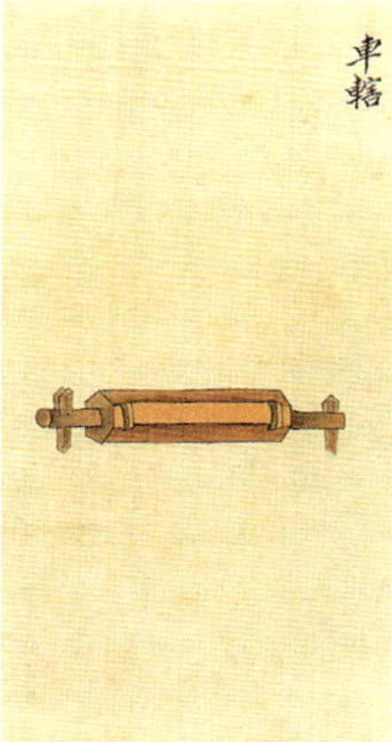

图 8-42-8　车辖《图绘》

【发明】**《本草品汇精要》卷四**：谨按：辖与牵同，即轴头金也。以脂膏涂之，使其滑泽，设之而后行，不驾则脱之。《诗》所谓：载脂载牵，还车言迈，遄臻于卫。实取回旋至速之义。今疗喉痹用之，以其铁体镇重，而所禀之捷速尔。**《绍兴本草》卷一**：车辖，乃辖车轮铁也。据《本经》治喉痹及喉中热塞，酒淬饮汁，盖通利之意。在喉痹热塞，用酒治之，似乎非宜。今当以烧赤，内水中饮之，庶使主治无相违，其无毒者是矣，然方家亦稀用之。

马衔

【集解】**《本草品汇精要》卷四**：《图经》曰：马衔，即马勒口铁也，处处有之。古旧铤者堪作医家针用。谨按：铁体坚重，其性镇坠，故有治痫之功。马乃行地无疆，则顺而健矣。夫欲驰者，必藉勒以先之，故用催生，亦取其健顺之义尔。

图 8-42-9　马衔《品汇》

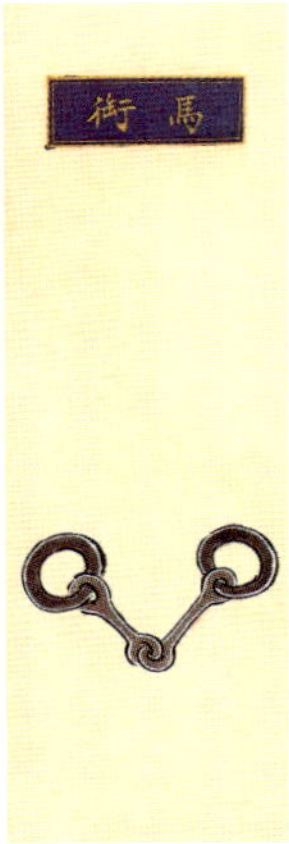

图 8-42-10　马衔《雷公》

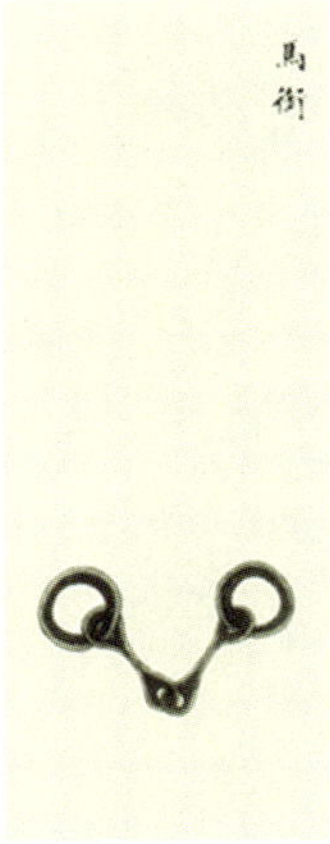

图 8-42-11　马衔《草木状》

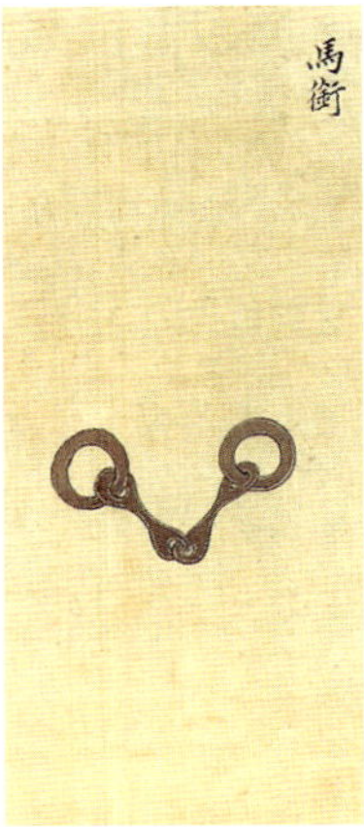

图 8-42-12　马衔《图绘》

【修治】**《本草品汇精要》卷四：**煮汁用。

【气味】味微咸，性平。《本草品汇精要》卷四。味辛，无毒。《药性会元》卷下。

【附方】**《本草品汇精要》卷四：**走马喉痹，喉中深肿连颊，壮热吐气数者。用马衔一具，水三大盏，煎取一盏半，分为三服。《别录》。

霹雳砧《本草拾遗》

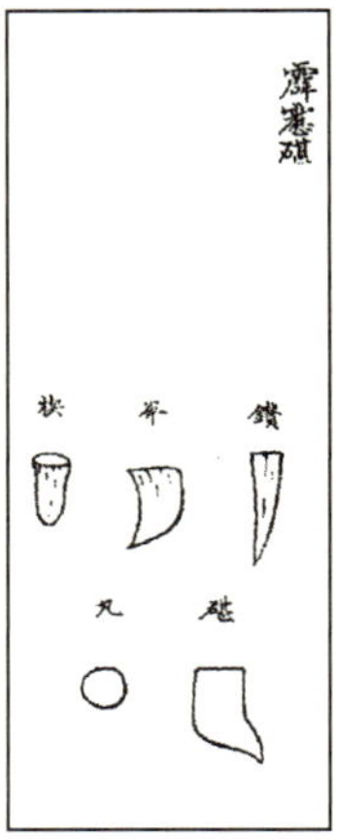

图 8-43-1　霹雳砧《图说》

【气味】温，无毒。《本经逢原》卷一。

【主治】治小儿惊痫，磨汁服之。作枕辟恶梦不祥，镇邪疟。刮屑杀瘵虫，下蛊毒。置箱箧不生蛀虫。佩之安神，治惊邪之疾。《本经逢原》卷一。

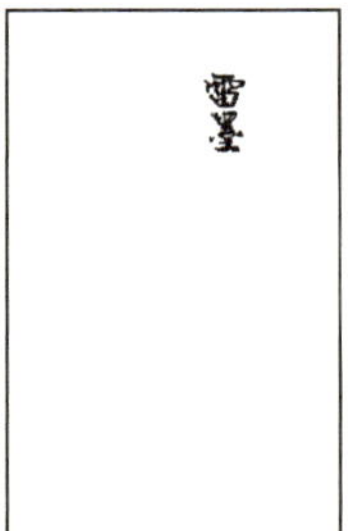

图 8-44-1　雷墨《图说》

雷墨《本草纲目》

【主治】主小儿惊痫、邪魅诸病，以桃符汤磨服即安。《本草品汇精要续集》卷一。

水银《本经》

【集解】**《药性要略大全》卷八：**铅见即化为水；入汞而黑，不能分其体矣。畏磁石。水银之壳为天硫青，黑翠色，假火而成，亦能辟邪气。此皆丹炉中所需之正要药物也。**《太乙仙制本草药性大全·本草精义》卷六：**取法：用磁罐二个，掘地成坑，深阔量可容二罐，先埋一罐于坎，四围用土筑稳实，内盛水满，仍一罐入朱砂半满，上加敲碎瓦粒，剪铁线髻如月圆样一块，闭塞罐口，闭覆下罐之上，务令两口相对，弦缝盐泥封固，以热炭火先文后武，煅炼一炷香久，其砂尽出，水银流于下罐水内，复起上罐，检出皮壳，入新朱砂，固济再煅，每好砂一两常煅出七八钱，低者仅五六钱而已。盛以葫芦，免其走失。畏磁石。**《外科正宗》卷三**：升白灵药法第一百五十五。水银二两，用铅一两化开，投入水银听用。火硝二两，绿矾二两，明矾二两，共研为末，投入锅内，化开炒干，同水银研细，入泥护阳城罐内，上用铁盏盖之，兜以铁梁，梁之两端用烧熟软铁在线下扎紧，用紫土盐泥如法固口，留出盏面，烘令十分干燥，架三钉上，砌百眼炉围之，先加底火二寸点香一枝，中火点香一枝，顶火点香一枝，预用小罐安滚汤在傍，以笔蘸汤，搽擦盏内，常湿勿干，候三香已毕去火，罐待次日取起，开出药来，如粉凝结盏底，刮下收藏听用。凡疮久不收口，用此研细，糁上少许，其口易完，即寻常收敛药中用之，功亦甚捷。**《本草乘雅半偈》帙六**：取得此品，合香草煎制，便成白金，为丹家至宝。世用熟澒烧炼，经数十百世，曾未成丹者，以熟澒气去形存，名曰阴符，又曰死尸，徒消年岁，终不可得也。一种草澒，法用细叶马齿苋，先以槐木捶熟，向日东作架，暴二三日，经久更善，乃烧灰存性，置瓦瓮中，封固瓮口，埋土内四十九日，则澒成矣。每苋百斤，可得澒三两，或十两。胡演《丹药秘诀》云：取朱砂澒法，用瓷瓶盛朱砂，不拘多寡，以纸封瓶口，香草汤煮一伏时，先于地上掘一土坑，置一铁盘于坑内，次以瓷瓶倒覆盘内，遂用盐泥封固近盘瓶口，更筑实以土，露瓶下节之半于土上，围以栗炭，煅二炷香，火息气冷，澒自流溢盘中矣。每朱砂末一斤，可得澒十两。旧坑明透好砂，可得澒十五两。**《本草通玄》卷下**：水银从石中迸出者，为石汞。从丹砂中出者，为朱里汞，即丹砂中液也。

【气味】味辛，气寒，大毒。《本草汇》卷一八。大寒，至毒。《玉楸药解》卷三。

【主治】主瘰疬，杀疮疥癣虫，及鼻上酒齄，风疮燥痒。《本草集要》卷五。消化五金除疥虱，妇人难产用催生。《神农本经会通》卷六。杀皮肤中虱，消金银之毒。下妇人之死胎，损男子之阴气。《本草汇》卷一八。治疥癣痔瘘，杨梅恶疮，灭白癜粉疱。但可涂搽，不可服饵。《玉楸药解》卷三。

【发明】**《绍兴本草》卷二**：性为至毒，不可妄用，其伤人甚速。《日华子》云无毒者，明乃无字之误。方皆以他药制炼用之，当从《药性论》有大毒是矣。**《图经本草药性总论》卷上**：镀金烧粉，人多患风，或大段使作，须饮酒并肥猪肉，及服铁浆，可御其毒。畏磁石。**《医说》卷九**：服水银。侍其傅服水银，久之发痒，爬搔成赤疹，水银随爪出，细如粟颗。建炎中帅杭已昏不任事，既罢疾，革未属纩诸姬，皆散不禁，可为世戒《泊宅编》。**《医说》卷一〇**：医方并云：人有患漆疮者，不可以朱漆器炙热熨之，恐朱中有水银入经络也。黑漆器则不妨。此方正类以生草乌涂白秃，以巴豆熏痔而致死者《琐碎录》。**《药性粗评》卷四**：大抵水银入药，惟洗疮疥等功，服食家惑于方书之说，以为可仙，竟无一验，而反速祸者多。升为轻粉，或以治天疱等疮，虽目

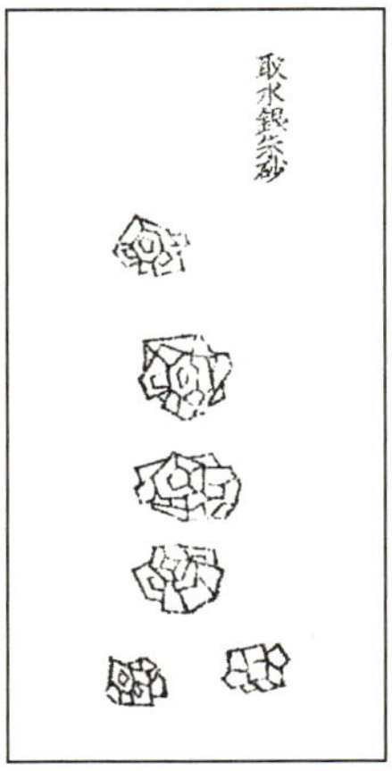

图 8-45-1 取水银朱砂《图经（政）》

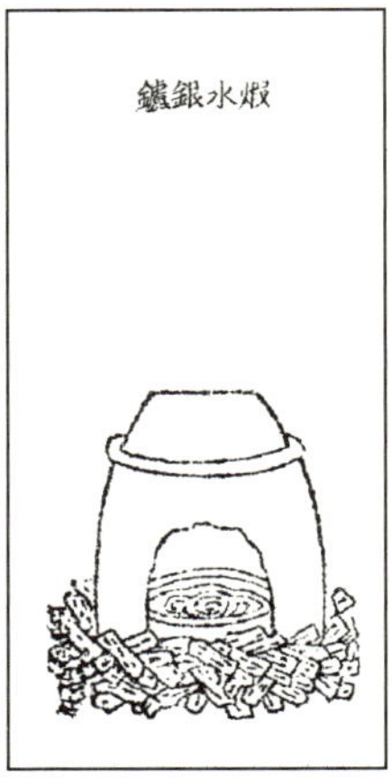

图 8-45-2 煅水银炉《图经（政）》

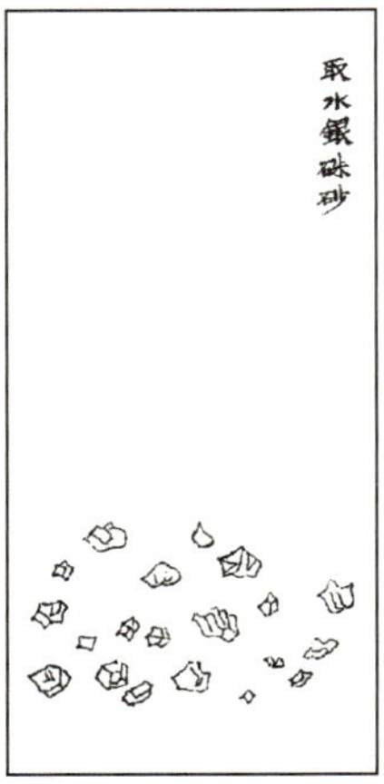

图 8-45-3 取水银朱砂《图经（绍）》

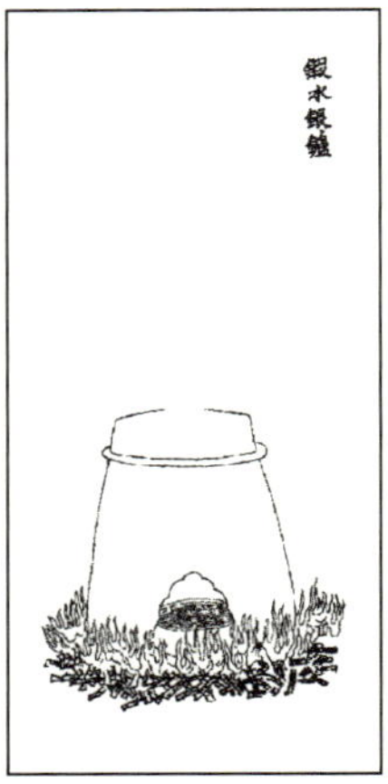

图 8-45-4 煅水银炉《图经（绍）》

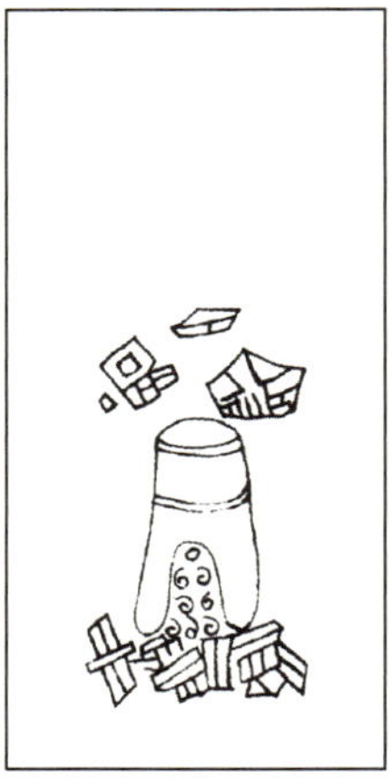

图 8-45-5 水银《歌括》

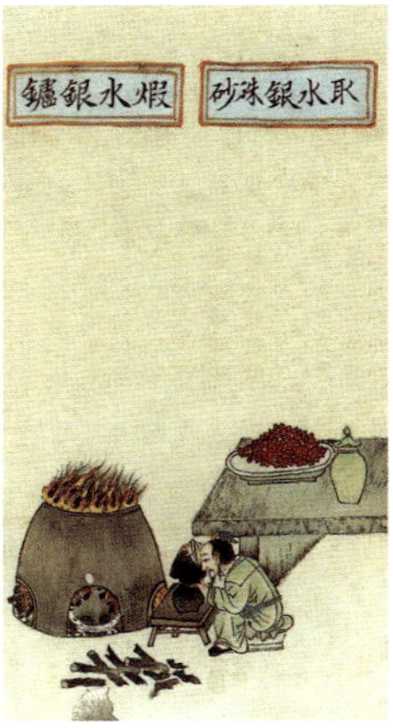

图 8-45-6 水银《品汇》

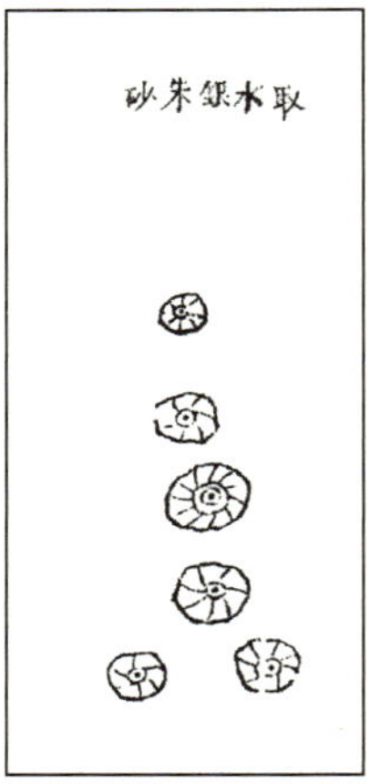

图 8-45-7 取水银朱砂《蒙筌》

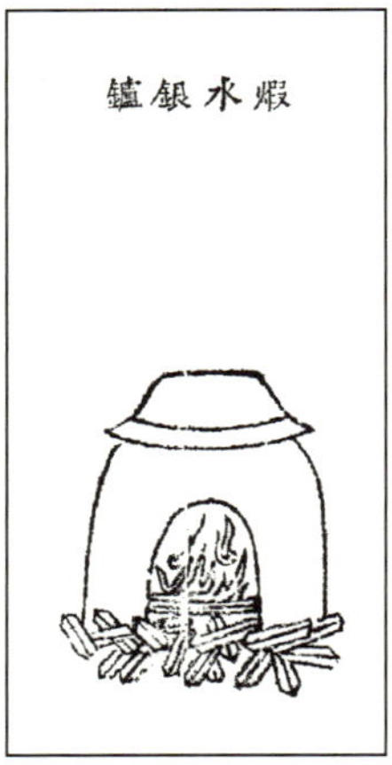

图 8-45-8 煅水银炉《蒙筌》

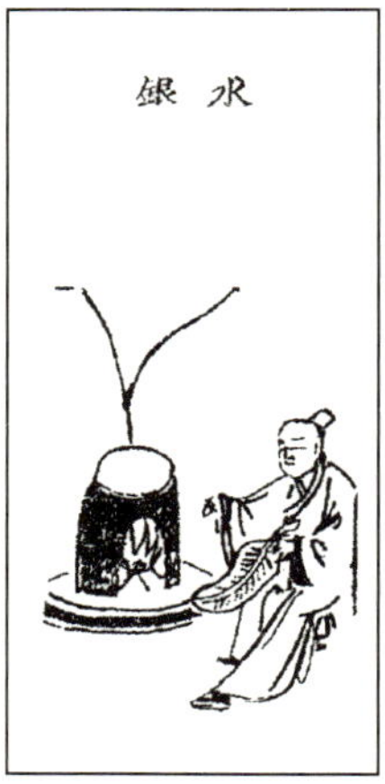

图 8-45-9 水银《太乙》

图 8-45-10 水银《雷公》

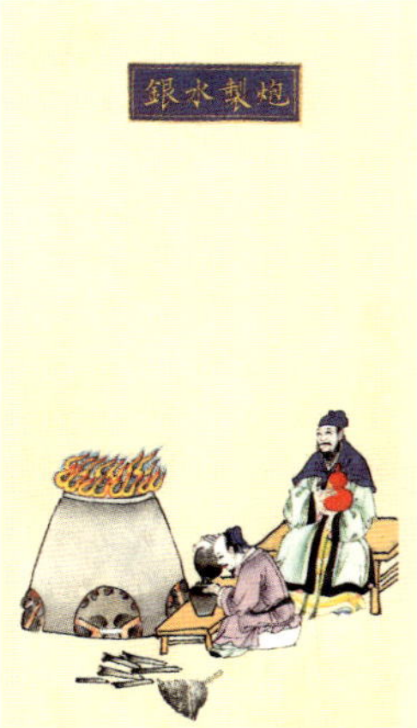

图 8-45-11 炮制水银《雷公》

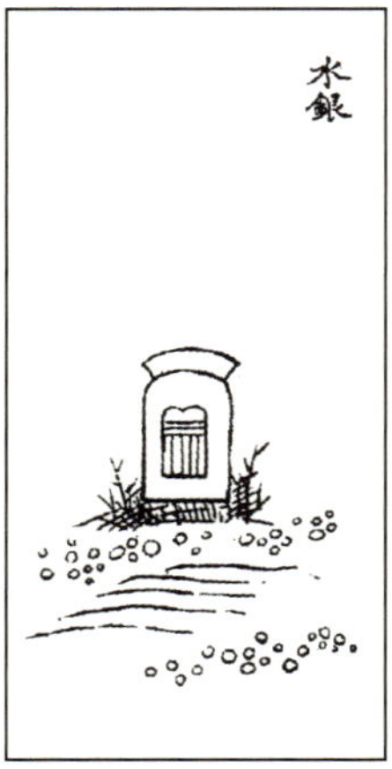

图 8-45-12 水银《图说》

前小效，而骨节阴受其毒，往往遂成挛缩痿弱，倒阴绝阳之患。凡此不可不谨。**《药性要略大全》卷八：**凡合疮药，务要乳极细，至见其星，方可用之。**《本草发明》卷五：**并津唾，研，则毙虱和大风子。研末，杀疮虫。佐黄芩，则绝胎孕。傅阴子即痿。若入骨炉，得铅则凝，得硫则结，得紫河车则伏。置金银铜铁于上则浮，并枣核研则散扬，尸体嚯之不朽。〇辰砂煅过水银，皮壳名天硫，仙方谓己土，倘修炼得法，可点铜成银。**《药性解》卷一：**按：水银疗虫疹等症，良由其毒也，又杀五金毒者，盖以其性阴柔，能消五金为泥耳。入耳能蚀脑至尽，入肉令百节挛缩，倒阴绝阳，性滑重，极易入肉，最宜谨之。能下死胎，可灌尸骸，内传极言其炼服之功。然后世食之者，往往丧生，可为妄信者戒。**《本草经疏》卷四：**水银从石中迸出为石汞，从丹砂中出者为朱里汞，即丹砂中液也。禀至阴之气而有汞，故其味辛，其气寒而有毒，善能杀虫，其性下走无停歇。故《本经》以之主疥瘘痂疡，白秃，杀皮肤中虱及堕胎除热也。至阴之精，能消阳气，故不利男子阴也。神仙不死之说，必得铅华相合，乃能收摄真气，凝结为丹。即道家所谓太阳流珠常欲去，人卒得金华，转而相因之旨也。伏炼五金为泥，以其性能杀金银铜锡毒也。镕化还复为丹，亦出仙家烹炼耳。主治参互　得矾石、丹砂、芒硝、雄黄、黑铅，入阳城罐内，如法升炼，名红粉霜。能止痛生肌。少加冰片，研匀，擦广疮有效。制法具矾、轻粉。同大风子、蛇床子、樟脑、轻粉、枯矾、雄黄、胡桃油，治疥癣虫疮。〇历举学士大夫惑于方士之说，服煅炼水银暴卒者，不可胜数。妇人误服，多致绝孕。其为毒害昭昭矣。惟宜外敷，不宜内服。入口为厉，可不戒哉！**《本草汇言》卷一二：**东璞子曰：此药其味辛，其气寒，其体重，其质柔，其性流走而无停止，故前古主疥癣白秃，杀虫破胎，有死生僵腐之力焉。故陈藏器言：入耳能化人脑至尽，入肉令百节挛缩，倒阴绝阳。人患疮疥，多以水银涂之，性滑体重，直入肉里，宜谨慎之。头疮切不可用，恐毒气入脑故也。仅堪外敷，不宜内服。历观前人惑于方士，有久服致神仙不死之说，烹煮煅炼服食而至暴卒者，不可胜数。妇人误服，多致绝孕，其为毒害，昭昭不爽，可不戒哉！卢子由先生曰：水银，似银如水也，原名澒。按周伯温曰：澒者，天地鸿洞，未分之象也。故澒含水而流，含风而动，含火而熔，含地而坚，显诸木而色华青，显诸火而还丹赤，显诸土而峭粉黄，显诸金而凝霜白，显诸水而结砂玄，随合仍分，随分仍合，遍周四大，攒簇五行，神仙不死药也。顾注留尸窍，死且不朽，益知其体性流活，善能变化五色、五形。澒炼为丹，丹还为澒，神仙不死之质，盖可见矣。有言气寒为阴金之属者，恐失体用相荡之为性欤？**《本草乘雅半偈》帙六：**参曰：水银，似水如银也。原名澒，澒从水项声，音为水银澒，俗作水银汞者谬矣。澒者，天地鸿洞，未分之象也。故澒含水而流，含风而动，含火而镕，含地而坚，显诸木而色华青，显诸火而还丹赤，显诸土而峭粉黄，显诸金而凝霜白，显诸水而结砂玄。随合仍分，随分仍合，遍周四大，攒簇五行，神仙不死药也。顾注留九窍，死且不朽，况饵服者乎。故对待生欲速朽者，为疥瘘，为痂疡白秃，杀皮肤中虱，其功特着。有言气寒为阴金之属者，恐失体用相荡之为性矣。**《本草述》卷五：**水银谓其能镇坠痰逆，然在铅固曰坠痰，而铅霜尤云的剂，其所主果属何味也？盖痰为液所化，肾主五液，铅禀北方癸水之气，阴极之精，能摄液而归肾，宜其镇坠痰逆也。水银为离中之坎，与铅气交感，自同气相求以归于下。若然，是铅为气之先矣。但痰之原在肾，而液之化为痰也则在上，痰之由热化者，以心火为主。丹砂专主心火，汞蕴于其内，是水在火中也，得火中之水以祛热。而痰之上逆者，乃得顺下而坠之。观陈藏器谓其利水道，去热毒；寇宗奭云主小儿惊热痰涎，则可以思其用矣。或曰《日华子本草》言：铅霜主胸膈烦闷，中风痰实，固取铅汞交感之义。而戴原礼治中风痰壅甚者，间投养正丹，较铅霜更有硫、砂二味，得毋阴阳交补欤。曰不也。盖铅归于肾以宅阴，而硫恋于铅以同归，汞固感乎同气之铅，在砂亦趋乎同气之硫。人生结胎之始，先生命门，天一生水。壬为阳水，配丁之阴火而生丙，然后生心，即此则砂亦趋于同气之硫，其义可思，更参石硫黄论，乃为得之。此丹正治上实下虚，上焦痰热甚者，固属下之阴虚甚也。然又非纯阴之剂所能坠，并藉阳之所归，因而导之，仿佛于从治之法，俾能奏功于危笃耳。但本方四味各等分，如阴虚而阳盛，以为病也，硫砂止宜居其少半。即阴阳两虚，硫砂亦宜如其半而止，防其虚阳愈僭，而上逆愈甚也。灵砂分两，汞八两，硫止二两，此法可仿也。〇水银之毒，陈嘉谟以为朱砂伏火而成，气味纯阳为毒，殊不如时珍所云阴毒之物，无似之者之议为确也。盖水银乃砂中之汞，取汞离砂，则为纯阴矣。观取者用水承下以招之，使烟飞于上，汞满于水，则其义可知，天地间宁独纯阳之性为毒，而纯阴之性其毒等也。故其入骨蚀脑者，骨为肾之余，脑为髓之充，髓为骨之精，皆其以同气致害也。若人死而入水银，犹能不即腐者，以血肉之躯属阴，而引纯阴之气能全之也。知此则偏胜之阴，犹不可轻饵，况乎脱砂之汞，复烧炼以求长生，不知其何所取而冀补益，只用自戕其生也。**《本草汇》卷一八：**按：水银，即丹砂中液也。禀至阴之气，其性下走而无停歇，以傅男子阴，能消阳气而不起。盖其性沉滑，入骨鑽筋。头疮用之，食脑至尽。入肉则百节拘挛，倒阴绝阳，百药不治。或炙金物熨之，庶冀其出耳。阴毒之物，无似之者。若其外治之功，盖不可掩。故外科黄白灵丹中，每用之以奏功。**《本经逢原》卷一：**古法治误食水银，令其人卧于椒上，则椒内皆含水银。今有误食水银，腹中重坠，用猪脂二斤切作小块焙熟，入生蜜拌食得下，亦一法也。**《夕庵读本草快编》卷一：**六朝以下，贪生之辈不得其旨，服食之者，皆成废笃，不可胜数。若论治病之功，只可镇惊疗癫，杀虫祛鬼为上，固不宜轻投以夭人也。且其得盐、矾则成轻粉，得硝、黄则化为银朱，则又变至阴为燥烈矣。其性皆走而不守，故善劫痰消滞，去湿逐邪，大抵功与汞同，并为一条。致于灵砂，乃独硫干汞，谓之丹基，九度抽添，制而成形。夺天地造化之功，窃阴阳不测之妙，真扶危拯急之神丹也。东坡云：此药治久患反胃及一切吐逆，小儿惊吐，其效如神。李濒湖又以阴阳水送下，配合更妙。先君星临公受知于台山叶相国，读书中秘见其施此丹，治劳瘵蛊膈，阴寒绝嗣者，无不奏捷，益进乎神矣。**《本草崇原》卷中：**水银气味辛寒，禀金水之真精，为修炼之丹汞，烧朱则鲜红不渝，烧粉则莹白可爱，犹人身中焦之汁，化血则赤，化乳则白，此天地所生之精汁也。主治疹瘘痂疡白秃者，禀水精之气，能清热而养血也。杀皮肤中虱，堕胎者，禀金精之气，能肃杀而攻伐也，性寒故能除热，汞乃五金之精，故能杀金银铜锡毒。水银出于丹砂之中，而为阳中之阴。若熔化，则还复为丹，而为阴中之阳。一名灵液，又名姹女，乃天地所生之精汁，故久服神仙不死。凡人误食水银则死。《本经》乃谓：久服神仙不死者，盖以古之神仙，取铅汞二物，用文武火候炼养久久，而成还丹，服之得以延年不老，指此言耳，非谓水银可以久服也。然其法久已失传，方士窃取其说以惑人，苟有服者，势在必死，载于典籍不一而足，不可以《本经》有是文而误试之。然谓《本经》六字竟是后之方士增加者，恐又不然也。**《神农本草经百种录》：**丹家炉鼎之术，以水银与铅为龙虎，合炼成丹，服之则能长生，久服飞升羽化。自《参同契》以后，其说纷纷，高明之士，为所误者不一而足。夫水银乃五金之精，而未成金体者也。凡金无不畏火，惟水银则百炼如故，以其未成金质，中含水精，故火不得而伤之。其能点化为黄白者，亦因药物所炼，变其外貌，非能真作金银也。今乃以其质之不朽，欲借其气以固形体，真属支离。盖人与万物，本为异体。借物之气，以攻六邪，理之所有；借物之质，以永性命，理之所无。术士好作聪明，谈天论易，似属可听，实则伏羲画卦，列圣系辞，何尝有长生二字，此乃假托大言以愚小智，其人已死，诡云尚在。试其术者，破家丧身，未死则不悟，既死则又不知。历世以来，昧者接踵，总由畏死贪生之念，迫于中而反以自速其死耳。悲夫！**《玉楸药解》卷三：**古人服方士烧炼水银，以为不死神丹，殒命夭年，不可胜数，帝王将士，多被其毒。古来服食求神仙，多为药所误，其由来远矣。勿入疮口。**《医林纂要探源》卷三：**水银辛，寒。汞也。丹砂烧煅，则自流出，是其液也。性善走，铅能制之使止，亦水能制火，黑能止赤之理。故修炼家以喻坎离交媾之义。磨镜者必用铅所制之汞，光明乃发，人毓精以养神，使心神常静，则能动发光明，亦犹是矣。其已制而未碎者，合枣肉，入口唾研之则碎。其未制而散走在地者，可以花椒、茶叶末收之。功专杀虫。治疥癣，杀虮虱。能坠胎绝孕。此非毒也。其无微不入，一散难收，亦犹心神之用，逐物以流，不能复反，则伤物败度，为害无穷。辛行而散，寒则摧伤，此其所以毒也。**《药性切用》卷七：**水银辛寒阴毒，功专杀虫。性滑重直，最易入肉，慎之。**《本草正义》卷下：**堕胎杀虫，尤善走经络，透骨髓，逐杨梅疯毒。内证不宜轻用，头疮防流入经络，缓筋骨，无药可治。**《新编六书》卷六：**水银有毒。入耳者，以黄金枕其耳，即出。入腹者，以猪脂服之，有效。

【附方】**《本草汇言》卷一二：**治痈疽恶疮，及杨梅诸疮，拔毒长肉，神验。升炼灵药法：用水银一两，黑铅七钱，朱砂、雄黄各三钱，研细末，白矾、火硝各二两五钱，研细末。其法：先将铅化开，投水银，凝成饼，入朱砂、雄黄末，总研极细，然后将硝、矾熔化，投前四味末入内，离火急搅令匀，用阳城罐盛之，用铁灯盏仰盖罐口，上加铁梁铁线扎紧，盐泥固济盏口，放神仙炉内，先以小炭火铺罐底四围，以水湿纸不住手在灯盏内擦，勿令间断，逐渐加火，以三分为卒，至罐中身，不必至罐颈，每焚官香一炷，则加一分火，如是，炼三炷官香为度。候冷取开，于盏底刮取灵药，研极细，用甘草汤飞过，入净绢上沥干，再晒燥，入冰片少许，点疮上，时时以指头蘸药按之，三日自脱。此神方也。

《本草述》卷五：养正丹。治上盛下虚，气不升降，元阳亏损，气短身羸，及中风涎潮，不省人事，伤寒阴盛，自汗唇青，妇人血海久冷。水银、黑锡，去滓，净秤，与水银结砂子，硫黄研，朱砂研细，各一两。上用黑盏一只，火上镕黑铅成汁，次下水银，以柳条搅，次下朱砂，搅令不见星子，放下少时，方入硫黄末，急搅成汁，和匀，如有焰，以醋洒之，候冷取出，研极细，煮糯米糊丸绿豆大，每三十丸，盐汤、枣汤任下。

《本草汇》卷一八：黄灵丹。无名肿毒，止痛止臭，拔毒，去腐肉，生新肉，收口。水银、明矾各一两，火硝二两，石青二钱，蜜陀僧一钱，硼砂一钱，倭铅三钱，朱砂三钱，东丹一钱，雌黄一钱，银朱三分，先用微火煨干锅内，以砂碗盖之，光粉封固碗口，升三炷香，取起俟冷，取药用。治各样未成肿毒。用醋调点患处头上，看毒大小，如桐子大，泡起毒即消。若已成，不肯穿者，亦用此作饼，将膏药贴头上，半日即穿。白灵丹：水银一两，青盐、明矾、皂矾各二两，火硝二两五钱，硼砂、雄黄、朱砂各三钱，砒石五分，研匀。放烊铜罐内，微火煨干后，降三炷香，俟冷取药，不可生人、鸡犬冲。

丹砂《本经》

【释名】朱砂、辰砂《太乙仙制本草药性大全》。

【集解】**《太平御览》卷第九八五：**《易参同契》曰，丹沙木精，得金乃并。《书》曰：荆及衡阳惟荆州，杶、干、栝、柏、砺、砥、砮、丹。（砥细于砺，皆磨石也。砮石中矢镞丹，朱类。）《汲冢周书·王会》曰：成王时，濮人献丹沙。（濮人，西南角之蛮。丹沙所出。）《礼仪》曰：君乘木而王，地生丹。《孝经援神契》曰：德至山陵，则陵出黑丹。（宋均注曰：丹应五典，备五色也。）○《典略》曰：白丹者，山陵之精也。《淮南子》曰：赤水宜丹，黄水宜金，清水宜龟。《抱

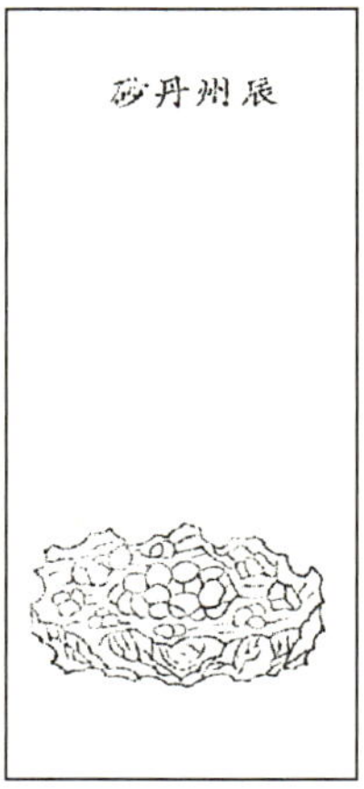

图 8-46-1　辰州丹砂《图经（政）》

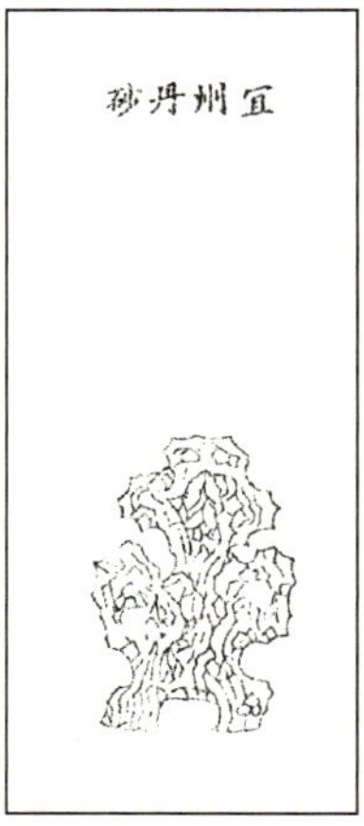

图 8-46-2　宜州丹砂《图经（政）》

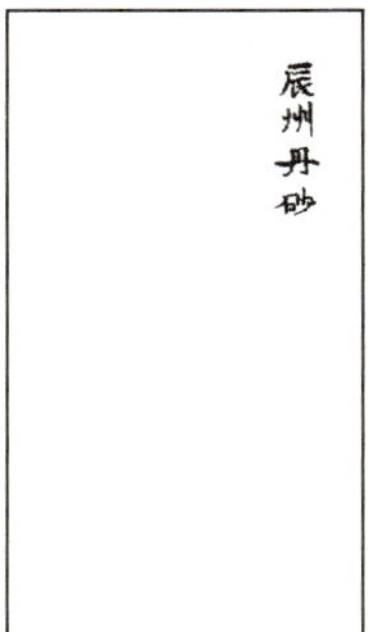

图 8-46-3　辰州丹砂《图经（绍）》

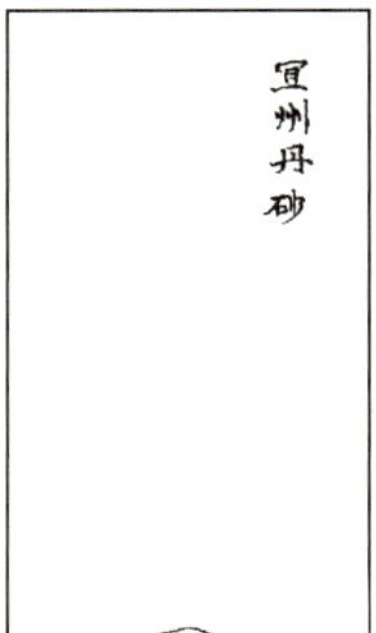

图 8-46-4　宜州丹砂《图经（绍）》

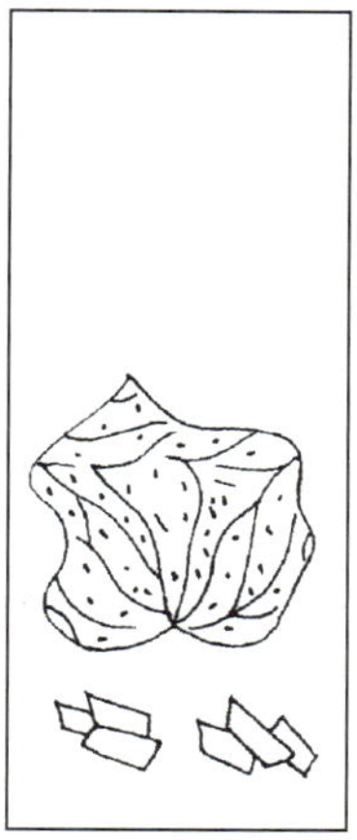

图 8-46-5　丹砂《歌括》

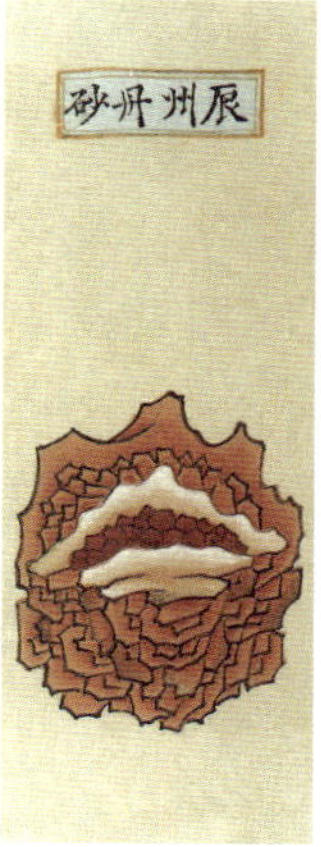

图 8-46-6　辰州丹砂《品汇》

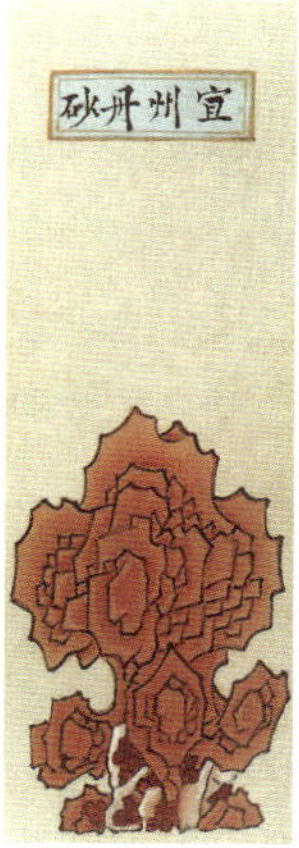

图 8-46-7　宜州丹砂《品汇》

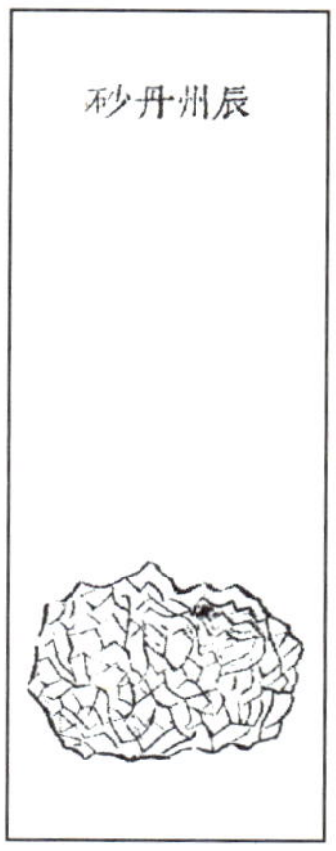

图 8-46-8　辰州丹砂《蒙筌》

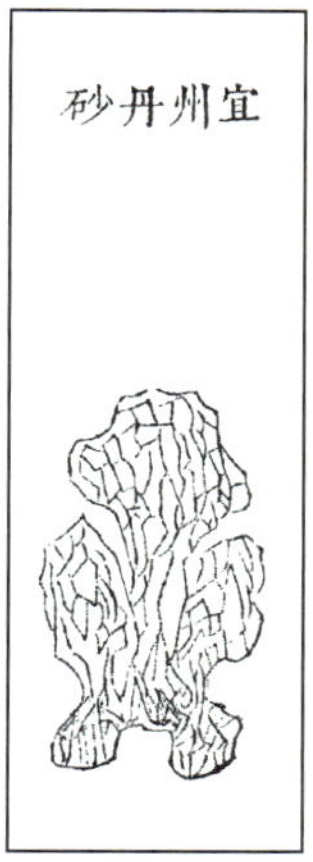

图 8-46-9　宜州丹砂《蒙筌》

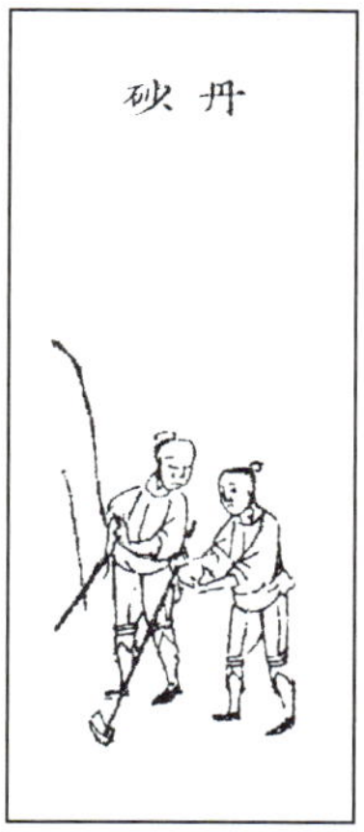

图 8-46-10　丹砂《太乙》

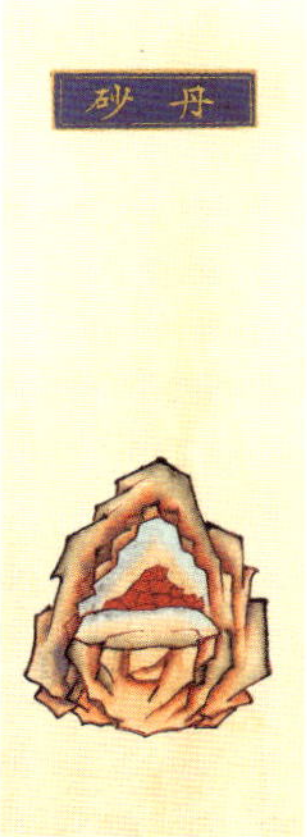

图 8-46-11　丹砂《雷公》

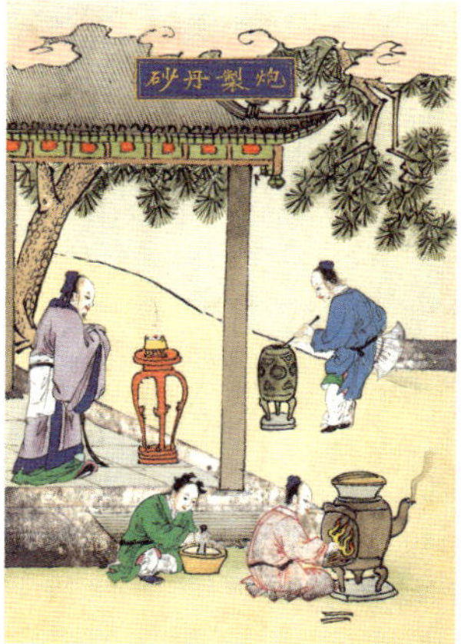

图 8-46-12　炮制丹砂《雷公》

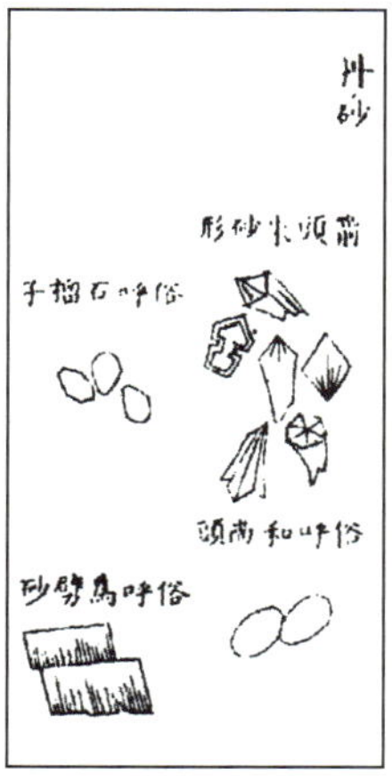

图 8-46-13　丹砂《原始》

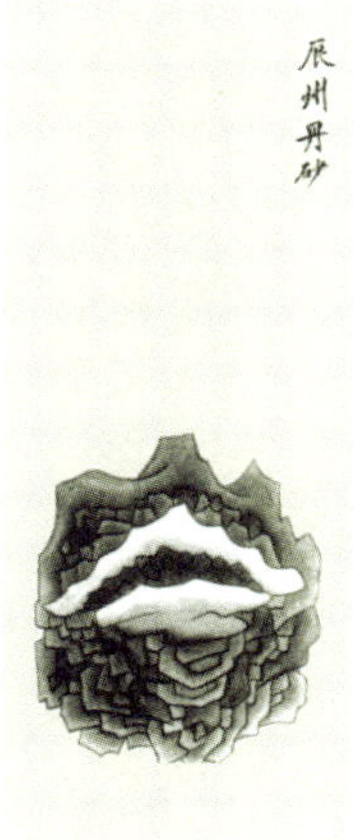

图 8-46-14　辰州丹砂《草木状》

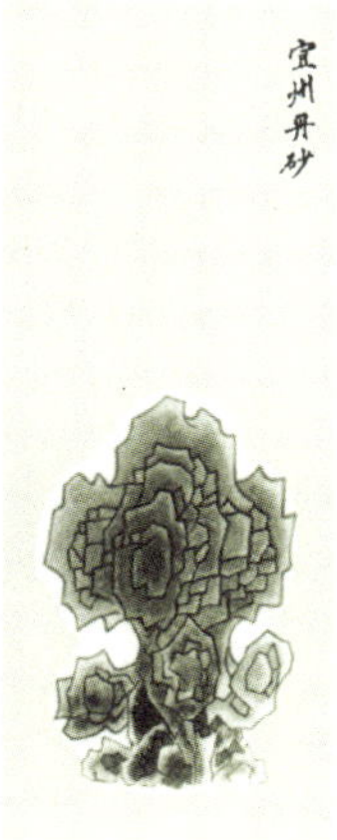

图 8-46-15　宜州丹砂《草木状》

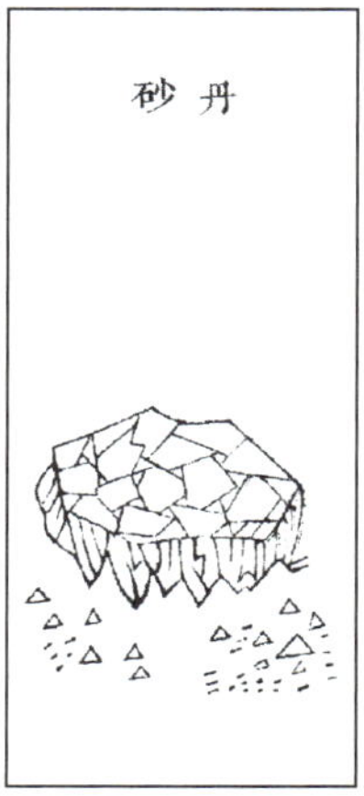

图 8-46-16　丹砂《备要》

朴子》曰：余考览养生之书，究集久视之方，曾所披涉，篇以千计矣，莫不以还丹金液为大要焉。然则二事，盖仙道之极也。服此而不仙，则古无仙矣。昔左元放于天注山中精思，神人授以丹经，仙公从元放受之，凡受《太清丹经》三卷，及《九鼎丹经》一卷，《金液经》一卷。予师郑君者，予从祖仙公之弟子，乃于马迹山中立墠盟受之，并具诸口诀之不书者。又曰：太清神丹，其法出元君。元君者，老子之师也。《太清观天经》有十四篇，云其上七篇不可以教授，其中四篇无足传，尝沉之三泉。下篇者，正是《丹经》上、中、下三卷，其经曰：上下得道，长生世间。又曰：汉末，新野阴君合此太清丹得仙。其人本儒生，有才思，着诗及《丹经赞》并序，述初学道凌师本末，引已所知识之得仙者四十余人，甚分明也。又曰：有九光丹，与九转异法，大都相似耳。作之之法，当先以诸药合水火，以转五石。五石者，丹砂、雄黄、礜石、曾青、磁石也。一石转五转，而各成五色，五石合为二十五色，色各一两，而异器盛之。欲起死人，未满三日，取青丹一刀圭，和以水，浴死人之身；又以一刀圭，发其口内之，死人立生。欲致行厨，取黑丹，和以涂左手，所求如所道，皆自至，可致天下万物也。欲隐形及先知未然方来之事，及住年不老，服黄丹一刀圭，即便长生不复老。坐见千里之外，吉凶皆如在目前也。人生相命，盛衰寿夭，贵贱贫富，皆知之矣。其法具在《太清》中卷。又曰：《五帝云丹方》一卷，其法五也。用丹砂、雄黄、石流黄、曾青、礜石、磁石、矾石、戎盐、太一禹余粮，亦同用六一泥，及神室祭醮之，三十六日成。又曰：以金液为威喜巨胜之法，取金液及水银，合煮之三十日出，以黄土瓯盛，封以六一泥，置之猛火上炊之，卒时皆化为丹。服如小豆便仙。以此丹一刀圭，粉和水银一斤，即成银。又取此丹一斤，置猛火上扇之，化为赤金而流，名曰丹金。以涂刀剑，兵去万里。以此丹金为盘碗，食其中，令长生。以承日月得神液，如方诸之得水也，饮之令人不死。又曰：九丹诚为仙药之上，然合作之，所用杂药甚多。若四方清通者，市之可得，取若九域分摄，则其物或不可得也。又曰：葛稚川云：余祖鸿胪少时，曾为临沅令。○裘渊《广州记》曰：鄣平县有朱沙塘，水如绛。又曰：鄣平县有石膏山，望之若霜雪。又一岭东为银石，南是铁石，西则丹砂，北乃铜石。**《绍兴本草》卷二**：唯产辰州光明铁色者佳。**《太乙仙制本草药性大全·本草精义》卷六**：丹砂一名朱砂，俗名辰砂。生符陵山谷，今出宜州、阶州，又出广州、临漳者并好，惟辰州者最胜。出峦峒井中，本境所出朱砂多在猫獠峒老鸦井得之。在井围青石壁内，土人欲觅，多取干柴，纵火满井焚之，致壁迸裂，始见有石床如玉洁白，生砂块似血鲜红，大类芙蓉头，有四五两至十两一块者。小若羽箭镞俗谓箭头砂，其甚小者豆砂、米砂。作墙壁明彻为优，成颗粒尘簌略次，米砂下品。铁屑常多，磁石引除，染画充用。一云：火井者不如水井力胜，水井有砂者，其水尽赤，每有烟霞郁蒸之气。新井者难及旧井色深。凡治病邪，惟取优等，磁钵擂细，清水淘匀，服饵无忧，效验自应。**《本草纲目拾遗》卷一**：《臞仙神隐》有造丹砂水法：丹砂一斤，石胆二两，硝石四两，以小口磁罐，漆固其口。埋地中四十九日，出视成水，则药成矣。若未化再埋。又法：用竹筒盛亦可。味苦，服之延年。杀精魅，却恶鬼，养精神，安魂魄。**《增订伪药条辨》卷四**：朱砂始出涪州山谷，今辰州、锦州及云南、波斯蛮獠洞中石穴内皆有，而以辰州为胜，故又名辰砂。大者如芙蓉花，小者如箭镞，研之明净鲜红，斯为上品。近今市肆有以铅丹搀入朱砂，又用代赭入辰砂，贻害多矣。炳章按：朱砂体质极重，鲜红、朱红色，至褐红色之粒块，亦有成细小，透明之斜方之结晶体者。或为红色粉末，有时含有机物，则颜色殆黑不明亮，俗为阴砂，实内含有锑质，或铁质、铜及各种硫化物矿相伴，不堪入药。周去非云：据《本草》金石部，以湖南辰州所产为佳，虽今世亦贵之。今辰砂乃出沅州，其色与广西宜州所产相类，色鲜红微紫，与邕州砂之深紫微黑者大异，功效亦相悬绝，盖宜山即辰山之阳故也。虽然，宜辰朱砂虽良，要非仙药。尝闻邕州石江溪峒，归德州大秀墟，有金缠砂，大如箭簇，而上有金线缕文，乃真仙药。得其道者，可用以变化形质，试取以炼水银，乃见其异。乃邕州烧水银，当朱砂十二三斤，可烧成十斤，其良者十斤真得十斤。惟金缠砂八斤可得十斤，不知此砂一经火力，形质乃重，何也？是砂也，取毫末而齿之，色如鲜血，诚非辰宜可及，惜乎出产不丰，不能分销全国耳。今所通行者，皆湖南辰州及云南、贵州出者，苟能片大而薄如镜面光亮，色紫红鲜艳明透者为镜面砂，亦佳。如整粒者为豆砂，能起镜面光艳，亦佳。细如粉屑者为米砂，略次。如呆色紫暗不明亮者，即阴砂，内含锑质或铁质，为更次，不宜入药用。

【修治】**《药性粗评》卷四**：凡用研细，水飞过，灰碗内铺纸，渗干。**《药性会元》卷下**：凡修事朱砂，先于一静室内，焚香斋沐，然后取砂伍两，以香水浴，拭干，即碎捣之。后向一钵中，研三伏时，竟将砂放磁锅中，用甘草、紫背天葵一镒，五方草自然汁一镒，以东流水量加煮，亦三伏时，令水尽阙，识时候满，去其三味，再入青芝草、山须草两半，盖之，下十斤火煅，从巳至子时方歇。候冷，再研似粉。如要服，则入炼蜜丸如细麻子大，空心服一丸。如入药用，亦照此法煅之。凡煅自然住火。**《本草述》卷五**：修治丹砂入药，只宜生用，慎勿升炼，一经火炼，饵之杀人。研须万遍，要若轻尘，以磁石吸去铁气，恶磁石。

【气味】甘，凉。《药笼小品》。味辛，性凉，无毒。入心、肝二经。《本草再新》卷八。

【发明】**《夷坚志·志补》卷一八**：张中书，壮岁时无日不服丹砂。暮归福州，身体充腯，饮啖加人十倍。家人困于供亿，独一侄与妇竭力祇事。张命以官，每中夜苦饥，但击床屏，亟以馒头至，非五十枚不饱，茹蔬必十盘，常食羊肉必五斤，经年之后，侄家为之枵空。后忽发际生疡，浸淫及顶，巍然若高阜，结为三十六疮。旬余，爆裂有声，疮番而外向，如人口反唇，遂卒。**《医说》卷九**：丹砂之戒。太学博士李干以进士为鄂岳从事，遇方士柳贲，从受药法服之，往往下血，比四年病益急，乃死。其法以铅满一鼎，以物按中为空，实以水银盖封，四际烧为丹砂。云：余不知服食说自何世起，杀人不可计，而世慕向之益至，此其惑也。在文书所记及耳相闻传者不说，今直取自见，亲与之游，而以药败者六七公，以为世戒。工部尚书归登，殿中御史李虚中，刑部尚书李逊、逊弟，刑部侍郎建，襄阳节度使，工部尚书孟简，东川节度御使大夫卢坦，金吾将军李道古，此其人皆有名位，世所共识。工部既食水银得病，自说若有烧铁杖自颠贯其下者，摧而为火，射窍节以出，狂痛号呼乞绝，其茵席尝得水银，发且止，唾血十数年以毙。殿中疽发其背死。刑部且死，谓余曰：我为药误。其李建一旦无病死，襄阳黜为吉州司马。余自袁州还京师，襄阳乘舸，邀我于潇洲。屏人曰：我得秘药，不可独不死，今遗子一器，可用枣肉为元服之。别一年而病，其家人至，讯之曰：前所服之药误，方且下之，下则平矣。病二岁竟卒。卢大夫死时溺出血，肉痛不可忍，乞死。及金吾以柳贲得罪，食贲药，五十死海上，此可以为诫者也。蕲不死，乃速得死，谓之智可不可也。五谷三牲，盐酰果蔬，人所常御，人相厚勉，必曰强食，今惑者皆曰五谷令人夭，不能无食，当务减节盐酰，以济百味。豚鱼鸡三者，古以养老，反曰是皆杀人，不可食，一筵之馔，禁忌十常不食二三，不信常道，而务鬼怪，临死乃悔。后之好者又曰，彼死者皆不得其道也。我则不然，始动曰药动，故病，病去药行，乃不死矣，及且死又悔。呜呼！可哀也已！昌黎文：韩退之既知其害，而晚年服硫黄而死。详见《渔隐丛话》。○服丹之戒。士大夫服丹砂死者，前后固不一。余所目击林彦振，平日充实，饮啖兼人，居吴下，每以强壮自夸。有医周公辅言，得宋道方丹砂秘术，可延年而无后害。道方拱州良医也，彦振信之。服三年，疽发于脑，始见发际如粟，越两日，须颔与胸背略平，十日死。方疾亟时医，使人以帛渍所溃脓血，濯之水中，澄其下略有丹砂。盖积于中，与毒俱出也。谢任伯平日闻人畜伏丹砂，不问其方，必求之服，唯恐尽，去岁亦发脑疽。有人与之语，见其疾将作，俄顷间形神顿异，而任伯犹未知觉，既觉如风雨，经夕死。十年间亲见此二人，可以为戒矣石林老人《避暑录》。**《本草纂要》卷九**：设若古者常欲飞升，将砂炼就灵药服之，多生恶毒，何也？殊不知镇养心神之药，宜生而不宜熟，生则其气轻扬，熟则其气镇坠，轻扬则发，越乎精神，镇坠则伤损乎脏腑。又不知生则其体丹砂，熟则其体水银。丹砂可服，水银难服，此理一也。《本经》云：金石之药，不可多服，服之多损元气，其中俱有银液，亦此意也。**《太乙仙制本草药性大全·本草精义》卷六**：汪石山曰，《经》云朱砂微寒，生饵无毒，伏火者大毒杀人。水银乃火煅朱砂而成，何谓无毒？其性滑动，走而不守，气味俱阳，从可知矣，阳属热火。《经》云水银辛寒，似难凭据。又云有毒，得非谓以朱砂伏火而成之耶，故毒比朱砂尤甚，宜其蚀脑至尽，入肉百节拘挛也。又水银和入皂矾，再加火煅，阳中之阳。更资皂矾燥烈，比之朱砂、水银尤为大毒，燥烈之剂也。《经》云粉寒无毒，岂理也哉！近见世之淫妇淫夫多生恶疮，始起阴股，不数日间延及遍体，状似杨梅，因名曰杨梅疮，甚者传染。俗医以轻粉为君，佐以雄、朱、脑、麝等剂，或散或丸，服之虽效，愈而又发，发则又服，久久致手足挛曲，遂成痼疾，俗又名曰杨梅风。盖由药之燥热酷烈，耗其血液，筋失所养，以致是也。俗人不知由死于药，良可哀悯！**《郁冈斋笔麈》卷四**：造朱挺子法。用辰州朱砂有神气者，乳钵内轻轻研细，净水飞澄，阴干，上好入漆截角心红，用广胶熬水浸之，以手搓洗，飞澄去黄膘，候水清为度，却以净水再飞澄，煎去浊脚，紫黑色者不用，独取澄净鲜红者，再用乌梅汤搓洗二三次，隔纸晒干，每砂六两配心红十两，于染肆中取成造红花汁，以新汲水浸之，澄去浮面清水，取碗底浓汁约碗许，作三四次拌朱令湿，摊于磁碗内，不许见日，唯取日色逼干，亦忌见火，若犯日与火，则通身尽变为黄矣。干后乃用上好透明真广胶一两二钱八分，清化半盏，顿化候冷，和朱搓合成剂。一方加珊瑚末一两，冰片三钱二分妙。制朱砂法。朱砂如箭镞，如荞麦起棱明莹者佳。劈砂、末砂、和尚头砂俱不可用。先以冷水洗过，拣去顽黯夹石者，入乳钵内研极细，每砂一斤，用河水二十碗，入乌梅肉二两煎汤，以广胶三钱，投入同熬化匀，候冷去滓滤清，用飞朱砂渐加渐澄，轻轻倾去黄水，以汤尽为度，以纸覆碗面，置日边熁干，不可正晒日中，干后复研。又如前另煎乌梅汤飞澄黄膘尽而止，熁干，每研时尽一人之力，约半日为度。**《本草经疏》卷三**：丹砂本禀地二之火气以生，而兼得乎天七之气以成。色赤法火，中含水液。为龙为汞，亦曰阴精。七为阳火之少，故味甘微寒而无毒，盖指生砂而言也。《药性论》云：丹砂，君，为清镇少阴君火之上药，辟除鬼魅百邪之神物。安定神明则精气自固，火不妄炎则金木得平，而魂魄自定，气力自倍。五脏皆安则精华上发，故明目。心主血脉，心火宁谧，则阴分无热而血脉自通，烦满自止，消渴自除矣。杀精魅邪恶鬼，除中恶腹痛者，阳明神物，故应辟除不祥，消散阴恶杀厉之气也。久服通神明不老者，古之真人，飞丹炼石，引纳清和，配以金铅，按之法象，自能合丹道而成变化也。〇丹砂为八石之主，故列石部之首。体中含汞，汞味本辛，故能杀虫、杀精魅。宜乎《药性论》谓其有大毒。若经伏火及一切烹炼，则毒等砒硇，服之必毙。自唐以来，上而人主，下而搢绅，曾饵斯药，鲜克免者。戒之！戒之！**《本草汇言》卷一二**：丹砂：甄权镇定心气之药也。陈芝先抄龙潭方：主宁心定志，安魂魄，伏癫狂，散惊痫，苏卒忤，杀鬼邪狐魅，解郁热妄火等证。究其功用之所长，阴清镇重，安烦下热，故于心神、魂魄、志意不宁之证，每需用之而不弃也。至于杀鬼邪狐魅者，盖鬼魅妖狐系阴浮无定之邪物耳。丹砂，火赤镇重，得灵明之体，禀阳明离丽之光，使之重以镇之，明以耀之，则阴浮无定之邪而自灭矣。故道家书符咒水，藉此为法宝也。何前人撰本草，遂托神农之名，而谬言治五藏百病，久服通神明，长生不老，能化为汞，岂理也哉？故唐甄氏撰《药性论》，谓其有大毒，若经伏火，及一切烹炼，则毒等砒硇，服之必毙。自唐以来，上而人主，下而缙绅，曾饵斯药杀身之祸，鲜克免者，戒之！戒之！朱又读本草，于苏氏《集解》中云：每有烟雾郁蒸，作赤黄瘴气，尤能作灾疠，为人疾患等语，洵非良善无毒之物也，可知矣！焉有久服能致长生之道乎？方龙潭先生曰：姚和众《至宝方》小儿初生，用朱砂一二分研细，乳调涂口中，令儿吮之，能化胎毒。又不宜多服，多服反发毒也。此药生研服之，性凉而降火；炼熟服之，必乱气溃血，走泄精神，反致烦闷，或多生恶毒，损坏藏府，为害有不可胜言者。**《药镜》卷四**：解痘疹之毒根，纳浮溜之虚火。和大枫子研末，则杀疮虫。佐条黄芩为丸，则绝胎孕。**《颐生微论》卷三**：按：朱砂色赤，应南离，为心经主药，多服令人闷。水银即朱砂之液。杀虫虱，下死胎，渗入肉内，使人筋挛。若近男阳，阳痿无气，惟以赤金系茎边，患处水银自出，阳便起也。**《景岳全书》卷四九**：朱砂味微甘，性寒，有大毒。通禀五行之气，其色属火也，其液属水也，其体属土也，其气属木也，其入属金也，故能通五藏。其入心可以安神而走血脉，入肺可以降气而走皮毛，入脾可逐痰涎而走肌肉，入肝可行血滞而走筋膜，入肾可逐水邪而走骨髓，或上或下，无处不到。故可以镇心逐痰，祛邪降火，治惊痫，杀虫毒，祛蛊毒鬼魅中恶，及疮疡疥癣之属。但其体重性急，善走善降，变化莫测，用治有余，乃其所长，用补不足及长生久视之说，则皆谬妄不可信也。若同参、芪、归、术，兼朱砂以治小儿，亦可取效。此必其虚中挟实者乃宜之，否则不可概用。**《本草乘雅半偈》帙一**：先人云：丹正一点，肾间动气，水裹阳生，义合日月。玄关之灵秘，如刹帝力种，尊重贵上，百灵呵护，非上品不可服食。又《博议》云：人之肢体藏府，血气营卫之，精神充御之。丹砂能养精神，则天君泰然，百体从令矣。客曰：只须丹砂一味，病莫不治，诸药俱可废矣。曰：丹砂之力，能使精神凝聚。凡从精神以致四体五藏百病者，得其因而百病良已，非百病皆可独以丹砂治也。设四体五藏百病，波及精神者，或求其因而借用之亦可。客曰：化汞之语，即升作水银否。曰：此即关尹子所谓炼精神而久生，以服久百体能如汞化，可以成液。玄门汞八两，铅半斤，正指内丹耳。客曰：丹砂养精神，人参安精神，有分别否？曰：养有育义，安惟使之宁也。先人辨论经文，详且尽矣，颐不更加详订。参曰：虚无太极，动而生阳，静而生阴，分成两物。男女相为饮食，彼此各阙一半故尔。丹家修练戊己，互交金木，干坎填离，复还圆相，惟丹砂色味性情，靡不吻合。色赤，离也；气寒，坎也；伏汞，水也；固质，金也；甘平性味，土也。盖水中有金，火中有木，方堪攒簇，所谓龙从火里得，金向水中求。假此外丹，滋培四大，而四大之内，中黄为戊己，精神即坎离，魂魄作金木，内外合成丹，婴儿方养育。《博议》重言精神，而概言魂魄意志，参语单拈太极，统具精神魂魄意志，一属先天，一属后天法也。**《本草述》卷五**：青霞子曰：丹砂外包八石，内含金精，禀气于甲，受气于丙，出胎见壬，结块成庚，增光归戊，阴阳升降，各本其原，斯言也，信而有征，谓非造化之所铸欤。夫人与万物，尽造化于水火二气，而水火同宫，所谓坎离是也，唯丹砂之受铸最完，见象最灵。何以言之？其外显丹色，所谓受气于丙也。土宿真君言丹砂受青阳之气，是非禀气于甲乎？内蕴真汞，所谓出胎见壬也。青霞子言内含金精，是非结块成庚乎？本风升之木，可使水腾于火中，本燥降之金，可使火范于水外，水火自有升降，而金木又升降乎水火，皆不离中土，以为升降，是非各归其原乎？斯所谓受铸最完也，其外显丹色，中蕴真汞，即坎离见象，水火同宫，如斯其最灵也。若然，则《本经》所谓养精神，安魂魄者，语语实诣矣。然亦何以明之？《经》曰：两神相搏，合而成形，常先身生是谓精，此言生身之始。山于阴阳二气相交而形成，然精在成形之先，此由神以化精者也。又曰：两精相搏谓之神。夫阴阳相交乃成形，先有精，是精无两也。成形以后，则水火各司其官，各有其精，《经》所谓水之精为志，火之精为神也。第火中有水，水中有火，虽曰两精，而实相交，此由精以化神者也。请再悉之，夫阴阳原从混沌一气而分，分者亦未尝不合也。故曰两神相搏，就其分而合之处，即有精矣。此是相搏谓之精，而曰常先身生者，固指先天而言，《内经》所谓化生精也。既成形以后，落于后天清浊，分而动静殊矣。不名为阴阳，名为水火矣。《经》曰：水火者，阴阳之征兆。言其落于形气也，故曰两精。第先哲有云：心为离火，内阴而外阳。肾为坎水，内阳而外阴。内者，是神，是主。外者，是气，是用。故心以神为主，阳为用。肾以志为主，阴为用。阳则气也，火也。阴则精也，水也。夫水火之奠于上下者，此一精而分为两也，此动静根于清浊之分者也。然水火之主，于在中者，此两精而搏为一也，此升降妙于动静之中者也。《内经》所谓精归化也。若使火中无水，以为神则动无静，以为君将有升无降。水中无火，以为神则静无动，以为用将有降无升，是升降废而气化息矣。唯其两精相搏，而升降不息，如是乃谓之神耳。动无静以为主，静无动以为用。二语方说得神字出。《经》曰：出入废，则神机化灭。夫有升降，则出入不废，有出入则升降不息，出入固形中之气，升降即气中之神也。一则曰两神相搏合而成形，常先身生，谓之精。一则曰水之精为志，火之精为神，两精相搏，谓之神。是则由神合气，神气合而化精，复由精归气，精气合而归神，所谓天地之有造有化，原始要终，总归之神而已。而人身中之有造有化者，亦同之天地而已矣。天地之神归之虚空，人身之神归之虚灵，故《内经》曰：心藏神。又曰：心者，生之本，神之变也。盖其虚而能灵，动以静君者，仿佛乎老子之所谓虚而不诎，动而愈出者也。如砂之内蕴真汞，外显丹象，由内所蕴之水以归火，而火应水以下藏，由外所显之水以召水，而水应火以上际，是非水火既济乎？神合于气而精生，气合于神而精化，是《本经》所谓养精神也。以水而归火，火即应水以下藏，由火而召水，水即应火以上际，是谓养神而益心，即以养精而益肾矣。又云：安魂魄者，《经》曰：随神往来谓之魂，并精而出入者谓之魄，是魂魄即不外于精神矣。而丹书日乌月兔说云：日者，阳也，阳内含阴象，砂中有汞也。阳无阴则不能自耀，其魂故名曰雌。火乃阳中含阴也，是谓日中乌月者阴也。阴内含阳象，铅中有银也。阴无阳则不能自荧，其魄故名曰雄。金乃阴中含阳也，是谓月中有兔，即耀魂荧魄。二语则知安魂魄，不外于养精神矣。更以龙从火里出，虎向水中生。参之，盖肝木乘至阴而升于阳，得合于心包络，以媾肺者，因离中之阴，俾木复乘，阴精以变化，是谓龙从火里出也。肺金乘至阳而降于阴，得合三焦，以媾肝者，因坎中之阳，俾金复乘阳精以鼓荡，是谓虎向水中生也。若然，是则水火交而金木自并，金木并而水火之交愈固，总不越于水火既济。而水火既济，总不越于一心。如丹砂之受铸于造化者极异，固亦最切于心哉。《内经》曰：血气已合，荣卫已通，五藏已成，神气舍心，魂魄毕具，乃成为人。即此数语，则由心而收精神魂魄之益，及身体五藏百病之胥治者，《本经》固非妄语也。卢之颐曰：四大之内，中黄为戊己。精神即坎离，魂魄作金木，内外合成丹。婴儿方养育，斯义是矣。抑气为精之先，试更畅之。《经》云：肾者，受五藏六府之精而藏之。又云：肾者，精之处，是肾固藏精，其所以能化精者，原本于肾之气，而肾气又本于金。故道家曰：铅中有银也，离中有水者，亦以金而水得宅于火中也。汞本于金精，故其色白，所以人身之精亦犹是耳。砂中有汞，乃是真精之化原，心包络之血下归于冲，而仍由气以化精者，以肺气还归于肾元，金精由火以归水，故由赤而白也。若然，举精气神合一之微，皆在斯矣。欲立后天之命者，可不留意乎哉？〇丹砂之用，为离中有阴，且内含金精，使坎能交离也。服饵正宜生用，先哲多谓升炼即杀人，是矣。盖离中有阴，经火煅炼，则纯阳无阴，不独燥烈可畏，亦何取于枯阳而用之乎？此缪仲淳所云。自唐以来，上而人主，下而缙绅，曾饵斯药，无一克免者也。先哲谆谆致戒，不独缪氏为然，不能备录。**《元素集锦》：**朱砂安心神，庸医皆知之。辄用以安心神，而杀人不可胜数，仍不解其何故。夫心经因劳思虚弱，心神散而不聚，朱砂能纳浮流之火而安之。若疮证、时疾、跌伤等病，用之收邪入心，不死何待？非比他药，误用止不效而已。不明药性，岂可混用？戒之！**《药性纂要》卷一：**砂体镇坠，质胜之物，而能安五藏之神者，盖神虽虚灵而有所平则安也。故治惊悸狂痫，明目安胎，凡病涉心血不足，心气虚怯者，俱宜用之。夫目为心使，心之神寄于目，胎藉血养，惟心生血也。**《本草新编》卷五：**丹砂水银、轻粉味甘，气微寒，生饵无毒，炼服杀人。入心经。镇养心神，通调血脉，杀鬼祟精魅，扫疥瘘疮疡，止渴除烦，安魂定魄。水银，即丹砂火煅而出之者也，止可为外科之用。轻粉，又从水银而再变者也，亦外科所需。此三物，至毒者水银，其次轻粉，又其次则丹砂也。盖水银、轻粉经火百炼而成。丹砂未经火者，秉南方至精之气，可借以安神定魄，然亦只可少服获益。轻粉功专收敛，世人治杨梅风毒，用之以图速效，谁知毒未宣扬，遽用轻粉以敛毒，顾目前片刻之快，变成终身难治之疮，鼻落身腐而死，可不慎哉。或问：轻粉之毒，多成于杨梅疮，不识有何药可救？近人多以土茯苓救之，然未见其收功也。曰：轻粉之毒，非服丹砂，则毒不能出。盖轻粉即丹砂之子也，子见母则化矣。但服丹砂有法，用丹砂一斤，切不可火煅，须觅明亮者，研末，水飞过，用茯苓末二斤，生甘草三两，为末，共拌匀。每日用白滚水调服三钱，不须一月，轻粉毒尽散，而结毒全愈矣。或问：丹砂，古之真人每借之飞丹炼石，引纳清和，配以金铅，按之法象，合成金丹而成变化。青霞子及《太清真君炼法》，皆载之于丹经，而录之各本草也，先生略而不言，何也？曰：丹法难言，非有形之物也。古之真人，不过托言丹砂、黑铅，以喻其金丹之妙也，何尝取丹砂而烹炼之哉。夫丹砂最恶者火也，得火则有大毒。有唐以来，上而人主，下而缙绅，服烹炼丹砂之药，未有不烂肠裂肤而死者。又安能长生变化飞腾升举哉。此余所以略而不存也。或问：缪仲醇注疏《本草》，谓久服水银，神仙不死之说，必得铅华相合，乃能收摄真气，凝结金丹，即道家所谓太阳流珠，常欲去人，卒得金华，转而相合之旨也，吾子以为然乎？否乎？曰：此缪仲醇不知丹诀而错认之也。金丹大道，岂藉后天有形之物而成哉？况水银生用、炼用，无非有毒，大非丹砂可比，尤不可服，古今来服水银而死者比比。夫水银入耳则脑烂，岂入脏腑偏能有益乎。此不必辨而自明者也。或问：丹砂能消鱼、龙、蛇、鳖之毒，有之乎？曰：有之。但生用则不能消毒耳。盖鱼、龙、蛇、鳖之毒，中入于人身内外者，用丹砂煮熟作汤，或火煅为末服之，则毒气尽消。丹砂生用则无毒，而熟用则有毒，以毒攻毒，故能奏功独神耳。**《冯氏锦囊秘录》卷五：**丹砂禀地二之火气以生，兼得乎天七之气以成，色赤法火，中含水液，为龙为汞，亦曰阴精。七为阳火之少，故味甘，微寒而无毒，盖指生砂而言也。乃清镇少阴君火之上药。辟除鬼魅百邪之神物，故能通神明，定魂魄，杀鬼魅，辟诸毒。然丹砂为八石之主，故列石部之首。体中含汞，汞味本辛，故能杀诸虫，杀精魅，宜乎《药性论》谓其有大毒。若经伏火及一切烹炼则毒等砒硇，服之必毙，戒之！**《本草经解要》卷四：**盖心乃火藏而藏阴者也。气味降多于升，质重味薄，阴也。心肾者，人身之水火也。天地之用，在于水火，水火安，则人身天地位矣。丹砂色赤质重，可以镇心火，气寒可以益肾水，水升火降，心肾相交，身体五藏之病皆愈也。心者，生之本，神之居也。肾者，气之源，精之处也。心肾交，则精神交相养矣。随神往来者谓之魂，并精出入者谓之魄。精神交养则魂魄自安。味甘益脾，脾为后天。气者得于天，充于谷，后天纳谷，所以益气。心病多舍于肝，心火不炎，则肝血上奉，故又明目也。色赤具南方阳明之色，阳明能辟阴幽，所以杀精魅邪恶鬼也。久服通神明不老者，心之所藏者神明，久服丹砂，则心火清，火清则血充，故虚灵不昧，光彩华面也。**《神农本草经百种录》：**丹砂味甘，微寒。甘言味，寒言性，何以不言色与气？盖入口则知其味，入腹则知其性，若色与气则在下文主治之中可推而知之也。主身体五脏百病，百病者，凡病皆可用，无所禁忌，非谓能治天下之病也。凡和平之药皆如此。养精神，凡精气所结之物，皆足以养精神。人与天地同，此精气以类相益也。安魂魄，赤入心，重镇怯。益气，气降则藏，藏则益。明目，凡石药皆能明目，石者金气所凝，目之能鉴物，亦金气所成也。又五脏之精皆上注于目，目大小眦属心，丹砂益目中心藏之精。杀精魅邪恶鬼。大赤为天地纯阳之色，故足以辟阴邪。久服，通神明，不老。能化为汞。石属金，汞亦金之精也。凡上品之药，皆得天地五行之精以成其质。人身不外阴阳五行，采其精气以补真元，则神灵通而形质固矣。但物性皆偏，太过不及，翻足为害，苟非通乎造化之微者，未有试而不毙者也。此因其色与质以知其效者。丹砂正赤，为纯阳之色。心属火，色赤，故能入心，而统治心经之证。其质重，故又有镇坠气血之能也。○凡药之用，或取其气，或取其味，或取其色，或取其形，或取其质，或取其性情，或取其所生之时，或取其所成之地，各以其所偏胜而即资之疗疾，故能补偏救弊，调和藏府。深求其理，可自得之。**《医林纂要探源》卷三：**君火之下，承以阴精，神以静安，明乃四彻，离之为卦也。形静而神动，有妙于无。凡阴阳水火，其宅皆互藏，肾水命门，则水中之火，坎中之阳也。心，火也，心内有窍，内含精汁，则火中之水，离中之阴也。铅黑而内含金华，砂赤而内含水银，皆动藏静中，故精神不失，而妙用出焉。丹砂本藏土中，得土之正味故甘，钟于南，荆得火之正色故朱，形则金石也，得金之形体故镇静。而居阴则生水，得水之精气故寒凉。静极复动，但未用耳，故内含水银，而味遂兼微辛。水中相火，又火之根也。故能镇心神，定惊悸，辟邪恶，除恶热，安相火，平肝木，明耳目，祛风痰，养血安胎，除烦止渴。要以色赤归心，俾君火得以静而明生焉。重镇之体，不可过服。过服反重坠而生毒。《周礼》注以丹砂、雄黄、石胆、磁石、礜石为五毒。**《神农本草经读》卷二：**陈修园曰：朱砂气微寒入肾，味甘无毒入脾，色赤入心。主身体五脏百病者，言和平之药，凡身体五脏百病，皆可用而无顾忌也。心者，生之本，神之居也；肾者，气之源，精之处也。心肾交，则精神交养。随神往来者谓之魂，并精出入者谓之魄，精神交养则魂魄自安。气者得之先天，全赖后天之谷气而昌，朱砂味甘补脾，所以益气。明目者，以石药凝金之气，金能鉴物，赤色得火之象，火能烛物也。杀精魅邪恶鬼者，具天地纯阳之正色，阳能胜阴，正能胜邪也。久服通神明不老者，明其水升火降之效也。**《本经疏证》卷一：**凡药所以致生气于病中，化病气为生气者也。

凡用药取其禀赋之偏，以救人阴阳之偏胜也。是故药物之性，无有不偏者。徐洄溪曰：药之用，或取其气，或取其味，或取其色，或取其形，或取其质，或取其性情，或取其所生之时，或取其所成之地。愚谓：丹沙则取其质与气与色为用者也。质之刚是阳，内含汞则阴，气之寒是阴，色纯赤则阳，故其义为阳抱阴。阴承阳，禀自先天，不假作为。人之有生已前，两精相搏即有神，神依于精乃有气，有气而后有生，有生而后知识具以成其魂，鉴别昭以成其魄。故凡精神失所养，则魂魄遂不安。欲养之安之，则舍阴阳紧相抱持、密相承接之丹沙，而谁取矣？然谓主身体五脏百病，养精神，安魂魄，益气明目，何也？夫固以气寒，非温煦生生之具，故仅能于身体五脏百病中，养精神，安魂魄，益气明目耳。若身体五脏百病，其不必养精神，安魂魄，益气明目者，则不得用丹沙。即精神当养，魂魄当安，气当益，目当明，而无身体五脏百病者，用丹沙亦无益也。血脉不通者，水中之火不继续也。烦满消渴者，火中之水失滋泽也。中恶腹痛，阴阳不相保抱，邪得乘间以入。毒气疥瘘诸疮，阳不畜阴而反灼阴，惟得药之阳抱阴，阴涵阳者治之。斯阳不为阴贼，阴不为阳累，诸疾均可已矣。是丹沙主治之义也。丹沙之品甚尊，丹沙之用极博。乃仲景仅于寒气厥逆赤丸中用之，但得《别录》中恶腹痛一端耳。举凡身体五脏百病，养精神，安魂魄，益气明目，诸大用尽遗之，何也？是固古今医学分合所系，不可不知者也。考班氏《艺文志》方技之别有四：一曰医经，二曰经方，三曰房中，四曰神仙。太古之医，有岐伯、俞拊，中世有扁鹊、秦和，汉兴有仓公，咸能尽通其旨。迨汉中叶，学重师承，遂判而为四。自是各执一端，鲜能相通。即天纵仲景，于医几圣。其所深慨，亦止在不求经旨，斯须处方，是明明融洽医经、经方合为一贯，故于六淫之进退出入，阴阳之盛衰错互，皆辨析黍铢。于房中、神仙，则咸阙焉。《本经》则太古相承，师师口授，该四而一焉者也。故仲景非特于精神、魂魄等义，不备细研究以示人。即所谓轻身益寿，不老神仙者，岂复一言述及耶？仅于《五脏风寒积聚篇》曰：邪入（《金匮》本是哭字，据注家改正。）使魂魄不安者，血气少也。血气少者属于心，心气虚者其人则畏，目合欲眠，梦远行，而精神离散，魂魄妄行，是归结其旨于气血。但使气血充盈，精神魂魄自然安贴耳。仲景焉有不知精神魂魄之理哉？其轻身益寿、不老神仙等义，皆不敢强解。遵仲景之志也。

【附方】**《药性粗评》卷四：**辟瘟疫。凡每年时气瘟疫，欲令不染者。上等朱砂一两，细研，以白蜜和丸，如麻子大，常以太岁日平旦，一家大小勿食诸物，面向东立，各吞三七丸，永无瘟疫，服时勿令近齿。〇心热昏沉。凡患烦热，心气昏沉，不拘大人小儿。以朱砂大人一钱，小儿五分，研末，用蜜调匀，服之最妙。

《本草汇言》卷一二：治心志不宁。或怔忡，或惊悸，或惊痫恍惚，或昏昏多寐，或烦燥不眠等证。用上品好朱砂三钱，用好酒、米醋、童便、绿豆各少许煮之。石菖蒲、当归、川贝母、陈胆星、茯神各五钱，俱微炒，研为末，琥珀、真珠各二钱，研极细末，炼蜜丸，如龙眼核大，朱砂为衣。不拘时服。虚烦，人参汤下；有痰，生姜汤下；内热，灯心汤下；内寒，桂附汤下。临证酌用，毋执也。《方脉正宗》。〇通灵五实散。凡人病过杨梅、天泡、棉花等疮，致成一切难以名状之疾；或杨梅疮烂见骨，经年不收口者；或筋骨疼痛，举发无时；或通身疙瘩不消；或出足皴破出血，或遍身起皮发靥，好一层，起一层；或赤癜白癜，鹅掌风癣；或皮好骨烂，口臭难当，及年久臁疮不愈，一切顽疮恶毒，并皆治之。大丹砂二分，钟乳粉三分，琥珀、冰片各五厘，珍珠二厘半，共为细末，每服五厘，另入飞白面一分五厘，炒过，合作一服，每一料分作十二帖，每一日用土茯苓一斤，用水煎作十二碗，去渣，清晨以一碗，入药一帖，搅匀温服。其茯苓汤须一日服尽，不可别用汤水并茶，日日如是。服尽一料，以十二日即愈。或有不终剂而愈者。如病重者，再服一料，无不愈也。百发百中。忌鸡鹅牛肉，房事，服药完，不忌。此方乃王范泉游宦广东传来，极真，治杨梅疮乃是古今第一仙方也。幸宝之宝之！出《万病回春》。

《药性纂要》卷一：养血安神甚效。朱砂飞细，将黑雄猪心血拌匀，以竹刀剖开猪心，入砂于内，竹箬包紧，砂锅煮至心熟，去心取砂用，引入心经。东圃。

《本草经解要》卷四：安神丸。治小儿惊症。丹砂一两，同人参、茯神、甘草各二钱，山药、马豆各四钱，青黛、僵蚕各一钱，冰片一分，为丸。

《长沙药解》卷四：《金匮》赤丸。治寒气厥逆，以火虚土败，不能温水，寒水上凌，直犯心君。茯苓四两，半夏四两，乌头二两，细辛一两。研末，炼蜜丸，朱砂为衣，麻子大，酒下三丸。茯苓、乌头泄水而逐寒邪，半夏、细辛降逆而驱浊阴，朱砂镇心君而护宫城也。朱砂降摄心神，镇安浮荡，善医惊悸之证。赤丸用之，取其保护君主，以胜阴邪也。

《伤寒温疫条辨》卷六：丹砂安神丸。治一切神短烦躁不安，夜卧不宁，惊悸怔忡，恍惚健忘，甚验。黄连、元参、云苓一两，归身、生地七钱五分，远志、黑枣仁五钱，琥珀、犀角、甘草二钱五分，丹砂三钱为衣，为末，竹叶灯心汤丸，滚水送下。

朱砂银《日华子》

【气味】气冷，无毒。《太乙仙制本草药性大全·仙制药性》卷六。

【主治】延年益色，镇心安神。止惊悸而辟邪，治中恶与蛊毒。治心热煎烦有效，主忧忘虚劳殊功。《太乙仙制本草药性大全·仙制药性》卷六。

水银粉《嘉祐本草》

【集解】**《太乙仙制本草药性大全·本草精义》卷六：**轻粉系汞再升加盐、皂矾二物，质轻色白，故此为名。〇今市卖者有烧凝水石或石膏为粉以乱真，须烧火上走者是也。**《本草原始》卷八：**真者体轻，色白如雪片可爱，撮些放铜铁器内，置火上，化无痕。假者多搀石膏末，焚之有滓，亦有搀朴消者。宜细辨之。

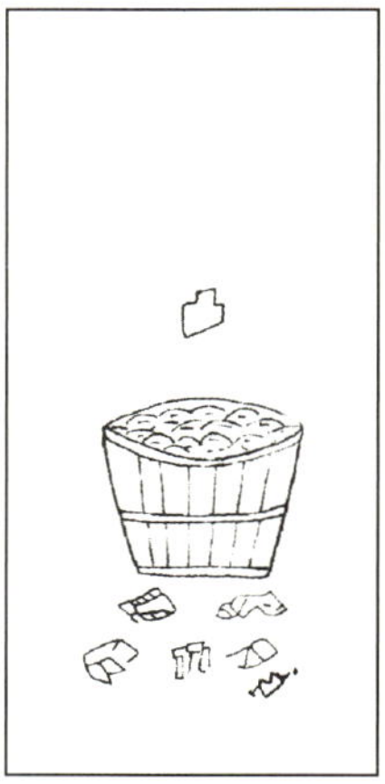

图 8-48-1 水银粉《歌括》

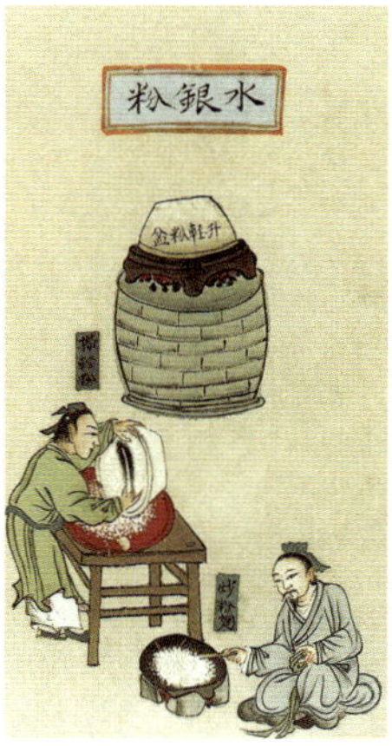

图 8-48-2 水银粉《品汇》

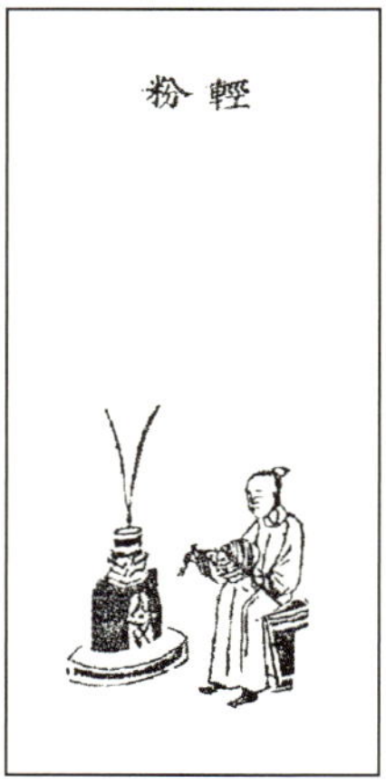

图 8-48-3 轻粉《太乙》

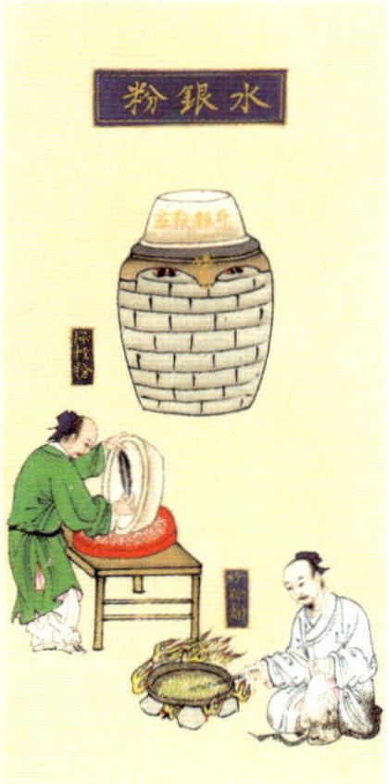

图 8-48-4 水银粉《雷公》

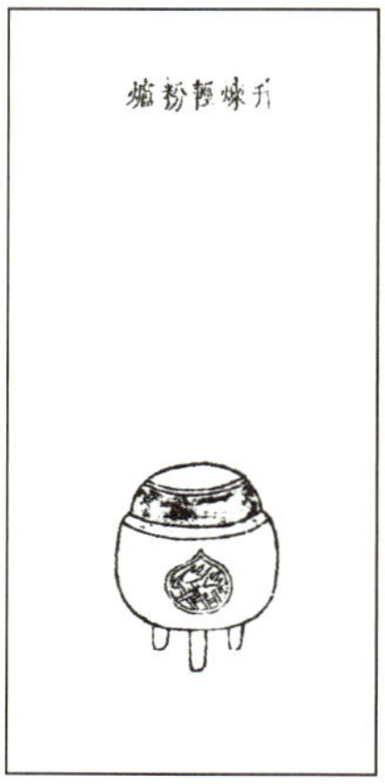

图 8-48-5 升炼轻粉炉《原始》

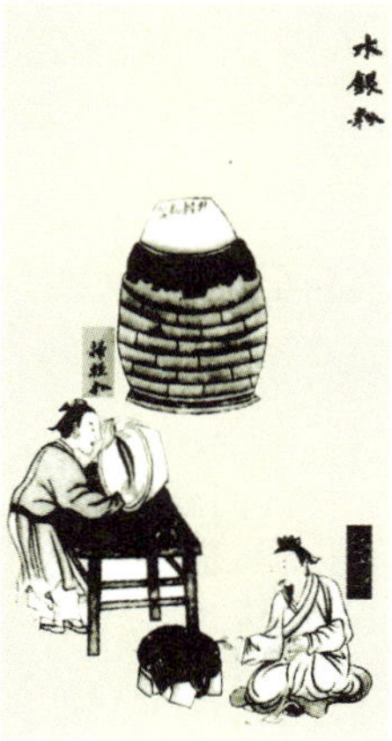

图 8-48-6 水银粉《草木状》

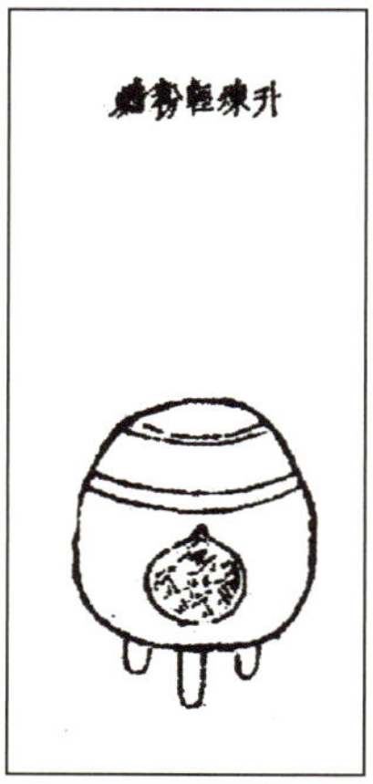

图 8-48-7 升炼轻粉炉《汇言》

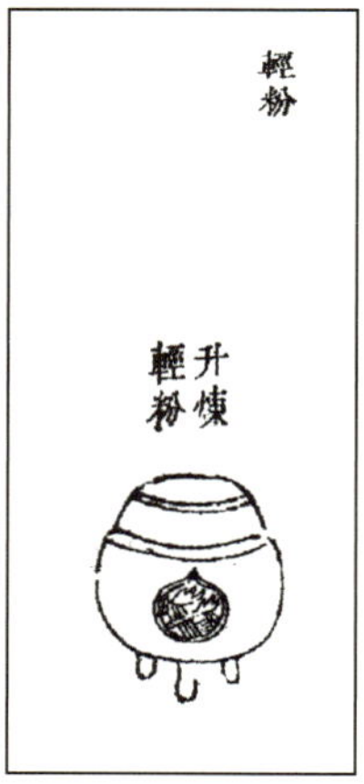

图 8-48-8 轻粉《类纂》

【修治】**《本草品汇精要》卷三**：升符陵平土水银作轻粉，凡作粉先要作曲。其作曲之法，以皂矾一斤，盐减半，二味入旧铁锅内，以慢火炒之，仍以铁方铲搅，不住手，炒干成曲，如柳青色。其升粉法，先置一平台，高三尺余，径二尺，不拘砖坩，以荆柴炭一斤，碎之如核桃大，熾于台上，扇炽。每升粉一料，用水银一两二钱，曲二两二钱，内石臼内，石杵研，不见水银星为度。却入白矾粗末二钱，三味搅匀，平摊铁鏊中心，约厚三分许，鹅翎遍插小孔，将澄浆瓦盆覆之，缝以盐泥固济，勿令太实，实则难起，置鏊于炽火上，候微热，以手蘸水轻抹其缝及盆，复用砖疏立鏊下周护火气，待火尽，盆温揭之，勿令手重，重则振落其粉，凝于盆底，状若雪花而莹洁，以翎扫之，瓷器收贮，其盆鏊浊滓入后料，再升。此法目经修炼，详不过此。○有锋铓入水不沉者佳。**《太乙仙制本草药性大全·本草精义》卷六**：其法：水银一两，皂矾七钱，白盐五钱，同研，微见星为度，放炊饼盆中按扁，以鸡翅扫圆如饼样，覆以乌盆，用炉灰罗过，水调封盆缝，盆底离火三寸许，用熟炭火煅之。火慢则渐加，至半斤为度，以点线香二炷为候，提出候冷，用刀轻轻挑起乌盆仰放，拨去炉灰，勿令香落，鸡翅轻轻扫下盆底粉脚，任意扫净另放。又加皂矾、水银、白盐同研，复炼，铁盆内饼上。或有升不起者，扫上面好者，亦和前再炼，以干湿得所为宜。干则入少水润之，又不可太湿。其盆底粗者去之，或留搽腊疥癣亦好。**《本草乘雅半偈》帙九**：升炼水银粉法，分红白两种。白者用水银一两，白矾二两，海盐一两，皂矾一两，焰消二两，同研不见星。贮罐内，先以滑石九两，研极细，水飞过，晒干再研；更以黑铅四两，分作数块，打成薄片；一层滑石，一层铅片，铺置药上，筑极实，上余空数寸，使药气易转。以盏盖罐口，先于灰火中，徐煨罐底，听罐里无声，乃扎定之，用盐泥封固罐口。先用底火一炷香，次用二寸火，渐加至三寸火二炷香。用火时，以凉水常擦盏内。火足，去火冷定，药升盏上，及空处矣。红者只用水银一两，焰消二两，白矾二两，同研极细。升炼之法，悉与白同。即釜碗之内，亦可升取，并不必水擦釜顶，为甚便也，并不必沐浴以损药力。既用滑石、黑铅为匮，则盐矾咸涩之味，俱从铅石拔尽，功力转更神异。但火候以缓为贵，取药以少为良。

【气味】味辛、冷，有毒。《绍兴本草》卷二。味辛，性燥，有毒。入肝、肺二经。《本草再新》卷八。

【主治】主治风癣疥疮，瘰疬，小儿惊痫，杀虫去毒，利大小肠。《药性粗评》卷四。腻粉抑肺而敛肛门。○轻粉治诸般疮疥，杀虫，治小儿痫，通大肠，治鼻上酒皶，风疮燥痒。《药性要略大全》卷八。主收敛疮口，生肌长肉；又除疥癣热风，痈疽瘰疬。如疠风疮肿，服之神效。燥痒诸疮，脓溃流血，此药用之，敛而无迹。《本草纂要》卷九。

【发明】**《本草汇言》卷一二**：尝观丹客升炼水银、轻粉，鼎器稍失固济，铁石亦为之迸裂，况人身皮肉筋骨乎？盖此物本成于汞，则汞之毒尚存，又得火炼，则火之毒气亦未出。《神农经》言其无毒，误也。凡闭结由于虚燥，血不润泽者；小儿惊风，痰涎壅上，由于内热者；痫积病，由于脾胃两虚者；杨梅结毒，发于气血两虚，久病之人者，临用尤须斟酌。李时珍先生曰：陈氏方言：轻粉下痰而损心气，小儿常病，不可轻用。初生尤宜慎之。而演山氏又谓：小儿在胎，日受母之饮食血毒之气，畜在胸膈，故婴儿生下发惊痰，十有四五。初生三日之内，用黄连一分去热，轻粉五厘，散血毒，又配朱砂二分，蜜汤三匙，清解心肺积毒。积毒既化，可免惊痰搐搦之患。二说不同，各有所见。一谓即有胎毒者，不可轻服；一谓有胎毒者，宜预服之。朱附录于此，以便后之君子，量其证之缓急而取舍焉。庶不负前两人之用心矣。**《颐生微论》卷三**：轻粉即水银升炼者。去风杀虫，追毒生肌。若杨梅疮初起，便服轻粉，或以轻粉、银朱点之，毒气退伏骨髓，如油入面，莫之能出，迨十年廿载之后，毒发关窍，重者丧生，轻者废败，世之蹈此而死者，不可胜数。医者取其一时捷效，计利忘命，亦与于不仁之甚者也。痛切戒之！**《景岳全书》卷四九**：然轻粉乃水银加盐矾升炼而成，其以金火之性，燥烈流走，直达骨髓，故善损齿牙。虽善劫痰涎水湿疮毒，涎从齿缝而出，邪得劫而暂开，病亦随愈。然用不得法，则金毒窜入经络，留而不出，而伤筋败骨，以致筋挛骨痛，痈疮疳漏，遂成废痼，其害无穷。尝见丹家升炼者，若稍失固济，则虽以铁石为鼎，亦必爆裂，而矧以人之藏府血气乎？陈文中曰：轻粉下痰而损心气，小儿不可轻用，伤脾败阳，必变他证，初生者尤宜慎之。**《本草述》卷五**：又曰：水银粉者，合皂、白二矾石，海盐、火硝，而升者嫩色黄，老色白，取用贵黄不贵白也。仅合白矾、硝石而升者，嫩色赤，老色紫，取用贵嫩不贵老也。顾所升之质即木，有能升之颂，汞同能升之，汞绿，属离火之所含也。所显之色，与味之醇烈，即缘盐、矾、硝石合化，以成黄白紫赤耳。故味醇则气清而色黄赤，味烈则气浊而色紫白黄赤，点饵咸宜。近世以味醇黄嫩者点疮毒顽肉，赤嫩者弥诸疮毒肤皮，捷如影响。净洁淫疮，取效固速，第骨髓与形脏之至毒，从经气会归于胃，循胃上口而出，多致口烂舌断，人多畏之，罔敢轻试。盖毒从口出，已达空窍，而反口舌断烂者，谓人卧气归于脏，而会于胃，胃气上熏，毒不得泄，故并发口舌耳。《丹家秘诀》卧时衔管，则毒气从管外泄，斯无糜烂之为患矣。○李文清曰：腻粉主杀疥疮癣虫，风痒瘰疬，及下疳阴疮，皆用外傅。若内治，善下小儿膈涎瘈疭。但多用有损，若惊风属心气不足者，下之则里虚，惊气入心必死。抑论经云：利大肠。东垣又云：抑肺而敛肛门。何也？盖轻粉经火本燥，原自水银性冷，用之于润药则利，用之于涩药则止，所以又能消水肿，止血痢，吐风涎。要之虚病禁用，实者亦量用之。愚按：水银在砂中，丹砂伏火，则溜汞于下，乃同他药炼之，则结粉于上，其义固可参也。方书曰：矾石同焰硝可炼水银成粉，历稽升汞粉者，多不能离此二味。盖其收痰涎摄水，又同于焰硝，得火性之升举者，故本属润下，转成炎上，以结于极顶，此李濒湖所谓化纯阴为燥烈者也。然取其能下膈涎，如小儿急惊用之，盖痰涎乃水液所结，汞固砂中之金精，而为水母，原与铅交感，故铅汞合而最能下坠，假矾石、火硝煅炼，使阴滞之质化于阳浮之气，能直就膈上而下，其痰涎者此耳。更先哲云银粉乃是下膈通大肠之要剂，即如治疠风一证，投遇仙散必用银粉为使，所以用其驱诸药入阳明，经开，其风热拂郁痞隔，逐出恶风臭恶之毒，杀所生之虫，循经上行，至牙齿软薄之分，而出其臭毒之涎水也。即此可以类推矣。又按：寇氏谓惊为心气不足，切宜禁此，不知惟慢惊乃属火土虚者也。若急惊，则因于热盛生痰，痰盛生惊，先哲谓治惊先于豁痰，焉得禁此？但其燥烈未可独任，故急惊有轻下法，如比金丸，轻粉、滑石、南星、青黛。又利惊丸，轻粉、青黛、牵牛末、天竺黄。多同辛凉用之，乃为适宜。○愚按：水银为阴毒之物，入肉令百节挛缩，倒阴绝阳。而矾石又最能燥水伤骨，是皆损人之真阴者也。矾石本铁之精，而铁禀太阳之气，与阴气不交，其性燥而不洁，固宜矾石之燥烈也。况加以焰硝辛苦大温，见火焰起，燥火合气，以同煅炼乎？夫物性随所感而移，理固不谬。纯阴化燥，加以入骨挛筋之性，其贻害可胜言乎？乃方书止以烈火煅炼为言，或又止以汞毒为言，彼灵砂非烈火煅炼者耶？独无汞毒耶？守一说而失之目睫，可笑也。○取轻粉毒方：出山黑铅五斤，打壶一把，盛烧酒十五斤，纳土茯苓半斤，乳香三钱，封固，重汤煮一日，夜埋土中出火毒，每日早晚任性饮数杯，后用瓦盆接小便，自有粉出为验。服至筋骨不痛乃止。**《玉楸药解》卷三**：搽疥癣，涂杨梅。轻粉辛冷毒烈，服之筋骨拘挛，齿牙脱落。庸工用治杨梅恶疮，多被其毒，不可入汤丸也。本草谓其治痰涎积滞，气臌水胀，良药自多，何为用此？轻粉即水银、盐、矾升炼而成者，其性燥烈，能耗血亡津，伤筋损骨。

【附方】**《本草汇言》卷一二**：治小儿惊风痰热，四证壅盛。用轻粉一钱，巴霜五分，南星炮五钱，全蝎炒、真青黛、滑石各二钱。俱研极细末，稀糊丸如麻子大。一岁儿五丸，二三岁七丸，五六岁至十岁，多则以十丸为率，薄荷汤化下，以通利为度。《幼科证治准绳》。〇治小儿天钓脐风，客忤卒死，撮口、鹅口、木舌、喉痹、痄腮、风壅吐涎后。以他药随证调理。用轻粉五分，蝎尾十四个，铜青、朱砂各二钱。共为末。每服五分，薄荷汤调下。〇治小儿急惊，阳痫热证，面赤身热，发搐直视，牙关紧者。用轻粉、赤脚蜈蚣炙，蝎尾各五分，芦荟、胡黄连、白附子、甘草各一钱，麝香二分，共为末。二岁已上儿服五分，薄荷汤化下。〇治急惊天钓、撮口。此方通利痰热。用轻粉五分，麝香、冰片各三分，全蝎七个，南星炮、白附子、青黛各二钱，朱砂水飞过一钱。共为极细末，粟米糊丸，如绿豆大。每用一丸，薄荷汤调下。先研半丸，吹入鼻中。〇治急惊壮热，喘粗痰嗽，大小便不通。郑氏化金丸：用轻粉、滑石、南星、青黛各等分。共为末，稀糊丸，如小豆大。一岁儿三丸，多则以七八丸为率。此方疏流蕴积涎热。〇治急惊痰热潮搐。郑氏利惊方：用轻粉、青黛各一钱，天竹黄二钱，牵牛末四钱。共为末，炼蜜丸，如小豆大。以薄荷汤化下。〇治水肿臌胀气促，大小二便不通。用轻粉三钱，韭菜子五钱。共捣作膏，姜汁调傅脐上，或作末药，每服八分，姜汤调服亦可。《方脉正宗》。

粉霜《本草品汇精要》

【集解】**《本草乘雅半偈》帙九**：《嘉祐》所谓水银粉，今之所谓粉霜者是也。《纲目》所谓粉霜，今之所谓轻粉者是也。第轻粉轻盈如雪，腻滑如粉，色纯白无间，不假外物，升结釜顶，所谓清秋月转霜轮也。

【修治】**《本草品汇精要》卷六**：升粉霜之法：用焰硝、食盐、白矾、皂矾各一斤，入铁锅内，炒熔成汁，急以铁铲频搅，结成黄色砂子，谓之粗曲。内石臼中，以铁杵研令极细，谓之细曲。入水银一斤，研，令不见微星为度，是谓汞曲。分作四分，先以阳城罐长五六寸者，用细炭灰一斤，入盐六两，水和得所，留罐口二分许，周匝固济，晒干，内汞曲一分于内，上用铁灯盏深一二寸者盖之，下用铁鉡，上用铁线，将灯盏与鉡缠束极紧。外用盐十两，白炭灰十六两，水和为泥，捏作饼子，烧通红，待冷，研为细末。水调得所，用小竹签细细将罐口封固，约一指厚，盏罐相平，晒极干。用大铁钉三个，钉在地下，高三四寸，周围离罐二寸，用砖数个围成炉。煤用四斤，炭用二斤。火候之法：先文后武。煤炭陆续旋添上，勿近盏。待盏热时，徐徐添极热水，止可九分满，

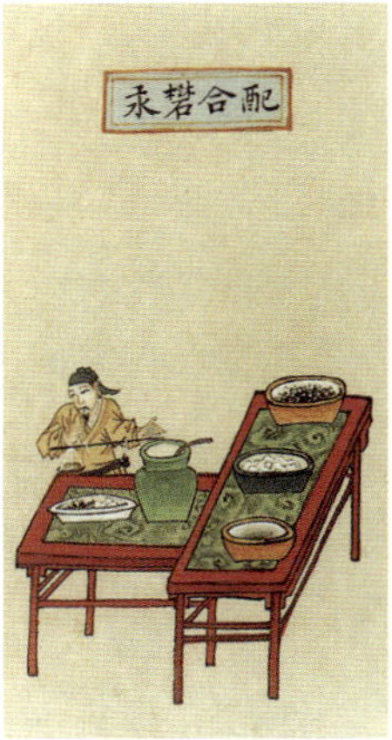

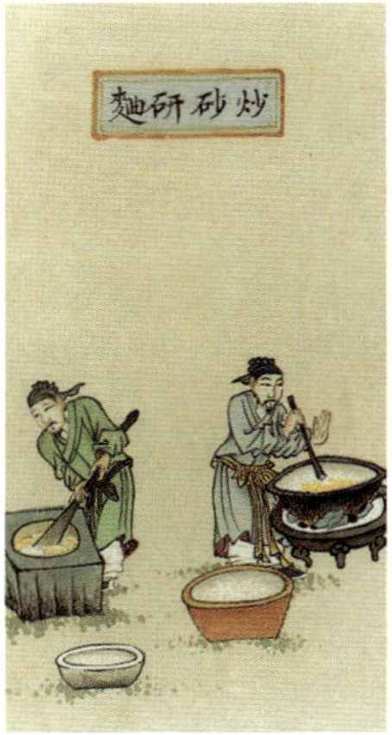

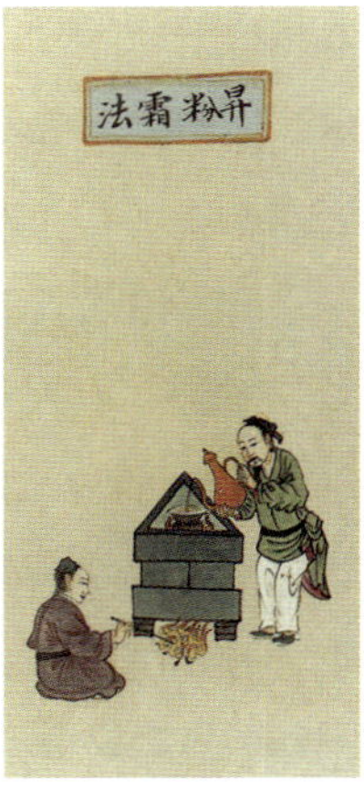

图 8-49-1　配合砚汞《品汇》　图 8-49-2　炒砂研曲《品汇》　图 8-49-3　升粉霜法《品汇》

水少即添，常令水足，仍以沿盏边滚为度。若满盏通滚，为火大，火大则罐必烈。慢慢滚起为火小，火小则粉不升。水上火下，欲其相济，别点长线香，以三炷为则，至二炷香尽时，火方渐渐近盏，与盏相平；至三炷香完，即便去火，莫动其罐，待罐极冷时，方可开罐。罐底曲查不用，盏下之霜用刀刮下，其色尚未白，至汞曲四分俱升毕时，共研为细末，通入一罐。如前法再升一遍，其色渐白，再研为细末。如前法再升一遍，其霜坚白，壮如寒水石一般，方入药用也。**《本草乘雅半偈》帙九：**升炼之法，用真澒粉一两，入瓦罐内，以铁盏仰盖罐口，盐泥封固。先以小炭火铺罐底及四围，约香炷半，常用水擦盏，勿令间断。遂渐加火至罐颈，约香一炷，去火冷定，霜即成矣。

【主治】主急风口噤，手足搐搦，涎潮作声，止痢，脓血，消瘰疬。《本草品汇精要》卷六。治伤寒积热颠狂，谵妄见鬼。《本草汇言》卷一二。

【发明】**《本草汇言》卷一二：**张氏元素曰：粉霜系轻粉转升，得水银之清中之清者，大能洁净藏府，沉痰积滞，去膀胱中宿垢积腻之物。故下结痰，解结毒，去伤寒积热，小儿惊痫诸证，此亦无妄之药，必不得已而用之。用之得宜，可称应变之兵也。既毒而有损真气，岂可尝试？**《本草乘雅半偈》帙九：**盖龙从火得，金向水求，正指此耳。以澒木也龙，丹之化也。丹即丹砂火，澒为习坎水，转作西白金，离沉重，化轻盈，所谓显诸金而凝霜白也。故可入肺，下痰涎，消积滞，利水道以除肺眚，此藉轻盈以化沉重耳。近世用点淫疮，致毒入浸骨髓，或骨析筋焦，肌糜肤剥，死不药救者。以淫疮从骨髓受，还从骨髓出。是转沉重为轻盈，用作点饵；是转轻盈为沉重，仍从外入之内也。若水银粉者，合皂白二矾石，海盐火消而升者，嫩色黄，老色白，取用贵黄不贵白也。仅合白矾、消石而升者，嫩色赤，老色紫，取用贵嫩不贵老也。顾所升之质，即本有能升之澒；所显之色，与味之醇烈，即缘盐矾消石，合化以成黄白紫赤耳。故味醇则气清而色黄赤，味烈则气浊而色紫白。黄赤点饵咸宜，紫白必藉退却阴符为沐浴，不若铅关寒水为匮之纯粹精也。所谓鸿洞未分之气，显诸土而峭粉黄，显诸火而还丹赤，从水觅金，金从水得也。故通肺府之大肠，杀肺形皮毛之疮疥癣虫，及肩项肺部之瘰疬，鼻根肺窍之酒皶风疮瘙痒也。近世以味醇黄嫩者，点疮毒顽肉；赤嫩者，弥诸疮毒肤皮，捷如影响。亦可饵服，净洁淫疮，取效固速。第骨髓与形藏之至毒，从经气会归于胃，循胃上口而出，多致口烂舌断，人多畏之，罔敢轻试。盖毒从口出，已达空窍，而反口舌断烂者，谓人卧气归于藏，而会于胃，胃气上熏，毒不得泄，故并发口舌耳。丹家秘诀，卧时衔管，则毒气从管外泄，斯无糜烂之为患矣。**《本草述》卷五**：时珍所云粉霜，谓从汞粉转升成霜者也。其述崔氏造水银霜法，是即未成汞粉，而造成粉霜者也。寻绎崔氏治法，似与升水银成粉之法，如时珍所谓化纯阴为燥烈者，犹有不同。而时珍谓其与轻粉同功，殊未细审也。试以方书疗滞下证，因其久积而成者，痢下五色脓血，或如烂鱼肠，并无大便肠中搅痛不可忍，呻吟叫呼至苦，用粉霜、轻粉、朱砂、硇砂、白丁香、乳香、巴豆诸味，是以行积为功者也。然却粉霜与轻粉并用，如两味同功，而处剂者不几失于赘乎哉？此即一证之治，便可推求其精义矣。后二方亦可参也。

银朱《太乙仙制本草药性大全》

【释名】唤心红《太乙仙制本草药性大全》。

【集解】**《医林纂要探源》卷三**：制汞，罨以酒糟，蒸熟则变为丹，复从朱砂之色，犹铅制而成粉，复从金石也。粉复烧之，又复成铅。银朱复烧之，亦复成汞矣。以标朱为上，心红为下。功用同水银。毒稍减。

【气味】味苦、辛，性温，有毒。《药性解》卷一。辛，寒。《医林纂要探源》卷三。

【主治】止入敷药杀虫，余无他用。《药性解》卷一。

【发明】**《太乙仙制本草药性大全·本草精义》卷六**：杀虫虱亦验。庸医不晓，研为药衣，违误太深，伤害宁免。**《药性解》卷一**：银朱亦水银烧就，中其毒者。令人发胀至死，可弗慎耶！**《本经逢原》卷一**：水银和硫黄煅炼成朱，转姹为婴，故专杀虫、治疮，以毒攻毒而已。今食品往往用之，良非所宜。观其同蟹壳烧之，则臭虫绝迹。和枣肉熏之，则疮疥顿枯，其性悍烈可知。**《本草求真》卷八**：银朱杀虫治疮。银朱外治系水银同煅炼成朱。性燥味辛，方书用以杀虫治疮，亦是以毒解毒而已。用以食服，古人切戒。谓其性悍烈，良非所宜。时珍曰：功过与轻粉同。且同蟹壳烧之，则臭虫绝迹，

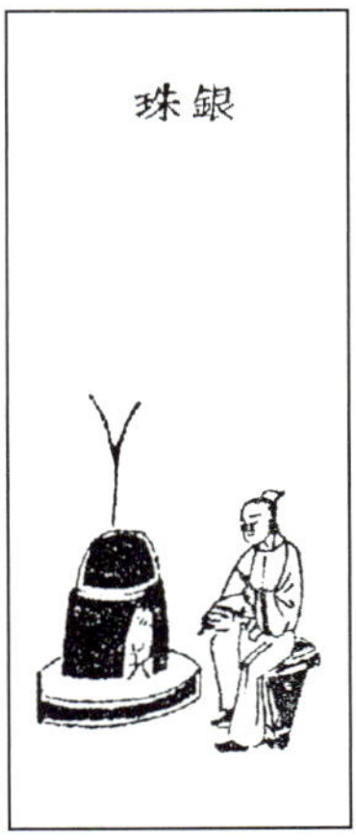

图 8-50-1　银珠《太乙》

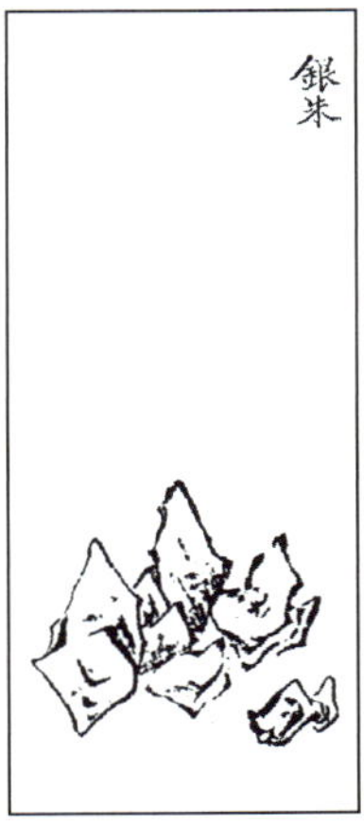

图 8-50-2　银珠《图说》

和枣肉熏之，则疮疥顿枯，于此可征其概矣。

【附方】《本草原始》卷八：造朱墨法。用好鲜红银朱，勿杂以黄丹及矾红者，细研，水飞过，澄清去水，用秦皮、栀子、皂角各一分，巴豆一粒去皮，广东黄明牛胶五钱，同煎汁，和银朱作墨，阴干任用。

《本草经疏》卷三〇：火焰丹毒。银朱调鸡子清涂之。李楼《怪症方》。汤火灼伤。银朱研细，菜油调敷。《多能鄙事》。日久顽疮不收，兼能治湿毒臁疮。银朱一钱，地龙骨即年久石灰。五分，松香五钱，为末，香油一两，化摊纸上贴之。《应急良方》。

《本草汇言》卷一二：治小儿惊痰，内钓多啼。用银朱五分，乳香一钱，瓦上焙出汗，共为末，生蒜肉一钱煨熟，和捣为丸，如黍米大。一岁服五丸，三四五六岁，服七八丸，薄荷汤化下。《全幼心鉴》。〇治痰气饮食结胸，不问阴阳虚实。用银朱五钱，明矾一两，同研细末，铁盏内熔化，调匀候冷，再为极细末，神曲糊为丸，如梧子大。每服二钱，姜汤吞下。心上隐隐有声，结胸自散。不动藏府，不伤真气。明矾化痰，银朱破积故也。曾氏《活幼全书》。〇治虫癣。用银朱一二钱，桐油调涂。《医方摘要》。〇治头生虮虱。用银朱不拘多少，米醋调涂梳掠上，通发，用幅巾包头一夜，至旦尽死。万氏方。〇治疽疮发背，溃烂。用银朱、白矾各三钱，煎汤温洗，外用桑柴火，远远焙之，日二次，甚效。《救急方》。〇治鱼脐疔疮，四围红，中央黑者。用银朱五分，水和丸，白汤下。《普济方》。〇治杨梅毒疮。用银朱、轻粉各二钱，俱研细末，黄蜡、清油各一两，铁盏内煎油滚，投蜡熔化，取起将凝，入朱粉二末，搅匀。用油单纸摊贴疮上，痂自脱也。〇治血风臁疮。用银朱五钱，黄蜡一两，香油二钱。铁盏中熔化黄蜡，将凝，入银朱搅匀，摊单油纸上，再夹单油纸一层，贴之。《简便方》。〇治男妇身染杨梅毒气，筋骨疼痛。用银朱三钱，枯矾四钱，作三纸捻。每旦以一捻蘸香油，点灯照脐，被覆卧之取汗。《纂要奇方》。

《罗氏会约医镜》卷一八：能疗疮癣恶毒，杀诸虫蚤虱。惟烧烟熏之，或以枣肉拌烟擦之，其效尤捷。用银朱铺于草纸上，转筒燃之，上以湿碗覆之，空二分，烟垂于碗，可扫而收之。

灵砂《证类本草》

【释名】二气丹《本草发明》。

【修治】《本草品汇精要》卷三：升炼之法，用符陵平土水银四两，入铁锅内，以硫黄末一两，徐徐投下，慢火炒作青砂头。候冷研细，内阳城罐中，上坐铁盏，将铁线缠束数匝，钉纽之，弹线声清亮为紧。以赤石脂入盐密封其缝，仍用盐泥和豚毛通令固济，厚一大指许，日干之。藉以铁架为砖作炉，外以文火自下煅至罐底，约红寸余，以香烬一炷。复用武火渐加至罐口，候香烬二炷为度。铁盏贮水，浅则益之，乃既济之义也。候冷取出，其砂升凝盏底，如束针纹者，则

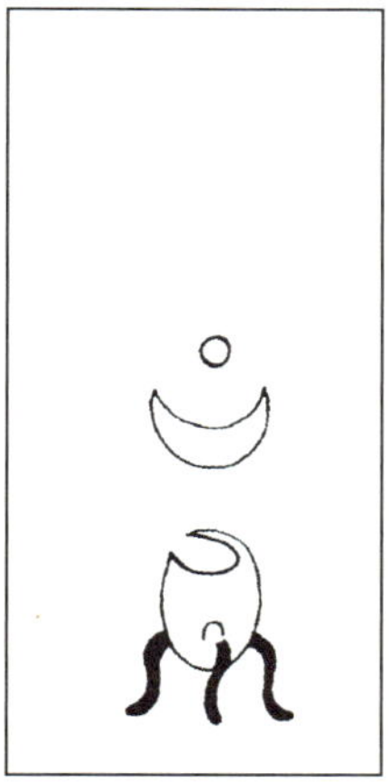

图 8-51-1　灵砂《歌括》

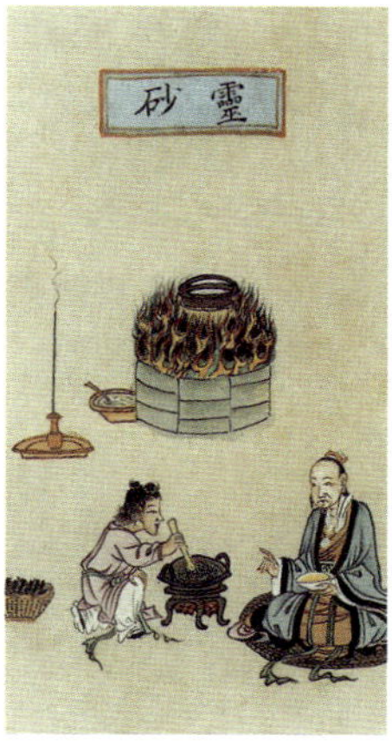

图 8-51-2　灵砂《品汇》

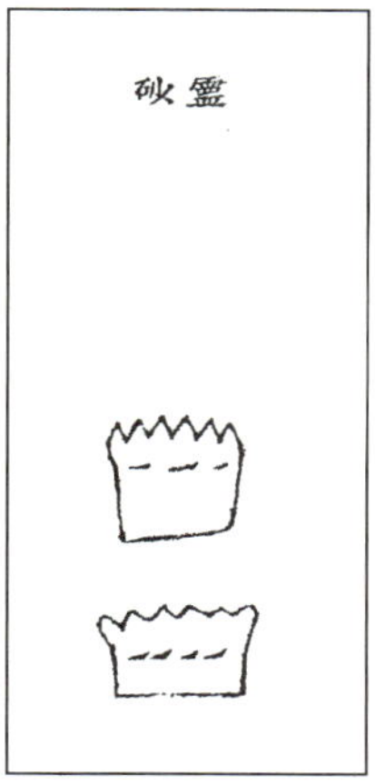

图 8-51-3　灵砂《太乙》

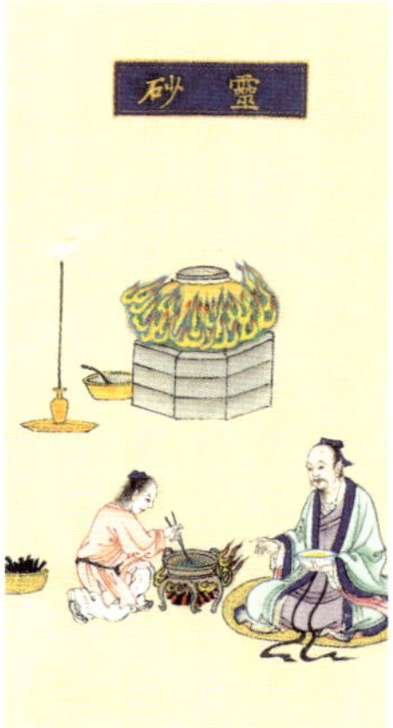

图 8-51-4　灵砂《雷公》

成就矣。

【气味】性温、有毒。《绍兴本草》卷二。

【主治】升降阴阳，止逆定吐，最为要药也。《绍兴本草》卷二。镇神魂之发越，而邪魅潜消。堕阳气之暴壅，而血脉循络。反胃经年顿定，小儿惊吐咸苏。《药镜》卷一。治虚烦狂燥，寤寐不安，精神恍惚。《新编六书》卷六。

【发明】**《本草发明》卷五**：灵砂，甘温。帮助阳气。故《本草》主五脏百病，通血脉，安魂魄，养精神，杀鬼辟邪，益气明目，久服不老，轻身成仙，令人心灵神明通畅。杨子度以灵砂饵猢狲，辄会人语。〇制法：水银一两，硫黄六铢，研细，先炒作青砂头，后入水火炉抽之，如束针绞者，成就也。〇愚谓：水银、硫黄，本燥烈之性，又经火炼，其热毒可知。苟炼之不如法，或偏于火候，铄耗阴血，其祸匪细，往往饵之而过害者，虽曰无毒，吾不信也。慎之！**《本草经疏》卷四**：灵砂虽称水火既济，阴阳配合，然而硫、汞有毒，性亦下坠，止可藉其坠阳交阴，却病于一时，安能资其养神益气，通灵于平日哉？凡胃虚呕吐，伤暑霍乱，肺热生痰，病属于虚，非关骤发者，咸在所忌。**《本草述》卷五**：硫恋于铅，则硫为阴中之阳，汞出砂中，见火则出，是为阳中之阴。硫固阳之动，汞亦阴之动者也。《经》曰两精相搏谓之神。俱取阴阳之动者，使其二气相感，而即以相应，能疗上实下虚之笃证，故曰灵砂，类知阳动阴静，殊不知阴阳俱有动静也。抑铅霜、铅丹似与此同功，何以兹丹独得此名乎？盖铅霜为二宫之一气相应也，铅丹为同宫之二气相合也，唯灵砂既为二宫，又属二气，特以两精相搏，能转上下之率机，故因而命此名耳。虽然灵砂以汞为主，而少和以硫者也，至造银朱者，亦硫汞合造，其功用何以迥别乎？虽以硫能死汞，二法皆不可少。然制银朱者，以赤硫为主，而汞特半之，与制灵砂以汞为主者不同，二法为主固异，故其效用亦异耳。大抵造银朱者，用石亭脂，即赤硫也。方书已言其不堪入药矣。灵砂所用者，乃正石硫黄也。又按：升灵砂法：君以水银，而佐以石硫。盖取阳中之阴所化者为主，而和以阴中之阳所化者，俾其二气交，以为升降。盖阳中之阴降也，阴中之阳升也。盖《经》曰升降息则气立孤危，试绎方书用之悸证及便浊证，皆以虚言，是即病于元气之孤危，由于升降不前者也。第硫汞制而成形，谓之丹基，可以变化五行，炼成九还，岂不能握升降之枢，而顿名曰灵砂哉？但汞半斤，而硫止二两，其义若何？盖汞乃阳中之阴，为离中之坎也。离得坎为用，而离之化乃神，然离原在坎中，如硫是也，在天之阳，究其原而阳火出于地中，故离得坎以神其化，不得坎中之离以合之，则至阳出于至阴之化机，不几乎息而病于气立孤危乎？是以汞多于硫者，由阴畅阳也，而少用硫以和离者，取其化原在是，本生化之精微，俾完其升降之不息，以益元气耳。即此二方参之，则人身阳中之阴，诚为补后天，疗虚羸之要会。凡虚中生火，如溢血等证，宜于此要会留心，如止后先天元阴处调剂，恐缓不及事，且亦未能中病之肯要也。又按：上实下虚，类本于阴虚。即《内经》所云：人年四十，则阴气自半，至六十则阴气大衰。下虚上实，是非的证乎？如灵砂所疗，又下虚上实之极，而阴阳将离绝者也。制灵砂法汞八两，硫止二两，固知所本矣。而时珍拯救危证一语，尤为中肯。**《本草求真》卷二：**后人不明辰砂即属丹砂，混以灵砂入于益元散内，即滑石六两，甘草一两，加辰砂。讵知一神一灵，音同字别，一水一火，天渊各判，乌可以此烹炼燥烈之品，以代辰州甘寒之味耶？市肆与医，妄用如斯，附记以俟高明并参。

【附方】**《本草述》卷五：**专治虚人夜不得睡，梦中惊魇，自汗忪悸。灵砂二钱（研），人参半钱，枣仁肉一钱，为末，枣肉丸如绿豆大，临卧枣汤吞五七粒。赤白浊。治虚惫便浊，滴地成霜方，莲肉（去心）、干藕节、龙骨、远志各一两，枯白矾、灵砂各二钱半。为细末，糯米糊为丸梧子大，每服十五丸，食前白汤下。

金石部第九卷

金石之二　石类108种

玉《别录》

【集解】**《绍兴本草》卷一**：但洁白如猪膏，叩之鸣者佳。

【气味】味甘，平，无毒。《绍兴本草》卷一。

【主治】玉分五色，苍养肝，赤养心，黄养脾，白养肺，元养肾，皆能镇心安神。屑为末，傅身面，能悦泽肌肤，涂灭瘢痕，口含玉屑，则能生津止渴。《医林纂要探源》卷三。

【发明】**《本草发明》卷五**：玉之为物，温润而栗，禀纯阳之精，服饵者必清修之士，排损嗜欲，方得真验。如酒色弗戒，助火甚速，反致发热，自贻死亡，故《本经》注云若未深解节度，勿轻服之。**《药性解》卷一**：玉屑色白性润，宜入肺部。肺得其养，则烦渴诸症何自而生。又主灭瘢云云者，亦以肺主皮毛，功效之所必及也。**《本经逢原》卷一**：玉灭瘢痕，日日磨擦，久则自退。研细水飞，去目翳。珊瑚、玛瑙、宝石、玻璃、水晶为屑，水飞，皆能去翳，不独玉屑为然也。**《医林纂要探源》卷三**：出昆仑于阗诸西域。具五色，以粹白为贵。其出北方瀚海者，曰瀚玉。水晶，亦曰水玉，凡所称宝石，皆玉类也。镇心安神，平补五脏，清明耳目，润泽肌肤。古王者服食玉屑，《周礼》玉人所供食玉，韩昌黎所称玉札也。玉分五色，苍养肝，赤养心，黄养脾，白养肺，元养肾，皆能镇心安神。屑为末，傅身面，能悦泽肌肤，涂灭瘢痕，口含玉屑，则能生津止渴，盖其气恒润而体恒温。

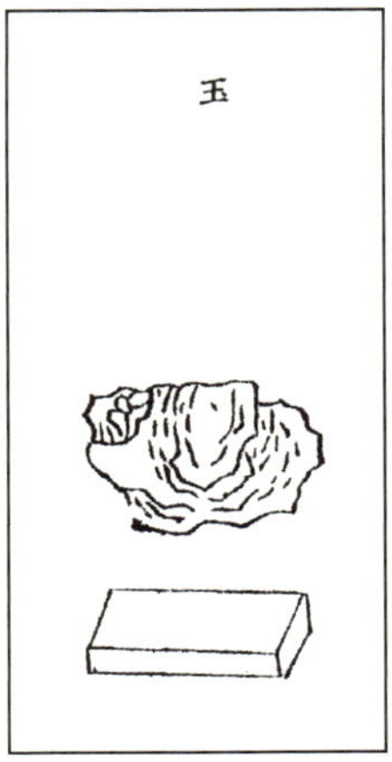

图 9-52-1 玉《图经(政)》

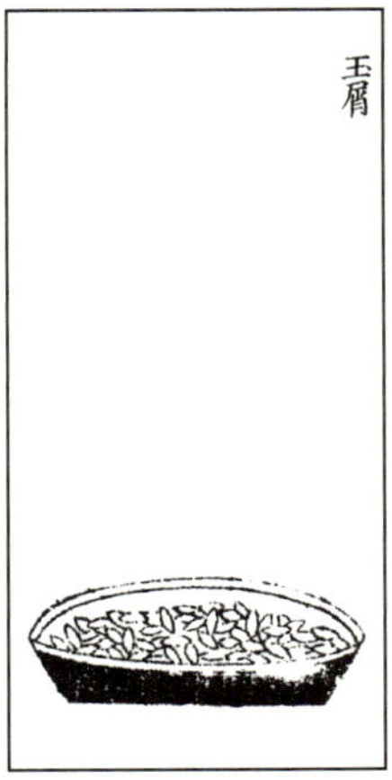

图 9-52-2 玉屑《图经(政)》

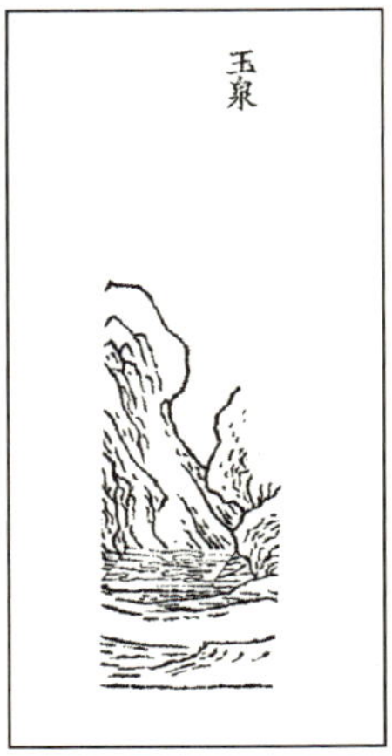

图 9-52-3 玉泉《图经(政)》

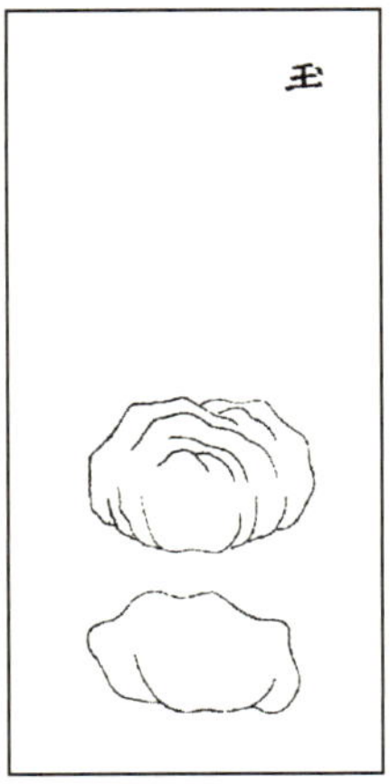

图 9-52-4 玉《图经(绍)》

图 9-52-5 玉屑《图经(绍)》

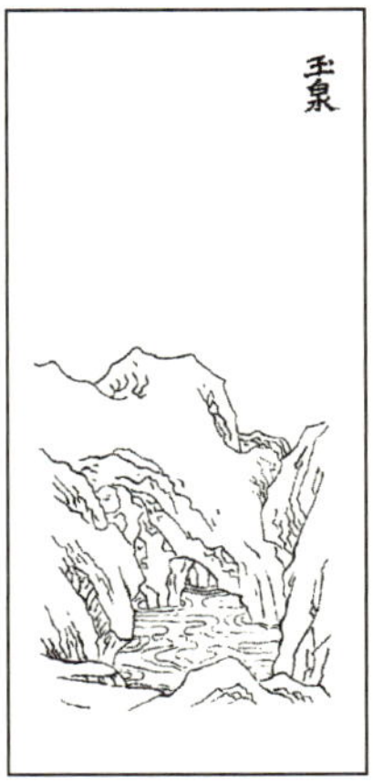

图 9-52-6 玉泉《图经(绍)》

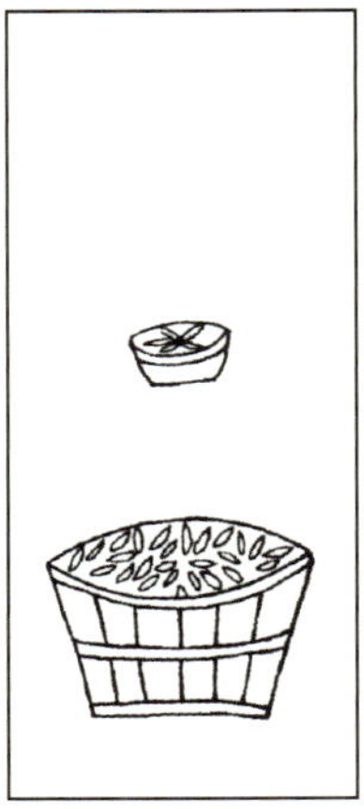

图 9-52-7 玉屑《歌括》

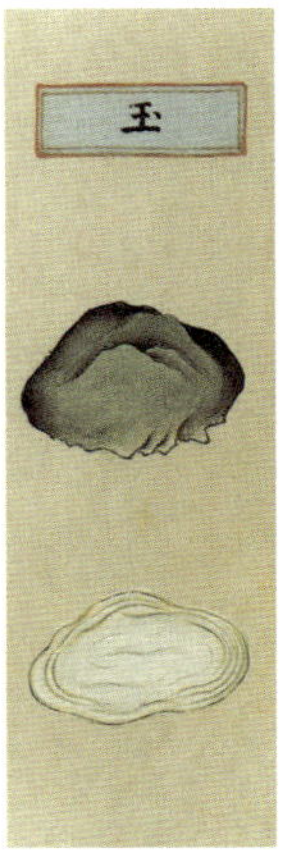

图 9-52-8 玉《品汇》

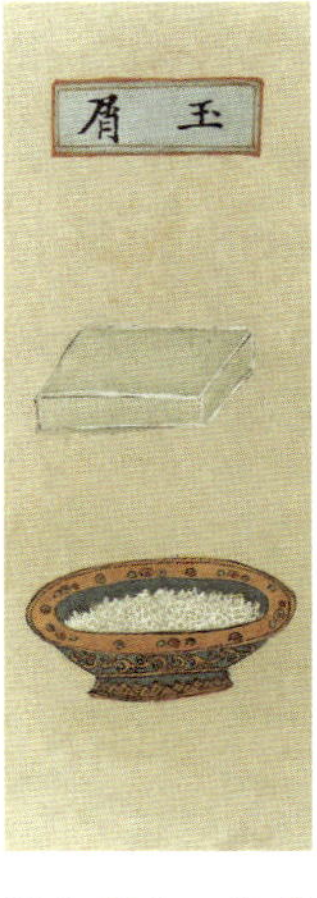

图 9-52-9 玉屑《品汇》

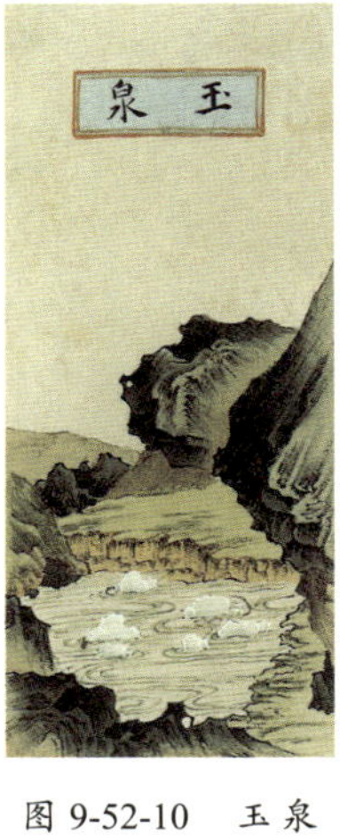

图 9-52-10 玉泉《品汇》

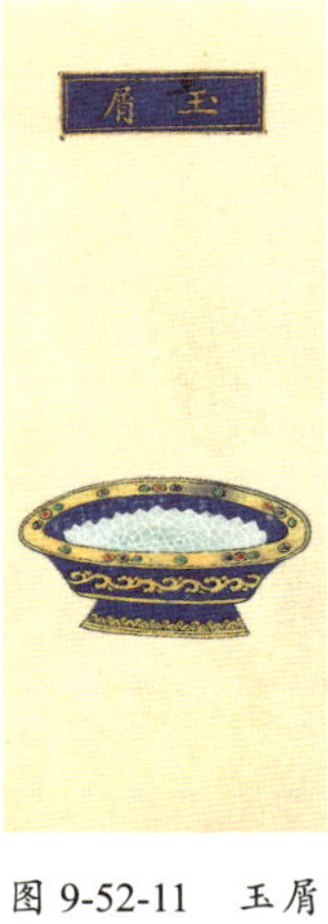

图 9-52-11 玉屑《雷公》

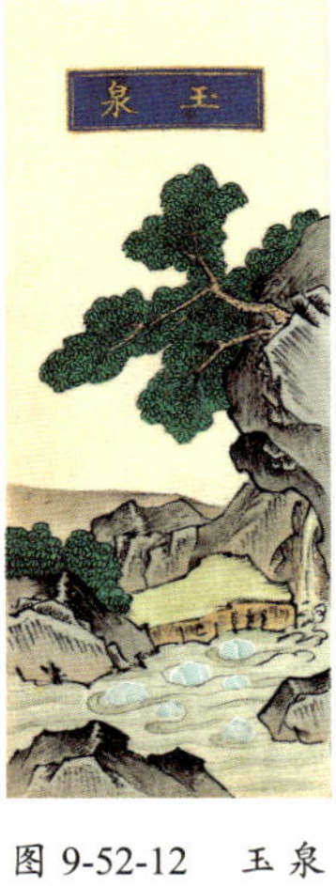

图 9-52-12 玉泉《雷公》

白玉髓《别录》

【气味】味甘，气平，无毒。《太乙仙制本草药性大全·仙制药性》卷六。

【主治】主治主延年神仙，术家取蟾蜍膏，软玉如泥，以苦酒消之成水，此则为膏之法。今玉石间水，饮之长生，令人体润，以玉投朱草汁中化成醴，朱草瑞物。《太乙仙制本草药性大全·仙制药性》卷六。

【发明】**《太乙仙制本草药性大全·仙制药性》卷六**：主治主延年神仙，术家取蟾蜍膏，软玉如泥，以苦酒消之成水，此则为膏之法。今玉石间水，饮之长生，令人体润。

青琅玕《别录》

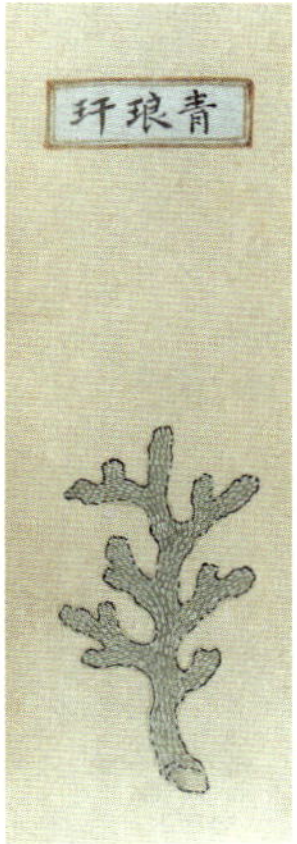

图 9-54-1　青琅玕《品汇》

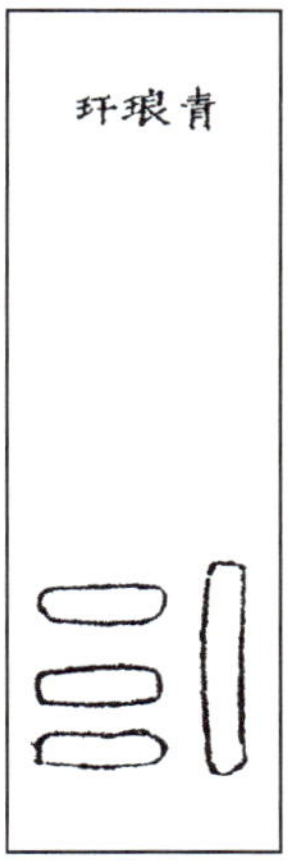

图 9-54-2　青琅玕《太乙》

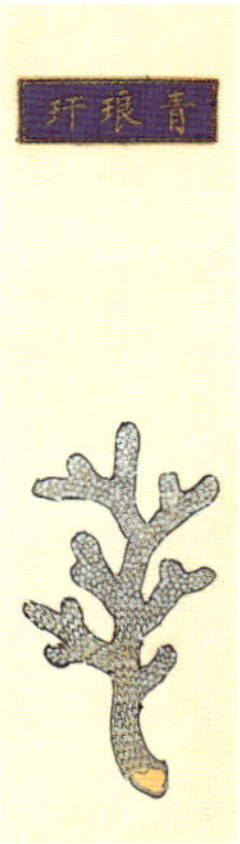

图 9-54-3　青琅玕《雷公》

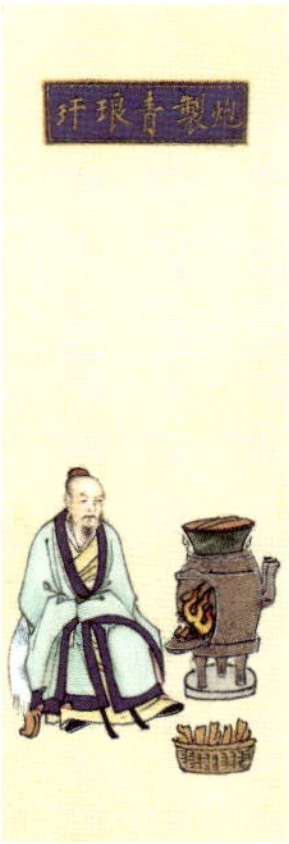

图 9-54-4　炮制青琅玕《雷公》

【集解】**《绍兴本草》卷一**：青琅玕，虽《经》注所著出产不一，大抵石之类，状如珊瑚，色青者佳。诸注称以作玻璃、琉璃者误矣。**《太乙仙制本草药性大全·本草精义》卷六**：青琅玕乃玉石类，是西国重宝也。生蜀郡平泽。

【修治】**《太乙仙制本草药性大全·仙制药性》卷六**：磨服煮汁尤良，火烧淬酒甚妙。

【气味】味辛，平，无毒。《绍兴本草》卷一。

【主治】主皮肤浸淫死肌，去身体瘙痒疮疥。除石淋且破恶血，起阴气可化为丹。

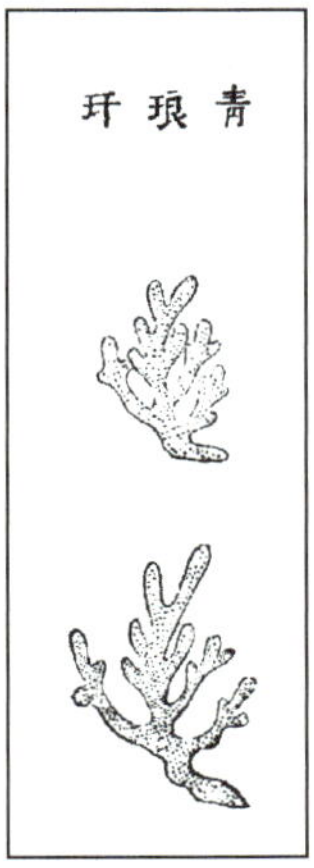

图 9-54-5　青琅玕《三才》

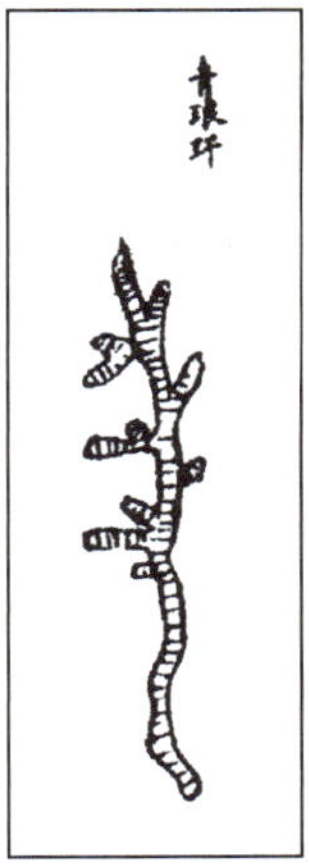

图 9-54-7　青琅玕《汇言》

医火疮痈伤秘诀，疙瘰白秃妙方。《太乙仙制本草药性大全·仙制药性》卷六。

珊瑚《唐本草》

【集解】**《太乙仙制本草药性大全·仙制药性》卷六**：《衍义》云：珊瑚乃人间至贵之宝，种类甚多，有一等细油色，有细纵纹可爱；又一种如铅丹色，无纵纹为下。入药用红油色者。尝见一本高尺许，两枝直上，分十余歧，将至其颠，则交合连理，仍红阔有纵纹，亦一异也。波斯国海中有珊瑚洲，海人乘大舶堕铁网水底。珊瑚初生盘石上，白如菌，一岁而黄，三岁赤枝，交错，高三四尺。铁发其根系网，舶上绞而出之，失时不取则腐。

【气味】味甘，平，无毒。《图经本草药性总论》卷上。

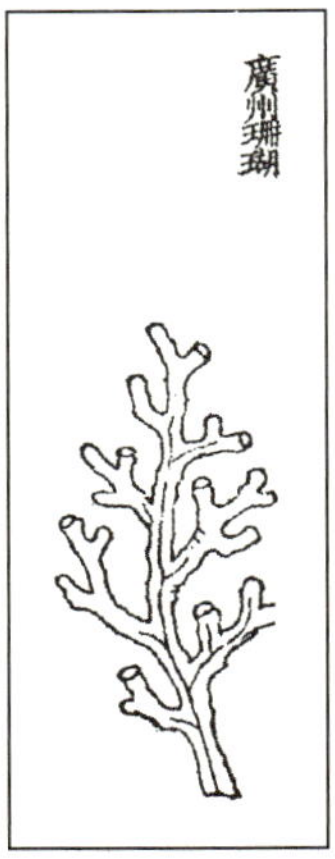

图 9-55-1　广州珊瑚《图经（政）》

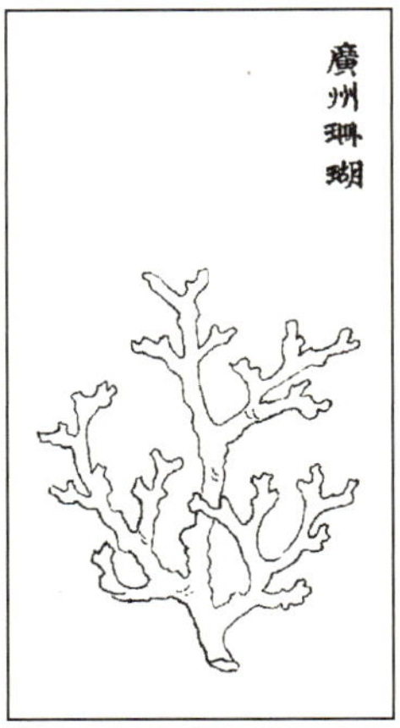

图 9-55-2　广州珊瑚《图经（绍）》

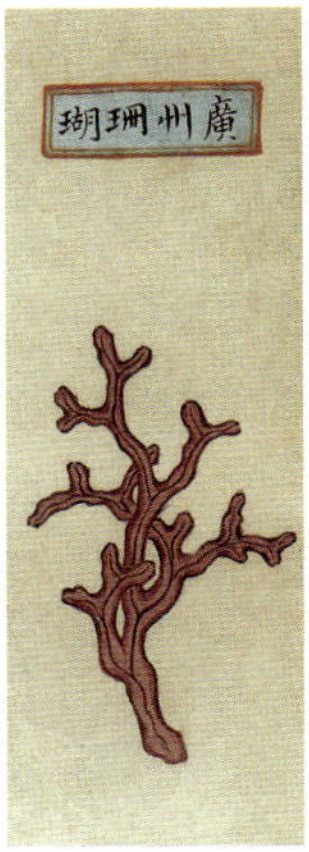

图 9-55-3　广州珊瑚《品汇》

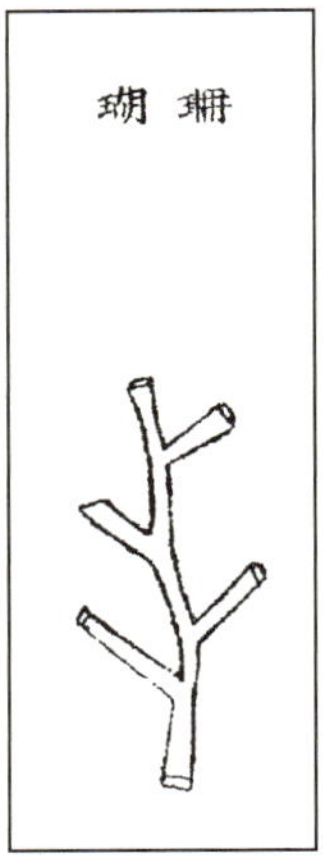

图 9-55-4　珊瑚《太乙》

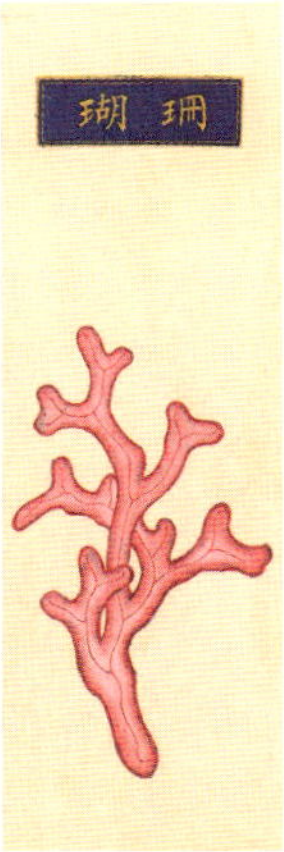

图 9-55-5　珊瑚《雷公》

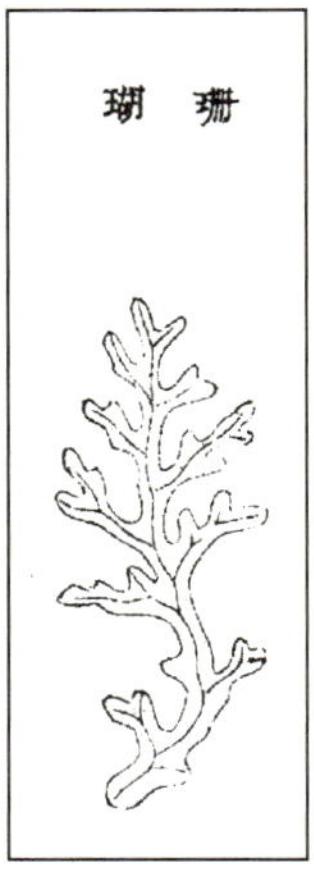

图 9-55-6　珊瑚《三才》

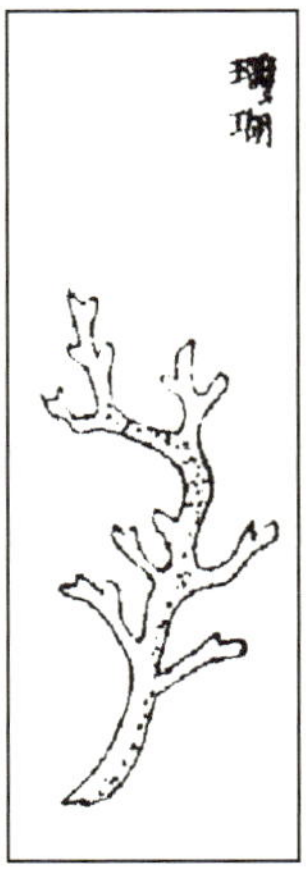
图 9-55-7　珊瑚《原始》

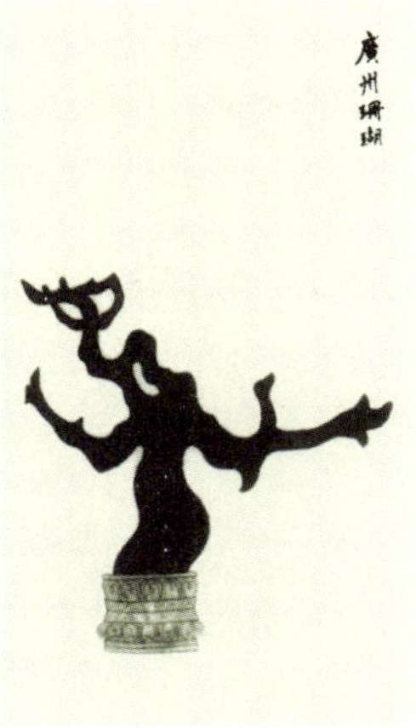

图 9-55-8　珊瑚《草木状》

【主治】作点洗目药。《绍兴本草》卷一。镇心止惊，去障翳，除目昏，消宿血，治衄，主消渴。《药性要略大全》卷八。

【发明】**《本草经疏》卷四**：珊瑚得水中之阴气以生，味甘气平，性主消散，故能去目中翳，及消宿血、止鼻衄也。**《本草汇言》卷一二**：珊瑚散瘀血，《唐本》去目翳之药也。缪氏仲淳曰：此得水中阴坚之气以生，体洁而气清，质坚而性坠。故《唐本草》善消瘀血而去翳障。大氏方又言：镇心志，止惊痫，皆取此坚洁清重之义云。

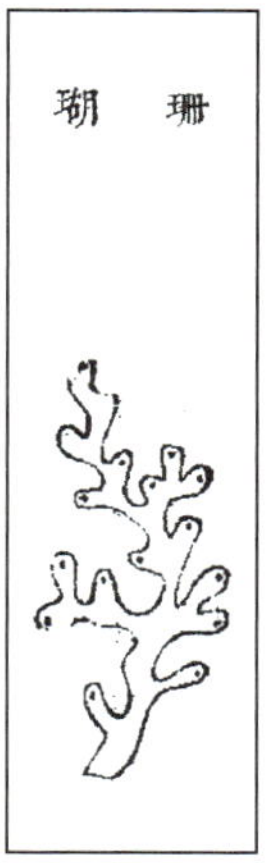

图 9-55-9　珊瑚《汇言》

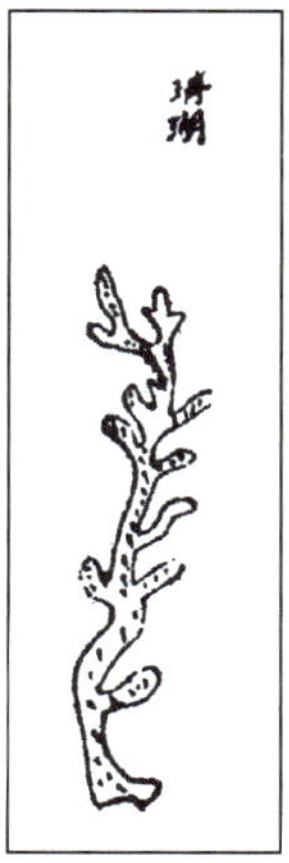

图 9-55-10　珊瑚《图说》

【附方】**《本草汇言》卷一二**：治心肺郁热，吐衄不止。用大红珊瑚以布包，铁锤徐徐击之，俟碎，入铁研中徐徐研极细如粉，每服二分，百合煮成糊，调服。彭氏家抄。〇治目中肤翳。用珊瑚、贝子、真珠、玛瑙、琥珀、石蟹各等分，为极细末，用米许，点入目中。《眼科类方》。〇治心神昏冒，惊痫卒倒，或怔忡烦乱。用大红珊瑚、琥珀、真珠各一钱，研极细，人参、白术、当归、胆星各三钱，共研末，和珊瑚等末，每服一钱，灯心汤调下。《方脉正宗》。

玛瑙《嘉祐本草》

【集解】**《神农本经会通》卷六**：玛瑙生西国玉石间，来中国者皆以为器，亦美石之类，重宝也。

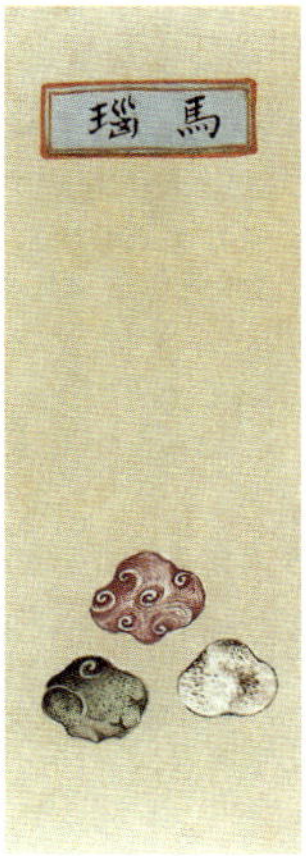

图 9-56-1　玛瑙《品汇》

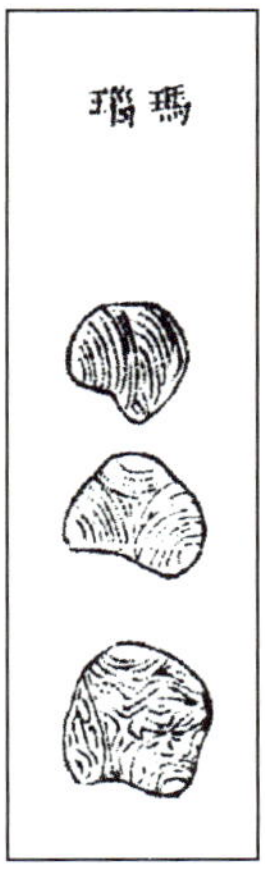

图 9-56-2　玛瑙《蒙筌》

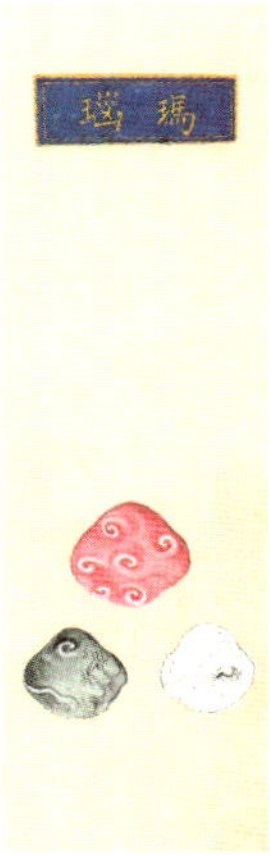

图 9-56-3　玛瑙《雷公》

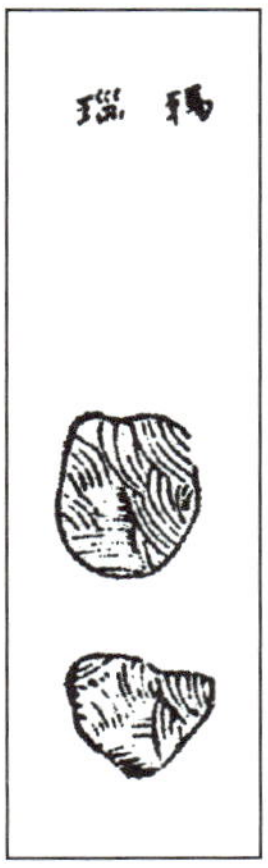

图 9-56-4　玛瑙《汇言》

图 9-56-5　玛瑙《图说》

【气味】味辛，寒，无毒。《图经本草药性总论》卷上。

【主治】主辟恶，熨目赤烂。《图经本草药性总论》卷上。治目中障翳，熨目赤烂，辟恶气。《药性要略大全》卷八。

【发明】**《绍兴本草》卷一**：马脑，性味主治及无毒之文，并载《本经》，然但可以熨目为用，亦未闻入服饵之药矣。**《本草经疏》卷四**：玛瑙，玉之属也。观陈藏器云砑木不热，其性寒可知矣。寒而带辛，故能辟恶及熨目赤烂也。同珊瑚辈为末点目，去障翳尤妙。

【附方】**《本草汇言》卷一二**：治卒暴恶邪鬼气，及小儿客忤，神乱气闭之证。用明净玛瑙，粗石上酒磨汁，姜汤冲和灌之，即苏。杨水公方。

猫睛石《本草纲目拾遗》

【集解】**《本草纲目拾遗》卷二**：猫睛石，《墨庄漫录》：宣和间外夷贡方物，有石圆如龙眼实，色若绿蒲萄，号猫儿眼睛，能息火。燃炭方炽，投之即灭。按：此即宝石中一种猫儿眼也。今云南、缅地宝井中有之。

【主治】解蛊毒。《本草纲目拾遗》卷二。

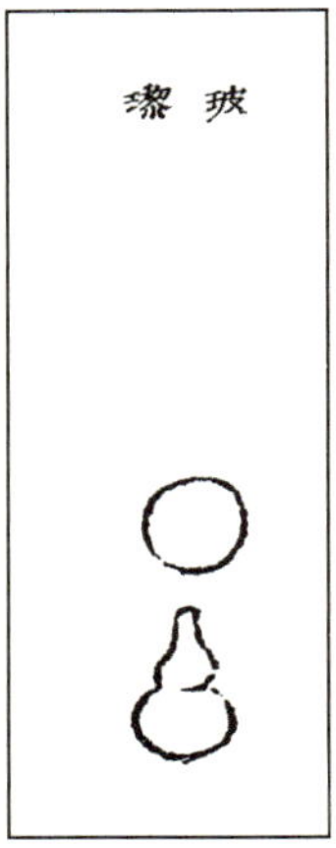

图 9-58-1 玻璃《太乙》

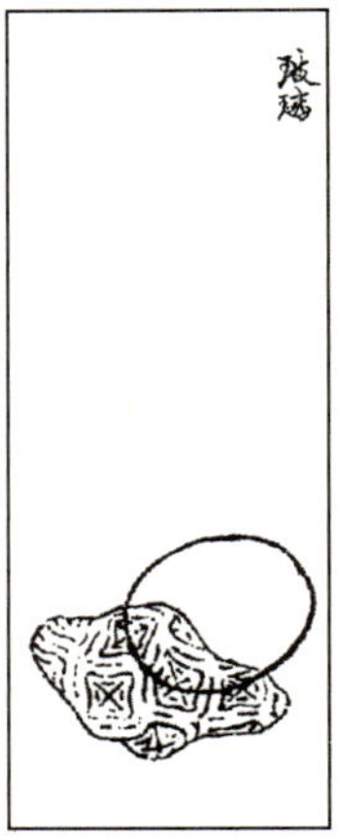

图 9-58-2 玻璃《图说》

玻璃《本草拾遗》

【释名】水精珠、方诸《太乙仙制本草药性大全》。

【集解】**《太乙仙制本草药性大全》卷六**：似玉及光莹者，置水中而不见珠，此西国之宝也。云是水玉，或云千岁冰化为之。应玉石之类，生土石中，未必是冰也。又云：火燧珠者，向日取得火也，亦曰阳燧珠。

【气味】味辛，气寒，无毒。**《本草洞诠》卷三。**

【主治】主安心，明目，摩翳障，熨热肿。**《本草洞诠》卷三。**

水精《本草拾遗》

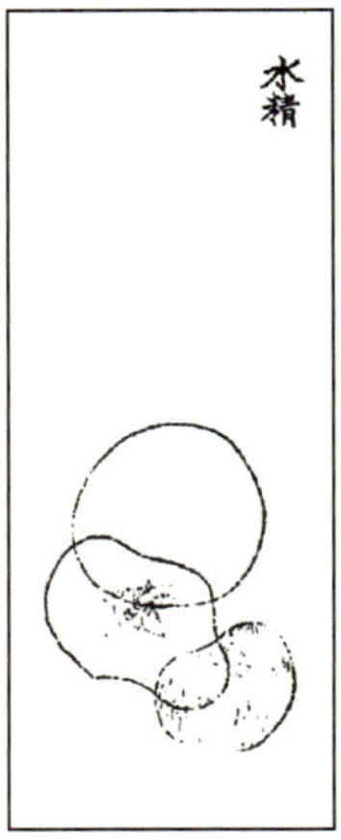

图 9-59-1 水精《图说》

【集解】**《医林纂要探源》卷三**：莹彻如冰，有白色、茶色，以墨色为贵。

【气味】甘，寒。《医林纂要探源》卷三。

【主治】止渴生津，镇心明目，益肾清火。琢为坠子，时用揩目，可去热清目。墨晶作眼镜，尤养目。《医林纂要探源》卷三。

【发明】**《本草发明》卷五**：水晶珠极光明，置水中，不见珠。熨目除热泪。夜向太阴，可取真水，火精取火，向太阳取之，用异而名同也。

菩萨石《嘉祐本草》

【集解】**《太乙仙制本草药性大全·本草精义》卷六**：菩萨石出嘉州峨嵋山中，人多采得，其石色莹白。若泰山狼牙石如水晶之类，澄澈清明，日光射之有五色霞光，如峨嵋普贤菩萨佛顶圆光，因以名之。今医家少用。

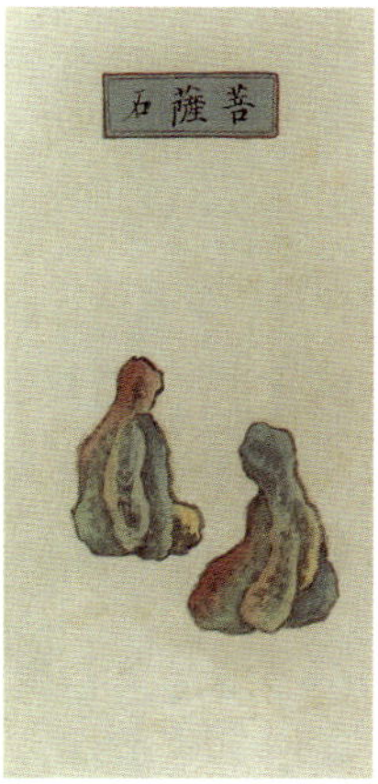

图 9-60-1　菩薩石《品汇》

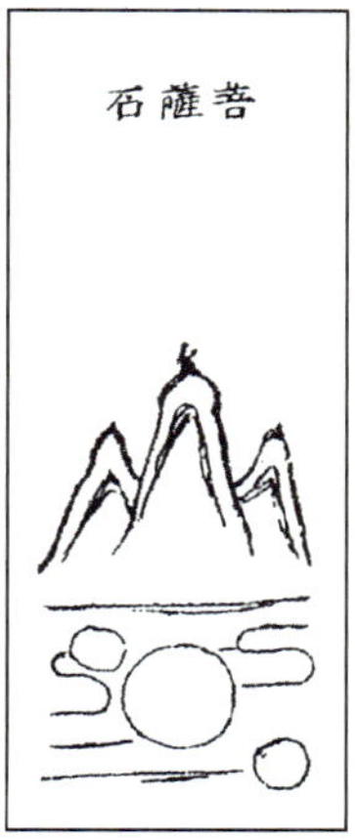

图 9-60-2　菩薩石《太乙》

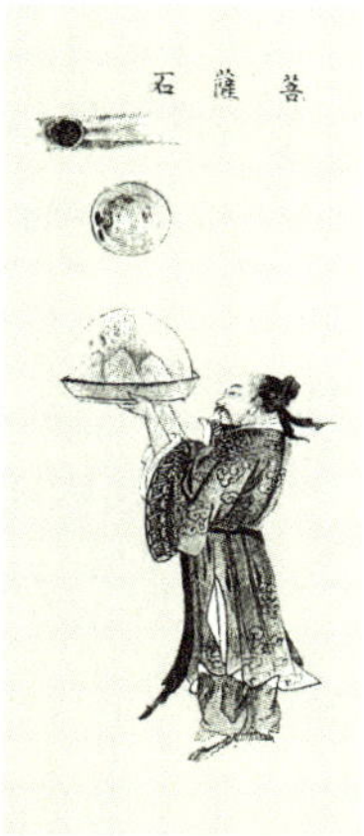

图 9-60-3　菩薩石《精绘》

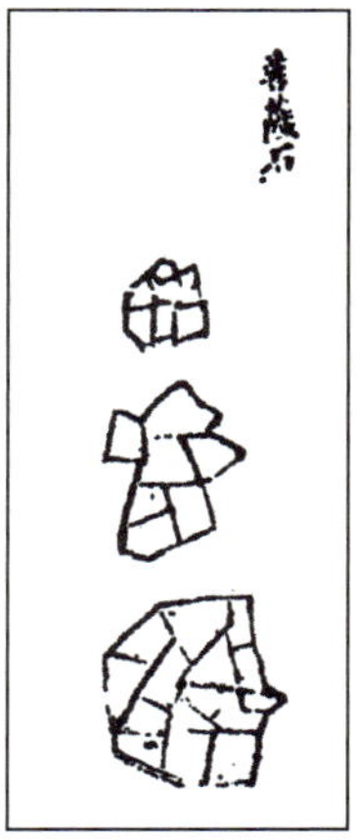
图 9-60-4　菩薩石《汇言》

【气味】性平，无毒。《绍兴本草》卷一。

【主治】解药毒蛊毒及金石毒，通月经行血并扑损瘀血。解风肿痈疽，止惊痫，狂热，消渴，除淋并水磨服。蛇蜂蝎狼犬毒，并末敷之极良。《太乙仙制本草药性大全·仙制药性》卷六。

【发明】**《绍兴本草》卷一**：菩萨石，据《谈苑》所说形质甚详，以《本经》考之，主疗亦备。既能解诸毒，其性平、无毒者明矣。

琉璃《本草拾遗》

【集解】**《太乙仙制本草药性大全·本草精义》卷六**：琉璃《博物志》云琉璃本是石，以自

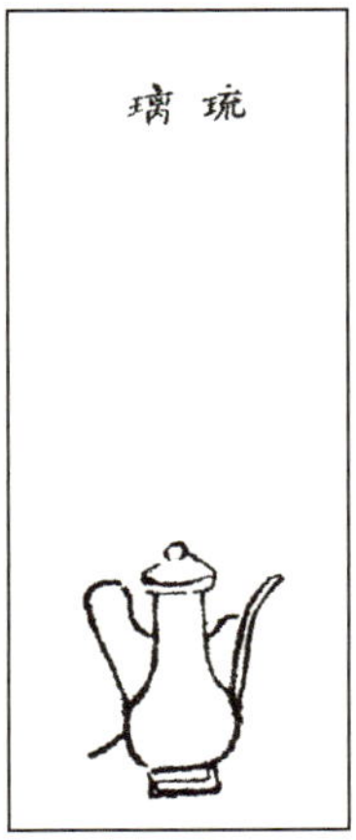

图 9-61-1 琉璃《太乙》

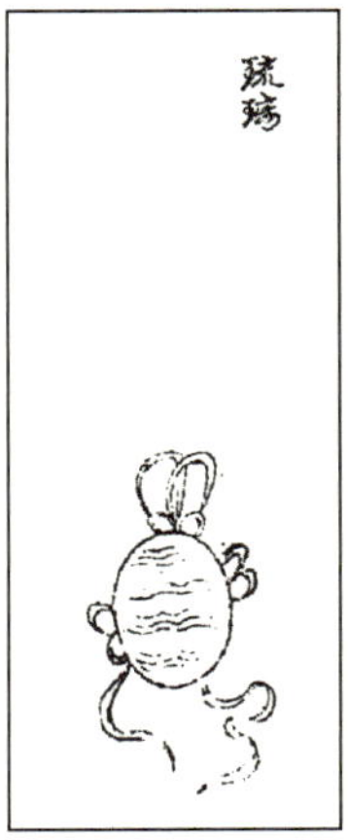

图 9-61-2 琉璃《图说》

然灰理之，可为器。《韵集》曰火齐珠也。佛经所谓琉璃者，正如鬼谷珠之类，乃火成之物也。今人绝不见用。**《本草纲目拾遗》卷九：**败琉璃浮子系羊角所造，有五色，惟白者入药。佛前十余年者良。

【修治】**《本草纲目拾遗》卷九：**去净油垢，新瓦煅研。

【气味】性平、无毒。《绍兴本草》卷一。

【主治】可熨赤目。《本草发明》卷五。退管漏、汤火伤、乳痛。《本草纲目拾遗》卷九。

【附方】**《本草纲目拾遗》卷九：**退管漏、汤火伤、乳痛。《急救方》用琉璃片烧灰存性，食后酒服一钱，即消。退一切管秘方。手指甲（炙黄研细），象牙（剉末研细），山甲（炙黄研细），乳香、没药（俱炙），朱砂（水飞），旧琉璃灯底（佛前白者，用三十年者佳。如若难得，十余年者亦可用。打碎，麸炒为极细末），各三钱。合匀再研，用黄蜡四两，化和为丸如椒大。初服五粒，次服六粒，每日加服一粒，加至十四粒止，共服十日，计服九十五粒。至十一日，每日减一粒。至五粒，仍旧逐日加上一粒。加至十四粒，又逐日递减一粒，如此周而复始，或服至十四粒，每从五粒服起更妙，每日空心陈酒送下，管渐褪出，褪尽为度，如若未尽，再从头服起，神效，秘之秘之。《救生苦海》。内消痔管神方。陈直夫《躬行录》载此方治痔管如神。有一小儿从高坠下，伤背脊骨，月余后生毒溃烂成漏，蛔虫从漏孔中出。《经》云：外痈透膜者生，内痈透膜者死。此症已属不治，直夫用此药一料而愈，亦奇方也。凡诸般漏管皆可服，不独痔管耳。琥珀、灯心（研末），象牙（屑焙），血余（须自制），猬皮（阴阳瓦合好、泥封煅存性），雨前芽茶，旧琉璃底（剪碎，制法同猬皮），蝉蜕（炒），人指甲（不拘手足俱可用，瓦上焙脆为末），穿山甲（炒脆），当归，白茯苓，猪悬蹄甲壳夹剪剪碎，制同猬皮），蜣螂（瓦炙），牛皮胶（酒煮化和药，如不足，加炼白蜜），以上之药各三两；小蜂房十个（制同猬皮，火候更宜轻，勿煅成灰）；蛇蜕十条（剪碎，瓦上炙烊，自作汁，将凝即覆存性，否则过性矣）。为末，同阿胶和捣捻丸，每日早、午、晚服三钱，滚水送下，一料自愈。已验过数十人。痔溃成管。克蛇龟活者一个（泥裹，择朝南墙下背阴处煅，烟尽为度，去泥用），多年白琉璃底一具，琥珀、象牙各三钱，珍珠、西黄、冰片各五分。为末掺之，此药亦可服，每服九分。俞晓园钞方。肺痈。陈年琉璃（煅灰存性），陈年油絮（漆匠店有），炼成和匀，酒服，试验神效。《传信方》。尿血。用旧琉璃灯洗净剪碎，入磁罐内泥封火煅，以红为度，待冷取出，酒下三钱。《救生苦海》。轻粉结毒。《救生苦海》用旧琉璃灯烧存性研，每服二钱，毒在上者，川芎汤下。毒在下者，牛膝汤下。轻者十日，重者一月全愈。《济世方》用佛前照过旧琉璃烧存性，酒调下，日一二次，一月全愈。凡人火烧。取庙中琉璃浮子，松树厚皮做的，烧灰放地土上，用碗覆盖灰上，存性研末，用红糖、真香油调敷。腊利疮。用陈年佛前琉璃，只取底用，瓦上煅存性为末，真麻油和搽。《百药备遗》。喉癣。用陈年琉璃煅为末一钱，加薄荷末、白蓬砂各五分，冰片少许，和匀，吹入立愈。《选奇方》：败毒散。不问新久肿毒、痈疽、发背、疔疮皆治。琉璃陈年破损者一个，楝树子四两，旧发网巾一顶，凤凰衣四十九个，三七一钱，败龟板炙五个，共为末，每服五分，楝树子汤下。《家宝方》。男女臁疮。先用白萝卜打烂，贴疮口上，一日一换，三日毒血去尽，再用后药。松香一两，杏仁三十粒（去皮尖油），黄丹八钱，轻粉五钱，旧琉璃灯三钱。火焙为末，研细，麻油调搽，一日一换，数次即愈。《家宝方》。疬痱。多年佛前旧琉璃焙存性，麻油调搽，疬痱即消。《云谷医钞》：散结核。石临初《结核论》：凡马刀瘰疬一切结核，用破旧琉璃煅存性为末，每服二钱，取微汗。此物乃羊角制成，能疗节中结气，佐以养血和荣清热解毒之品，标本并治，乃佳。○散结汤：熟地、当归、白芍、川芎、丹参、丹皮、柴胡、桔梗、元参、白敛各等分，水煎，冲琉璃末同服。颈上疬疮。旧琉璃灯烧灰，菜油调搽，神效。治痔漏神效。长明酒：用积年旧琉璃灯，洗净油腻，火煅研细，以红酒服四钱，不过七日，管自退去。《种福堂方》。治遍身漏。《医宗汇编》云：验过良方，用陈年琉璃底三钱，人指甲（麸皮炒）一钱，象牙末一钱，辰砂一钱，蝉蜕（去土）五分，没药（去油）八分，白矾八钱。如漏在上身，加川芎六分；在下身，加牛膝六分。共为细末，以黄蜡三两，溶化入前药和匀，众手急丸，如绿豆大，初服七八丸，每日加一丸，至十六七丸止，无灰好酒送下，上身饱服，下身饥服，最忌鸡及一切有葱之物。

白石英《本经》

【集解】**《太乙仙制本草药性大全·本草精义》卷六**：色有五品，种有两般，以新安出者为佳。苏恭以泽州产者最胜。大抵长而白泽明彻有光，六面如削者可用，长五六寸者弥佳。其黄色如金在端者名黄石英，赤端白后者名赤石英，青端赤后者名青石英，黑泽而有光者名黑石英。二月采，亦云无时。但青赤黄治疗少用，惟紫白者服饵多求。

【修治】**《太乙仙制本草药性大全·本草精义》卷六**：钵擂成，水搅飞过。**《医林纂要探源》卷三**：火煅，醋淬七次，研末水飞。

【主治】益气疗肺疾，诚为要药。《绍兴本草》卷一。治咳逆，胸膈久寒；理消渴，阴痿不足。益气除风痹，下气利大便小便。疗肺痿肺痈，止吐脓吐血。补五脏，通日月光。久服能耐寒热。《太乙仙制本草药性大全·仙制药性》卷六。安心神，暖子宫，女子血海虚寒不孕者宜之。《药笼小品》。

【发明】**《绍兴本草》卷一**：白石英，乃石之英华也。益气疗肺疾，诚为要药。《日华子》云：其补益随藏色而治，此乃一家之说。然世之所用者，唯白石英。主治肺病，经验不惑，明矣。当

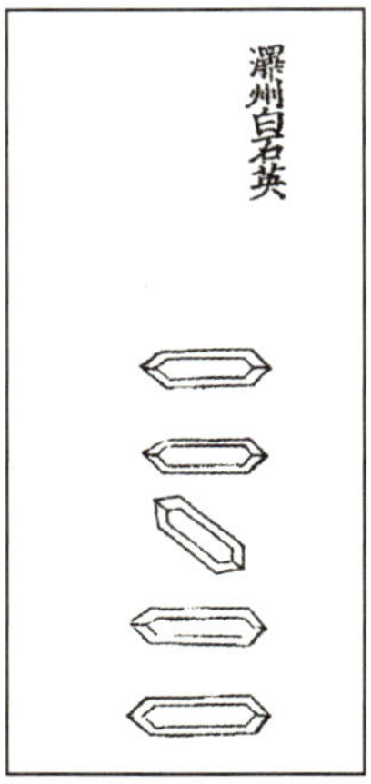

图 9-62-1　泽州白石英《图经（政）》

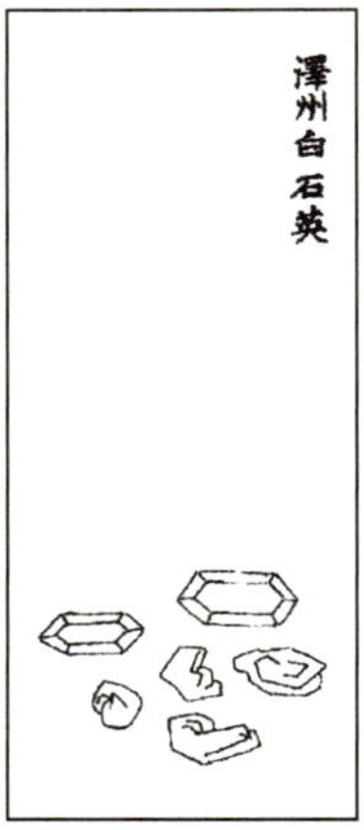

图 9-62-2　泽州白石英《图经（绍）》

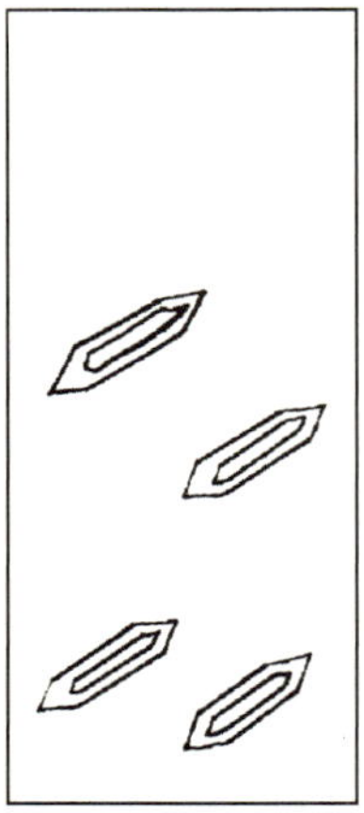

图 9-62-3　白石英《歌括》

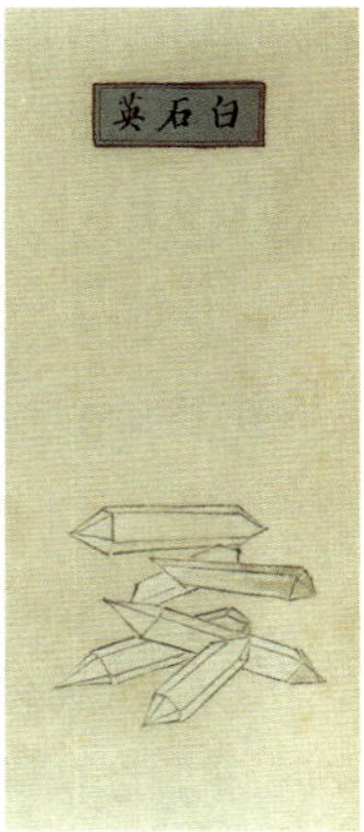

图 9-62-4　白石英《品汇》

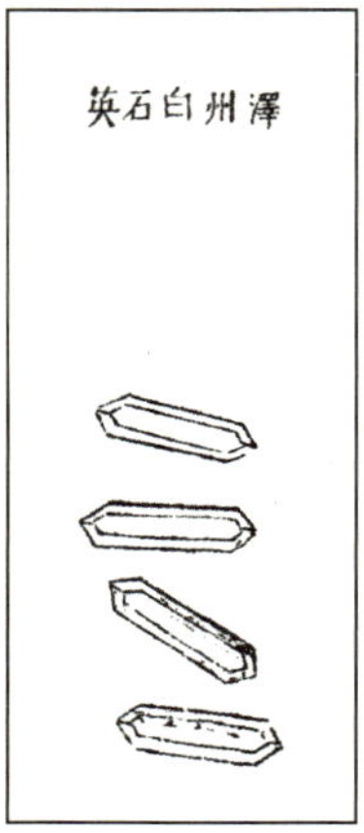

图 9-62-5　泽州白石英《蒙筌》

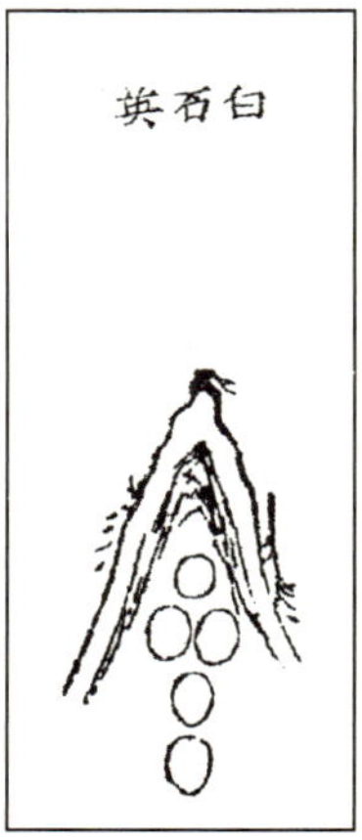

图 9-62-6　白石英《太乙》

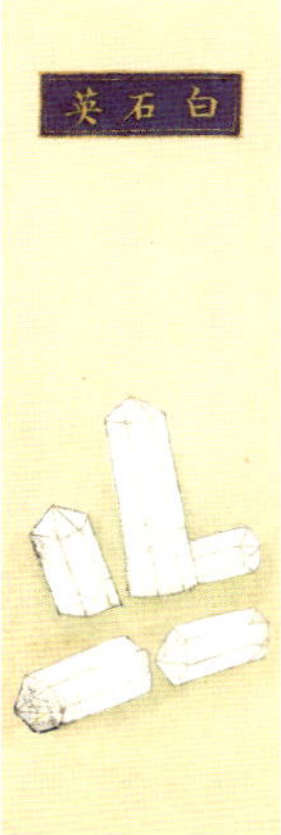

图 9-62-7　白石英《雷公》

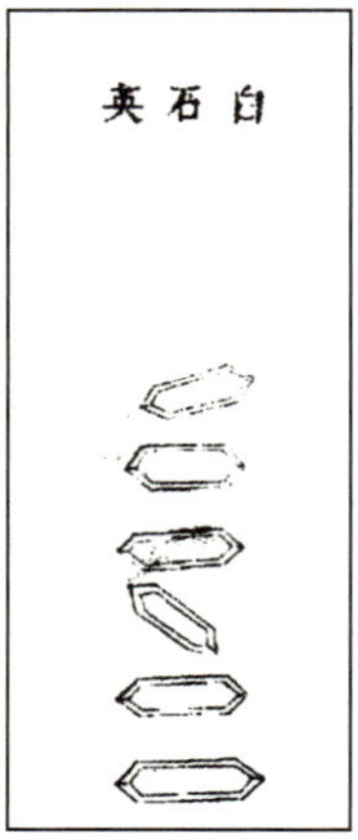

图 9-62-8　白石英《三才》

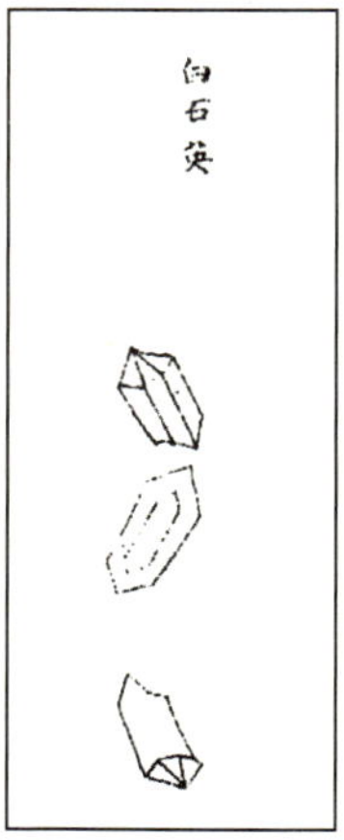

图 9-62-9　白石英《原始》

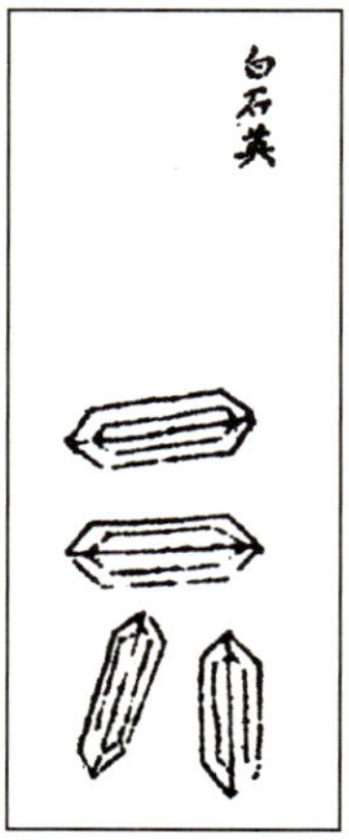

图 9-62-10　白石英《汇言》

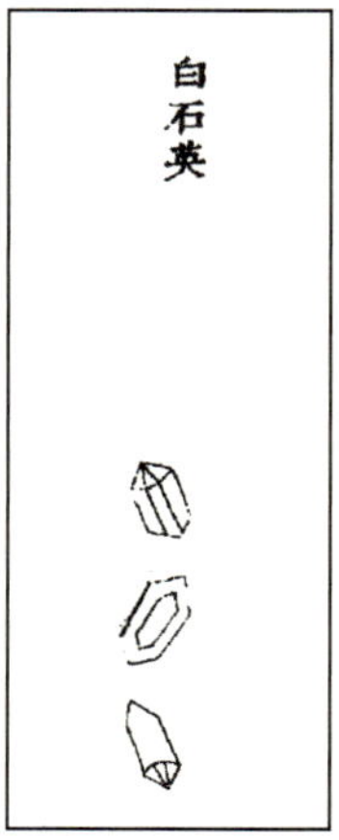

图 9-62-11　白石英《类纂》

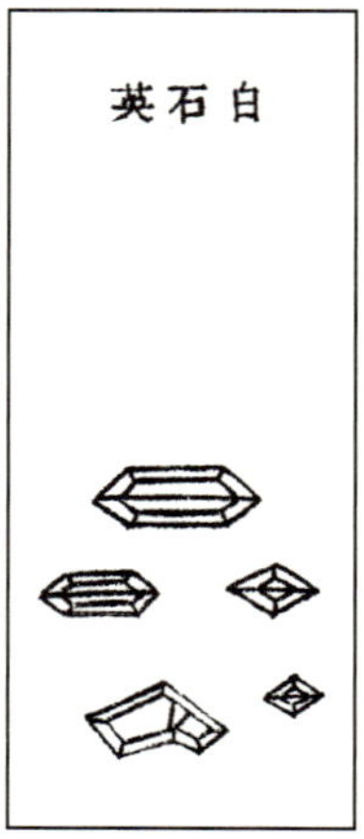

图 9-62-12　白石英《备要》

从《本经》味甘辛、微温、无毒是也。除白石英、紫石英外，余色石英并无专主治正文。**《本草汇言》卷一二**：以石质可入肾，白色可入肺，中含火光可散寒，故前古主肾气不周于胸而消渴，天癸枯竭于内而阴痿，肺气冲逆不平而咳逆，风湿留滞不行而痹结，或心阳失令而胸膈作寒，或脾胃衰弱而中气不运。此药体坚而气润，质重而性轻，味甘温而能补中逐冷，虽属石种，实无燥劣刚暴之性，大有资化育神之功。奈何前人以功用载之方册，而后人竟弃之不用，惜哉！然仅可暂用，应效即已，又不可使人多服久服也。**《本草述》卷五**：先哲曰，山体曰石。又曰：石气之核也。又曰：土精为石。若然，则石乃土之精气，凝而为此刚质也。乃石又曰英者，是本于凝结之气，而更透其精粹以成此质，是为石之英也。惟其为石之英，故能分五行而异其色焉。若白石英之色归于金，在人身属肺，故《本经》及《别录》、甄权多以之治肺病矣。第五行中金为水母，而人身中金水，又若互相子母者焉。观二阴至肺，肾脉之由肺而至心也。俾火不刑金，而金为火妻以布其气化，是则肺得司主气之职以益四脏者，岂不更藉于水哉？故《本经》所主治诸证，盖亦互相为用之义也。第《乳石论》谓石为阴中之阳，盖谓从凝结精悍之气，又透其精粹者以出耳。是兹种之由肾益肺者，正有合于阴中之阳也。《本经》所谓除胸膈间久寒并风湿痹者，方书虽用之稀，而理实应得如是也。若《别录》云治肺痿，则当酌投，肺痿之属虚者固宜，如由热而成者，是种可概投乎，至于肺痈吐脓咳逆，自是的对，业已见之方书矣。**《本草备要》卷四**：润药颇多，石药终燥，而徐之才取二石英为润剂，存其意可也。白若水晶，如紫石英而差大。**《本草崇原》卷上**：或问：天地开辟，草木始生，后人分移莳植。故他处亦有。今土中所生之石，亦有始生，与他处之分何耶？愚曰：草木金石虫鱼皆为物类，始生者开辟之初，物之先见也。他处者，生育之广，物之繁盛也。天气从东南而西北，则草木始生东南者，未始不生西北，西北虽生，不如东南之力也。地气从西北而东南，则金石之始生西北者，未始不生东南，东南虽生，不如西北之力也。而岂莳植移徙之谓哉。若以草木土石而异视之，何所见之不大也。紫白石英，品类相同，主治亦不甚远。紫为木火之色，气味甘温，故治心腹、肾脏之寒。白为金方之色，气味甘，微温，亦治肾脏、胸膈之寒，而兼上焦之燥，此大体同而微异也。**《本草求真》卷四**：白石英散肺分寒燥不润。白石英专入肺。味甘而辛，性温无毒，按理似非润药湿药矣。而《十剂》偏指此属湿剂。谓枯则为燥，宜用白石英、紫石英之属以湿之，不几令人眩惑乎？讵知书之言湿，有以湿为湿者，有以燥为湿者，以湿为湿，人易知，以燥为湿，人难明，兹而曰湿，是以燥以温为湿矣。从温湿言。石英性本辛温，辛则能以化液，温则能以滋润，故虽辛若湿，因辛始湿。是以寒燥不润之症。燥从寒字点出，明甚。得此辛以畅达，而滞不致见枯，此《十剂》所以以辛以温为湿而言也。书曰：服此可治咳逆胸寒，消渴阴痿，风痹溺闭，肺痿肺痈，吐脓吐血等症，是亦辛温润肺之一验矣。

【附方】**《本草汇言》卷一二**：治肾藏阳气衰微，津源不能上济于华池，频作渴者。用白石英四两，煎汤饮。一方：加枸杞子二两，同煎，亦通。〇治妇人年未五十，天癸久绝不行。用白石英四两，当归身二两，煮酒饮。〇治形寒饮冷，肺气冲逆，作咳作喘，或为哮呛，或为冷怯。用白石英二两，日煎汤饮，一月平复。〇治风湿留滞筋脉，四肢木强，不能举动而痹痿者。用白石英四两，用好酒十壶，重汤蒸三日夜，酒耗去半，白石英仍浸酒内，逐日随量饮，饮毕再加酒十壶，如法蒸饮。全愈。〇治心火失令，胸膈时作寒冷，阳气不运，渐成中满，减饮食者。用白石英八两，用好酒十壶，重汤蒸三日夜，与前风湿留滞方，同法制服。华佗《青囊秘方》已上共五方。〇治虚寒百病。用白石英打碎如小豆大，取一合，每日煮粥食，次日取起水洗净，再和粥煮，如此煮粥食百日，即见颜色悦泽，精神强健，百病全消。孙真人《千金翼》。

紫石英《本经》

【集解】**《太平御览》卷第九八七**：《山海经》曰：单孤之山，蓬水出焉。其中多紫石英。《魏氏春秋》曰：黄初元年，明帝愈崇宫殿，雕饰观阁，取白石英及紫石英、五色文石于太行谷城之山。〇《从征记》曰：自太岘至太山，皆有紫石英。太山所出，时复瓌殊。《吴兴记》曰：乌程县北垄山，有紫石英，甚光明，但小黑。《博物志》曰：平氏阳山县，紫石英特好。其他者，色浅。紫石英，旧出胡阳县。《岭表录异》曰：陇州山中多紫石英，其色淡紫，其质莹彻，随其大小，皆五棱，两头如箭镞。煮水饮之，暖而无毒，比北中白石英其力倍矣。**《绍兴本草》卷一**：紫石英与白石英形质大小颇同，但其色紫，故名紫石英也。《图经》云其力倍于白石英，乃论药攻疾而力有轻重矣，非谓与白石英主治一同，缘皆名石英，故言之。

【气味】味甘、辛，温，无毒。《绍兴本草》卷一。

【主治】主女子风寒在子宫及补心气不足。《绍兴本草》卷一。主心腹咳逆邪气，补不足，女子风寒在子宫，绝孕十年无子。疗上气，心腹痛，寒热邪气，补心气不足，定惊悸，安魂魄。填下焦，止消渴，除胃中久寒，散痈肿。《图经本草药性总论》卷上。

【发明】**《本草经疏》卷三**：紫石英禀土中之阳气以生，《本经》味甘，气温，无毒。《别录》加辛。雷公言大温。独李当之言大寒者，是昧其性矣。味厚于气，阳中之阴，降也。入手少阴、手厥阴、足厥阴经。少阴主心，属阳而本热，虚则阳气衰而寒邪得以乘之，或为上气咳逆，或为气结寒热心腹痛。此药温能除寒，甘能补中，中气足，心得补，诸证无不瘳矣。惊悸属心虚，魂魄不安亦由心君怯弱，无以镇压诸经。兹得镇坠之力，而心君有以镇摄，即重以去怯之义也。其主女子风寒在子宫，绝孕无子者，盖女子系胎于肾及心包络，皆阴脏也，虚则风寒乘之而不孕，非得温暖之气，则无以祛风寒而资化育之妙。此药填下焦，走肾及心包络，辛温能散风寒邪气，故为女子暖子宫之要药。补中气，益心肝，通血脉，镇坠，虚火使之归元，故又能止消渴，散痈肿，令人悦泽及久服轻身延年也。凡入丸散，用火煅醋淬七次，碾末水飞过，晒干入药。**《本草**

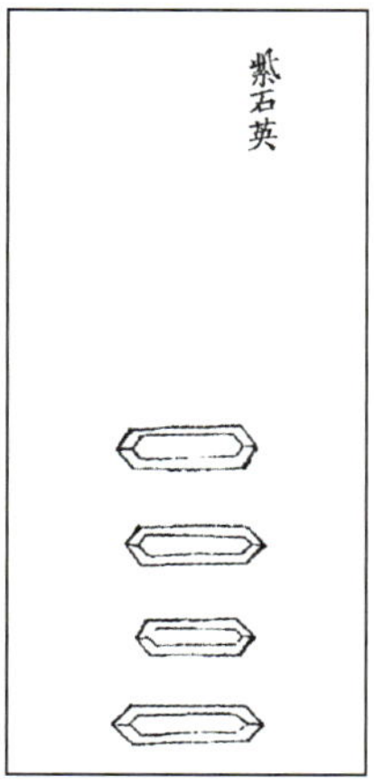

图 9-63-1　紫石英
《图经（政）》

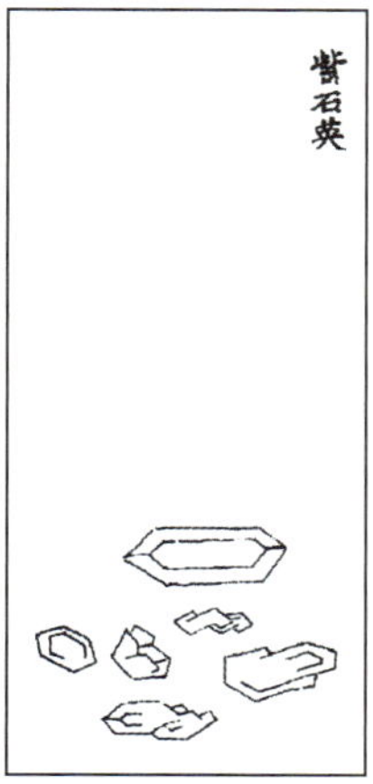

图 9-63-2　紫石英
《图经（绍）》

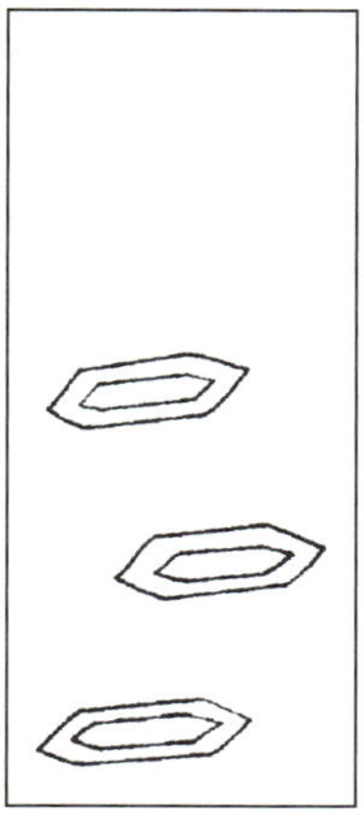

图 9-63-3　紫石英
《歌括》

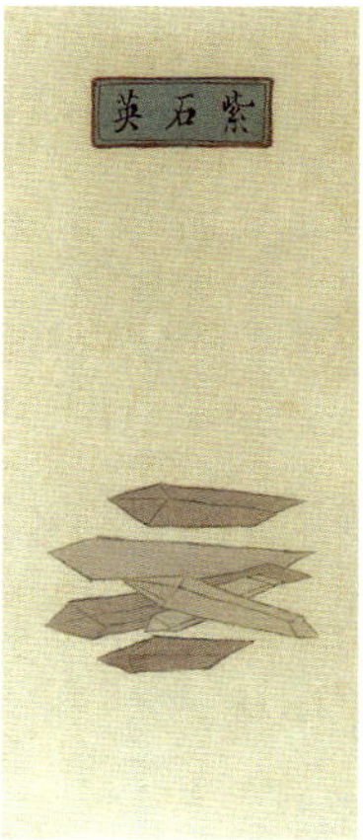

图 9-63-4　紫石英
《品汇》

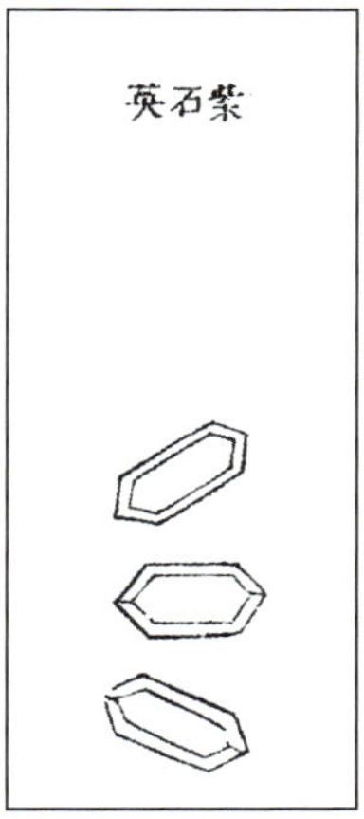

图 9-63-5　紫石英
《蒙筌》

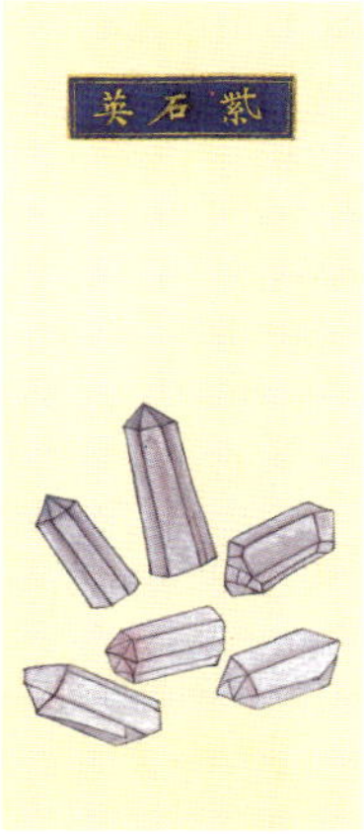

图 9-63-6　紫石英
《雷公》

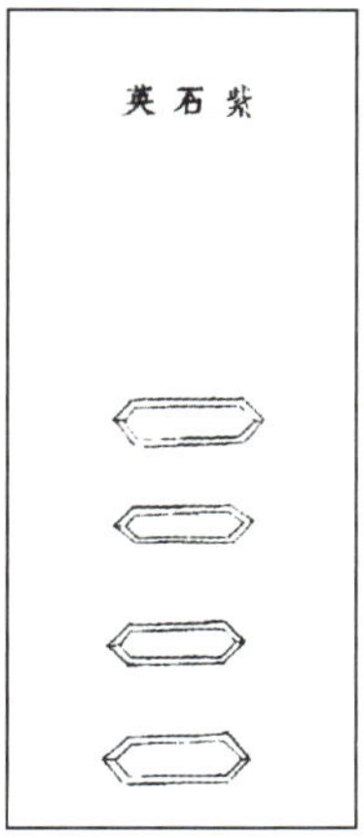

图 9-63-7　紫石英
《三才》

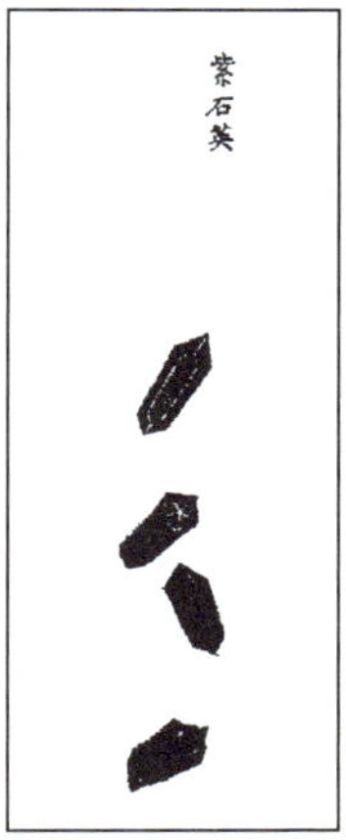

图 9-63-8　紫石英
《原始》

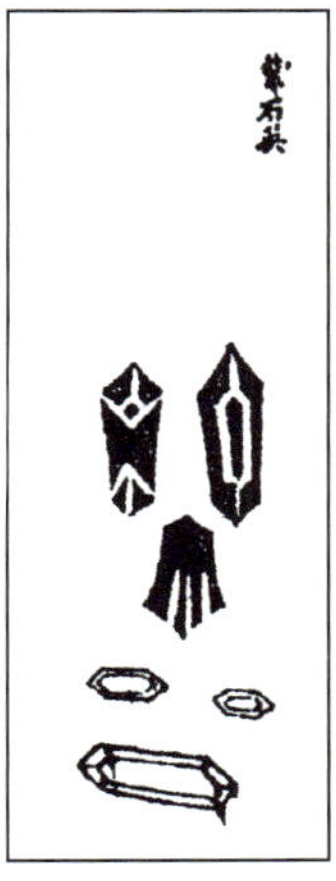

图 9-63-9　紫石英
《汇言》

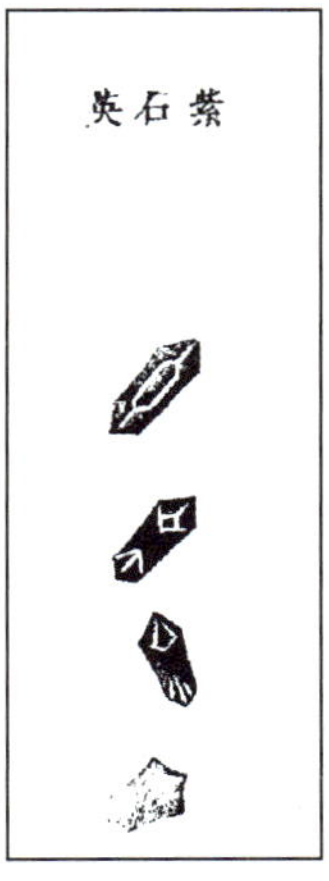

图 9-63-10　紫石英
《类纂》

汇言》卷一二：《本经》温中暖藏之药也。李仁甫稿如前古治咳逆上气，寒热邪气，妇人风寒在子宫，绝孕无子。盖取温以除寒，甘以补中也。如《别录》又言：定惊悸，安魂魄者，盖取重以去怯，明以达幽也。此药填补下焦而走肾藏，为妇人暖子宫，壮胎娠，治半产，诚为要药。然而止可暂用，不宜久服。凡系石类皆然，不独石英一物也。如妇人绝孕，由于阴虚火旺，不能摄受精气者，又忌用之。**《本草乘雅半偈》帙三：**赤黑相间曰紫，坎离交会之色也。石乃山骨，英乃石华。艮山为体，震动为用，故主体用不足，致邪入心腹，作咳作逆者。正离失虚中，坎失刚中耳。若风寒在子宫，绝孕无子，十年弗克攻者，藉坎离交会，则体用双彰，十年乃字矣。久服温中，轻身，互坎填离之验也。虚中刚中，正阴阳互根之妙。**《本草述》卷五**：石英具五色，而用者唯紫石英及白石英耳。具紫为赤黑相间之色。之颐举似坎离交会，此一语与《本经》及《别录》主治诸证，庶几能中病情，而更合于方书所疗之病，其义亦不爽也。抑何以明之？盖坎中有离，则阴得阳以化。夫水者，气之所以孕育也。而却借于阳之能化阴，离中有坎，则阳得阴以裕。夫火者，气之所以昌大也。而却借于阴之能裕阳，是水合于火而气生，火合于水而气化，即所谓坎离交会也。能生即能化，能化即能生。《本经》所谓治心腹咳逆邪气，补不足，而《别录》所谓疗上气心腹痛，寒热邪气结气，其所主治同也。正元气生化之妙用，具足水火合和之神机耳。其所谓补不足者，正补其水火合和之气耳。虽然，元气属三焦，在《本经》一条已包举言之矣。如分而在上所云补心气，定惊悸；在下如疗女子子宫风寒，填下焦；在中如久服温中，除胃中久寒；是分三焦之主治，皆取其精悍之气，化为清粹者。适有合于坎之会离，离之会坎，大为人身真元之助也。如《本草》所谓寒热邪气，方书所治寒邪胀满，皆不足所受之妄象。又《本草》所谓惊悸，方书所治劣弱泄泻，思虑过度浊证，皆不足所见之虚象，悉由坎离交会之元，以为化以为生矣。或曰：然则兹品将独取其阳乎？不然。《本草》所云疗女子子宫风寒及胃中久寒者，是何所取尔也？曰：元气是坎离交会，乃少火非壮火也。《经》固曰气食少火，壮火食气。如是则岂可谓其以热治寒，为偏于补阳，如桂、附论哉？若执以热治寒，《本经》又何为以寒热相衡而言乎？且方书用治胀满之见蚬丸，固因寒气久结，而治痫证属热者，如风引汤，又皆用之，则可以明于兹品之用，以补元气为其主，而温寒清热之味，乃得需之以奏功者也。抑如斯论，然则方书所治惊痫等证，谓重可去怯者，殆未然欤。曰：坎离交会而心气具足，奈何锢于陋说而不深究乎？或曰：疗惊悸等证类，以为益心血，何以《别录》独言补心气也？曰：既已离得会坎，则心血有不足乎？但离借坎以为用，总归于补心气耳。至若濒湖谓为血分药，而更以《别录》、甄权所说为无据也。是固卤莽甚矣，何不取方书所治之证，而一通之。即如气证之养气丹，其所云主治者，已的的为真元地，与《本经》正合，故以五石为主，是岂不较然，犹得贸贸谓为血分药哉？**《本草汇》卷一八**：紫石英，色属南方，故功在血分。其性镇而重，其气暖而补，上能镇君，重以去怯也。下能益肝，湿以去枯也。心主血，肝藏血，故神不安，血不足，血海虚寒不孕者，诚要剂也。然石类之物，止宜于暂用，不可久服。阴虚火热者，忌之。**《神农本草经读》卷二**：白石英治略同，但紫色属阴，主治冲脉血海，功多在下。白为金色，主治消渴，兼理上焦之燥。

【附方】**《药性粗评》卷四**：虚痨。凡患虚怯惊悸，饮食不进，成痨者。紫石英五两，打碎如米豆大，淘净，以水一斗，煮取三升，去滓澄清，以作羹粥食之，服尽再煎，自有奇效。

《本草汇言》卷一二：治肺寒咳逆上气。用紫石英火煅醋淬七次，研细末，水飞过。每早用五分，花椒十粒泡汤下。十服全愈。〇治时行寒瘴头痛，寒热如疟。用紫石英五分，制法如前方。生姜五片，煎汤调服。三服愈。○治妇人胎胞虚冷，久不受孕，或受孕多小产者。用紫石英二两，制法如前。配香附（醋炒）、当归、川芎（俱酒炒），白术（土拌炒）各三两，枸杞子（酒洗炒）、熟地黄（酒煮），捣膏炼蜜丸，梧子大。每早晚各服三钱，好酒送下。已上三方出华佗《青囊秘方》。○治怔忡惊悸，魂魄不宁，或心虚不寐，精神烦乱。用紫石英一两，制法如前。配当归、远志、枣仁、川贝母、茯苓、柏子仁各二两，川黄连三钱，俱用盐水拌炒，研为末，炼蜜丸。每早晨服三钱，临睡服四钱，俱用黑枣汤下。郑子来家秘。○治风热瘈疭及惊痫瘈疭。用紫石英、白石英、寒水石、石膏，俱打碎，大黄、干姜、龙齿、牡蛎、滑石、甘草各五钱，水一升，煎半升。食后温呷，无不效者。金匮方。

麦饭石《图经本草》

【集解】《墨宝斋集验方》卷三：白麦饭石有大于鹅卵石者，有小于鹅卵石者。其色有青黑红白点相间。大约以松脆为佳。一捶即碎者是也。湖广岳阳楼下水岸上多有之，各处山涧边亦有。

【主治】治发背，诸般痈疽，神效。《本草品汇精要》卷六。

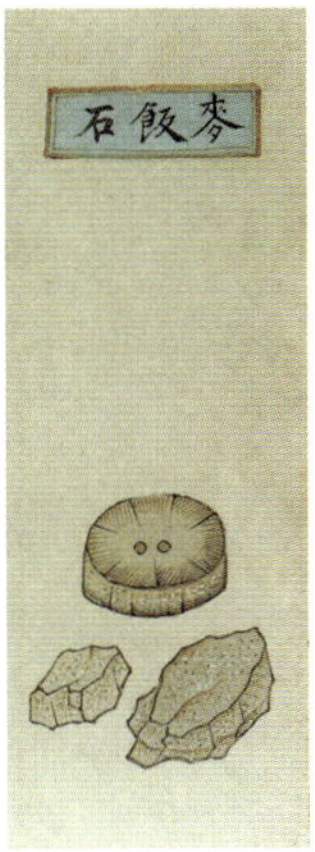

图 9-64-1　麦饭石《品汇》

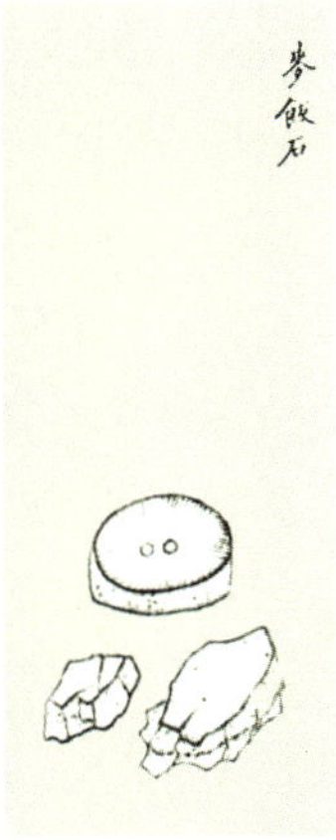

图 9-64-2　麦饭石《草木状》

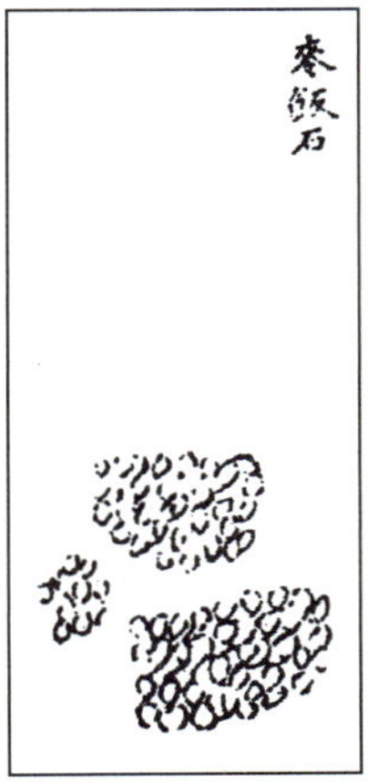

图 9-64-3　麦饭石《汇言》

【发明】《本草经疏》卷五：麦饭石出自苏颂《图经》，附于姜石条内。因姜石有疗肿之用，故引及之。其味、气必与姜石相似。但得火煅醋淬之后，复有温暖收敛之功。

浮石《日华子》

【气味】咸，寒。《本草发明》卷六。味咸，性微寒。阳中阴也。《景岳全书》卷四九。

【主治】治目中翳。○止渴，治淋，杀野兽毒。《本草衍义》卷六。

【发明】《药性会元》卷下：海石须与半夏同用。治郁痰与香附同用，治疝痛姜汁传送。《本草乘雅半偈》帙一一：《抱朴子》云，烧泥为瓦，燔木为炭，水沫为浮石，皆去其柔脆，变其坚刚。释典云：火劣水势，湿为巨海，干为州潭，是故彼大海中，火光常起，彼州潭中，江河常注，虽

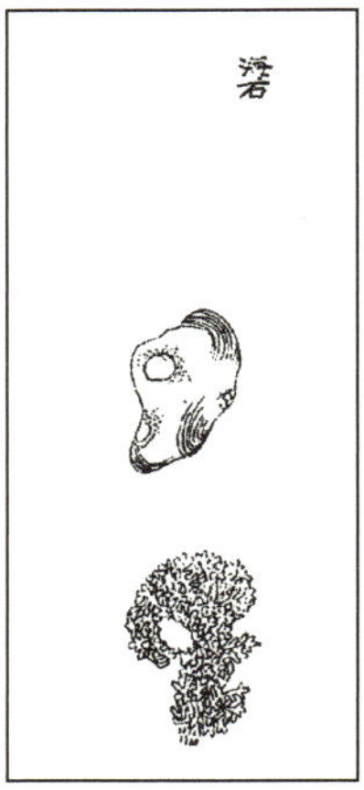

图 9-65-1 海石
《原始》

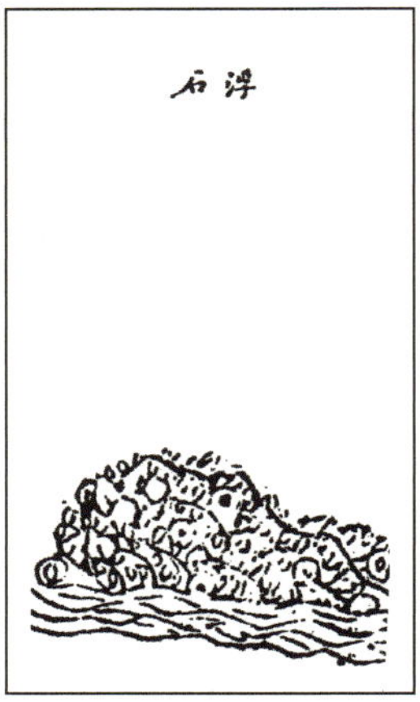

图 9-65-2 浮石
《汇言》

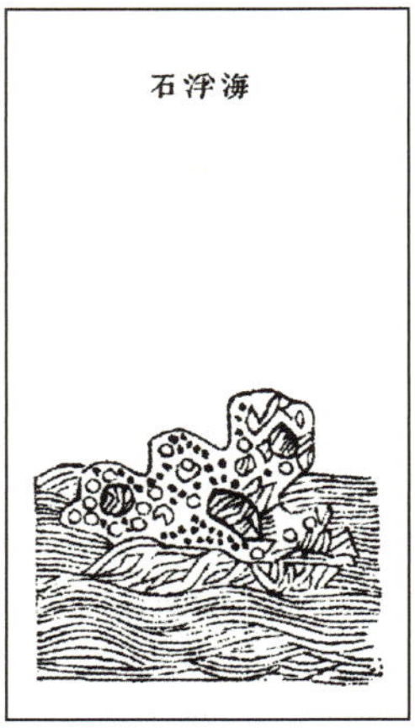

图 9-65-3 海浮石
《备要》

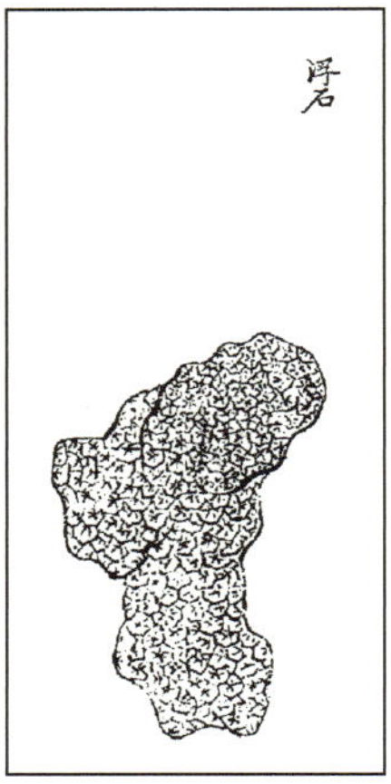

图 9-65-4 浮石
《图说》

幻化异形，而水火之性，终不陨灭。顾浮石之浮水上，即火性浮炕之上炎。《诗·大雅》云烝之浮之是也。若止渴治淋即湿者干之，干者湿之。若积块老痰，瘿疬疝瘕，砂石淋露，即去其坚刚，变其柔脆。随根身之缺陷，现四大之遍周，若以结治结，犹幻归幻耳。**《本草述》卷五：**浮石成于水沫，其气偶尔结聚，其质最为轻虚，故名之曰浮石。又曰水花。阅方书所治之证，于疝用之如敌金丸者，敌金丸见《准绳·疝证》。其义固是之取也。盖疝原属水脏偶结之邪，亦似有中痼而不得即散者，故疝从疾，从山。然却非本来沉痼之疾也，即此种水气之偶结而似石，虽似石而甚轻虚，还不离于浮聚之气者，以对待之，本气味咸寒，以入水脏，因取其结之出于偶然，而散之还即以其偶然，固藉气以为推移耳。至于治老痰积块，消瘤瘿结核，似亦不越前义矣。《日华子本草》云：治淋，想亦治沙石之淋。第方书之治淋者，不少概见，何哉？**《冯氏锦囊秘录·杂症痘疹药性主治合参》卷五：**盖石性沉而反浮，象肺金也。水沫聚而凝成，象痰结也。且味咸而软坚，得水性而润下，故专走肺经，善治一切痰结诸病。

【附方】**《本草汇言》卷一二：**治血淋，砂淋，石淋，涩痛不通。用黄壳浮石一两，甘草一钱，水三碗，煎减半，随时饮。每用甘草，逐日换煎，浮石可常煮不坏也。《直指方》。

黑白羊石《图经本草》

【集解】**《太乙仙制本草药性大全·本草精义》卷六：**黑羊石生兖州宫山之西，春掘地采之，以黑色有墙壁光莹者为上。白羊石出兖州白羊山，春中掘地采之，以白莹者为佳。

黑羊石

【气味】味淡，性热。《太乙仙制本草药性大全·仙制药性》卷六。

【主治】解药毒。《太乙仙制本草药性大全·仙制药性》卷六。

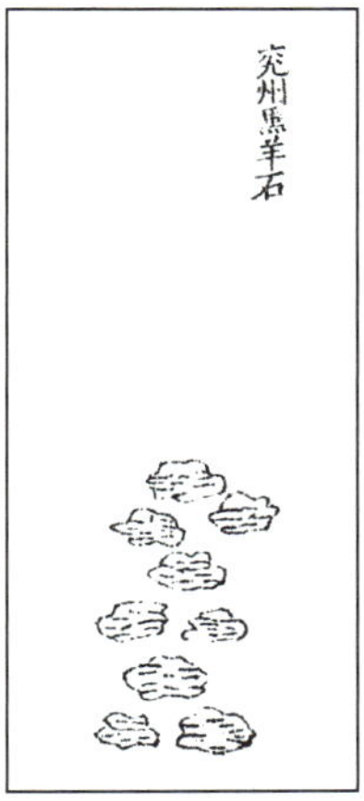

图 9-66-1 兖州黑羊石《图经（政）》

图 9-66-2 兖州白羊石《图经（政）》

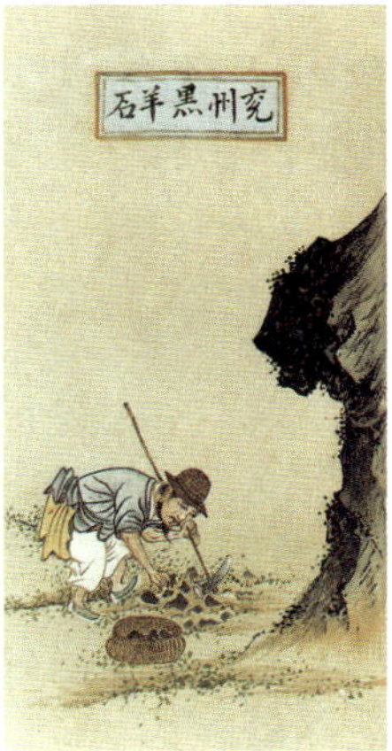

图 9-66-3 兖州黑羊石《品汇》

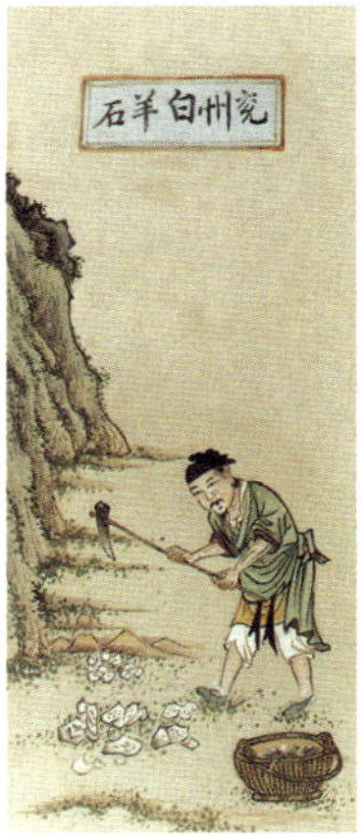

图 9-66-4 兖州白羊石《品汇》

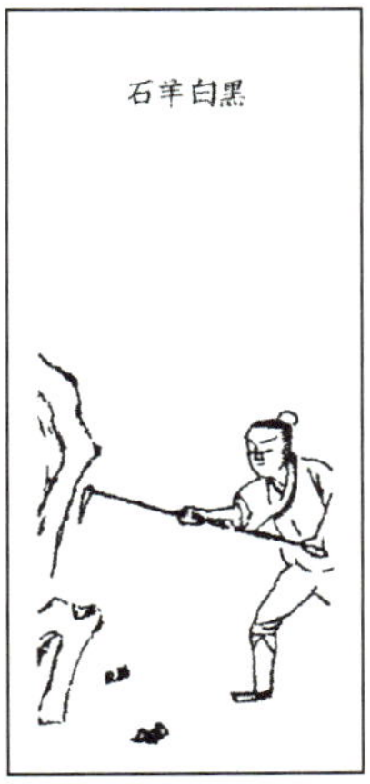

图 9-66-5 黑白羊石《太乙》

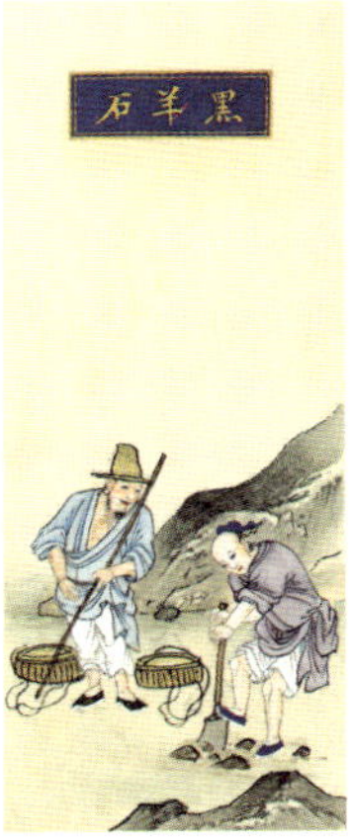

图 9-66-6 黑羊石《雷公》

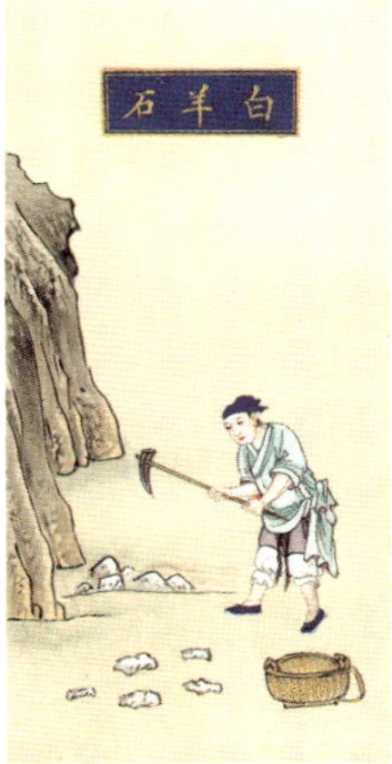

图 9-66-7 白羊石《雷公》

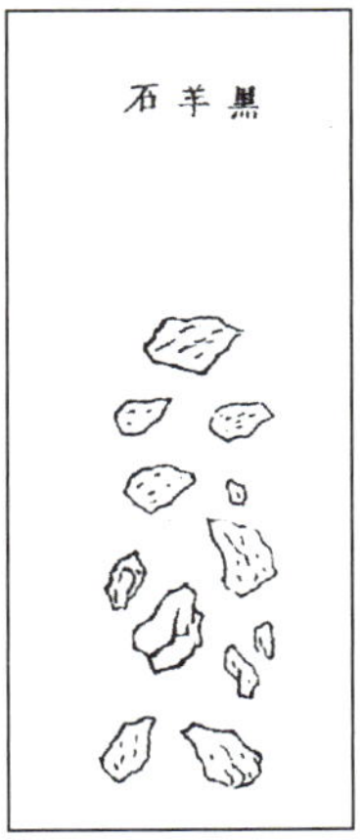

图 9-66-8 黑羊石《三才》

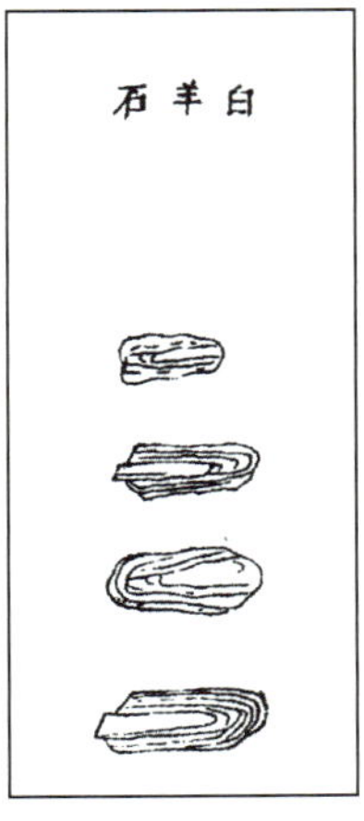

图 9-66-9 白羊石《三才》

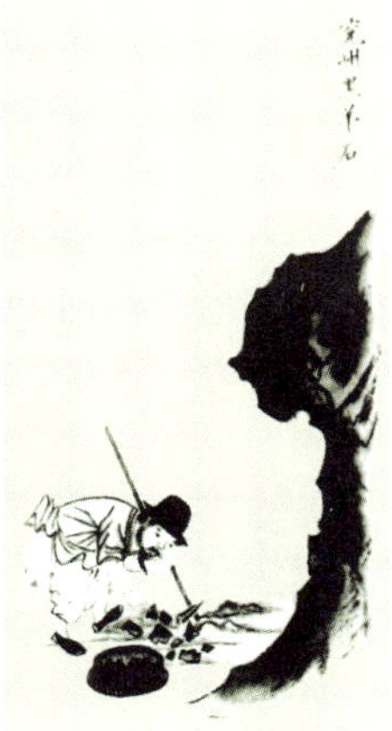

图 9-66-10 兖州黑羊石《草木状》

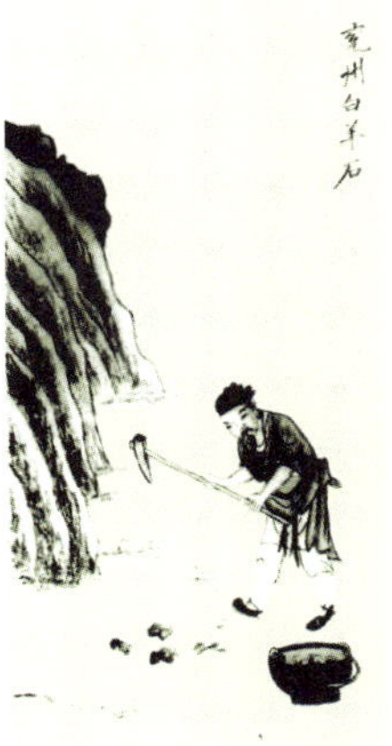

图 9-66-11 兖州白羊石《草木状》

白羊石

【气味】味淡，其性热。《太乙仙制本草药性大全·仙制药性》卷六。

【主治】解众药毒。《太乙仙制本草药性大全·仙制药性》卷六。

河砂《本草拾遗》

【气味】微寒，无毒。《本经逢原》卷一。

【主治】夏月发瘫子，通石淋，主绞肠沙痛，用沙炒热，冷水淬之，澄清服效。〇其玉田沙，夏月发麻疹良。《本经逢原》卷一。

【发明】**《本经逢原》卷一**：风湿顽痹不仁，筋骨挛缩，六月取河沙曝热，伏坐其中，冷即易之，取微汗，忌风冷劳役，不过数次愈。

瀚海石窍沙《本草纲目拾遗》

【集解】**《本草纲目拾遗》卷二**：瀚海石窍沙，朱排山《柑园小识》：瀚海石，出瀚海。地近泽旺，为方三百里，无水草，其石大者如瓜如拳，小者如芋栗，亦有如珠如豆者，皆具五色，如玛瑙，有窍而中空，其窍中有沙，可入药。石质坚，其外可碾，其中不可碾，故每因形成器。

【主治】主明目。《本草纲目拾遗》卷二。

北雁砂《本草纲目拾遗》

【集解】**《本草纲目拾遗》卷九**：北雁砂出关东。绿豆色，如珠颗粒，掷碗中有响声者真。

【主治】明目。**《本草纲目拾遗》卷九。**

【附方】**《本草纲目拾遗》卷九**：治一切眼病。用明目砂五分（用针刺入红者佳），北雁砂三钱，再用羊肝一具，连胆不落水，刺开数路，不要剖开。将二味砂为末，入肝内，以无灰酒二斤蒸熟，煎剩二碗，空心一服，晚饭后一服，以尽量为度，羊肝配之，一服完。不论眼病内障、外障、黑暗不明，无不神效。洪清远方。

砒石《开宝本草》

【修治】**《医宗粹言》卷四**：死砒法。用砒、硝各一两，为末，入锅，大火作汁，瓦口候无烟，倾入槽，净有一两五钱。**《外科正宗》卷三**：炼金顶砒法第一五十一。用铅一斤，小罐内炭火煨化，

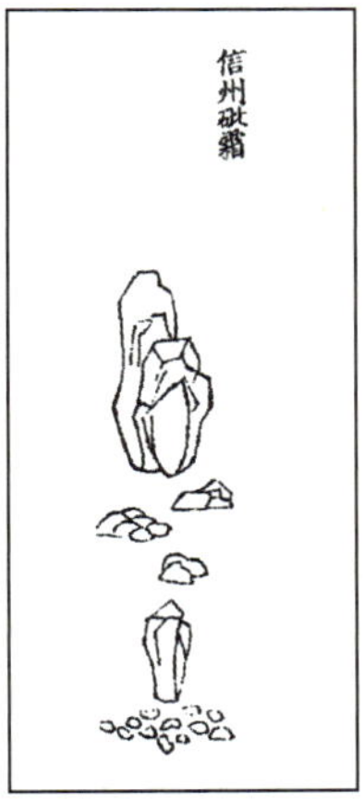

图 9-70-1　信州砒霜《图经（政）》

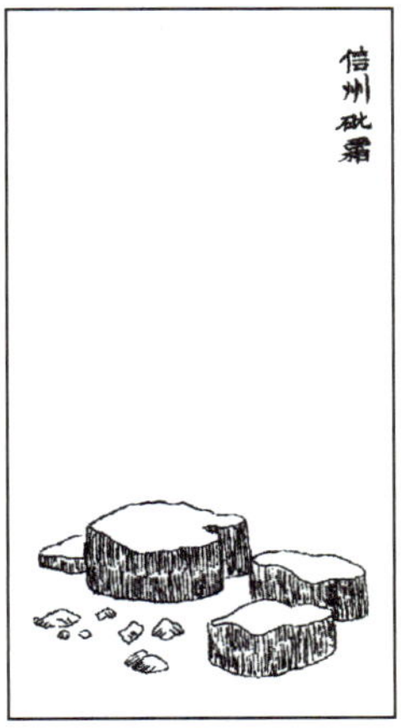

图 9-70-2　信州砒霜《图经（绍）》

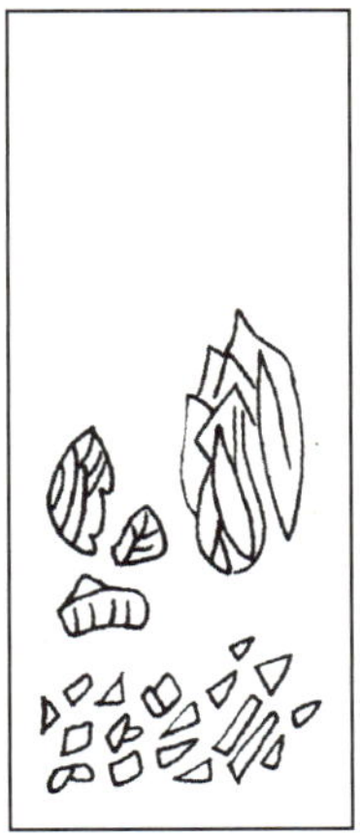
图 9-70-3　砒霜《歌括》

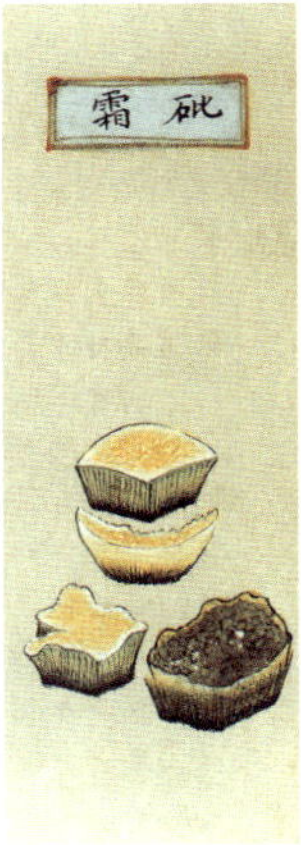

图 9-70-4　砒霜《品汇》

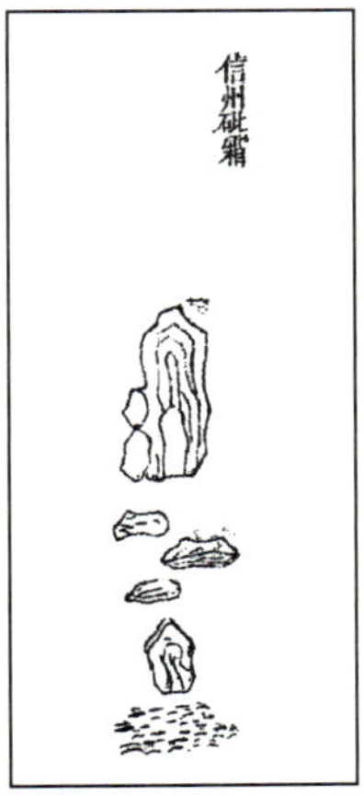

图 9-70-5　信州砒霜《蒙筌》

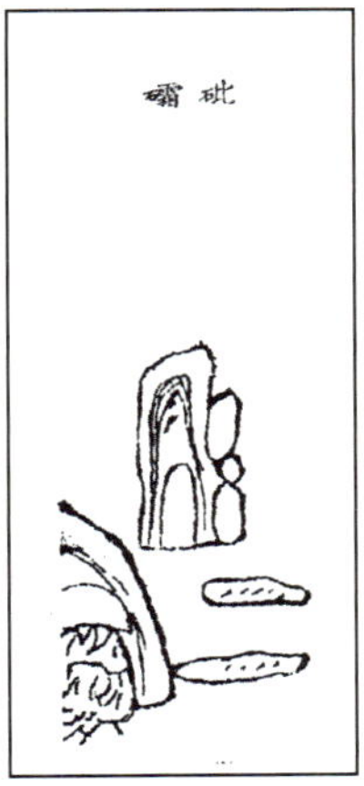

图 9-70-6　砒霜《太乙》

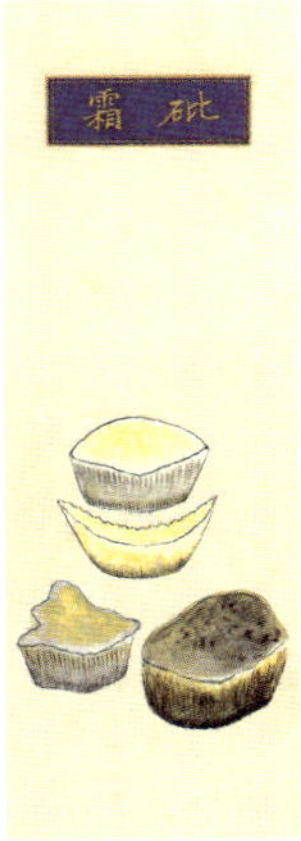

图 9-70-7　砒霜《雷公》

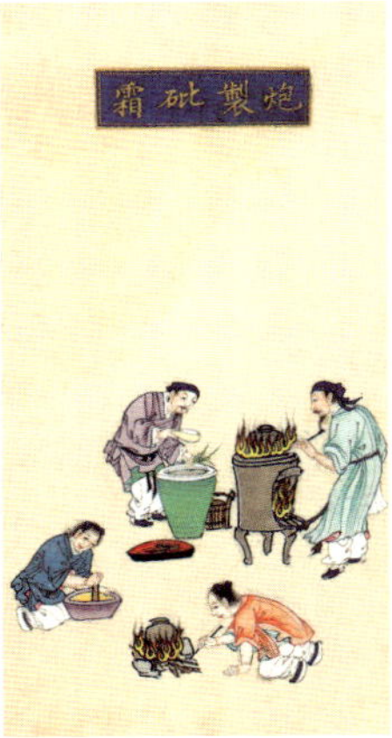

图 9-70-8　炮制砒霜《雷公》

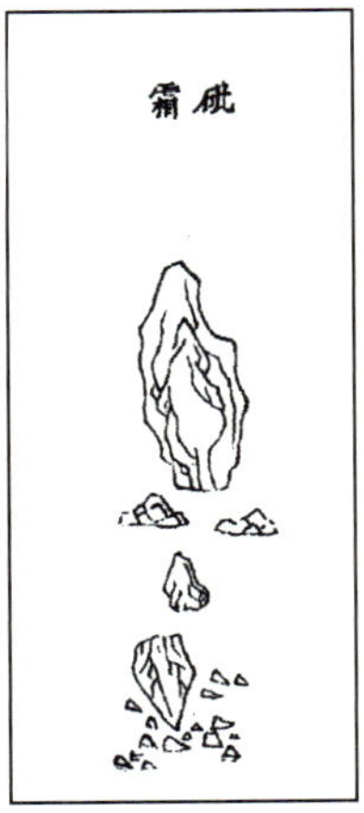

图 9-70-9　砒霜《三才》

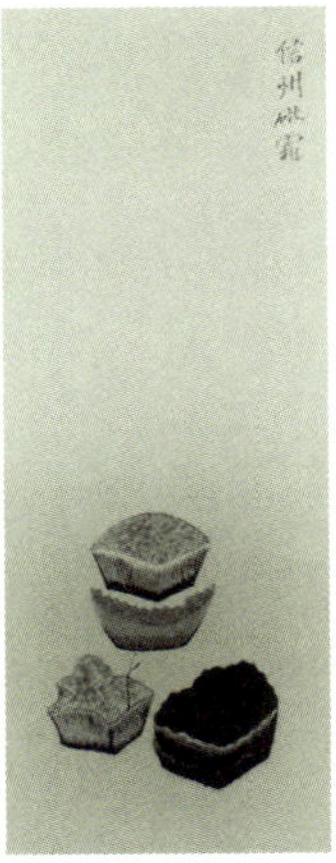

图 9-70-10　信州砒霜《草木状》

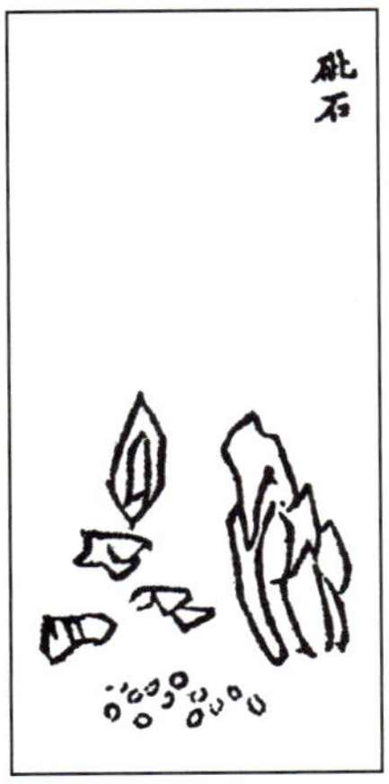

图 9-70-11　砒石《汇言》

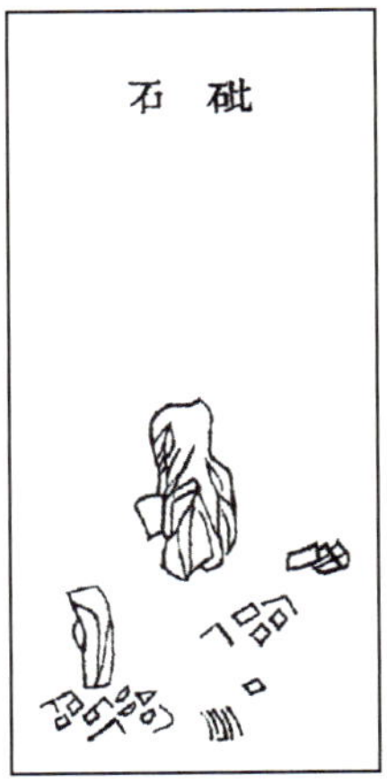

图 9-70-12　砒石《备要》

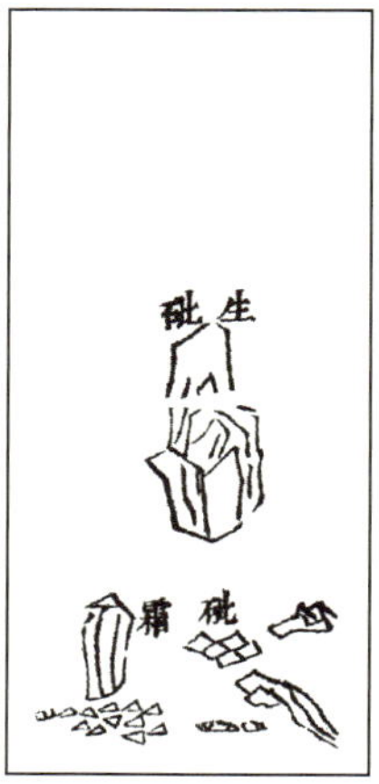

图 9-70-13 生砒砒霜《备要》

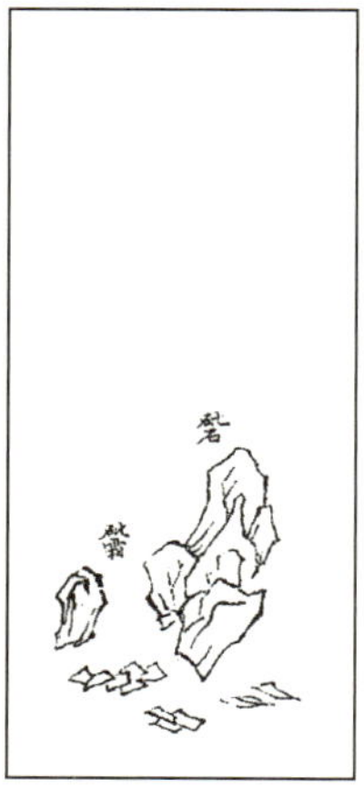

图 9-70-14 砒霜《图说》

投白砒二两于化烊铅上，炼至烟尽为度，取起冷定打开，金顶砒结在铅面上，取下听用。**《审视瑶函》卷六**：眼科取灵砒法。白砒五钱，为末，用牙硝白胰子一个，切如豆大，将砒拌匀，用乌公鸡一只，饿二日，将胰喂之，食尽半顿饭时，杀鸡取出，淘净，入罐内封固，打火三炷香，取升盏灵砒，再用多年老鹅油拌砒，封固，放净处四十九日，去油，加蕤仁去壳皮五钱，黄连三钱，生砒五分，俱为末，再入罐内，打火，取出听用。

【气味】辛、苦而咸，大热，大毒。《本草备要》卷四。

【主治】主疟。能吐膈上风痰，杀疥痒虫。《药性要略大全》卷八。

【发明】**《绍兴本草》卷三**：砒霜至毒之物，世所共知。其造作之法，《本经》不载，但将生砒而飞炼成霜矣。虽有疗病之说，但害人者多矣。在服饵不用为善，即非常毒之物。今定砒霜味苦、酸、有大毒是矣。**《复斋日记》**：陈寿，分宜人。聘某氏，未成婚而寿得癞疾。其父令媒辞绝，女泣不从，竟归。寿以己恶疾，不敢近，女事之，三年不懈。寿念恶疾不可瘳而苟延旦夕，以负其妇，不如死。乃私市砒欲自尽，妇觇知之，窃饮其半，冀与俱殒。寿服砒大吐，而癞顿愈，妇一吐不死。夫妇偕老，生二子，家道日隆。人皆以为妇贞烈之报。安成李翰为予言之如此。**《本草经疏》卷五**：砒霜禀火之毒气，复兼煅炼，本经虽云味苦、酸，而其气则大热，性有大毒也。酸苦涌泄，故能吐诸疟风痰在胸膈间。大热大毒之物，故不可久服，能伤人也。更善落胎及枯痔杀虫。简误：案砒黄既已有毒，见火则毒愈甚。而世人多用砒霜以治疟，不知《内经》云：夏伤于暑，秋必痎疟。法当消暑益气健脾，是为正治，岂宜用此大热大毒之药？如果元气壮实有痰者，服之必大吐。虽暂获安，而所损真气实多矣。初烧霜时，人在上风十余丈外立，下风所近草木皆死。以之毒鼠，鼠死，猫犬食之亦死。人服至一钱许，则立毙。若得酒及烧酒服，则肠胃腐烂，顷刻杀人。虽绿豆、冷水，亦难解矣。其于钩吻、射罔之毒，殆又甚焉！奈何今人用之治疟，是以必死之药，治必不死之病，岂不误哉！除枯痔杀虫用于外傅之药，此外慎毋服之。切戒！切戒！**《本草汇言》卷一二**：《日华》祛时疟，时珍除齁喘，化瘀肉之药也。李氏时珍曰：砒乃大热大毒之药，其性猛烈，误食顷刻杀人。如时疟之药，少服一二厘，亦常奏效，故圣人亦存而不弃也。凡时行疟疾，因暑热外受，生冷内伤，寒热不均，相因病疟，内蓄痰涎，伏于营分，故发则寒热往来，头眩胸闷，少服一厘，冷水吞下，伏涎顷消，故疟疾可止。如齁喘之病，因肺有伏积冷涎，或触冒寒暑风湿之邪即发；或遇怒气劳伤即发，或值饥饱失度即发。少用一二厘，温汤调服，伏涎顿开，故齁喘可除。如化瘀肉一证，凡痈疽发背，诸溃疡证，脓血内闭不出，瘀肉坚硬不腐，以致脓溃日深，生肉日败，以砒石末数厘和入黄蜡条内，纳入痈毒疮中，则瘀腐自化，脓血自行。但见效即去，不可多用久用也；然大毒之性，又不可轻行妄试。如疟疾邪汗未出，表邪未清，宜清解温散。或久疟阴虚阳乏，宜大补气血。砒石不可用也。如齁喘肺热里虚，或兼阴虚劳损，宜滋养正气。砒石不可用也。如瘀肉不化，由于阳气不充，胃虚不食，痈疡，见七恶而神气委弱者，砒石不可用也。何寇氏、陈氏不究药性如此酷烈有毒，撰本草方云解热毒、化热痰、治癖积，磨服数分，调水饮之。倘依方误服，此真杀人不待刃耳。两贤立方之意，朱不知其何如也？特书此痛言之，以为后人之戒云。楼奇曰：一妇病心痛，数年间，月日常发，百药不愈。一医用砒石三厘，茶末一分，共为末，白汤调下，吐瘀血一块而愈。得《日华子》治妇人血气心痛之旨乎？〇一童子遍身生云头癣，作圈如画，或大如钱，或小如笔管文印。一医用砒石一二分，研极细，以米汤五六匙，稀调，用新毫笔依癣圈涂之，三日灭迹。**《本草述》卷五：**砒霜一种，在时珍谓其大热大毒，是固然矣。第陈承云冷水磨服解热毒，若然，是则大热大毒之药，止以冷水磨之，遂能易其性味，顿使热毒化为清凉之用乎？窃意陈承所云，以冷水磨解热毒，近火即杀人，二语盖谓是物有热毒，大有决壅溃瘀之能，吞以冷水，则差杀其热毒，而得用其枭以取胜，如近火，则益恣其虐焰，不唯无益，而先取害也。试以先哲所主治各证，曾有一属热毒者否？实时珍亦明言所治寒疾湿痰，被其劫而拂郁顿开。又云宜于山野藜藿之人，若嗜酒膏粱者非其所宜，以此推之，则病于素有热毒者，设之不为以火济火乎？故以此味治痰，如痰喘齁，诚为的对，第皆因于寒湿，固非火热之痰也。愚昔年曾治一小子，大获奇效，盖既为大热大毒之药，则宜以救偏至之疾，如寒痰湿痰是也。方书治胀满之椒仁丸，疗女子先因经水断绝，后至四肢浮肿，小水不通，血化为水者，此证瘀血，类逐峻厉之队以化之，盖溃阴凝之坚，非必藉阳毒之厚者，不可也。又治哮喘之紫金丹、简易黄丸子，又治远年近日哮喘痰嗽一方，或止因于寒，或更因寒以郁热，而类同于所宜之味。盖非此大热有毒者，不足以散寒之凝，更不足以破寒之外锢而内螯者。即此二证，则推类以尽之，亦可为善用砒石地矣。虽然，总之此种未可尝试，缪氏曰今人奈何辄用之治疟，是以必死之药，治必不死之病，有味乎其言哉？第为外傅之药，如枯痔杀虫，亦何可少也。**《医经允中》卷二一：**又有男女草，俗名帐子草，解砒毒最妙，捣汁和酒服，更胜前方，其形三角方，而中有罅缝。**《本经逢原》卷一：**砒霜疟家常用，入口则吐利兼作。吐后大渴，则与绿豆汤饮之。砒性大毒，误食必死。奈何以必死之药，治必不死之病，岂不殆哉？然狂痴之病，又所必需，胜金丹用之，无不应者。枯痔散与天灵盖同用，七日痔枯自落，取热毒之性，以枯歹肉，天灵盖以透骨髓，散宿垢，长肌肉也。**《类经证治本草·经外药类》：**生者名砒黄，炼过者名砒霜，毒更烈，同酒服之，则无救。药品极多，又何必取此大毒之品为内用，且外用亦不佳。若疮疽初起，敷之更甚，拔脓之痛，尤不堪言。间有一二用之者，则又千中取一而已。后学者切戒轻试，中其毒者，肝肠寸断，七窍流血，死之极惨。或用绿豆汁、羊血、鸭血解之。在上者取法吐之。已入肠胃，用白蜡捣末，冷水调服。或人尿灌之。此亦不过尽人事也。

【附方】《太乙仙制本草药性大全·仙制药性》卷六：卒中风，昏愦若醉，痰涎壅盛，四肢不收者。用如绿豆大许，研以新汲水调下少许，用熟水投，大吐即愈，若未吐再服。○毒蛇尿草木着人似刺扎。便肿痛肉烂，若手脚着之，指节堕落。用研和胶清涂之。○小儿牙宣。常有鲜血不止，齿龈臭烂。砒黄一钱，麝香半钱，同研细，先用纸条子，以生油涂之后掺药末在上，少用末，剪作小片纸棋子大，看大小用，插在烂动处。○治瘰疬。用信州砒黄细研，滴浓墨汁丸如梧子大，于铫子内炒令干，后用竹筒子盛，要用于所患处灸破或针，将药半丸敲碎贴之，以自然蚀落为度，觉药尽时更贴少许。治痁疾。信砒二两，别研如粉，寒水石三两，别捣为末，右用一生铁铫子，先铺石末一半，后堆砒末在上，又以石末盖头，然后取厚盏盖之，周围醋糊纸条子密封约十重，以炭火一斤已来，安铫子在上，候纸条子黑，取出置冷地上候冷，取开盏子，净刮取砒石末一处，入乳钵内细研，以软粟米饭为丸如梧子，更别作小丸子一等，以备小儿服，以飞过辰砂为衣，候干入瓷合收。每人服时，于发日早腊茶清下一丸，一日内不得热物。合时先扫洒一净室中合之，不得令妇人、猫、犬、鸡、鼠见，收得时亦如然。若妇人患则男着在口中，男子患亦然。

《本草求原》卷二五：哮喘一方。每砒一钱，入枯矾三钱，江西淡豆豉一两，蒸捣丸，冷茶下七九丸。遇阴雨即发者，神效。

雄黄《本经》

【集解】《夕庵读本草快编》卷一：雌黄，气未足者为雌，已足者为雄，造化有如夫妇之道焉，故雄者又名石黄。雄雌二黄，同产一类，但以山阳山阴受气之殊为分别尔。雌者辛平，雄多苦寒，服食家只重其雄，盖取其得阳精之纯也。若以治病，功亦仿佛，皆能温中搜肝，杀虫解毒，祛邪辅正，镇鬼压惊，辟蛇蝎虎狼，化蛟龙痞积，乃其长也。若希延年，反觉谬矣。《药性切用》卷七：红透明彻者，为雄黄。色黄暗晦者，为雌黄，但能治疮杀虫，不堪入药。

【修治】《游宦纪闻》卷一：世南在蜀中，遍访林下人，求独炼法，鲜有能者。忽一日，得青城山道友传授云：丹经谓捉得龙，伏得雄。言雄黄见火，则飞走为烟焰，最难伏也。其法用雄黄不拘多少，研细。甘锅火内，煅令通红，取出。擣雄黄末入焰硝内，急用桃枝搅转，即成水矣。急倾出瓦碟内，微侧碟子，则清者一边，俟凝取出，去粗者，研细，以宿蒸饼为元，如绿豆大，每服三元至七元。如前法，服雄黄末一两，大约用焰硝一钱。此乃丹灶家秘法，得之甚艰。古人云：施药不如施方。故详记之。《本草述》卷五：取透明，色鲜红，质嫩者，研如飞尘，水飞数次。《药性通考》卷六：醋浸，入莱菔汁煮干用。

【气味】味甘、苦、辛，气平，大温，有毒。《本草纂要》卷九。辛、苦，温，有毒。入胃肝二经。《顾氏医镜》卷八。

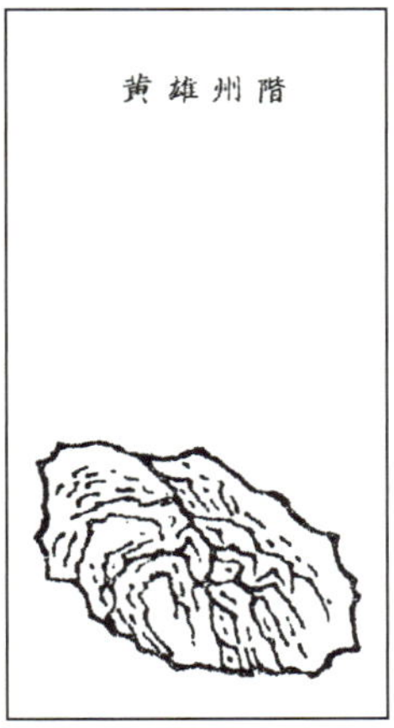

图 9-71-1　阶州雄黄《图经（政）》

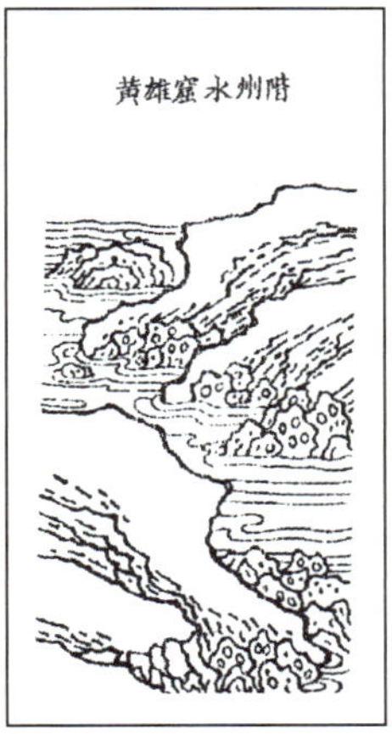

图 9-71-2　阶州水窟雄黄《图经（政）》

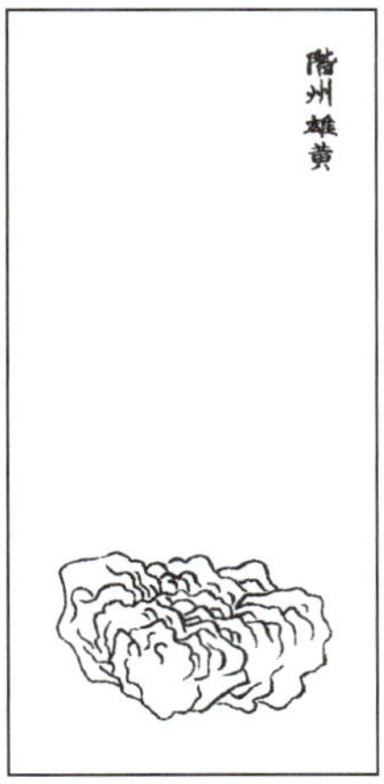

图 9-71-3　阶州雄黄《图经（绍）》

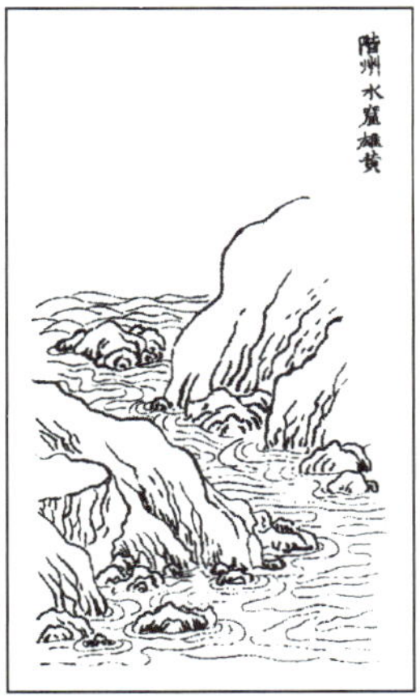

图 9-71-4　阶州水窟雄黄《图经（绍）》

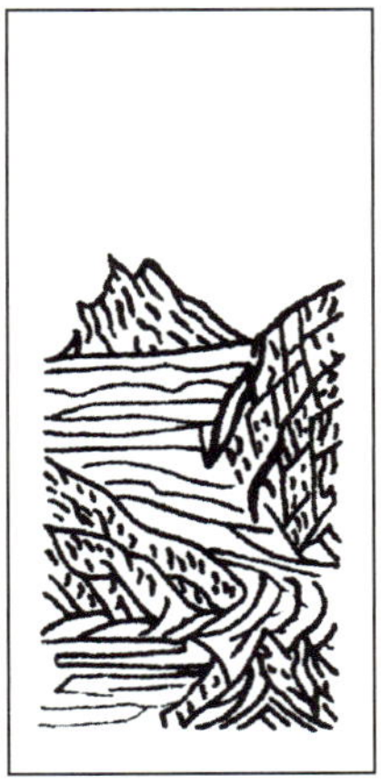
图 9-71-5　雄黄《歌括》

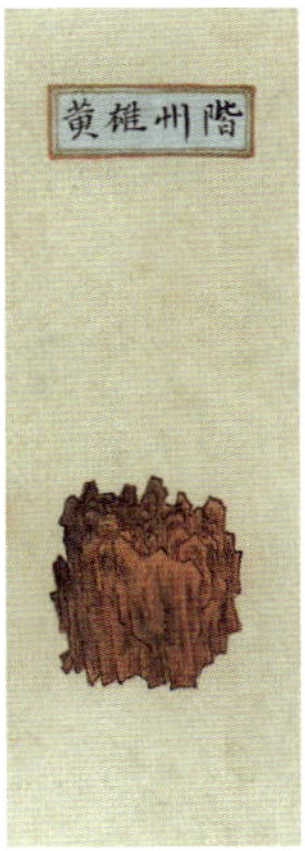

图 9-71-6　阶州雄黄《品汇》

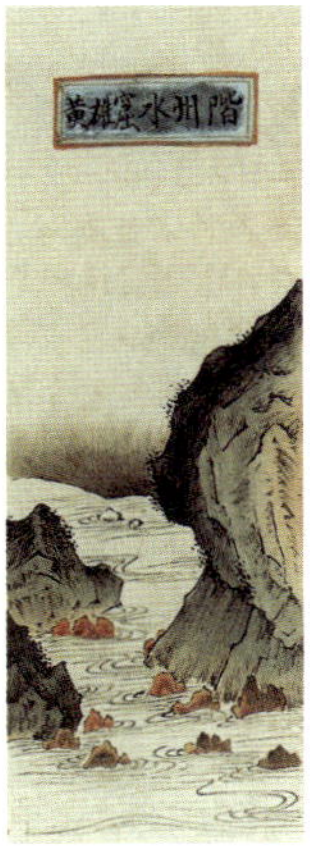
图 9-71-7　阶州水窟雄黄《品汇》

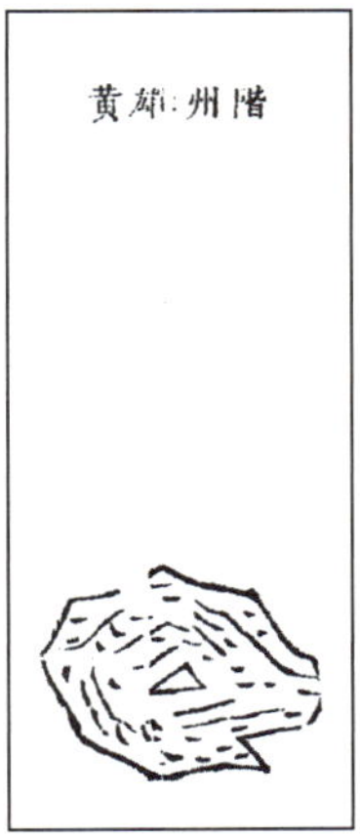

图 9-71-8　阶州雄黄《蒙筌》

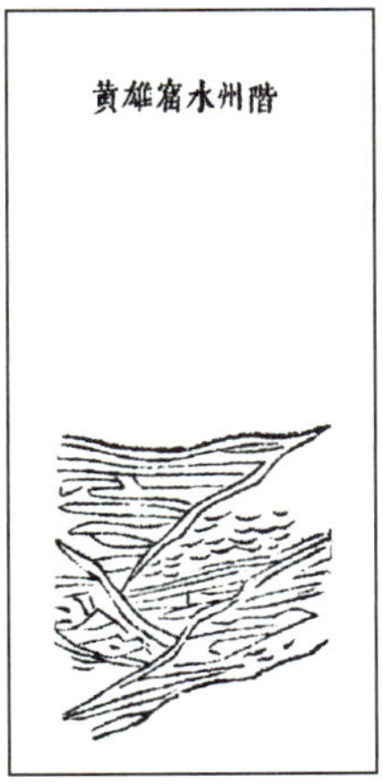

图 9-71-9　阶州水窟雄黄《蒙筌》

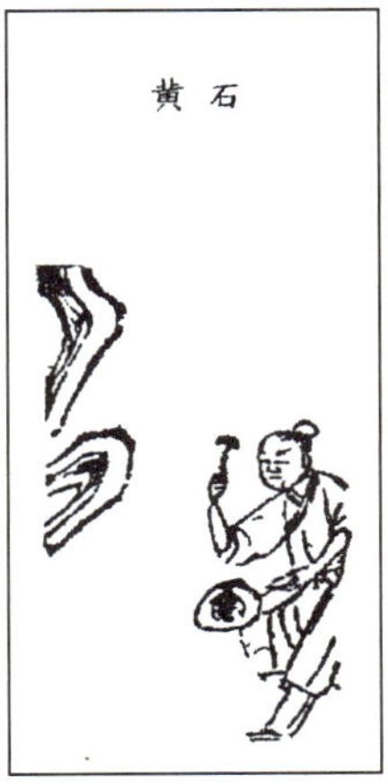

图 9-71-10　石黄《太乙》

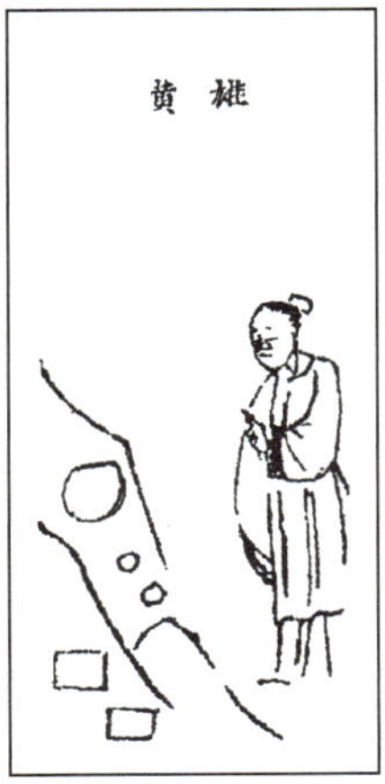

图 9-71-11　雄黄《太乙》

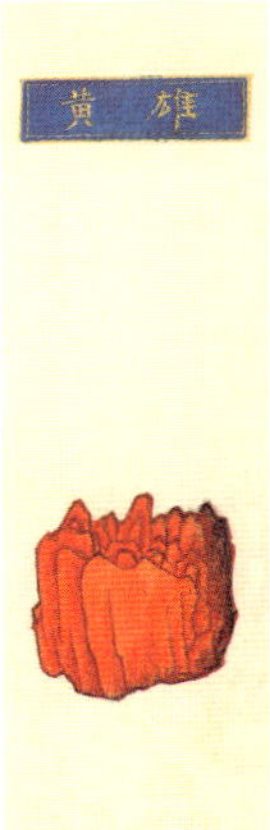

图 9-71-12　雄黄《雷公》

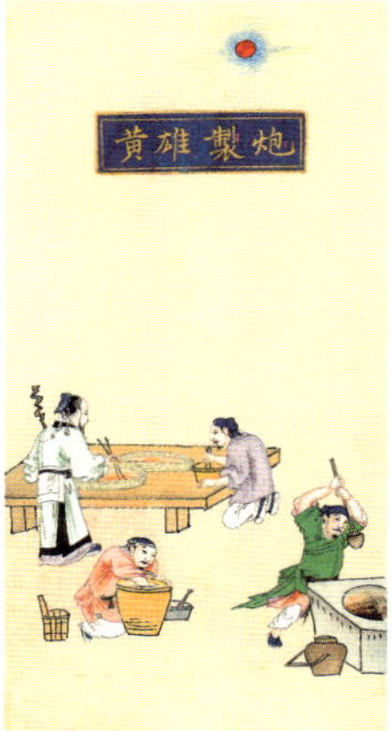

图 9-71-13 炮制雄黄《雷公》-1

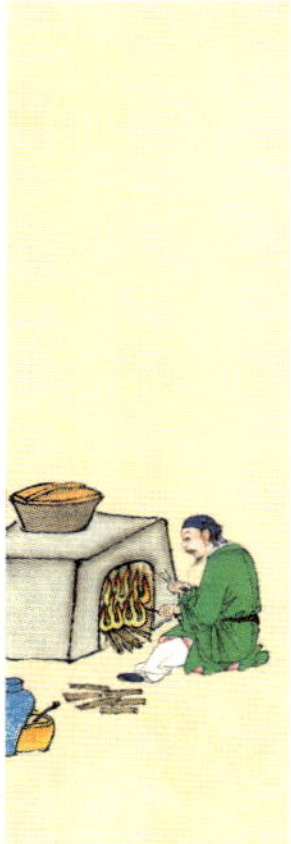

图 9-71-14 炮制雄黄《雷公》-2

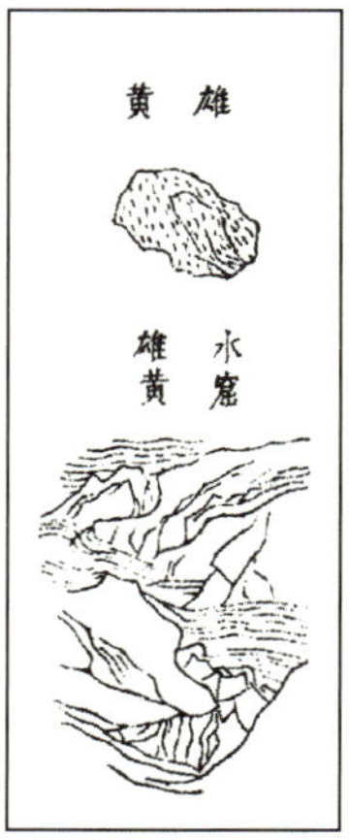

图 9-71-15 雄黄水窟雄黄《三才》

图 9-71-16 阶州雄黄《草木状》

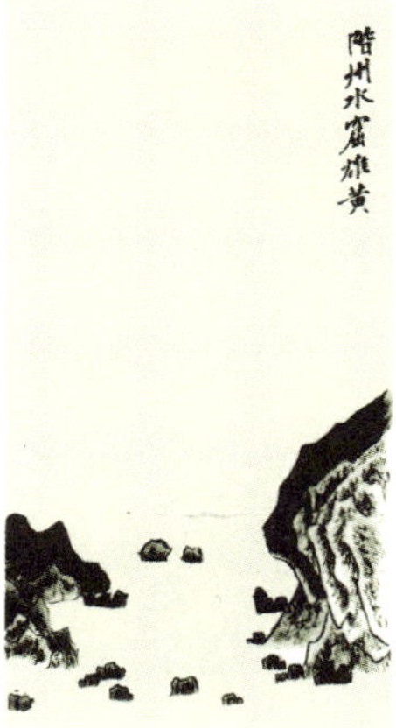

图 9-71-17 阶州水窟雄黄《草木状》

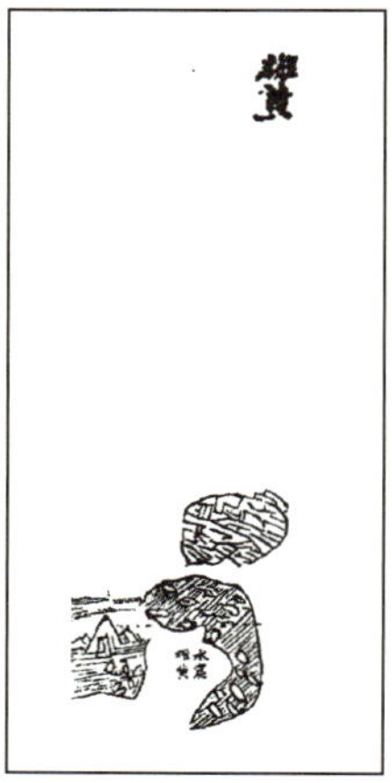

图 9-71-18 雄黄《汇言》

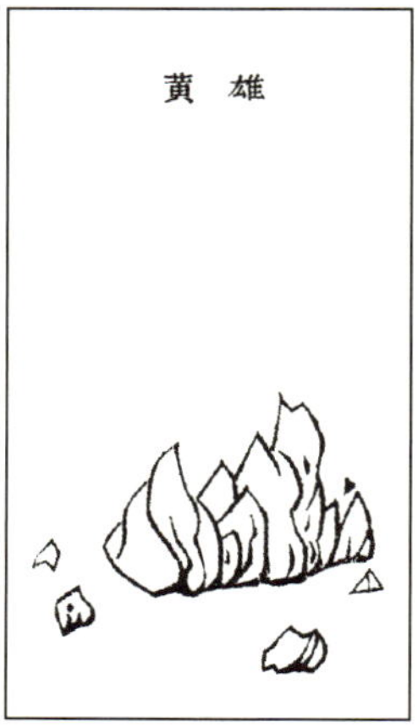

图 9-71-19 雄黄《备要》

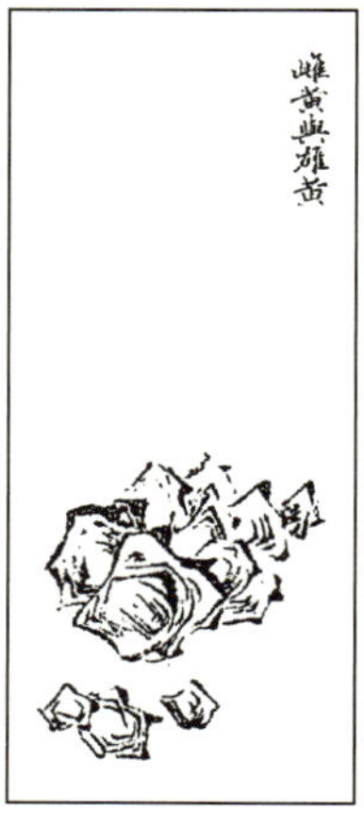

图 9-71-20 雄黄与雌黄《图说》

【主治】只是辟邪解毒之物。《本草约言》卷二。杨梅疔毒，疥癣痔疡，遵法搽敷力不小；血瘀风淫，鬼干尸疰，依方制服效偏奇。化痰涎之积，涂蛇虺之伤。独入厥阴，为诸疮杀毒之药，亦能化血为水。《医宗必读·本草征要下》。

【发明】**《绍兴本草》卷二**：雄黄，出产、主疗已载《本经》。入药当取形块明澈，色如雄冠，不夹石者佳，余者不堪。《本经》云：味苦、甘，平，寒，复云大温。盖谓经火炼者，其性变温，若生用者，其性则寒，皆为有毒。陈藏器余内又有石黄一条，乃雄黄之粗恶者尔。**《药性解》卷一**：雄黄或以为黄金之苗，今有金窟处无雄黄，则斯言未足深信。夫孕妇佩之能转女胎为男，言若不经，然里中试之者往往获验，则有夺造化之功，非禀太阳之精，恶能臻此？杀蛊辟邪，宜其效矣。中其毒者，以防已解之。**《本草经疏》卷四**：雄黄禀火金之性，得正阳之气以生。《本经》味苦，平，气寒，有毒。《别录》加甘、大温。甄权言辛，大毒。察其功用，应是辛苦温之药，而甘寒则非也。

气味俱厚，升也阳也。入足阳明经。其主杀精物恶鬼邪气，及中恶腹痛鬼疰者，盖以阳明虚则邪恶易侵，阴气胜则精鬼易凭，得阳气之正者，能破幽暗，所以杀一切鬼邪，胜五兵也。寒热、鼠瘘、恶疮、疽痔、死肌，疥虫疮诸证，皆湿热留滞肌肉所致，久则浸淫而生虫。此药苦辛，能燥湿杀虫，故为疮家要药。其主鼻中息肉者，肺气结也；癖气者，大肠积滞也；筋骨断绝者，气血不续也。辛能散结滞，温能通行气血，辛温相合而杀虫，故能搜剔百节中大风积聚也。虺蛇阴物，藜芦阴草，雄黄禀纯阳之气，所以善杀百虫蛇虺毒，及解藜芦毒也。《别录》复有目痛及悦泽人面之语，悉非正治。炼饵之法，出自仙经。以铜为金，亦黄白术中事耳。**《本草汇言》卷一二**：《别录》杀百虫，疗疥癣，化涎痰，《日华子》止癫痫，消死肌，磨积聚，《别录》逐癖气，《本经》祛精邪鬼魅之药也。成氏治安曰：此药禀火金之性，得正阳之气以生，善辟阴凝留闭诸疾。故前古之杀百虫疥癣，王好古之化涎痰癫痫，《别录》之消死肌积癖，精魅鬼邪，疟疾寒热，悉属阴凝障痹之气。藉此雄明正黄之令，转阳精纯健之力，则阴凝留闭诸疾，不驱而自消夷矣。缪氏曰：此药体属金石，性坠气悍，虽能杀百虫，及傅疥癣恶疮疔肿，辟鬼魅邪气，在所必用，然而燥烈有毒，外用易见其所长，内服难免其无害。凡在服饵，中病即已，毋尽剂也。前古称为炼食之，延年益寿，轻身神仙。此乃唐间方士，托伪神农之言。妄诞欺世之语，不可信从。**《药镜》卷一**：雄黄禀太阳之精，佩孕妇转女成男。辟阴祟之扰，解百毒中人肿痛。散肺经之气结，而鼻瘜消。去积滞于大肠，而癖气醒。通行气血，接骨续筋，燥湿杀虫，疮家要药。**《本草乘雅半偈》帙四**：雄，大也，武也，以将群也。黄，中色，男女之始生也。雄而黄，纯而健者也。《千金》云：妇觉有妊，作绛囊盛佩，易女为男，此转阳精旋于地产耳。鼠瘘曰寒热病；恶疮疽痔，皆名死肌；百骸焦府，悉属地大故也。阴凝坚而黄中失，安能通理，雄力含弘而光大之，可称大黄，大黄赋名将军，此足当之矣。故功胜五兵，杀精物恶鬼邪气，百虫毒为害也。炼食之轻身神仙，地仙类耳。非将军不能功胜五兵，非将军亦不能开辟土地，不唯尽雄黄功绩，并显大黄威武矣。**《本草述》卷五**：《丹房鉴源》云：雄黄千年化为黄金。又《别录》云：雌黄生山之阴，山有金，金精重则生雌黄。若然，是则生山之阳者为雄，禀金之气也。生山之阴者为雌，孕金之精也。夫金禀中宫阴己之气，然其气却资始于阳，在《地镜图》曰：黄金之气赤黄，千万斤以上，金气发火夜有光，上赤下青也。试观取之，服食者，必其赤如鸡冠，光明晔晔，乃可合丹砂，飞炼为丹，是则雄黄于金，虽未全其化气，而已赋其始气。缪仲淳氏所谓禀火金之性，得正阳之气以生，斯言亦微中矣。正阳之义若何？曰：天一之壬水召丁，乃丙随于丁，而心以成，更丙火召辛，其庚随于辛，而肺以成。然则人身之气，非火召金，而金应火，以为正阳之气乎？夫万物与人，同是阴阳五行耳。但万物有偏者，而雄黄一味，适得其阳气之正者矣。或曰，是亦怕所谓纯阳，故修真者藉是以合丹欤。曰：不也。正阳之气原非离于阴者也，如丙之召辛，辛之归丙，本以一气相感相应，唯为一气之呼应，故此品得其气，而味始辛后苦，是固阴之归于阳也。其色如鸡冠而明彻有光，又阳之化乎阴也，藉以治疗疾患，故协于同气之阴阳，即相合而化以为理，值于戾气之阴阳，又即以其化而理者，并化其戾，更化其戾而毒者矣。即修真家之所谓纯阳者，化阴以归阳，取其还于一也，非离阴以存阳，致其累于偏也。故此味能散风毒，伤寒阴毒，伏暑毒，湿热毒，辛热毒，积热毒，散见方书之治，使非召阴以归，化阴以行，安能咸宜若是乎哉？或曰：何故止以搜肝风为言乎？曰：出地之风，乃元气之别使也。火之召金而布天气者，不能外于风木，金之从火而归地气者，亦不外风木，故曰一阴为独使也。按雄黄疗肝风，其自阳召阴，是能疗风淫，其由阳化阴，是能疗风虚，但从其所主之剂如何耳。如在下水中之火有金，为一阴化原而使其上，在上火中之水有金，又为一阴化原而使其下。能上则火金合而气布也，能下则水金合而血化也。是金之所媾，本不外木，木之所媾，本不离金，况庚之随辛者，还即召乙，如之何不专言肝乎？故方书之治，如中风，如呕吐，如鼻衄，如头痛，如脚气，如破伤风，如癫痫，种种治肝；又如痰饮喘证，吐利及胀满积聚，胃脘之走气痃癖，反胃之瘀血及虫，或由气以病液，或由血以壅癖，皆不外于血脏之肝也。即如《本经》所云，治寒热鼠瘘，恶疮疽痔，固皆戾气之病于血者，遇正阳之气而自化，即更推之，死肌，鼻中息肉，暨绝筋破骨，亦因正阳之气以归真阴，所谓非其种者，自锄而去之矣。更有百虫蛇虺之必辟，固以气相伏相制之理也。或曰其能辟精物邪魅者云。何曰精物邪魅？皆幽阴之气不化也。如五行中禀正阳之气，则亦以阳明之气伏之矣。如谵妄之太一备急散、太一神精丹、八毒赤丸、雄朱散，皆治尸疰等证，却用雄黄更专。如八毒赤丸，罗谦甫以治两证，其应如响，可见此味果得阳气之正，能化幽阴邪气者，良不诬也，是又何疑之有哉。**《本草崇原》卷中**：金刚钻生于雄精之中，孕妇佩雄精，能转女成男。雄黄色黄质坚，形如丹砂，光明烁烁，乃禀土金之气化，而散阴解毒之药也。水毒上行，则身寒热，而颈鼠瘘。雄黄禀土气而胜水毒，故能治之。肝血壅滞，则生恶疮而为疽痔，雄黄禀金气而平肝，故能治之。死肌乃肌肤不仁，精物恶鬼乃阴类之邪，雄黄禀火气而光明，故治死肌，杀精物恶鬼。邪气百虫之毒，逢土则解，雄黄色黄，故杀百虫毒。胜五兵者，一如硫黄能化金银铜铁锡也。五兵，五金也。胜五兵，火气盛也。炼而食之，则转刚为柔，金光内藏，故轻身神仙。**《本草纲目拾遗》卷二**：《六研斋笔记》，王存思太仆，贵阳人，云：其土多山，出雄黄，有大至数百斤者，中有浮沙成团，如鹅卵，曰雄胆，破之有清水盏许，急饮之，沉疴俱消，寿二百岁。特以山民顽犷，遇之不谨，即散漫不得饮耳，有一人饮之，至今犹在，健如三十许人，自言百五十余岁矣。**《医方丛话》卷二**：雄黄酒不宜多饮。吾乡每过端午节，家家必饮雄黄烧酒。近始知其非宜也。《一斑录》云：雄黄能解蛇虺诸毒，而其性最烈，用以愈疾，多外治，若内服，只可分厘之少，更不可冲烧酒饮之。有表亲钱某，于端午大饮雄黄烧酒，少时腹痛，如服砒信。家众误认为痧，百计治之。有知者，云雄黄性烈，得烧酒而愈烈，饮又太多，是亦为患也。急觅解法，而已无及矣。

【附方】**《药性粗评》卷四**：辟魔。以雄黄一块，带头上妙。中鬼。凡中鬼毒，昏昧不醒者。以雄黄末用竹管吹入鼻中。伤寒狐惑。凡伤寒，下部有物蚀肛痛痒不止者。雄黄半两，先用瓶子一个，口稍大者，坐灰上，如装香火，将雄黄烧之，候烟出，当下部熏之。腹内虫瘕。凡中食蛊，腹内成瘕，或蛇或虫者。雄黄同硝石共一二两，煮汁服之，须臾吐出，甚妙。金疮内流。雄黄末如大豆许，纳疮中，又五钱研末，水调下，须臾血化为水，又服小便佳。蛇咬伤重。凡被药箭及蛇咬等毒，伤重不治即死。速以雄黄末纳疮口中，待沸汁出，可活。

《太乙仙制本草药性大全·仙制药性》卷六：伤寒、狐惑毒蚀下部，肛外如，痛痒不止。以半两，先用瓶子一个口稍大者，内入灰上如装香火，将雄黄烧之，候烟出，当病处熏之。○被毒箭。捣为末傅之，沸汁出愈。又疗蛇咬毒。○骨蒸极热。以一两和小便研如粉，乃取黄理石一枚，方圆一尺，以炭火烧之极热，洒雄黄汁于石上。恐大热不可近，宜着毡置石上，令患人脱衣坐石上，冷停，以衣被围身，勿令药气泄出，经三五度差。○妇人始觉有胎，养胎转为男。以一两，络囊带之。

《本草汇言》卷一二：治遍身虫疥虫癣。用雄黄、蛇床子各等分，俱研细，水银减半，以猪油和捣匀，入水银再研，以不见星为度。早晚以汤洗净，搽药。姜月峰家传方。○治顽痰涎结不散，胸满头眩，能饮食者。用雄黄研极细，水飞过，每服五分，米汤调服。《方脉正宗》。○治癫痫卒倒，常愈常发。用雄黄水飞过、胆星，俱研细，蓖麻肉各等分，共研匀，米糊为丸，如绿豆大，每早饭后服一钱，白汤下。同前。○治死肌恶疮，瘘痔疽疰，秽烂久不收口。用雄黄研细，水飞过。以少许日敷之。《外科方》。○治积聚痞块。用雄黄、白矾各一两，俱研细末。用水粉一两，炒焦，米醋调和雄黄、白矾末作膏。用细密布摊贴患上，连贴三四个，即愈。《集玄方》。○治乳蛾肿胀。用雄黄一钱五分，胆矾、明矾各一钱，芒硝二钱。俱研极细，和匀吹入喉中。○又方：用雄黄二分，火硝一钱五分，硼砂五分，冰片三厘，共研细末。用芦管抄药一二匙，吹喉间，即吐痰涎，愈。《广笔记》。○治坐板疮。用雄黄二钱，研极细，沥青六钱，研碎和匀，以绵纸包裹，捻成纸条。用猪油熬化，浸透，点火烧着，取滴下油，搽上立效。○治蛇咬伤。用雄黄五钱，研细末。以菜油半盏调，再以白芷一段在油内，和雄黄磨，以白芷磨去少许，蘸雄黄油，搽伤处，温火烘之，滴尽黄水为度。水出肿渐消。○治小儿癖疾积块。僻居两胁，生于皮里膜外也。又有痞结者，否塞中脘，坚硬可按也。二证总因饮食失调，停滞不化，邪气相搏而成，用药必先固胃气为主，使养正则癖积自除。若欲直攻其积，损其脾土，脾土一亏，必变证百出矣。以运脾消癖散，用雄黄五钱研细，白蒺藜、厚朴、白术、三棱、麦芽、甘草各一两，俱用醋拌炒，磨为末，每早晚各服一钱，米汤调下。外用磨癖膏，见硇砂下。

雌黄《本经》

【气味】味辛、甘，平、大寒，有毒。《图经本草药性总论》卷上。

【主治】专治外科功多，入药最稀，服者宜审。主去身面白驳，一切恶疮等，杀诸般虫毒，辟邪，并与雄黄同。《本草发明》卷五。

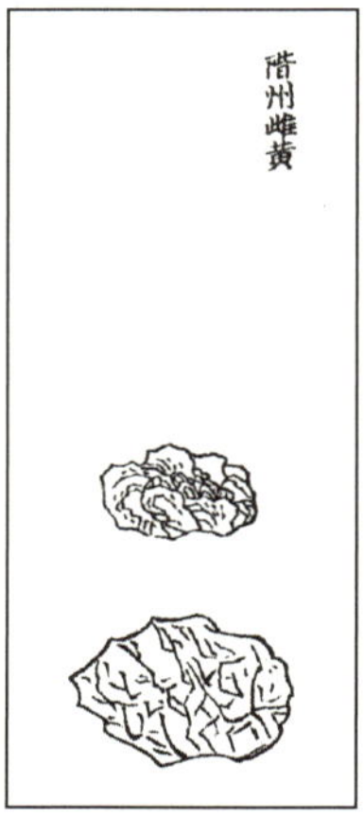

图 9-72-1 阶州雌黄《图经（政）》

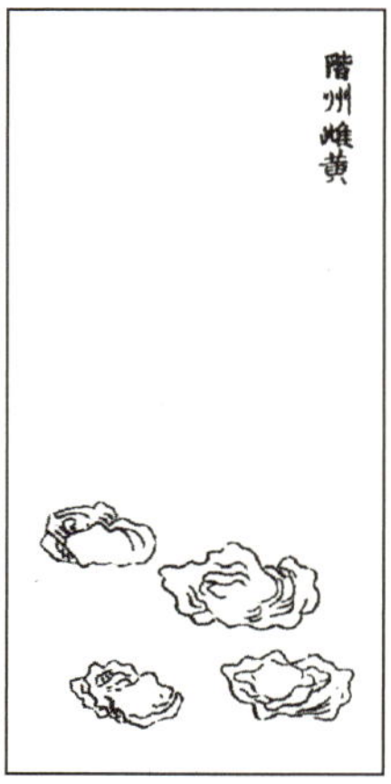

图 9-72-2 阶州雌黄《图经（绍）》

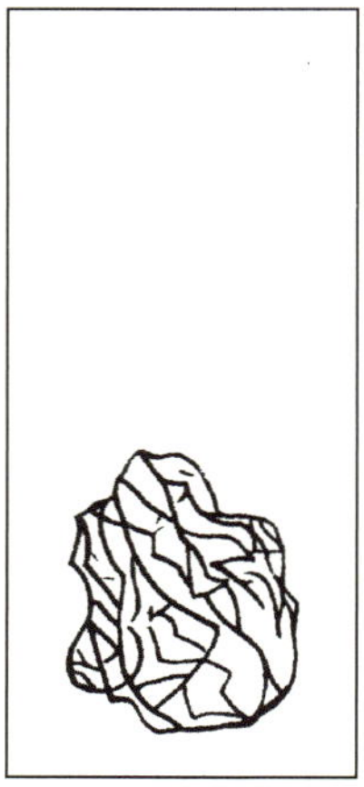

图 9-72-3 雌黄《歌括》

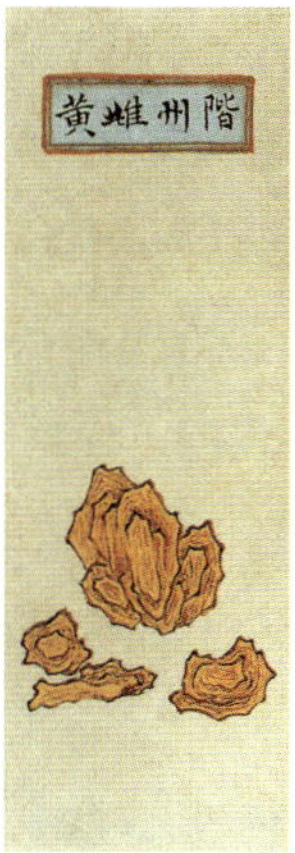

图 9-72-4 阶州雌黄《品汇》

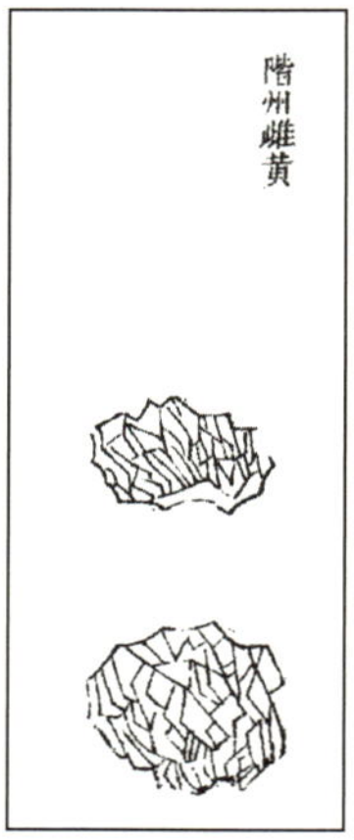

图 9-72-5 阶州雌黄《蒙筌》

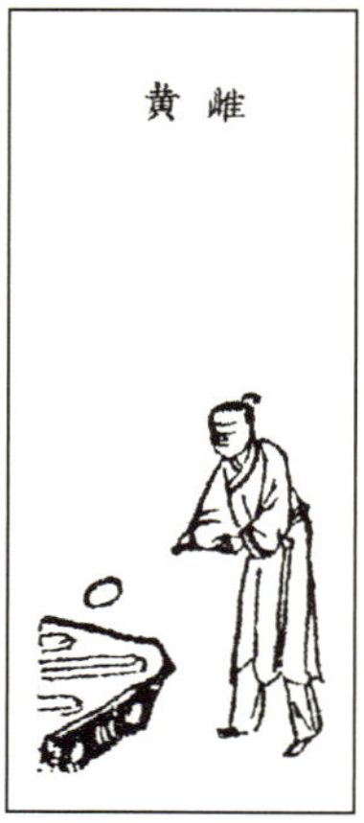

图 9-72-6 雌黄《太乙》

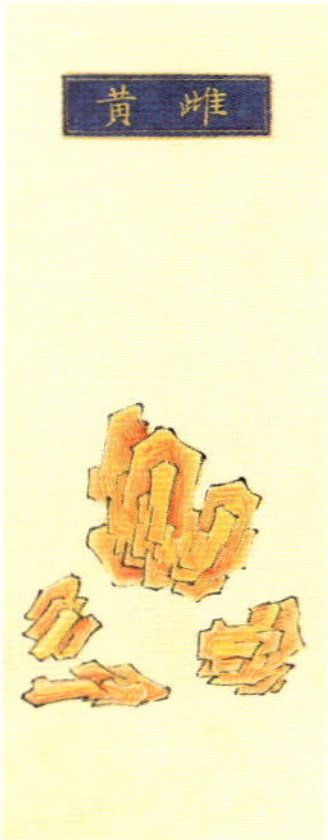

图 9-72-7 雌黄《雷公》

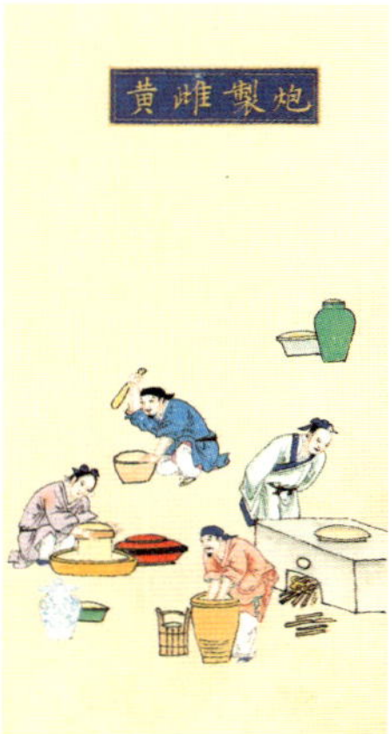

图 9-72-8 炮制雌黄《雷公》

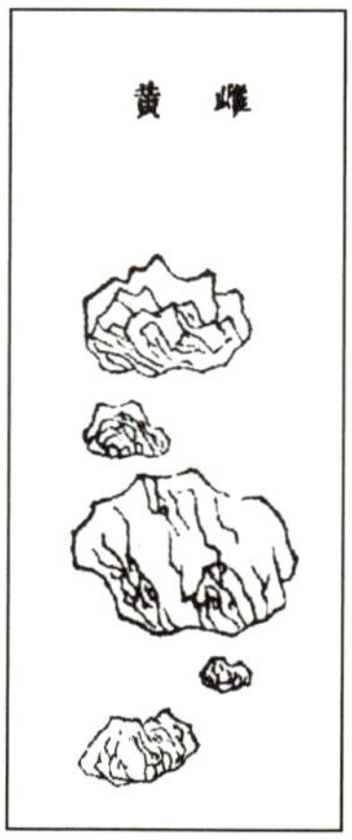

图 9-72-9 雌黄《三才》

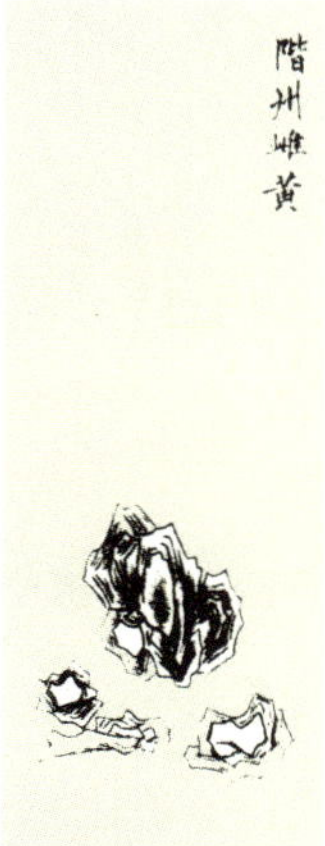

图 9-72-10 雌黄《草木状》

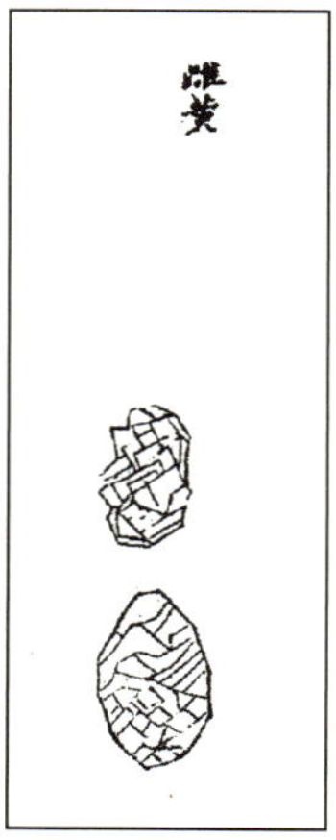

图 9-72-11 雌黄《汇言》

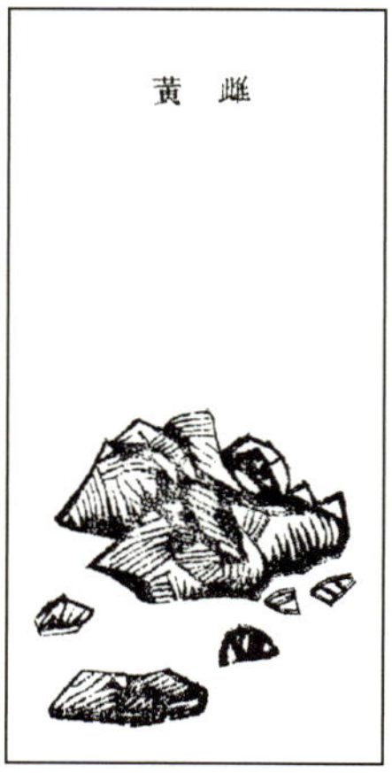

图 9-72-12 雌黄《备要》

【发明】**《绍兴本草》卷二**：雌黄，主疗具于《本经》，但取成片如生金色、可拆者佳。服饵家多以同雄黄锻炼用之。若外疗疾，皆生用之，未闻饵生用也。其性即寒，经火炼之即热，皆味辛甘、有毒是矣。**《本草乘雅半偈》帙四**：参曰：雌，羽母，地类也。黄中通理，畅发以为体用者也。《老子》云知其雄，守其雌，为天下豯，故达豯骨，畅四肢，发肌腠，胜五兵，与雄等也。咸属金精之所钟，唯雌雄之有别耳。

【附方】**《太乙仙制本草药性大全》卷六**：乌癞疮，杀虫。用研如粉，以醋并鸡子黄，打令匀，涂疮上，干即更涂。〇治久嗽、暴嗽、肺劳嗽。用叶子雌黄一两，研细，用纸筋泥固济小合子一个令干，勿令泥厚，将药入合子内，水调赤石脂封合子口，更以泥封之候干，坐合子于地上，上面以未入窑瓦坯子弹子大拥合子，令作一尖子，上用炭十斤簇定，顶上着火一熨斗笼起，令火从上渐炽，候火消三分去一，看瓦坯通赤则去火，候冷开合子取药，当如镜面，光明红色。入乳钵内细研，汤浸蒸饼，或糖、酥为丸如粟米大，每服三丸、五丸，甘草水或杏子汤服，服后睡良久妙。太乙曰：凡使，勿误用夹石黄、黑黄、珀熟等。

礜石《本经》

【释名】定风石《药性要略大全》。

【集解】**《太平御览》卷第九八七**：《说文》曰：礜，毒石也。〇《山海经》曰：皋涂之山，有白石焉，名曰礜。可以毒鼠。今礜石杀鼠，蚕食之而肥。〇《范子计然》曰：礜石，出汉中。色白者善。〇《湘州记》曰：湘东山多礜石。〇《博物志》曰：鹳伏卵时，取礜石绕卵，以助暖气。方术家取鹳巢中礜石为真。〇《荆州记》曰：鱼复县岸崩，将出礜石。〇《吴兴记》曰：长成县有白石山，出白礜石，极精好。

【修治】**《药性粗评》卷四**：凡用以黄土泥苞炭火烧之，须一日一夜方得解碎。如入火即碎者，乃其伪也。

【气味】味辛、甘，气大热，生温熟热，有毒。《神农本经会通》卷六。

【主治】治久积及久病胸腹冷有功。直须慎用，盖其毒不可当。《本草衍义》卷六。主寒热鼠瘘蚀疮死肌大效，除腹中坚癖邪气下热殊功。明目下气，止渴益肝。破积聚痼冷腹痛，祛膈热除鼻息肉。冷湿风痹堪除，积年瘙痒立愈。久服令人筋挛，不炼服则杀人。《太乙仙制本草药性大全·仙制药性》卷六。

【发明】**《绍兴本草》卷三**：礜石性味具于《本经》，乃大热、有毒之药。其形坚而白，小大块不一，四面如粘碎方颗粒者佳。每用须大火锻之，治诸痼冷殊验。然其性热，又以大火锻之。其《本经》云：除热下气，除膈中热，止消渴，似非所宜。况前后诸方岂有疗热而用石者！后人不可不识之矣。**《续医说·礜石有毒》卷四**：余读《淮南子》曰，人食礜石而死，蚕食之而不饥。

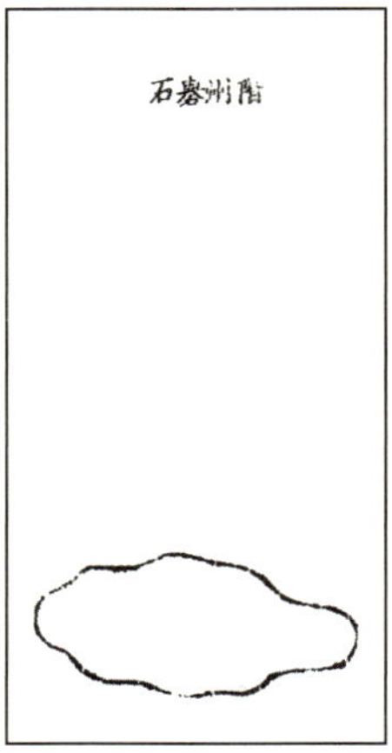

图 9-73-1 阶州礜石《图经（政）》

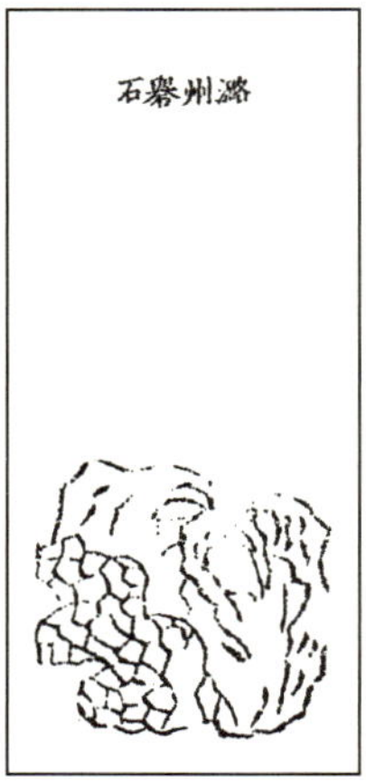

图 9-73-2 潞州礜石《图经（政）》

图 9-73-3 阶州礜石《图经（绍）》

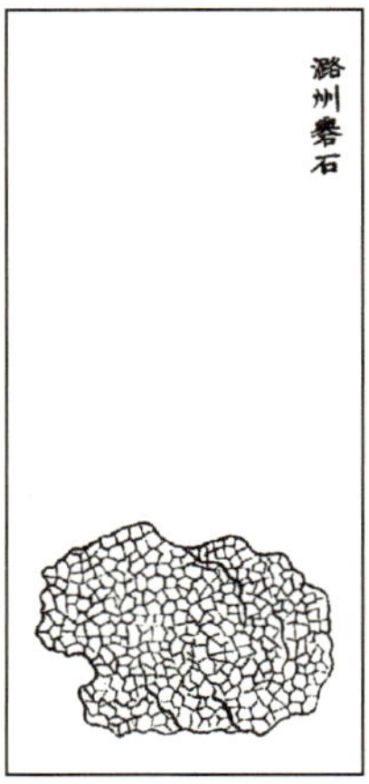

图 9-73-4 潞州礜石《图经（绍）》

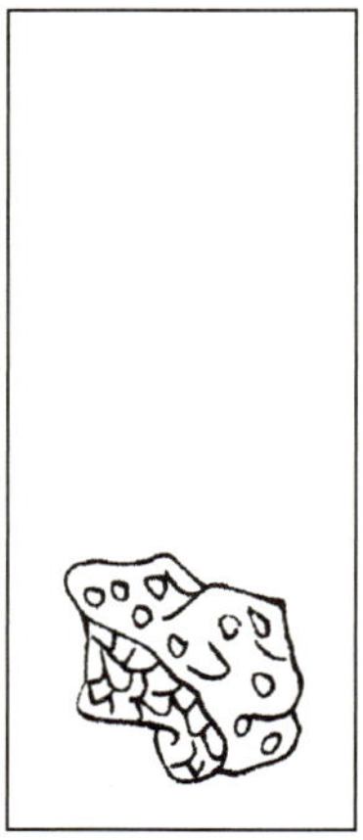
图 9-73-5 礜石《歌括》

图 9-73-6 阶州礜石《品汇》

图 9-73-7 潞州礜石《品汇》

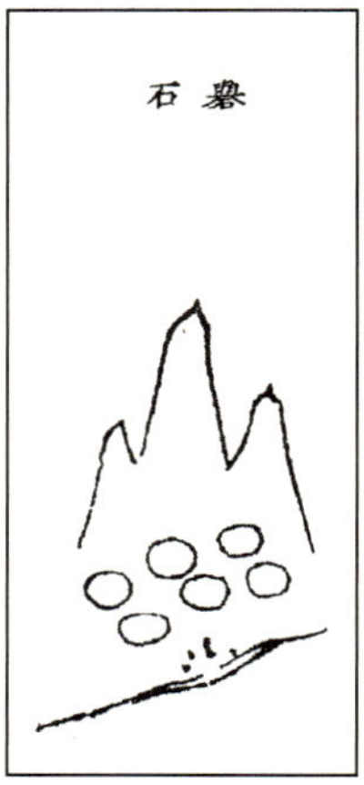

图 9-73-8 礜石《太乙》

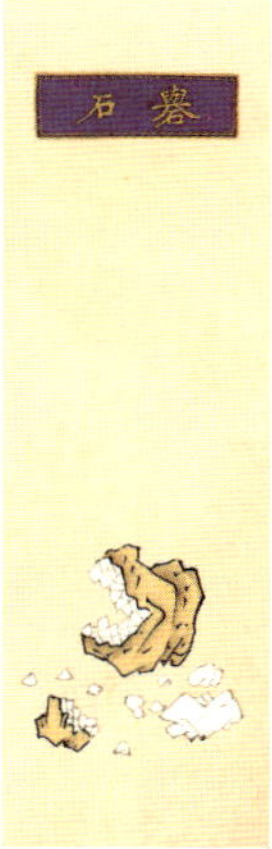

图 9-73-9 礜石《雷公》

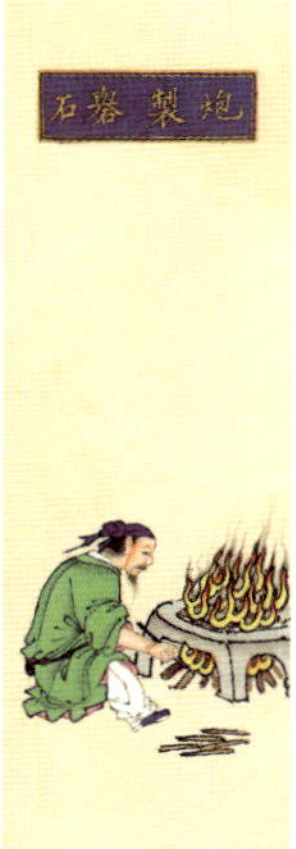

图 9-73-10 炮制礜石《雷公》

图 9-73-11 阶州礜石《草木状》

图 9-73-12 潞州礜石《草木状》

鱼食巴豆而死，鼠食之而肥。类不可必推也。昔见宋人记洪文安公亦信庸医，误服礜石丸，竟至精液皆竭，七窍流血而死。《淮南子》之言亦有征矣。**《本草汇言》卷一二：**化腹内冷积癥瘕坚癖，除冷湿风痹，寒热邪气之药也。陆氏农师曰：礜石之力，十倍钟乳。温肺暖胃，无出其右。宜火炼百日可服。如生用，毒若砒石，损人藏府，为害莫救。**《本草洞诠》卷三：**古方矾石、礜石常相混书，盖二字相似故耳。然矾寒无毒，礜热有毒，二石正相反。

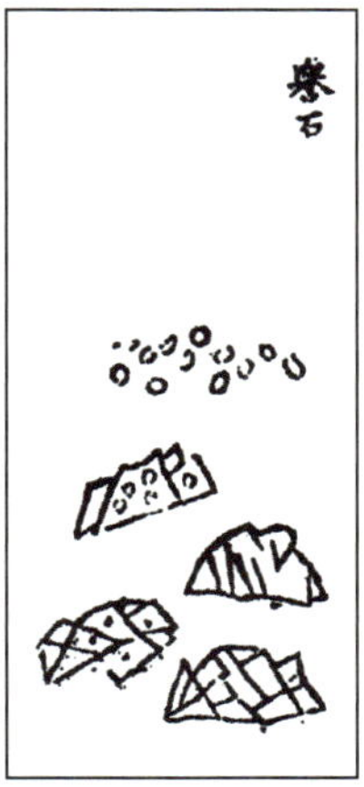

图 9-73-13　礜石《汇言》

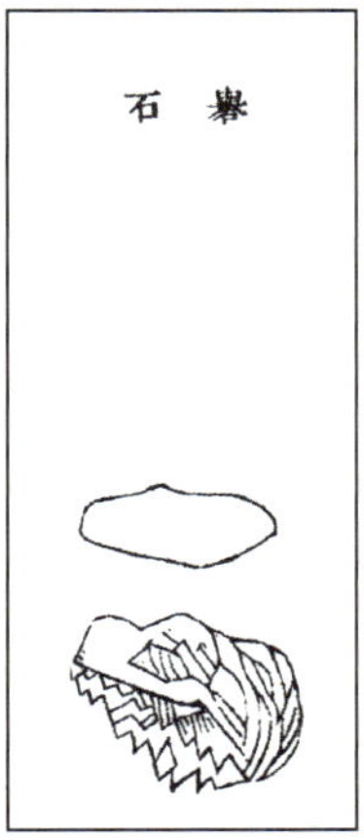

图 9-73-14　礜石《备要》

【附方】**《太乙仙制本草药性大全·仙制药性》卷六：**胡洽大露宿丸。主寒冷百病方：礜石（炼）、干姜、桂心、皂荚、桔梗各三两，附子二两，六物捣筛蜜丸，服如梧子五丸，日三，渐增，以知为度。

特生礜石《别录》

【释名】**《太乙仙制本草药性大全·本草精义》卷六：**苍石一名苍礜石。生西域，及梁州特生，亦有青者。今房汉州与白礜石同处，有色青者，并毒杀禽兽，与礜石同。汉中人亦取以毒鼠，不入汤药。

【气味】味甘、温、无毒。《绍兴本草》卷三。味甘，性温，缓。○有毒。《本草品汇精要》卷六。

图 9-74-1　苍石《品汇》

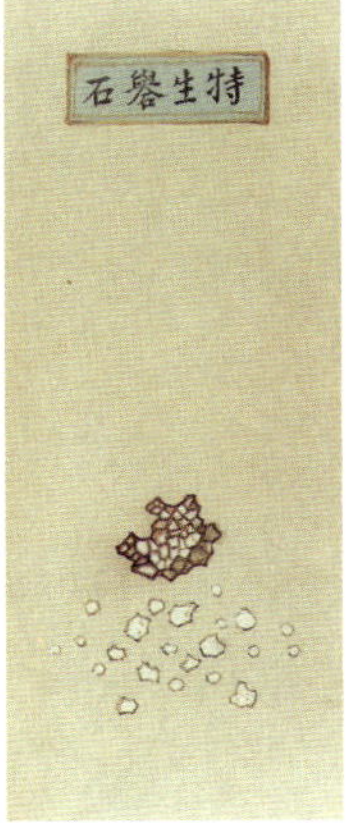

图 9-74-2　特生礜石《品汇》

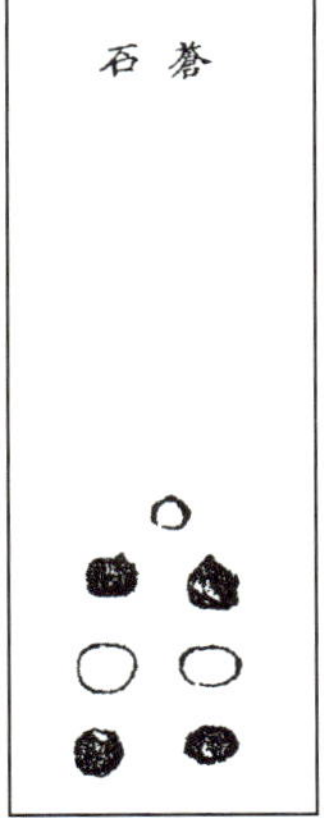

图 9-74-3　苍石《太乙》

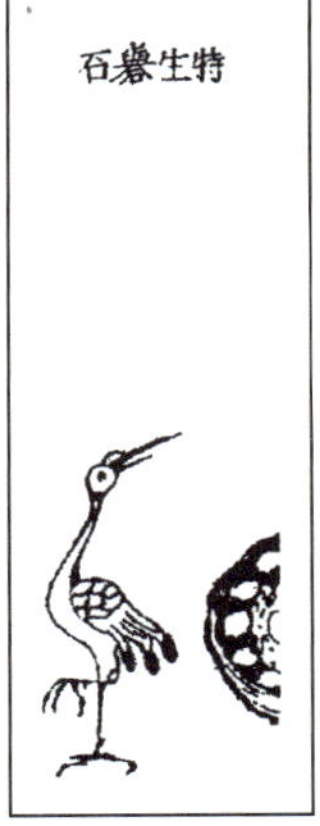

图 9-74-4　特生礜石《太乙》

图 9-74-5 苍石《雷公》

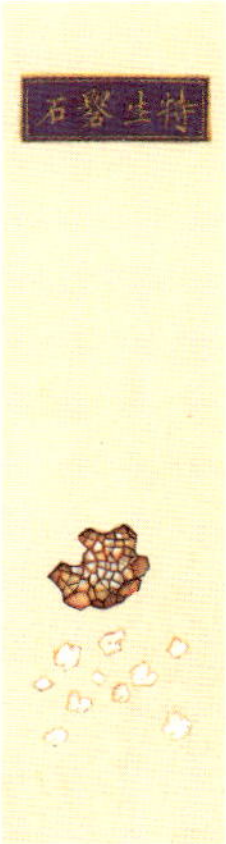

图 9-74-6 特生礜石《雷公》

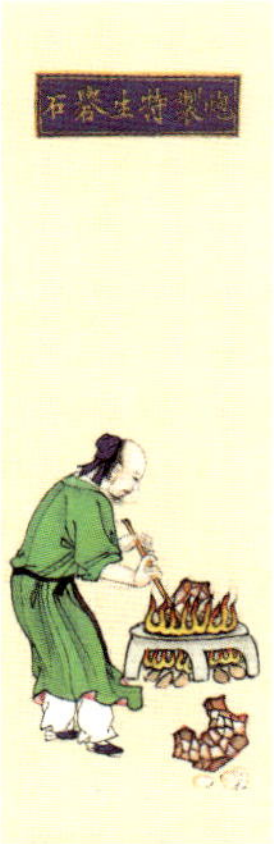

图 9-74-7 炮制特生礜石《雷公》

图 9-74-8 苍石《草木状》

图 9-74-9 特生礜石《草木状》

【主治】痼冷，积聚，轻身延年。多食令人热。《绍兴本草》卷三。

【发明】**《绍兴本草》卷三：**特生礜石，陶注谓鹳伏卵时，取此石围绕，以助暖气生之意，故称特生。然與白礜石相類，而得之者少。今诸方止以白礜石入药，而罕见用此。既是礜石，即当以味甘，温，无毒。主痼冷，积聚，轻身延年。多食令人热。

石膏《本经》

【集解】**《本草述》卷五：**软石膏与硬石膏之别，即一生石中作层，一作块而生，已得其概，乃理石之别于软石膏者。理石之色微青，不如其雪白，其文细而长，不如其文短密耳。

【修治】**《本草备要》卷四：**研细，甘草水飞用。近人因其寒，或用火煅，则不伤胃。味淡难出，若入煎剂，须先煮数十沸。**《喉科心法》卷下：**尿浸石膏。用明石膏一大块，中间挖一孔，放于尿桶内，浸四年。取出，洞中贯一绳，以便携取。外用有盖疏眼篾篮盛好，挂于急溜清水处，浸二年。取出煨透，研碎，飞净，听用。最少尿浸二年，水浸一年，不得再少矣。

【气味】气寒，味辛、甘。气味俱薄，体重沉降也，阴中之阳。无毒。入手太阴经少阳经、足阳明经。《本草发明》卷五。味淡，性凉，无毒。《本草再新》卷八。

【主治】主治皮中火烧，时气发热，五藏伏热，凉血降火。《医经允中》卷一九。目昏长翳，能清肝热，故能治目疾。治牙痛，杀虫，利大小便。《本草再新》卷八。

【发明】**《绍兴本草》卷二：**石膏主治已载《本经》，与方解石形质相类，但细理莹白者为石膏。方解石则敲之块块形方而解，以此有异尔，其主疗亦不远矣。然方家所用，亦各分之。今

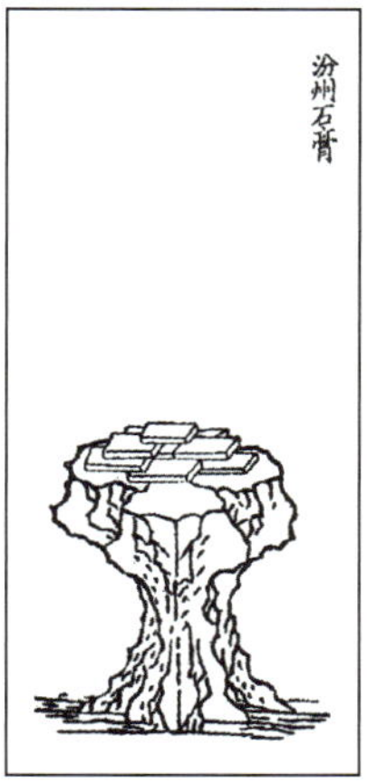

图 9-75-1　汾州石膏《图经（政）》

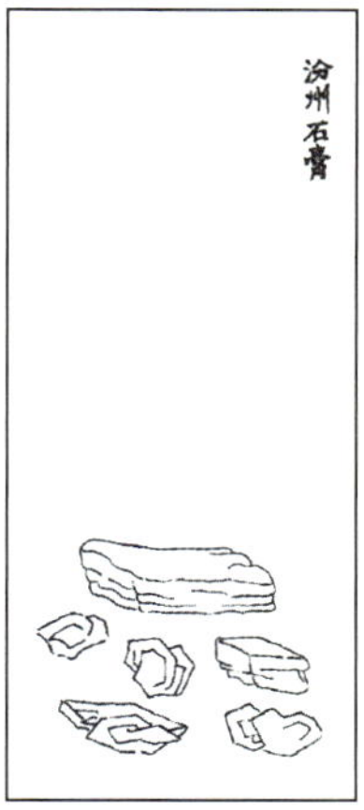

图 9-75-2　汾州石膏《图经（绍）》

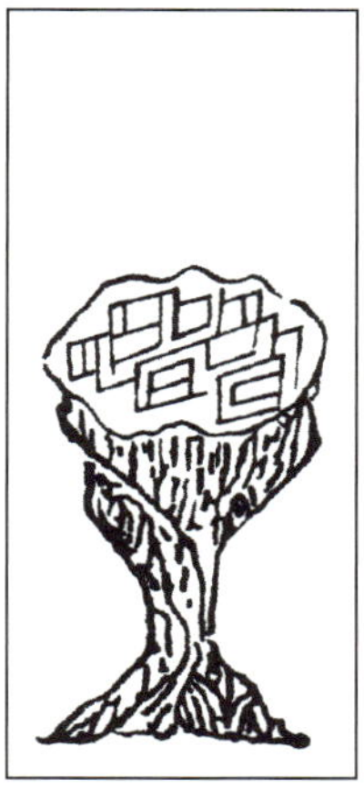

图 9-75-3　石膏《歌括》

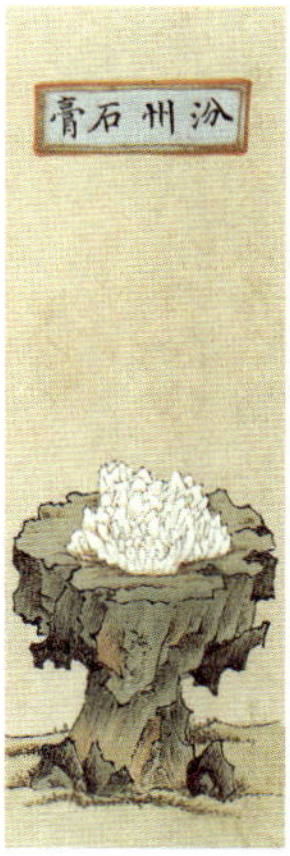

图 9-75-4　汾州石膏《品汇》

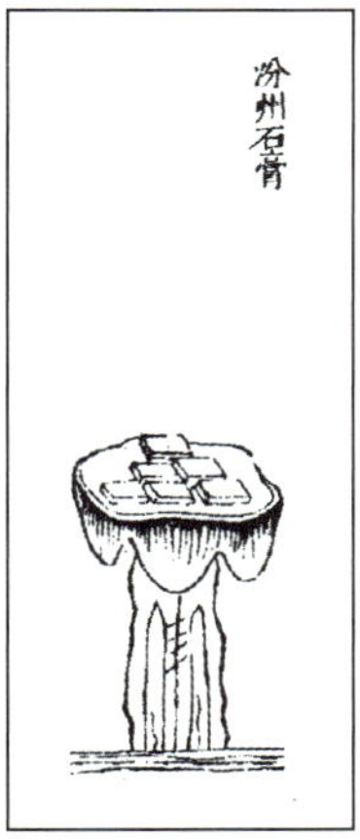

图 9-75-5　汾州石膏《蒙筌》

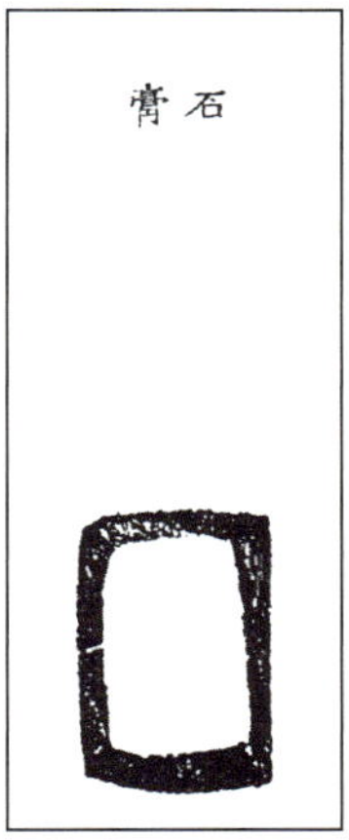

图 9-75-6　石膏《太乙》

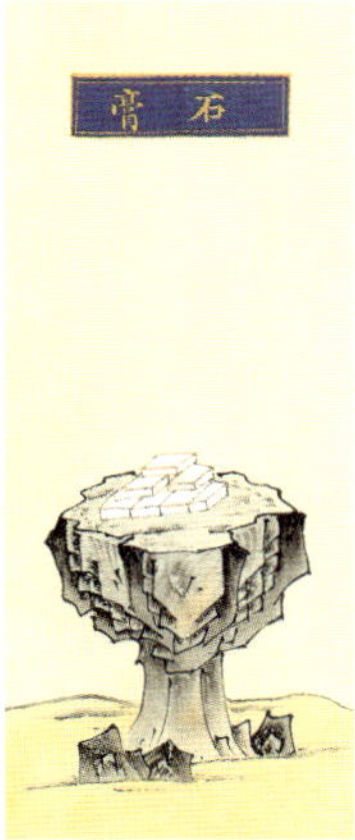

图 9-75-7　石膏《雷公》

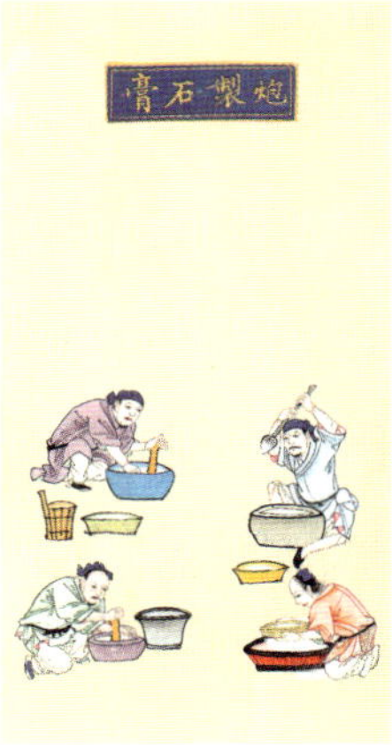

图 9-75-8　炮制石膏《雷公》

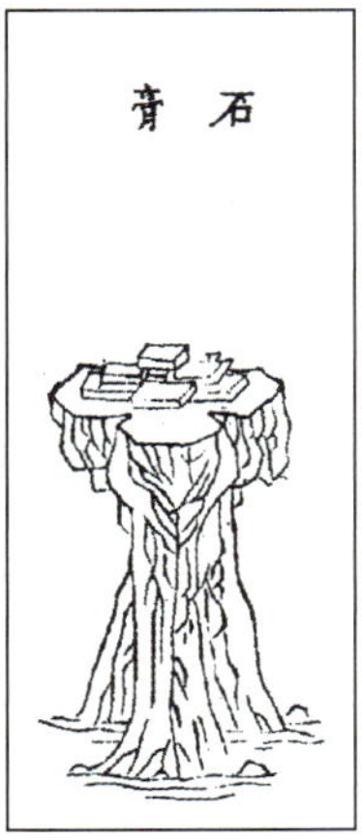

图 9-75-9　石膏《三才》

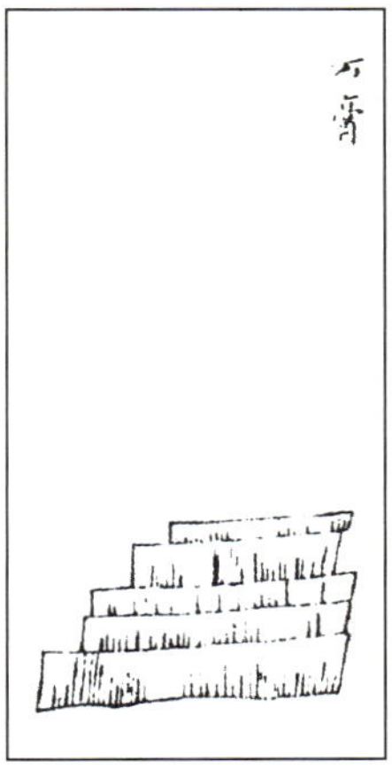

图 9-75-10　石膏《原始》

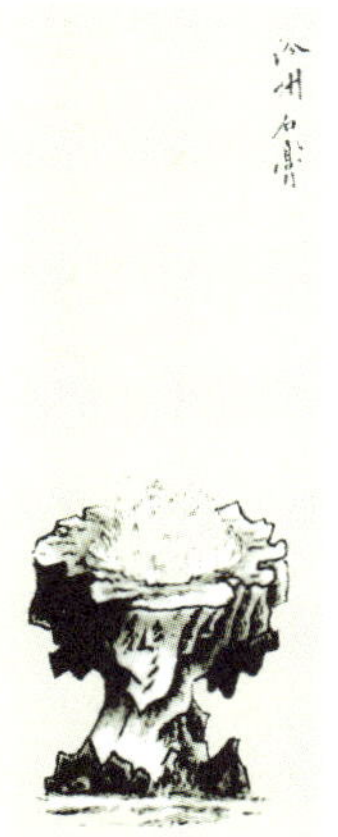

图 9-75-11　汾州石膏《草木状》

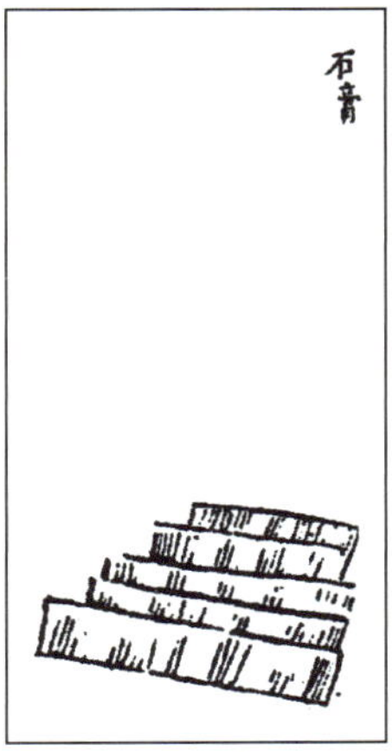

图 9-75-12　石膏《汇言》

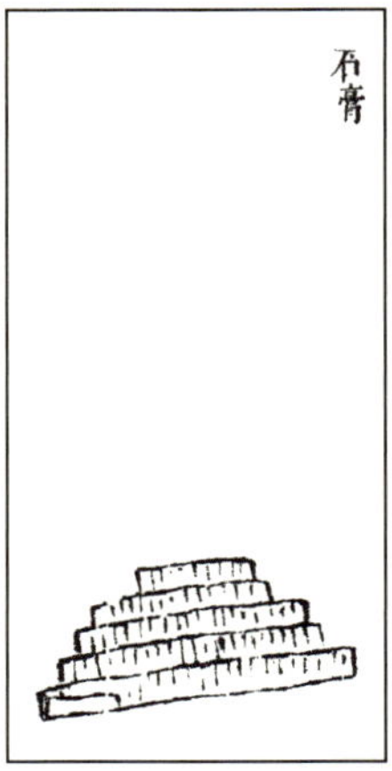

图 9-75-13 石膏
《本草汇》

图 9-75-14 石膏
《类纂》

图 9-75-15 石膏
《备要》

图 9-75-16 石膏
《求真》

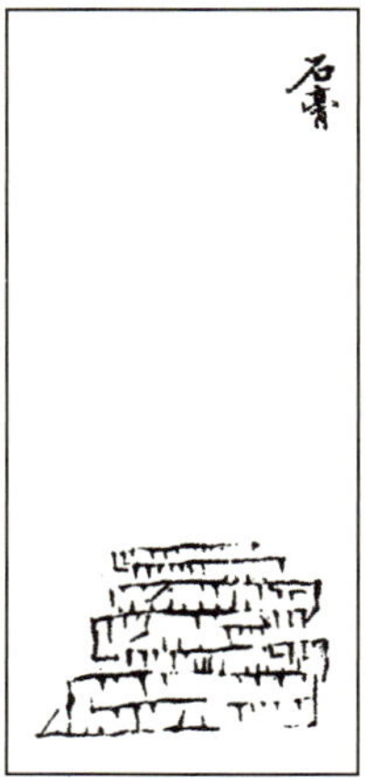

图 9-75-17 石膏
《图说》

当作味辛甘、无毒是矣。**《本草纂要》卷九：**入太阴肺经，清金制火；入阳明胃经，清胃解热，此辛甘寒之剂。亦去有余大热之症，甚有神功。殆见中热、发热、恶热、躁热、时行疫热、三焦大热、伤寒喘热、阳明胃热、消谷郁热、哮喘痰热、日晡潮热，是皆有余之症，俱可治之。又有头痛如裂，牙痛壅热，喉痛痰结，耳痛肿颊，项痛抽拔，腮痛红赤，是皆肺胃蕴热之症也，惟石膏亦可治之。大抵此剂不可轻用，金石之类，有伤正气，量其虚实而与之。噫！虚则为人参使，实则为大黄使。古之用法，三黄石膏，人参白虎，亦可见矣。**《本草发明》卷五：**石膏，入肺胃三焦之剂者，何惟辛也？而气味俱轻，故能解肌上行，而理头痛。《本草》所谓主中风伤寒，时气头痛身热是也。惟甘也，下乳生津止渴，所谓口干舌热者主之。又云：能缓脾益气，若心下逆气，惊喘暴气喘息，咽热能除者，清火之功也。若腹坚痛，肠胃隔气，胃热能食，胃热不能食，与夫下齿痛者，泻胃火之力也。下牙痛属胃。香白芷为使。又治三焦皮肤大热者，入手少阳经也。要之，主肺胃居多。仲景治伤寒阳明经病，身热目痛，鼻干不眠，身已前胃之经也，胸胃肺之室。邪在阳明，肺受火制，故用辛寒以清肺，所以有白虎汤之名。**《药性解》卷一：**石膏辛走肺，甘走胃，所以主发散，仲景名为白虎，盖有两义，一则以其入肺，一则以其性雄。苟胃弱不食及血虚发热者误用之，为害不浅。**《本草经疏》卷四：**石膏禀金水之正，得天地至清至寒之气，故其味辛甘，其气大寒而无毒。阴中之阳，可升可降。入足阳明、手太阴、少阳经气分。辛能解肌，甘能缓热，大寒而兼辛甘则能除大热。故《本经》主中风寒热，热则生风故也。邪火上冲，则心下有逆气及惊喘。阳明之邪热甚，则口干舌焦不能息。邪热结于腹中，则腹中坚痛。邪热不散，则神昏谵语，同乎邪鬼。肌解热散汗出，则诸证自退矣。惟产乳金疮，非其用也。《别录》除时气头痛身热，三焦大热，皮肤热，肠胃中膈气，解肌发汗，止消渴烦逆，腹胀暴气，喘息咽热者，以诸病皆由足阳明胃经邪热炽盛所致，惟喘息咽热，略兼手太阴病。此药能散阳明之邪热，降手太阴之痰热，故悉主之也。甄权亦用以治伤寒头痛如裂，壮热如火。《日华子》用以治天行热狂，头风旋，揩齿。东垣用以除胃热、肺热，散阳邪，缓脾益气者，邪热去则脾得缓，而元气回也。洁古又谓止阳明经头痛，发热恶寒，日晡潮热，大渴引饮，中暑及牙痛者，无非邪在阳明经所生病也。理阳明则蔑不济矣。足阳明主肌肉，手太阴主皮毛，故又为发斑、发之要品。起死回生，功同金液。若用之鲜少，则难责其功。世医罔解，兹特表而着之。**《本草汇言》卷一二：**张元素清内热，解燥渴，静暑邪，散阳明伏火，《别录》退三焦大热之药也。缪氏仲淳曰：此药禀金水之正，得天地至清至寒之气，方氏故前人治伤寒阳明病，内热，发热，恶热，燥热，天行暑热，瘖内闷郁热，病见上气喘急，面垢齿燥，大汗烦渴，引饮无厌，小便短赤等证；或火盛气实，热劳骨蒸；或风火上升，头风头痛；或火热内结，齿牙胀痛，凡一切有余大热，甚有神效。虚则为人参使，实则为大黄使。古之人参白虎、三黄石膏，意可见矣。但金石之类，妄用多用，有伤胃气。如温热二病，若头痛，遍身骨痛，而不渴不引饮者，邪在太阳，未传阳明，勿用也；如病至八九日来，邪已结里，内有燥粪，往来寒热，宜下者，勿用也；如暑病兼湿作泻，脾胃弱甚者，勿用也；如内热燥热，由于阴极发燥，阳亡神乱者，勿用也；如产后寒热，由于恶露未净，或兼血虚者，勿用也；如骨蒸劳热，由于阴虚，精髓不足者，勿用也；如头风头痛，齿牙作痛，由于血虚营损者，勿用也。善治者，临证当细加斟酌行之，毋忽也。**《药镜》卷四：**石膏发阳明之汗，汗出而头已其疼。坠阳明之火，火息而齿苏其痛。痰喘有效，暑汤多功。张仲景恐其重以趋下，缓以甘草之甘。恐其燥甚劲急，濡以知母之苦。恐其大寒泻土，载以粳米之平。恐其魄丧气消，益以人参之补。白虎性猛，功烈祸祟，须认大汗大烦，口舌干燥，渴能消水，脉洪大滑，不惟无表症，而亦无里症者，方堪用之。**《药品化义》卷九：**石膏属阳中有阴有金水，体重，色白，气和，味淡带微辛，性凉云寒非，能沉能升，力凉肠胃，性气薄而味浊，入肺胃大肠三经。石膏色白属金，故名白虎。体重性凉而主降，能清内蓄之热；味淡带辛而主散，能祛肌表之热。因内外兼施，故专入阳明经，为退热驱邪之神剂。一切谵语狂发斑疹毒，齿痛脾热胃火皆能奏效。如时气壮热头痛，或身热有汗不解，及汗后脉洪而渴，或暑月中热体痛头疼，汗多大渴或热极，疟久渴甚，咽痛口干舌焦，是皆肠胃热邪内盛，蒸发于肌表，藉此通解而行清肃之气。若无汗而渴，及小便不利，并腹痛呕泻饱闷皆宜禁之。取色白者良。青色杂者剔去，略煅带生用。多煅则体腻性敛酸。调封丹炉甚于脂膏，膏字取义如此。**《本草乘雅半偈》帙五：**石以止为体，膏以释为用。质之宁谧，气之微寒，即体之止；文之理腠，味之辛解，即用之释。体用互显者也，但止释有时，故体用各有先后尔。或因似体之止，则显用以释之，或因似用之释，则显体以止之。此即从而逆，逆而从，反佐以取之之法也。如风性动摇，从之以用，逆之以体；寒性劲敛，从之以体，逆之以用，此从逆寒风定动之本性，非从逆寒风寒化之本气也。以性无迁变，气有反从，反从者，反乎本气之寒，从乎标象之阳，则为病热之热也。则凡结而欲解者宜矣。结而欲下者，非所宜也。与麻黄、桂枝、葛根，解发之用相同。寒热从逆之气为别异耳。主治诸证，悉以体止用释，逆热从寒，反复分疏，莫不迎刃而解。并可推暑性之欲降，火性之欲炎，燥性之欲濡，湿性之欲流，与府藏形骸，血气窍穴，欲止欲释者，详审合宜，为效颇捷。否则灾害并至，慎之慎之。暑性之欲降，转炎敲为清肃；火性之欲炎，火空则发，以张夏大之出令也。**《本草汇笺》卷一〇：**石膏禀金水之正，得天地清寒之气，以其体重主降，故清内蓄之热。味淡带辛而主散，能祛肌表之邪。故专入阳明经，疗一切谵语发狂、发班疹毒，齿痛、脾热、胃火，皆能奏功。如时气壮热，头疼，或身热有汗不解，及汗后脉洪而渴，或暑月中热，头疼体痛，汗多大渴，或疟久热极渴甚，咽痛，口干舌焦，是皆肠胃热邪内炽，蒸发于肌表，皆藉此通解而行清肃之令。但温热二病，多兼阳明，若头痛，遍身骨痛，而不渴不引饮者，邪在太阳，未传阳明，即不可用。七八日来，邪已结，里有燥粪，往来寒热，宜下者，不可用。暑气兼湿作泄，脾胃弱甚者，疟邪不在阳明则不渴者，皆勿用之。至若产后寒热由于血虚，或恶露未尽，骨蒸劳热由于阴精不足，而不由于外感者，皆不可轻用，宜详戒之。**《本草述》卷五：**伤寒太阳证，一则桂枝治中风，一则麻黄治伤寒，一则青龙治中风见寒脉。伤寒见风脉，其用石膏者，唯青龙一证。盖其不汗出，则与自汗之桂枝证反，烦躁则与不烦躁之麻黄证反，此风寒郁热之甚，故投此汤。先哲譬之亢热已极，一雨而凉者，正谓此也。然凉剂何独石膏？亦是取其气极清寒，味却甘辛，为从阴达阳之剂，入肺胃而散其郁热，与麻黄、桂枝相助为理，以能尽其解表之功也。若使郁极之热不散，则气愈伤，即投以解表诸剂，而表便得解乎？试观治喘证小青龙汤，更加石膏为其肺胀咳上气，且烦躁而喘者也。则大青龙之投此味，其义益明。〇石膏，朱丹溪先生因名思义，谓其适用在膏也。正与海藏入足阳明、手太阴少阳气分之义合。何以故？盖三焦为气之所终始，而气之始者在命门，气之生者在胃，气之统者在肺。其由下而上也，自命门以上极于肺；由上而下也，复自肺以下归命门。其或上或下者，皆不离于胃。若三焦为命门元气之使，固下而上，上而下者之主也。是举诸肺胃之病，皆不能离乎三焦矣。第三焦之气，根于至阴，际于至阳，是先哲所谓始于元气，用于中脘，散于膻中。膻中固肺所居也。乃石膏即石之脂萃，清寒之精气，不有合于三焦元气，根于至阴者乎？而味兼乎甘辛，辛甘发散为阳，是不有合于三焦元气，由至阴而彻于至阳者乎？然则石膏之致其清寒于肺胃者，固犹是元气之上布，但阴胜于阳耳。其举清寒之气钟为甘辛，阴得随阳而入胃，以至于肺，以际于天，举甘辛之冲味，致其清寒，阳得随阴，而由肺以降于胃，以极于地。若然其所疗种种诸证，似以三焦为体，肺胃为用，然三焦为元气别使者，亦自完其阴中达阳之用。虽似以三焦为体，肺胃为用，然所主治诸证，多由足阳明胃经邪热炽盛所致，缪氏之言是也。故先哲多以为足阳明主药，是乃由用而全体者也。即《本经》首主中风，寒热可以参矣。按《古今录验》五蒸汤内，三焦之乍寒乍热用此味，是则《本经》首言三焦之治也。然何以又言为阳明主药？盖缘水火之气附于中土以为用，即先于中土以为病，是所谓水火体物而不遗也。如伤寒传经，由太阳而次阳明，可以思矣。抑《本经》首言中风者，其义谓何？曰：《经》云人生有形，不离阴阳，阴不足而阳有余者即谓风之淫，阳不足而阴有余者即谓风之虚。兹味之阴有余者，正以对待阳有余之证，而治其风淫者也。真阴之丽于阳以升者，易为六淫之所横侵，七情之所潜消，于是阳乃独亢，而化风矣，是为风之淫。何以曰淫？以阴不能为阳守也。不但《本经》，即方书主治诸证属于风者强半，而热即次之，因其具足清寒之阴气，由味之甘辛得上达于至阳，腑脏以化其亢阳之淫气，而静其风，更能散风化之厉气，而除其热，若热留而不散，致销烁真阴已甚，非此不得息，酷烈之焰，而置清冷之渊，是缪希雍所谓功等金液，且云用之鲜少难责其功者，皆不谬也。第世医类知取责于胃耳，虽三焦之热，亦得因胃之热清以清之。然究肺胃之本，根于三焦。在《经》曰三焦者，足少阴、太阳之所将，非以其为元气之使乎？夫人身元气之用，用于离中坎，以心为火主，而火实藉水以为用也。元气之根，根于坎中离，以肾为水主，而水实藉火以为体也。盖三焦主元气，而元气之根柢即在命门。然则投兹清寒之气味，岂得不留意于三焦之根柢，而只于足阳明之胃留意哉？如方书所谓能除三焦大热，皮肤热，又在内骨蒸劳热，虽兹味之从皮肤而散热者，即从阳归阴之功，从骨空而祛热者，即从阴达阳之功。然三焦之根柢于肾者，为周身之使无量，而其为病者，举五脏以及六腑，且或气或血，或皮或肤，或脉或肉，或筋或脑，或髓或骨，或胞，即兹味亦未足以尽变而咸宜，如五蒸汤有可参也。或曰元气之说是矣，第此味谓为胃经大寒药，用之有宜有忌者，其义何居？曰：大抵石膏之用，其所宜者，正以救元气也。盖阳炽于肺胃之间，则火与元气不两立，经所谓至阳盛则地气不足，故宜石膏以泻阳而存阴，此之谓救元气也。其所忌者，亦以救元气也。盖肺胃之阳未亢，相火即是元气，《经》所谓通天者，生之本也。故忌石膏，以存阳而达阴，此之谓亦以救元气也。审于斯义，则中土握升降之枢，以为元气转关者，其宜否当自了然。如东垣所云：立夏前不宜多服白虎汤者，正谓其宜升之时也。虽然用此味，全要认定是气分除热之药，与血分全无涉。其曰能退脉数者，虽以清寒胜热，然以甘为血生化之原，更有辛以达之，而气为血主矣。有合于心为火主，而却主血脉，乃血之舍，血固原于水，而成于火者，正合于《内经》化原之义。此苦寒之所以不能奏绩，而必藉力于兹味也。先哲谓血虚发热禁用，又恐亦由气虚而不能胜，此味更绝血之化原耳。其苦寒不用者，因苦寒固入血分，其阳之郁者，愈不得散，亦救化原之意也。〇或曰：先哲所治多属外因，岂兹味优于治外淫乎？曰：所云除胃热肺热，固不独外淫，如云食积痰火，非内伤乎？第内伤之证，由于阳分壅闭，其正气以成有余之热者，皆能治之。如头痛齿痛皆是也。第内伤由于气不足以生痰热者，则未可概施而独任也。又如内伤消渴，有劳伤脾脏，以致心火乘土，善消水谷为糟粕，而不能化为精血以养五脏者，与内伤实热之消渴，自难例治，至于中风时行，并伤寒中暑之消渴，其治更迥殊矣。若然，何为三焦蒸热？所谓热在脏腑之中者，何以亦用兹味也？先哲云：诸蒸皆因热病后食肉油腻，或行房饮酒，犯之而成。即此推之，由于不能调养正气，以致热结而不散者多矣。如五蒸汤，五蒸汤分属五脏及腑形证，并投治药味，历历不同，具见《准绳·虚劳论》中。益气血之味，兼以清热，更入石膏，以散其结热。先哲立方，岂无深义乎？即如虚烦消瘅等证，何尝不用石膏？唯本于益气血，而佐使得宜以行之，诸方书固可稽也。故在胃气虚者不可投，至若他气血不足，而有结热在气分者，若补泻之宜得当，主辅之剂中节，安能惩噎废食，舍此中病之味哉？**《本草详节》卷九**：予治一友，久疟年余，被褥用棉至四十余斤。诊之脉鼓有力，每服药加石膏三钱，服二贴，棉被减半，用石膏至六两，而棉被全减，疟疾亦愈。此热极似水，世俱以阳虚补之，岂不误哉？但有血虚发热及脾胃虚劳，初得病时，证亦多同，不识误用，则不可救也。**《本草备要》卷四**：石膏体重，泻火；气轻，解肌。甘辛而淡，体重而降。足阳明经胃大寒之药。色白入肺，兼入三焦。诸经气分之药。寒能清热降火，辛能发汗解肌，甘能缓脾益气，生津止渴。治伤寒郁结无汗，阳明头痛，发热恶寒，日晡潮热，肌肉壮热，《经》云：阳盛生外热。小便赤浊，大渴引饮，中暑自汗，能发汗，又能止自汗。舌焦胎厚无津。牙痛。阳明经热，为末擦牙固齿。又胃主肌肉，肺主皮毛，为发斑、发疹之要品。色赤如锦纹者为斑，隐隐见红点者为疹，斑重而疹轻。率由胃热，然亦有阴阳二症，阳症宜用石膏。又有内伤阴症见斑疹者，微红而稀少，此胃气极虚，逼其无根之火游行于外，当补益气血，使中有主，则气不外游，血不外散。若作热治，死生反掌，医者宜审。但用之鲜少，则难见功。白虎汤以之为君，或自一两加至四两。竹叶、麦冬、知母、粳米，亦加四倍。甚者加芩、连、柏，名三黄石膏汤。虚者加人参，名人参白虎汤。然能寒胃，胃弱血虚及病邪未入阳明者禁用。成无己解大青龙汤曰：风，阳邪伤卫；寒，阴邪伤营。营卫阴阳俱伤，则非轻剂所能独散，必须重轻之剂同散之，乃得阴阳之邪俱去，营卫俱和。石膏乃重剂，而又专达肌表也。质重气轻。又成氏以桂麻为轻剂，石膏为重剂也。东垣曰：石膏足阳明药，仲景用治伤寒阳明症，身热、目痛、鼻干、不得卧，邪在阳明，肺受火制，故用辛寒以清肺气。所以有白虎之名，肺主西方也。按：阳明主肌肉，故身热；脉交頞中，故目痛；脉起于鼻，循鼻外，金燥，故鼻干；胃不和，则卧不安，故不得卧。然亦有阴虚发热，及脾胃虚劳，伤寒阴盛格阳、内寒外热，类白虎汤症，误投之不可救也。按：阴盛格阳、阳盛格阴二症，至为难辨。盖阴盛极而格阳于外，外热而内寒；阳盛极而格阴于外，外冷而内热。《经》所谓重阴必阳，重阳必阴，重寒则热，重热则寒是也。当于小便分之，便清者，外虽燥热，而中实寒；便赤者，外虽厥冷，而内实热也。再看口中之燥润，及舌苔之浅深，胎黄黑者为热，宜白虎汤。然亦有胎黑属寒者，舌无芒刺，口有津液也，急宜温之。误投寒剂则殆矣。亦名寒水石。时珍曰：古方所用寒水石是凝水石，唐宋诸方用寒水石即石膏。凝水石乃盐精渗入土中，年久结成，清莹有棱，入水即化。辛咸大寒，治时气热盛，口渴水肿。**《本草新编》卷五**：石膏味辛、甘，气大寒，体重而沉降也。阴中之阳，无毒。生用为佳，火煅不灵。入肺、胃、三焦。能出汗解肌，上理头痛，缓脾止渴。风邪伤阳，寒邪伤阴，皆能解肌表而愈。胃热多食，胃热不食，惟各泻胃火而痊。祛痰火之积，止胃脘之痛，发狂可安，言语可定，乃降火之神剂，泻热之圣药也。仲景张夫子以白虎名之，明示人以不可轻用，而非教人之不用也。乃世人畏之真如白虎，竟至不敢一用，又何以逢死症而重生，遇危症而重安哉。夫石膏降火，乃降胃火，而非降脏火也；石膏泻热，乃泻真热，而非泻假热也。辨其胃火真热，用石膏自必无差。而胃火初起之时，口必作渴，呼水饮之少快，其汗必如雨，舌必大峭，虽饮水而口必燥，眼必红，神必不安。如见此等之症，确是胃火而非脏火，即可用石膏而不必顾忌。若真热者，舌必生刺，即不生刺，舌苔必黄而有裂纹，大渴呼饮，饮水至十余碗而不足，轻则谵语，重则骂詈，见水而入，弃衣而走，登高而呼，发狂不知人，此真热也，即可用石膏大剂灌之，而不必疑虑。倘或口虽渴而不甚，与之水而不饮，言语虽胡乱而不骂詈，身虽热而不躁动，上身虽畏热而下身甚寒，皆假热之症，即不可轻用石膏矣。以此辨火热，万不至杀人，奚必畏之如虎，视其死而不救也。盖石膏实救死之药，因看症不清，遂至用药有误，救死之药反变为伤生之药矣。今既辨之明，自必用之确也。〇或问：用石膏以治真正胃火，单用石膏可矣，何以张仲景先生必加入人参、麦冬者乎？曰：胃火之盛者，胃土之衰也。泻胃火，未有不伤胃土者也。伤胃土，必伤胃气矣。加人参于石膏汤中，非助胃火，乃顾胃土也。胃土不伤，则胃气不丧，似乎可不顾肺气矣。然而胃火升腾，必伤肺金，用人参以顾胃，而不用麦冬以养肺，则胃子必救肺金之母，以泄胃气，则胃气仍损，虽用人参，犹之无用也。故又加麦冬，同人参并用，以助石膏之泻火，火泻而肺金有养，不耗气于胃土，则胃气更加有养。此所以既用石膏，而又加人参，既用人参，而又加麦冬也。〇或问：石膏泻胃火，又加知母以泻肾火，何为耶？盖胃火太盛，烁干肾水。用石膏以泻胃火者，实所以救肾水也。然而，胃火既烁肾水，肾水若干，相火必助胃火以升腾矣，胃火得相火而益烈。单泻胃火，而相火不退，则胃火有源，未易扑灭，愈加其焰矣。泻胃火，而即泻相火，则胃火失党，其火易散，大雨滂沱，而龙雷不兴，其炎热之威自然速解。此所以用石膏以泻胃中之火者，必用知母以泻肾中之火也。〇或疑石膏既泻胃火，又用知母以泻肾火，用麦冬以安肺火，宜乎火之速退而热之尽解矣，何以用白虎汤往往有更甚者？嗟乎！此又非白虎汤之故，乃不善用白虎汤之故也。火势不同，有燎原之火，有延烧之火。延烧之火，其势已衰；燎原之火，其势正炽。以救延烧者救燎原，必愈为扑灭，而愈增其光焰矣。人身之胃火亦不同，有轻有重。轻者，如延烧之火，少用白虎汤，即可解其热；重者，如燎原之火，非多用白虎汤，不足以灭其氛。倘以治轻者治重，安得不添其火势之焰天乎，非变为亡阳，即变为发狂矣。或疑石膏比为白虎，明是杀人之物，教人慎用之宜也。今又云火重者，非多用石膏不可，吾恐又启天下轻用石膏之祸，未必非救人而反害人也。嗟乎！论症不可不全，论药不可不备，天下有此症候，即宜论此治法。乌可因石膏之猛，避其杀人之威，而不彰其生人之益乎。石膏实有功过，总在看症之分明，不在石膏之多寡。若看症之误，用多固杀人，而用少亦未尝不杀人。若看症之确，少用固救人。而多用亦未尝不救人。然则人亦辨症可也，何必忌用石膏哉。〇或疑石膏可多用以救人之生，先生不宜从前之过虑矣，毕竟石膏宜少用而不宜多用也。夫石膏原不可多用。石膏大寒，戒多用者，乃论其常；胃火大旺，戒少用者，乃论其变。存不可多用之心，庶不至轻投以丧命；存不宜少用之心，庶不致固执以亡躯。知不宜多用，而后可多用以出奇，庶几变死为生，反危为安也。〇或疑石膏泻燎原之火，自宜多用以泻火矣，然过多又恐伤胃，若何而使胃又不伤，火又即熄之为快乎？曰：燎原之火，即生于地上，胃中之火，即起于土中。以石膏而救其胃中之火，即如用水而救其燎原之火也。然而，燎原之火以水救之，而无伤于地；胃中之火以石膏救之，必有伤于土。盖土即胃土也，胃土非火不能生，奈何反用水以灭之乎？然而胃火之盛，非胃中之真火盛，乃胃中之邪火盛也。邪火，非水不可灭，故不得已大用石膏，以泻其一时之火也。又胃火之盛，乃胃土之衰也，胃火既盛，而胃土愈衰，胃土既衰，复用寒凉以泻火，火衰而胃土更衰矣。故泻火之中，即宜补土之为急，倘徒泻其火，未有不土崩者也。治法宜人参同用于石膏之中，大约用石膏十之七者，人参用十之三，相济而相施。胃火既易熄，而胃土又不伤，断无有亡阳之祸者也。○或疑石膏泻胃火，有用至一两，而仍不解，几几有发狂之变，又将何药以解之乎？舍石膏，再无别法也。夫发狂之病，此胃火热极，不可以常法治者也，必须用石膏至二三两，加人参亦必至二三两。又不可拘于前说，用石膏十之七，而人参用十之三也。盖火盛之极者，土衰之极也，不用人参以补元气，而惟用石膏以救其火炎，未有不败者也。此等之病，必登高而歌，弃衣而走，见水而入，大骂大叫，神欲外越，此呼吸存亡之秋，不得不以变法治之。倘服前药少安，便有生机，否则，虽多用石膏、人参，亦何以救之哉。○或疑发狂之病，往往有少用石膏，多用人参而愈者，又是何故？曰：发狂有虚火、邪火之不同。邪火之发狂，必须多用石膏、人参，以挽回于俄顷。虚火之发狂，又宜专用人参，以定乱于须臾。岂特石膏必宜少用，且断断不可共享也。苟虚实、邪正之不明，而用药一错，未有不下喉即死者。而虚实、邪正，何以辨之，要不能舍验舌之法，而另求别症也。正虚而发狂者，神乱而舌必润滑；邪实而发狂者，神越而舌必红黄，且燥极而开裂纹也。以此辨症，又何误乎。○或疑石膏定狂，定胃中之火也，何以即能定心中之狂乎？不知心中之狂，乃起于胃中之火也。救胃火，正所以救心狂也。夫心乃火脏，胃火宜非所畏。乃胃热而心发狂者，如本是同舟之人，一时劫夺，变出非常。苟不诛讨，则心宫何安乎，此救狂必泻火也。○或疑寒凉之药多能杀人者，无过石膏，即黄柏、知母，亦不同其类。屏黄柏、知母而不弃石膏，何也？曰：石膏，乃救死之药也。胃火热极，非石膏不能降。胃火不降，必变发狂而死矣，用石膏救之，死症立变为生。彼用石膏而杀人者，非胃火而妄用之也。夫人身之火，最烈者，胃火与肾火也。胃火宜泻，而肾火宜补。不用石膏以泻胃火，反用石膏以泻肾火，安得而不杀人乎。但肾火与胃火补泻之不同，乃宜补而用泻，亦因黄柏、知母降肾火之说而误也。寒凉之药，未尝不生人，〔彼误用之而杀人〕，与石膏何过乎。○或又疑屏黄柏、知母之并用，是知母不可助寒凉以杀人矣，先生偏称知母助石膏之能生人，抑又何也？曰：胃火之盛，原宜直降胃火，用石膏，不宜再用知母。然而胃火之所以盛，由于肾水之衰，水虚而不能制火也。胃火既盛，势必烁干肾水，水尽而火势焰天，人即立亡矣。用石膏以泻胃火者，正所以急救肾水也。但徒救肾水，而肾火增热，势必胃火仍旺，而不遽熄。故又用知母，以暂退其肾中之火，则肾火无党，庶几易于扑灭也。此石膏必用知母之相助，乃一时权宜之计，而非永久之图也。○或问：石膏能泻胃火，胃火既泻，何必又用知母？先生偏誉知母助石膏之有功，似亦偏说也。曰：石膏泻胃火以救肾水，不能泻胃火以泻肾火也。胃为肾之关门，胃火息而肾火犹盛，是关门路平烽熄，而内火焚烧，岂是安宁之象。故泻胃火，即宜泻肾火也，泻肾火，非知母不可，尤妙知母不特泻肾火，且能泻胃火，所以同石膏用之，则彼此同心，顾肾即能顾胃，不比黄柏专泻肾而不泻胃也。〇或问：白虎汤发明真无微不晰，而石膏用之于大小青龙汤中，尚未议及，岂白虎能杀人，而青龙否乎？曰：龙性难驯，用之不当，其杀人同于白虎。夫同一石膏也，何以分称龙、虎，亦在人用之何如耳。用之于热散之中，则名青龙；用之于寒散之中，则名白虎。石膏大凉，用于热之内，则能解热，而不畏其凉；用于寒之内，过于大凉，虽能退热，而常生其变。似乎白虎之汤，猛于青龙也。然而，邪在胃，非白虎不可解热；邪未入胃而将入于胃，非青龙不可解热也。惟是石膏得桂枝、麻黄，势善升腾，用之青龙汤中，止可少而不可多，有异于白虎汤中石膏可以重加也。〇或问：青龙汤有大、小之名，分在石膏之多寡乎？曰：石膏不可多用，不独小青龙汤也。小青龙之别于大青龙者，以方中用芍药也。龙性虽难驯，得芍药之酸收，则石膏不能升腾矣，盖芍药所以制石膏也。譬如小龙初长头角，惟恐伤人，畏首畏尾，故以小名之。世人但知石膏之猛烈，谁知加入芍药，则石膏正无足忌乎。惟小青龙之用石膏，不得其宜，亦有祸害，但不若大青龙无制之横耳。〇又问大青龙既然过横，何不加入芍药乎？〔曰〕：此又不可者也。邪在营卫之间，将趋入于阳明，非大青龙之急用，断不能行雨以散热。若加入芍药之酸收，则风云不际会，未免收敛有余，而优渥不足。此仲景夫子特制大青龙汤，雨以沛之，毋单尚凉风之习习也。**《伤寒温疫条辨》卷六**：生用速，煅用缓，降而能升，阴中有阳。以其寒散清肃，故祛肺胃三焦之火；辛能清肺解肌，最逐温热暑湿而除头疼；甘能缓脾益气，极善生津止渴而却烦热。邪火盛不食，胃火盛多食，皆其所长。阳明热牙疼，太阴火痰喘，尤当速效。仲景有白虎汤。景岳玉女煎滋少阴之水，泻阳明之火。良方也。**《阅微草堂笔记》下卷一八**：乾隆癸丑春夏间，京中多疫。以张景岳法治之，十死八九，以吴又可法治之，亦不甚验。有桐城一医，以重剂石膏治冯鸿胪星实之姬，人见者骇异，然呼吸将绝，应手辄痊。踵其法者，活人无算。有一剂用至八两，一人服至四斤者。虽刘守真之《原病式》、张子和之《儒门事亲》专用寒凉，亦未敢至是，实自古所未闻矣。考喜用石膏，莫过于明缪仲淳，名希雍，天、崇间人，与张景岳同时，而所传各别。本非中道，故王懋竑《白田集》有《石膏论》一篇，力辩其非。不知何以取效如此。此亦五运六气，适值是年，未可执为定例也。**《神农本草经读》卷四**：石膏气微寒，禀太阳寒水之气。味辛无毒，得阳明燥金之味。风为阳邪，在太阳则恶寒发热，然必审其无汗烦燥而喘者，可与麻桂并用。在阳明则发热而微恶寒，然必审其口干舌焦大渴而自汗者，可与知母同用。曰心下气逆，即《伤寒论》气逆欲呕之互词。曰不能息，即《伤寒论》虚羸少气之互词。然必审其为解后里气虚而内热者，可与人参、竹叶、半夏、麦冬、甘草、粳米同用。腹中坚痛，阳明燥甚而坚，将至于胃实不大便之症。邪鬼者，阳明邪实，妄言妄见，或无故而生惊，若邪鬼附之，石膏清阳明之热，可以统治之。阳明之脉从缺盆下乳，石膏能润阴阳之燥，故能通乳。阳明主肌肉，石膏外糁，又能愈金疮之溃烂也。但石品见火则成石灰，今人畏其寒而用，则大失其本来之性矣。**《重庆堂随笔》卷下**：石膏，余师愚以为治疫主药，而吴又可专用大黄，谓石膏不可用，何也？盖师愚所论者，暑热为病，暑为天气，即仲圣所谓清邪中上之疫也。又可所论者，湿温为病，湿为地气，即仲圣所云浊邪中下之疫也。清邪乃无形之燥火，故宜清而不宜下；浊邪乃有形之湿秽，故宜下而不宜清。二公皆卓识，可为治疫两大法门。故学医不比学诗文之可专尚一家，如诗法三唐、文宗两汉，可横绝一时，医必博览诸书而知所取舍，不为古人所欺，庶能随证用药而不误世也。**《本草汇纂》卷二**：此是胃腑药，邪在胃腑，肺受火制，用此辛寒清肺，故有白虎之名。肺主西方故也。但西方有肃杀而无生长，如不得已而用，中病即止，切勿过食，以损生气。况有貌似热症，里实阴寒，而见斑黄狂燥，日晡潮热，便秘等症，服之更须斟酌。汪昂曰：按阴盛格阳、阳盛格阴二症，至为难辨。盖阴盛极而格阳于外，外热而内寒。阳盛极而格阴于外，外冷而内热。《经》所谓重阴必阳，重阳必阴，重寒则热，重热则寒也。当于小便分之，便清者，外虽燥热而中实寒。便赤者，外虽厥冷而内实热。再看口中之燥润及舌苔之浅深，苔黄黑者为热，宜白虎汤。亦有苔黑属寒者，舌无芒刺，口有津液，急宜温之，误投寒剂则殆矣。又按：热在胃腑，症见斑疹，然必色赤如锦纹者为斑，隐隐见红点者为疹，斑重而疹轻。斑疹亦有阴阳，阳症宜石膏。又有内伤阴症见斑疹者，微红而稀少，此胃气极虚，逼其无根之火游行于外，当补益气血，使中有主则气不外游，血不外散。若作热治，生死反掌，医者最宜审慎。**《读医随笔》卷五**：石膏性用石膏性寒，理直体重而气清，最清肺胃气分之热。而自仲景青龙、越婢方中用之，后世释本草者，遂谓力能发表。其说谓石膏理直，故能疏表，穿凿极矣。窃尝深体此物必能利湿，仲景方意，盖取其清热利水也。后读《洄溪医案》又谓石膏能降胃中逆气，吴鞠通又以石膏、半夏治痰喘。其性用不皎然乎！但生用则清热之力胜，熟用则利湿之力胜。洁古增损柴胡汤，用石膏治产后中风，是又培土镇风之药矣。陈修园《金匮歌括》中《水气篇》杏子汤方下，亦极论石膏质重性寒，只能清肺胃，镇逆气，去内蕴之热，不能发外感之汗，即或温病有时热气亢逆，肺叶焦满，不得运转，以石膏清之、降之，而肺气遂滋润而汗出者，此亦非发散之功，乃清滋之效也。又疗小儿急惊，用生石膏十两，加辰砂五钱，研极细末，每服一岁至三岁一钱，四岁至七岁一钱五分，是石膏确为重镇清痰之品，少加辰砂，借引导以达于心也。又仲景薯蓣丸下云：欲肥者，加炖煌石膏。是又能令人肥壮也。何者？以其合山药、大枣，能清养脾胃故也。**《本草思辨录》卷一**：石膏体质最重，光明润泽，乃随击即解，纷纷星散，而丝丝纵列，无一缕横陈。故其性主解横溢之热邪，此正石膏解肌之所以然。至其气味辛甘，亦兼具解肌之长；质重而大寒，则不足于发汗。乃《别录》于杏仁曰解肌，于大戟曰发汗，石膏则以解肌发汗连称。岂以仲圣尝用于发汗耶？不知石膏治伤寒阳明病之自汗，不治太阳病之无汗。若太阳表实而兼阳明热郁，则以麻黄发汗，石膏泄热，无舍麻黄而专用石膏者。白虎汤治无表证之自汗，且戒人以无汗勿与。即后世发表经验之方，亦从无用石膏者，所谓发表不远热也。然则解肌非欤！夫白虎证至表里俱热，虽尚未入血成腑实，而阳明气分之热，已势成连衡，非得辛甘寒解肌之石膏，由里达表，以散其连衡之势，热焉得除而汗焉得止？是得石膏解肌，所以止汗，非所以出汗。他如竹叶石膏汤、白虎加桂枝汤，非不用于无汗，而其证则非发表之证，学者勿过泥《别录》可耳。〇又王海藏谓石膏发汗，朱丹溪谓石膏出汗，皆以空文附和，未能实申其义。窃思方书石膏主治，如时气肌肉壮热、烦渴、喘逆、中风、眩晕、阳毒发斑等证，无一可以发汗而愈者。病之倚重石膏，莫如热疫。余师愚清瘟败毒散，一剂用至六两、八两，而其所著疫证一得，则谆谆以发表致戒。顾松园以白虎汤治汪缵功阳明热证，每剂石膏用至三两，两服热顿减，而遍身冷汗，肢冷发呃。群医哗然，阻勿再进。顾引仲圣热深厥深及喻氏阳证忽变阴厥万中无一之说与辩。勿听。迨投参附回阳之剂，而汗益多，体益冷。复求顾诊。顾仍以前法用石膏三两，而二服后即汗止身温。见陆定圃《冷庐医话》。此尤可为石膏解肌不发汗之明证。要之顾有定识定力，全在审证之的，而仲景与喻氏有功后世，亦可见矣。〇《本经》中风寒热四字，刘潜江、邹润安皆作两项看，甚是。惟邹以下文：心下逆气惊喘，口干舌焦不能息，为即中风与寒热之候，强为牵合，殊不切当。刘谓：阳不足而阴有余者，风之虚也；阴不足而阳有余者，风之淫也。兹味之阴有余，正对待阳有余之证，而治其风淫。讲石膏治中风极真，讲寒热则以五蒸汤内三焦之乍寒乍热用石膏释之，而五蒸汤却不仅恃石膏除寒热也。窃思中风用石膏，如《金匮》风引汤、《古今录验》续命汤皆是；寒热用石膏，当以《外台》石膏一味，治阳邪入里，传为骨蒸，令人先寒后热，渐成羸瘦，有汗而脉长者为切。又白虎加人参汤，治太阳中热汗出，恶寒身热而渴，亦可为石膏治寒热之据。然此二证，与阳虚之寒，阴虚之热，伤寒有表证之恶寒，皆迥乎不同，未可漫施而不细辨也。〇石膏甘淡入胃，辛入肺，体重易碎，亦升亦降，则入三焦。以清肃之寒，涤蒸郁之热，只在三经气分而不入于血，其为胃药非脾药亦由于是。然则腹中坚痛，必苦寒入血如大黄，方克胜任，即枳、朴、芍药，亦只堪用为臣使，石膏断不能攻坚而止痛。《本经》腹中坚痛四字，必是后世传写舛误，原文宁有是哉？〇仲圣方石膏、麻黄并用，与大黄协附子，变其性为温药相似。更设多方以增损而轩轾之，觉变幻纷纭，令人目眩。然只认定麻黄散寒发汗，石膏泄热止汗，相为制还相为用。推此以求，何方不可解，何方不可通。大青龙汤，咸以为发汗之猛剂矣。窃谓发汗之猛，当推麻黄汤，不当推大青龙。麻黄汤中桂枝、杏仁，皆堪为麻黄发汗效力，而无石膏以制麻黄。大青龙麻黄受石膏之制，六两犹之三两，杏仁又少三十枚。用于脉浮紧，身疼痛，则曰中风，用于伤寒，则曰脉浮缓，身不疼，但重。中风自较伤寒为轻。身不疼但重，自非但取解表。柯韵伯谓：大青龙方后之汗出多者，温粉扑之，一服汗者，停后服，汗多亡阳，遂虚恶风，烦躁不得眠也，宜移列麻黄汤后。盖从温服八合，并汗后烦躁与未汗烦躁悟出，可谓读书得间。诸家震于青龙之名，念有汗多亡阳之戒，遂以麻黄得石膏，譬龙之兴云致雨。其于白虎非驱风之方，小青龙无石膏亦名青龙，越婢麻、膏之多如大青龙而不言取汗，皆有所难通，则不顾也。然则名大小青龙何哉？盖龙者，屈伸飞潜，不可方物，能召阳而化阴者也。麻黄能由至阴以达至阳，而性味轻扬，得石膏、芍药则屈而入里，得桂枝、杏仁则伸而出表，石膏寒重之质，复辛甘津润而解肌，并堪为麻黄策应，故名之曰大青龙。小青龙心下有水气，以石膏寒重而去之，麻黄可任其发矣，而麻黄三两，芍药亦三两，麻黄虽发亦绌，其辛、夏诸味，又皆消水下行，盖龙之潜者，故名之曰小青龙。越婢汤之麻黄，亦制于石膏者，而故制之而故多之，则越婢之证使然也。风水恶风，一身悉肿，脉浮不渴，种种皆麻黄证。惟里热之续自汗出，则不能无石膏。有石膏故用麻黄至六两，石膏因有麻黄，故虽无大热而用至半斤。其不以石膏倍麻黄者，化阴尤要于退阳也。或问越婢以汗出用石膏，大青龙以烦躁用石膏，别有说详麻黄。无阳明热邪者，宜不得而用矣。乃伤寒脉浮缓、身不疼但重、乍有轻时，大青龙汤发之。徐洄溪谓：此条必有误。其信然乎？曰：此正合青龙屈伸飞潜之义也。尤在泾云：《经》谓脉缓者多热，伤寒邪在表则身疼，邪入里则身重。寒已变热而脉缓，经脉不为拘急，故身不疼而但重。而其脉犹浮，则邪气在或进或退之时，故身体有乍重乍轻之候也。不曰主之而曰发之者，谓邪欲入里，而以药发之使从表出也。诠解之精，诸家不及。夫邪欲入里而以药发之，非麻黄得石膏寒重之质，如青龙出而复入，入而复出，何能如是？若视石膏为汗药，麻黄不因石膏而加多，诸家多作此误。则此条真大可疑矣。越婢石膏多于麻黄止二两，即不以龙名，不以汗多示禁。大青龙石膏断不至如鸡子大一块。别有说详麻黄。且石膏多则不能发汗，又有可证者，麻杏甘膏汤之石膏倍麻黄是也。麻黄四两，虽不及大青龙之六两，而较麻黄汤之三两，尚多一两。即杏仁少于麻黄汤二十枚，而麻黄一两，则非杏仁二十枚可比。此汤何不用于无汗之证，而反用于汗出应止之证，则以石膏制麻黄，更甚于越婢耳。方解别详麻黄。石膏止阳明热炽之汗，亦止肺经热壅之喘。既有麻黄，原可不加杏仁，因麻黄受制力微，故辅以杏仁解表间余邪。无大热而用石膏至半斤，其义与越婢正同。乃柯氏不察，改汗出而喘无大热，为无汗而喘、大热，反谓前辈因循不改。不知用石膏正为汗出，若无汗而喘，乃麻黄汤证，与此悬绝矣。更证之桂枝二越婢一汤，大青龙谓脉微弱，汗出恶风者，不可服，此云脉微弱此无阳也，不可更汗，岂犹以麻黄发之，石膏寒之？夫不可更汗，必先已发汗，或本有自汗。观其用桂枝汤全方而不去芍药可见。至又加以麻、膏，则非与桂枝麻黄各半汤互参不明。按桂枝麻黄各半汤，发热恶寒，热多寒少，与此同。而彼如疟状，脉微缓，有邪退欲愈之象；若脉微非缓而恶寒，面反有热色，则以桂枝麻黄各半汤微汗之。此脉微弱而恶寒，阳微之体，亦无自愈之理。桂枝汤所以和阳，协麻黄则散余寒而解表邪，法已备矣。加石膏何为者，为热多耶？乃热多不过较多于寒。若脉非微弱，亦将如桂枝麻黄各半汤之欲愈，而何热之足虑。然则加石膏者，专为阳虚不任麻黄之发，而以石膏制之，化峻厉为和平也。药止七味，皆伤寒重证之选，而各大减其分数，遂为治余邪之妙法。用石膏而不以泄热，如大黄之用以泻心，用以利小便，同一巧也。生姜多于他味者，以能辅桂、甘生阳，又为石膏防弊也。

【附方】**《药性粗评》卷四**：汤火烧疮。凡被热油汤火烧灼，已成疮痛不可忍者。石膏捣末傅之，日三四次，愈。妇人无乳。石膏三两，水二升，煮之，频频饮之令尽，乳自下。

《本草汇言》卷一二：治疹瘄郁热，内闷不出，发热口渴唇焦，咳嗽，作泻。用软石膏二钱，荆芥、西河柳、蝉蜕、防风、花粉、黄芩各一钱，羌活、甘草、甘菊花各五分，水煎服。《全幼心鉴》。〇治暑热内甚及伤寒阳明热甚，上气喘急，面垢齿燥，大汗烦渴，引饮无厌，小便短赤等证。用软石膏一两，知母五钱，甘草一钱，川黄连一钱二分，北五味五分，水煎服。《方脉正宗》。〇治火盛气实，骨蒸劳热。用软石膏、知母各三钱，甘草、川黄连各一钱，青蒿二钱，鳖甲五钱，香附子醋炒一钱五分，水煎服。同前。〇治风火上升，头风头痛。用软石膏、知母各二钱，甘草八分，荆芥、蔓荆子、防风各二钱五分，水煎服。同前。〇治火热内结，齿牙胀痛。用软石膏一两火煅，加防风、荆芥、细辛、白芷各一钱，共研末，日用揩牙，甚效。《保寿堂方》。又方：用软石膏三钱，荆芥、桔梗各二钱，甘草八分，水煎服。凌氏《小心集》。〇治伤寒热极发狂，踰垣上屋，裸露不避。用软石膏二钱，川黄连一钱，甘草八分，水煎服。名鹊石散。《本事方》。〇治老人火郁生风，目赤头痛，视不见物。用软石膏二两，竹叶五十片，粳米三合，水二升，煮粥食。临食时加白糖数茶匙。《养老方》。〇治雀目，晚昏不见物，百治不效。用软石膏二两为细末，和猪肝煮熟，临食时去石膏。眼科方。〇治湿温妄言，烦渴自汗。用软石膏火烧、甘草各等分，为细末，每服二钱，米汤调服。庞安常《伤寒论》。〇治热油汤火伤，痛不可忍。用软石膏，研极细末，敷之。《梅师方》。〇治胃家实热，或嘈杂，消渴善饥，或齿痛。用软石膏五钱，知母三钱，甘草一钱，竹叶五十片，白芍药一钱，水煎服。《方脉正宗》。〇治肾火攻胃，齿牙作痛。用石膏五钱研细，大怀熟地一两，水二大碗，煎七八分服。〇治忧忿抑郁之人，痰涎沃心，以致心气不舒，渐成健忘惊悸，怔忡不寐，后成心风，语言错谬，人事不明。用高枕无忧散：用石膏、半夏各五钱，茯苓、陈皮、竹茹、龙眼肉、人参、麦冬各二钱，枳实、甘草各一钱，生姜三片，水煎服。〇治多睡及不睡。用石膏煅二钱，酸枣仁炒三钱，白术、茯苓各一钱，水煎。如要睡，冷服；如不要睡，热服。〇治齿牙疼痛不坚固。用石膏一斤生研，食盐十二两，入炭火煅红半日，白芷四两，北细辛八两，共为极细末，重罗筛过，每日擦牙，永无牙疰牙疼之患。〇治齿痛郁极，服凉药过多，转成寒牙疼者。用石膏三钱，附子童便制二钱，人参一钱，水煎，汩漱齿间，徐徐咽下。

《本草汇》卷一八：善治本经头痛牙痛。石膏二钱（煅），荆芥二钱，丹皮二钱，生姜一钱，青皮二钱（麸炒），防风二钱，甘草一钱。上当门四齿属心经，加黄连、麦冬；上左二齿属胃，加川芎、白芷；上左尽二牙属胆，加羌活、草龙胆；上右一带属大肠，加大黄、枳壳；下当门四齿属肾，加黄蘗、知母；下左二齿属脾，加芍药、白术；下左二齿属肝，加柴胡、山栀；下右一带属肺，加杏仁、桑白皮。已上所加药各二钱，水二钟，慢慢煎，嗽服。

玉火石《本草纲目拾遗》

【集解】**《本草纲目拾遗》卷二：**红毛石皮出粤澳门，来自红毛国，中国用作火石。外皮白如粉，甚松脆，番人去其皮，其中石质，售为火石，皮不甚贵重，任人搬取。

【主治】治金刃伤，以石皮捣粉，功胜千年石灰，云可以黏合皮肤裂痕。《本草纲目拾遗》卷二。

长石《本经》

【集解】**《证类本草》卷四**：〔《本草图经》〕曰：长石，生长子山谷及泰山、临淄，今惟潞州有之。文如马齿，方而润泽，玉色。此石颇似石膏，但厚大，纵理而长为别耳。采无时。谨按：《本经》理石、长石，二物二条，其味与功效亦别。又云：理石如石膏，顺理而细。陶隐居云：理石亦

图 9-77-1 潞州长石《图经（政）》

图 9-77-2 潞州长石《图经（绍）》

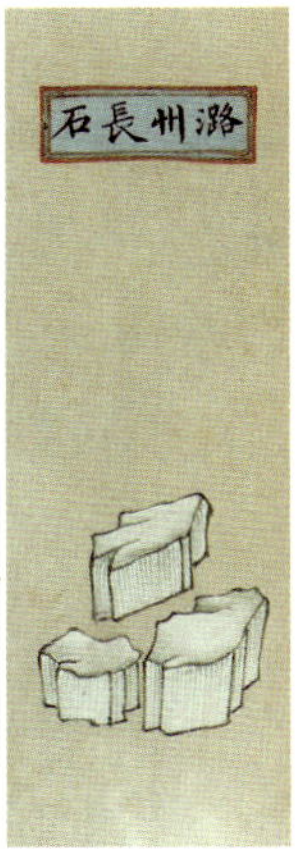

图 9-77-3 潞州长石《品汇》

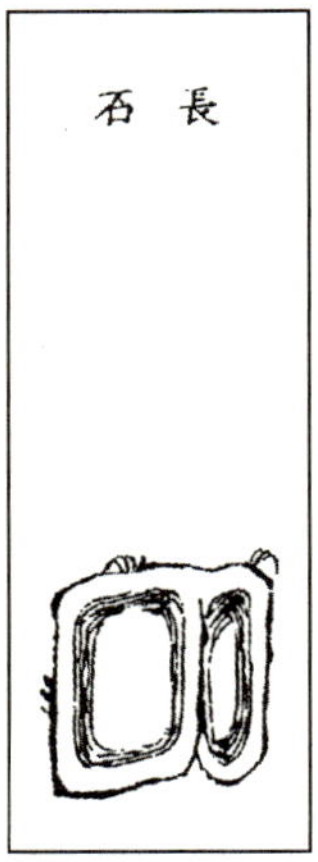

图 9-77-4 长石《太乙》

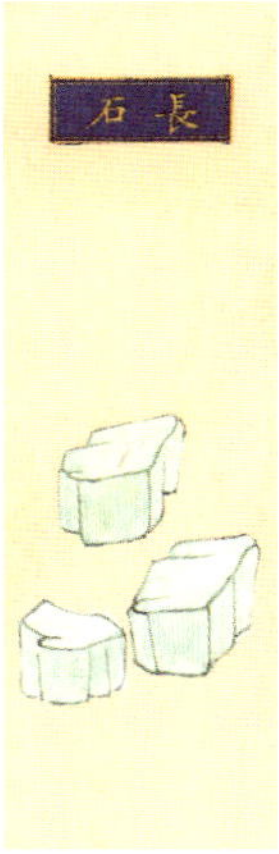

图 9-77-5 长石《雷公》

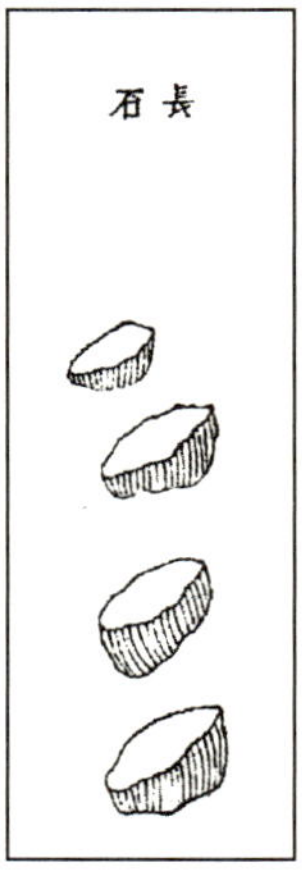

图 9-77-6 长石《三才》

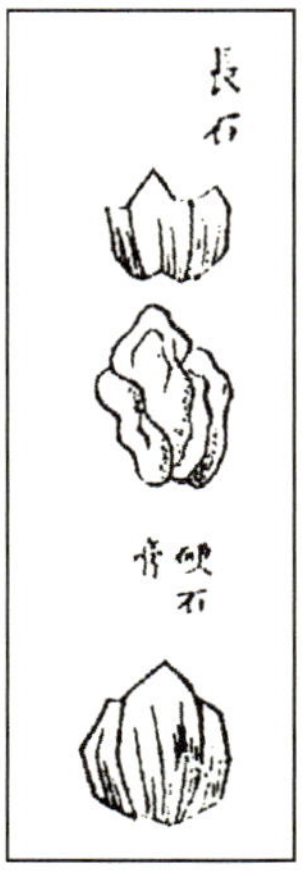

图 9-77-7 长石《原始》

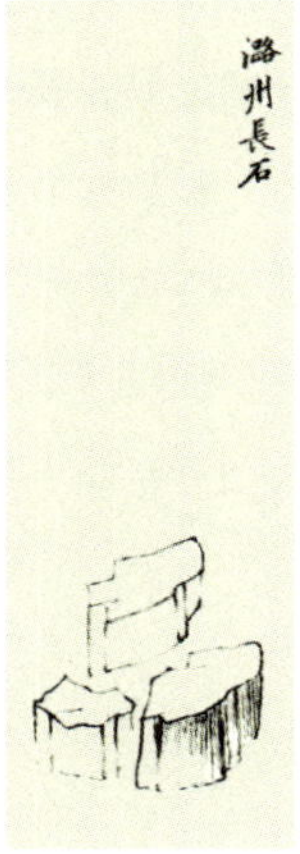

图 9-77-8 潞州长石《草木状》

呼为长理石。苏恭云：理石皮黄赤，肉白，作斜理，不似石膏，市人刮去皮，以代寒水石，并当礜石。今灵宝丹用长、理石为一物。医家相承用者，乃似石膏，与今潞州所出长石无异，而诸郡无复出理石，医方亦不见单用，往往呼长石为长理石。又市中所货寒水石，亦有带黄赤皮者，不知果是理石否？

【气味】味辛、苦，寒，无毒。《图经本草药性总论》卷上。味辛，寒。《神农本草经赞》卷二。

【主治】主身热，胃中结气，四肢寒厥，利小便，通血脉，明目去瞖眇。下三虫，杀蛊毒。止消渴，下气，除胁肋肺间邪气。《图经本草药性总论》卷上。明目良方，除瞖秘诀。《太乙仙制本草药性大全·仙制药性》卷六。

【发明】**《绍兴本草》卷二**：长石与理石、方解石、石膏，凡四种，《经》注具形质甚明。若在方则治风除热，功力不远。《本经》云：长石文理如马齿，方而润泽，当从《本经》味辛、苦、寒、无毒是也。又今医方所用，未闻单称长石者，但只云长理石。盖治病之方，取其已验之药。既四石其性与主治亦不远，若用石膏，即的当无疑而经验可据也。

理石《本经》

【集解】**《太乙仙制本草药性大全·本草精义》卷六**：生汉中山谷及梁山、庐山。此石夹两石间如石脉，打用之。或在土中重迭而生，皮黄赤肉白，作斜理，不似石膏。市人制去皮以代寒水石，并当礜石。今灵宝丹用长、理石为一物。医家相承用者，乃似石膏，与今潞州所出长石无异，而诸郡无复出理石，医方亦不见单用，往往呼长石为长理石。又市中所货寒水石，亦有带黄赤皮者，不知果是理石否？**《本草发明》卷五**：皮黄肉赤白如长石，亦似石膏，但顺理而细，市人或刮削去皮，以代寒水石，并以当礜石，并是假伪。生汉中山谷及卢山。

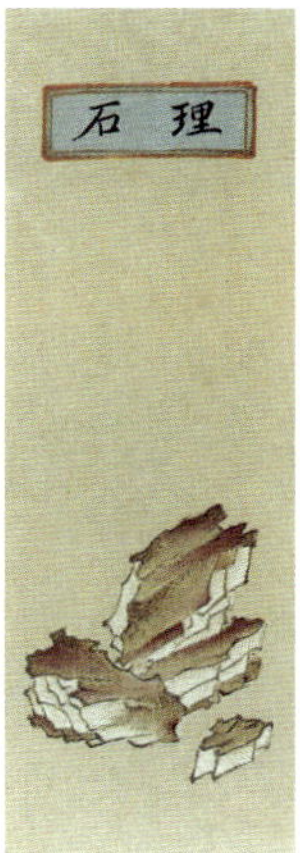

图 9-78-1　理石《品汇》

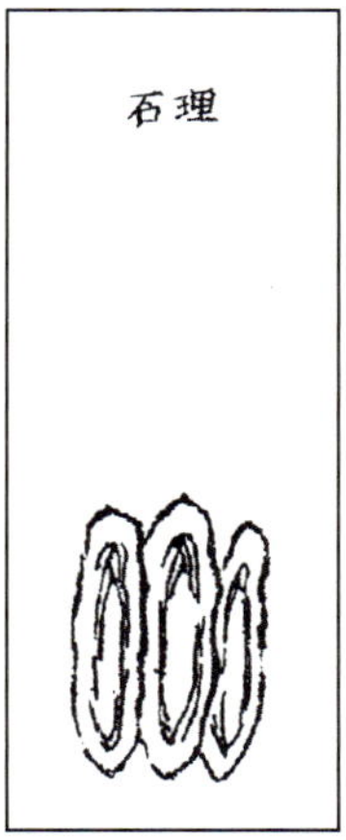

图 9-78-2　理石《太乙》

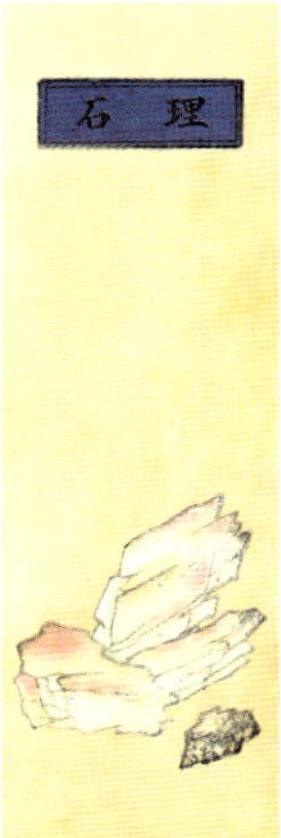

图 9-78-3　理石《雷公》

图 9-78-4　理石《原始》

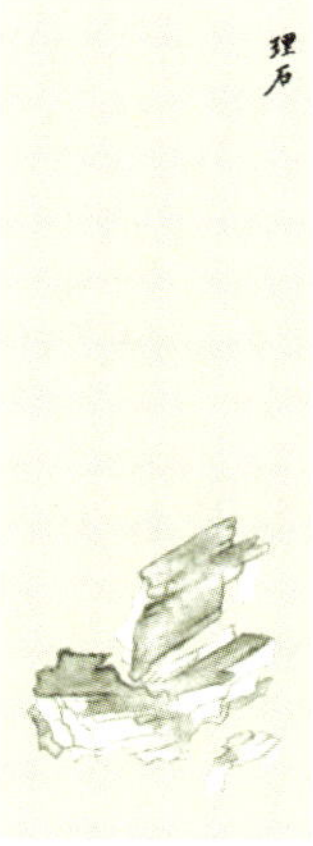

图 9-78-5 理石《草木状》

图 9-78-6 理石《类纂》

【气味】味辛、甘，寒、大寒，无毒。〇滑石为之使。恶麻黄。《图经本草药性总论》卷上。

【主治】主身热，利胃解烦，益精明目，破积聚。去三虫，除荣卫中去来大热结热，解烦毒，止消渴及中风痿痹。《图经本草药性总论》卷上。渍酒服，疗癖，令人肥悦。《本草原始》卷八。

【发明】**《绍兴本草》卷二：**理石状如石膏，顺理而细，主治、性味亦与石膏不远矣。唐注复云：市人刮去皮以代寒水石，并以当礜石，甚不相似，其说显误。但理石及性寒去热之药，当作味辛甘、寒、无毒者是矣。详主疗内云益精一说，亦未见其验。

玄精石《开宝本草》

【集解】**《梦溪笔谈·药议》卷二六：**太阴玄精生解州盐泽大卤中，沟渠土内，得之大者如杏叶，小者如鱼鳞，悉皆尖角，端正如龟甲，其裙襕小堕，其前则下剡，其后则上剡，正如穿山甲相掩之处，全是龟甲更无异也，色绿而莹彻，叩之则直理而折，莹明如鉴，折处亦六角如柳叶，火烧过则悉解拆，薄如柳叶，片片相离，白如霜雪，平洁可爱，此乃禀积阴之气凝结，故皆六角。今天下所用玄精，乃绛州山中所出绛石耳，非玄精也。楚州盐城古盐仓下土中又有一物，六棱，如马牙消，清莹如水晶，润泽可爱，彼方亦名太阴玄精。然喜暴润如盐碱之类，唯解州所出者为正。

【气味】味咸、温、无毒。《绍兴本草》卷三。味咸，气寒，无毒。《本草汇言》卷一三。

【主治】益精气，治湿痹，止头疼而解肌。心腹积聚能除，风冷邪气可逐。理男子阴证伤寒，止妇人痼冷漏下。《太乙仙制本草药性大全·仙制药性》卷六。

【发明】**《本草经疏》卷四：**太阴玄精出于盐卤之地，乃至阴之精凝结而成。故其形皆六出，象老阴之数也。本经味咸气温无毒，然详其所主，味应带辛，气应作寒。非辛寒则不能除风冷邪气湿痹及止头疼、解肌等证。咸能软坚，故主心腹积聚。咸能润下，入肾滋水，故主益精气。本经误认为温，故有妇人痼冷漏下冷气之治，皆非所宜也。**《本草汇言》卷一三：**宗奭：消热痰，化积聚，荡目翳，《开宝》止头风头痛之药也。李氏濒湖曰：此药禀至阴之精，与盐同体。其味咸，其气寒，其性降，其形六出，象老阴之数也。同硫黄、硝石，治上盛下虚，升降不顺，有扶危拯逆之功。故申铁瓮入来复丹用之，取其寒以和硝、硫之热也。成氏之消热痰，《开宝》之化积聚，《普济》之去目翳，《千金》之止头风头痛者，皆本于结热为病之取用焉。倘属阳虚胃冷之疾，自

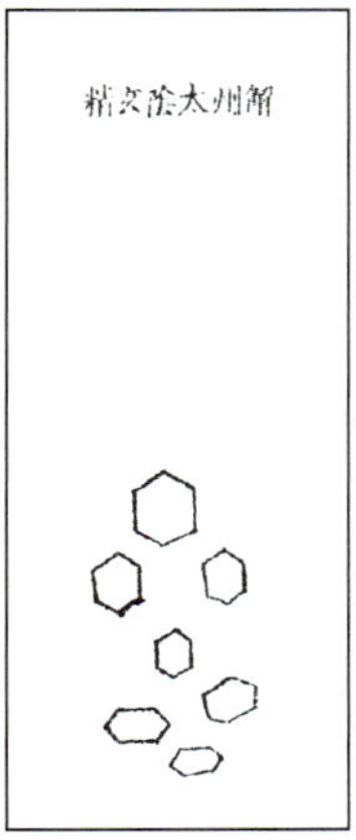

图 9-79-1　解州太阴玄精《图经（政）》

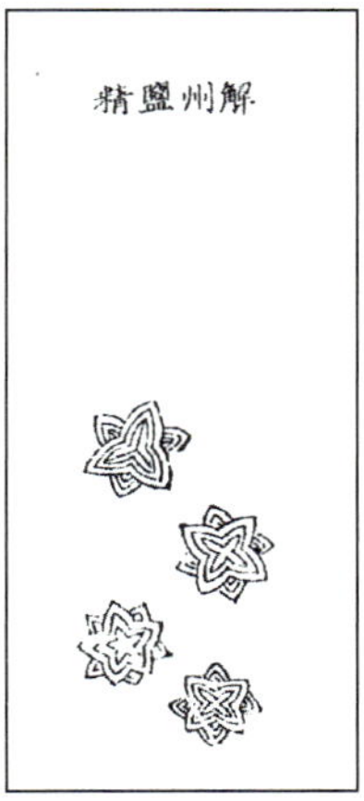

图 9-79-2　解州盐精《图经（政）》

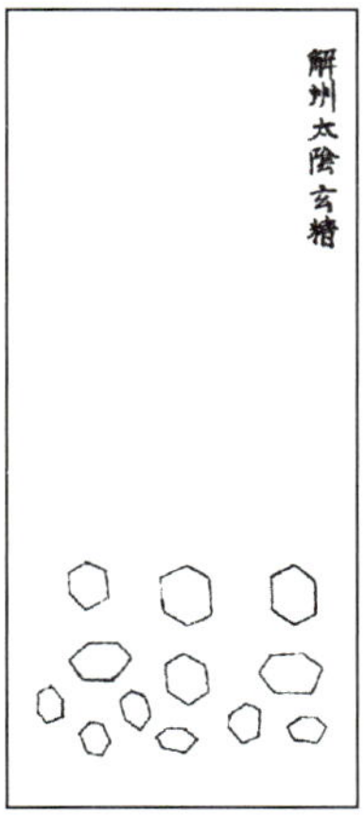

图 9-79-3　解州太阴玄精《图经（绍）》

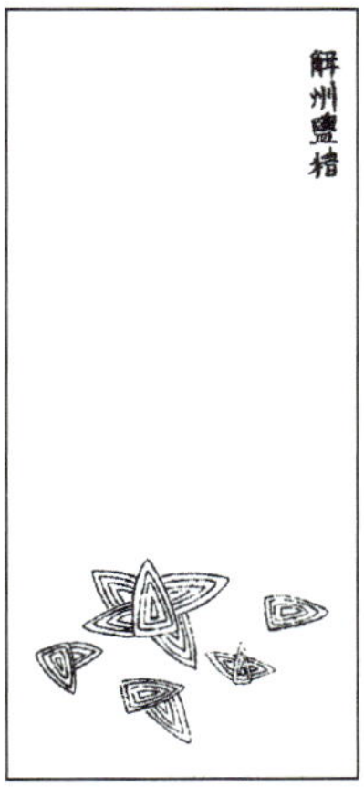

图 9-79-4　解州盐精《图经（绍）》

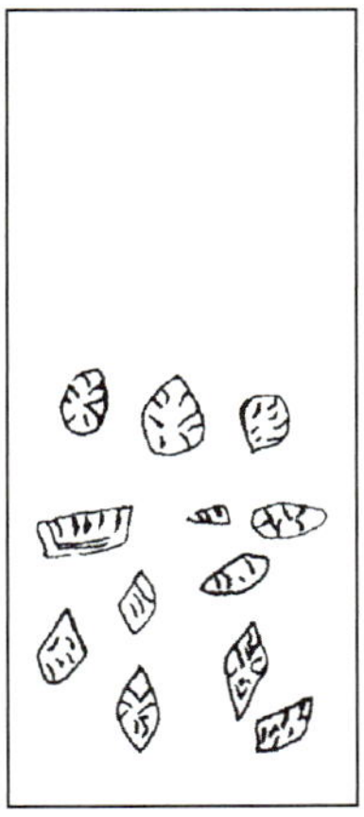

图 9-79-5　太阴玄精《歌括》

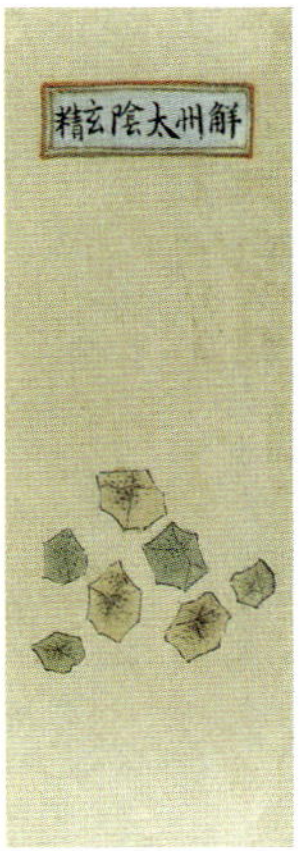

图 9-79-6　解州太阴玄精《品汇》

图 9-79-7　解州盐精《品汇》

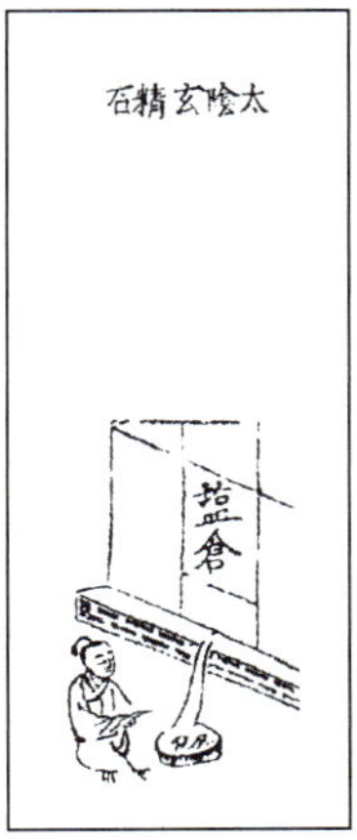

图 9-79-8　太阴玄精石《太乙》

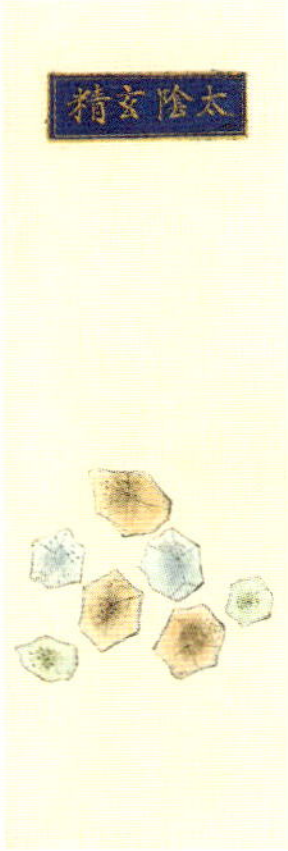

图 9-79-9　太阴玄精《雷公》

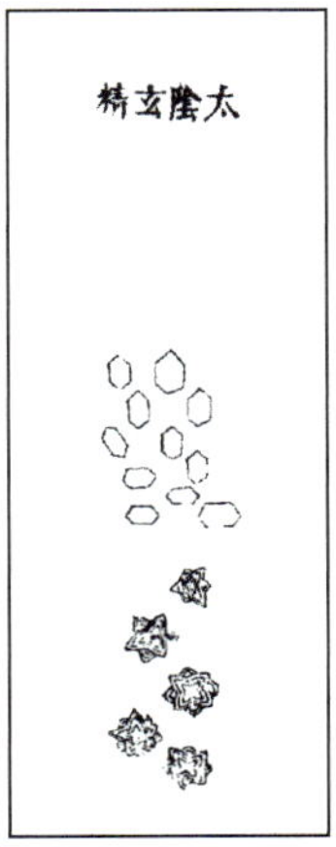

图 9-79-10　太阴玄精《三才》

图 9-79-11　解州太阴玄精《草木状》

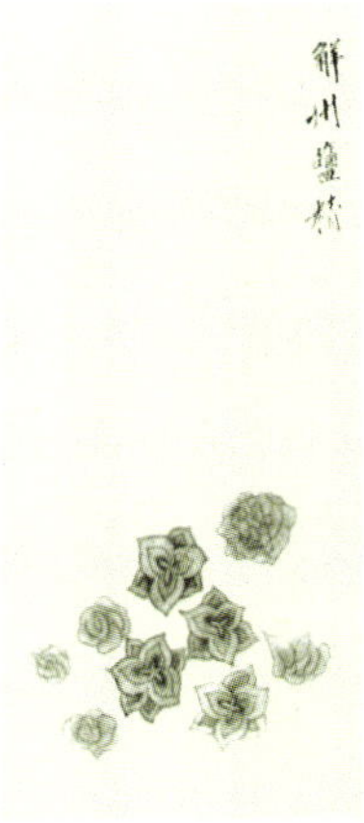

图 9-79-12　解州盐精《草木状》

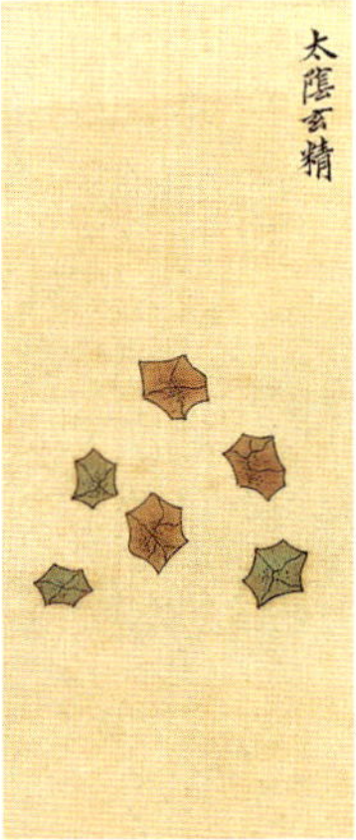

图 9-79-13 太阴玄精《图绘》

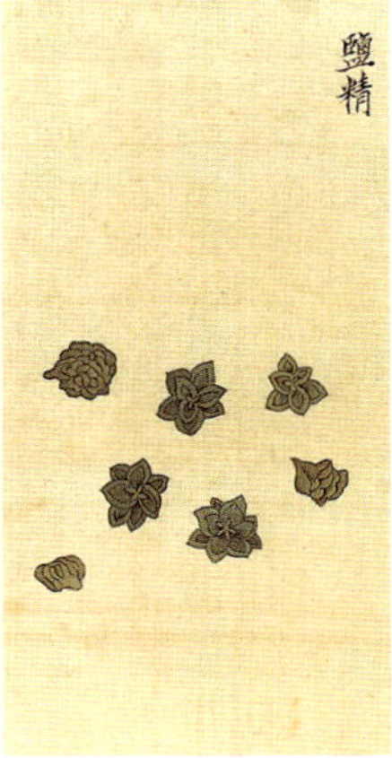

图 9-79-14 盐精《图绘》

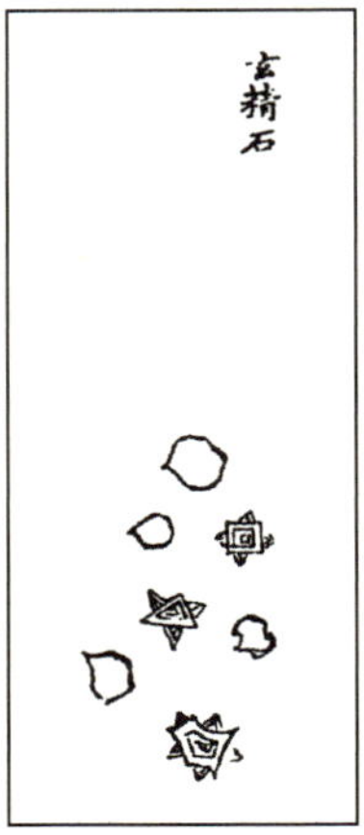

图 9-79-15 玄精石《汇言》

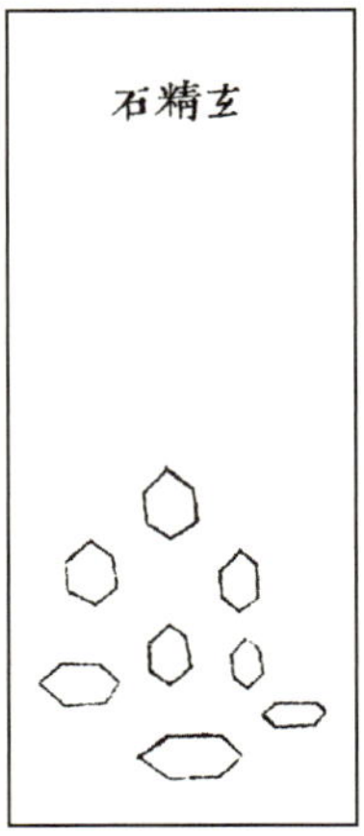

图 9-79-16 玄精石《备要》

当回避，如寇氏方之治阴证，四肢逆冷，狂言烦渴者，此指邪热传阴之证也。设属直中，安敢言此乎？**《本草述》卷六**：玄精石之气味，《开宝本草》以为咸温，故其主治有除风冷邪气，湿痹，心腹积聚冷气，益精气之功。而时珍谓其禀太阴之精，与盐同性，其气寒而不温。似此立论，亦甚辨矣。第愚犹有说焉，既为积阴之气所结，角皆六出，是皆老阴也，阴之极，然后生阳，此阴阳之玄机也。即凝水石，方此至阴之极而凝，犹不得也。况与诸盐可同论乎？或曰：《开宝》所主风邪冷气为中的否？曰：玄精石之用，多主归气于肾，以其同于至阴而有阳也。云除风冷诸气者，至阴之所归，而阳随之，所以《开宝本草》谓之益精气耳。苏颂谓近世补药多用之，谅亦非浪语也。铁瓮申先生来复丹于治上实下虚，大是妙剂，入玄精石于硫黄、焰消中，盖不徒配硫消之热，如时珍所云也。缘下虚用硫归之，不得至阴，则阳不还其宅，上实用消散之不得至阴之归，则阳不降于下，是非探阴阳之微，而能处剂如斯乎？即入正阳丹以治伤寒阴毒，亦同此意也。若然，何为治木舌及喉疮，乃用之以疗热也？曰：此二治俱有寒水石、牙消以去其热矣。其用玄精石者，亦犹是引阳归阴之义。先哲立方，岂苟然而已耶？或曰：然则气不寒而温乎？曰：温不与热同，如春温之气，继于冬寒之后，所谓阳之初复，去寒不甚远耳。愚揣其义，当如是，愿以质之高明。**《本草求原》卷二六**：元精石亦盐液入土而成，形如龟甲，六角，青、入肝。白，入肺，辛咸而寒。是阴极生阳，水盛木芽之机，以至阴含阳。能使阳随阴归于肾。故来复丹治上实下虚，用硫黄补下，硝石散上，而入此以归阳，为一阳来复之义。正阳丹治伤寒阴毒壮热，亦同意耳。至目生赤脉，同甘草研，竹叶汤下。内外翳障目赤，同石决、蕤仁、黄连、羊肝为丸茶下。目赤涩痛，同黄柏研点。重舌，同牛黄、朱砂、麝研，针刺去血涎点之。木舌喉疮用之，亦治热而兼引阳下归也。若冷热霍乱，同半夏、硫黄，面糊丸，米饮下。风冷、风热并用，则阴阳分利，阳归而风自熄也。但真者少，多是绛石伪充。

【附方】《本草汇言》卷一三：治肺胃蕴热生痰。用玄精石研极细，每服三分，炼蜜一匙，和白汤调下。《方脉正宗》。○治心腹积聚因热结者。用玄精石一两，研极细，红曲三两，炒为末，山药糊为丸，梧子大。每服一钱，姜汤送下。同前。○治目生翳障。用玄精石五钱，研极细，用簪脚蘸点目中。眼科方。○治赤目失明，并内外翳障。用玄精石、石决明各一两，研极细，蕤仁二两，共研匀，和羊肝并胆汁七个，捣烂为丸，梧子大。每服三十丸，甘菊花十朵，泡汤送下。《朱氏集验方》。○治头风头痛。用玄精石一两，研极细，入羊胆中阴干，水调一字，食后服之。同上。又《千金方》用一分吹入鼻中。○治伤寒天行疫疾，三日，头痛壮热，四肢不利。用玄精石、硝石、硫黄各二两，蓬砂一两，俱研细，入土罐内，盐泥固济，以炭火一斤，于罐子周一寸，熁之，约近半日时候，候泥罐青紫色，住火，待冷，取出，入净磁瓶中，埋屋内地下二尺深，二七日取出，研末，面糊为丸，鸡头实大。每服二丸，灯心汤送下。《图经本草》。○来复丹。治上盛下虚，里寒外热，伏暑泄泻，下注如水。用玄精石研细、硝石、硫黄各一两，二味入铁盏内，以米醋拌湿，微火炒，以竹箸不住手拌搅，火不可太过，研极细，五灵脂，水飞去沙石，晒干，青皮、陈皮各二两，三味俱微炒，共为末，次入玄精石末及前硝、硫末，拌匀，好米醋打大麦面糊为丸，梧子大。每服三十丸，温米汤下。《和剂局方》。

方解石《别录》

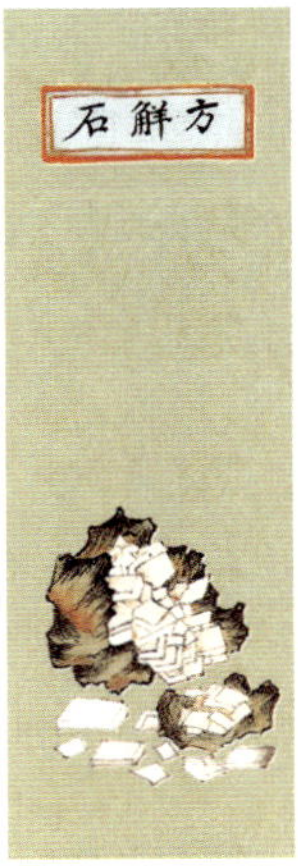

图 9-80-1　方解石《品汇》

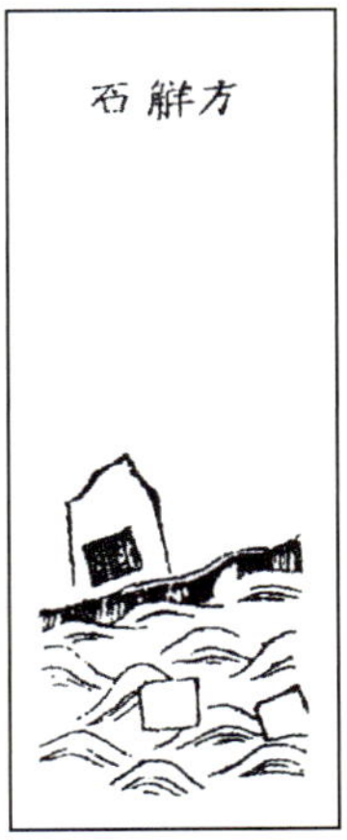

图 9-80-2　方解石《太乙》

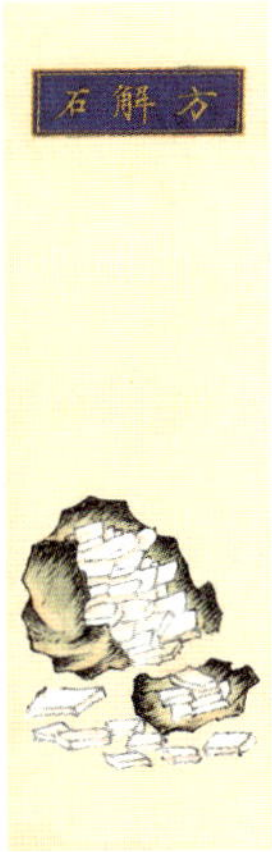

图 9-80-3　方解石《雷公》

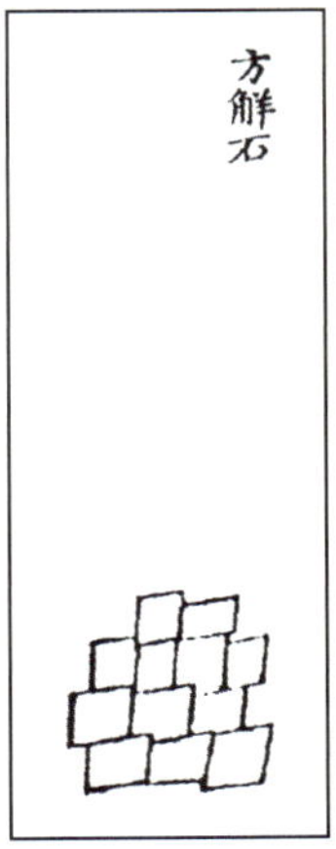

图 9-80-4　方解石《原始》

【集解】《绍兴本草》卷二：方解石，其状碎之，则随大小而皆方，色明莹者佳。然与石膏性及主治亦不远，但形质少异尔。○陶注称为长石者，误矣！不唯长石自有条例，其云方解者显非一物也。《本草纲目易知录》卷七：葆按：石膏，产于青州、徐州。而方解石处处有之，又与理石、长石有别。时珍注辨：理石即石膏，中长纹细直如丝，色带青者。而长石似方解石，虽片横碎，烧煅但不能作方块耳，亦不烂。而石膏，《本草》又名寒水石。恐相混不明，兹见市中所用寒水石，形质即方解石，考注详明，令观者易晓。

【气味】苦、辛，大寒，無毒。《绍兴本草》卷二。

【主治】主胸中留热，治结气黄疸。通血脉神方，去蛊毒妙法。《太乙仙制本草药性大全·仙制药性》卷六。

凝水石《本经》

【集解】**《本草衍义》卷五**：凝水石又谓之寒水石，纹理通彻，人或磨刻为枕，以备暑月之用。入药须烧过，或市人烧入腻粉中以乱真，不可不察也。陶隐居言：夏月能为冰者佳。如此，则举世不能得，似乎失言。**《绍兴本草》卷三**：凝水石乃寒水石也。唐注虽称纵理、横理二种，其实一物。但出产、主疗、性味一同，即无少异。常用形色鲜明白，以火锻之。今当作是矣。**《本草蒙筌》卷八**：多生河间（郡名）。亦产邯郸（即赵郡）。有纵理横理不同，惟润泽清明为上。置水中与水一色。虽夏月亦凝为冰，故此得凝水之名，必须研极细才用。服加姜汁，性恶地榆。**《太乙仙制本草药性大全·仙制药性》卷六**：凝水石一名凌水石，一名白水石，一名寒水石。生常山山谷，又出中水县及邯郸，今河东汾、隰州及德顺军亦有之。此有两种，有纵理者，色清明，如云母可析，投置水中与水同色，其水凝动者为佳。或曰：纵理者为寒水石，横理者为凝水石，三月采。又有一种冷油石，全与此相类，但投沸油铛中即冷者是也。皆咸卤，故云盐精。而碎之亦似朴消，此石末置水中，夏月能为冰者佳。唐云：此石有两种，有纵理、横理，色清明者为佳。或云：纵理为寒水石，横理为凝水石。今出同州韩城色青黄，理如云母为良；出澄城者斜理文色白，为劣也。此石有毒，若误用之，令腰以下不能举。

【气味】味辛、甘，大寒，无毒。《绍兴本草》卷三。

【主治】治身热，腹中积聚邪气，烦满，饮之不饥。《本草经》。《太平御览》卷第九八七。除内外大热如火烧，理时气热渴而饮水。却胃中热，及五脏伏热齐驱；解巴豆毒，并丹石诸毒并压。伤寒劳复兼治，积聚邪热亦除。止烦闷，喉颡渴消；去水肿，小腹顽痹。《太乙仙制本草药性大全·仙制药性》卷六。

【发明】**《本草经疏》卷四**：凝水石生于卤地，禀积阴之气而成。《本经》味辛气寒。《别录》加甘、大寒、无毒。《经》曰：小热之气，凉以和之；大热之气，寒以取之。又曰：热淫于内，治以咸寒。大寒微咸之性，故主身热邪气，皮中如火烧，烦满，及时气热盛，五脏伏热，胃中热也。易饥作渴，亦胃中伏火也。甘寒除阳明之邪热，故能止渴不饥。水肿者，湿热也。小便多不利，以致水气上溢于腹，而成腹痹。辛咸走散之性，故能除热利窍消肿也。疗腹中积聚者，亦取其辛散咸软之功耳。**《本草汇言》卷一三**：解胃火，《别录》去伏热之药也。闻人氏曰：《经》云：小

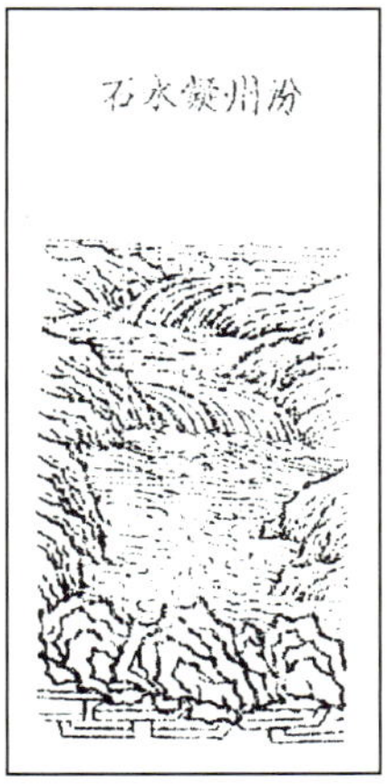

图 9-81-1　汾州凝水石《图经（政）》

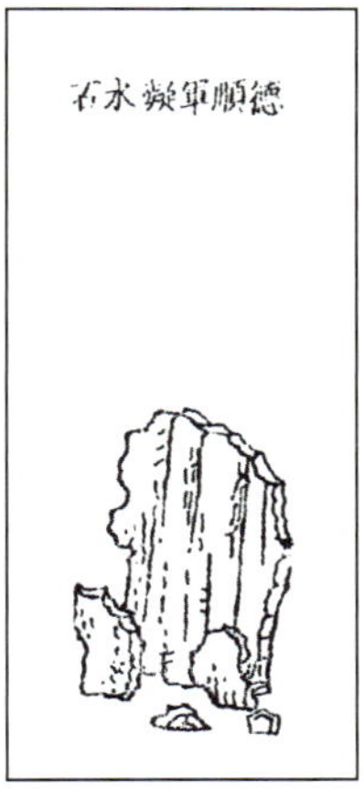

图 9-81-2　德顺军凝水石《图经（政）》

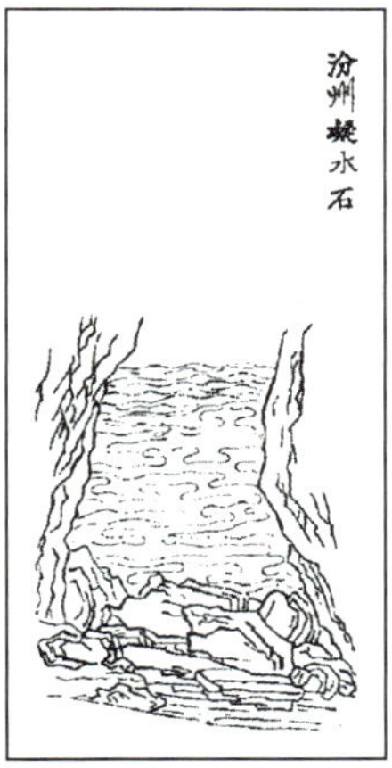

图 9-81-3　汾州凝水石《图经（绍）》

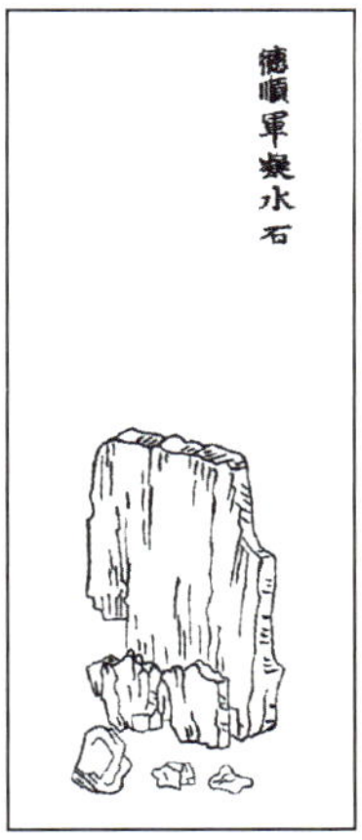

图 9-81-4　德顺军凝水石《图经（绍）》

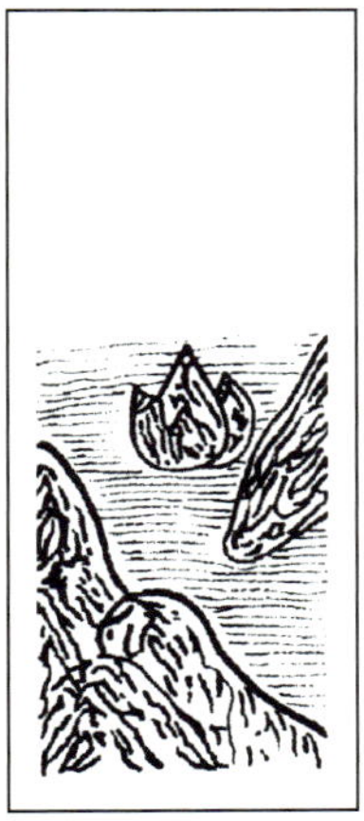

图 9-81-5　凝水石《歌括》

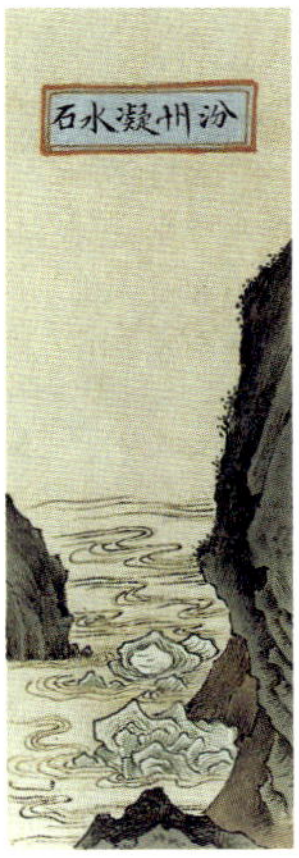

图 9-81-6　汾州凝水石《品汇》

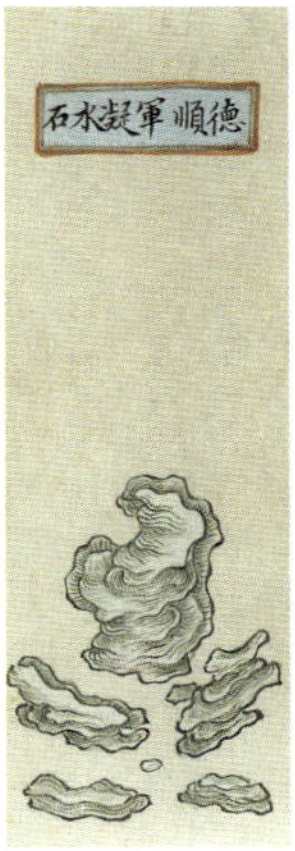

图 9-81-7　德顺军凝水石《品汇》

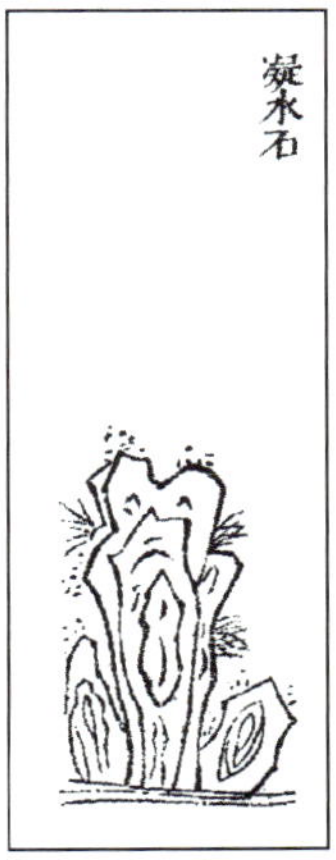

图 9-81-8　凝水石《蒙筌》

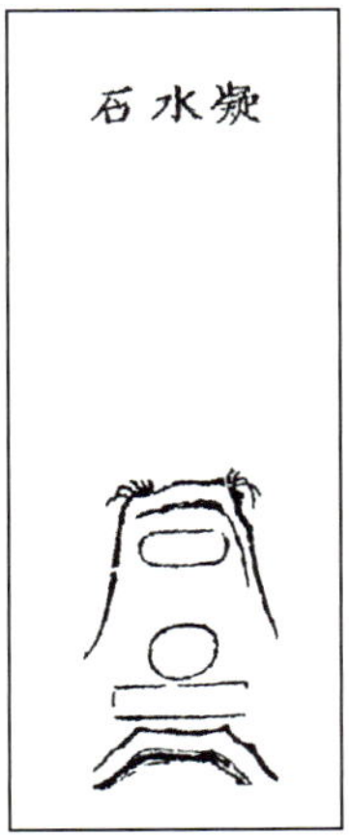

图 9-81-9　凝水石《太乙》

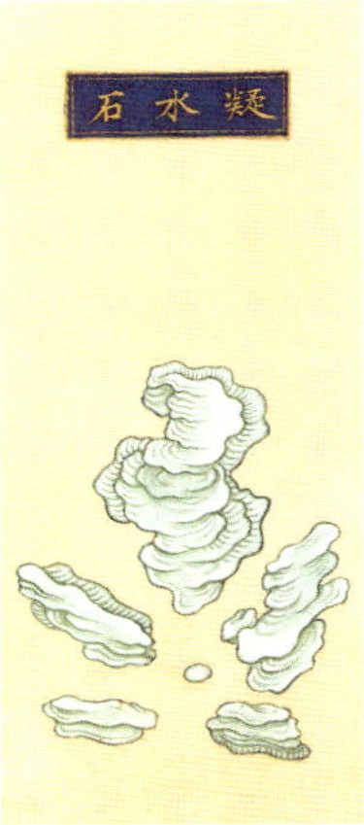

图 9-81-10　凝水石《雷公》

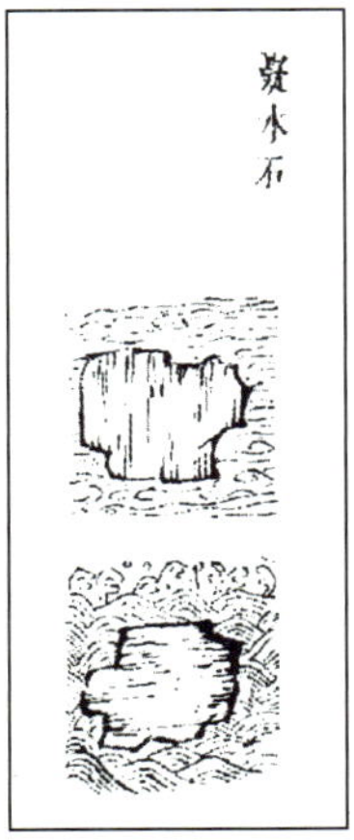

图 9-81-11　凝水石《原始》

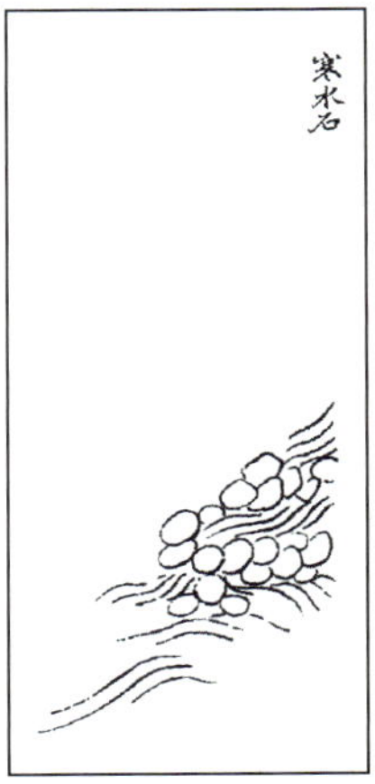

图 9-81-12　寒水石《图说》

热之气，凉以和之；大热之气，寒以取之。又曰：热淫于内，治以咸寒。此药味咸气寒，生于卤地，禀积阴之气而成，善治一切伏热，五藏六府积热，天行时气疫热，烦满消渴，《别录》小便淋闭，甄氏并丹石药毒诸疾。但阴寒沉降之性，能除有余邪热，如阴虚火炽，潮热骨蒸，咳嗽多痰，并脾胃作泄者，勿服。**《本草述》卷六：**李东璧氏又云：古方所用寒水石，是此种凝水石。唐宋诸方寒水石是石膏，近方寒水石则是长石、方解石。若然，同东璧氏所云，诸家皆不知有盐精之寒水石，故承袭其误是矣。今阅方书中，如咳嗽，如痰饮及痫证类，用凝水石，安知其非承误而不及致察者耶？第石膏四种并凝水一种，东璧氏悉其形与味甚明，投剂者是宜谛审其所入不同，勿令误也。但凝水石虽苏颂谓为玄精之类，而东璧氏遂无分别。愚细绎之，觉同中有异处。观二石之释名，同禀水气，而凝水止曰寒水，玄精则曰太乙玄精。同为盐结，凝水止曰盐精，而玄精则曰阴精。如斯相提而论，岂得谓无少异乎？其说见玄精石条。**《本草新编》卷五：**寒水石味辛、甘，气寒，无毒。入胃经。却胃中大热，五脏伏热亦可袪解，并解巴豆、丹石诸毒。兼治伤寒劳复，散积聚邪热，止烦闷喉痹。消渴可除，水肿可去。此物存之以解热毒，亦药笼中不可少之味也。○或问：寒水石解胃中之大热，其功与石膏正复相同，何以泻胃中之热，用石膏而不用寒水石乎？曰：寒水石虽解胃中之大热，然不可与石膏并论。寒水石却胃中大热，但能下行，而不能外散，若石膏则内、外、上、下无不可以泻火也。○或问：寒水石同是解热之药，而谓不可与石膏并论，岂更有他义乎？曰：寒水石可以泻有余之邪热，而不可泻不足之虚热，此则与石膏同也。更有与石膏异者，石膏泻湿热，而寒水石止可泻燥热耳。故诸湿肿满属脾者，最宜忌之也。○或问：寒水石，近人用之于药中者绝少，似亦可删之品，而先生收之，何也？曰：燥症之不明于天下也，久矣，而润燥之药，又无多几味。余独存寒水石者，所以救热燥之病也。

【附方】**《太乙仙制本草药性大全·仙制药性》卷六：**龙脑甘露丸。风热心燥，口干狂言，浑身壮热及中诸毒。寒水石半斤，烧半日，净地坑内盆合四面，湿土拥起，候经宿取出，入甘草末、天竺黄各二两，龙脑二分，糯米膏丸弹子大，蜜水磨下。○内瘴，其人小便白。以凝水石主之也。太乙曰：凡使先须用生姜自然汁煮，汁尽为度，细研成粉用。每修十两，用姜汁一镒。

《本草汇言》卷一三：治五藏六府积热，天行时气疫热，以致烦满消渴。用凝水石、石膏、滑石各五钱，甘草三钱研末。每服一钱，白汤调服。《方脉正宗》。○治丹石诸药毒。用凝水石一两，研极细，每用二钱，绿豆汤调服。同前。○治小便淋闭不通，并男女转脬，不得小便。用凝水石二两，滑石一两，冬葵子八钱，共为末，水五升，煮二升五合，时时服。《永类方》。○治小儿丹毒，皮肤热赤。用凝水石五钱，水调和，猪胆汁涂之。《经验方》。○治汤火灼伤。用凝水石研末，傅之。《卫生易简方》。

滑石《本经》

【集解】**《太平御览》卷第九八八**：冷石，《吴录·地理志》曰：郁林布山县多虺，其毒杀人，有冷石可以解之。石色赤黑，味苦。屑此石着创，并以切齿，立苏，一名窃齿石。○《南越志》曰：膋音寮城县出膋石。膋石，即滑石也。土人以为烧器，以用烹鱼。**《本草衍义补遗》**：凡使有多般，勿误使。有黄滑石、绿滑石、乌滑石、冷滑石，皆不入药。又青黑色者勿用，杀人。惟白滑石，似方解石，色白，于石上画有白腻文者佳。**《太乙仙制本草药性大全·本草精义》卷六**：滑石一名液石，一名共石，一名脱石，一名番石。今谓之画石。生赭阳山谷及太山之阴，或掖北白山或卷山，今道、永、莱、濠州皆有之。此有二种，道永州出者白滑如凝脂。《南越志》云：

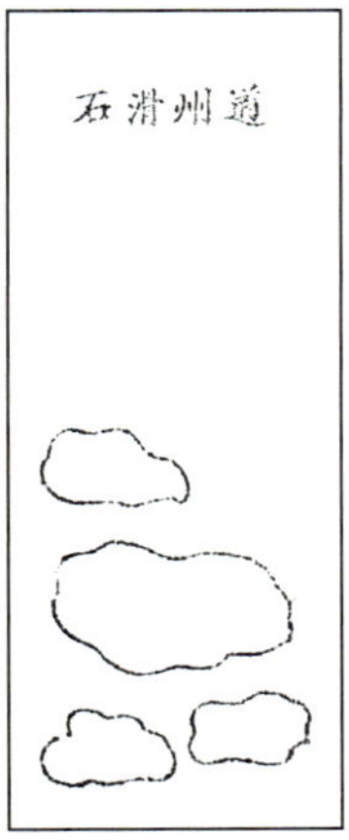

图 9-82-1　道州滑石《图经（政）》

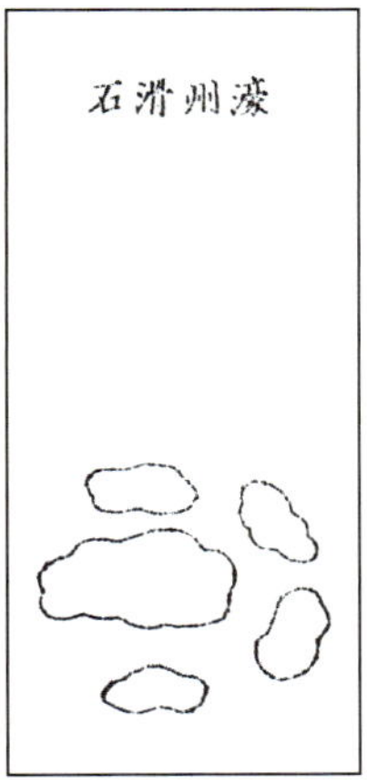

图 9-82-2　濠州滑石《图经（政）》

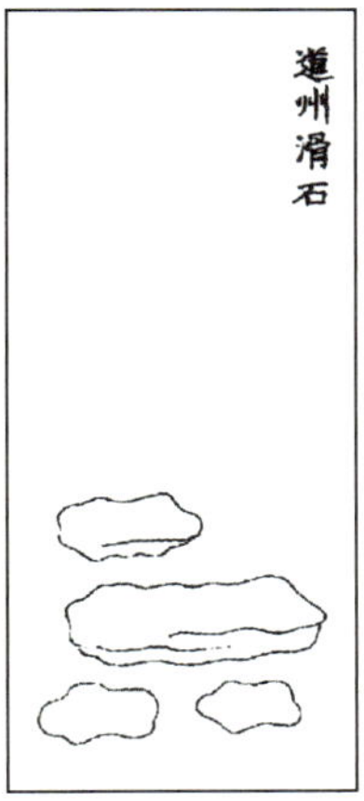

图 9-82-3　道州滑石《图经（绍）》

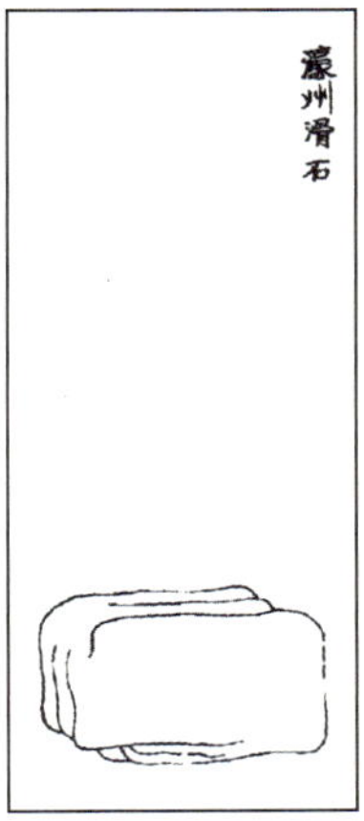

图 9-82-4　濠州滑石《图经（绍）》

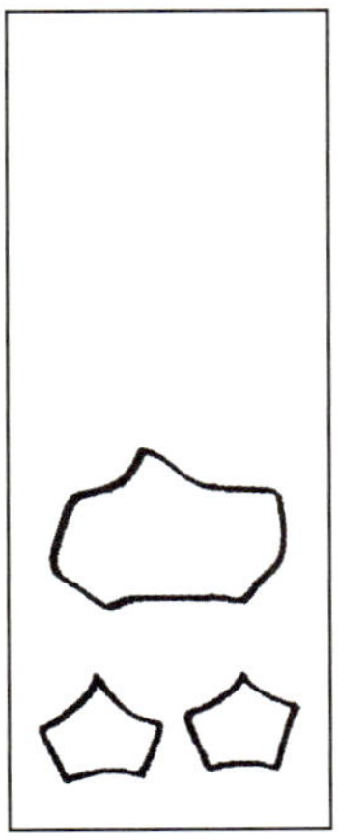
图 9-82-5　滑石《歌括》

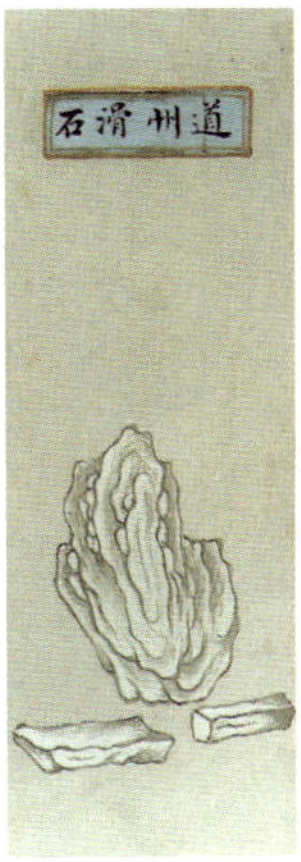

图 9-82-6　道州滑石《品汇》

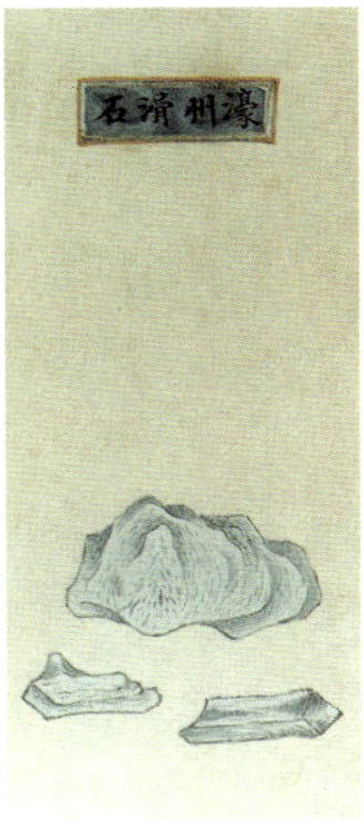

图 9-82-7　濠州滑石《品汇》

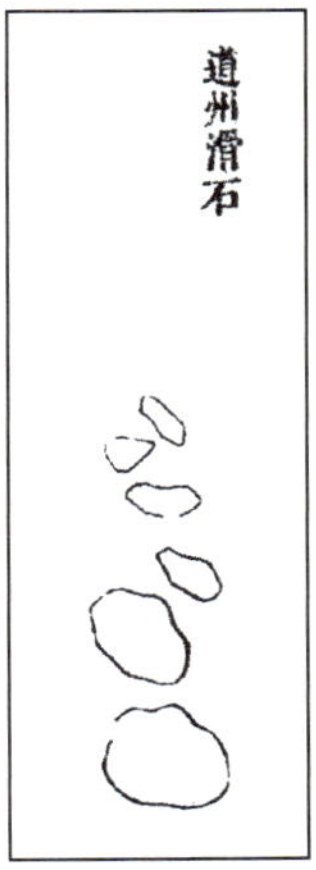

图 9-82-8　道州滑石《蒙筌》

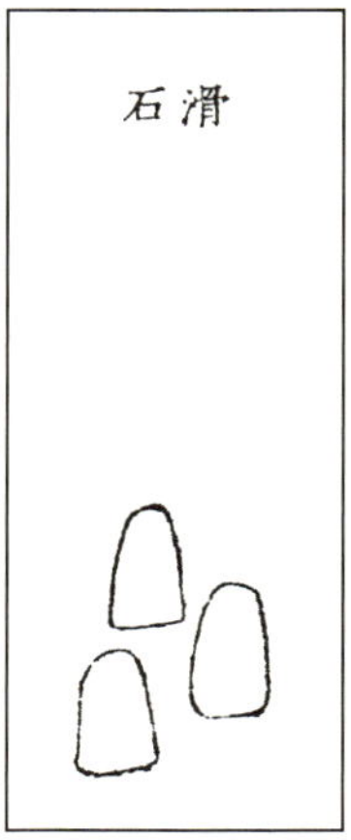

图 9-82-9 滑石《太乙》

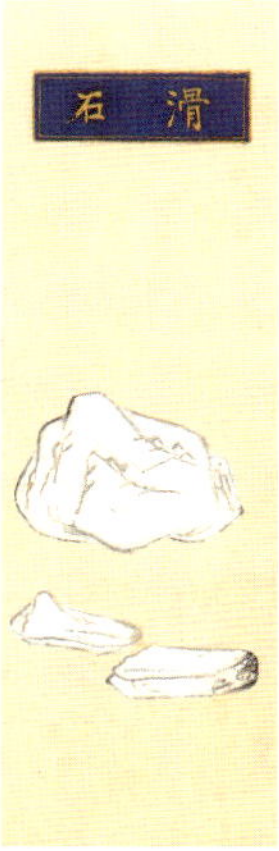

图 9-82-10 滑石《雷公》

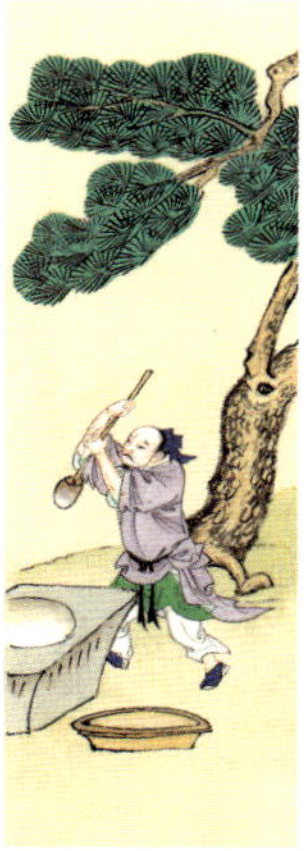

图 9-82-11 炮制滑石《雷公》-1

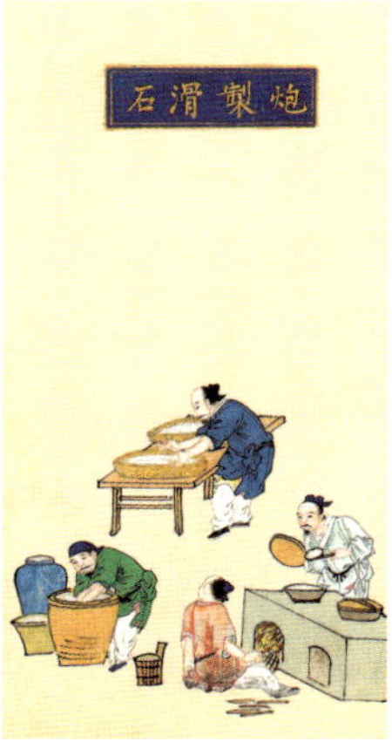

图 9-82-12 炮制滑石《雷公》-2

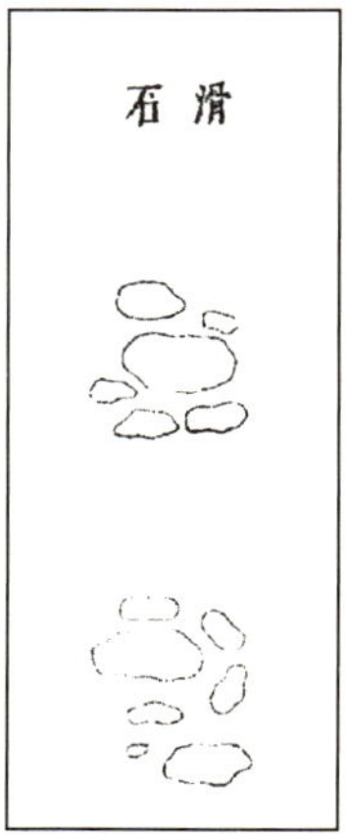

图 9-82-13 滑石《三才》

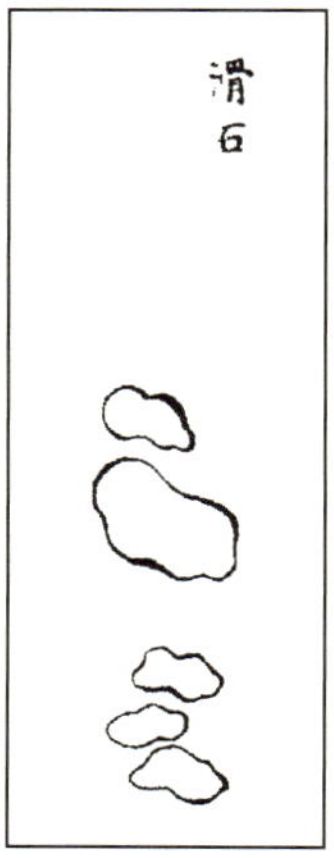

图 9-82-14 滑石《原始》

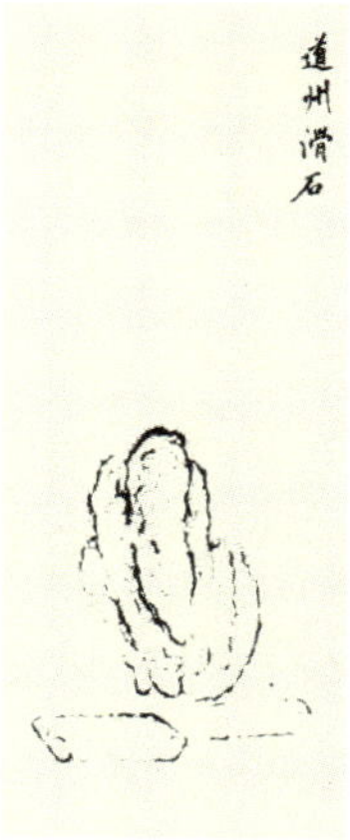

图 9-82-15 道州滑石《草木状》

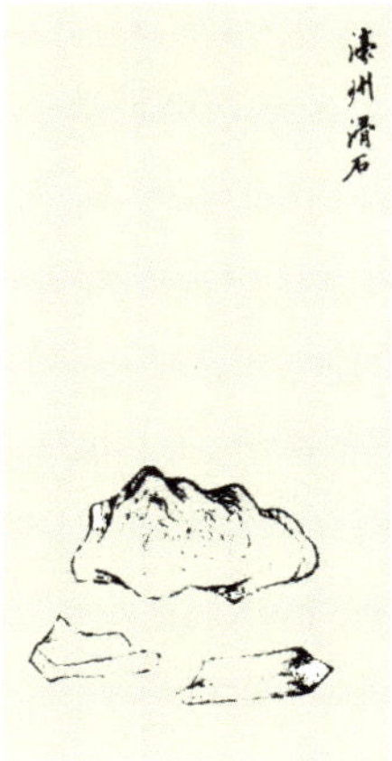

图 9-82-16 濠州滑石《草木状》

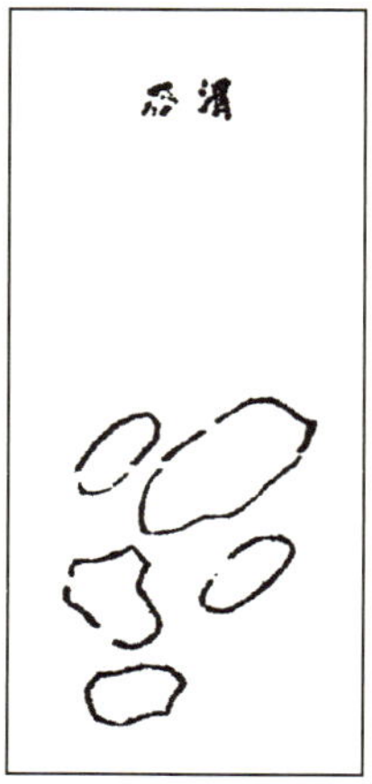

图 9-82-17 滑石《汇言》

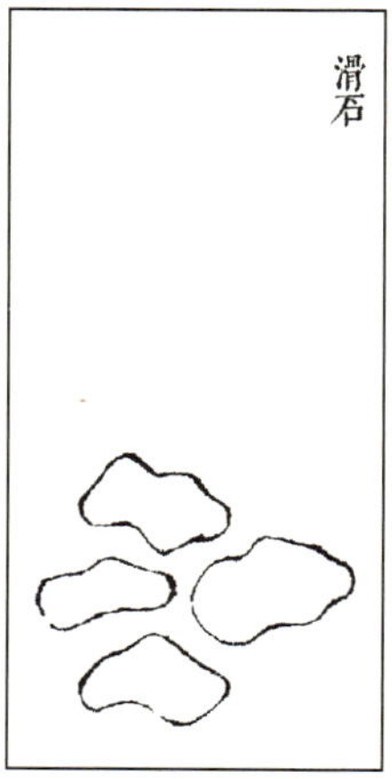

图 9-82-18 滑石《本草汇》

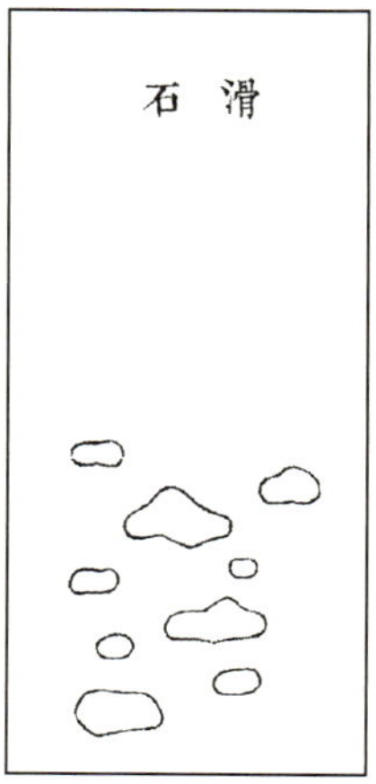

图 9-82-19 滑石《备要》

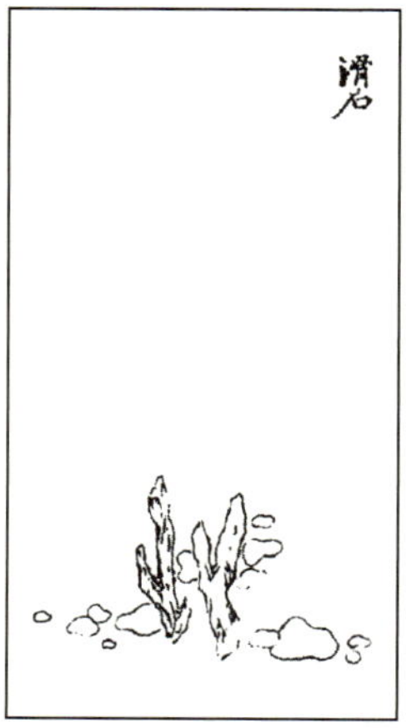

图 9-82-20 滑石《图说》

胥城县出胥石，胥石即滑石也。土人以为烧器，用以烹鱼是也。莱、濠州出者理粗质青，有白黑点，亦谓之斑石。二种皆可作器用，甚精好。初出软烂如泥，久渐坚强，彼人皆就穴中乘其软时制作，用力殊少，不然坚强费功。《本经》所载土地皆是北方，而今医家所用多是色白者，乃自南方来。又按：《雷敩炮炙方》，滑石有五色，当用白色如方解石者，其绿色者性寒有毒，不入药。又云：凡滑石似米白青色，画石上有白腻文者为真。如此说则与今南中来者又皆相类，用之无疑矣。或云：沂州出一种白滑石甚佳，与《本经》所云太山之阴相合，然彼土不取为药，故医人亦鲜知用之。《唐本》注云：此石所在皆有，岭南始安出者白如凝脂，极软滑。其出掖县者，理粗质青白黑点，惟可为器，不堪入药。济州南山伸通寺南谷亦大有，色青白，不佳，至于滑腻犹胜掖县者。又有郁林州布山县有磮，其毒杀人，有冷石可以解之，石色赤黑，味苦，屑之着疮中并以切齿立苏，一名切齿石。今人多用冷石作粉治痱疮，或云即滑石也，但味之甘苦不同耳。细研以水飞净，服下方得滑通。恶曾青，宜甘草、石韦为之使。

【修治】**《本草发明》卷五**：凡用须细白者，以刀刮去浮黄土，并去粗砺者，研细粉，东流水飞过，于日中晒干用。

【气味】味甘，气大寒，性沉重，降也，阴也，无毒。入阳明胃经。《太乙仙制本草药性大全·仙制药性》卷六。味微甘，气寒，性沉滑，降中有升。入膀胱、大肠经。《景岳全书》卷四九。味甘、淡，性寒，无毒，入胃、膀胱二经。《药性解》卷一。

【主治】除热利闭塞。《绍兴本草》卷二。能清三焦表里之火，利六府之涩结，分水道，逐凝血，通九窍，行津液，止烦渴，除积滞，实大肠，治泻痢淋秘白浊。疗黄疸水肿脚气，吐血衄血，金疮出血，诸湿烂疮肿痛。通乳亦佳，堕胎亦捷。《景岳全书》卷四九。

【发明】**《绍兴本草》卷二**：滑石除热利闭塞，方家所用者多。然《本经》云益精一说，未闻其验。所产桂府、白腻者佳，绿青者不堪。当作味甘、寒、无毒是矣。**《太乙仙制本草药性大全·仙制药性》卷六**：滑石治渴，非实能止渴也。资其利窍渗去湿热，则脾气中和，而渴自止尔。假如天令湿淫太过，人患小便不利而渴，正宜用此以渗泄之，渴不生。若或无湿，小便自利而渴者，则知内有燥热，燥宜滋润，苟误用服，是愈亡其津液，而渴反盛矣，宁不为犯禁乎？**《本草发明》卷五**：滑石，属金而有土之水，惟资其利窍，渗去湿热而已。故《本草》主身热，泄澼去留结，解烦渴，利小便，荡胃中积聚寒热，益精气，通九窍六府津液及女子乳难癃闭，令人利中。盖降妄火之要药也。《药性》云：主产难，滑胎。或云：逐凝血，消食毒，亦取其利下耳。其治烦渴，非实能止渴也，以其渗湿热，则妄火降，脾气和平，而津液生，烦渴自止矣。故云实大府者，以其去湿耳。如天令湿淫太过，人患小便不利而渴，用此为宜。或无湿，小便自利而渴者，知内有燥热也。燥宜滋润，若误服之，是愈亡其津液，而渴反盛矣。故益元散必用甘草和之，能泄上气，令下行，故曰滑以利窍，不可淡渗同用。气虚者，兼人参、甘草用之。《衍义》云：暴吐逆，不下食，以生细末二钱匕，温水调服，后以热面压之。**《本草经疏》卷三：**滑石，石中之得冲气者也。故味甘淡，气寒而无毒。入足太阳膀胱经，亦兼入足〔太阴〕阳明、手少阴太阳阳明经。用质之药也。滑以利诸窍，通壅滞，下垢腻，甘以和胃气，寒以散积热。甘寒滑利以合其用，是为祛暑散热，利水除湿，消积滞，利下窍之要药。《本经》用以主身热泄澼，女子乳难，荡胃中积聚寒热者，解足阳明胃家之热也。利小便癃闭者，通膀胱，利阴窍也。其曰益精气、久服轻身、耐饥长年，此则必无是理矣。《别录》：通九窍津液，去留结，止渴，令人利中者，湿热解，则胃气和而津液自生；下窍通，则诸壅自泄也。丹溪用以燥湿，分水道，实大肠，化食毒，行积滞，逐瘀血，解燥渴，补脾胃，降心火，偏主石淋，皆此意耳。**《本草汇言》卷一二：**朱震亨清暑解热，利水窍之药也。王宁宇抄王氏好古曰：此药味甘气寒，性坠质滑，甘能和胃气，寒能解热气，坠能推壅滞，滑能利诸窍，化垢腻也。故龙潭《本草》主小便癃闭不通，泄泻暴注，或时行中热，中暑发热、发渴，或山岚瘴气，水土不服，能泄上气，行下气，渗脾湿，清三焦，利六府，解燥渴，去妄火，莫可加也。观滑能利窍，不独利小便也。盖肺主皮毛，为水之上源，上通肌表，利毛腠之窍；下通水道，利精溺之窍。且甘淡之味，先入于胃，渗走经络，游溢精气，上输于肺，下通膀胱，故为荡热利窍之剂。夫热散则三焦宁而表里和，窍利则阑门通而阴阳顺矣。然利窍行水，消暑清热，去湿逐积，称为要剂。若病人因阴虚不足内热，以致小水赤涩短少，或不利而烦渴身热，由于阴虚水涸火炽者，皆禁用之。如作泄泻因于脾肾俱虚者，亦勿服也。**《药品化义》卷九：**滑石属阴中有阳金水与土，体润滑而重，色白，气微香，味淡，性凉，能沉，力利六腑，性气轻而味厚，入小肠膀胱脾胃四经。滑石体滑，主利窍；味淡，主渗热。能荡涤六腑，而无克伐之弊。主治暑气烦渴，胃中积滞，便浊涩痛，女人乳汁不通，小儿痘疹发渴，皆利窍渗热之力也。如天令湿淫太过，小便癃闭，入益元散，佐以朱砂，利小肠最捷。要以口作渴，小便不利，两症并见，为热在上焦肺胃气分，以此利水下行，烦渴自止。若渴而小便自利者，是内津液少也。小便不利而口不渴者，是热在下焦血分也，均非宜用。且体滑，胎前亦忌之。取白色细嫩者良。刮去微黄生用。敷痘疮溃烂甚妙。**《本草乘雅半偈》帙二：**洁白如水体之澄湛，性滑禀水用之动流，气寒具水化之捍格，奇方之滑剂重剂也。主身热泄澼，乳难癃闭，荡胃中积聚寒热者，滑可去着也。益精气，轻身耐饥长年者，重可去怯也。先人评药云：助精运用，益彼空大，水流而不盈，行险而不失其正者也。**《本草述》卷五：**滑石之用，在前概以为能滑窍利水道而已。自朱丹溪先生乃谓属金而有土与水，种种利益。夫色白者，金也。味甘者，土也。气寒者，水也。夫金水固相生，必藉土以致其用。《经》曰：味归形，形归气，是味之甘者归于质之白，质之白者归于气之寒也。由土而金，由金而水，此岂徒以滑窍利水尽其用乎？《本经》谓其荡胃中积聚寒热，益精气。《别录》曰令人利中，其义可参也。盖其坚贞之性，本属坤贞，而柔腻之质，又得坤柔，合之以为滑利，所以奏功若此。盖寒热者气，积聚者形，本由气以有形，滑石即由质以化气，脾胃患湿，又即积聚之气所化也。荡积聚则湿去，而利中土，司运化，上至于肺以生金，还下降入胃以行水，化则九窍六腑津液通，而经脉舒，在脾气益畅，此所谓益精气。又丹溪所谓补脾胃也，然又谓其降心火者，何居？曰：肺阴下降，则心火降矣。又后贤谓大养脾肾之气，是又益肾也，何居？曰：水土合德，以立地者也。然水土合以为体，分以为用，湿为土病，水在土中也。即以为水病，土又在水中也。湿行而水道分，不惟脾脏得其运化，即肾脏亦得以运化，是所谓大养脾肾之气，而《本经》所谓益精气者，固已包举此义矣。若然，是不唯不可以淡渗例论，即滑窍下泄等语，岂为能精察物理。然则去留滞之说，非乎曰滑石之能在去留滞。然留滞之去，即以益脾气，降心火，养肾气，此中煞有妙理，知此则可以善其用，不可徒以去结行滞主之也，是其义可得而明欤。曰：人身百病疗之者，勿论寒热虚实之剂，俱宜兼于清中道，清中道有用其气者，有用其味者，有用其质者，如滑石则质以化气，而效更捷。试各举其同用诸方，寒凉玉屑无忧散咽喉。茶调散，神芎散俱头痛，瞿麦汤，瓜蒌根散俱消瘅，至小便不通并淋证，同寒凉而用者多也。辛温星半安中汤，白螺壳丸俱胃脘痛，水通散胁痛，沉香丸膏淋，辛热三因白散子中风，大黄龙丸中暑，生附散劳淋，宣泄猪苓汤消瘅，人参木香散水肿，大橘皮汤胀满，小蓟饮子溲红，至小便不通并淋证，同于宣泄者多也。补养半夏利膈丸痰饮，桂苓白术散，桂苓甘露饮俱霍乱，甘露饮胀满，地黄丸，黄芪汤俱劳淋，夫同寒凉宣泄，用此为多，以此味气固寒，用固通也。然在温热而亦同用之者，非藉其以寒剂热也。即其在补养而亦同用之，岂藉其补哉？盖人之血气为病，以留结于中道者，宁独热者，实者为然。即为虚为寒而患于中道之留滞者，正未必少，即虚寒亦藉以为用，则其用不可神而明之，以为中道利乎？试观滞下病，谓益元散为圣药，一入红曲，以和血行滞，名清六丸。一入干姜以正气辟湿，名温六丸。一清一温，因名思义，似寒热皆可藉其用也。其他证不可尽变乎哉？**《本草汇》卷一八**：滑石一味，用质之药也。滑以利诸窍，通壅滞，下垢腻，甘以和胃气，寒以散积热，甘寒滑利，以合其用，是为祛暑散热，利水除湿，消积滞，利下窍之药。然不独小便也，上能利毛腠之窍，下能利精溺之窍。盖甘淡之味，先入于胃，渗走经络，游溢精气，上输于肺，下通膀胱，肺主皮毛，为水之上源，膀胱司津液，气化则能出，故上能发表，下则利水。发表是燥上中之热湿，利水是燥中下之热湿。热散则三焦宁，而表里和。湿去则阴阳通，而阑门利。刘河间之用益元散，滑石六两、甘草一两。治表里上下诸病，亦是此意。性既沉滑，能泄上气下行，不可与淡渗药同用。气虚者，兼人参、甘草用之。又如天令湿淫太过，人患小便不利而渴，正宜用以渗泄，渴自不生。若或无湿，小便不利而渴者，则知内有燥热，燥宜滋润，苟误服之，亡其津液而渴反盛矣。阴火虚炽水涸者，勿用。精滑便利者，禁之。**《本草新编》卷五**：滑石味甘，气大寒，性沉重，降也，阴也，无毒。入足太阳。利九窍津液频生，行六腑积滞不阻。逐瘀血而解烦渴，分水道以实大肠，上气降火，实有奇功。此药功专滑利，凡有〔火〕积在膀胱者，非此不能除。故夏月犯暑口渴者，必须用之以解，似乎滑石乃止渴之圣药。然而，滑石非止渴之药也，藉其利膀胱而去湿热耳。夫湿热积于膀胱，则火必上升而作渴，利其湿热，则火随湿解，而膀胱之气化自行。膀胱之气化既行，则肺气清肃，不生火而生阴，而津液自润矣。此滑石所以利尿而止渴也。然而渴症不同，有内火而渴，有外火而渴。犯暑而渴者，乃外来之火，而湿郁于膀胱也。阴虚而渴，乃内起之火，而湿流于膀胱也。倘亦用滑石以利湿热，湿不能去，而转添其燥热矣。盖外火可泻，而内火宜补，未可概以滑石而轻利其湿也。否则，转利转虚，益犯虚虚之戒，不可不慎耳。或疑滑石性急，甘草性缓，相合成散，缓急得宜，似乎泻火至神，消暑至易矣。然而有泻火而火愈增，消暑而暑益炽者，何也？夫天水、六一，本一方也。然而此方止可泻火之已燃，而不能泻火之未发，能消暑之既盛，而不能消暑之将残。盖滑石有形之物，安能泻火于无形。滑石甚重之物，安能消暑于不重。各有所长，即各有所短耳。○或疑滑石利水，何以伤寒热病亦用之，而得解其邪？盖滑石性速，最能逐邪从膀胱下泄，犹恐过于迅速，佐之以甘草之缓，使其少迟于逐邪，反能祛邪之尽出，从小便而下泄，水去而火亦去也。○或又问天水散逐邪最速，何以上焦之邪偏去之迟耶？夫滑石下行而不上行者也，虽佐之以甘草之缓，止能少留于中焦，而不能少留于上焦也。上焦既不能留，又何能逐邪哉？○或又问滑石既能利水，则膀胱之邪必能迅逐之矣，何以有时逐膀胱之邪，反成胀满迫急之病乎？曰：此下焦之虚热，膀胱无水而强利之也。夫膀胱有水，则滑石利之可也，无水而强利之，不犹向无衣者而索衣，无食者而索食乎，其窘迫之状为何如哉。盖滑石止可泻实火之邪水，而不可泻虚火之邪水也。

【附方】**《本草衍义》卷四：**暴得吐逆不下食。以生细末二钱匕，温水服，仍急以热面半盏押定。

《药性粗评》卷四：小便不通。凡患气壅，关格不通，小便淋结，脐下妨闷兼痛者。滑石八分，研如面，以水五六合，和搅顿服，效。膈上烦热。凡患积热，膈上烦满不快者。滑石二两，研为末，用水三大盏，煎取二盏，去滓，下粳二合，煮作粥，待温食之，妙。

《本草汇言》卷一二：治中暑热渴。凉水下。○治伤寒疫疠传染。初起用葱头三个，生姜三片，煎汤下，取汗。汗后遗热不净，用白芍药二钱，煎汤下。日久不愈，用人参一钱，黑枣五个，煎汤下。劳复，用白术二钱，煎汤下。○治伤酒。用陈皮、葛根各一钱五分，煎汤下。○治伤食不消。用厚朴、枳实各一钱，煎汤下。○治百药邪热诸毒。用绿豆二合，煎汤下。○治癫痫。用青黛、天竹黄各一钱，研细，配益元散一钱，白汤下。○治瘛疭。用人参一钱，玉竹三钱，煎汤下。○治烦满短气。用生姜五片，煎汤下。○治腹胀闷痛。用木香一钱磨汁，调汤下。○治五淋闭涩作痛，或小便不通。用车前草、淡竹叶各三钱，煎汤下。○治胸中积聚蓄水。用猪苓、苍术各一钱，煎汤下。○治泄泻不止。不拘冷热。用茯苓、陈皮各一钱，煎汤下。如冷泻，用砂仁、补骨脂各二钱，煎汤下；热泻，用川黄连、黄芩各一钱，煎汤下。○治下痢，不拘赤白。用川黄连、广木香各一钱，煎汤下。○治肠澼泻血水。用白术炒三钱，猪苓二钱，煎汤下。○治五种黄疸。用龙胆草、灯心各二钱，煎汤下。○治脚气湿肿。用木瓜、杜仲、槟榔各二钱，煎汤下。○治生胎不下。用五灵脂，煎汤下。○治死胎不下。用生附子、芒硝各二钱，煎汤下。○治牙痛。用蛇床子三钱，煎汤下。○治齿疳烂。用铜青一钱，配益元散一钱，研细，掺齿缝中。〇治妇人转脬。因过忍小便而致者。用葱头五个，煎汤调下。〇治两腋、两胯湿汗。本方散子，加枯矾末等分，研细，和入掺之。〇治杖疮肿痛。本方散子一两，加赤石脂、大黄各五钱，为末，总研匀，用米泔温汤洗净，贴之。王绍隆先生曰：滑，从水从骨，故能散精于骨，淫气于骨，以助髓液流通之用。〇皇甫氏家制导水丸。主泄泻湿热，通利二便，必高燥之地，黑瘦之人，膏粱之家，热燥之病，服之切当。若下湿之地，肥白之人，淡食之家，寒湿之病，犹未当也。用大黄、黄芩各一两，牵牛子、滑石各四两，共为细末，米糊丸如绿豆大，白汤下二十丸，日二服。

阳起石《本经》

【释名】窃齿石《大康地记》。

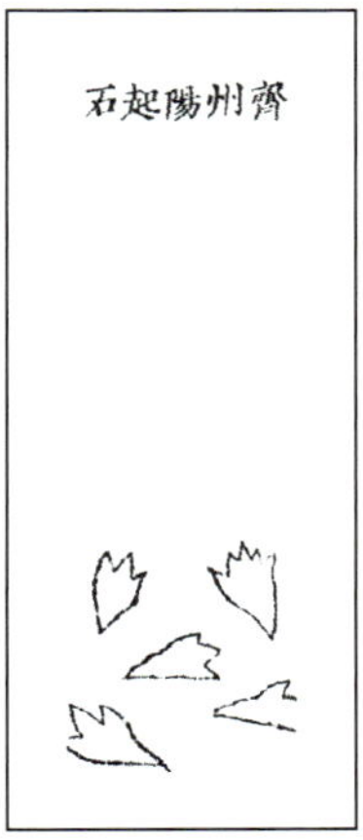

图 9-83-1　齐州阳起石《图经（政）》

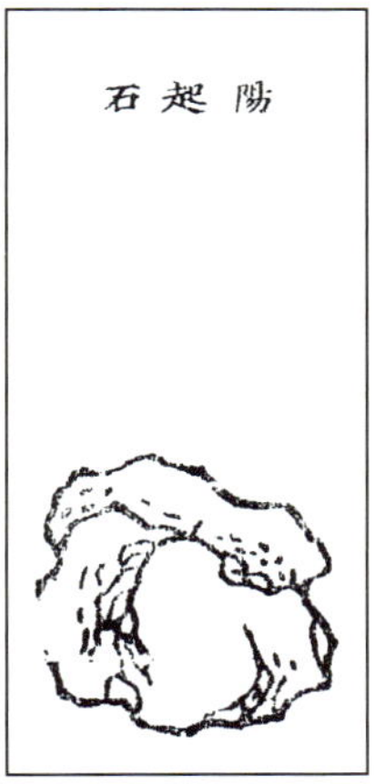

图 9-83-2　阳起石《图经（政）》

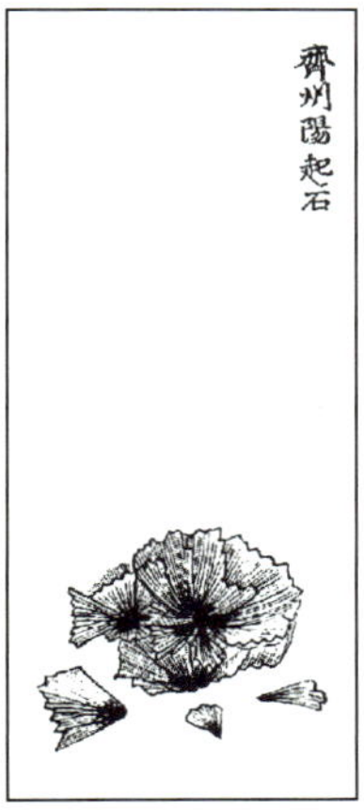

图 9-83-3　齐州阳起石《图经（绍）》

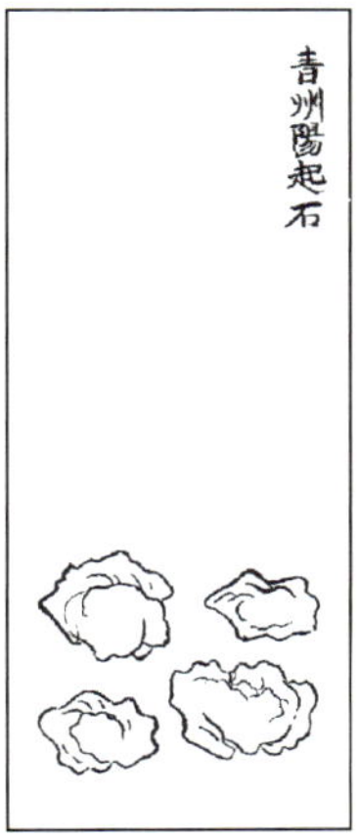

图 9-83-4　青州阳起石《图经（绍）》

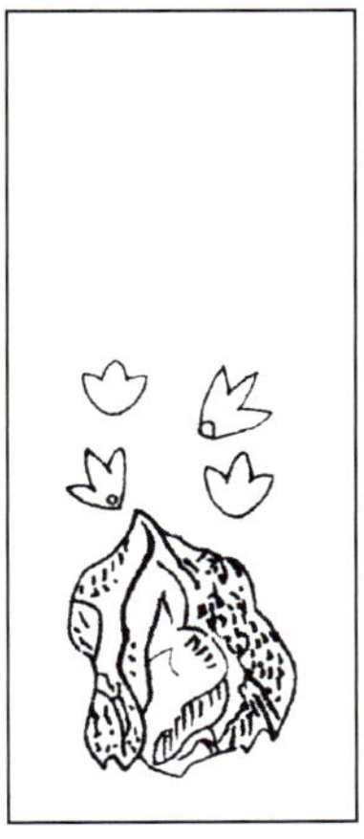

图 9-83-5　阳起石《歌括》

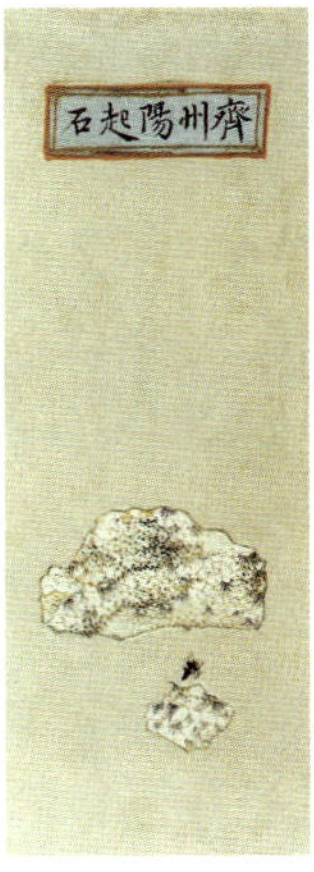

图 9-83-6　齐州阳起石《品汇》

图 9-83-7　阳起石《品汇》

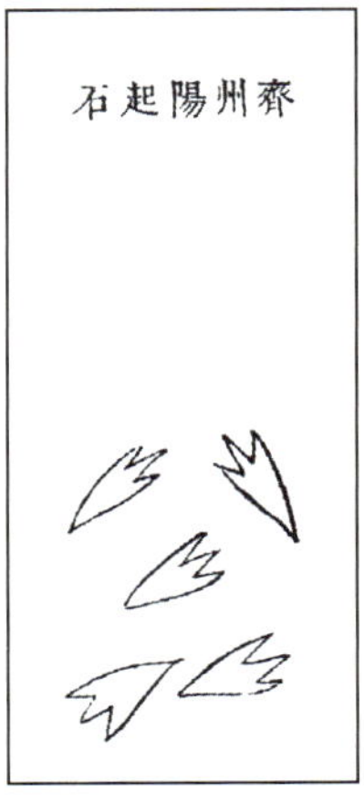

图 9-83-8　齐州阳起石《蒙筌》

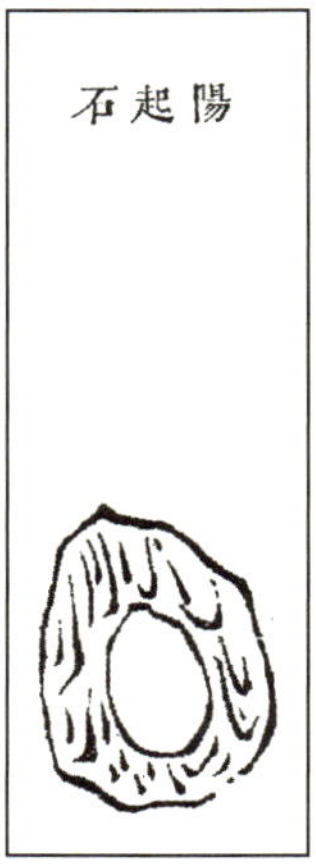

图 9-83-9 阳起石《蒙筌》

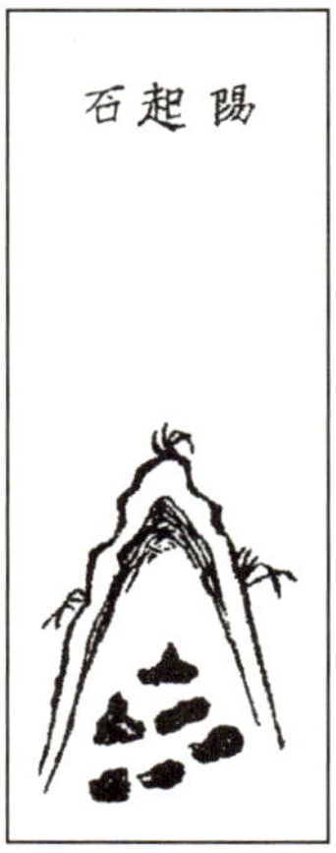

图 9-83-10 阳起石《太乙》

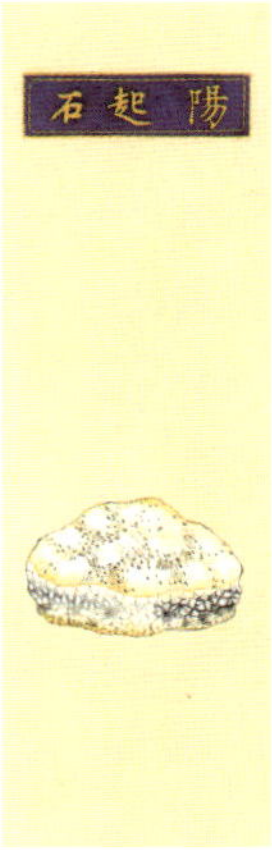

图 9-83-11 阳起石《雷公》

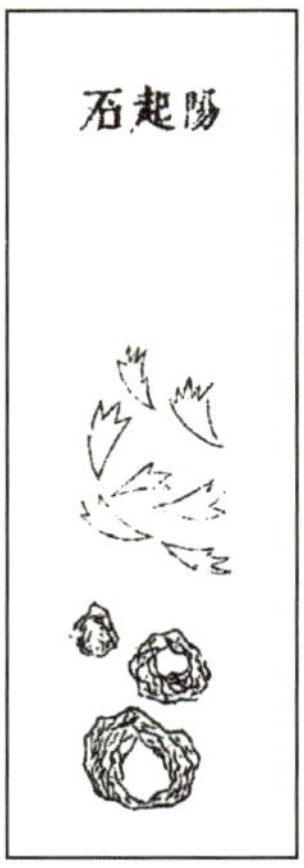

图 9-83-12 阳起石《三才》

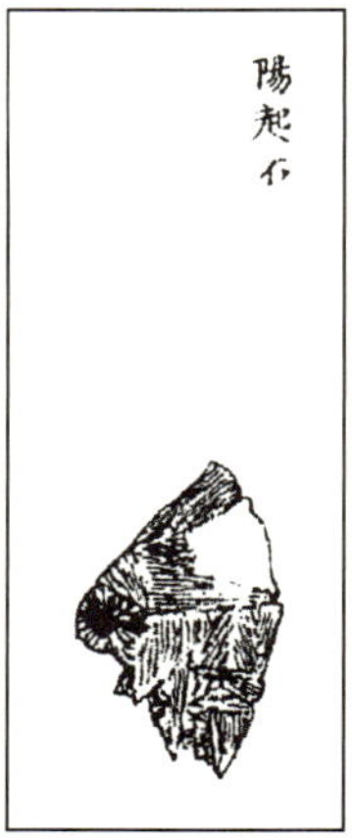

图 9-83-13 阳起石《原始》

图 9-83-14 齐州阳起石《草木状》

图 9-83-15 阳起石《草木状》

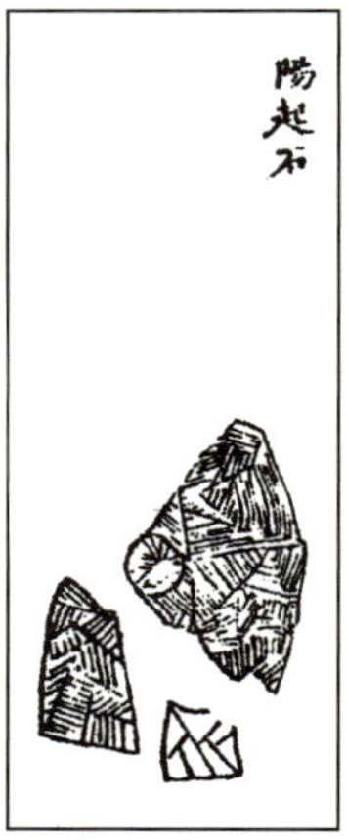

图 9-83-16 阳起石《汇言》

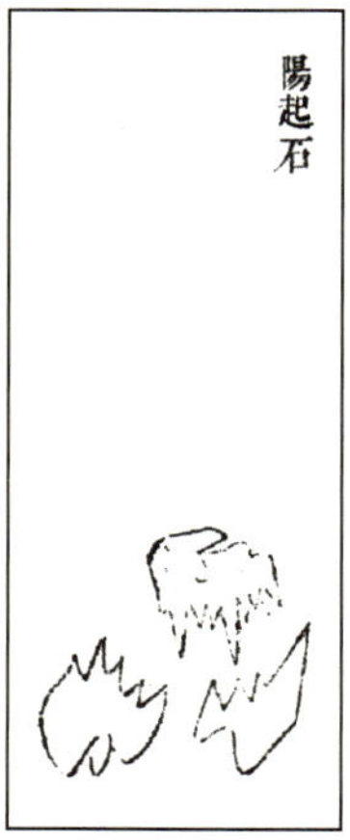

图 9-83-17 阳起石《本草汇》

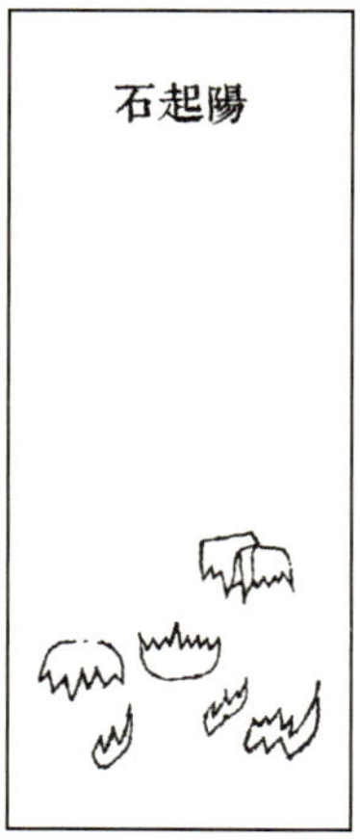

图 9-83-18 阳起石《备要》

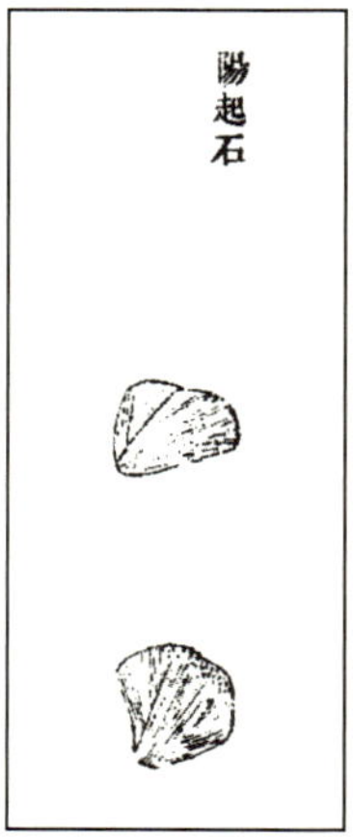

图 9-83-19 阳起石《类纂》

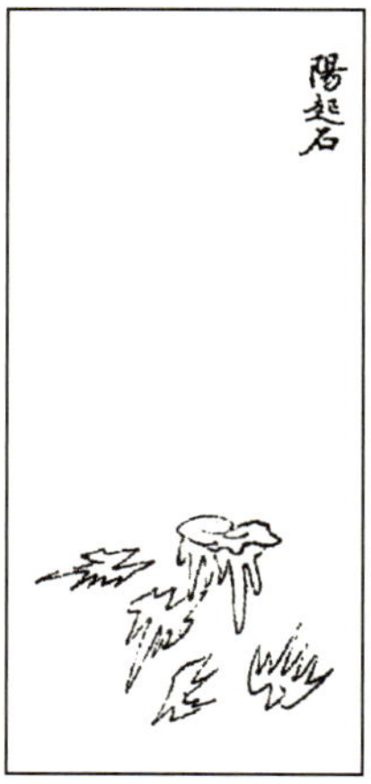

图 9-83-20 阳起石《图说》

【集解】《太平御览》卷第九八八：《吴录·地理志》曰：郁林布山县多虺，其毒杀人，有冷石可以解之。石色赤黑，味苦。屑此石着创，并以切齿，立苏，一名窃齿石。见《大康地记》也。○《南越志》曰：㝯音寮城县出㝯石。㝯石，即滑石也。土人以为烧器，以用烹鱼。《太乙仙制本草药性大全·本草精义》卷六：阳起石一名白石，一名石生，一名羊起石，即云母根也。生齐山山谷及琅邪，或云山。阳起石今惟出齐州，他处不复有。或云邢州鹊山亦有之，然不甚好。今齐州城西惟一土山，石出其中，彼人谓之阳起山，其山常有温暖气，虽盛冬大雪遍境，独此山无积白，盖石气熏蒸使然也。山惟一穴，官中常禁闭，至初冬则州发丁夫，遣人监视取之，岁月积久，其穴益深，镵凿他石，得之甚艰。以白色肌理莹明若狼牙者为上。又云：惟太山所出黄者绝佳，邢州鹊山白者亦好。有云头雨脚及鹭鸶毛者佳。欲试紧慢，绝细研，盛铺有釉盆中，照当午日下，盆面温，纸密掩，盆底文火微熏，升起粘纸者力洪，仍复在盆者力劣。惟畏菟丝，亦忌羊血。恶泽泻、菌桂并蛇蜕、雷丸。

【修治】《体仁汇编》卷之四：升阳起石法。此法从未载方书，所以人多不晓，用光特录出之。阳起石，不拘多少，先用头烧酒浸一宿，次日取出，焙干，每两加樟冰三钱，同研一处，入黑油罐中，上以瓦盏盖口，口以石膏土子，即无名异，先用火煅通红，研极细末，用醋调成膏子，加煅过，白盐二三钱，为末，同搅极匀，将瓦盏用粗铁绵札之，用前膏先涂下口缝一层，不可多，却用火在盏中炙干，渐渐逐层加搽，以平盏口为度，入神仙炉中，渐渐发火，盏内用水搽，不可打动，烧炷半线香为度，慢慢退去炉砖，又不可震动，听其冷定，轻轻取下，去铁线，盏底上罐内轻轻扫下，其罐底下黑砂不用，只用扫升者，此法极妙。神仙炉，用砖块间花合起，中用三钉各开四指地，是定三方，钉在当中，长八指，四指入地，上留四指高为度，砖又离钉周围四指，团团迭起，平罐盏下为度，渐下发火烧之。彭用光曰：凡升阳起石，必先学习砌神仙炉，法三五次方可着罐发火，就用烧线香炷半为则，斯完美矣。《医门秘旨》卷一五：炼阳起石。用真阳起石煅红，研为细末，入固济罐内，上用铁灯盏盖头封口，盏内用水，如干搽盏，打火先文后武，三炷香尽，取出升起者入药用。此医家多不知制法，故不验也。《医宗粹言》卷四：升阳起石法。拣选真正好阳起石，打碎，用好烧酒浸一宿，捞起，每两樟脑二钱同研一处，入固济阳城罐内，上用灯盏封口牢密，入百眼炉上，用水注盏，先文后武，打火二炷香，冷定取开，升盏者可用，沉重在底者勿用。

【气味】味酸，微温。《本草经》。《太平御览》卷第九八七。

【主治】治崩中，补足内挛，脏中血结气寒热，肠痛，漏下无子，阴阳不合。《本草经》。《太平御览》卷第九八七。治男子、妇人下部虚冷，肾气乏绝，子藏久寒，须水飞研用。《本草衍义》卷五。

【发明】《绍兴本草》卷二：阳起石，出产土地不一，形块大小不等，但以齐州色莹白有撮纹者佳，又一种出青州，无撮纹者不堪。凡入药，当须火煅用之。主治已载《本经》。李氏云小寒即误也，当云味咸、性热、无毒是矣。**《药性解》卷一**：阳起石，咸温之品，宜归水脏。崩漏癥结，皆肾虚所致，故咸疗之。难得其真，勿宜误用。**《本草经疏》卷四**：阳起石，禀纯阳之气以生。《本经》味咸，气微温，无毒。观《图经》所载：齐州阳起山，其山常有暖气，虽盛冬大雪遍境，独此山无少积，盖石气熏蒸也。其为气之温暖，当不甚微矣。味咸而气温，入右肾命门，补助阳气，并除积寒宿血留滞下焦之圣药，故能主崩中漏下，及破子脏中血，癥瘕结气，寒热腹痛，及男子茎头寒，阴痿不起，阴下湿痒，令人有子也。真阳足则五脏之气充溢，邪湿之气外散，故久服不饥，并去臭汗也。《别录》又主消水肿者，盖指真火归元，则能暖下焦，熏蒸糟粕，化精微，助脾土以制水也。〇同破故纸、鹿茸、腽肭脐、菟丝子、狗阴茎、肉苁蓉、巴戟天，治命门虚寒，阴痿不起，精寒无嗣。服之能令阳道丰隆，使人有子。总治男子九丑之疾。**《本草汇言》卷一二**：阳起石壮元阳，暖子藏，甄权逐湿痹，健腰膝，王好古补养命门不足之药也。方龙潭曰：此禀纯阳之气以生。其山产石之处，冬不积雪，为壮阳暖肾，逐湿除寒之用可知矣。故前古主崩中漏下，癥瘕结气，寒积腹痛，阴痿无子。《别录》又主茎寒阴冷，阴汗湿痒，水肿腹胀。大氏又主妇人冷带宿血，男子五劳虚冷诸证。凡属阳衰气冷精寒，血中无阳者，服之立见神功。倘涉阴虚有火，营虚血热者，不宜服。**《本草乘雅半偈》帙四**：起阳以为量，因名阳起石耳。盖阴气流行则为阳，阳气凝聚则为阴，故主凝聚以为眚，流行以为用也。阳起，云母根，高山，阳起母，云母阳起，互相参勘，则知内守外使之为用矣。阳在外，阴之使也；阴在内，阳之守也。阴者，藏精而起亟；阳者，卫外而为固。阳起，两得之矣。**《本草述》卷五**：阴阳之赋气，阴降而阳升。则凡物之禀阳气盛者，无不上行也。唯是石类乃为殊异，要亦此山气之有独钟而凝，为斯石所谓形归气，则其所异者，在此山之气如温泉之类，不多有也。惟取其气，故取其轻松若狼牙，又置雪中自化，写纸上纸即飞举者为佳也。夫阳火出于地中，宜其补命门不足，而起男子阴痿，暖妇人子宫冷矣。至男子之腰脊冷痛，女子之子脏痼冷，癥瘕气寒，崩漏等证，皆取其上升之阳，动而不诎之气化，以对待之，岂仅取其顽然一石之质哉？第苏颂已谓其难得，迄今又可知矣。用其赝者，不如勿用之为愈也。**《本草汇》卷一八**：阳起石，禀纯阳之气。其产处之山，冬不积雪，则气之温暖可知。入右肾，补助阳气，并除积寒宿血留滞下焦之圣药也。然亦非久服之物，阴虚火旺者忌之。**《本草新编》卷五**：阳起石最难得真，必得真者，依法配合方验。阳起石：非云母石之根也。明透者佳。味甘，气平，有毒。入命门。治肾气乏绝，阴痿不举，破血瘕积凝腹痛，去阴囊湿痒，驱子宫冷寒。〔此物〕虽温补命门，而制之不得法，反能动燥，受害无穷。金石之药，所以不及草木之味。然而亦有不可不服金石之时，乃阴寒无火之人，又加天厌之客也。天厌之客，为天所厌绝。吾人行医，必欲使其阳道修伟，不几受逆天之愆乎。不知医道之大，实能参天地之穷。苟人心悔吝，上至格天，而竟无法以挽回，使其天厌终身，后嗣绝灭，亦失爱育之至仁也。故吾注《本草》，不得不阐发阳起石之奇，盖此物制之得宜，实可使天厌者重新再造，非草木之药可比也。其法用阳起石一两，先用驴鞭肉汁煮三炷香取起，于白炭火烧红，即于驴鞭汁淬之七次，而阳起石可用矣。

同驴肉汁入之于人参、芪、术、茯神、菟丝、龙骨、熟地、枸杞、山茱〔萸〕、杜仲、破故纸之中，自然重新长肉，改换筋膜，内阳既兴，外阳亦出，必非从前细小之势矣。倘舍驴鞭之汁煅炼阳起石，虽亦能取效，止可兴平常之阳，不能兴天厌之阳也，且口干舌燥，亦所不免，非疮疡之生，即消渴之患矣。○或问：阳起石，但知其兴阳，未闻其能改造天厌，先生之论自应奇绝，但未知曾有验之者否？曰：天有缺陷，炼石可以补天，岂人有缺陷，炼石独不可以补人乎？其有验有不验者，因人有善不善也。阳起石之能改造天厌，又何必过疑哉。○或问：先生伤人死于贪生，戒丹砂之不可轻用，何于阳起石而表扬其奇，无乃有导淫之失乎。曰：吾尚论《本草》，功过不掩。丹砂实有过，予不敢隐。阳起石实有功，予亦不敢没。至人之生死，人自取之，于予何讥乎。

【附方】**《本草汇言》卷一二：**总治男妇虚冷百病。燕医畯玄生传治男子命门虚寒，精乏无子，妇人冲任不调，血虚不育，或有病腰膝冷疼，手臂麻木，水肿腹胀，奔豚疝瘕，茎寒囊冷，囊汗湿痒，大便溏泄，或癥瘕积聚，肚腹作痛，三阴久疟，休息久痢，血崩带漏，月水不定等疾。用阳起石四两，火烧酒淬三次，补骨脂、菟丝子、于白术、巴戟天、枸杞子、鹿茸、人参、黄耆、当归、茯苓各五两，俱酒拌炒，研为末，黑附子童便煮、肉苁蓉、怀熟地，俱酒煮，俱捣膏，炼蜜和丸梧子大。每早服三钱，白汤下。服之能令阳道丰隆，使人有子。

不灰木《开宝本草》

【集解】**《太乙仙制本草药性大全·本草精义》卷六：**不灰木出上党，今泽、潞山中皆有之。盖石类也。其色青白如烂木，烧之不燃，以此得名。或云滑石之根也，出滑石处皆有，亦名无灰木。采无时。今处州山中出一种松石，如松干而实石也，或云松久化为石，人家多取以饰山亭及琢为枕。虽不入药，然与不灰木相类。

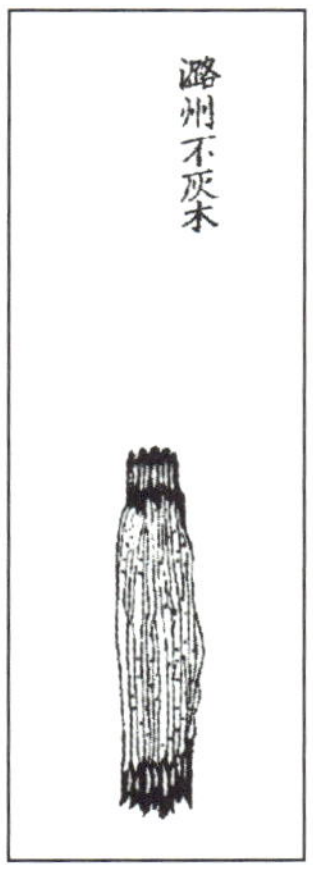

图 9-84-1　潞州不灰木《图经（政）》

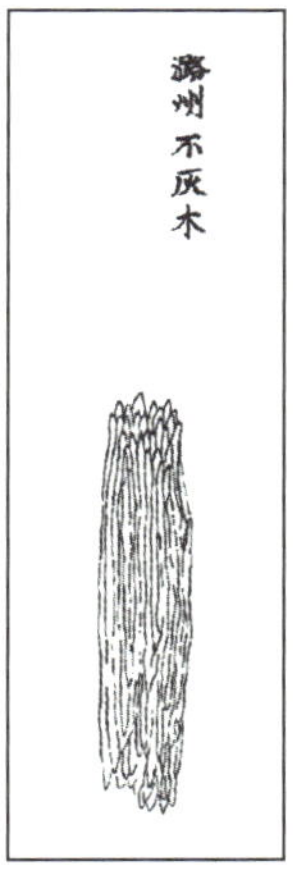

图 9-84-2　潞州不灰木《图经（绍）》

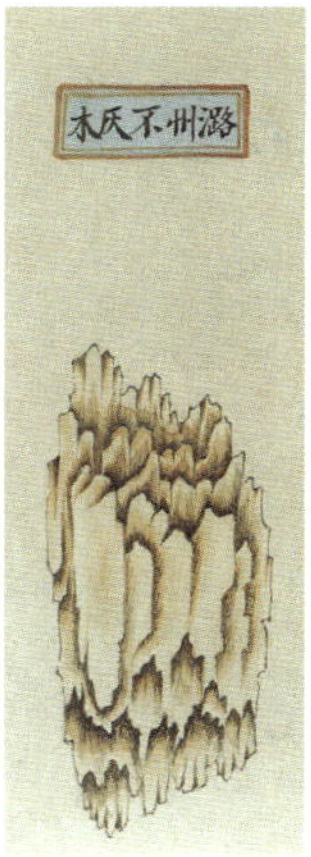

图 9-84-3　潞州不灰木《品汇》

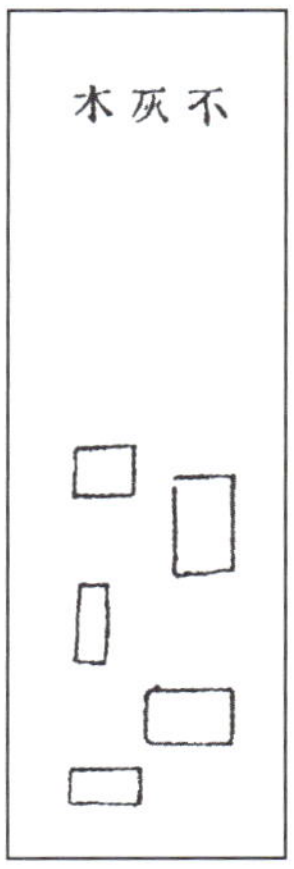

图 9-84-4　不灰木《太乙》

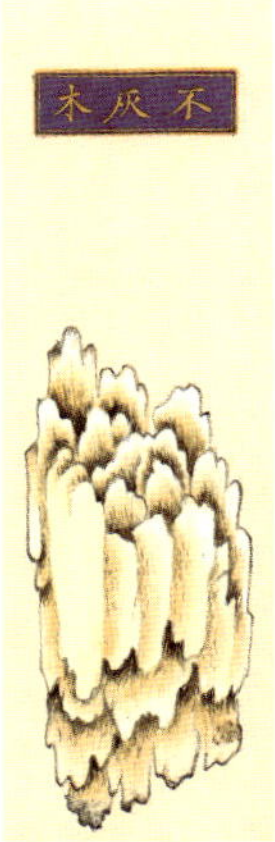

图 9-84-5　不灰木《雷公》

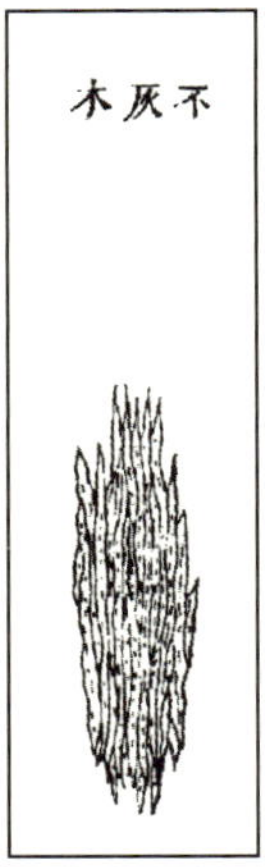

图 9-84-6　不灰木《三才》

【气味】性寒、无毒。《药性粗评》卷三。

【主治】主治癞风热痱，诸般肿毒。《药性粗评》卷三。

【附方】**《药性粗评》卷三：**癞风。凡患风癞诸疮，遍身瘙痒者，以不灰木和枣叶、石灰为粉，遍身傅之，良。

金星石银星石《嘉祐本草》

【集解】**《本草衍义》卷六：**金星石于苍石内，外有金色麸片。银星石，有如银色麸片。又一种深青色，坚润中有金色如麸片，不入药，工人碾为器或妇人首饰。**《绍兴本草》卷三：**金星石与银星石，皆色青而上有细点如金、银星也。**《太乙仙制本草药性大全·本草精义》卷六：**金星石旧不著所出州土，生并州、濠州。于苍石内外簇金色如麸片。不入药，工人碾为器，或妇人首饰。银星石一名银精石。旧本不载所出州土。出于苍石内，外有银色麸片。又一种深青色，坚润中有金色如麸片，不入药，工人碾为末，以洒扇面。入药须烧用。

【气味】性寒，无毒。《绍兴本草》卷三。

【主治】治大风疾。《本草衍义》卷六。金星石味寒，无毒。主脾肺壅毒，及主肺损吐血嗽血，下热血，下热涎，解众毒。〇银石主疗与金星石大体相似。《图经本草药性总论》卷上。

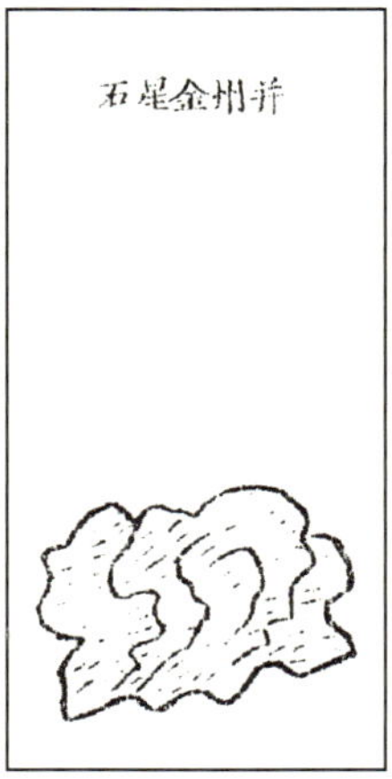

图 9-85-1　并州金星石《图经（政）》

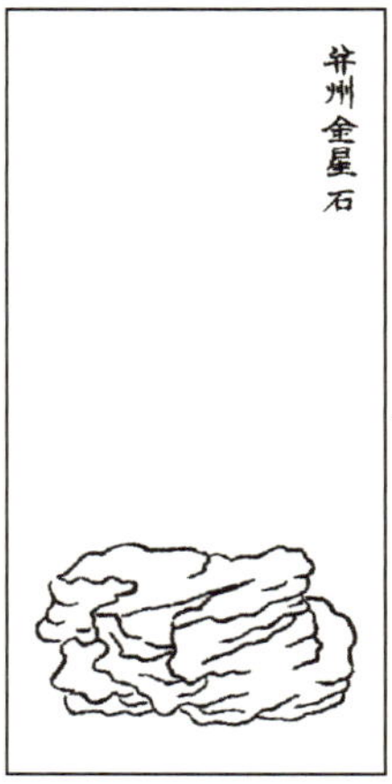

图 9-85-2　并州金星石《图经（绍）》

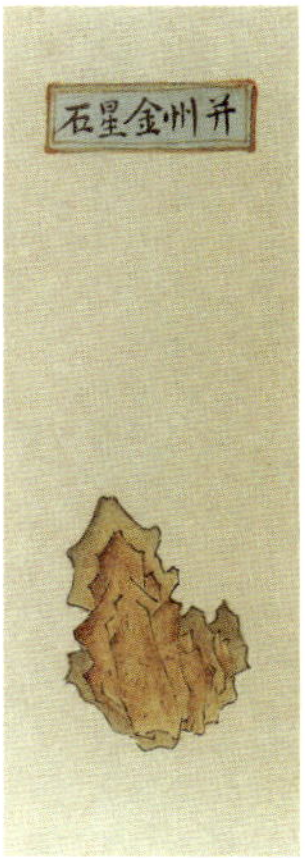

图 9-85-3　并州金星石《品汇》

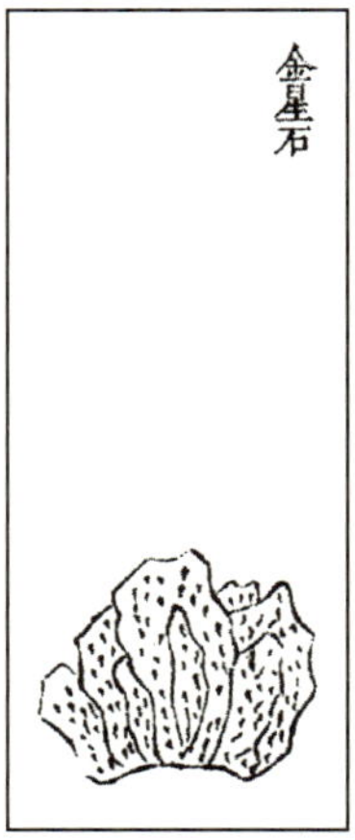

图 9-85-4　金星石《蒙筌》

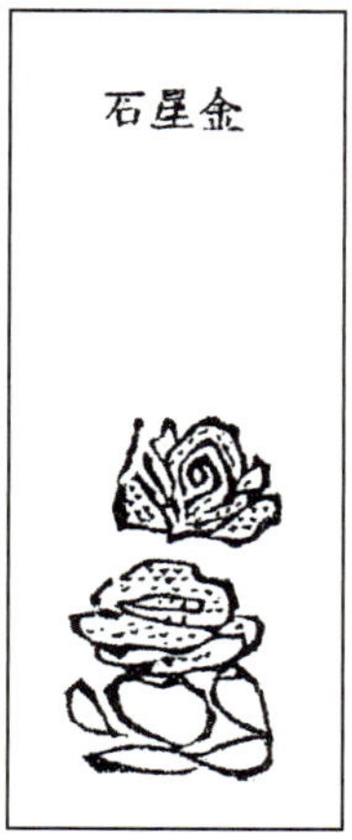

图 9-85-5　金星石《太乙》

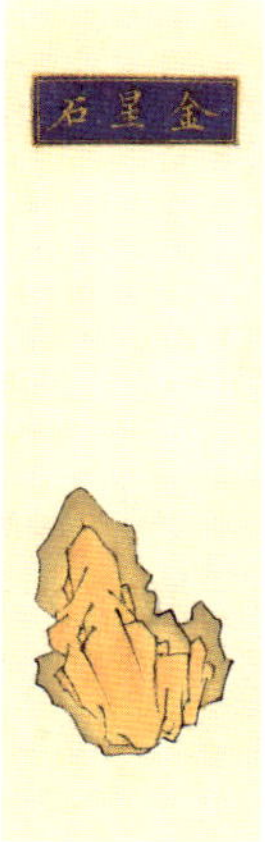

图 9-85-6　金星石《雷公》

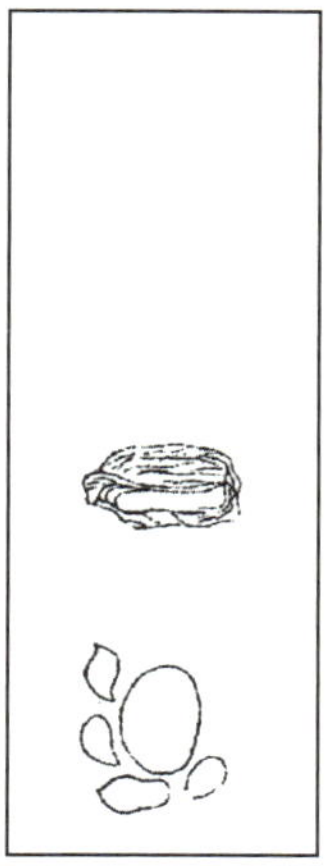

图 9-85-7　金星石银星石《三才》

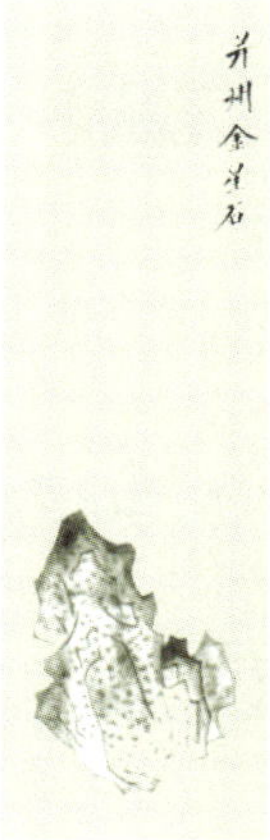

图 9-85-8　并州金星石《草木状》

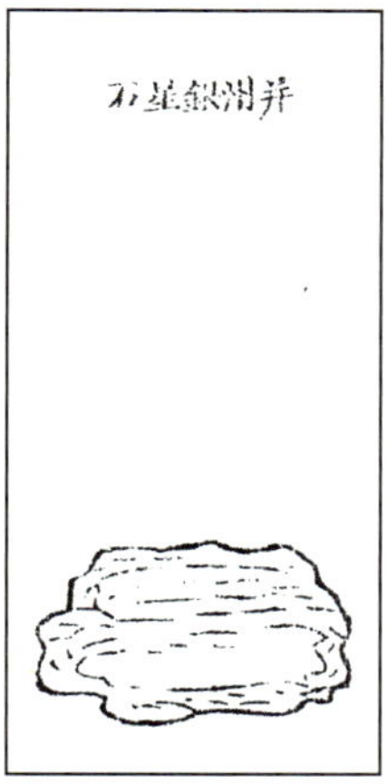

图 9-85-9　并州银星石《图经（政）》

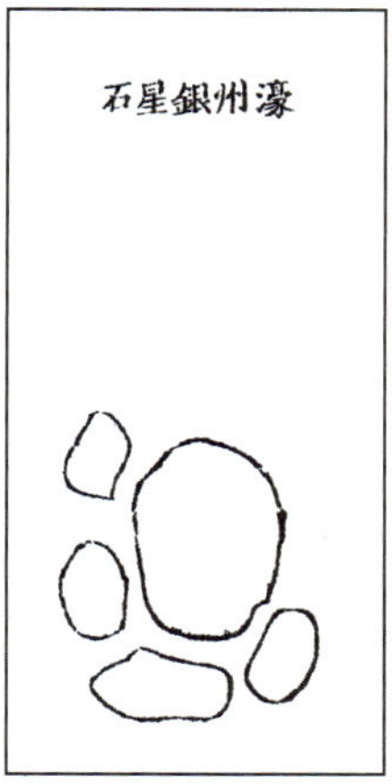

图 9-85-10　濠州银星石《图经（政）》

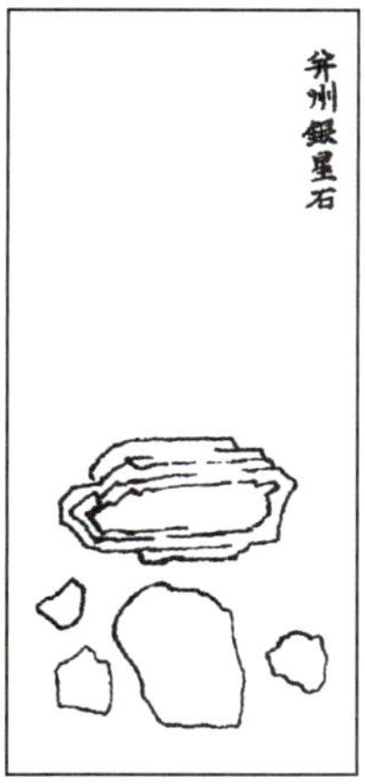

图 9-85-11　并州银星石《图经（绍）》

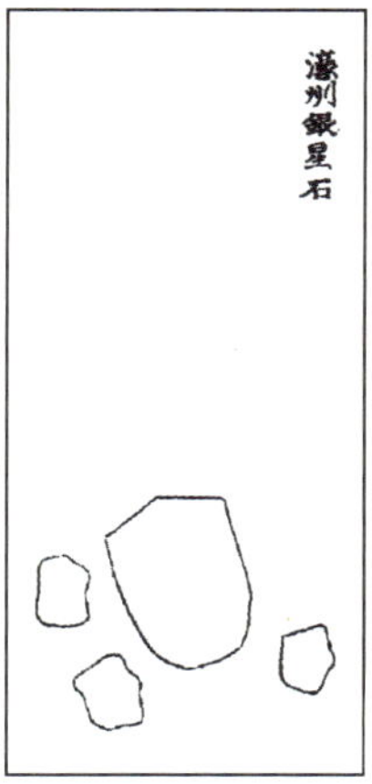

图 9-85-12　濠州银星石《图经（绍）》

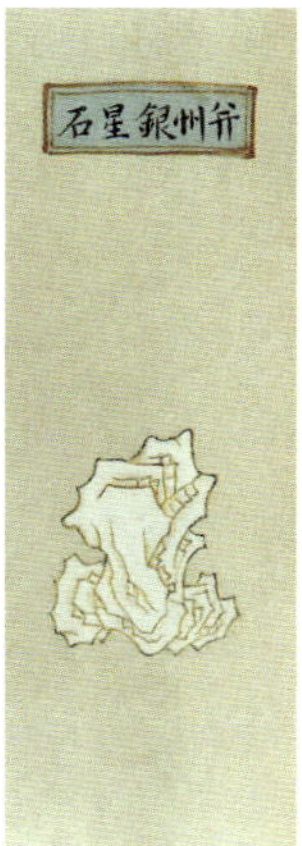

图 9-85-13　并州银星石《品汇》

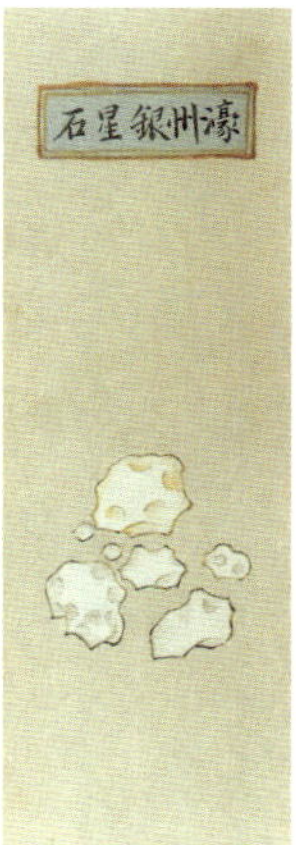

图 9-85-14　濠州银星石《品汇》

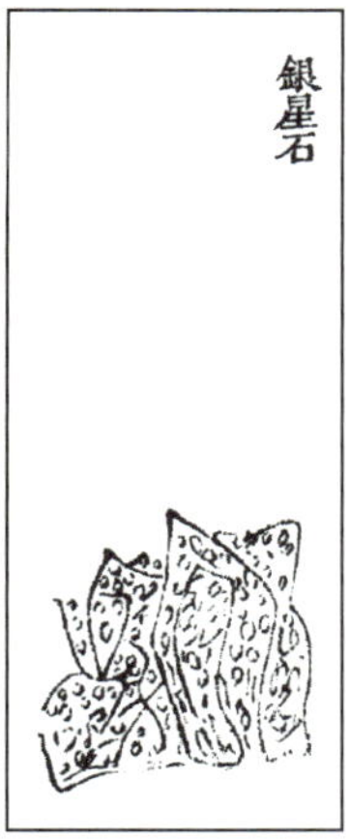

图 9-85-15　银星石《蒙筌》

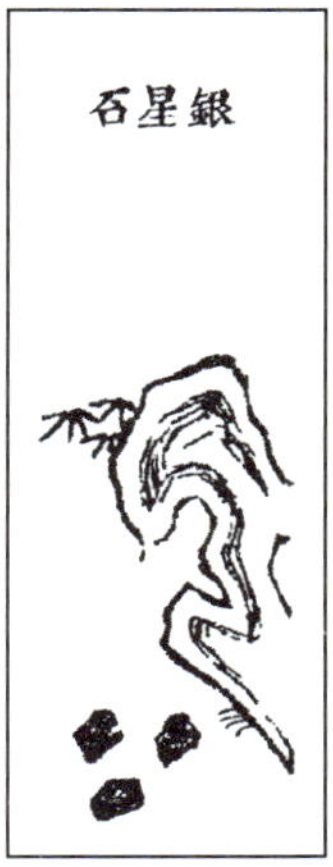

图 9-85-16　银星石《太乙》

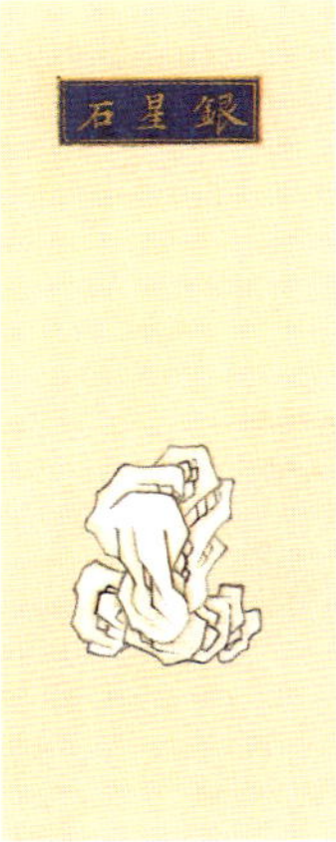

图 9-85-17　银星石《雷公》

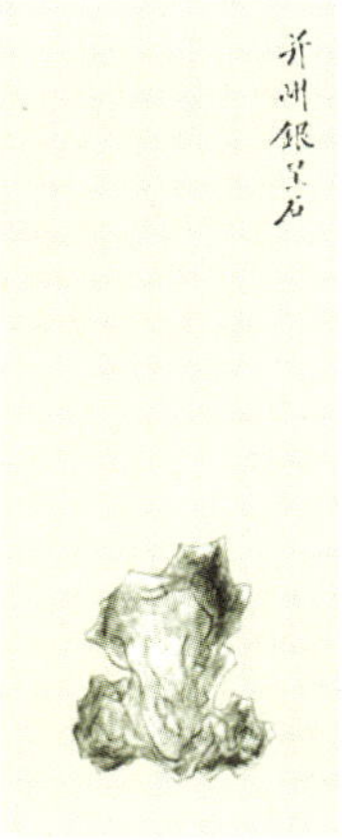

图 9-85-18　并州银星石《草木典》

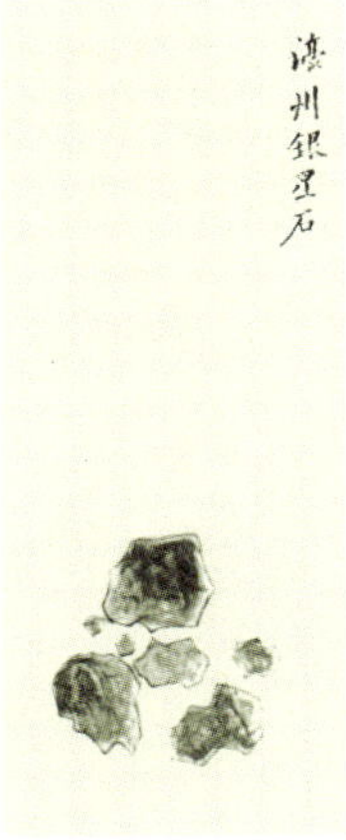

图 9-85-19　濠州银星石《草木典》

【发明】**《太乙仙制本草药性大全·仙制药性》卷六：**金星石气寒，无毒。主治：治肺损咳嗽吐红，主下热涎脾肺壅毒。祛痰涎如泼雪，解众毒似追风。○银星石气寒，无毒。主治：下热涎而解众毒，主肺损，治吐、嗽血。脾肺壅毒以潜消，大风癞疾而祛走。

金石《本草拾遗》

【集解】**《太乙仙制本草药性大全·仙制药性》卷六：**常见人取金，掘地深丈余至纷子石褐色，石皆一头黑焦，石下有金，大者如指，小尤麻豆，色如桑黄，咬时极软，即是真金。夫匠窃而吞者，不见有毒。其麸金出水沙毡上淘取，或鹅鸭腹中得之，即便打成器物，亦不重炼。

【气味】味甘，无毒。《太乙仙制本草药性大全·仙制药性》卷六。

【主治】主久羸瘦，不能食，无颜色。补腰脚冷，令人健壮益阳。有暴热脱发，宜飞炼服食。《太乙仙制本草药性大全·仙制药性》卷六。

卤碱《本经》

【集解】**《药性粗评》卷四：**卤碱，碱土也。俗以洗衣去垢，当是盐池所出，或谓是煎盐釜底凝脂。**《太乙仙制本草药性大全·本草精义》卷六：**卤盐旧本不着所出州土。今河东盐池盐不釜煎，明非凝滓。掘盐土淋水熬干，旋结块，形如砖样，用之研细，能软积坚。又云：于海滨掘地为坑，上布竹木覆以蓬茅，又积沙于其上，海潮汐冲沙，卤咸淋于坑中，水退则以火炬照之，卤气冲火皆灭，因取海卤注盘中煎之，顷刻而就。《管子》曰齐有渠展之盐，伐菹薪煮海水，征积之，十月始生，至于正月成三万，是也。菹薪请以茅菹燃火也。

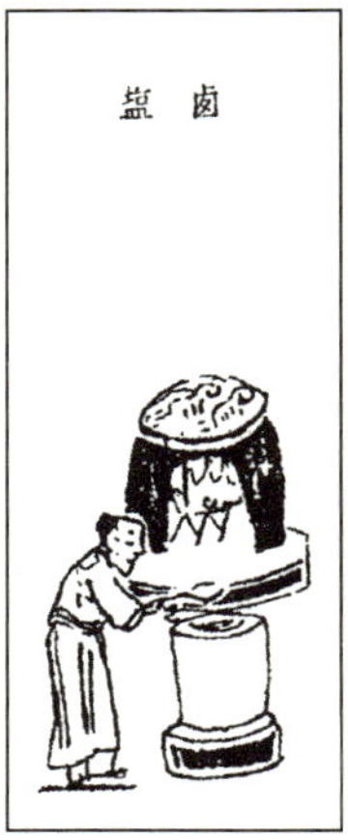

图 9-87-1　卤盐《太乙》

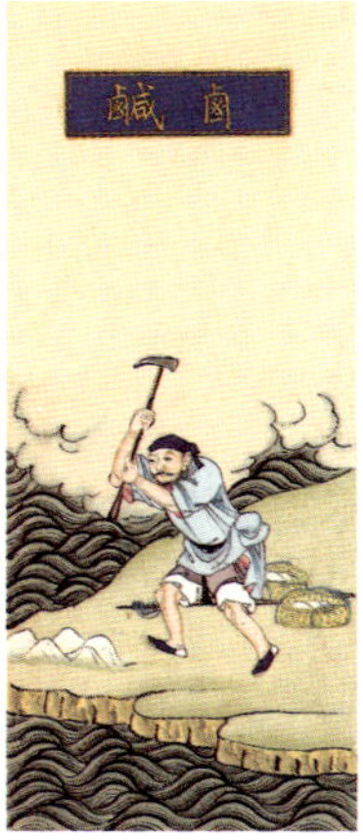

图 9-87-2　卤碱《雷公》

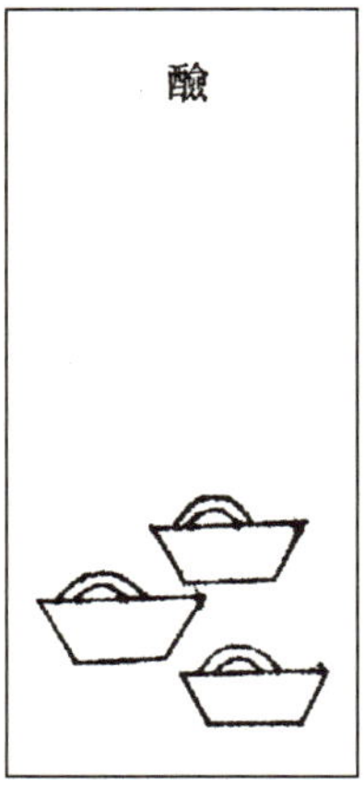

图 9-87-3　碱《备要》

【正误】**《本草纲目拾遗·正**

误》：濒湖作《纲目》，于各条下，有《本经》者先引《本经》，次列他书。而土部“石碱”一条列作补遗，不知《神农本经》卤碱有专条而不列入。据《本经逢源》云：卤碱即石碱也。

【气味】味苦、咸，寒，无毒。《绍兴本草》卷三。味苦、咸，寒，有小毒。《本草发挥》卷一。

【主治】去湿热，消痰，磨积块。洗涤垢腻。量虚实用之，若过服则顿损人。《本草衍义补遗》。主五脏肠胃留热结气，治心下坚食呕逆喘满。止大热消渴狂烦，除多年癥瘕凝痛。去湿热消痰癖，下蛊毒柔肌肤。洗涤垢腻有功，浆糨房中必用。《太乙仙制本草药性大全·仙制药性》卷六。治大热，消渴去烦，除邪下蛊毒，柔肌肤，去湿热，消痰，磨积块垢腻，多服损人。《食纂》。《本草纲目拾遗》卷一。

【发明】**《绍兴本草》卷三：**卤碱，此即碱土也。主治已载《本经》。陶注指为煎盐釜下凝滓，未可为据。《本经》云：生河东盐池，必因水涸而有之。○然诸方罕用之。**《本经逢原》卷一：**碱味咸性走，故能消痰磨积，祛热烦。蛊毒、消渴，属实热者宜之。肌肤粗者，以汤洗之，顽皮渐退，是即柔肌肤之谓也。○水碱乃灶灰淋汤，冲银黝脚所造，性能发面，故面铺中无不用之，病人食之多发浮肿，故方后每忌湿面。观其善涤衣垢，克削可知。**《本草纲目拾遗》卷一：**《纲目》有盐胆水，乃已烧成盐复沥下之苦卤，一名卤水。此乃取于卤地，沥以烧盐之用，与盐胆水不同。

礞石《嘉祐本草》

【集解】**《本草品汇精要》卷六：**旧本不载所出州郡，今齐鲁山中有之。青色微有金星，其质坚理细，凿制为磨，取其出物最速，为末亦细。

【修治】**《本草品汇精要》卷六：**每二两捶碎，用焰硝二两，同入小砂罐内，瓦片盖定，铁线缚之，盐泥固济，晒干，火煅红，上有金星透出为度，候冷，研为极细末。**《本草蒙筌》卷八：**青礞石颜色微绿，出自山东。欲辩假真，须依法制。敲碎小颗粒，贮倾银罐中。搀半焰硝，石二两，硝一两。盐泥固济。武火煅一炷香，取出色若雌黄。软脆易擂，方为不假。成末以水飞细，入药作散为丸。**《医门秘旨·煅炼门》卷一五：**用青礞石四两，内有自然铜者真。先将蒙石打碎，放锅铁上煅红，陆续下焰硝，久炼取出，以手碾细为度。如不碎，用硝再煅。硝不可太多，多则伤药。**《药性会元》卷下：**凡使打碎，于新瓦上同焰硝拌之，炭火炼成金色，取出火，细研如粉，水飞为丸药之衣。**《医宗粹言》卷四：**煅青礞石法：云南青礞石有金星松放者，打碎如豆大，每一斤用火硝半斤和匀，入罐封口，置百眼炉上，先文后武炼二炷香，煅得透里通红住火，冷定取下，和硝碾为末，用时乳极细，和药为佳。

【气味】性温，微毒。《绍兴本草》卷三。味辛、甘，性平，有毒，入肺、大肠、胃三经。《药性解》卷一。味辛、咸，气平，无毒。《本草经疏》卷五。

图 9-88-1 礞石《品汇》

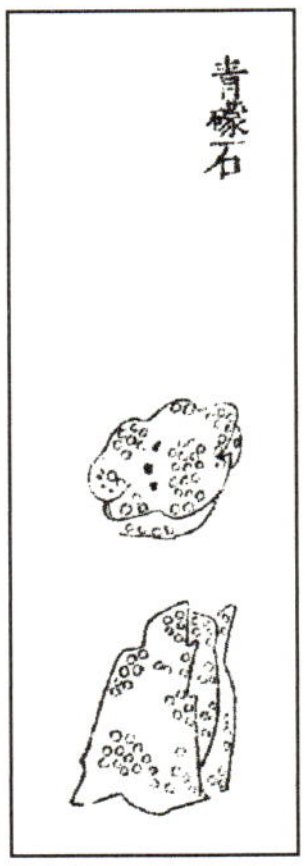

图 9-88-2 青礞石《蒙筌》

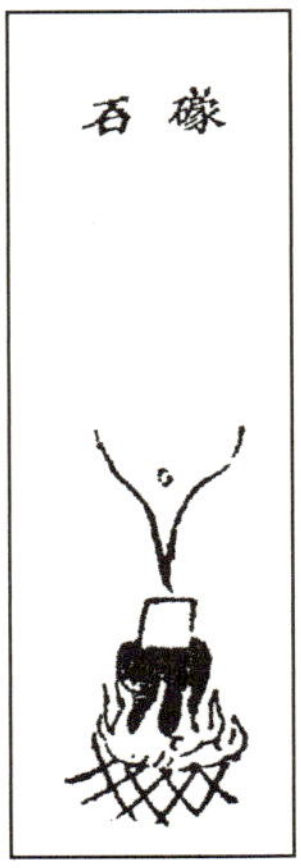

图 9-88-3 礞石《太乙》

图 9-88-4 礞石《雷公》

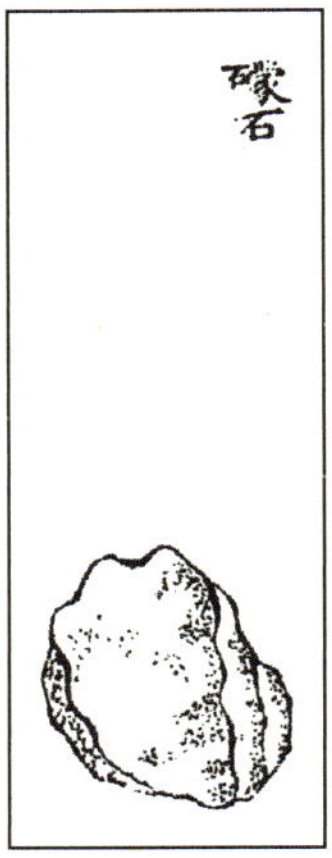

图 9-88-5 礞石《原始》

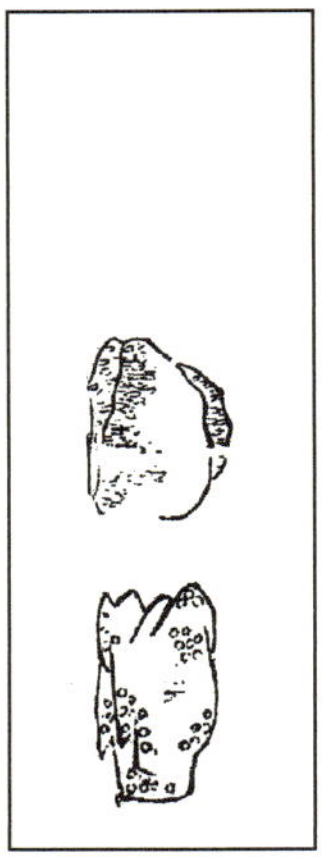

图 9-88-6 礞石《汇言》

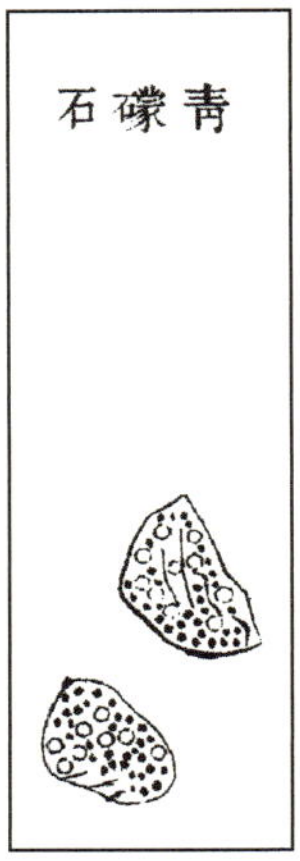

图 9-88-7 青礞石《备要》

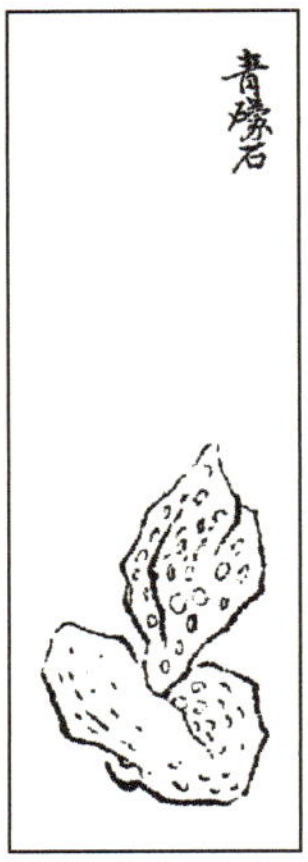

图 9-88-8 青礞石《图说》

【主治】治食积不消等疾。〇疗下痢挟滞作痛。《绍兴本草》卷三。治宿食留滞羸瘦，破癥块攻刺心腹。力能坠痰，滚痰丸必用。功亦消食，积食方常加。匪医小儿，亦治男妇。《太乙仙制本草药性大全·仙制药性》卷六。

【发明】**《本草发明》卷五**：可作丸服，细研为末，火炼金色为妙。若病久气虚者，虽有积滞，宜慎用。**《本草约言·药性本草》卷二**：青礞石走下之性，坠痰为最，亦消积滞，故滚痰丸必用。火炼金色为妙。若病久气虚者，虽有积滞，亦宜慎用。入手足阳明及手太阴经。最能荡涤宿垢之痰。金石之药，固不宜多服。近世不论虚实，但见痰火，则以滚痰治之，元气日削，害人不浅也。慎之。但用，贵煅极精，研极细。**《药性解》卷一**：礞石辛宜于肺，甘宜于胃。大肠者，肺家传送之官也，故都入之。大损元气，不可漫用。**《本草经疏》卷五**：礞石禀石中刚猛之性，体重而降，能消一切积聚痰结。其味辛咸，气平，无毒。辛主散结，咸主软坚，重主坠下，故本经所主诸证，皆出一贯也。今世又以之治小儿惊痰喘急。入滚痰丸治诸痰怪证。○礞石消积滞，坠痰涎，诚为要药。然而攻击太过，性复沉坠，凡积滞癥结、脾胃壮实者可用，虚弱者忌之。小儿惊痰食积，实热初发者可用，虚弱久病者忌之。如王隐君所制滚痰丸，谓百病皆生于痰，不论虚实寒热概用，殊为未妥。不知痰有二因，因于脾胃不能运化，积滞生痰，或多食酒面湿热之物，以致胶固稠黏，咯唾难出者，用之豁痰利窍，除热泄结，应如桴鼓。因于阴虚火炎，煎熬津液，凝结为痰。或发热声哑，痰血杂出者，如误投之，则阴气愈虚，阳火反炽，痰热未退，而脾胃先为之败矣。可见前人立方，不能无敝，是在后人善于简择耳。**《本草汇言》卷一二：**礞石，消食积，化结痰，《嘉祐》镇惊痫风搐之药也。体重色明，乃石中之金剂也，故治厥阴风木为病。李氏时珍曰：风木太过，则脾土受制，气不运化，积滞生痰，壅塞上中二焦，变生风热诸病，宜此药使风平气顺，而痰积通利，诸证自除矣。然止可用之救急，如脾胃虚而气弱者，不宜久服也。王隐君谓：痰为百病根，不论虚实寒热，概用滚痰丸，通治百病，岂理也哉？滚痰丸虽著《集方》之末，司工者当择而取之可也。**《分部本草妙用》卷一：**夫肝经风木太过，来制脾土，气不运化，积滞生痰，壅塞上中二焦，变生风热诸病，故宜此药重坠。制以硝石，其性疏快，使木平气下，而痰积痰利诸症自平。实治惊利痰之圣药，故滚痰丸用之。元气虚者勿用。**《景岳全书》卷四九：**青礞石味微甘、微咸，其性下行，降也，阴也，乃肝脾之药。此药重坠，制以硝石，其性更利。故能消宿食癥积顽痰，治惊痫咳嗽喘急。《宝鉴》言礞石为治痰利惊之圣药。若吐痰在水上，以石末掺之，痰即随水而下，则其沉坠之性可知。杨士瀛谓其功能利痰，然性非胃家所好。而王隐君谓痰为百病母，不论虚实寒热概用滚痰丸，通治百病，岂理也哉？是以实痰坚积，乃其所宜。然久病痰多者，必因脾虚。人但知滚痰丸可以治痰，而不知虚痰服此，则百无一生矣。**《药品化义》卷八：**礞石味咸体重，化坚坠痰，入滚痰丸，治怪病神妙。瓦垄子味咸，清女子血块，逐男子痰癖甚妙。芫花辛温逐饮，大戟甘遂苦寒泻水，总治积聚痰饮。三品同入神佑丸用，不入煎剂。**《本草汇笺》卷一〇：**礞石禀石中刚猛之性，体重坠下，辛咸主散结软坚，故入滚痰丸，治一切积聚痰结，及小儿惊痰喘急，为世医必用之要药。不知痰有二因，因于脾胃不能运化，积滞生痰，或多食酒面湿热之物，以致胶固稠黏，咯唾难出者用之。豁痰利窍，除热泄结，应如桴鼓。若因于阴虚火炎，煎熬津液，凝结为痰，或发热声哑，痰血相杂，及小儿久病脾虚，如误投之，益增其败。**《本草述》卷五：**主治积痰惊痫，咳嗽喘急，能坠结聚之痰留滞脏腑。时珍曰：青礞石气味平咸，其性下行，阴也，沉也，乃厥阴之药。肝经风木太过，来制脾土，气不运化，积滞生痰，壅塞上中二焦，变生风热诸病，故宜此药重坠。制以硝石，其性疏快，使木平气下，而痰积通利，诸证自除。汤衡《婴孩宝鉴》言：礞石乃治惊利痰之圣药。吐痰在水上，以石末糁之，痰即随水而下，则其沉坠之性可知。然用须恰当，如气弱脾虚者，不宜久服。杨士瀛谓其功能利痰，第性非胃家所好，如慢惊之类，皆宜佐以木香。而王隐君则谓痰为百病，不论虚实寒热，概可用滚痰丸。岂理也哉？朱丹溪言一老人忽病目盲，乃大虚证。一医与礞石药服之，至夜而死。吁是可戒也！

虽然此亦盲医虚虚之过，与礞石何尤？《入门》曰：得焰硝能利湿热痰积，从大肠而出。因湿热盛而皮肤生疮者，一利即愈。希雍曰：礞石体重而降，能消一切积聚痰结，其味辛咸，气平，无毒。辛主散结，咸主软坚，重主坠下，故入滚痰丸，治诸痰怪证。愚按：礞石以青者为佳，故时珍谓为厥阴之药也。而石中更取白星点者，犹以金平水之义，故汤衡谓为治惊利痰之圣药也。夫王隐君所制滚痰丸，大端宜于热痰。用礞石者，非徒取其重坠，亦犹是时珍木平气下之义也，观其治中风痰塞则可见矣。虽然，痰之因不一，必审其所因而治，乃可取效，况有虚实之分乎。杨仁斋谓礞石性非胃家所好者，其亦有所鉴也夫。希雍曰：礞石消积滞，坠痰涎，诚为要药，但专任攻击，性复沉坠，凡积滞癥结，脾胃壮实者可用，虚弱者忌之。小儿惊痰食积，实热初发者可用，虚寒久病者忌之。如隐君所制滚痰丸，谓虚实寒热可以概用，殊为未妥。盖痰有二，因如脾胃不能运化，积滞生痰，或多食酒面湿热之物，以致胶固稠黏，咯唾难出者，用之豁痰利窍，除热泄结，应如桴鼓。至于阴虚火炎煎熬津液，凝结为痰，或发热声哑，痰血杂出者，误投之则阴愈虚，火反炽，痰热未退，而脾胃先败矣。前人立方，岂能一一皆中，是在善于简择耳。**《本经逢原》卷一**：青礞石，厥阴之药，其性下行，治风木太过，挟制脾土，气不运化，积滞生痰，壅塞膈上，变生风热诸病，故宜此药重坠以下泄之，使木平气下，而痰积通利，诸证自除矣。今人以王隐君滚痰丸通治诸痰怪证，不论虚实寒热概用，殊为未妥。不知痰因脾胃不能运化，积滞而生。胶固稠粘者，诚为合剂。设因阴虚火炎，煎熬津液，凝结成痰，如误投之，则阴气愈虚，阳火弥炽，痰热未除，而脾胃先为之败矣。况乎脾胃虚寒，食少便溏者得之，泄利不止，祸不旋踵。若小儿多变慢脾风证，每致不救，可不慎欤。**《玉楸药解》卷三**：青礞石味咸，气平。入手太阴肺、足太阴脾经。化痰消谷，破积攻坚。青礞石重坠下行，化停痰宿谷，破硬块老瘀。其性迅利，不宜虚家。庸工有滚痰丸，方用礞石、大黄泄人中气，最可恶也。**《得配本草》卷一**：脾虚气弱，发热声哑，痰血夹杂者，禁用。礞石燥可除湿，老痰却非所宜。但诸药下过，滑润痰滞，而隐伏之处未必能到。惟此性横而悍，其于肠胃曲折倚伏之处，无不迅扫其根，使秽浊腻滞之痰，不得稍留胃底，故此品有滚痰之名。然痰之滞，有血虚不能润、气虚不能送，因之粘滞胃府，托宿肠中，关门之内，竟作贮痰之器，如用礞石降之，则痰因燥而愈涩，气因降而益衰，终将凝结于中而莫解，乌可不审。**《本草求真》卷五**：礞石专入肝。禀石中刚猛之性，沉坠下降，味辛而咸，色青气平，功专入肝平木下气，为治惊利痰要药。喻嘉言曰：惊风二字，乃古人妄凿空谈，不知小儿初生以及童幼，肌肉筋骨，脏腑血脉，俱未克长，阳则有余，阴则不足，故易于生热，热甚则生风生惊，亦所恒有，后人不解，遂以为奇特之病，且谓此病有八候，以其摇头手动也，而立抽掣之名；以其卒口噤脚挛急也，而立目斜乱搐搦之名；以其脊强背反也，而立角弓反张之名。相传既久，不知妄造，遇此等症，无不以为奇特，而不知小儿腠理不密，易于感冒风寒，病则筋脉牵强，因筋脉牵强生出抽掣搐搦，角弓反张，种种不通名色，而用金石等药镇坠外邪，深入脏腑，千中千死，间有体坚症轻得愈者，又诧为再造奇功。遂致各守端门，虽日杀数儿，而不知其罪矣。盖风木太过，脾土受制，气不运化，积气生痰，壅塞膈上，变生风热，治宜用此重坠下泄，则风木气平，而痰积自除。**《伤寒温疫条辨》卷六**：主荡涤宿食，消磨陈积，平肝下气，为治惊利痰之圣药。王隐君滚痰丸，千古良方也。砀邑监生刘效郭，年近六旬，因惊气裹痰，致怪病百出，百药不效，七年不能起于床，自分必死。丁亥秋，余诊之脉沉滑，枯瘦而声宏，令服滚痰丸钱半，竹沥入姜汁送下，大便下恶物倾盆，两服而足能行，病如扫，快哉。〇按：攻积诸药，如莱菔子、麦芽攻面积，六神曲、谷芽攻米积，山楂、阿魏攻肉积，陈皮、苏叶攻鱼蟹积，枳椇子攻酒积，当门子攻酒果积，甘遂、大戟攻水积，雄黄、腻粉攻涎积，礞石、蛤粉攻痰积，木香、槟榔、枳壳攻气积，肉桂、干漆、桃仁攻血积，三棱、莪术、穿山甲、鸡内金攻癥瘕；巴豆攻冷积，大黄、芒硝攻热积，认证施药，各从其类也。又按：《内经》云：诸疼为实。此实字要参酌，不必虚实之实为实也。凡有痰水、寒热、酒食、气血之实邪，皆可言实。《内经》又曰：疼随利减。则涤痰逐水，泻热祛寒，解酒消食，破气攻血，皆可言利。邪气去，正气复，何虚之有？若真虚疼而无实邪，独参汤可矣。有寒加附子，有热加黄连，大便不通加酒炒大黄。总当斟酌轻重，随证攻补，自得之矣。**《本草求原》卷二五**：为镇惊、坠痰、消积之圣药。凡木强克土，脾胃不运，致各滞生痰，或食湿热结积，化痰壅塞中上二焦，变生风惊等病，宜此重坠以降之。每合焰硝，等分。煅至金色，硝性疏快，能利湿热，痰积从大便出。治小儿惊风，痰涎壅塞喘急，每用数分。急惊热痰，薄荷汁蜜下；慢惊脾虚者，加雪糕、木香蜜下。顽痰食积，同矾水煮，南星、皂角水浸，半夏、姜汁炒，片芩、枳实水炒，赤茯，萝卜同硝煮，取水入牛胆风干，以姜汁者，神曲糊丸，名青礞石丸，白汤下。热盛者，加酒、大黄、百药煎、沉香，名加味滚痰丸。脾胃略虚者，合六君子，以竹沥、姜汁拌晒，以沥、姜为丸，能泄痰而不损胃。一切冷积致泻、致痢、癖块，心腹痛、同赤石脂水为丸，锅内煨红收之。瘀滞、崩漏，加三棱、巴豆水下。阴虚火炎成痰及脾胃虚寒者，忌。

【附方】**《本草汇言》卷一二**：治大人小儿食积成痰，胃实多眩晕者。用青礞石七钱，火硝七钱，同研炒，以火硝过性为度，配枳实、木香、白术各二两，共为末，红曲二两，为末，打糊丸，梧子大。每早服三钱，白汤下。《方脉正宗》。〇治痰结成癖积。用青礞石一两（制法同前），海石（烧）、胆南星、橘红（俱炒）各二两。共为末，神曲二两，打糊为丸，梧子大。每早晚各服二钱，白汤下。同前。〇治痰厥转惊痫搐搦者。用青礞石一两（制法同前），天竹黄、胆南星、石菖蒲、白术，俱炒，各二两。共为末，竹沥和姜汁煎滚，打神曲末二两，作糊为丸，梧子大。每服三十丸，皂角汤调化下。《儿科方》。〇滚痰丸。治痰之为病，或偏头风，或雷头风，或太阳头痛、眩晕，如坐舟车，精神恍惚；或口眼瞤动，或眉棱耳轮俱痒；或颔腮四肢游风肿硬，似疼非疼；或浑身燥痒，搔之则瘾疹随生，皮毛烘热，色如锦斑；或齿颊似痒似痛，而疼无定所，满口牙浮，痛痒不一；或嗳气吞酸，鼻闭焦臭，喉间豆腥气，心烦鼻塞，咽嗌不利，咯之不出，咽之不下；或因喷嚏而出，或因举动而唾。其痰如墨，又如破絮，或如桃胶，或如蚬肉。或心下如停冰铁，闭滞妨闷，嗳嚏连声，状如膈气；或寝梦刑戮，刀兵剑戟；或梦入人家，四壁围绕，暂得一窦，百计得出，则不知何所；或梦在烧人地上，四面烟火，枯骨焦气扑鼻，无路可出；或不因触发，忿怒悲啼，雨泪交流；或时郊行，忽见天边两月交辉；或见金光数道，回头无有；或足膝酸软，或骨节腰肾疼痛，呼吸难任；或四肢肌骨间，痛如击戳，乍起乍止，并无常所；或不时手臂麻疼，状如风湿；或卧如芒刺不安，或如毛虫所螫；或四肢不举，或手足重滞，或眼如姜蜇，胶粘痒涩，开阖甚难；或阴晴交变之时，胸痞气结，闭而不发，则齿痒咽痛，口糜舌烂，及其奋然而发，则喷嚏连声，初则涕唾稠粘，次则清水如注，或眼前黑暗，脑后风声，耳内蝉鸣，眼瞤肉惕。治之者，或曰腠理不密，风府受邪；或曰上盛下虚，或曰虚，或曰寒，或曰发邪。惟洞虚子备此疾苦，乃能治疗。病势之来，则胸腹间如有二气交纽，噎塞烦郁，有如烟火上冲，头面烘热，眼花耳鸣，痰涎涕泪，并从肺胃间涌起，凛然毛竖，喷嚏千百，然后遍身烦燥，则去衣冻体，稍止片时；或春秋乍凉之时，多加衣衾，亦得暂缓；或顿饮冰水而定，或痛饮一醉而宁，终不能逐去病根，乃得神秘沉香丸方，屡获大效，愈人数万，但不欲轻传匪人，故以隐语括之。诗曰：甑里翻身甲带金，于今头戴草堂深，相逢二八求斤正，硝煅青礞倍若沉。十七两中零半两，水丸梧子意须斟。除驱怪病安心志，水泻双身却不任。用大黄、蒸少顷，翻过，再蒸少顷，即取出，不可过。黄芩、各八两。青礞石、硝煅如金色。沉香、百药煎。此用百药煎，乃得之方外秘传。盖此丸得此药，乃能收敛周身顽涎，聚于一处，然后利下，甚有奇功。曰倍若沉者，言五倍子于沉香，非礞倍于沉之谓也。以上各五钱。右为末，水丸，如梧子大，白汤食后空心服。○一切新旧失心丧志，或癫或狂等证，每服一百丸。气盛能食狂甚者，加二十丸。临时加减消息之。○一切中风瘫痪，痰涎壅塞，大便或通或结者，每服八十丸，或加至百丸，永无闭结之患。○一切阳证，风毒脚气，遍身游走疼痛，每服八九十丸。未效，加至百丸。○一切无病之人，遍身筋骨疼痛，不能名者；或头疼牙痛，或摇或痒，风蚛等证，风寒鼻塞，身体或疼或不疼，非伤寒证者，服八九十丸。痰盛气实者加之。○一切吞酸嗳逆，膈气，及胸中疼闷，腹中气块冲上，呕沫吐涎，状如反胃，心下恍惚，如畏人捕，怵惕不安，阴阳关格，变生乖证，食饥伤饱，忧思过虑，心下嘈杂，或痛或哕，或昼夜虚饱，或饥不喜食，急慢喉闭，赤眼，每用加减服。○一切新旧痰气喘嗽，或呕吐，头运目眩，加减服之。○一切腮颔肿硬，若瘰疬者，及口糜舌烂，咽喉生疮者，每服六七十丸，加蜜少许，一处嚼碎，噙化，睡时徐徐咽之，曾有口疮者，服二三十丸，依前法噙之，二三夜瘥。○一切男妇大小虚实，心疼连腹，身体羸瘦，发时必呕绿水、黑汁、冷涎，乃至气绝，心下温暖者，量虚实加减服之。若事属不虞之际，至于百丸，即便回生，未至癫危者，虚弱疑似之间，只服二三十丸，或五十丸，立见生意。然后续续进之，以瘥为度。兼服生津化痰，温中理气之药。○一切荏苒疾病，凡男妇患非伤寒内外等证，或酒色过度，或吐血，或月事愆期，心烦志乱，或腹胀胁痛，劳倦痰眩，或暴行日中，因暑伏痰，口眼㖞邪，目痛耳愦，鼻塞，骨节酸疼，干呕恶心，诸般内外疼痛，百药无效，众医不识者，依前法加减服之效。大抵服药，须临卧在床，用热水一口许，咽下便卧，令药在喉膈间，徐徐而下。如日间病出不测，疼痛不可忍，必欲急除者，须是一依前卧法，服大半日，不可食汤水，及不可起身行坐、言语，直候药丸除逐上焦痰滞恶物，过膈入腹，然后动作，方能中病。每夜须连进二次，次日痰物既下三五次者，仍服前数。下五七次，或直下二三次，而病势顿已者，次夜减二十丸。头夜所服，并不下恶物者，次夜加十丸。人壮病实者，多加至百丸。惟候虚实消息之。或服过，仰服，咽喉稠粘，壅塞不利者，痰气泛上，乃药病相攻之故也。少顷药力既胜，自然宁帖。往往病久，结实于肺胃之间，或只暴病，全无泛滥者，服药下咽，即仰卧，顿然百骸安静，五藏清宁。次早先去大便一次，其余遍数，皆是痰涕恶物，看甚么粪，用水搅之，尽是痰片粘涎。或稍稍腹痛，腰肾拘急者，盖有一种顽痰恶物，闭气滑肠，里急后重者，状如痢疾，片饷即已。若有痰涎易下者，快利不可胜言，顿然满口生津，百骸爽快。间有片时倦怠者，盖因连日病苦不安，一时为药力所胜，气体暂和，如醉得醒，如浴方出，如睡方起。此药并不洞泄、刮肠大泻，但取痰积恶物，自肠胃次第而下。腹中糟粕，并不相伤，其推下肠腹之粪，则药力所到之处，是故先去其粪。其余详悉，不能备述，服者当自知之。王隐君《养生主论》。

五色石脂《本经》

【集解】**《绍兴本草》卷二**：五种色石脂，本神农旧经，生南山之阳。性味俱甘平者，谓其所产土地一同故也。至于后世乃复疏为五种，由是出产不同，性味亦异。然观其大要，皆以补益固敛为用。入药当取色理鲜、缀唇者佳，并为无毒是矣。**《本草乘雅半偈》帙二**：青色脂，生南山，或海涯；白色脂，生少室天娄山，或太山；黄色脂，生嵩山，色如豽、雁雏；黑色脂，生雒西山空地；赤色脂，生少室，或太山延州，色如绛，滑如脂。皆揭两石中取之，以理细粘舌缀唇者为上。修治：研如粉，新汲水飞过三度，晒干用。畏黄芩、大黄、官桂。先人云：膏释脂凝，皆肌肉中液也。肌肉有余，则其气扬于外，凝中大有不凝义。世人止知固济，未尽石脂大体，三复《本经》自见。又云：有土贯四旁义，肾水得用义，六府净洁义，心邪顺去义。

【气味】味甘，气平，无毒。畏黄芩、大黄。《本草集要》卷五。

【主治】主黄疸、泻痢，肠澼脓血，阴蚀下血赤白，痈肿疽痔，恶疮头疡，疥疮瘙痒，皆可久服。补髓益气，肥健不

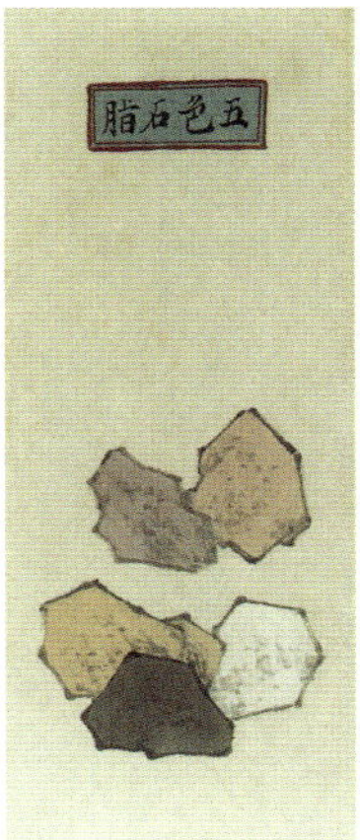

图 9-89-1　五色石脂《品汇》

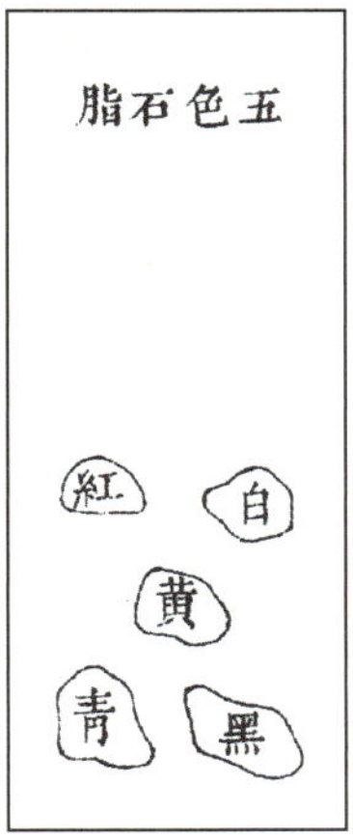

图 9-89-2　五色石脂《备要》

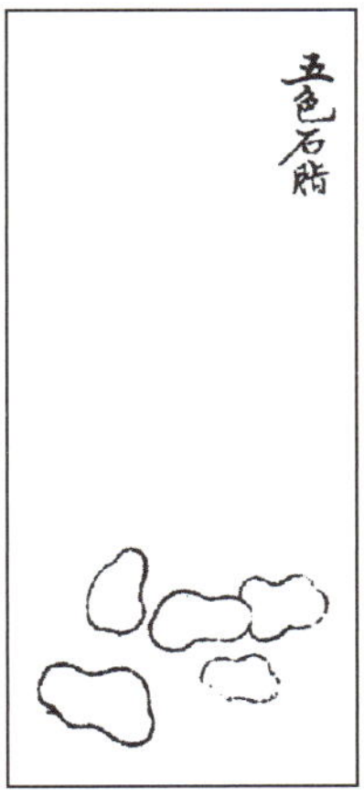

图 9-89-3　五色石脂《图说》

饥、延年。《药性要略大全》卷八。

【发明】**《太乙仙制本草药性大全·仙制药性》卷六**：五色石脂，旧经本同一条，并生南山之阳山谷中。主治亦同，后人各分之，所出既殊，功用亦别，用之当依后条。然今惟有赤、白二石脂，余三种不识者。**《景岳全书》卷四九**：脂有五色，而今之入药者，惟赤白二种。乃手足阳明、足厥阴、少阴药也。其味甘而温，故能益气调中，其性涩而重，故能收湿固下。调中则可疗虚烦惊悸，止吐血衄血，壮筋骨，厚肠胃。除水湿黄疸，痈肿疮毒，排脓长肉，止血生肌之类是也。固下则可治梦泄遗精，肠风泻痢，血崩带浊，固大肠，收脱肛，痔漏阴疮之类是也。又治产难胞衣不出。东垣曰：胞衣不出，惟涩剂可以下之，即此是也。然脂有五种，虽在《本经》言各随五色补五藏，又云白入气分，赤入血分。第五脂之性味略同，似亦不必强分者。且其性粘如膏，故用固炉鼎甚良。**《本草乘雅半偈》帙二**：石中之脂，如骨中之髓，故揭两石中取之，以粘缀唇舌者为上，何也？骨与肌肉，原相连属，而骨中之髓，假水谷之精，凝聚所成，从土发源，填满骨空，自外而内者也。自外而内，更复自内而外。如骨髓满溢，散精于肾，淫气于骨；散精于肝，淫气于筋；散精于脾，淫气于肉；散精于心，淫气于脉；散精于肺，淫气于皮毛。皮毛血脉肌肉筋骨，五脏之所合也，悉从精髓，陶铸成形，故五脂先归于髓，游溢精气，转输各藏。是以《本经》《别录》，补髓为宗，乃若黄疸肠澼，痈肿疮疡，种种病证，悉属水液血气，混浊不清，石脂能使精气游溢，去滓纯髓，诸疾潜消矣。**《本草述》卷五**：石脂有五色，在《本经》统言其功，曰随五色补五脏，至《别录》始分条具载，亦即以五色之殊，而别其补五脏，于同中有差异者也。其大端所同者，泻痢肠澼，而五色各养五脏之气，如《本经》益气之说也。若《本经》谓其补髓，而《别录》条分者，止青、白、赤三色，是其同中之异也。若然，则止泻痢肠澼浓血之功，为五色所同，而补髓之用，为青、白、赤所独也。后人亦只用赤、白二色耳，乃用之者，惟以断下痢，反遗补髓之功，何哉？抑其义谓何？曰：之颐有云：石中之脂，如骨中之髓，故揭两石中取之。而用必以粘缀唇舌者为上也。此说近之矣。《内经》曰：人始生，先成精，精成而脑髓生。然则髓者，精气之所化，气化之所凝，从阴中蓄阳，故上归于脑。卢复谓石脂凝中大有不凝义，斯语可谓探微矣。《本经》取其补髓，非取其精气所化，气化所凝，如阴中蓄阳，以化而能归于凝，凝而未离于化者乎。是焉得以涩能固脱尽之，而独泥于一证哉？抑亦何以明之？曰：今所用石脂，唯赤者居多，以其甘温合而得阳之化，又酸辛合而能散能收也。如泄泻滞下之用此味，小便数与不禁、遗精脱肛、自汗之用此味，又如咳嗽之大府遗矢，霍乱之下利脓血，亦用此味，皆逐队于群药中者，不可谓其收涩非功。第如恶寒之桂附丸，心痛彻背之乌头赤石脂丸，行痹之乳香应痛丸，痫证之犀角丸，金匮风引汤，消中之天门冬丸，如此类者胥收之。然则亦取其收涩之用乎？是当以化为用也，岂同一味而乃顿然有化而无收乎？即此反推之，则如前诸证之取其收涩者，亦未尝不有化之用存于中矣。就以泻痢一证而论，如寒者温药散之，乃藉此味以化血分之凝，而即为收涩，即热者用寒药，祛热而亦不舍此味。盖恐寒剂与热顿忤，更藉此气化者，引寒导热，是亦因化为收也。明于一证之寒热皆宜，可推类以尽他证矣。或曰时珍谓赤者入血分，然否？曰：海藏所说赤入丙，白入庚者是也。故《本经》言其补髓，即继以益气二字，不可谓其专入血分，但属血分之病，由阳中之阴能行其化耳。盖阳中之阴，能行其化，是即可以益精而化髓，髓盈而气益盛矣。抑所云补髓之功，方书有可据者乎？曰：如上所疗诸证，虽不可谓其补髓，然取其精气所化以疗之，固非判然二也。专取其补髓益气者，如养气丹、震灵丹，非其的然可据者欤。若《医垒元戎》之万安丸，诸药皆益肾平剂，却亦不弃兹味，则其功可思矣。兹味类以为收涩之剂，殊为不察。盖非取其能收取其精气之所化，而得化之精气，有若凝为脂者，以对待涣散之气，不能翕聚以为病者，是则犹非取其脂也。取其化脂之气，能为涣散之气用耳。唯取其化脂之气，故能疗腹痛，肠澼下利。但即此一证，则可以思其能化能收之功。不然，腹痛肠澼下利，仅仅以收为功也，可乎哉？即此证以推之，治女子崩漏，真是妙剂。盖女子崩漏虽多属虚，然有瘀者，或有热者，此味可以投之，咸宜矣。虽然《本草》《别录》言其补髓者，亦本其精气之所凝为脂，就是明其有补髓之功耳。修真者云：气盛则精盈，精盈则气盛。兹品之由气化而脂凝，非犹气盛而精盈之义乎？《经》云：精成而脑髓生，是以《别录》首言益精，而后乃云久服补髓也。又按：《本草》《别录》首云养心气，而次即言益精。盖心属阳中之太阳，虽离中有坎，而阳实其主也。故曰：养心气，肾属阴中之至阴，虽坎中有离，而阴实其主也。故曰：益精，第坎离交媾之乡，阴阳非涣然二也。故首云养心气，次即言益精也。虽然，五脏六腑皆有精，唯肾受五脏六腑之精而藏之，所以《经》曰：肾者，精之处也。然而修真者有曰：气盛则精盈，精盈则气盛，是精与气合一之义。心肾第为主耳，不得以气专属心，精专属肾也。《经》曰；两神相搏，合而成形，常先身生，是谓精。夫两神，阴阳也。搏者，交也。然则成形以后，犹是阴阳相搏，乃得全五脏六腑之精，以永年也。如赤石脂能于阳中行阴之化以下归，则即于阴中致阳之化以上济，如是阴阳之不忒，而精乃益也。此甄权所谓补五脏虚乏也。

赤石脂《本经》

【集解】**《药性粗评》卷四：**赤石脂，亦土类也。出泰山诸州山谷。以色理鲜润，舐之粘舌者佳。**《增订伪药条辨》卷四：**赤石脂始出南山之阳，及延州、潞州、吴郡山谷中，今四方皆有。乃石中之脂，故揭石取之。以色如桃花，理腻粘舌缀唇者为上。为少阴肾脏之药，又取色赤象心，甘平属土。近有伪品，即黄土混充，色粗不能粘舌，勿用为要。炳章按：时珍曰：膏之凝者曰脂。此石性粘，能固济炉鼎，盖兼体用而名也。石脂有五色之分。赤石脂原出济南，今苏州余杭亦出，性不甚佳。《石雅》云：石脂即垩土。垩，白土也。方书名其石脂具五色，今以赤、白二种验之，亦高岭之类，其赤者殆即所谓红高岭也。吴地余杭山有白垩，色如玉，甚光润，号曰石脂。则白石脂即白垩，愈无疑矣。赤石脂色淡红如桃花色，细腻滑润者佳。近有新式石脂，色赤质粗，不细滑，不知何种土质，其次无疑，不可入药。

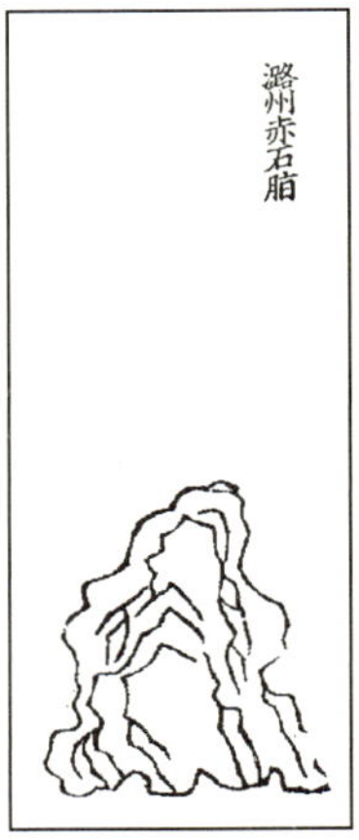

图 9-90-1 潞州赤石脂《图经（政）》

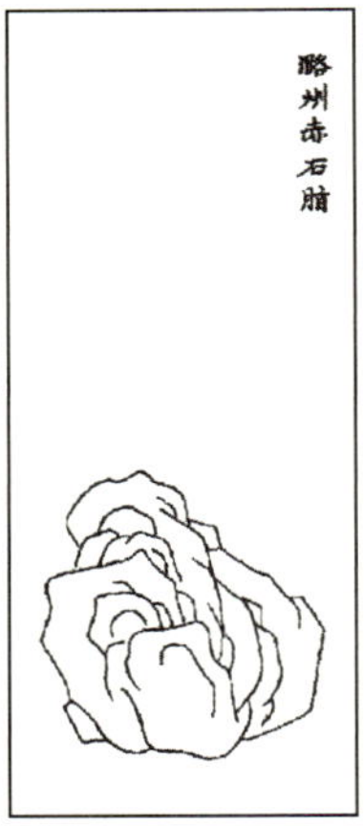

图 9-90-2 潞州赤石脂《图经（绍）》

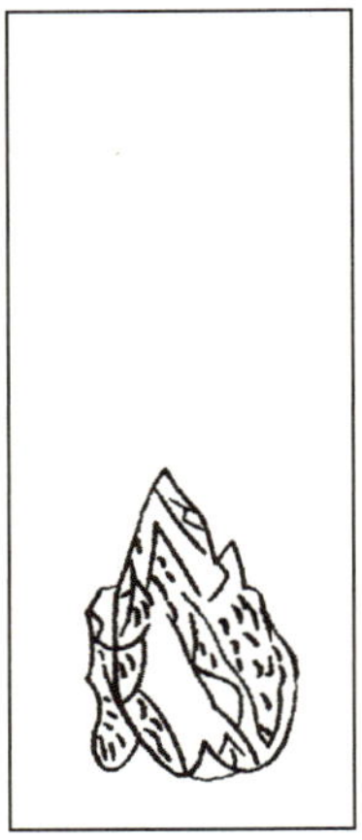
图 9-90-3 赤石脂《歌括》

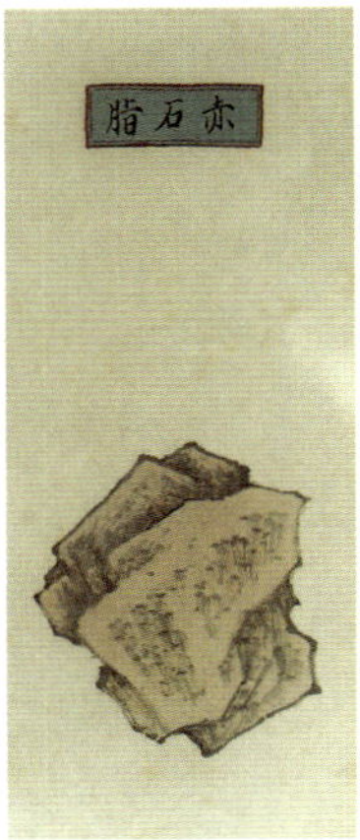

图 9-90-4 赤石脂《品汇》

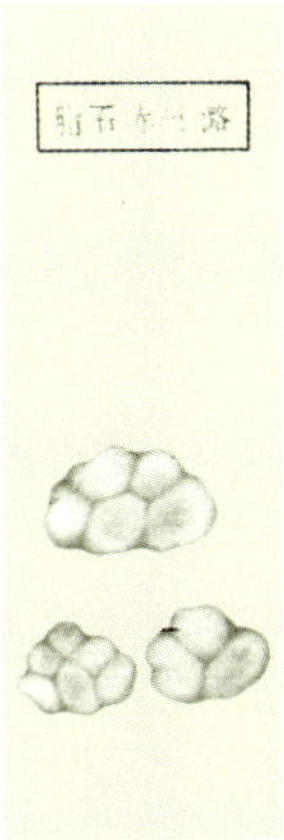
图 9-90-5 潞州赤石脂《品汇（康熙）》

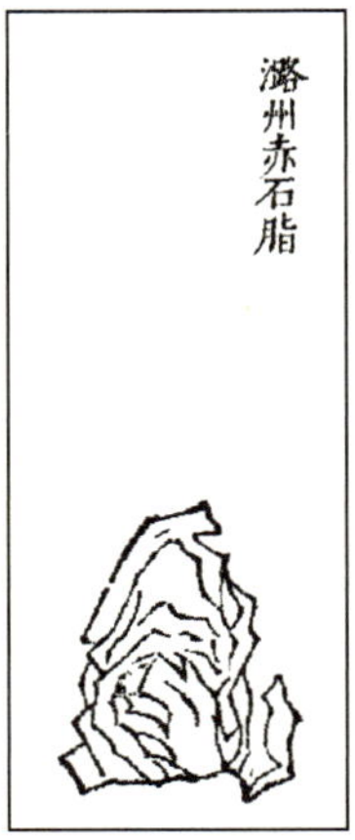

图 9-90-6 潞州赤石脂《蒙筌》

图 9-90-7 赤石脂《太乙》

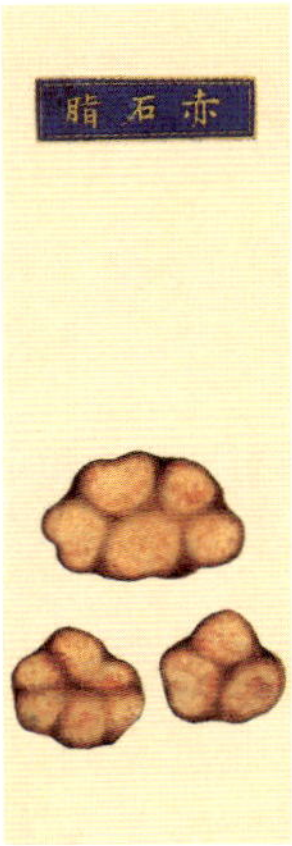

图 9-90-8 赤石脂《雷公》

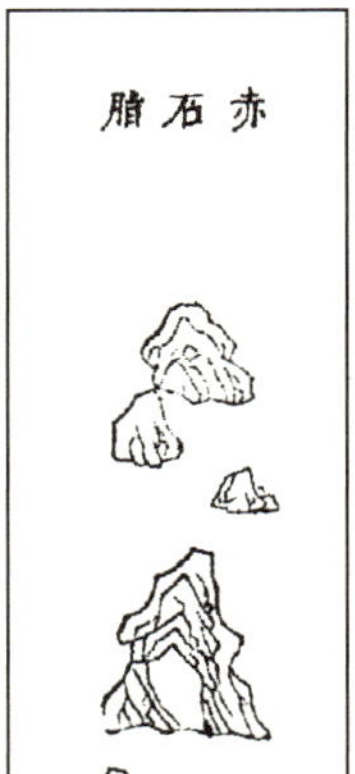

图 9-90-9 赤石脂《三才》

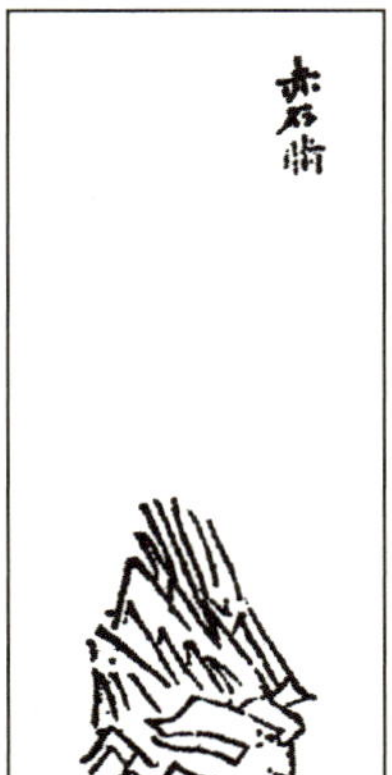

图 9-90-10 赤石脂《汇言》

【修治】**《本草通玄》卷下：**火煅。**《冯氏锦囊秘录》卷五：**火煅醋淬，研碎。

【气味】味甘，性平，无毒，入心经。《药性解》卷一。

【主治】凡百溃疡收口长肉，但诸来血止塞归经。养心气涩精，住泻痢除痛。明目良方，止痢妙法。痈疽疮痔即除，产难胞衣立下。久服补髓益智，好颜色，不饥，轻举，永寿长年。《太乙仙制本草药性大全·仙制药性》卷六。主生肌长肉，可理痈肠；疗崩漏脱肛，能除肠澼。《医宗必读·本草征要下》。

【发明】**《绍兴本草》卷二：**赤石脂，方家所用多矣。治痢及女子崩漏，固敛之功甚验。今以出河东潞州者佳。《本经》云味甘、酸、辛，大温，无毒是也。鲜腻缀唇者为胜。**《药性解》卷一：**石脂色赤，宜入心经，腹痛诸症，皆火为之殃，崩漏诸症，皆血为之祸，心主血属火，得石脂以疗之，而更何庸虞哉？**《本草经疏》卷三：**赤石脂禀土金之气，而色赤则象火，故其味甘酸辛，气大温，无毒。气薄味厚，降而能收，阳中阴也。入手阳明大肠，兼入手足少阴经。《经》曰：涩可去脱。大小肠下后虚脱，非涩剂无以固之，故主腹痛肠澼及小便利，女子崩中漏下也。赤者南方之色，离火之象，而甘温则又有入血益血之功，故主养心气及益精补髓，好颜色也。血足则目自明，心气收摄则得所养而下交于肾，故有如上功能也。痈疽因荣气不从所生，疮痔因肠胃湿热所致，甘温能通畅血脉，下降能涤除湿热，故主之也。其主难产胞衣不出者，以其体重下降，而酸辛能化恶血，恶血化则胞胎无阻滞之患矣。东垣所谓：胞衣不出，涩剂可以下之。此之谓也。不饥轻身延年，乃方士炼饵之法耳。凡泄利肠澼，久则下焦虚脱，无以闭藏。其他固涩之药，性多轻浮，不能达下，惟石脂体重而涩，直入下焦阴分，故为久利泄澼之要药。**《本草汇言》卷一二：**渗停水，去湿气，敛疮口，固滑脱，止泻利肠澼，《别录》禁崩中淋带之药也。鲁氏当垣曰：《经》云：涩可去脱。龙骨、赤石脂是也。故前古治泻痢肠澼，时珍方主渗水去湿，甄氏方主敛疮固脱，《别录》方禁女子崩中淋带诸证，因其甘温收涩，体重而降，于一身上下内外，并大小肠，虚泄虚闭诸疾，悉主之也。缪氏仲淳曰：泄痢肠澼，久则下焦虚脱，无以收藏。其他固涩之药，性多轻浮，不能下达，惟赤石脂体重而涩，直入下焦阴分，故为久利泄澼之要药耳。如暴泻暴痢，积滞未清，法当用清利之药者。血崩白带，阴阳两亏，法当用补气血之药者，此剂定非所宜。操工者当慎择而取之也。**《药镜》卷一：**赤石脂降火益血，则阴能养心而目明。心气摄收，则与肾下交而精补。甘温能通血脉，而痈疽可平。然酸涩又能固崩漏之虚脱，达下能除湿热而疮痔易瘳。然体重又能下不落之胞胎，盖降而能收者也。仲景桃花汤治下痢脓血，佐以干姜、粳米，取其入下焦血分，而温补肠胃尔。白石脂色虽不同，性情功效实无不一。**《本草汇笺》卷一〇：**赤石脂涩可去脱。凡泄利肠澼，久则下焦虚脱，无以闭藏，其他固涩之药，性多轻浮，不能达下，惟石脂体重而涩，直入下焦阴分，故为久利泄澼之要药。然其气味辛温，自非的受寒邪，下利白积者不宜用。凡滞下，本属淫热积滞，法当祛暑除积，止涩之剂，岂宜混用？若女子崩中漏下之证，法宜补阴清热，而今人亦用此为收涩，谬矣。**《本草新编》卷五：**赤石脂味甘、酸、辛，气温，无毒。入脾与大肠。凡有溃疮，收口长肉甚验。能止血归经，养心气，涩精，住泻痢。此亦止涩之药，内外科俱不可缺者也。〇赤石脂，禀土金之气，而色赤则象离火，寒邪之下痢白积者，似可涩之。若大热暴注滞下，全是湿热，似宜祛暑祛积，未可用此以止涩之也。〇或问：赤石脂酸涩之味，过于收敛，似不可轻用？曰：病有泄泻大滑者，非此不能止。有不可不用之时，亦不宜慎重而失之也。**《本草崇原》卷上：**石脂乃石中之脂，为少阴肾脏之药。又，色赤象心，甘平属土。主治黄疸、泄痢、肠癖脓血者，脾土留湿，则外疸黄而内泄痢，甚则肠癖浓血。石脂得太阴之土气，故可治也。阴蚀下血赤白，邪气痈肿、疽痔者，少阴脏寒，不得君火之阳热以相济，致阴蚀而为下血赤白，邪气痈肿而为疽痔。石脂色赤，得少阴之火气，故可治也。恶疮、头疡、疥瘙者，少阴火热不得肾脏之水气以相滋，致火热上炎，而为恶疮之头疡疥瘙。石脂生于石中，得少阴水精之气，故可治也，久服则脂液内生，气血充盛，故补髓益气。补髓助精也，益气助神也，精神交会于中土，则肥健不饥，而轻身延年。《本经》概言五色石脂，故曰各随五色补五脏。**《本草经解要》卷四：**赤石脂气大温，禀天春夏木火之气，入足厥阴肝经、手厥阴心包络经。味甘酸辛，无毒，得地中东西土木金之味，入足阳明燥金胃土，手阳明燥金大肠。气味升多于降，阳也。心包络者，臣使之官，喜乐出焉，代心君行事之府也。石脂气味酸温，则条畅心包络，而心君之气得所养矣。肝开窍于目，辛温疏达，则肝和而目明。精者，五藏阴气之华也。甘酸之味，可以益阴，所以益精而补髓也。腹者，太阴经行之地，太阴为湿土，土湿而寒则痛。石脂气温，温能行寒去湿，所以主之也。胃与大肠为阳明燥金，阳虚不燥，则肠澼下利，石脂温辛收涩，故主下利及小便利。盖涩可以固脱也。诸痛痒疮疡，皆属心火，火有虚实，实火可泻，虚火可补。心包络代君行事，其气味酸温，可补心包络之火也。肝藏血，肝血不藏，则崩中漏下，产难，胞衣不出矣。味甘酸可以藏肝血，气温可以达肝气，所以主之也。久服补益阳明，阳明经行于面，所以好颜色。肾为悭藏而藏智，酸收益阴，所以益智。阳明胃气充益，所以不饥而延年也。**《神农本草经读》卷二：**赤石脂气平禀金气，味甘得土味，手足太阴药也。太阴湿胜，在皮肤则为黄疸，在肠胃则为泄痢，甚则为肠澼脓血。下注于前阴，则为阴蚀，并见赤白浊，带下；注于后阴，则为下血，皆湿邪之气为害也。石脂具湿土之质，而有燥金之用，所以主之。痈肿、疽痔、恶疮、头疡、疥瘙等症，皆湿气郁而为热，热盛生毒之患，石脂能燥湿化热，所以主之。久服补髓益气、肥健不饥、延年者，湿去则津生，自能补髓益气、补髓助精、益气助神也。精神交会于中土，故有肥健不饥、轻身延年之效也。**《本草崇原集说》卷一：**仲氏曰：石脂气味甘平，时书则曰甘温酸涩，入手便错。此犹过之小者也，至每味必踵前人陋习，以相须、相使、相宜及畏某、恶某、反某等语作收，则满腔子全是俗见矣！虽有《本经》，实同废物。致令旁门外道，无所顾忌，敢侮圣言，非若辈启之乎！此之谓妖由人兴。又曰：令韶曰，石脂为山之血脉凝结而成，能治阴络之伤，经脉之病，阴络脾络也，经脉少阴经脉也。又曰：《经读》凡遇气平之品，必曰入肺，而石脂但云禀金气，便借燥金以明其用。所谓执中央以运四旁也。独是《伤寒论》桃花汤仅三味，石脂分量最重，列在少阴篇。《经读》燥金云云，犹不免顾此失彼耳。

【附方】**《本草汇言》卷一二：**治水饮停注心胃，漉漉有声，或两胁胀闷，或大便滑，小便闭。用赤石脂六钱（火烧），干姜、半夏、陈皮、木香、白芍药各四钱二分，分作六帖，清水煎服。《方脉正宗》。〇治诸湿为病。用赤石脂一两，火烧为极细末，每早服一钱，陈皮汤调下。同前。〇治诸疮多脓水，久不干、不敛口。用赤石脂研细、水飞过，晒干，日日掺之。《外科精义》。〇治脾胃虚寒久泄，滑脱不固。用赤石脂一两（火烧），白术、人参、补骨脂、北五味、茯苓各八钱，俱炒燥为细末，与石脂和匀。每服二钱，早晨米汤调送。龙潭家抄。〇治泻痢肠澼，或下白冻，或下紫血水，因热者。用赤石脂五钱（火烧），黄芩、川黄连各三钱，甘草一钱，共为末，莲肉糊为丸，梧子大。每早服二钱，白汤下。《方脉正宗》。〇治泻痢肠澼，或下白冻，或下紫血水，因寒者。用赤石脂一两（火烧），干姜炒一两二钱，花椒五钱，共为末，米醋打神曲末作糊为丸，梧子大，早晚各食前服二钱，米汤下。寇氏《衍义》。〇治经水过多，将成崩漏。用赤石脂一两（火烧），炮姜灰一两五钱，白芍药一两二钱，川黄连五钱，俱炒研末，炼蜜丸，梧子大。每服二钱，白汤下。《普济方》。〇治赤白淋带。用赤石脂、龙骨各一两，俱火烧过，山药四两（炒），共研细末，炼蜜丸，梧子大。每早服四钱，白汤下。〇治痰饮吐水，发无时候。其原因饮冷过度，遂令脾胃气弱，不能消化饮食。饮食入胃，皆变成冷痰涎水。用赤石脂一斤，火烧，捣极细末，每早晚各服二钱，干姜汤调下。此方亦可治反胃吐食物者。《千金翼》。

白石脂《别录》

图 9-91-1　潞州白石脂《图经（政）》

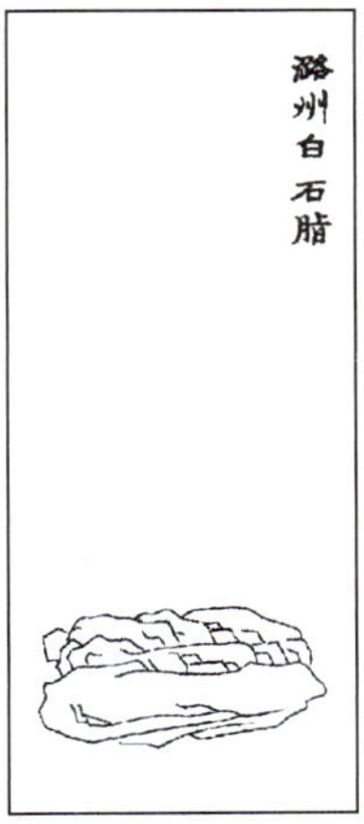

图 9-91-2　潞州白石脂《图经（绍）》

图 9-91-3　白石脂《品汇》

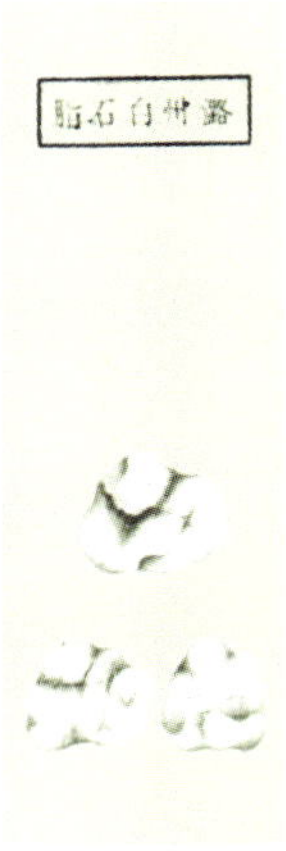

图 9-91-4　潞州白石脂《品汇（康熙）》

【释名】白符、随坡《太乙仙制本草药性大全》。

【气味】味甘、酸，又云甘、辛，气平，无毒。燕屎为之使。《太乙仙制本草药性大全·仙制药性》卷六。

【主治】养肺厚肠，治惊悸心烦，腹痛泻痢脓血，白虫，黄疸。《药性要略大全》卷八。主养肺气，厚肠胃。《握灵本草》卷一。

【发明】**《绍兴本草》卷二**：白石脂多用于断下诸方。其味甘酸、性平、无毒是矣。出泰山之阴，鲜腻而缀唇者佳。

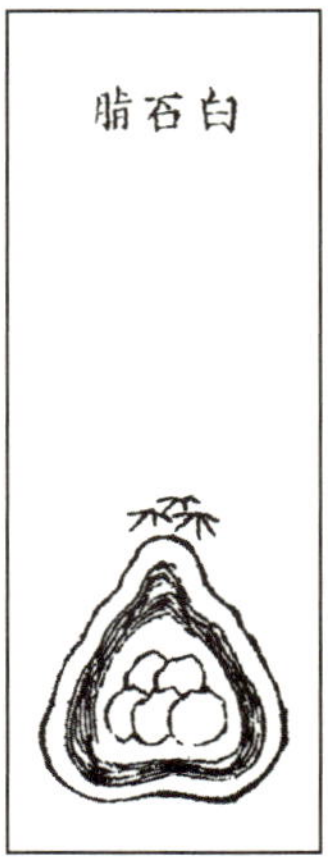

图 9-91-5 白石脂《太乙》

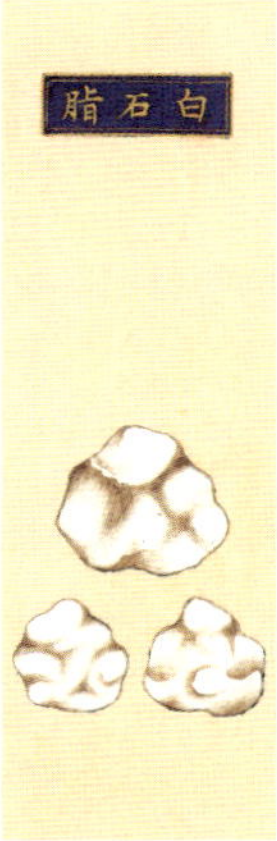

图 9-91-6 白石脂《雷公》

【附方】**《太乙仙制本草药性大全·仙制药性》卷六：**小儿水痢，形羸不胜大汤药。白石脂半大两，研如粉，和白粥空腹与食。○小儿脐中汁出不止，兼赤肿。以白石脂细末熬温，扑脐中，日三良。○治泻痢。用白石脂、干姜二物停捣，以百沸汤和面为稀糊，搜之并手丸如梧子大，暴干，饮下三十丸。久痢不定，更加三十丸，霍乱煎浆水为使。○小儿初生未满月多啼叫，致脐中血出。以白石脂细末贴之即愈，未愈微微炒过，放冷再贴，仍不得剥揭，渐渐自愈。

黄石脂《别录》

【修治】**《太乙仙制本草药性大全·仙制药性》卷六：**凡使须研如粉，用新汲水投于器中搅

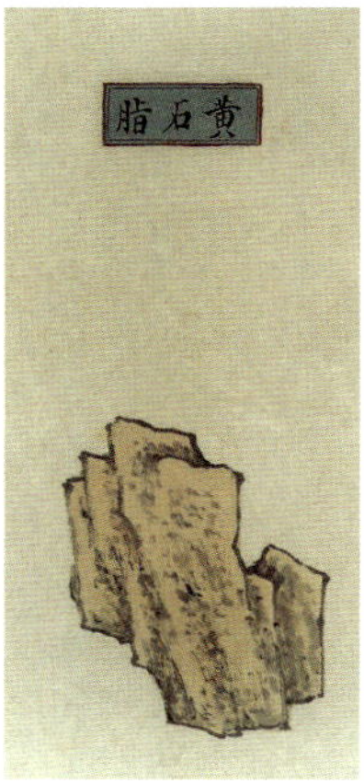

图 9-92-1 黄石脂《品汇》

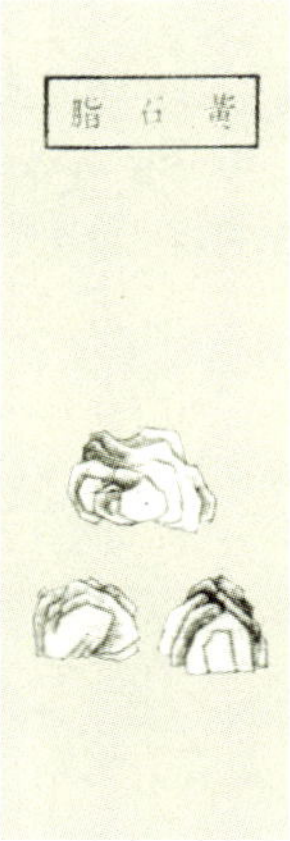

图 9-92-2 黄石脂《品汇（康熙）》

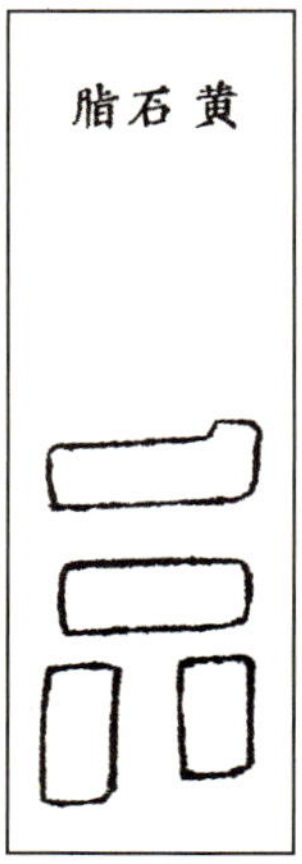

图 9-92-3 黄石脂《太乙》

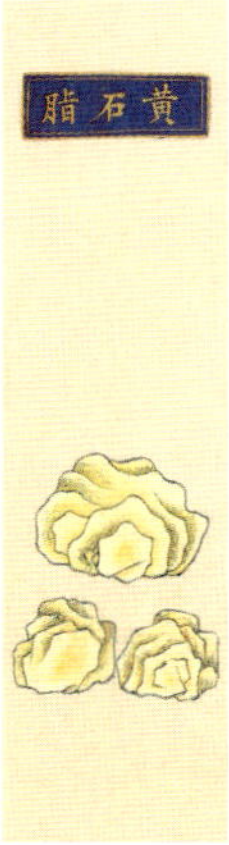

图 9-92-4 黄石脂《雷公》

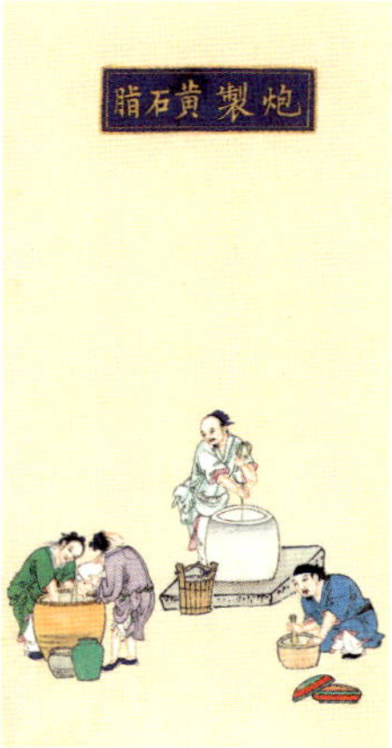

图 9-92-5 炮制黄石脂《雷公》

不住手了，倾作一盆，如此飞过三度，澄者去之，取飞过者任入药中使用，服之不问多少，不得食卵味。

【气味】味苦，气平，无毒。曾青为之使。《太乙仙制本草药性大全·仙制药性》卷六。

【主治】养脾调中，止泻痢脓血，白浊，黄疸。《药性要略大全》卷八。

【发明】**《绍兴本草》卷二：**黄石脂，五石脂之一也。虽有主疗之文，然方家稀入药用。

黑石脂《别录》

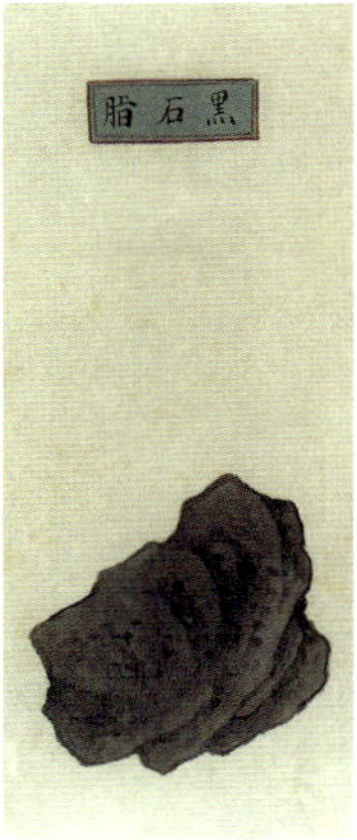

图 9-93-1　黑石脂《品汇》

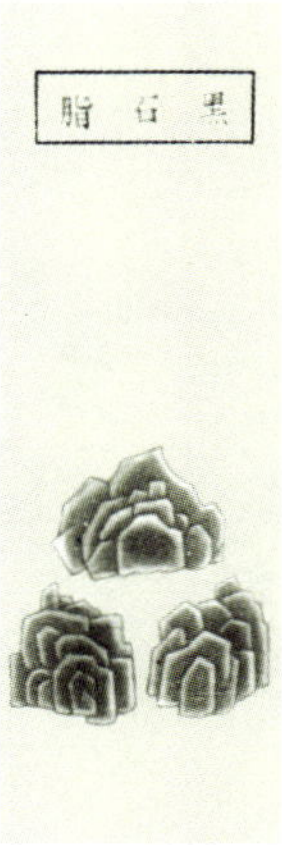

图 9-93-2　黑石脂《品汇(康熙)》

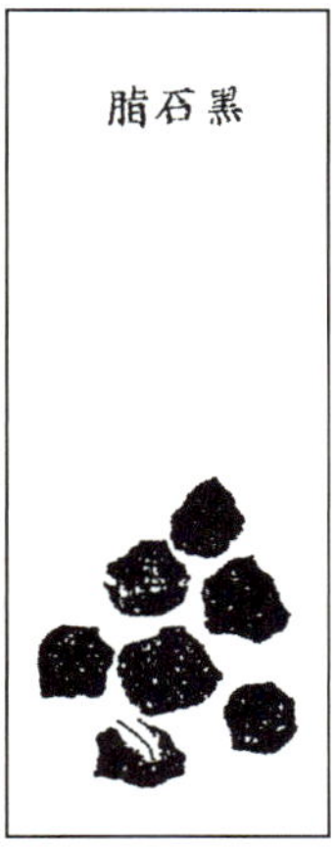

图 9-93-3　黑石脂《太乙》

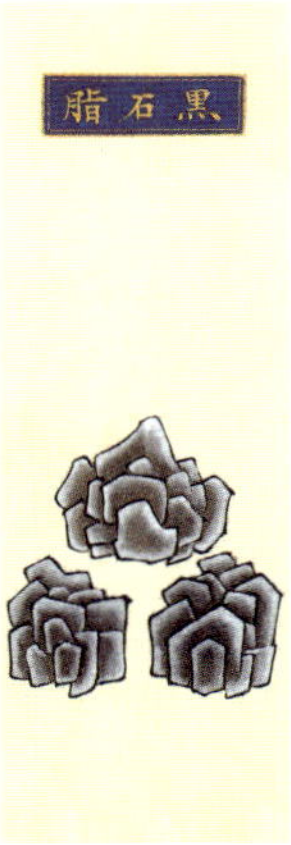

图 9-93-4　黑石脂《雷公》

【释名】石泥《吴氏本草》、黑符、石涅、石墨《太乙仙制本草药性大全》。

【集解】**《太乙仙制本草药性大全·本草精义》卷六**：出颍川阳城，生洛西山空地。其色黑如煤，乃可作画家用尔。

【气味】味咸，气平，无毒。《太乙仙制本草药性大全·仙制药性》卷六。

【主治】养肾强阴。治口疮，阴蚀疮。《药性要略大全》卷八。

【发明】**《绍兴本草》卷二**：黑石脂，性味主疗《本经》具载，今稀见用于方也。窃详五石脂皆固敛之药，其性温、平甚明。注文引季氏，复云小寒者，误矣。

青石脂《别录》

【气味】味酸，气平，无毒。《太乙仙制本草药性大全·仙制药性》卷六。

【主治】养肝明目，治女人带下百病。《药性要略大全》卷八。

【发明】**《绍兴本草》卷二**：青石脂以其色青而名之。主疗具于《本经》，酸、平、无毒是也。考五色石脂多入药者，唯赤白二种，其余三种，今罕用之。

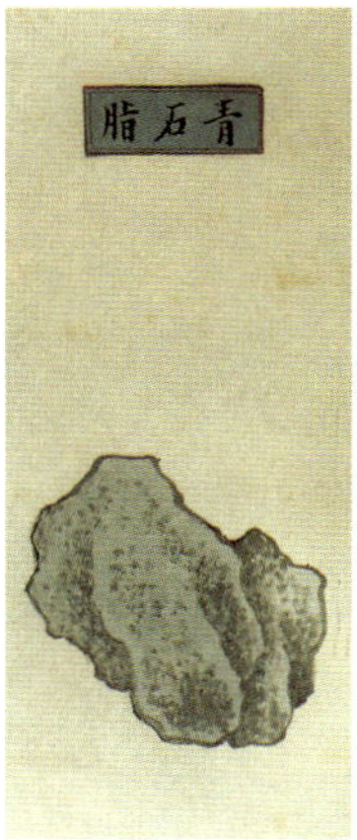

图 9-94-1 青石脂《品汇》

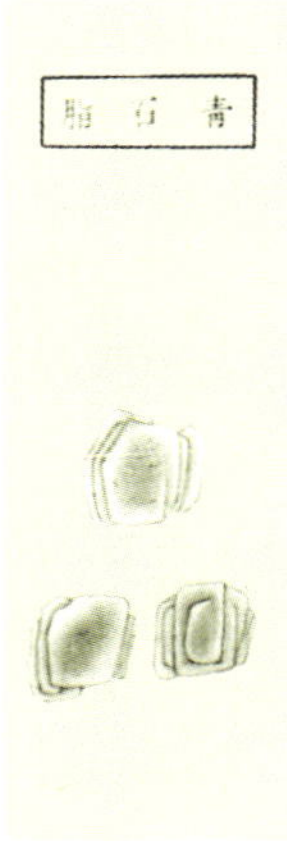

图 9-94-2 青石脂《品汇（康熙）》

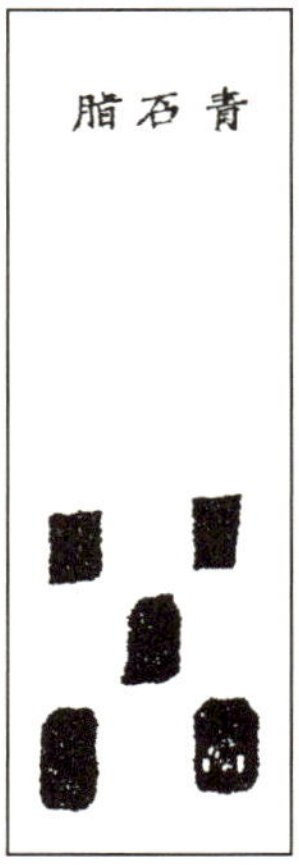

图 9-94-3 青石脂《太乙》

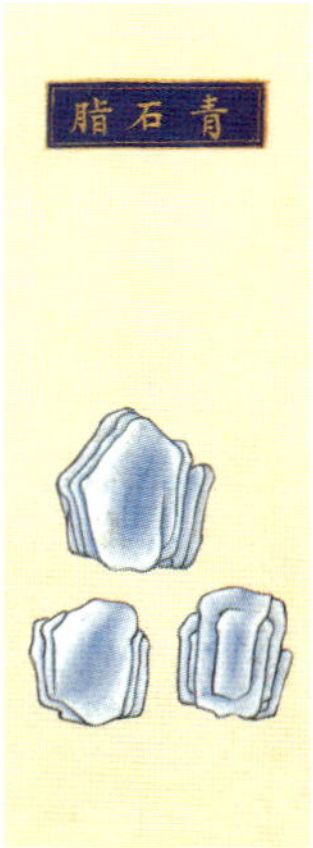

图 9-94-4 青石脂《雷公》

桃花石《唐本草》

【集解】**《本草衍义》卷五**：桃花石有赤、白两等。有赤地淡白点，如桃花片者，有淡白地，有淡赤点，如桃花片者。人往往镌磨为器用，今人亦罕服食。**《太乙仙制本草药性大全·本草精义》卷六**：《本经》不载所出州土。今申州钟山县、信州亦有之。形块似赤石脂、紫石英辈，色似桃花光润而体重，目之可爱，舐之不着舌者佳。采无时。

【气味】味甘，气温，无毒。《本草集要》卷五。

【主治】温肠止痢。《绍兴本草》卷二。

【发明】**《绍兴本草》卷二**：桃华石，形色、主疗虽与赤石脂相类，其实两物也。但舐之不着舌者，与赤石脂有异耳。以其温肠止痢，当从《本经》味甘、温、无毒是也。

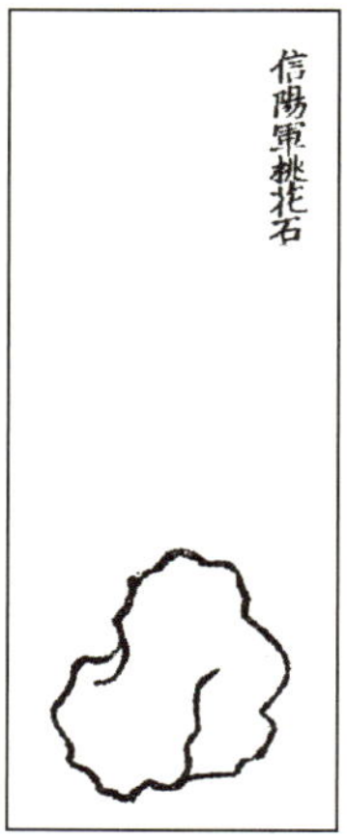

图 9-95-1 信阳军桃花石《图经（政）》

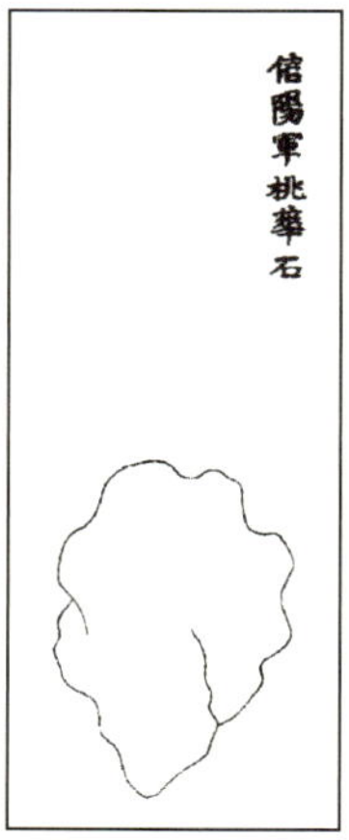

图 9-95-2 信阳军桃华石《图经（绍）》

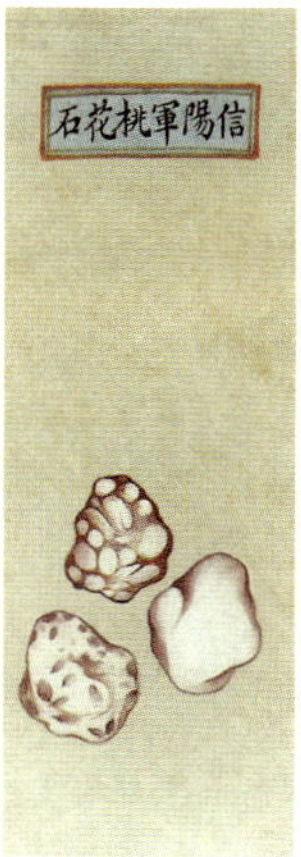

图 9-95-3 信阳军桃花石《品汇》

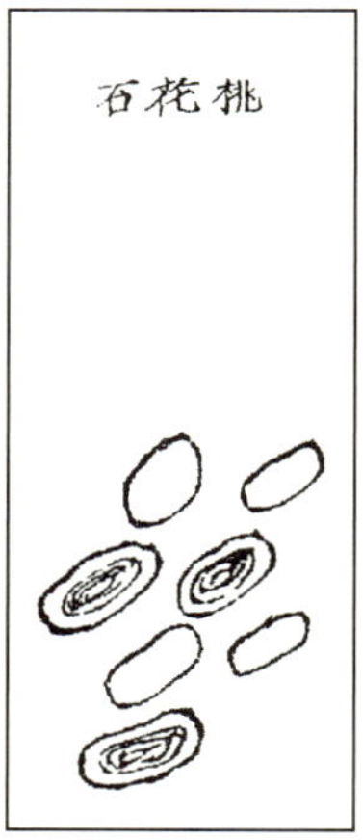

图 9-95-4 桃花石《太乙》

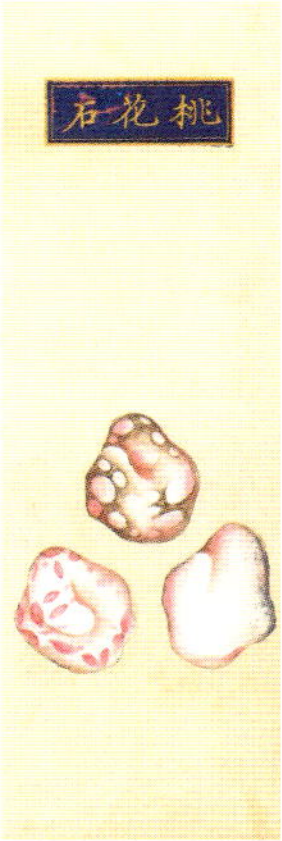

图 9-95-5　桃花石《雷公》

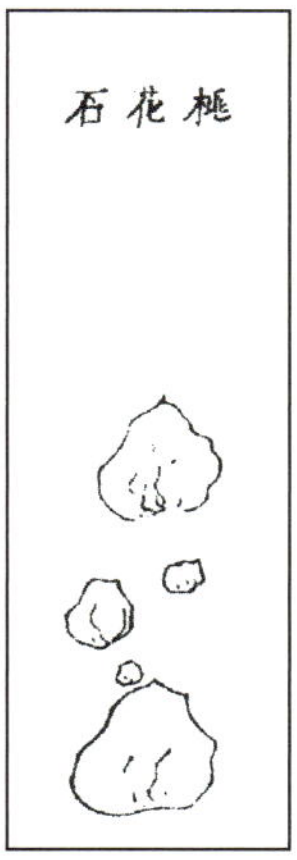

图 9-95-6　桃花石《三才》

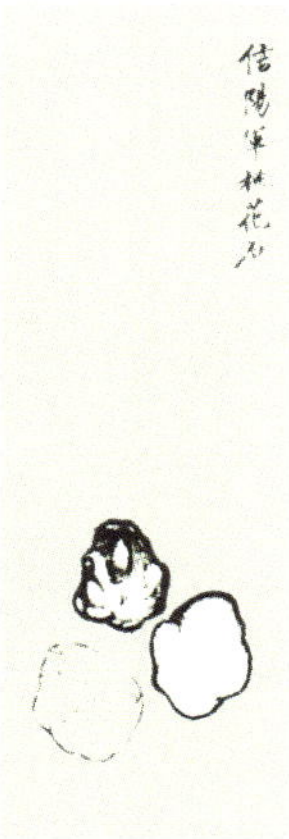

图 9-95-7　信阳军桃花石《草木状》

云母《本经》

【释名】云胆、地涿《本草品汇精要》。

【集解】**《药性粗评》卷四**：云母石，此有六种：一名云华，五色具；一名云英，色多青；一名云珠，色多赤；一名云液，色多白；一名云砂，色青黄；一名磷石，色正白。此六种俱可炼服，惟杂以黑色者不堪入药。生太山、齐庐山及琅琊山谷，杭越间亦有之，江南生者多青黑，非所贵，但明莹光白如冰者为上，又须向日照之，方见五色。二月采。泽泻为之使，畏鮀甲及流水。

【修治】**《本草蒙筌》卷八**：宗雷公制妙。每云母一斤，用小地胆草、紫背天葵、生甘草、地黄汁各一镒，入砂锅中，安云母于内，下天池水三镒，煮七日夜，勿令失度，其云母自然成碧玉，浆在锅底，却猛投天池水，以物搅之，浮而蜗涎者去之。如此三度淘了，取沉香一两，捣末，以天池水煎汤三升，分三度，再淘晒干用。不解节度，勿轻饵之。

【气味】味甘、平、无毒。未经制炼者，当从《药性论》有小毒为定。《绍兴本草》卷一。

【主治】中风寒热，眩晕，五痨七伤，虚损少气，中邪死肌，风疹，疔疮肿毒，五淋，明目下气，益精，续绝补中，止痢，安五藏，久服轻身延年，耐寒暑，悦泽不老。《药性粗评》卷四。治赤白痢及带下。《本草便》卷二。

【发明】**《本草衍义》卷四**：云母古虽有服炼法，今人服者至少，谨之至也。市廛多折作花朵以售之。今惟合云母膏，治一切痈毒疮等，惠民局别有法。**《绍兴本草》卷一**：云母主治已载《本经》，因其五色，遂有五名。但取纯白轻薄者为上，杂黑重浊者不堪入药。凡用必须炼之成粉乃可服饵。〇然近世亦稀用之。**《本草经疏》卷三**：云母，《本经》载其味甘，气平，详其主治，亦应有温。韩保升曰：云母色白而主肺，此石药中温良之品也。以其法金，故主身皮死肌及中风寒

图 9-96-1 兖州云母《图经（政）》

图 9-96-2 江州云母《图经（政）》

图 9-96-3 兖州云母《图经（绍）》

图 9-96-4 江州云母《图经（绍）》

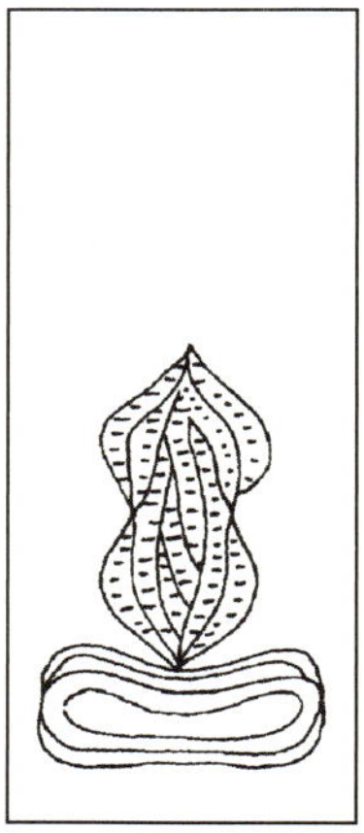

图 9-96-5 云母《歌括》

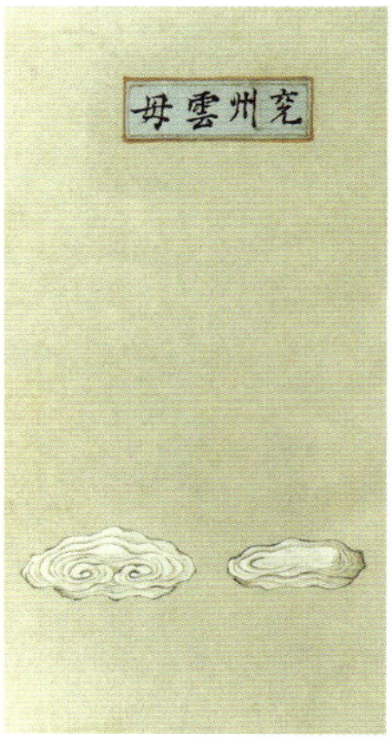

图 9-96-6 兖州云母《品汇》

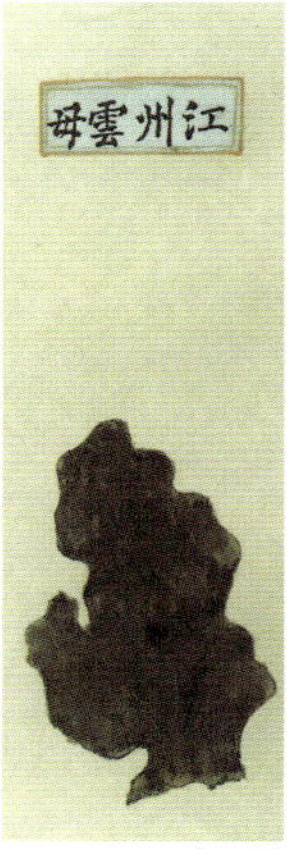

图 9-96-7 江州云母《品汇》

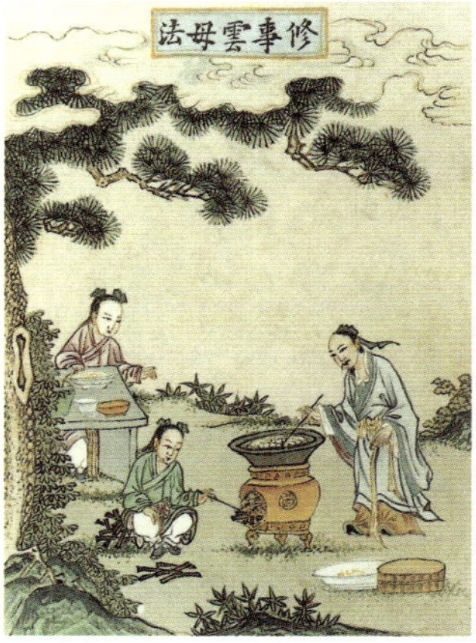

图 9-96-8 修事云母法《品汇》

图 9-96-9 兖州云母《蒙筌》

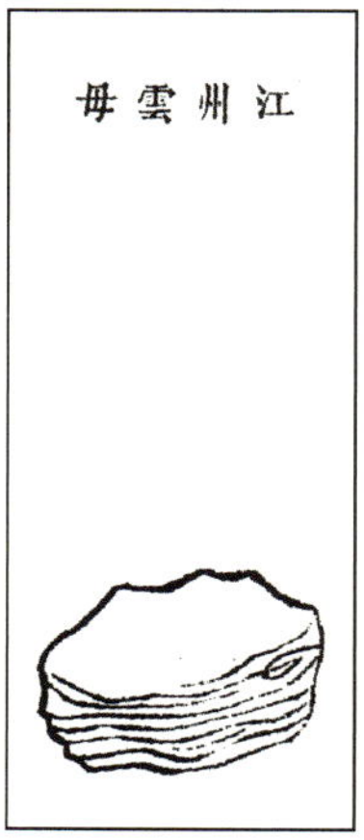

图 9-96-10 江州云母《蒙筌》

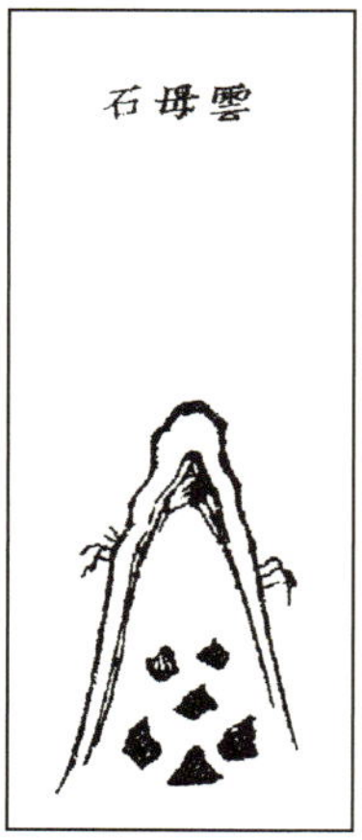

图 9-96-11 云母《太乙》

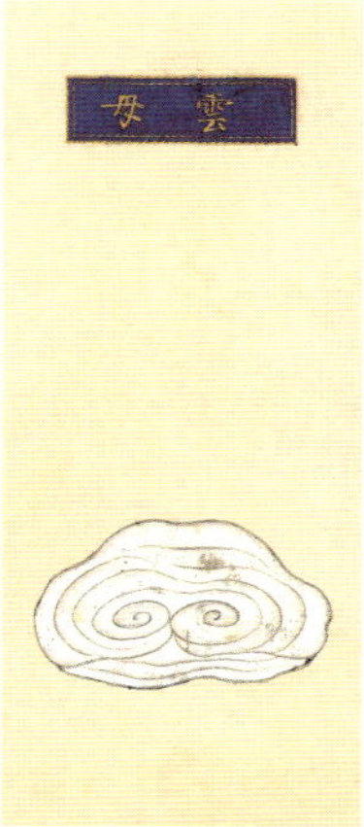

图 9-96-12 云母《雷公》

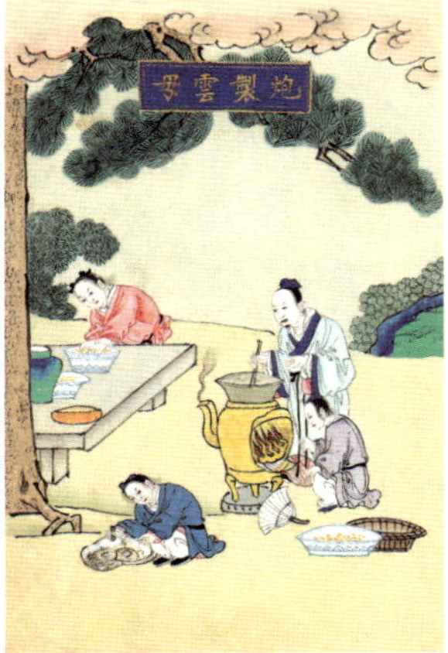

图 9-96-13 炮制云母《雷公》

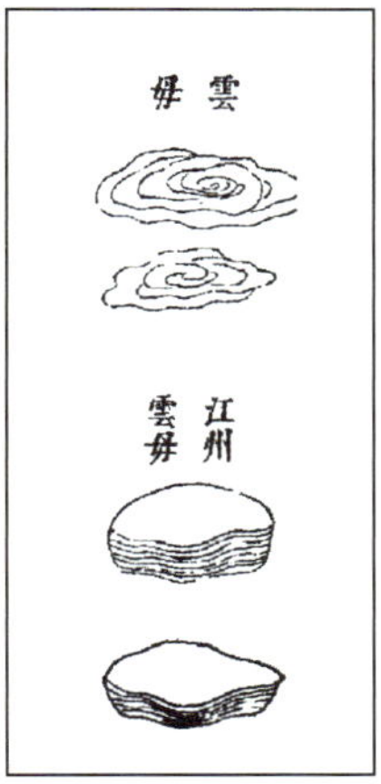

图 9-96-14 云母《三才》

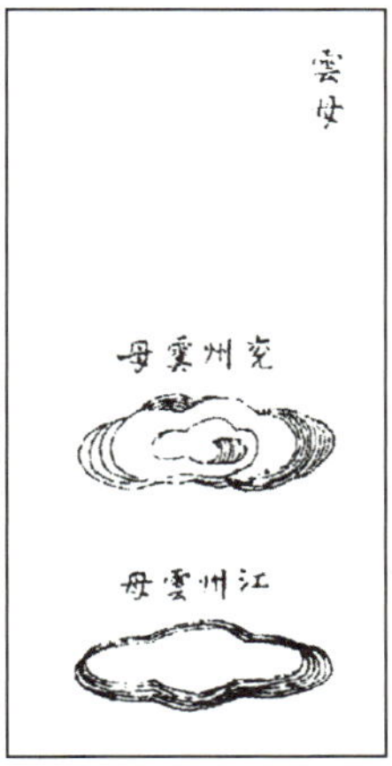

图 9-96-15 云母《原始》

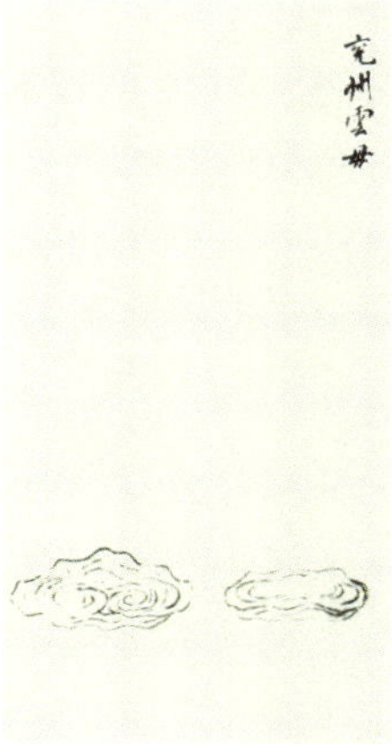

图 9-96-16 兖州云母《草木状》

图 9-96-17 江州云母《草木状》

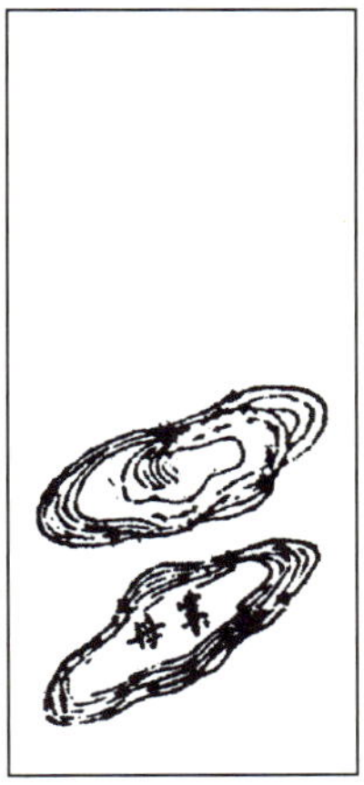

图 9-96-18 云母《汇言》

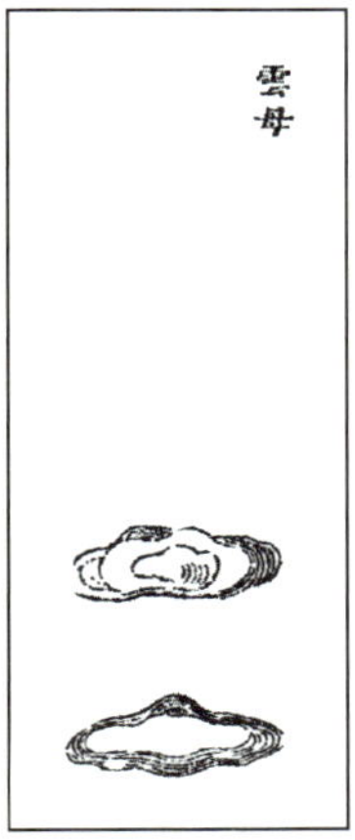

图 9-96-19 云母《类纂》

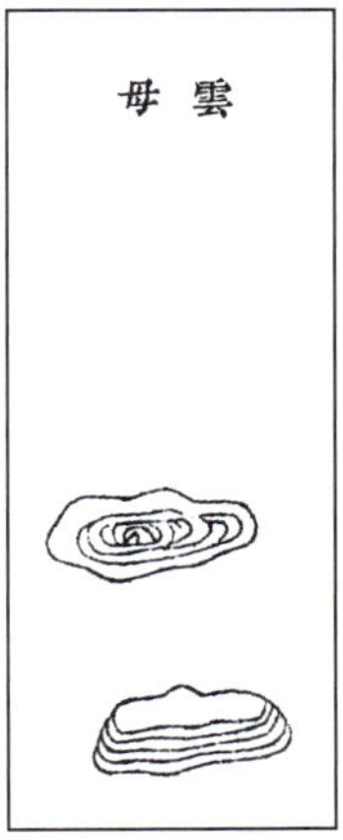

图 9-96-20 云母《备要》

热，如在车船上。甘能缓，温能和，故除邪气。石性镇坠，能使火下，火下则水上，是既济之象也，故安五脏，益子精，明目，久服轻身延年。《别录》主下气，坚肌，续绝补中，疗五劳七伤，虚损少气，久服悦泽不老，耐寒暑，志高神仙，皆此意也。其曰止痢者，久痢则肠胃俱虚，甘温足以回其虚，下坠足以去其积，故亦主之也。**《本草汇言》卷一二**：下痰饮，退疟疾，《别录》止久痢，甄权禁淋带之药也。韩氏保升曰：此药色白属金而主肺，石药中温良之品也。以其法金，故主肺胃痰饮；金能平木，故退疟疾而定寒热；甘平和胃以温中，故又止久痢，禁白带淋浊之疾焉。但味性虽居甘平，终属石类，与人身藏府气血，实非同器，祇宜用以治病，取效则已。如前古所云：炼服益精明目、轻身延年之语，此后世妄诞之士，假神农之言，附会其说，以欺世愚俗，不可依从。**《本草乘雅半偈》帙一**：云母生云，故名云母。云中具雨露霜雪，是雨露霜雪，亦以云为母也。

然云之母曰云母，而云母之母曰高山。释典云：水势劣火，结为高山。是故山石，击则成焰，融则成水。盖其气蒙滓而为润湿，升腾而为炎上。故知水火之结高山，高山之育云母，云母之生云气，云气之变雨露霜雪，虽乘化有异而体性不迁，更推润湿之水，皆从火蒸，诚交互发生，递相为种者。客曰：五行之理，水能克火，今云水从火出，不几矫乱乎。不曰云生足下，而曰云覆其上。即此可征，母字义深，心者得之。颐曰：此宝明生润，非有形相克制化之比也。若非火光上蒸，则就下之水，焉能含遍十方乎。《经》云：肾苦燥，急食辛以润之。相提而论，实与释典吻合，斯足征矣。客曰：古人命名简约，何得故为奇特。颐曰：物体性情，若非意外寻求，比量推夺，便为句字所缚。客默然良久。身皮死肌，此土实不灵，用升腾变幻之母，开锄顽颓，自能反活回鲜。土主肌肉，若风木相乘者，培其根种，则侮土之风，不期自退。盖风云总归同类，即以同类之云逐之。风之中者，自不能停，此亦从化之理矣。釜底燃薪，而水出又足征矣。如在车船上者，畏风大动摇之状也。安五藏者，邪除则元真通畅，五藏安和。益子精者，益子精之用。明目者，目乃水精所结，能行水上，故令目明。轻身延年者，修炼佩服，骸如云化，以有形之物，和合气交之中，则日日更新，新新非故。修治之法，当同龙骨，以回其灵，云性从龙也。云母生云，名云母。云具雨露霜雪，是雨露霜雪，为云之子为水矣。然则云，又宜号水母。泽泻亦能行水上，令人明目，但多服反致目盲者，谓其泻泽上行，泽尽则竭故也。若云母则从母发源，宁至有竭乎。**《神农本草经百种录》**：云母味甘，平。主身皮死肌，云母色白属金，故为肺经之药。又肺主皮毛，云母薄迭如皮，亦与肺合也。中风寒热，如在车船上，肺气震荡，此能镇之。除邪气，安五藏，亦靖镇之功。益子精，肺为肾源。明目。目白属肺，此能益目中肺藏之精。久服轻身延年。肺旺则气旺，故有此效。云母虽有五色，而白其正色也。白属金，金生水，故云母之上常生云气。云者，地气上升，欲为雨而未成雨者也。肺属金而在上，为人身水源，与云母相类，故为肺经之药。**《长沙药解》卷四**：云母味甘，入足少阳胆、足太阳膀胱经。利水泄湿，消痰除疟。《金匮》蜀漆散方在蜀漆用之治牝疟多寒，以其泄湿而行痰也。疟以寒湿之邪，结于少阳之经，与淋痢之证，皆缘土湿而阳陷。云母泄湿行痰，故治牝疟，而除淋沥。

【附方】**《药性粗评》卷四**：火疮败坏。云母粉同生羊脂，和如泥，涂之妙。风疹遍身。凡患风疹遍身，百计不能愈，以云母煅过，研粉，以清水调服，以人大小酌量与之，多则三钱，少则一钱，最妙。

《本草汇言》卷一二：治痰饮吐涎，或头痛者。用云母水（煮过）五钱，半夏（姜汁制）、南星（姜汁制）各一两，于白术（土拌炒）一两五钱，共为极细末。每早晚各服三钱，食后白汤调下。《方脉正宗》。〇治赤白痢，积年不愈。用云母经炼过，为细末，每早晚各服八分，姜汤调下。《千金方》。〇治妇人带下白淫。用云母，炼过，为细末，每早晚各服一钱，黑枣泡汤调服。同前。〇治难产催生方。用云母（经炼过）五钱，为极细末。温酒调服。入口即产。不顺者即顺，万不失一。何德扬。〇治金疮出血不止。用云母经炼过，研极细末，傅患上即止。《事林广记》○安神丸。治小儿惊风，大人癫痫，及男妇骨蒸劳热，咳嗽吐痰，如中风语涩，舌强久不瘥者。又伤寒大热不解，狂燥不宁，一切阳热火盛之证，悉皆治之。用上洁云母石（研细、水煮过）五钱，乌犀角、朱砂各三钱，玄明粉一钱，冰片、牛黄、麝香各四分，共研极细，再配人参、白茯苓、胆星、地骨皮、甘草各四钱，微炒，为细末。麦门冬（去心）一两，酒煮烂，捣膏为丸，如鸡豆大，晒干，净磁器封藏。每遇是患，大人服三丸，小儿服一丸，生姜汤化下。○万金散。治小儿一切痰喘。用上洁云母石（水煮过）五钱，全蝎、僵蚕、甘草、胆星、黄连、天麻各四钱，俱微炒，牛黄、巴霜、冰片各二分，共为末，每服一分，薄荷汤化下。○大圣夺命丹。治小儿慢惊风，癫痫天吊，中恶客忤，脐风撮口，胎惊胎痫，牙关紧急，痰热搐搦，反躬窜视，昏迷不醒，一切惊怪危恶紧急之证，并皆治之。用上洁云母石水煮过，全蝎、僵蚕、乌稍蛇尾、乌犀角、羚羊角、赤足蜈蚣各五钱，石菖蒲、羌活、白附子、茯神、半夏、胆星、北细辛各四钱，沉香、川乌（童便制）、人参、甘草各三钱，琥珀、朱砂、珍珠、雄黄各二钱，天竺黄一两，川乌（泡）一个，金箔四十张，麝香一钱。姜汁打糊为丸，如芡实大。每用一丸，薄荷汤化下。

白垩《本经》　【校正】自《纲目·土部》移入此。

【释名】白石灰、煅石、石垩《药性要略大全》。

【集解】**《绍兴本草》卷一**：白垩，世呼为白土子是也。然《本经》一名白善，即非江南烧金白善土。其入药治疾者，当取北地白土子为真。人多用以洗衣油腻者即是。○若《唐本余》云近代以白瓷为之者，诚为误也矣。**《本草汇笺》卷〇**：石垩，即石灰。有风化、水化二种。风化者有力，水化者差劣。

【修治】**《神农本经会通》卷六**：雷公云：先单捣令细，三度筛过了，又入钵中研之，后将盐汤飞过，干，每一两用白盐一分，投于斗水中，铜器中煮十余沸，用水飞过，免结涩人肠。**《太乙仙制本草药性大全·仙制药性》卷六**：凡使勿用色青并底白者，先单捣令细，三度筛过了，凡使勿用色青并底白者，先单捣令细，三度筛过了。每修事白垩二两，用白盐一分投于斗水中，用铜器物内十余沸，然后用此水飞过白垩，免结涩人肠也。

【气味】味苦、辛，温，无毒。《图经本草药性总论》卷上。味苦、辛，热，有毒。《药性要略大全》卷八。

【主治】疗妇人冲任不调方多用之。《绍兴本草》卷一。止金疮血，生肌长肉，治杨梅疮。主疽疡疥癞，热气恶疮，疠风疮，死肌堕眉。杀痔虫，去黑子、息肉。又治附骨疽。《药性要略大全》卷八。补肺生金，解渴清暑。治肺痈痿，止赤白痢，和脾胃，治霍乱腹痛。《医林纂要探源》卷三。

【发明】**《药性要略大全》卷八**：治金疮，得韭良。不堪服食。易老云：作丸服，疗冷气，

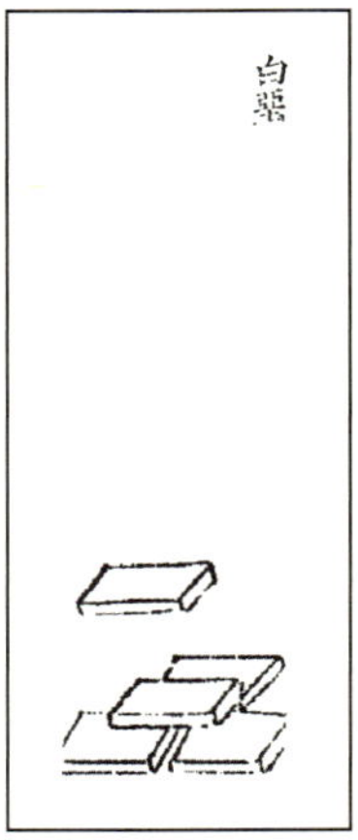
图 9-97-1 白垩《图经（政）》

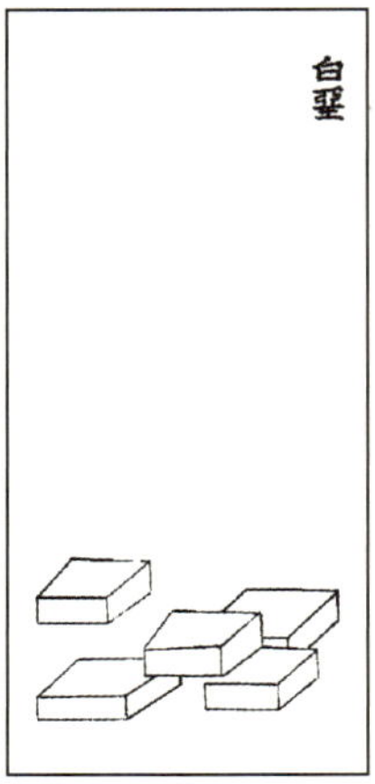
图 9-97-2 白垩《图经（绍）》

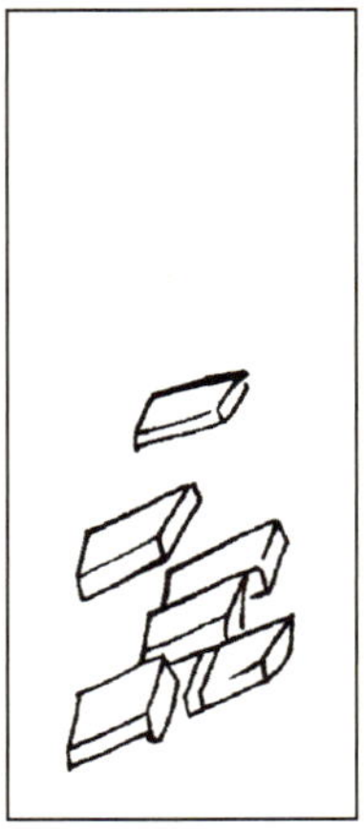
图 9-97-3 白垩《歌括》

图 9-97-4 白垩《品汇》

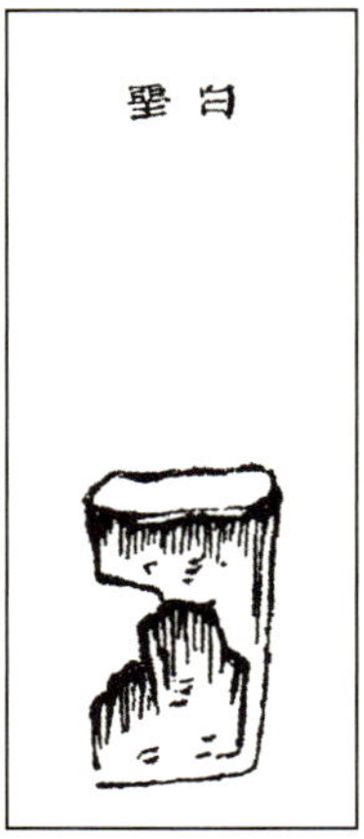
图 9-97-5 白垩《太乙》

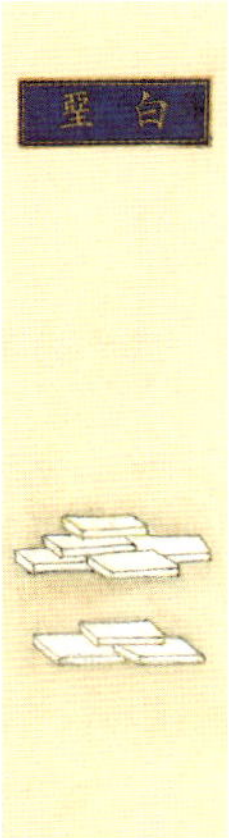
图 9-97-6 白垩《雷公》

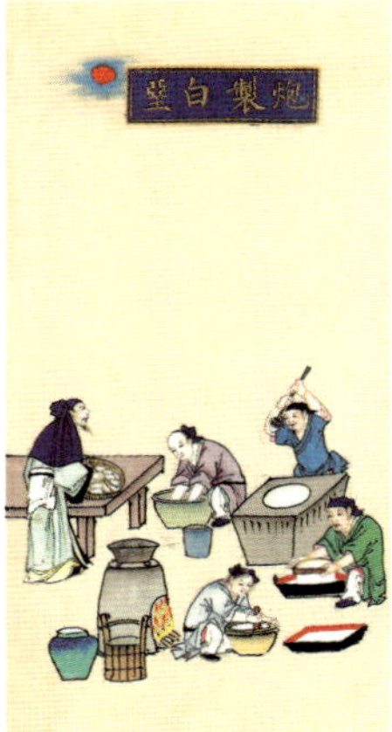
图 9-97-7 炮制白垩《雷公》

图 9-97-8 白垩《草木状》

暖水脏，治妇人粉刺。治白癜疬及冷气痔瘘。解酒酸，令不坏。**《本草汇笺》卷〇**：石垩不入汤饮，古方惟用以为金疮之药。得之古墓中者，名地龙骨。火毒已出，燥烈大减，故主顽疮瘘疮，脓水淋漓，及敛诸疮口尤胜。得之舱船油灰，名水龙骨，得油性之润，复得水气之阴，故尤主金疮扑跌伤损及诸疮瘘血风臁疮也。**《本草求原》卷二三**：诸土皆补脾，而白土苦温，兼入气分。治带下，反胃，醋淬数次，同干姜多服。咳嗽，同白矾、姜汁。水泄，久痢，止吐衄血，热丹。同寒水石涂。其治寒热积聚，月闭癥瘕者，土之间气，能去间厕之积也。

石面《本草纲目》

【释名】观音粉姚氏《食物本草》、大士粉《本草纲目拾遗》。

姚氏《食物本草》卷二一：观音粉生〔江〕浙诸山，其实土也。因感普门之济众，〔故〕以为名。

【气味】味甘，平，无毒。姚氏《食物本草》卷二一。

【主治】作饼食之不饥，延年去百疾，身体强健。不可与一切荤菜及猪、羊、鸡、肉、鱼腥等物同食，食之主生恶病。姚氏《食物本草》卷二一。解虫毒，逐水肿，明目，疗湿黄。《本草纲目拾遗》卷二。

【发明】**姚氏《食物本草》卷二一**：流寇之猖獗，自甲戌迄今，殆无宁岁。由秦陇、中州，历楚蜀至南都之凤阳，庐州、太平、安庆诸郡邑，无不被其残戮，且频年旱潦洊臻，凶荒并至。天时人事两失其和，致年来米珠薪桂，百物腾踊，较之往昔，数倍于前，故民生日蹙，流离日重，当事者深为扼腕。近闻越中有掘得观音粉为救荒者，噫嘻！是果普门之神通〔示现以〕救民命者欤？说固不经，然历历有证，特拈笔以纪其异：衢民某，贫不能活，欲之僻自尽，路遇一媪，指谓曰：汝饥无食，此山下有粉，盍取食之？复口授饵法甚详，言讫不见。某心异之。乃以锹锄垦〔掘〕，去浮土尺余，果得白土如垩，尝之甚甘，于是哄闻城中。凡金、衢、严三郡有山处，皆作〔坎如〕穽，颇如山人取煤炭之术，其土累累不绝，动以万计，活民亦不可胜数。其作饵之法：和以米粉三之一，即恣其一饱，当使果腹而无他患。或贪馋之辈，杂以腥膻；逐利之徒，鬻诸市肆，辄味变而不适用。其尤异者，为山土豪家，不能无基址侵削之虑，而纷纷取土之民复伙，莫能禁，乃以粪秽投坎，顷之，视其室中衣饰器皿，无不污损，而土穴了无伤害。此崇祯丙子十一月事也。兹庚辰辛巳之交，荒歉更甚，吾吴素称饶沃，斗粟迨至千文，饿殍盈途，死亡枕藉。而京口、毘陵为尤甚。诸台捐糜赈济，极尽〔焦劳，奈杯水〕车薪，愈遏愈炽。正点金术尽，巧〔妇〕炊穷，〔忽金〕坛县界延庆寺前有巾袍两人，指示饥民掘取腻土，与向时浙中所得者无异。于是自金沙之石子涧山至云阳、句曲有山处，延袤数〔百〕里，无不取食，得活者甚众。两台缄土〔奏〕闻，疏辞恳切，不〔五〕六年，灵迹踵见。曰非国运之正〔隆，民命之未〕尽，妖孽潜形，祯详献〔瑞，而得微大士〕灵济若是之异乎？**《本草纲目拾遗》卷二**：《处州府志》：云和山中有白善泥，以水搅矸而取之，和糯米粉一半蒸食之，可以疗饥，名观音粉。生山土内，白如粉，绝细腻，岁荒，乡人辄掘取之，和麦面作饼饵以食，但不可多食，多食能令便闭腹重，以其土性滞涩肠胃耳。生洞内者不可服，恐其有蛇虺涎毒。郑仲夔《冷赏》载云：丙子岁荒，戈阳石窝村庵僧梦大士告以山下土中有石粉，可取充饥。如言往掘，果得之。俨若蕨粉，研细作粉，蒸熟甘美异常。乡人闻而竞采之，或有以荤油裹者，即苦甚不堪入口，名大士粉，即此。《纲目》石部载石面，即此。以为不常生，不知今山中皆有，濒湖主治止言益气调中，食之止饥。而不知其去湿之功，十倍于苍术。盖亦土能制水之意耳。

甘土《本草拾遗》　【校正】自《本草纲目·土部》移入此。

【集解】**《证类本草》卷四**：出安西及东京龙门，土底澄取之（陈藏器）。

【主治】用之洗腻而去油垢。水和涂之，洗服如灰。主草药毒，解诸菌毒。热汤和末饮之。《太乙仙制本草药性大全·仙制药性》卷六。

禹穴石《本草纲目拾遗》

【集解】**《本草纲目拾遗》卷二**：禹穴石产四川龙安府石泉县石纽乡，以红如潩血者佳。○《四川通志》：出石泉禹穴下，石皮如血染，气腥。

【主治】能催生，治难产。《本草纲目拾遗》卷二。

太行山土姚氏《食物本草》

【集解】**姚氏《食物本草》卷二一**：太行山土在河南怀庆府城北。昔王烈入太行，忽闻山北雷声，往视裂开数百丈，石间一孔径尺，有清泥流出。烈取抟之，即凝腻若粉糕，气味如香粳饭，食之甚美。

【气味】味甘。姚氏《食物本草》卷二一。

【主治】食之不饥，延年益寿，辟疠逐疫，久服成地仙。姚氏《食物本草》卷二一。

乐荣山土姚氏《食物本草》

【集解】**姚氏《食物本草》卷二一**：乐荣山土在云南临安府城南，其土香美，作饼炙熟可食，僰妇嗜之，当粮。

【气味】味甘。姚氏《食物本草》卷二一。

【主治】食之不饥，助脾胃，生智慧，多信谊，重然诺。姚氏《食物本草》卷二一。

伏龙肝《别录》　【校正】自《本草纲目·土部》移入此。

【释名】灶中黄土《绍兴本草》、釜脐下墨《药性粗评》。

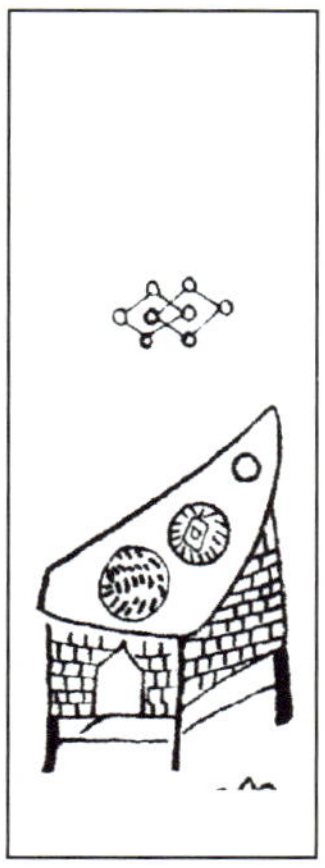

图 9-103-1　伏龙肝《歌括》

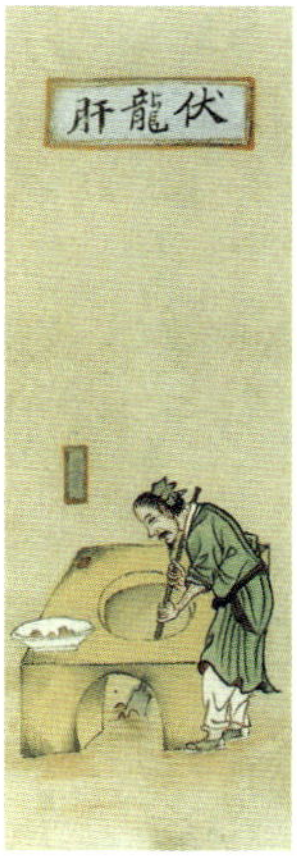

图 9-103-2　伏龙肝《品汇》

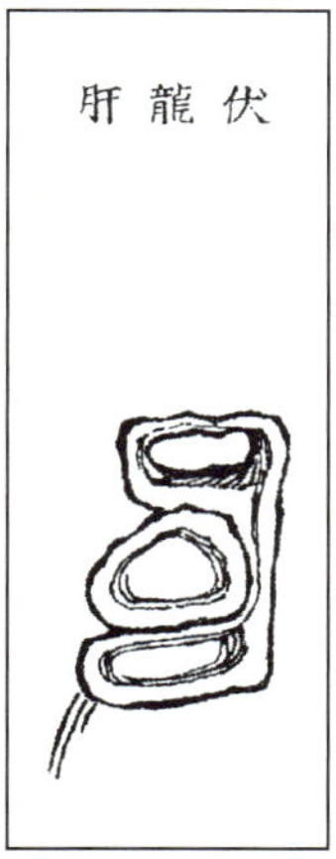

图 9-103-3　伏龙肝《太乙》

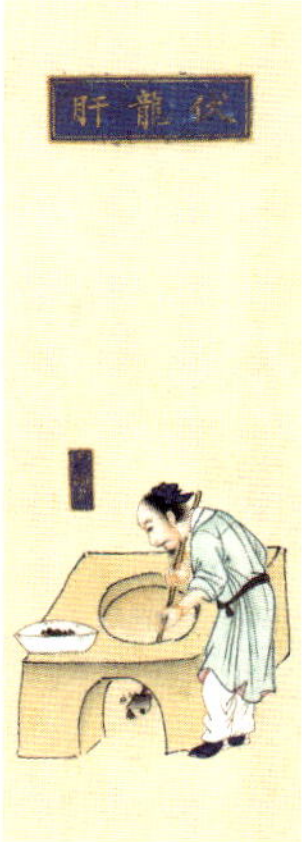

图 9-103-4　伏龙肝《雷公》

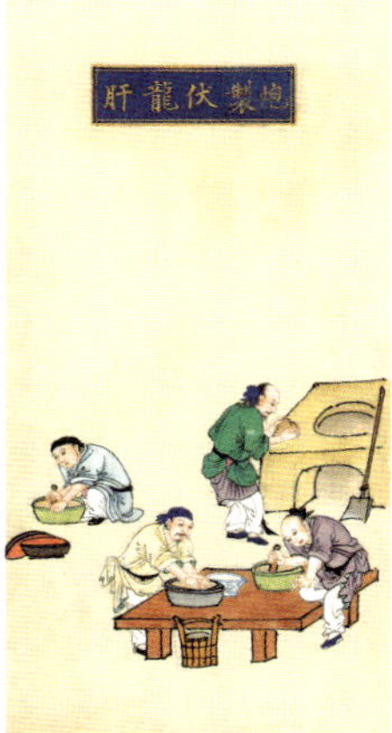

图 9-103-5　炮制伏龙肝《雷公》

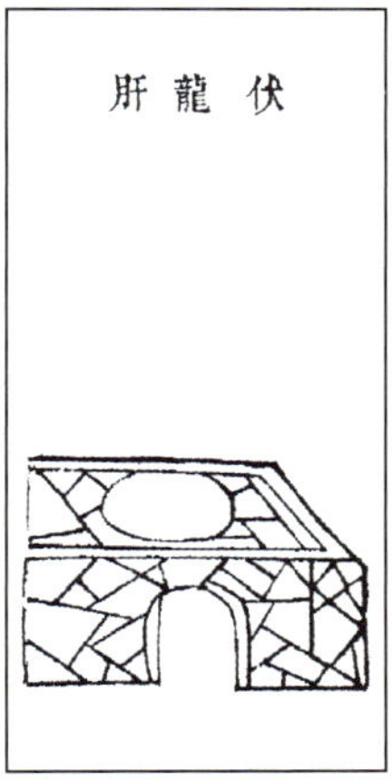

图 9-103-6　伏龙肝《备要》

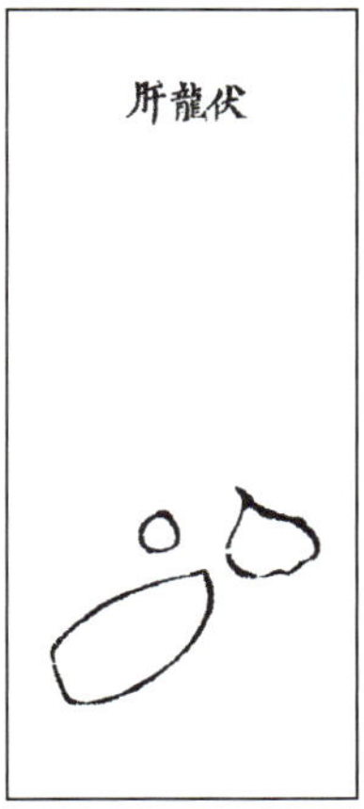

图 9-103-7　伏龙肝《备要》

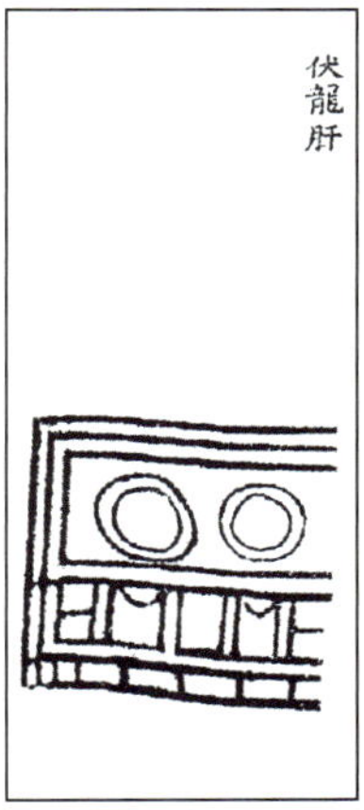

图 9-103-8　伏龙肝《草木典》

【集解】**《绍兴本草》卷一**：伏龙肝，灶中黄土是也，岁久者为上。盖取其火锻久而力燥尔。**《药性粗评》卷四**：陶隐居谓灶有神，故名伏龙，并以迂隐其名尔。以年久，掘深一尺，如紫石者良。

【修治】**《药性粗评》卷四**：凡用，火再烧赤，研细，水飞过，渗干。**《太乙仙制本草药性大全·仙制药性》卷六**：凡使勿误用灶下土，其伏龙肝是十年已来灶额内火气积自结如赤色石，中黄，其形貌八棱，取得后细研，以滑石水飞过两遍，令干，用熟绢裹却，取子时安于旧额内一伏时，重研了用。

【气味】味辛苦微甘，气湿，性燥，无毒。《本草汇言》卷一三。

【主治】主妇人崩中，吐血，止咳逆，止血，消痈肿毒气。《图经本草药性总论》卷上。

【发明】**《本草衍义》卷六**：本条中有东壁土，陈藏器云：取其东壁土，久干也。今详之：

南壁土，亦向阳久干也，何不取？盖东壁常先得晓日烘炙。日者太阳真火，故治瘟疟。或曰：何不取午盛之时南壁土，而取日初出东壁土者，何也？火生之时，其气壮。故《素问》云：少火之气壮。及其当午之时，则壮火之气衰，故不取，实用此义。或曰：何以知日者太阳真火？以水精珠，或心凹铜鉴，向日射之，以艾承接其光聚处，火出，故知之。**《绍兴本草》卷一：**伏龙肝，灶中黄土是也，岁久者为上。盖取其火锻久而力燥尔。《本经》味辛，微温，不云有无毒。《日华子》云微毒。窃详伏龙肝，诸方主疗甚多，然用之断下殊验，当从《药性论》云无毒是矣。**《本草经疏》卷五：**伏龙肝得火土之气而成。本经味辛，气微温，无毒。甄权言咸。其质本土，味应有甘。以灶有神，故古方多以之治颠狂痳魇及卒中邪恶等证。本经主妇人崩中、吐血、止咳逆、止血者，盖以失血过多，中气必损，甘能补中，微温能调和血脉，故主之也。消痈肿毒气者，辛散咸软之功也。《日华子》主催生下胞及小儿夜啼者，取其土中有神，而性本冲和，复能镇重下坠也。**《本草汇言》卷一三：**伏龙肝，温脾渗湿，止大便秽血之药也。张相如曰：藏而不出曰伏，隐而不见曰龙，藏血而收摄吾身之纳气曰肝，故命名曰伏龙肝也。体虽土质，深得积年火气而成，性燥而平，气温而和，味甘而敛，以藏为用者也。故善主血失所藏，如《金匮》方之疗先便后血，《别录》方之止妇人血崩、漏带赤白，《蜀本草》之治便血血痢、污秽久延，《杂病方》之定心胃卒痛及魇痳暴绝。凡阴幽伏隐之疾，一时卒难治者，温汤调服，七剂即定，有神奇变化之莫测也。他如藏寒下泄，脾胃因寒湿而致动血络，成一切失血诸疾，无用不宜尔。观结阴便血，当便之时，血随便下。《经》言结阴便血一升，再结二升，三结三升。若人节养失宜，以致阴血内结，渗入肠间，渗而即下则色鲜，渗而留滞而后下则色黯，治宜温补，惟用此药，加桂、术、参、耆最善。**《本草乘雅半偈》帙一一：**肝者，木藏也。盖肝藏血，故主血失所藏，为吐血，为逆血，为崩血，为便血，饵卧血归于肝，而诸血藏，心复得主，脾复归统，伏龙功力普矣。第木必侮土，木袭火传，火袭土驻，始而残贼，终而递生，由是观之，并可主木乘土下者脾衰，火烁肺叶者咳逆，而皆治之。释典云带彼相起，彼带相起，生生之谓乎。醋调涂痈肿解毒者，醋酰也，穰秔谷而作酸，金行木德两备矣。全藉火土授受之伏龙，顺浮沉于生长之门，而春而夏，而长夏，而秋而冬，成言乎艮矣。何患肉理不通之痈肿，死阴毒厉之不攘乎。且也万物莫不生土而归土，物有所归，杀厉之气，暖然齐春仁之洁矣。**《本草述》卷三：**伏龙肝乃脾与肝之剂，何以故？盖即其取火土相生者，以为各证之主治。则在人身，唯脾胃应之，更为中土之主，以司其用者，不在风化之肝乎？第火土相生之义，取其燥去湿者，犹为得其肤，而未能悉其微也，何以故？盖脾胃固司湿土之化，而实同干健之运。所以然者，有水中之真火，为之母气也。如土不得水中之火，则湿土无以行，其化水即不得土为之主，则寒水亦无以行其化，是水土合德以立地者。由是而两困也，致令为独使之一阴，下失水之母气，中失土之用气，不病于风之虚，以为风眚而还以侮所胜之土乎？此本钱君黄土汤治风之义而大畅之。故本火土相生之义，俾水土各奠其位，因水土合德之义。俾土水互相为用，乃全其中土生育之化。是则用兹味者非温，然去湿之谓也，正欲用阳以化阴，而俾湿化得行也，湿化行而血乃化，此所以能治血证者，非以止涩为功。盖补其生化之原，乃为固脱也。推之女子崩带，男子泄精，可以胥治矣。且用兹味者，亦非用其燥也。更欲化阴以和阳，而俾风化得平也，风化平而气乃和，此所以能疗风证者，非以疏散为功。盖益其合化之原，乃为静风也。推之狂颠、蛊毒、中恶卒魇，可以类推矣。或曰补中土多用燥湿之剂，第如白术等味，与兹种何别而用之？除湿者，其迥殊若是乎？曰：如血证之治，多不用术者，恐其燥阴而反剧耳。此味固用阳以化阴，非燥阴之剂也。先哲审处，夫岂苟然而已。**《长沙药解》卷二：**灶中黄土味辛，入足太阴脾、足厥阴肝经。燥湿达木，补中摄血。《金匮》黄土汤，灶中黄土半斤，甘草二两，白术三两，黄芩三两，阿胶三两，地黄三两，附子三两。治先便后血。以水寒土湿，乙木郁陷而生风，疏泄不藏，以致便血。其下在大便之后者，是缘中脘之失统，其来远也。黄土、术、甘补中燥湿而止血，胶、地、黄芩滋木清风而泄热，附子暖水驱寒而生肝木也。下血之证，固缘风木之陷泄，而木陷之根，全因脾胃之湿寒。后世医书，以为肠风。风则有之，而过不在肠。至于脾胃湿寒之故，则绝无知者，愈用清风润燥之剂，而寒湿愈增，则注泄愈甚，以至水泛火熄，土败人亡，而终不悟焉。此其所以为庸工也。灶中黄土，以湿土而得火化，最能燥湿而敛血，合术、甘以燥土，附子以暖水，胶、地以清风，黄芩以泄热，下血之法备矣。盖水寒则土湿，土湿则木郁，木郁则风生，风生则血泄。水暖而土燥，土燥而木达，木达而风静，风静而血藏，此必然之理也。足太阴以湿土主令，辛金从令化气而为湿。手阳明以燥金主令，戊土从令化气而为燥。失血之证，阳明之燥衰，太阴之湿旺也。柏叶燥手太阴、足阳明之湿，故止吐血，燥则气降而血敛。黄土燥手阳明、足太阴之湿，故止下血，燥则气升而血收也。其诸主治，止吐衄、崩带、便尿诸血，傅发背、痈疽、棍杖诸疮。**《本草求真》卷四：**伏龙肝调中止血燥湿。伏龙肝端入肝脾。系灶心赤土，因其色赤如肝，故以肝名。味辛气温，无毒，按土为万物之母。在人脏腑，则以脾胃应之，故万物非土不生，人身五脏六腑非脾胃不养，是以土能补人脾胃。伏龙肝经火久熬，则土味之甘已转为辛，土气之和已转为温矣！凡人中气不运，则是气是血，靡不积聚为殃，是瘀是水，靡不蔓延作祟。书言咳逆反胃，肿胀脐疮可治者，以其得此补土燥湿之谓也！书言吐衄崩带，尿血遗精、肠风可治者，以其失血过多，中气必损，得此微温调和血脉也。痈肿可消者，以其辛散软坚之意也。《日华子》取其能催生下胞者，以其温中而镇重下坠也。《博救方》子死腹中，水调三钱服。其土当儿头上戴出。要之皆为调中止血燥湿之剂耳。

【附方】**《本草衍义》卷六：**妇人血露。蚕沙一两（炒），伏龙肝半两，阿胶一两，同为末，温酒调，空肚服二三钱，以知为度。

《药性粗评》卷四：产难及胎衣不下。以伏龙肝一寸，研细，用好醋调如泥，纳于脐中，须臾自下。发背。凡患发背及诸痈肿，焮痛欲死者，伏龙肝研末，好酒调如泥，厚敷其上，干再易之，不日平复。妊娠时疫。伏龙肝末，酒调，涂脐上，干即易之，可保子不堕；或用新汲水调服一二钱，亦可。

《太乙仙制本草药性大全·仙制药性》卷六：心痛似热。伏龙肝末煮水服方寸〔匕〕，冷以酒服。〇小儿脐疮久不差。用伏龙肝傅之。〇痈肿。伏龙肝以蒜和作泥，涂布上贴之，如干则易。〇小儿卒重舌。釜下土、苦酒和涂舌下。〇风痱者。卒不能语，口禁，手又不随而强直。伏龙肝水和，搅取汁饮之。〇诸腋臭。伏龙肝烧作泥，傅之差。〇鬼魇不寤。取伏龙肝吹鼻中。〇诸痈疽发背及乳房。釜下土捣末，鸡子黄和涂佳。〇中风。心烦恍惚，或腹中痛满，时绝而复苏者。釜下土捣末，冷水和，取汁服之，口禁者强开以筒灌之甚效。〇炙疮痛肿。急捣灶中黄土，水煮令热，淋渍之即良。〇发背欲死。伏龙肝末，以酒调，厚傅疮口，干易，不日平复。〇小儿癖夜啼。取灶中土及四交道土合调涂。〇小儿丹毒从脐中起。伏龙肝研为末，以屋漏水和如糊，傅患处，干即再傅，以差为度，用新汲水调亦得。〇小儿尿灰疮。伏龙肝和鸡子白涂之。〇吐血，鼻衄不止。伏龙肝半升，以新汲水一大升淘汁，和蜜服。〇妊娠热病。冷水和涂脐，干又涂之。〇子死腹中，其母气欲绝不出。伏龙肝三钱，水调下，其土当儿头上戴出，甚妙。〇小儿赤游行于身上，下至心即死。伏龙肝末和鸡子白涂，干即易。〇妇人血露。蚕沙一两，炒伏龙肝半两，阿胶一两，同为末，温酒调，空心服二三钱，以止为度。〇胞衣不出。取灶下土一寸，碎研，用好醋调令匀，内脐中，续取甘草汤三四合，服之出。〇患时行，令胎不损。伏龙肝末和水服，涂脐方寸〔匕〕，干即易之。

《本草汇言》卷一三：治妇人血崩并白带，或延久血痢。用伏龙肝二两，白术、茯苓、当归各四两，白敛三两，桂枝一两，俱用酒拌炒，磨为末，炼蜜丸。每蚤服五钱，熟地煎汤下。〇治卒中恶气，及魇寐暴绝，并心胃痛极。用伏龙肝为细末，白汤调服二钱。

《本草述》卷三：吐血久不止。以伏龙肝二钱，米饮调下即止。下血。伏龙肝、熟地、白术、附子、阿胶、黄芩各三两，灶中黄土半斤，水煎服。二方俱《证治准绳》。

无名异《开宝本草》

【集解】《图经本草药性总论》卷上：出大食国，生于石上，状如黑石炭，蕃人以油炼如鷖石，嚼之如饧。《图经》曰：岭南人云有石无名异，绝难得。有草无名异，彼人不甚贵重。岂《本经》说者为石，而今所有者为草乎？《药性粗评》卷四：紫黑色，如雀卵大，今艺人以炼桐油用之。生岭南诸番山谷，今近道亦往往有之。采无时。

【修治】《本草纂要》卷九：用之须为细末，必用糖酒调服。《太乙仙制本草药性大全·仙制药性》卷六：用时以醋摩，涂傅所患处。

【气味】味甘，气平，无毒。《本草集要》卷五。

【主治】主调血行气，止痛生肌之妙药也。《本草纂要》卷九。主金疮折伤内损

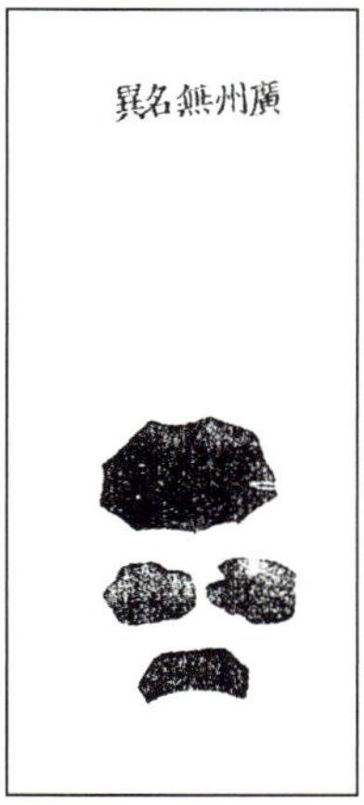

图 9-104-1　广州无名异《图经（政）》

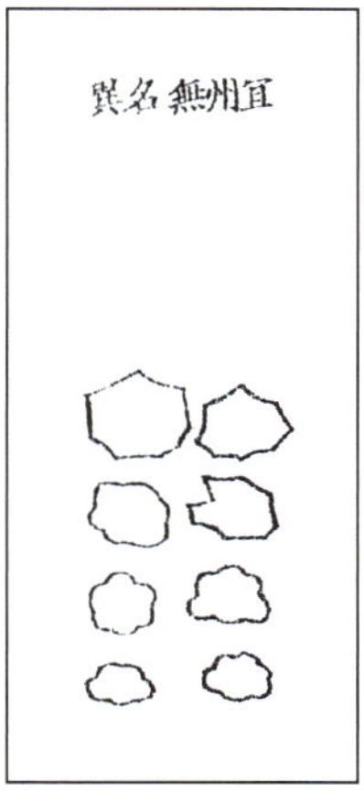

图 9-104-2　宜州无名异《图经（政）》

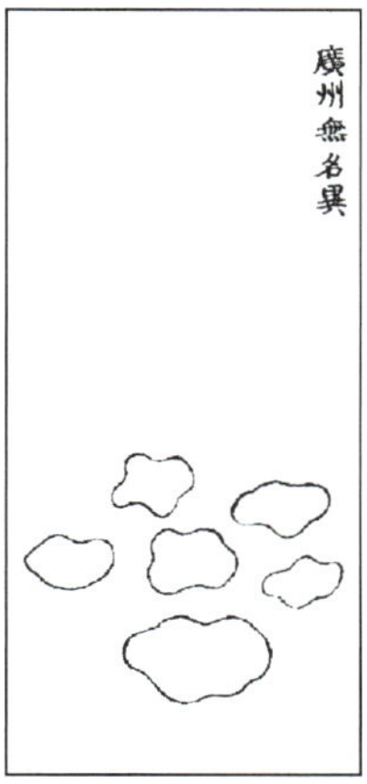

图 9-104-3　广州无名异《图经（绍）》

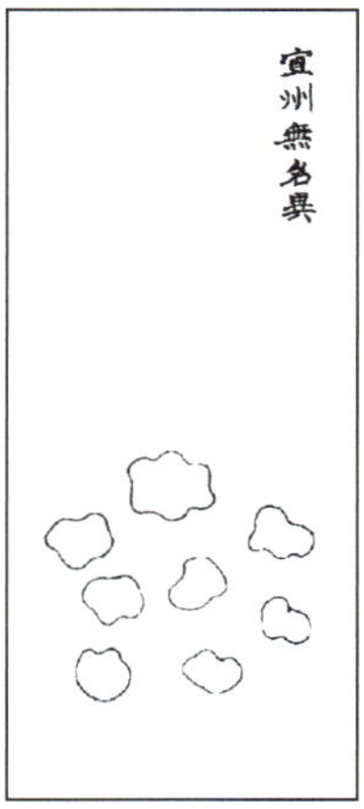

图 9-104-4　宜州无名异《图经（绍）》

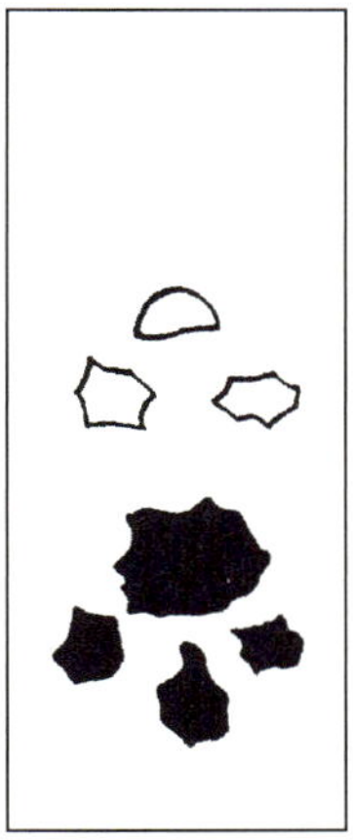

图 9-104-5　无名异《歌括》

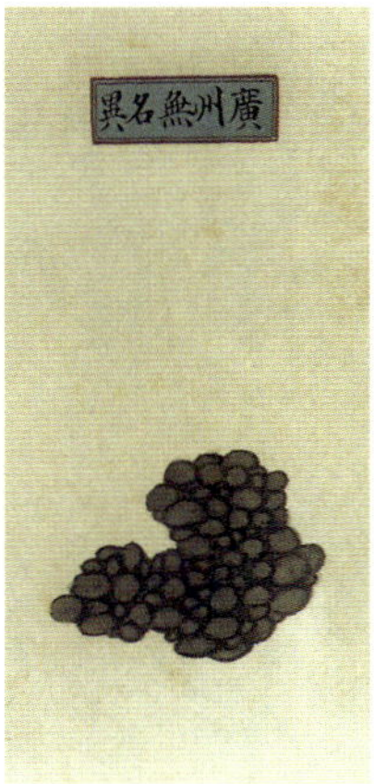

图 9-104-6　广州无名异《品汇》

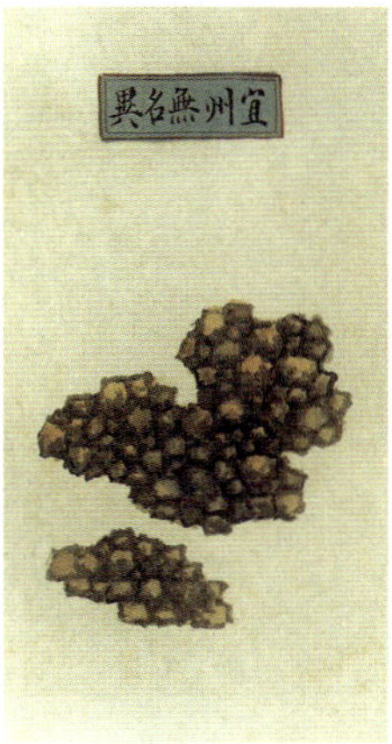

图 9-104-7　宜州无名异《品汇》

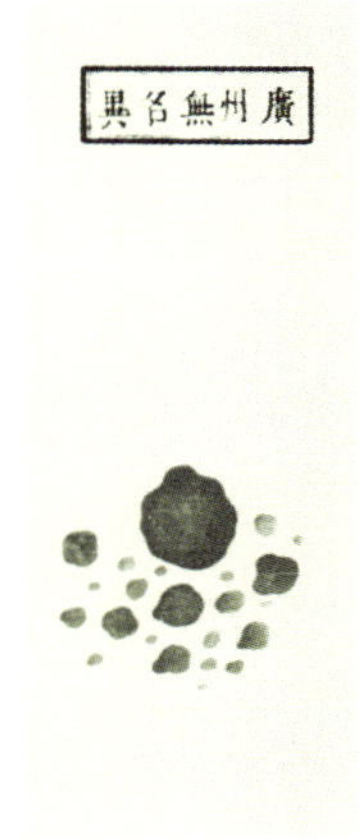

图 9-104-8　广州无名异《品汇（康熙）》

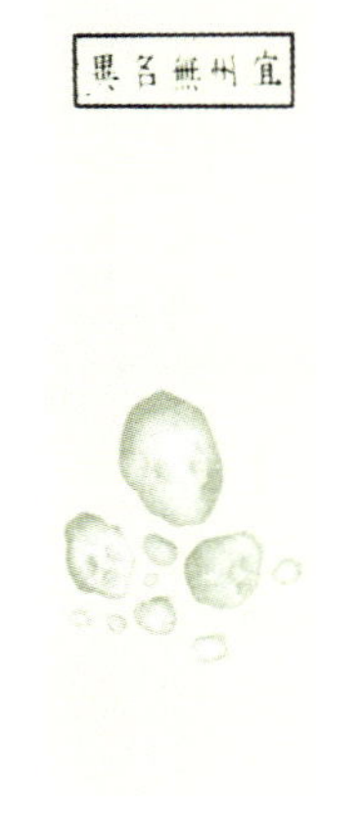

图 9-104-9　宜州无名异《品汇（康熙）》

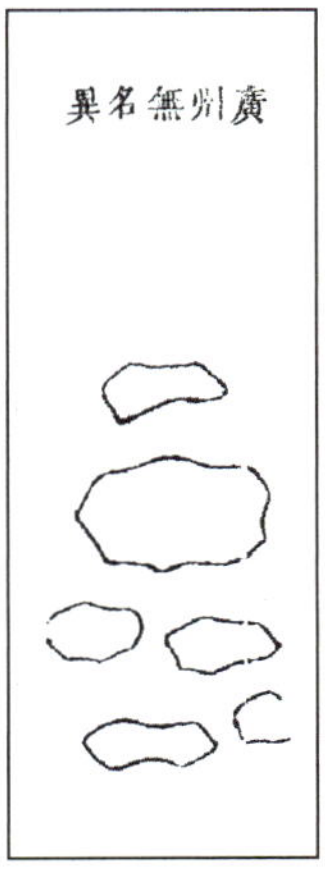

图 9-104-10　广州无名异《蒙筌》

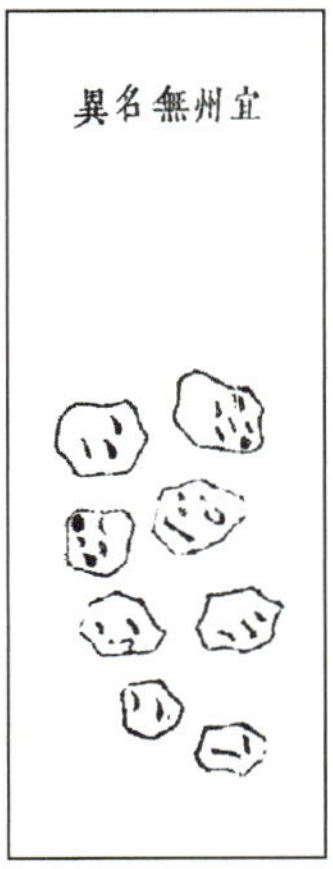

图 9-104-11　宜州无名异《蒙筌》

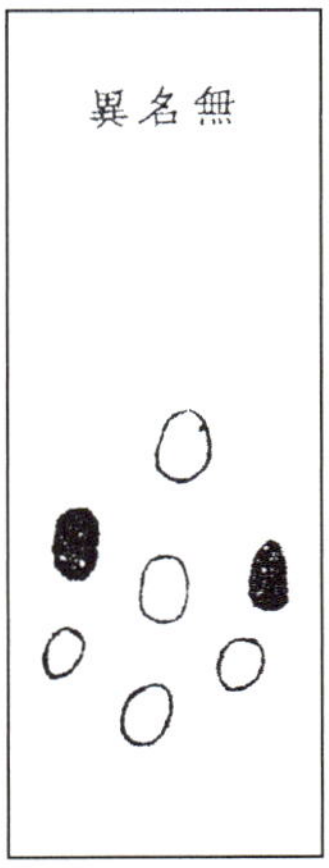

图 9-104-12　无名异《太乙》

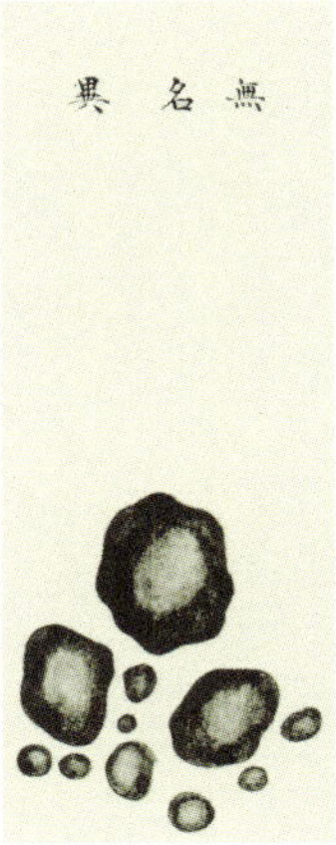

图 9-104-13 无名异《精绘》

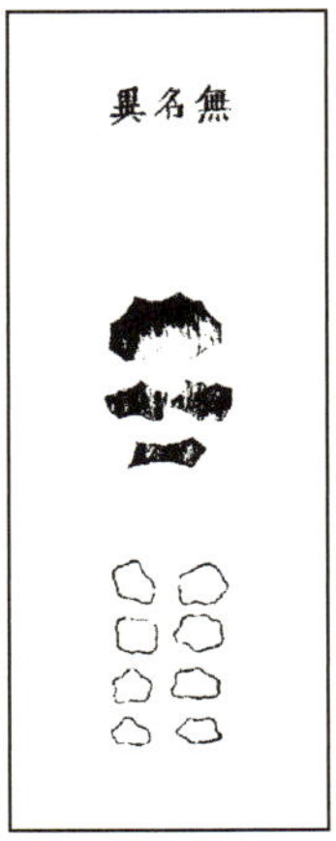

图 9-104-14 无名异《三才》

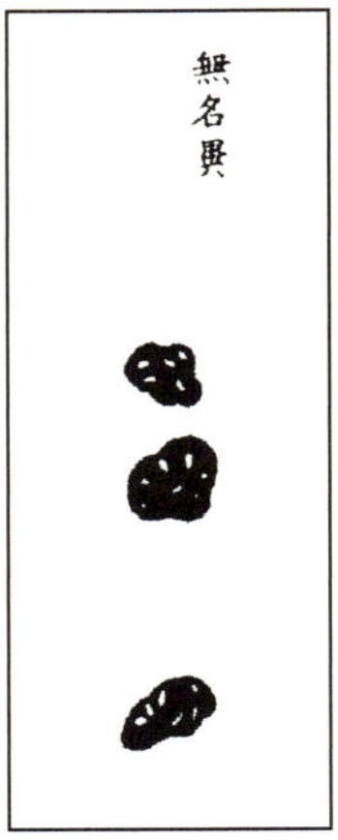

图 9-104-15 无名异《原始》

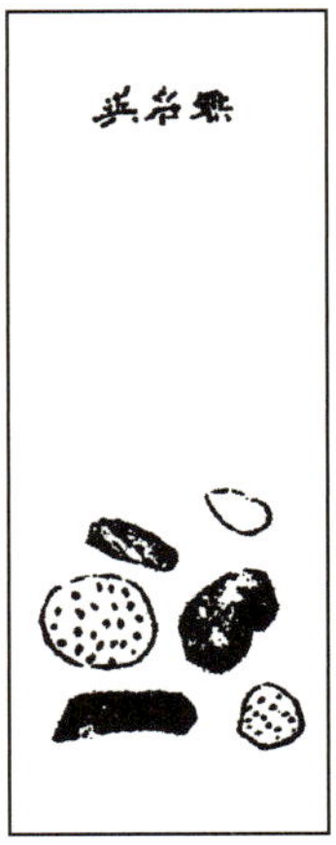

图 9-104-16 无名异《汇言》

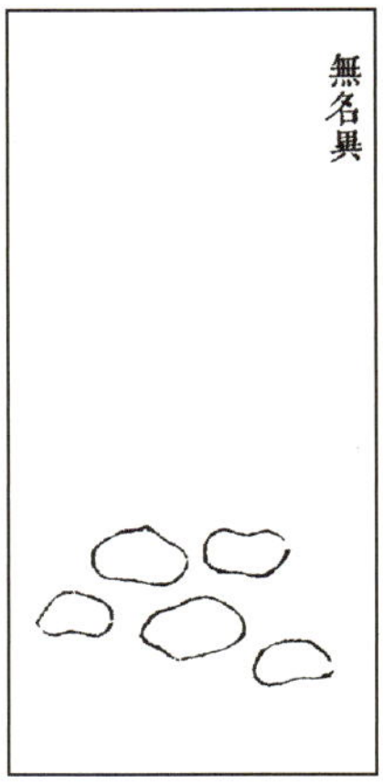

图 9-104-17 无名异《本草汇》

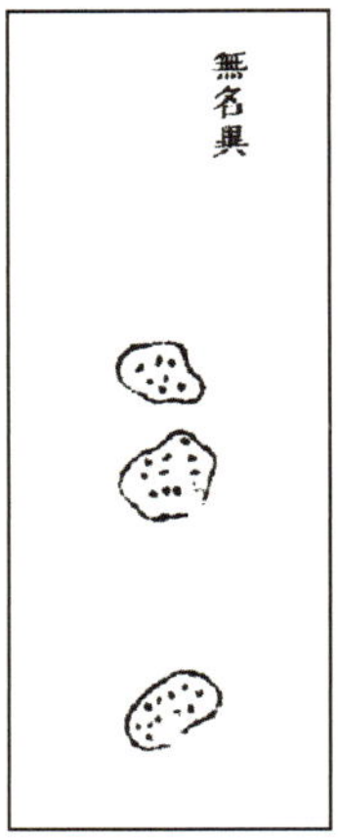

图 9-104-18 无名异《类纂》

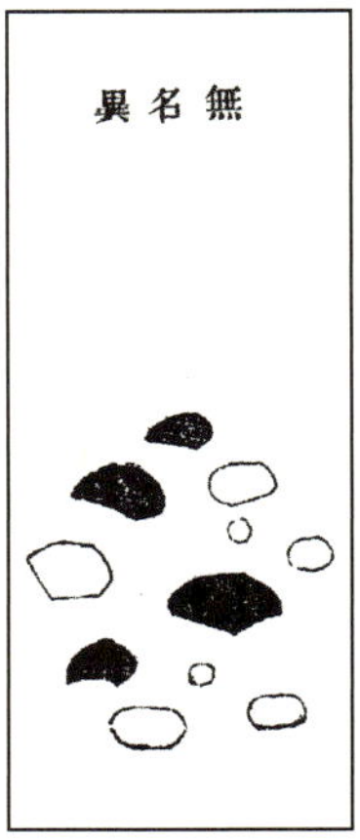

图 9-104-19 无名异《备要》

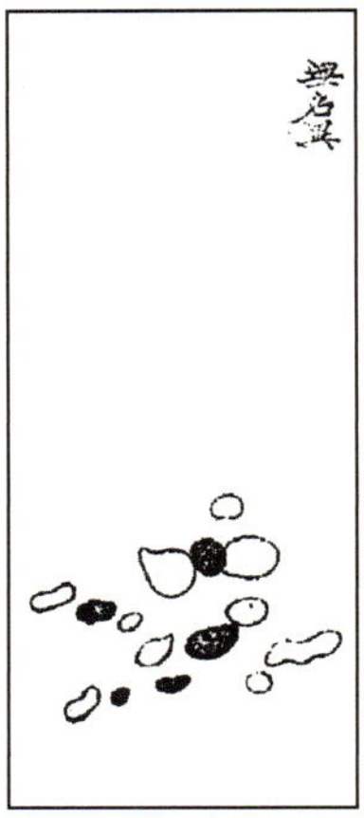

图 9-104-20 无名异《图说》

神方，又止痛生肌长肉妙剂。消肿毒殊功，治痈疣奇效。《太乙仙制本草药性大全·仙制药性》卷六。治金疮，长肌肉，补折伤，接筋骨，消痈疽。《本草汇言》卷一二。

【发明】**《本草衍义》卷四**：无名异，今《图经》曰：《本经》云味甘，平，治金疮折伤，生肌肉。今云味咸，寒，消肿毒痈肿。与《本经》所说不同，疑别是一种。**《绍兴本草》卷二**：无名异，石类也。所产大食国及广南山中，形块大小不定，其色黑褐，性味、主疗具于《本经》，乃无毒之药尔。或云无名异有草石二种，以其形可验，明非草者矣。**《本草纂要》卷九**：主调血行气，止痛生肌之妙药也。或跌扑伤损，致使血瘀内而不和，此药能推陈致新。殆见行瘀血而和新血也。或闪肭折挫致令气积滞而不顺，此药能均平气血，殆见调荣卫而行积滞也。所以金疮伤者，则能掩其伤，使疮不腐，杖责瘀者，则能行其瘀，使肉转红。至若内损之痛，则能止痛而不损肌肉之腐，则能去腐而生肌，此至妙之药也。**《本草经疏》卷三：**无名异禀地中阴水之气以生，本经味甘，气平，无毒。苏颂："咸寒。"咸能入血，甘能补血，寒能除热，故主金疮折伤内损及止痛生肌肉也。苏颂：醋摩傅肿毒痈疽者，亦取其活血凉血之功耳。**《分部本草妙用》卷八：**此药能止痛生肌，外科要药。散跌伤瘀血，能推陈致新；闪朒折挫，行滞而调荣。金疮能使之不腐，杖疮能使之去瘀而转红色，用之须为细末，糖酒调下。

【附方】**《本草汇言》卷一二：**治打伤肿痛。用无名异，火烧酒淬三次，为末，每服三钱，酒调服。赶下四肢之末，血皆散矣。《集验方》。〇治跌打损伤骨折者。用无名异法制如前、甜瓜子各一两，乳香、没药各二钱，俱为末，每服五钱，热酒调服。小儿二三钱，服毕，以黄米粥涂厚油纸上，掺左顾牡蛎末二三钱，用竹篦夹住。《多能鄙事》。

井泉石《嘉祐本草》

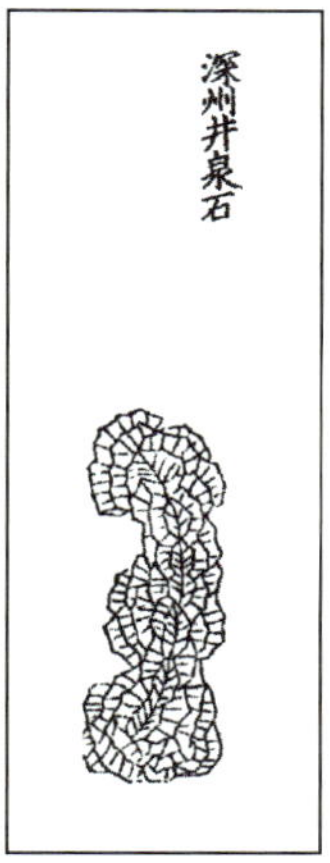

图 9-105-1　深州井泉石《图经（政）》

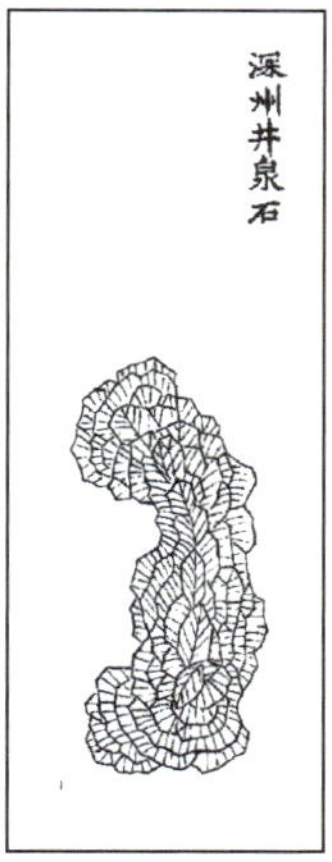

图 9-105-2　深州井泉石《图经（绍）》

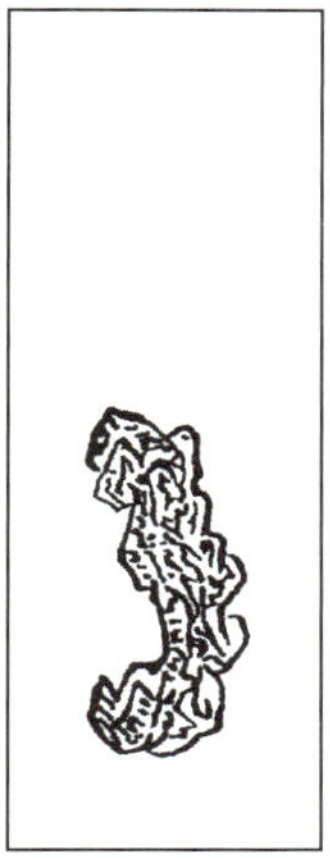

图 9-105-3　井泉石《歌括》

图 9-105-4　深州井泉石《品汇》

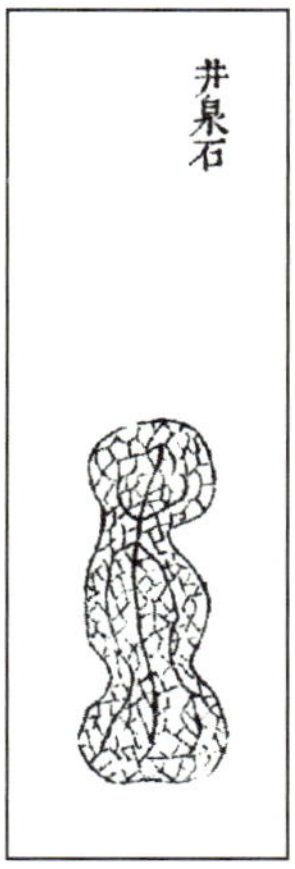

图 9-105-5　井泉石《蒙筌》

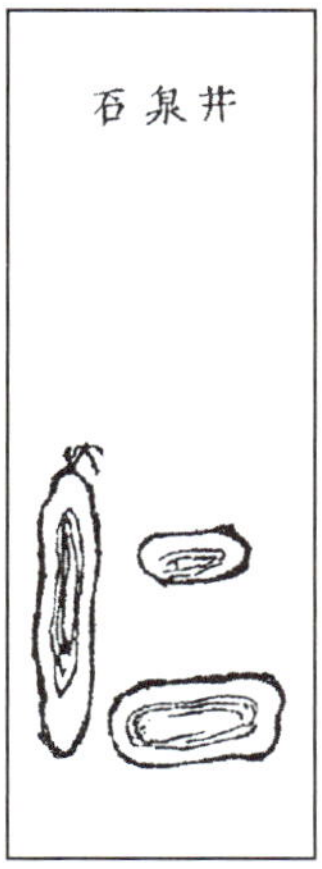

图 9-105-6　井泉石《太乙》

图 9-105-7　井泉石《雷公》

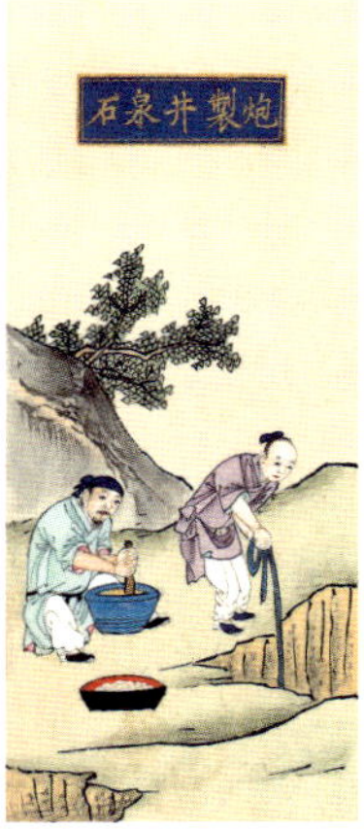

图 9-105-8　井泉石《雷公》炮制

【集解】**《绍兴本草》卷二：**井泉石虽所产土地不一，而北地者为佳。以其掘地丈余得之，故谓之井泉石也。

【修治】**《本草品汇精要》卷六：**研细如粉，水飞过用。○制不如法，使人患淋。

【气味】性寒，无毒。《绍兴本草》卷二。

【主治】主调血行气，止痛生肌之妙药也。《本草纂要》卷九。主治热结肿毒，眼痛雀目，青盲瞖膜，小儿眼疳，为眼科要药。《药性粗评》卷四。主金疮折伤内损神方，又止痛生肌长肉妙剂。消肿毒殊功，治痈疣奇效。《太乙仙制本草药性大全·仙制药性》卷六。治金疮，长肌肉，补折伤，接筋骨，消痈疽。《本草汇言》卷一二。治热结、热嗽、热疳、热眼等症。《得配本草》卷一。

【发明】**《绍兴本草》卷二：**井泉石虽所产土地不一，而北地者为佳。以其掘地丈余得之，故谓之井泉石也。形色、主疗已载《本经》，当云性寒、无毒者是矣。**《太乙仙制本草药性大全·仙制药性》卷六：**得大黄、栀子治眼睑暴发肿浮，得决明、菊花疗眼疳骤生瞖膜。总主诸热，别无所能。**《得配本草》卷一：**配海金沙、滑石，治膀胱热秘。配大黄、栀子，治眼睑肿赤。

蛇黄《唐本草》

【释名】蛇含石《药性要略大全》。

【集解】**《本草衍义》卷一七：**蛇黄椎破，中间有如自然铜者佳。**《本草汇言》卷一二：**俗云：蛇黄是蛇腹中者。历见诸人剖蛇，腹中并无有黄，非出蛇腹，而出土中掘出可信矣。俗又云是蛇入蛰时，含土一块，起蛰时吐出，化为此石。有人掘蛇窟，并无此石，此言更无稽也。系土中掘取，盖可信矣。明系一石，曰蛇黄、蛇含者何？蛇黄者，指其冈之名而言也。蛇含者，黄字之讹音也。**《本草述》卷五：**此石果另是一种，则不可以代蛇黄矣。况更属无稽之言乎？乃方书每用蛇含石，又即曰蛇黄，是何其梦梦也？然皆不可必得矣，姑俟之博物君子。

【修治】**《药性要略大全》卷八：**入药须烧三五次，醋淬飞研用。

【气味】性冷，无毒。《药性要略大全》卷八。温，微毒。《本经逢原》卷一。

【主治】主心痛疰忤神效，治石淋产难奇功，小儿惊痫用以镇心。《太乙仙制本草药性大全·仙制药性》卷六。

【发明】**《绍兴本草》卷三：**蛇黄，主治已载《本经》，又称蛇腹中得之。《图经》以谓蛇冬蛰时所含之土，到春发蛰即吐之。其说不同。若以牛黄比论之，甚无可据。但恐山石间蛇穴之傍，自有一种，止是石类也。诸方须以火锻淬用之，即当从《日华子》云冷、无毒是矣。若生用即有蛇气之毒也。**《本经逢原》卷一：**发明：蛇黄生蛇腹中，如牛黄之类。世人因其难得，遂以蛇含石醋煅、水飞代之。取蛇之性窜入肝也。蛇含石入手足厥阴血分，与代赭之性不甚相远，为小儿

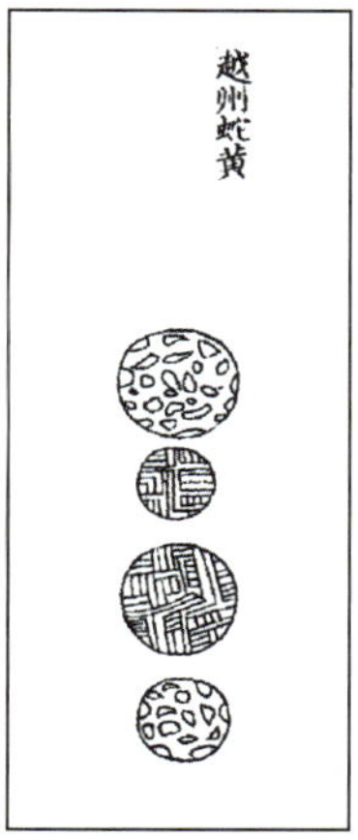

图 9-106-1 《图经（政）》越州蛇黄

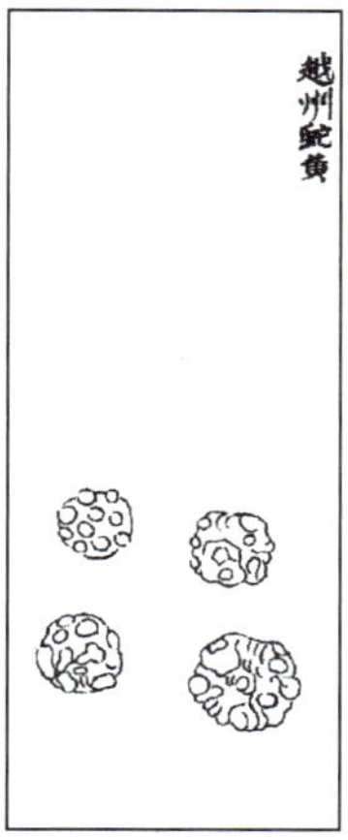

图 9-106-2 《图经（绍）》越州蛇黄

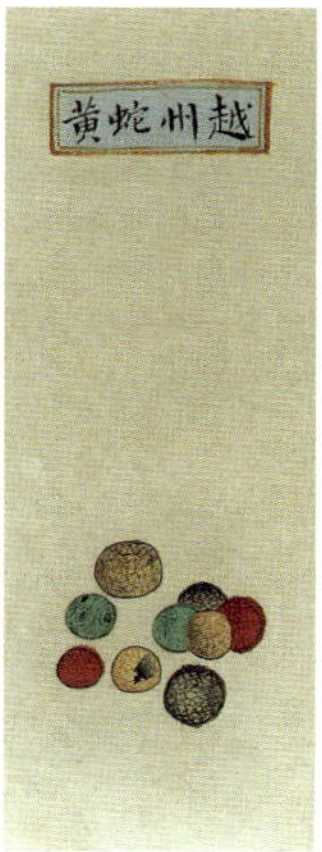

图 9-106-3 《品汇》越州蛇黄

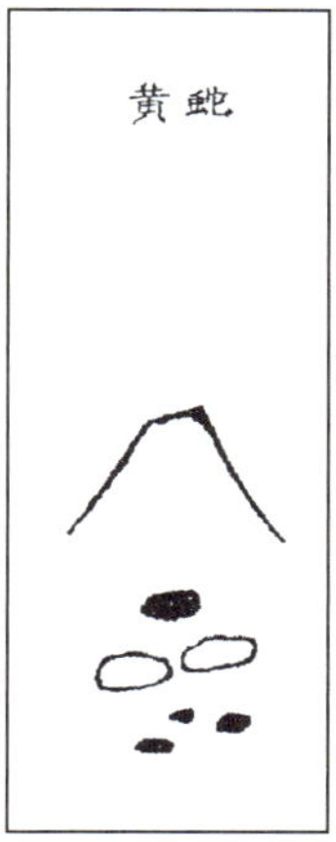

图 9-106-4 《太乙》蛇黄

图 9-106-5 《雷公》蛇黄

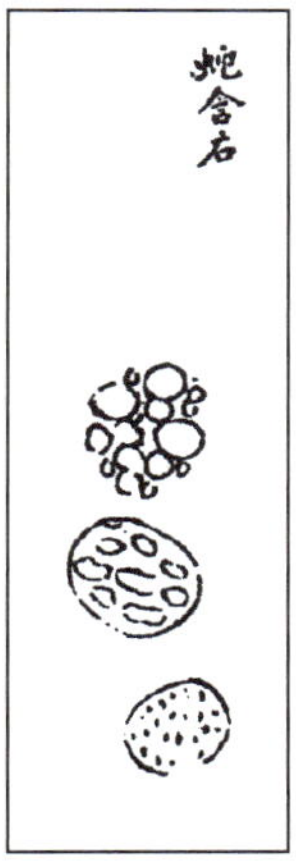

图 9-106-6 《汇言》蛇黄

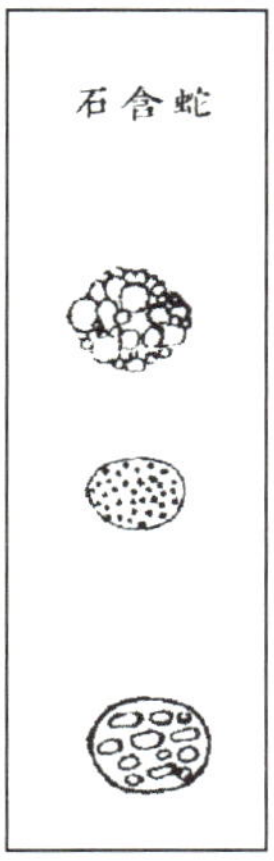

图 9-106-7 《类纂》蛇含石

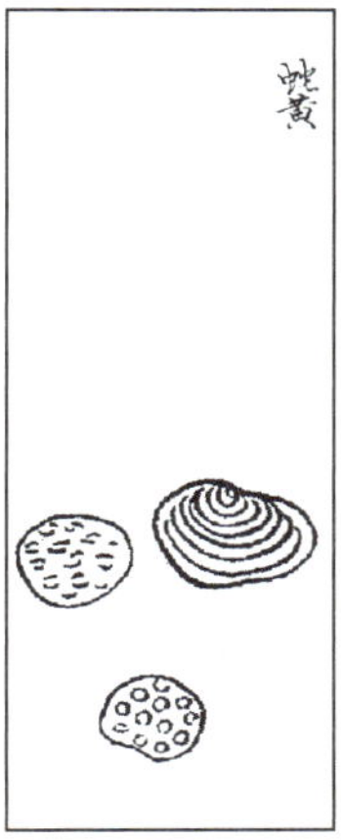

图 9-106-8 《图说》蛇黄

镇摄惊痫之重剂，脾风泄泻者宜之。

【附方】**《本草衍义》卷一七**：治心悸动。火烧赤，酒淬至酥，二两，朱砂一两，与蛇黄同研，水飞，天麻二两，别为末，与前二味合匀，每以半钱，少以薄荷汤调，食后、夜卧服，殊效。**《本草汇言》卷一二**：治心胃攻疼，惊痫客忤。并宜火煅、醋淬七次，研末极细，大人服五六分，小儿服二三分，并宜白汤调下。〇治气逆胞阻、难产者。不宜煅淬，仅宜水煮汁饮之。

禹余粮《本经》

【集解】**《太平御览》卷第九八八**：《博物志》曰：扶海洲上有草焉，名曰蒒（音师）草，其实，食之如大麦。从七月稔熟，民敛至冬乃讫，名自然谷，或曰禹余粮。今药中有禹余粮者，世传昔

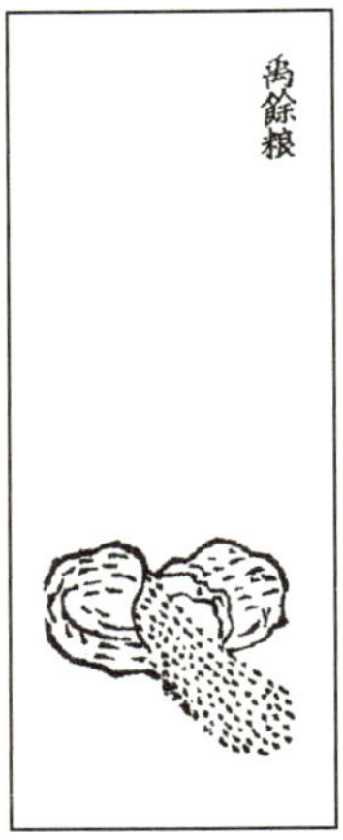

图 9-107-1 禹余粮《图经（政）》

图 9-107-2 禹余粮《图经（绍）》

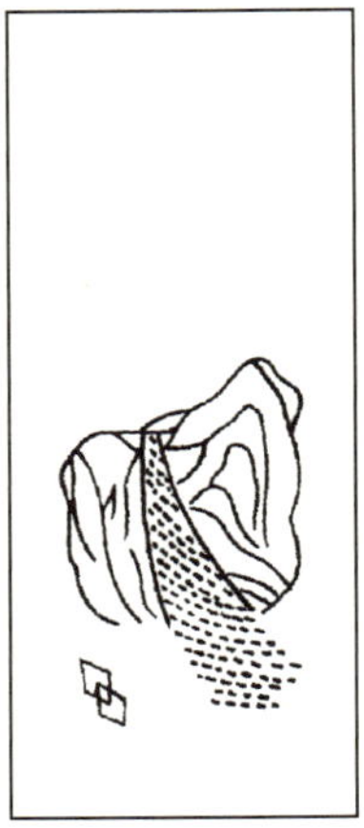

图 9-107-3 禹余粮《歌括》

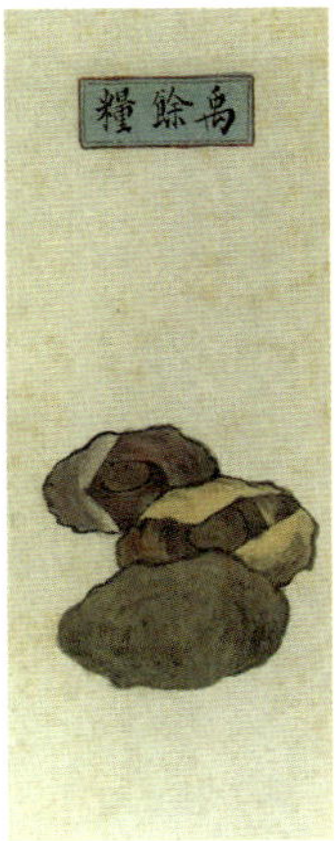

图 9-107-4 禹余粮《品汇》

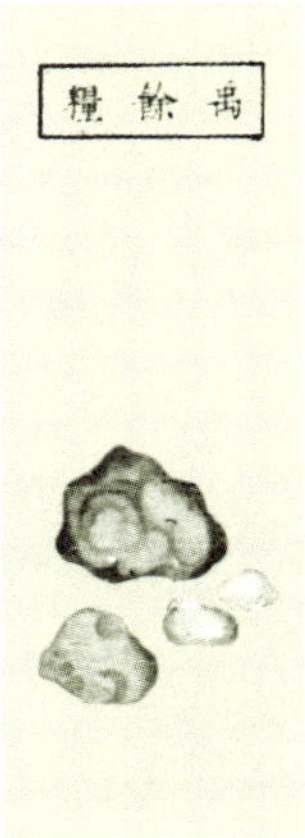

图 9-107-5 禹余粮《品汇（康熙）》

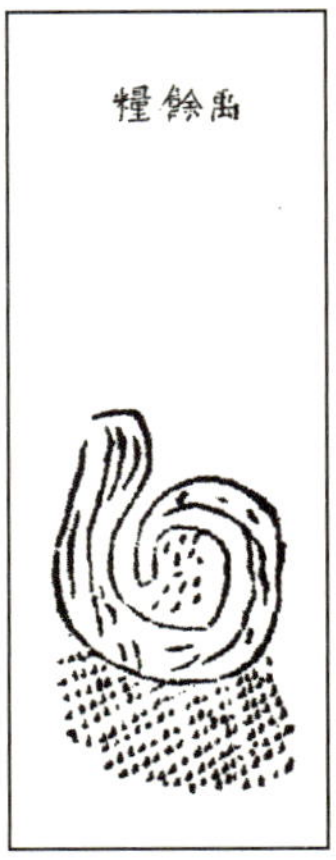

图 9-107-6 禹余粮《蒙筌》

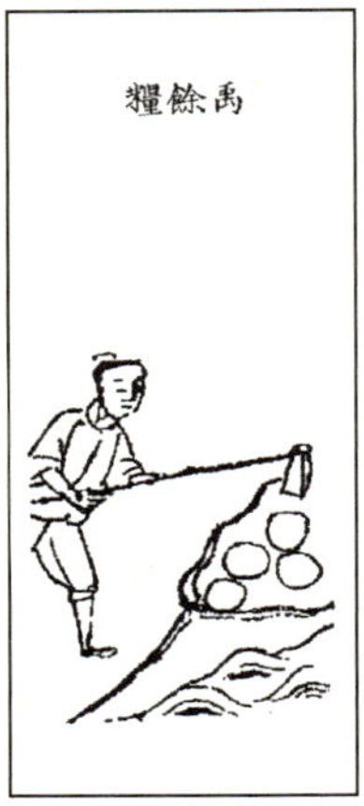

图 9-107-7 禹余粮《太乙》

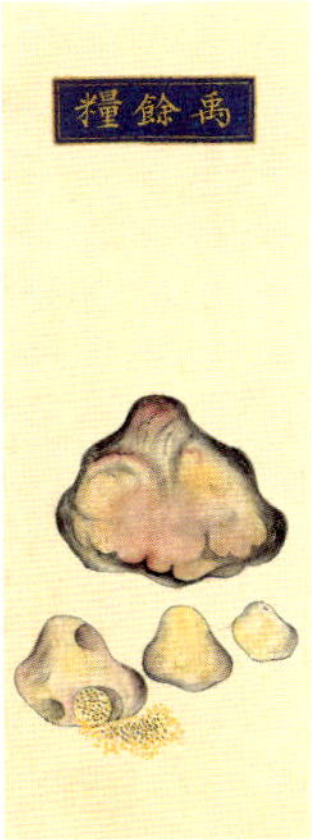

图 9-107-8 禹余粮《雷公》

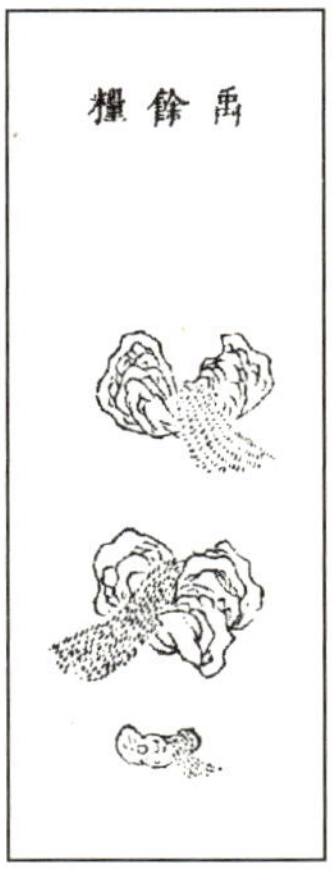

图 9-107-9 禹余粮《三才》

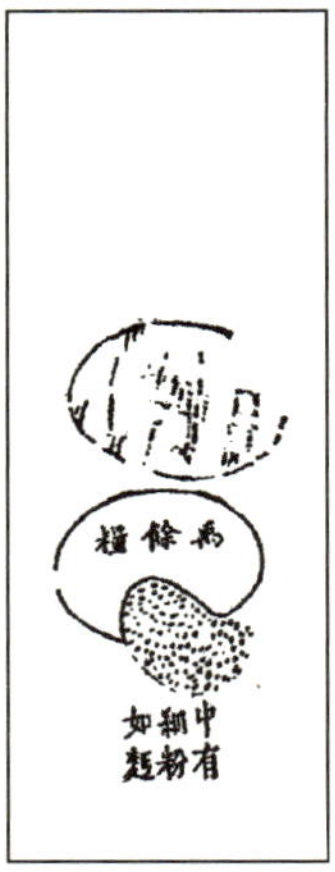

图 9-107-10 禹余粮《汇言》

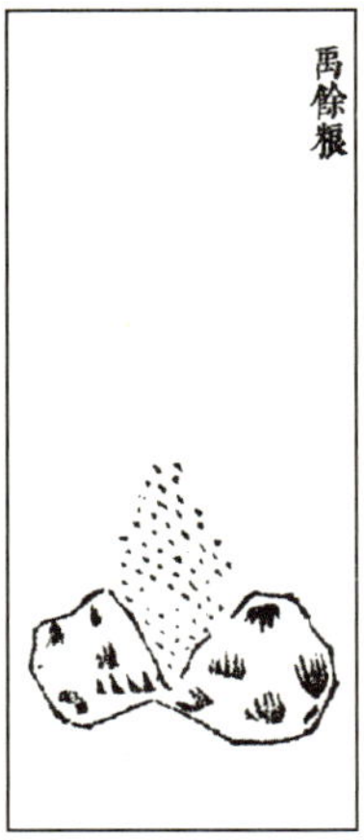

图 9-107-11 禹余粮《本草汇》

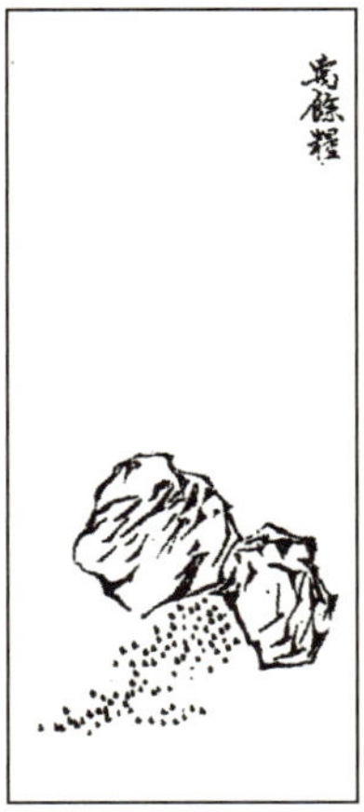

图 9-107-12 禹余粮《图说》

禹治水，弃其所余食于江中，而为药也。〇《博物志》曰：地有蓼名，则禹余粮生，亦有蓼名无者矣。〇《范子计然》曰：禹余粮，出河东。**《神农本经会通》卷六**：《本经》云：重可以去怯。禹余粮之重，为镇固之剂。雷公云：看即如石，轻敲便碎，可如粉也。兼重，重如叶子雌黄。此能益脾，安脏气。雷云：石中黄，向里赤黑黄，味淡，微跙。卵中黄，微酸，个个如卵，内有子一块。此二名石，真似禹余粮，不堪用也。若误饵之，令人肠干。《图经》云：今图上者，全是山石之形，都不作卵状，与旧说小异。茅山甚有好者，状如牛黄，重重甲错，其佳处，乃紫色泯泯如面，啮之无复碜。虽然，用之宜细研，以水洮取汁澄之，勿令有沙土也。苏恭云：太乙禹余粮与禹余粮，本一物而有精粗之别。

【修治】**《本草品汇精要》卷二**：《雷公》云：凡修事四两，先用黑豆五合、黄精五合、水二斗，煮取五升，置于瓷埚中，下禹余粮着火煮，旋添，汁尽为度。其药气自然香如新米，捣了，又研一万杵方用。**《神农本经会通》卷六**：《局》云：用火煅，醋淬七次，捣研，水飞细。**《本草蒙筌》卷八**：得之火煅醋淬，复用磁钵重擂。水澄汁清，勿留砂土。入药佐使，宜牡丹皮。

【气味】味甘，寒、平，无毒。《图经本草药性总论》卷上。甘，平，无毒。《本经逢原》卷一。甘，平，性涩。《本草从新》卷五。

【主治】主治寒热咳逆烦满，下焦虚寒，泻利不止，解邪毒，破癥瘕，清肠胃。炼服之不饥，轻身延年。《药性粗评》卷四。疗崩中漏下赤白，又能破癥瘕血闭，治咳逆寒热烦闷。《药性要略大全》卷八。治咳逆下痢，血闭血崩，能固下，又能催生。《本草再新》卷八。

【发明】**《绍兴本草》卷二**：禹余粮，石类也，故《本经》列之石部中。或云是草类者，非此禹余粮也。女人断下药多用之。其状壳生重迭，中有黄末，若生用之，即当从《本经》，其性寒。今诸方所用，多以烧煅醋淬，然后入药，当作性平、俱味甘、无毒是矣。**《本草发明》卷五**：重可以去怯。禹余粮之重，乃镇固剂也。故《本草》主赤白漏下，除咳逆寒热，烦满大热，下赤白血闭，癥瘕及小腹痛结烦疼。炼饵服之，轻身益寿。**《本草乘雅半偈》帙二**：绩平水土，有如神禹，故曰禹。然亦水土之精气所钟。土劣水势，偏得水气之专精者也。曰余粮者，炼饵服之，不饥延年故也。气味甘寒，对待火热，及水土浊邪聚为寒热，为咳逆，为烦满，为赤白，为血闭，为癥瘕，或肾形无坚固性致洪水泛滥者，当捷如影响。**《本草述》卷五**：太一余粮暨禹余粮，如之颐所云，咸钟水土精气融结成形者，其说固中肯也。第太一余粮在陶隐居时，已云今世不复识此种矣，毋怪乎方书用者之不获一见也。唯是禹余粮，据《本经》谓其甘寒，而《别录》曰平，甄权曰咸。又据《本经》及《别录》、甄权主治，皆不外于甘寒平咸之所对待，则之颐所谓偏得水气之专精者，良不谬也。第水土原合德以立地，斯味虽得水气之精，故亦不能离于土以成形。观其于外有壳重叠，于中又有黄色细末，则其相合以凝者，非块然一物，实本于在地之阴，而具水流土止，生化离合之精气，有不等于草木臭味者，然亦何以明之？曰：如甘寒除大热，即草木类得奏功，惟是水之精假合于土，以全地道之生化，就所治诸证，如血闭癥瘕及小腹痛结，又如下赤白及女子崩中，并能使行止得宜者，谓非土成乎水，水润乎土，乃能咸宜如斯欤。故方书中有同诸味而藉之为补者，如气证之养气丹，遗精之八仙丹，鹿茸益精丸，泄泻之震灵丹，皆是也。又试观胀满之禹余粮丸，补而兼行。血痢之蒲黄散，行而有补。癫证之五邪汤，行胜于补，并皆此味同之，虽分两多少之不齐，然要其逐队以妙于用者，亦可思也。盖因其具足水流土止，生化离合之精气，应能如是，非草木所得侪者也。知此义，则可以能用此味，不致漫用之为镇固剂，如成无己所说矣。在李知先诗曰：下焦有病人难会，须用余粮赤石脂。此二语者，盖为禹粮得水气之专精，而赤脂亦入下焦益精补髓。禹粮甘寒，而赤脂甘温，且兼酸辛，故谓其能收。然亦具有能化之妙，唯固脱而止，与禹粮同用，二者相助为理，的的为下焦固阴之药也。以是借名之曰镇固，犹未足以尽赤脂，矧可以此二字目单行之禹粮乎？禹粮能除下焦阴中之邪，赤脂能收下焦阴中之气，故得相合以为镇固耳。夫禹粮能益阴虚，而除其烦热痛结，《本经》《别录》所说甚明。如女子产后烦燥投之，是一的证也，奈何濒湖止袭其陋说，而不一寻绎乎？况方书各证之用，其窾会又何不一探讨耶？医之为道，固如是其莽耶。**《本草新编》卷五：**禹余粮味甘，气寒，无毒。入脾、胃、大肠。疗血闭瘕症，止赤白漏下，除寒热烦满、咳逆邪伤。《经》曰：重可去怯。禹余粮〔之重〕，正镇固之剂，可用之止滑也。但止可暂用以固脱，不可久服以延年。《本经》言耐老轻身，予不敢信。○或问：禹余粮，传大禹治水之时，弃粮于山中，乃成此物，故凶荒之时，可掘而服食以救饥，果有之乎？曰：此好事者之言也。禹余粮乃山中之土，异于凡土则有之，岂能疗饥以活命。夫饥馑之民，肠胃未有不虚弱者。用禹余粮之重物以充饥，非充饥也，正所以速之死耳。○远公注《本草》，悯禹余粮之不可救荒，请命于我。我嘉远公善心之无穷也，传一法以救饥。遇凶荒之年，朝东方日出时，心中注定于太阳，不必朝对太阳也，用口开吸太阳之气，自觉为我吞入，咽下腹中一口，口中漱津一口，咽送腹中，如此七次，不必再咽。但饮滚水，食青草，再不死矣。此救饥之妙法也，特志之。**《神农本草经百种录》：**主咳逆，补中降气，不使上逆。寒热，除脾胃气虚及有湿滞之寒热。烦满，补脾之功。下赤白，质燥性寒，故能除湿热之疾。血闭癥瘕，消湿热所滞之瘀积。大热。热在阳明者必甚，此能除之。炼饵服之，不饥，其质类谷粉而补脾土，所以谓之粮而能充饥也。轻身延年。补养后天之效。禹余粮，色黄、质腻、味甘，乃得土气之精以生者也。故补益脾胃，除热燥湿之功为多。○凡一病各有所因，治病者必审其因而治之，所谓求其本也。如同一寒热也，有外感之寒热，有内伤之寒热，有杂病之寒热，若禹余粮之所治，乃脾胃湿滞之寒热也。后人见《本草》有治寒热之语，遂以治凡病之寒热，则非惟不效，而且有害。自宋以来，往往蹈此病，皆《本草》不讲之故耳。**《神农本草经读》卷二：**除脾胃湿滞之寒热，非谓可以通治寒热。烦满，性寒除热，即可以止烦；质重降逆，即可以泄满。下利赤白。除湿热之功。血闭癥瘕，消湿热所滞之瘀积。大热。热在阳明者，热必甚，此能除之。炼饵，服之不饥，其质类谷粉而补脾土，所以谓之粮而能充饥也。轻身延年。补养后天之效。**《本草求原》卷二五：**气寒，属水；味甘，属土。水土合德，能使水流土止，以除湿热。如禹平水土之能，故名。故治寒热，脾胃湿滞之病。赤白痢，湿热在大肠，合赤石脂煎服。赤白带，湿热注前阴，醋淬，同干姜研。崩漏，同赤石脂、牡蛎、海蛸、伏龙肝、桂研，酒下。冷泄，醋煅，同乌头，醋糊丸，水下。少腹产肠气痛，为末，饮下。产后烦躁，甘草汤下。疠疯顽痹，湿毒所成，每二斤入白矾、青盐各一斤，罐封煅一日，每一两合九蒸晒，炒胡麻三两，荆芥茶下。灭瘢痕，同半夏、鸡子黄敷。催生，下焦之湿除，则不阻胎。又甘补中，重镇降气。故治大肠咳嗽，咳则遗矢。烦满，寒泻热则止烦，降逆则除满。咳嗽方同冷泄。血闭癥瘕，湿热滞则瘀积。大热，湿热在胃，大肠则甚。骨节痛，痔瘘。久服耐寒暑，固大肠。水湿去，则土气运，而血液自固，阴中之邪除，即阴气受益，故烦热痛结可治，而产后烦躁可除，是即赤石脂益精髓之义，以除邪而全地道之生化也。世人乃谓其收涩，岂血闭癥瘕、小腹痛结胀满亦涩剂可治乎？**《本草崇原集说》卷一**：《伤寒集注》云：禹余粮生于山泽中，秉水土之专精,得土气则谷精自生。得水气则阴疼自止。此方失传，或有配合。又《伤寒直解》云：余粮生于山谷者，得土之精。生于水泽者，得水之精。水精足则阴疼自止。全方失传，其配合不可考矣！二书见《医学真传》高头注。按禹余粮丸及赤石脂禹余粮汤，皆入太阳篇，其汤方余粮一味，《集注》以为两种并用，连赤石脂共三味。

【附方】**《本草品汇精要》卷二**：治产后烦燥。禹余粮一枚，状如酸馅者，入地埋一半，四面紧筑，用炭一秤，发顶火一斤锻，以火三分耗二为度。用湿砂土罨一宿，取出打去外面一重，细研，水淘澄五七度，将纸衬干，再研数千遍，用甘草煎汤服二钱匕。○治白带。醋淬，细研，合干姜末等分，空心酒服二钱。○治赤带。醋淬，细研一两，合干姜末五钱，空心酒服二钱。

《本草汇言》卷一二：治妇人产后烦燥。用禹余粮一味，用盐泥数层封固，炭火煅半日，待冷取出，研末。每服二钱，甘草汤调服。《经验方》。○治妇人诸病，小腹胀痛。用禹余粮一味（制法如前），为末。早服二钱，米汤调下。《易简方》。○治妇人赤白带漏。用禹余粮一味（制法同前），和炮姜等分，为极细末，每服一钱，温酒调下。《胜金方》。○治妇人崩漏久不止，色兼青黄赤白杂色者。有此病者，必无子。用禹余粮（制法同前）、赤石脂、牡蛎（俱火煅）各一两，乌贼鱼骨三两，肉桂八钱，共研极细末。每服三钱，白汤调服。或用炼蜜作丸，亦可。张文仲《备急方》。○治老人多滑泄，气虚者，久愈不止。用禹余粮四两（制法同前），白术八两，甘草一两，补骨脂三两，俱用酒拌炒，研为末，和入禹余粮末内。每服三钱，早晨参汤或米汤调下。或用饴糖作丸亦可。《方脉正宗》。

太一余粮《本经》

【集解】**《本草品汇精要》卷二**:诸说禹余粮、太一余粮之源固有所自，以至理论之，未无疵也。盖尝药命名，肇自神农，二种之名皆神农朱书所载。一云禹余粮，为大禹食余而名；一云太一，

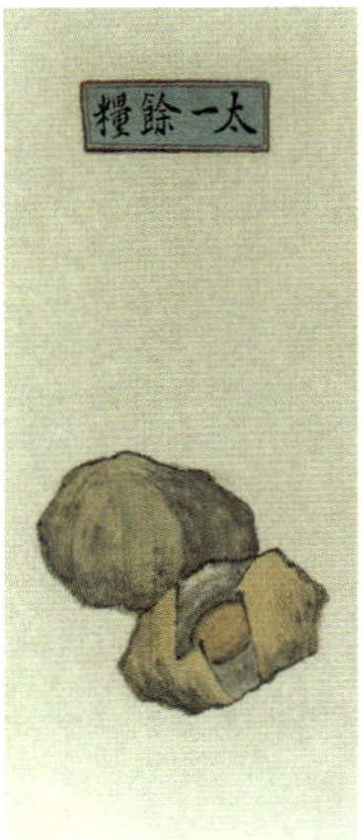

图 9-108-1　太一余粮《品汇》

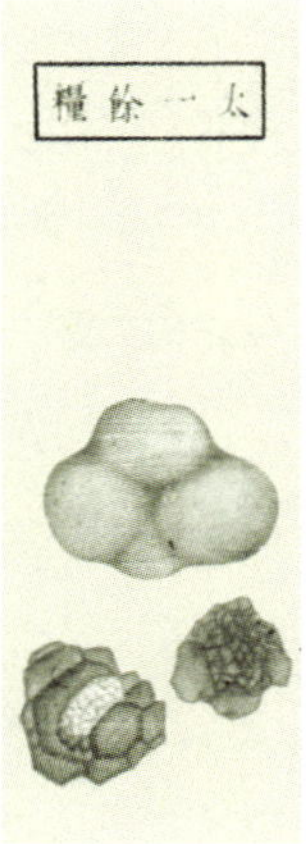

图 9-108-2　太一余粮《品汇(康熙)》

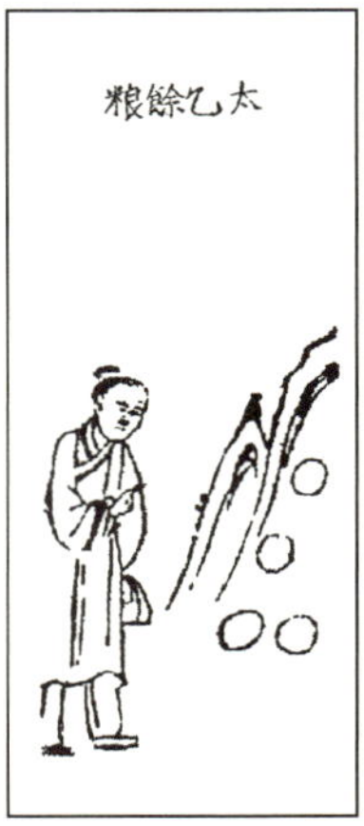

图 9-108-3　太乙余粮《太乙》

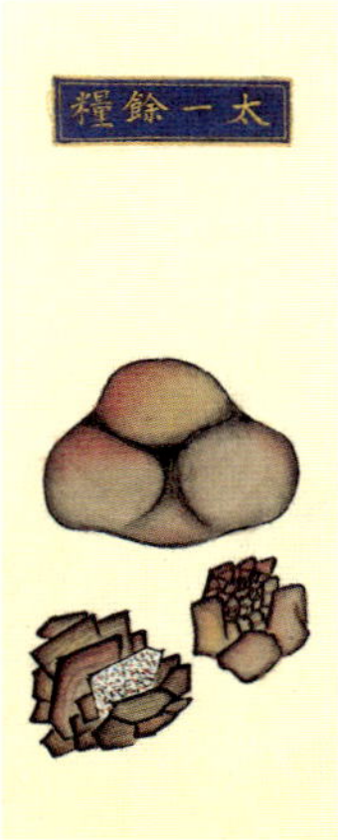

图 9-108-4　太一余粮《雷公》

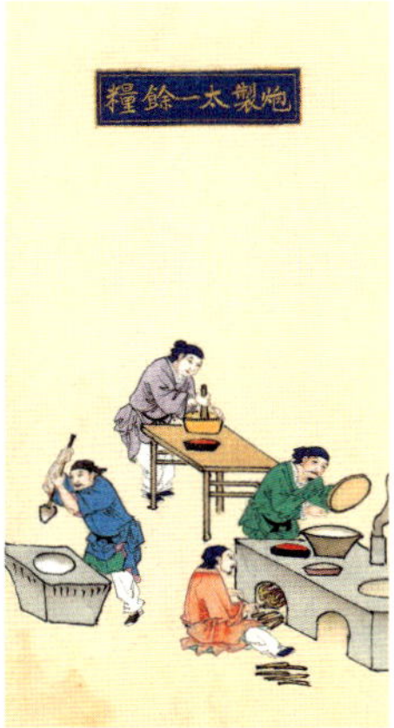

图 9-108-5　炮制太一余粮《雷公》

为理化神君常食而名。殊未可信。且禹后神农而出，安得未生而预有其名乎？理化先禹而生，焉有先师而取弟之名乎？如丁公藤、刘寄奴、何首乌之类，一时感遇，因人致名，好事者遂以此例之。若苏恭以为禹余、太一之异者，但精粗之分耳，此说似为得之。**《太乙仙制本草药性大全·仙制药性》卷六**：且太一者，道之宗源。太者，大也；一者，道也。大道之师，即禹之理化神君，禹之师也，师常服之，故有太一之名，兼服混然。禹余粮者，禹王治水，弃其所余食于江中而为药也。《博物志》云：扶海洲上有草焉，名曰蒒草，其实食之若大麦，从七月稔熟，民食至冬乃讫，名曰自然谷，亦曰禹余粮。然则蒒草与此异物而同名也。《七潭》云：今歙之东乡蓝田，地名接王亭有石如之，外有壳如卵而厚半寸余，大小不等，但其末不甚黄，微带青黑紫色，烧之略似硫黄气。

【气味】味甘，气平，无毒。《太乙仙制本草药性大全·仙制药性》卷六。

【主治】主咳逆上气神方，破癥瘕血闭秘旨。邪气肢节不利，用此即除；大饱绝力身重，服之立愈。久服耐寒暑而不饥，轻身飞行于千里。《太乙仙制本草药性大全·仙制药性》卷六。定六腑，镇五藏，治久病，或卒暴致神志委顿不振者，服此立安。《本草汇言》卷一二。

【发明】**《绍兴本草》卷二**:太乙余粮与禹余粮本一物也,特以形色为别尔。主疗之文《本经》具载。入药亦当煅淬用之。按《唐本》注云：或青或白，或赤或黄，年多变赤，因〔赤〕渐紫，白赤及紫，俱名太一。其诸色通谓之余粮。今定太乙余粮，赤紫者为是。味甘，平，无毒。其名太一之说，虽具陈藏器，然唐注其甚明。**《本草乘雅半偈》帙一**:太一即太乙，气之始也。块然独存而无所不存，故能镇定中黄，敦艮之止，对待肺金，不能收敛下降，以致咳逆上气，若癥瘕血闭者，气不呴运也。漏下淋漓者，气不收摄也。气如橐钥，血如波澜，决之东则东，决之西则西，气一息不运，则血一息不行，太一能令元气屈曲而出，使凝闭漏下者，不得不随之呴运抑扬，所谓欲治其血，先调其气，设元真萎顿，则邪气外薄，太一能畅真气，则邪气自不相容矣。肢体不利者，气壅之也。太一黄中通理，宣气四达。气拒而固，不受寒暑，气充而实，不苦饥虚，气清以升，轻身飞行。唯承宣乃能扬摄。

石中黄子《唐本草》

【集解】《本草衍义》卷四：石中黄子此又字误也。子当作水，况当条自言未成余粮黄浊水，焉得却名之子也？若言未干者，亦不得谓之子也。子字乃水字无疑。又曰：太一余粮者，则是兼

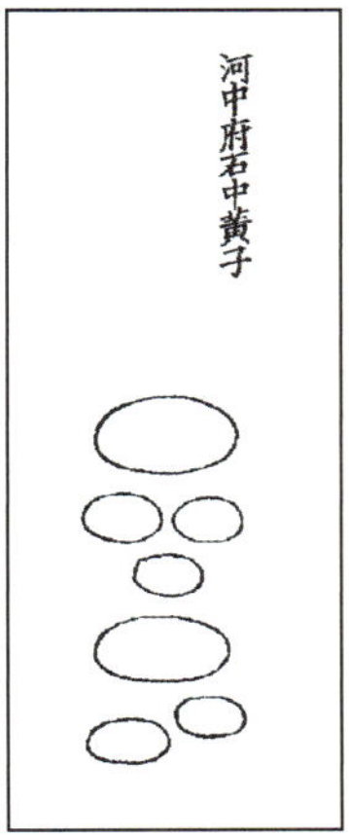

图 9-109-1　河中府石中黄子《图经（政）》

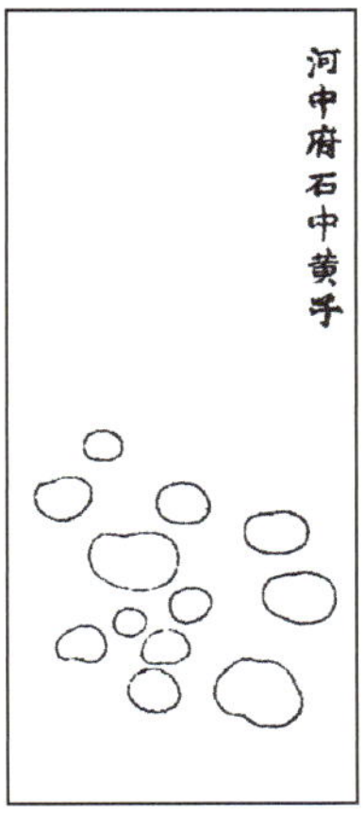

图 9-109-2　河中府石中黄子《图经（绍）》

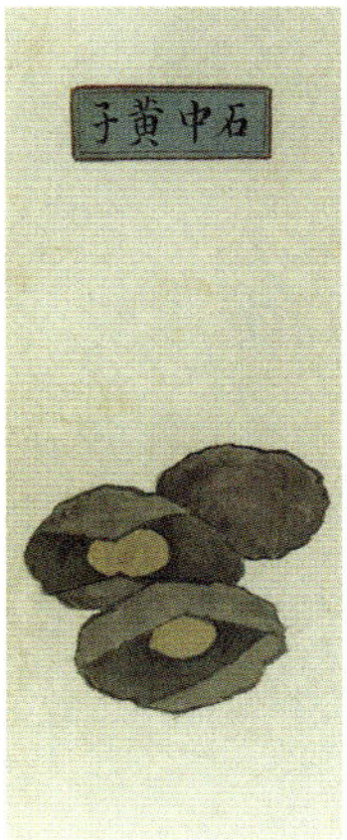

图 9-109-3　石中黄子《品汇》

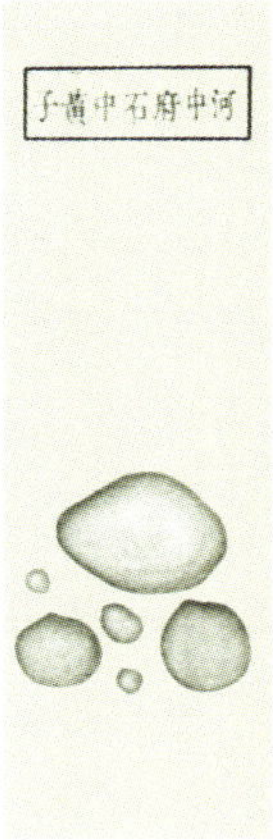

图 9-109-4　河中府石中黄子《品汇（康熙）》

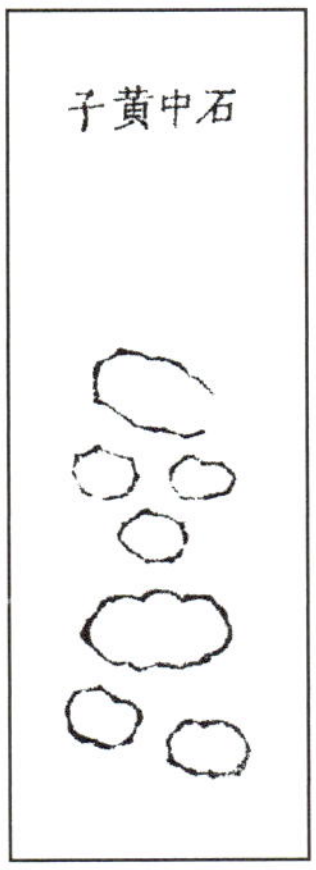

图 9-109-5　石中黄子《蒙筌》

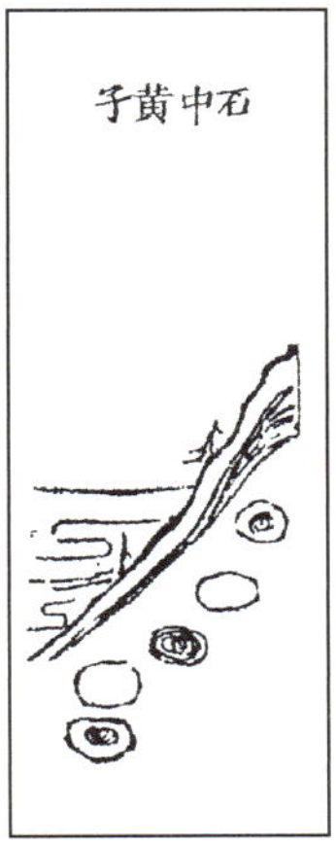

图 9-109-6　石中黄子《太乙》

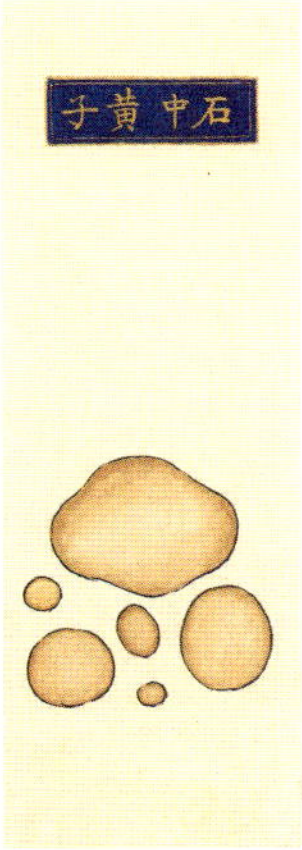

图 9-109-7　石中黄子《雷公》

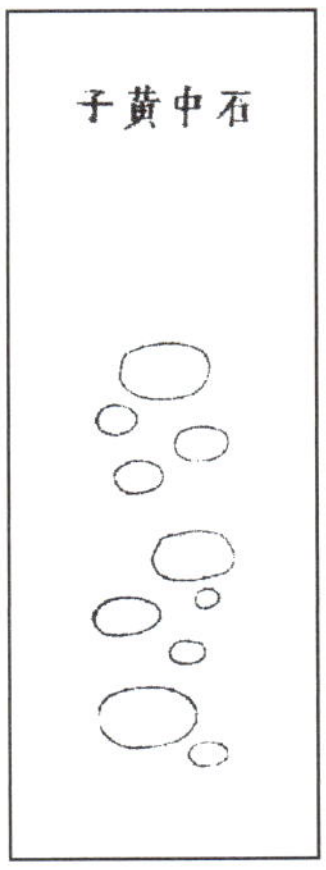

图 9-109-8　石中黄子《三才》

石言之者也。今医家用石中黄，只石中干者及细末者，即便是。若用禹余粮石，即用其壳。故本条言一名石脑，须火烧醋淬。如此即是石中黄水为一等，石中黄为一等，太一余粮为一等，断无疑焉。**《本草发明》卷五**：乃余粮未成，藏诸壳中，摇则水声。注云：水已凝者为余粮，水未凝者为石中黄子。此子字当作水字，谓之石中黄水可也。今医家用石中黄，只是石中干者及细末者。〇雷公云：凡使，勿误用石中黄并卵石黄，二者与余粮相似，但石内黄〔向里〕赤黑黄，味淡微跙。卵石黄味酸，卵内有子一块，不堪用。误饵，令人肠干。如此说，只是另有一种石中黄，与前石中黄子及禹余粮各不同等矣。《衍义》言之更详，可参考。

【气味】味甘、平、无毒。《绍兴本草》卷二。

【主治】从禹余粮主疗。《绍兴本草》卷二。久服轻身耐老。《本草发明》卷五。

【发明】**《绍兴本草》卷二**：石中黄子与禹余粮大同而小异，《本经》云禹余粮黄浊水也。旧说以初破时取而饮之，今所用即是久而坚凝者尔，其中有水者罕得之矣。《本经》并无疗疾之说。当从禹余粮主疗，其味甘、平、无毒是也。

石钟乳《本经》

【集解】**《太平御览》卷第九八七**：《吴录·地理志》曰：始安始阳有洞山，山有穴如洞庭，其中生石钟乳。〇《唐书》曰：高季辅为太子右庶子，上疏切陈得失。特赐钟乳一剂，曰卿进药石之言，故以药石相报。〇《列仙传》曰：卭疏煮石髓而服之，谓之石钟乳。〇《水经》曰：大洪山岩嶂，皆数百许仞，入石门得穴，穴上素崖壁立，非人迹所及。穴中多钟乳，凝膏下垂，望若冰雪，微津细液，滴沥不断，幽穴潜远，行者不极。〇又曰：易水东，经孔山山下，有钟乳穴，穴出佳乳，采者揭水寻沙，入穴里许。〇《太山记》曰：山有钟乳，但不好耳。〇《湘川记》曰：湘东阴山有黄坑山，出钟乳。长沙湘乡县出钟乳，季秋入穴六七里乃得。〇盛宏之《荆州记》曰：天门郡出石钟乳。〇《永嘉记》曰：安固县东山石出钟乳。〇《东阳记》曰：北山涯有洞穴，有人尝于此穴采钟乳，八十余日，粮尽而穴不穷。〇刘道真《钱塘记》曰：灵隐山北有穴，旁入行数步，有清流水广丈余。昔有人采钟乳，水际见异迹，云是龙迹，闻穴里隆隆有声，便出，不测所采近远。〇《范子计然》曰：石钟乳出武都，黄白者善。**《绍兴本草》卷二**：石钟乳，性味、主治已载《本经》。在石穴堂中，石液凝而为乳，用之当取状如鹅翎管或碎如爪甲、轻薄光明者佳。煮炼研成粉，极细为用，则曰无毒；若不炼服之，令人淋，则为有毒。今定石钟乳制炼如法，即性热无毒，其不经制炼及制炼不如法者，并有小毒矣。**《药性粗评》卷四**：石钟乳，石岩中石汁所溜而成者也。一名芦石。南北岩谷中处处有之，《本草》以道州江华县为地道。采无时。以状如鹅翎，或如蝉翼，明莹中空者良。蛇床子为之使，恶牡丹、玄石、牡蒙，畏紫石英、蘘草。**《本草蒙筌》卷八**：石钟乳味甘，气温，无毒。始兴江陵，多生岩穴。阴处才有，溜汁结就，故以乳

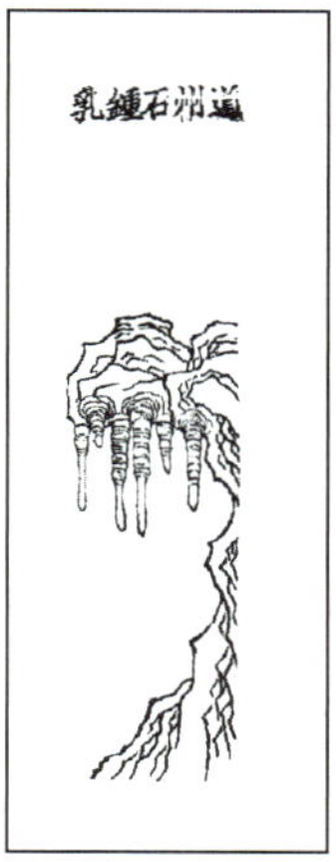

图 9-110-1 道州石钟乳《图经（政）》

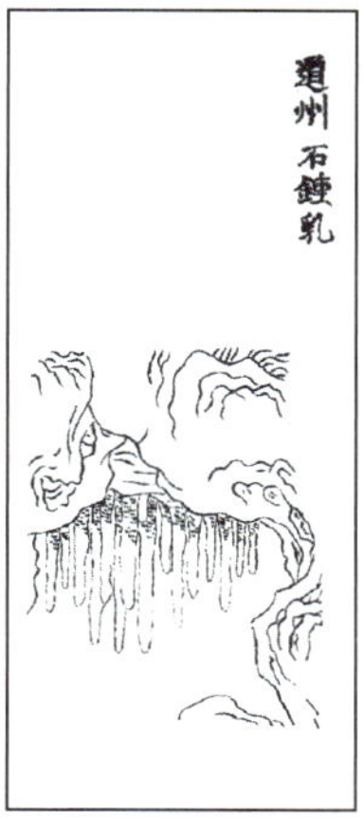

图 9-110-2 道州石钟乳《图经（绍）》

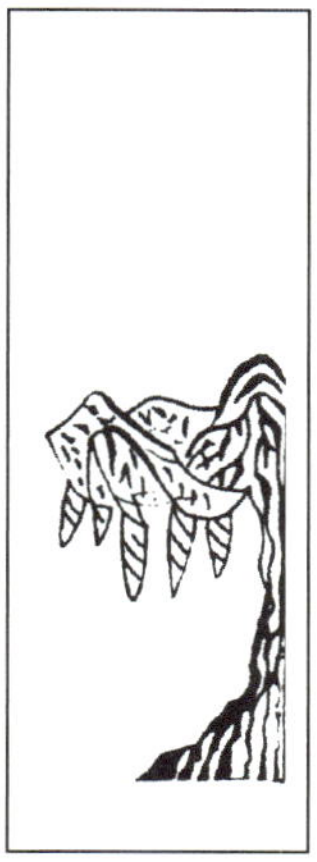

图 9-110-3 石钟乳《歌括》

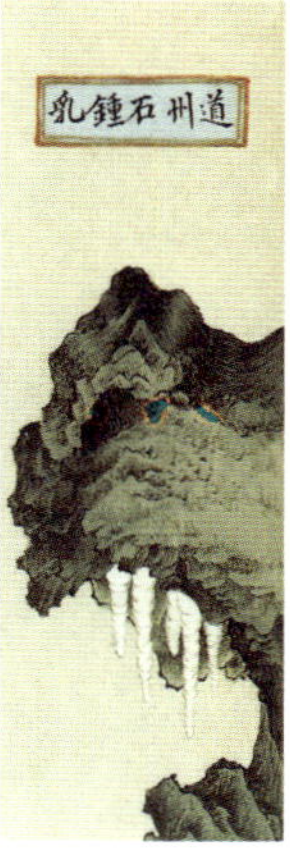

图 9-110-4 道州石钟乳《品汇》

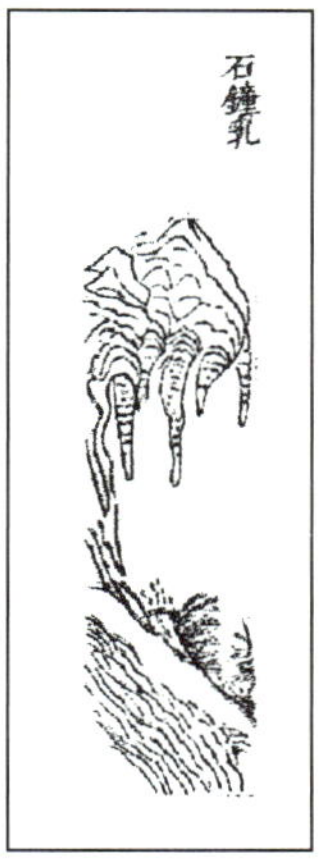

图 9-110-5 石钟乳《蒙筌》

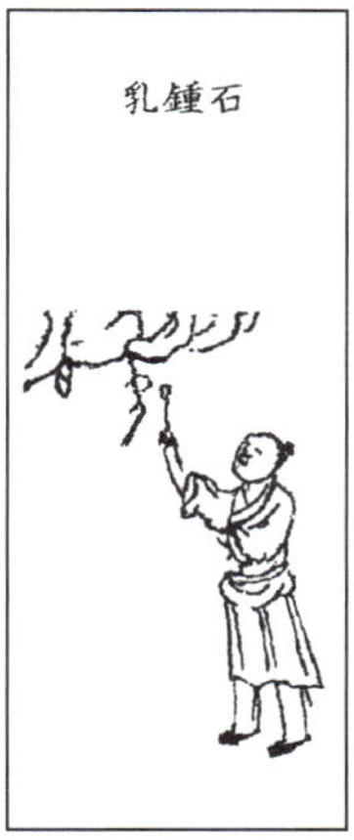

图 9-110-6 石钟乳《太乙》

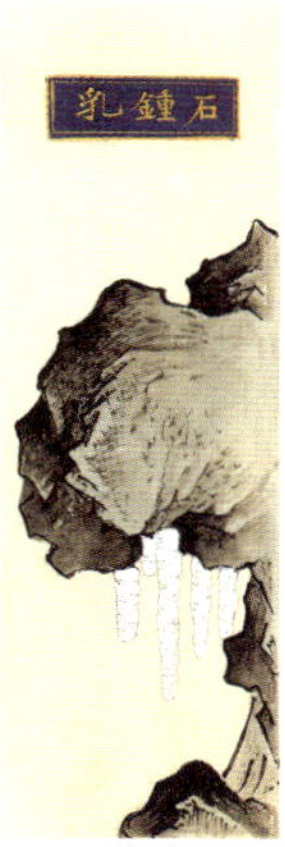

图 9-110-7 石钟乳《雷公》

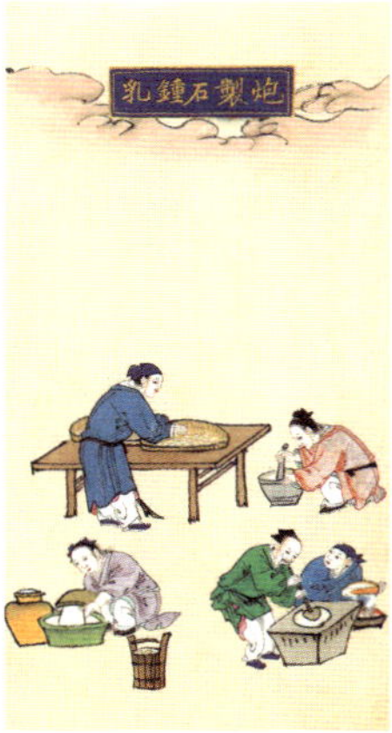

图 9-110-8（左） 炮制石钟乳《雷公》

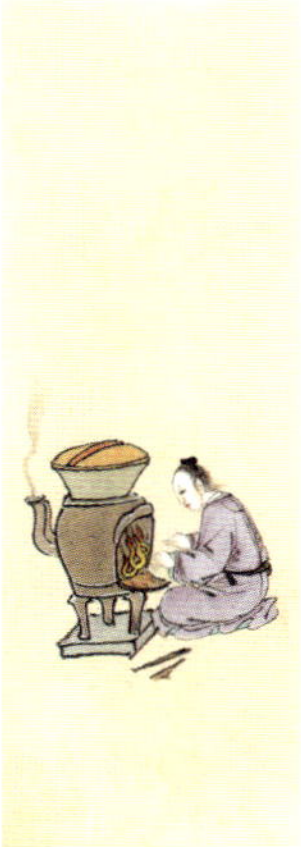

图 9-110-8（右） 炮制石钟乳《雷公》

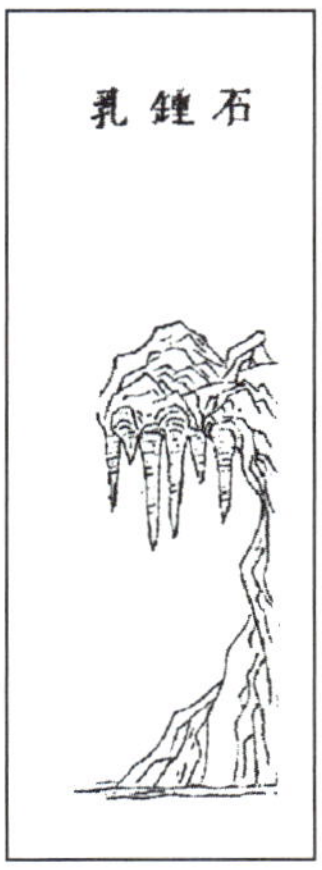

图 9-110-9 石钟乳《三才》

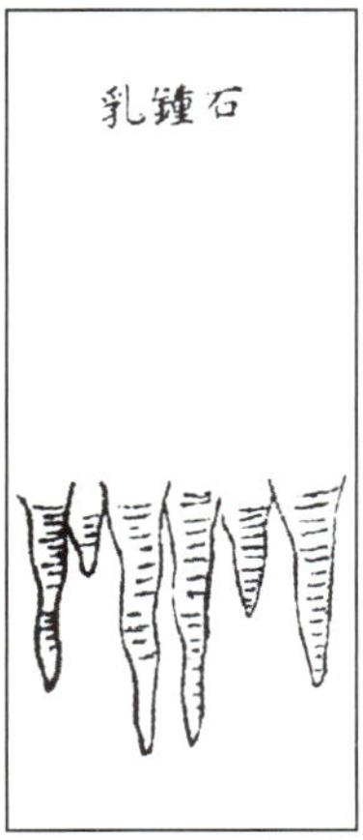

图 9-110-10 石钟乳《原始》

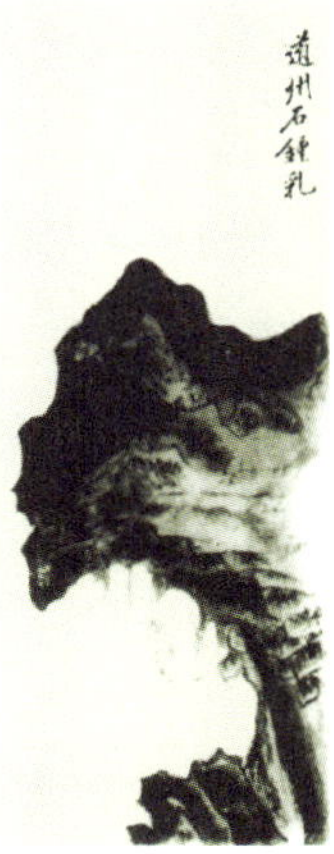

图 9-110-11 石钟乳《草木状》

名。形类鹅管中空，又若蝉翼轻薄。色白净光润，得此无问厚薄并佳。倘如枯骨死灰及黄赤二色，不任用。

【修治】**《药性粗评》卷四**：凡用入水研细，灰碗中纸铺渗干。如入服饮，炼过方可。**《体仁汇编》卷之四**：炼钟乳粉法，凡用于种子方中，必如此法方有益，否则成淋。慎之。凡使用，勿用头，粗厚并尾大者不用，色黑，及经大火惊过，并久在地上收者，曾经药物制者，并不得用。须要鲜明，薄而有光润者，似鹅翎筒子为上。有长五寸者。凡修事法：以五香煮过伏时，然后漉出，又别用甘草、紫贝天葵汁渍，再煮一伏时。凡八两钟乳，用沉香、零陵香、藿香、甘松、白茅香等各一两，以水先煮一度，第二度用甘草等二味各三两，再煮了漉出，拭干，缓火焙之，然后入臼杵如粉，筛过，却入钵中，令有力少壮者三两人，不住手研三日夜勿歇，然后用水飞澄了，以绢笼之，于日中晒令干，再入钵中研二万遍，然后以磁罐合子收贮用之。用光详按：此法王公卿相贵人与大富者，方能依此，而于补益种子，延年益寿，美颜色，斯为有效。若不能办此至贵之物，且不能奈烦如此精制，则勿用。尤为有见也。大抵金石之药宜少服，不可轻忽，恐制不精，恐生淋病与疮痈，难疗。**《太乙仙制本草药性大全·本草精义》卷六**：《太清经》云，取好细末，置金银瓯器中，瓦一片密盖瓯上，勿令泄气，密之，自然化作水。**《医门秘旨·煅炼门》卷一五**：炼钟乳粉，用石钟乳不拘多少，炼红，入磁盆内，以童便淬之。如不碎，再炼再烧。如此三次，研为末，乃钟乳粉也。**《本草原始》卷八**：每乳八两，用甘草、紫背天葵各二两，以水煮一伏时，漉出拭干，缓火焙之，捣筛，水飞过，晒干入钵，复研万遍，贮磁器中任用。**《医宗必读·本草征要》下**：入银器煮，水减即添，煮三日夜，色变黄白，换水再煮，色青不变，毒去尽矣，水飞过再研半日。

【气味】味甘，气温，无毒。蛇床为之使。恶牡丹、玄石、牡蒙，畏紫石英。《本草集要》卷五。味甘，性温，有毒，入肺、肾二经。《药性解》卷一。味甘、辛，气温，无毒。一云有大毒。入阳明经气分。《本草洞诠》卷三。味甘、辛，气大温，其性得火则有大毒。《本草述》卷五。

【主治】主咳逆上气，疗脚弱冷疼。安五脏百节能通，下乳汁九窍并利。解舌痺渴数饮，补下焦虚遗精。益气强阴，通声明目。久服育子，不炼病淋。《本草蒙筌》卷八。泄精寒嗽，壮元气，益阳事。《药性解》卷一。

【发明】**《医说》卷九**：五石散不可服医之为术，苟非得于心，而恃书以为用者，未见能臻其妙。如术能动钟乳，按《乳石论》曰：服钟乳，当终身忌术。五石诸散用钟乳为主，复用术，理极相反，不知何谓？予以问老医，皆不能言其义。按《乳石论》云：石性虽温，而体本冷重，必待其相蒸薄，然后发如此。则服石多者，势自能相蒸。若要以药触之，其发必甚。五石散杂以众药，用石殊少，势不能蒸，须藉外物激之令发尔。如火少必因风气所鼓而后发，火盛则鼓之反为害，此自然之理。故孙思邈云：五石散大猛毒，宁食野葛，不服五石。遇此方即须焚之，勿为含生之害。又曰：人不服石，庶事不佳。石在身中，万事休泰。惟不可服五石散，盖以五石散聚其所恶，激而用之，其发暴故也。古人处方，大体如此，非此书所能尽也。况方书仍多伪杂，如《神农本草》，最为旧书，其间差殊尤多，医不可以不知也刘颖叔《异苑》。**《本草衍义补遗》：**石钟乳为慓悍之剂。《经》曰石钟乳之气悍，仁哉言也！天生斯民，不厌药则气之偏，可用于暂，而不可久。夫石药又偏之甚者也。自唐时太平日久，膏粱之家惑于方士服食致长生之说，以石药体厚气厚，习以成俗，迨至宋及今，犹未已也。斯民何辜受此气悍之祸而莫知能救？哀哉！《本草》讃服有延年之功，而柳子厚又从而述美之，予不得不深言也。〇《唐本》注云：不可轻服，多发渴淋。**《本草蒙筌》卷八：**丹溪云钟乳乃慓悍之剂，《经》云石药之气悍。仁哉，言也。夫天生斯民养之以谷，及其有病治之以药。谷则气和可常食，不致厌；药则气偏惟暂用，难久延，石药则又偏之甚也。自唐以来，膏粱多惑方士服饵致长生之说。以石药体重气厚，可以延年。习以成俗，受此气悍之祸莫之能救，哀哉！**《本草原始》卷八：**《丹房镜源》：乳石可为冰匮。**《本草经疏》卷三：**石钟乳禀石之气而生。《本经》谓其味甘，气温，无毒。吴普曰：神农辛。斯言近之。甄权以为有大毒，或是经火之故。应云味甘辛，气大温，其性得火则有大毒，乃为得之。其主咳逆上气者，以气虚则不得归元，发为斯证。乳性温而镇坠，使气得归元则病自愈，故能主之也。通百节、利九窍、下乳汁者，辛温之力也。疗脚弱疼冷者，亦是阳气下行之验也。甄权主寒嗽、通声者，辛以散邪结，温以祛寒气故也。其他种种补益之说，当是前人好事者溢美之辞。夷考其性，恐无是理，未足信也。〇石钟乳辛温，若加火煅，有毒无疑。纵治虚寒，尚须审察，况病涉温热者耶？世人病阴虚有热者十之九，阳虚内寒者百之一。是以自唐迄今，因服钟乳而发病者不可胜纪，服之而获效得力者不闻一二。其于事理，可以烛照。《经》曰：石药之性悍。味斯言也，则其大略可概见已。慎毋轻信方士之言，致蹈前人覆辙。尊生之士，宜安常处，顺以道理，自持修短有命，无惑乎长年之说，庶不为其所误矣。**《医宗必读·本草征要》下：**益精壮阳，下焦之虚弱堪珍；止嗽解渴，上部之虚伤宜宝。其气慓悍，令阳气暴充，饮食倍进，昧者得此肆淫，则精竭火炎，发为痈疽淋浊，岂钟乳之罪耶？大抵命门火衰者相宜，不尔便有害矣。**《本草乘雅半偈》帙一：**乳乃石之灵液，具山之全体者也。具山全体，故功力勇悍乃尔。顾山体有清浊，而乳之优劣因之。如妇人异质，则钟乳之厚薄，与味之甘淡，气之腥香冷暖，其滋益婴儿与否，亦自有辨。故钟乳先须论土地，再审形状，庶几得之，唯天地之气，钟于名山而乳凝焉。观其主治，一一可想，如肺系填塞胀满，则不能分布诸气，故咳逆上气，钟乳虚中，宛若肺系，何患填塞胀满，此石液所钟，光润莹彻，故明目，目亦水液所钟，洞见明暗，此石中精髓，点滴不穷，故益精髓之体。此艮山之液，能益真阴。然五藏至阴，须宁静濡润，乃得安和，若通百节，利九窍，下乳汁，藉穿山石之力耳。**《本草汇笺》卷一〇：**石钟乳为慓悍之剂。凡药气之偏者，可用于暂，而不可久。况石药又偏之甚者也。凡人阳明气衰，或真病命门火衰者，用钟乳石合诸药，以救其衰，疾平则止。但世人病阴虚有热者十之九，阳虚内寒者百之一。自唐时太平日久，膏粱之家惑于方士之说，以石药谬充服食，习以成俗。迨宋至今，流祸无已。〇服钟乳，当终身忌术，术能动钟乳也。盖有药势不能蒸，须要其动而激发者，正如火少，必借风气鼓之而后发。火盛则鼓之，反为害，此自然之理。凡服诸药，皆宜仿此。〇柳宗元《与崔连州书》云：草木之生也，依于土。有居山之阴阳，或近水，或附石，其性移焉。况石钟乳直产于石，石之精粗疏密，寻尺特异，而穴之上下，土之厚薄，石之高下，不可知。则其依而产者，固不一性。然由其精密而出者，则油然而清，泪然而辉，其窍滑以夷，其肌廉以微，食之使人荣华温柔，其气宣流，生胃通肠，寿考康宁。其粗疏而下者，则奔突结涩，乍大乍小，色如枯骨，或类死灰，奄顿不发，丛齿积类，重浊顽璞，食之使人偃蹇壅郁，泄火生风，戟喉痒肺，幽关不聪，心烦善怒，肝举气刚，不能平和。故君子慎取其色之美，而不必惟土之信，以求其至精，凡为此也。**《本草述》卷五**：石钟乳在《乳石论》为阳中之阴，然窃疑其不必然也。土宿真君曰：钟乳产于阳洞之内，阳气所结是固然矣。第阳亦有清浊之分焉，石固禀精悍之气以结，但其质之坚重为最，是亦居其浊者也，故类名石为阴焉。至精悍之气，复透化而为乳，则居其清者也。斯名之为阳，而大能益气也。若然，谓此品不为阴中之阳乎？是则不独补肺中阳气，更大能壮下焦元气。如所云补虚损，疗脚弱疼冷，下焦伤竭，强阴，令人有子者，盖不谬也。《种树书》云：凡果树作穴，纳钟乳末少许，固密，则子多而味美，纳少许于老树根皮间，则树复茂，移此于人身，则为元气之助者，岂其鲜功哉？不审方书用之，何以寥寥也。或曰：即是思其功，且气味甘温，似犹不等桂、附之辛热，奚为久服便至伤生也。曰：石药之气悍，《经》固言之矣。易伤阴气，故久服则营卫不从，变生他证，故非真病于阳虚者不可轻服，即服之中病，病愈则止，岂可恃为延年不死之剂乎？若阴虚人误服，是犹抱薪救火也。更《物类相感志》曰：服钟乳忌参、术，犯者多死。又沈括曰：服钟乳当终身忌术。缘术能动钟乳也，如火微，必借风鼓之而后发；火盛，则一鼓之即不可向迩，其义固如斯耳。统味二说，善养生者，岂能置参、术于不用，而辄投此犯忌之味乎哉？或曰：石英亦为悍气所透出者，何以其毒差轻也？曰：此品具山之全力，故其勇悍为甚，卢氏之言微中矣。**《本草汇》卷一八**：石钟乳，乃阳明经气分之药。其气慓疾，令阳气暴充，饮食倍进，昧者得此自庆，肆其淫佚，精气暗损，发为痈疽淋浊，岂钟乳之罪耶？世人病阴虚有热者十之九，阳虚内寒者百之一，是以自唐迄今，因服钟乳而发病者，不可胜纪。服之而获效得力者，不闻一二也。尊生之士，无惑乎长年之说，致蹈前人覆辙也。**《本草备要》卷四**：服之令人阳气暴充，饮食倍进，形体壮盛。然其性慓悍，须命门真火衰者可偶用之。若藉以恣欲，多服久服，不免淋浊痈疽之患。**《本草新编》卷五**：石钟乳味甘，气温，无毒。〇但亦须制伏，方可入药。雷公之制自佳，非研万遍，断不可轻用。石钟乳专能化精。凡人精少者，最宜用之，然亦必须用之于补药中，始能奏效，否〔则〕亦徒然也。〇或问：钟乳石得火则有大毒，先生谓入药必须制伏，经火煅耶？不经火煅也？夫石钟乳断不可经火，研极细末，另用牡丹皮煮汁泡三日，去汁用之最佳，无毒而获大益。〇或问：石钟乳以明亮者为佳乎？抑杂色者皆可用之乎？曰：用钟乳石，所以化精也。化精自取明亮者，始能入肾。其治诸病，虽杂色亦可用也。

○或问：石钟乳，其气慓疾，令阳气暴充，饮食暴进，世人未免恃之为淫佚之资。谁知精气暗损，石气独存，孤阳转肆，益精之谓何。李时珍戒人久嗜，有益于世不浅，而吾子不言及，何也？不知人有强弱之不同。火衰之人，必须服钟乳以益精。而火盛之人，不特不可久服，并且不可暂服也。李时珍备言之矣，余又何必再宣哉。**《冯氏锦囊秘录·杂症痘疹药性主治合参》卷五：**性温而镇坠，使气得归元，故主咳逆上气也。以辛温之力，故能通百节，利九窍，下乳汁者也。其疗脚弱冷疼者，亦阳气下行之验也。然石药之性悍，虽有补益，令阳气暴充，饮食倍进。昧者得此肆淫，则精竭火炎，发为痈疽淋浊，祸不浅矣。长年之说，毋轻试也。**《本经逢原》卷一：**性偏助阳，阴虚之人慎勿轻服。《内经》云：石药之气悍，服之令阳气暴充，形体壮盛。昧者得此自庆，益肆淫泆，精气暗损，石气独存，孤阳愈炽，久之荣卫不从，发为淋浊及为痈疽，是果乳石之过欤，抑人之自取耶。惟肺气虚寒，咳逆上气，哮喘痰清，下虚脚弱，阴痿不起，大肠冷滑，精泄不禁等疾，功效无出其右。《本经》主咳逆上气者，取其性温而镇坠之，则气得归元而病自愈。五藏安则精自益，目自明。其通百节，利九窍，下乳汁者，皆取其甘温助阳，色白利窍之力也。昔人言钟乳与白术相反，而《千金方》每多并用，专取相反之性，激其非常之效。予常亲试，未尝有害。**《神农本草经百种录》上品：**主咳逆上气，钟乳石体属金，又其象下垂而中空，故能入肺降逆。明目，能益目中肺藏之精。益精，能引肺气入肾。安五藏，通百节，利九窍，降气则藏安，中虚则窍通。下乳汁。钟乳即石汁如乳者所溜而成，与乳为类，故能下乳汁也。此以形为治。石为土中之精，钟乳石液所凝，乃金之液也，故其功专于补肺。以其下垂，故能下气。以其中空，故能通窍。又肺朝百脉，肺气利则无所不利矣。○自唐以前，多以钟乳为服食之药，以其能直达肾经，骤长阳气，合诸补肾之品，用于房中之术最效。但此乃深岩幽谷之中，水溜凝结而成，所谓金中之水，其体至阴，而石药多悍，性反属阳，故能补人身阴中之火。阴火一发，莫可制伏，故久服毒发，至不可救。惟升炼得宜，因证施治，以交肺肾子母之藏，实有殊能也。**《本经续疏》卷一：**乳与泉皆山石中润泽之气所结，而性体不同，为用迥殊者，以乳得其阴而化于阳，泉得其阳而化于阴耳。惟得其阳，故专行流动旋转空隙之地；惟化于阴，故仰出而性寒。惟得其阴，故专行崭岩荦确艰阻之所；惟化于阳，故俯出而性温。其在人身，一则似溺似津，行阳道而质清冽，一则似液似精，行阴道而质稠黏也。质稠黏而性温，形中空而有窍，体洁白而通明，何能不明目益精，通百节，利九窍，下乳汁？石属金而性下行，何能不主咳逆上气？五脏主藏精而不泻，精既充盈，且能彼此输灌，五脏又何能不安？特味甘气温，其用在补，则只有合于肺虚且寒，气馁不降，绝无与风寒热湿之客为咳逆上气者矣。故《千金》于肺虚冷有补肺汤第二方、第四方、第五方，于气极有钟乳散，于咳嗽有钟乳七星散，又七星散大都合温补药用之。是明目为明精气不充神光昏暗之目，益精为益阴寒酸削气化清冷之精。安五脏为安气失联络，不相裒益之五脏。通百节为通骨属乏泽、屈伸不利之百节。利九窍为利气道窘涩、开阖不便之九窍。下乳汁为下冲脉既上、无阳以化之乳汁。其与一切外感及他内伤，均无涉也。夫补之为补于无形易，有形难。精乃五脏液之至粹，其成尤不易。乃观钟乳功力，多在补精，且若不甚难者。《千金》治阴痿精薄而冷方云：欲多精倍钟乳。是钟乳之益精甚速也。殊不知有形之生长消歇，皆视无形为指使。《阴阳应象大论》所谓精食气，精化为气，则气为精母。古训甚明。即以泰西所谓质具之德，传生之用，而论其义，亦为气聚生火，火盛迫液，尽可顷刻而成，初非难事。即钟乳之所以生，原石中润泽之气，被阳气蒸逼而流，既已液中有气，气中具阳，其蒸腾变化亦又何难？况观于《别录》之义，尤有递相补缀之妙。譬如调兵剿狄，则令禁兵守要害，腹里之兵防边，以易边兵出塞，为其风土合宜，人情不甚相远耳。钟乳之用具有此义。调在上未虚之阳，和在下失偶之阴。而恃其甘温气味踞守于肺，使源源继进，务令火下归而水上济，成不偏不倚平治之功。此益气之下，所以复赘补虚损一言。而脚弱疼冷，下焦伤竭强阴，均一以贯之矣。乃世俗所谓补精，动以质腻性寒者当之，名曰以类相求，岂知无阳则阴何由生。是以不阻于中，即滞于下，初为胃减，续为便溏，驯至心之化物无权，肺之治节失职而毙。宜乎视补精为甚难之事也，孰知以阳生阴，推近及远，为易易耶！

【附方】**《本草汇言》卷一二**：治肺气虚寒，咳逆上气，元阳不固，腰脚冷疼，关节不通，乳汁不行，音声不振等证。取韶州钟乳石，无问厚薄，但明净光泽者，即堪入药，惟黄赤者不用。置于金银器中，大铛着水煮之，令如鱼眼沸，水减即添，如乳石少，煮三日夜，乳石多，煮七日夜，候干，色变黄白即熟。取出去水，更以清水煮一日，其水色清不变即止，乳石无毒矣。入石臼中，着水，徐徐捶之，俟碎再研，觉干涩即添水，令如米泔水状，取出，入瓷钵中，徐徐研之，研至四五日，揩之光腻如书中白鱼，便以清水洗之，不随水落者即熟。如落者更研，乃澄取暴干，每用一钱，温酒空心调下。亦可作丸服。《千金方》○治广疮结毒，烂坏鼻梁及阴蚀阳物。用钟乳石制法如前。一两，配乳香、没药、瓦上焙出油。象牙末各五钱，蛀竹屑八钱，枯白矾三钱，俱为细末，白蜡、用铁刀轻轻刮下浮衣四钱，总和匀，每早晚各服二钱，土茯苓煎汤调下。姚次先方。

孔公孽《本经》

【气味】味辛、甘，性温，无毒。《药性粗评》卷四。

【主治】治食化气，利九窍，下乳汁，治恶疮疽瘘。《本草经》。《太平御览》卷第九八七。伤食不化，好睡不醒，利九窍，能使喉声圆亮。亦主外科。俱以酒浸温服，不入丸散。《药性粗评》卷四。

【发明】**《绍兴本草》卷二**：孔公孽即钟乳根也。主治已载《本经》，其称为殷孽根者误矣。然殷孽在上，盘屈如姜；钟乳在下，通明如鹅管；孔公孽在中，形如牛羊角也。《唐注》所说甚明，然诸方用之，皆以酒渍。当从味辛、温、无毒。若生用入药亦有毒矣。**《本经逢原》卷一**：孔公孽，孔窍中通附垂于石，如木之孽，即钟乳之床。《本经》利九窍、下乳汁之功与钟乳无异，而殷孽

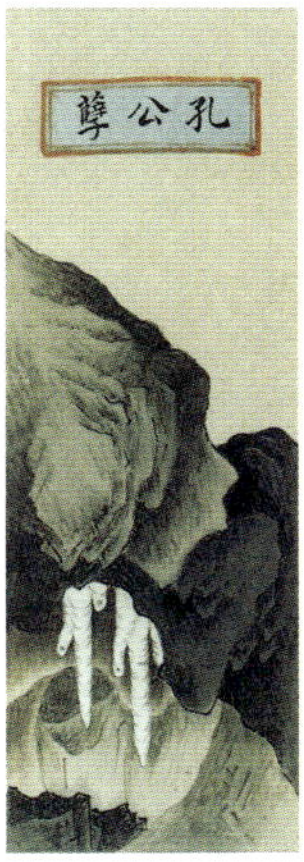

图 9-111-1　孔公孽《品汇》

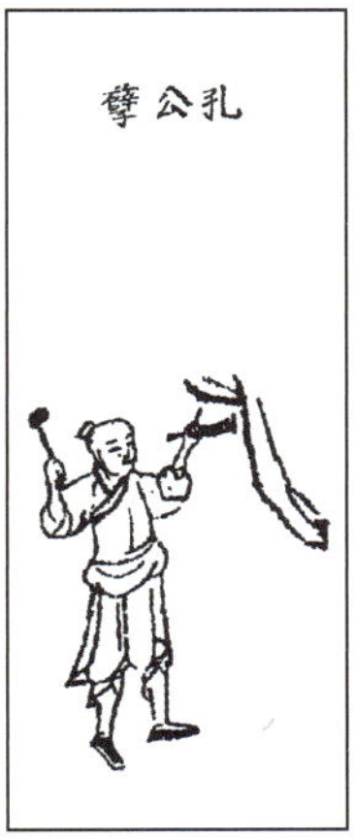

图 9-111-2　孔公孽《太乙》

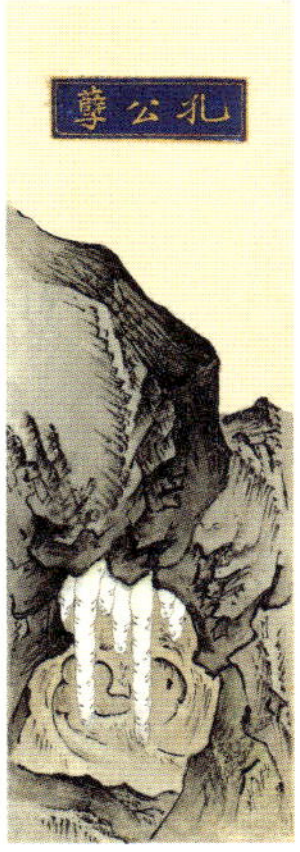

图 9-111-3　孔公孽《雷公》

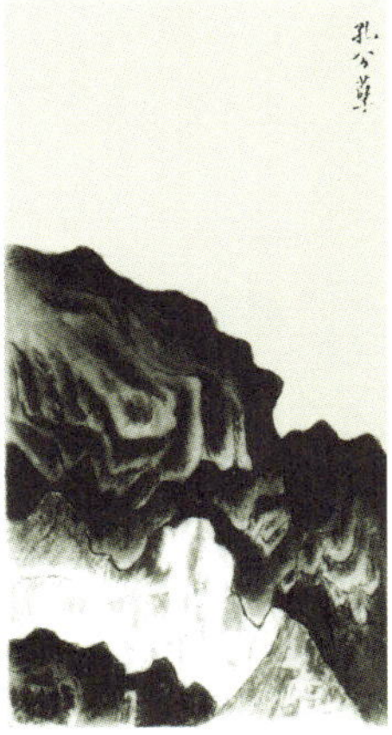

图 9-111-4　孔公孽《草木状》

即孔公孽之根，又为疮疽、瘘痔、癥瘕温散结气之用。惜乎！世鲜知者。

殷孽《本经》

【集解】**《绍兴本草》卷二**：殷孽与孔公孽及钟乳，在石室中，但分高下、清浊，形质在异尔。钟乳在下，形如鹅管而莹明；孔公孽在中，形如牛羊角而稍浊；殷孽在上，附石盘屈如姜。此一物而分三名。以诸方多用钟乳者，盖谓取其精英矣。

【气味】味辛、温、无毒。若生用入药即有毒矣。《绍兴本草》卷二。

【主治】主烂伤瘀血妙方，止泄痢寒热秘诀。治痔瘘大效，下乳汁尤良。祛鼠瘘癥瘕结气，理筋骨脚冷疼弱。《太乙仙制本草药性大全·仙制药性》卷六。

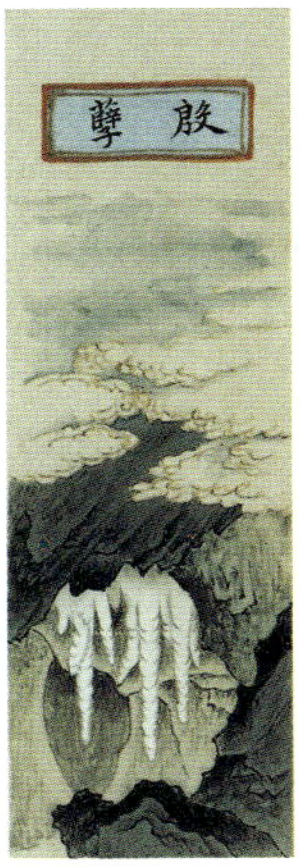

图 9-112-1　殷孽《品汇》

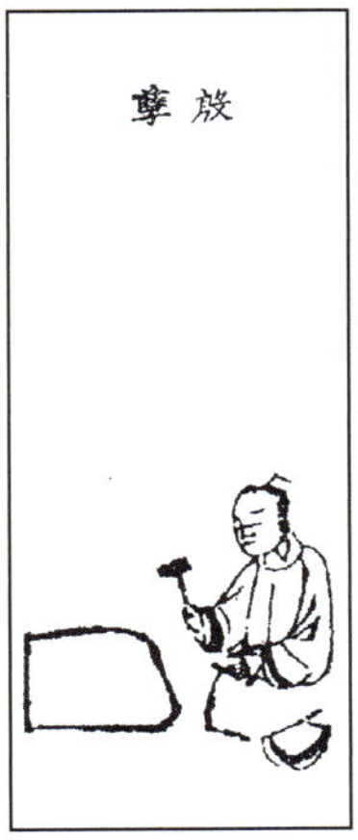

图 9-112-2　殷孽《太乙》

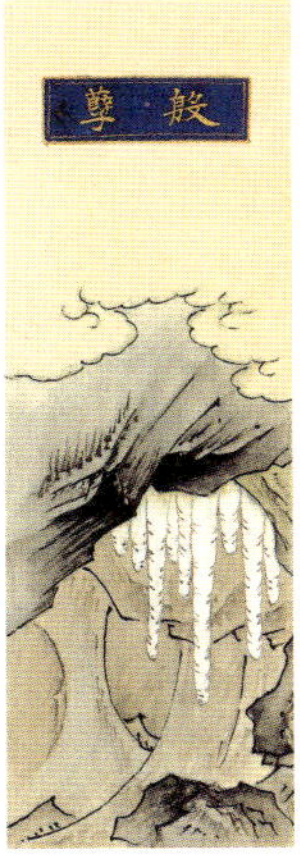

图 9-112-3　殷孽《雷公》

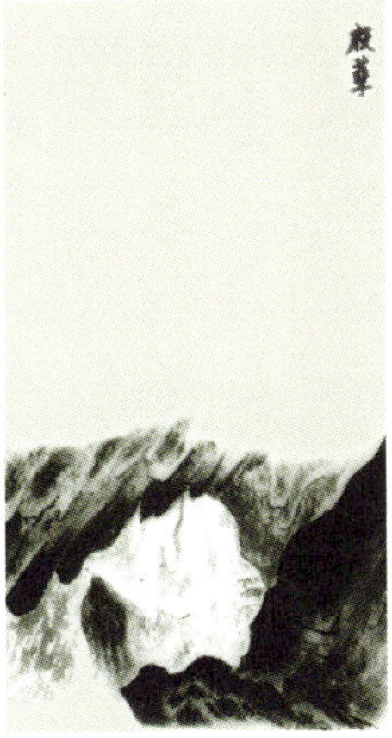

图 9-112-4　殷孽《草木状》

石花《唐本草》

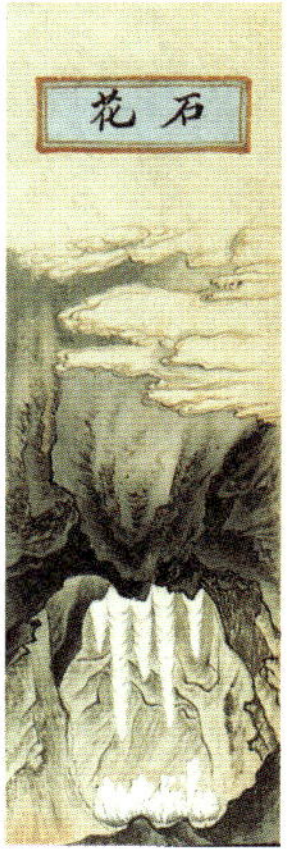

图 9-113-1　石花《品汇》

图 9-113-2　石花《太乙》

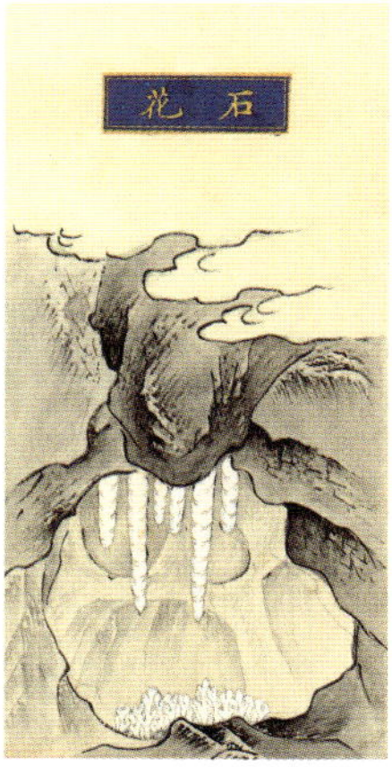

图 9-113-3　石花《雷公》

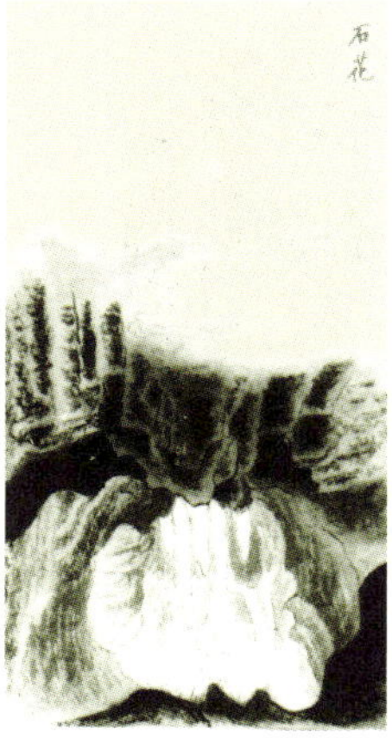

图 9-113-4　石花《草木状》

【释名】乳香、石笋《本草品汇精要》。

【集解】**《绍兴本草》卷三**：石花，本出自钟乳之下，而《本经》又分此一种，性味主治亦与钟乳不远，然无制炼之法。用之渍酒。○当从今方家罕用之。

【修治】**《本草品汇精要》卷三**：研细，水飞过，以酒渍服。

【气味】味甘，温，无毒。《绍兴本草》卷三。咸寒，滑。《医林纂要探源》卷二。

【主治】暖腰膝。《本草品汇精要》卷三。主腰脚风冷神方，壮筋骨助阳妙剂。《太乙仙制本草药性大全·仙制药性》卷六。

【发明】**《医林纂要探源》卷二**：粗而黄黑者曰鸡脚菜。形似也。细而红者曰牛毛石花。洗净，糖醋蘸食皆可。煮化，倾冷凝块亦可。○海中石上得海水之余气英气凝聚而生，犹木上之生菌蕈、木耳，山石之生石耳也。功同上。性尤寒，多食腹痛。○得水石之气而寒，乃谓补心者，犹盐亦海水所煎，而能补心润下。作咸，咸则凝极而反散，阴阳之变易然也。曰补心者，补火也。寒而能补火乎？曰离中无阴画，则不成离，坎中无阳画，则不成坎，火之能布散其光明，正以阴丽阳中也，寒何害于补火？心主血脉，使血脉有所涩滞不行，如瘤瘿瘕疝痰阻之类，即是心病火衰，神明有所窒而不舒处也。咸以散瘀攻滞，非补心而何？

石床《唐本草》

【释名】乳床、砂石床《药性粗评》、逆石《太乙仙制本草药性大全》。

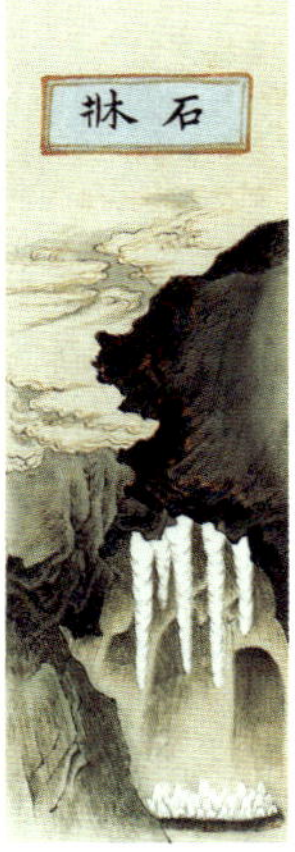

图 9-114-1　石床《品汇》

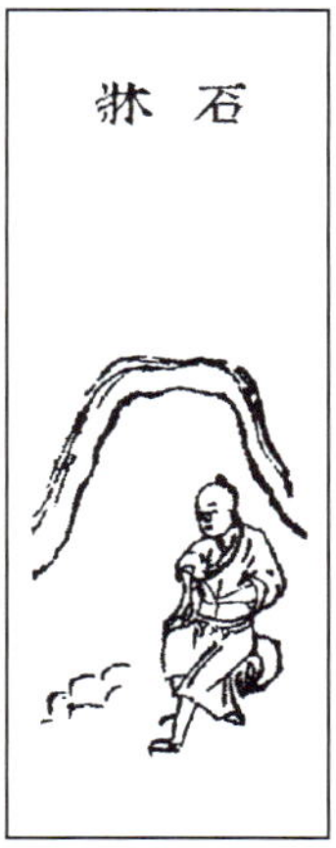

图 9-114-2　石床《太乙》

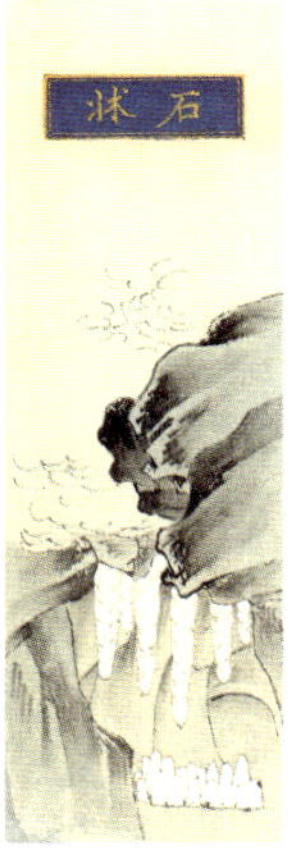

图 9-114-3　石床《雷公》

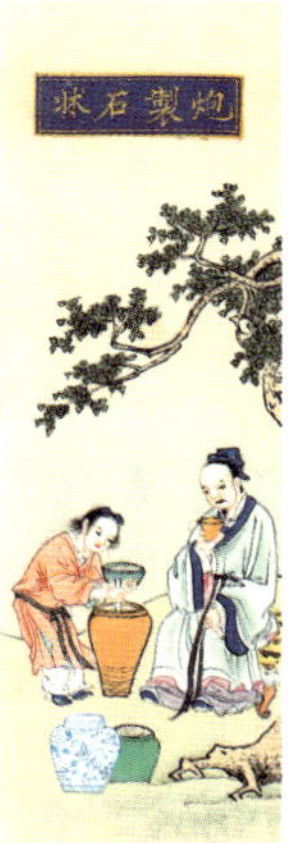

图 9-114-4　炮制石床《雷公》

【集解】**《绍兴本草》卷三**：石床，亦出钟乳之下，然又分此一种。**《本草品汇精要》卷三**：已上四种本乎一体，互说纷纭，而无定见。窃观乳之下溜，有似于乳，故曰钟乳。二孽亦乳之别溜，犹孟子所谓孽子而亦乳之傍出者也。石床乃钟乳水滴盘结于地如床，故谓之床。床上生枝干槎牙如花者，谓之石花。噫前人命名之义有自来矣。**《药性要略大全》卷八**：谓钟乳水下滴，凝积生如笋状，渐长，久与上乳相接为柱，出钟乳堂，为之石床。

【气味】甘，温，无毒。《绍兴本草》卷三。

【主治】固非精英起疾之物。《绍兴本草》卷三。与石花功同。○颠痫惊悸，辟鬼邪，渍酒服之。《药性粗评》卷四。

【发明】**《绍兴本草》卷三**：在方即无炼制之法，止可渍酒服饵。

鹅管石《本草品汇精要》

【释名】**《本草原始》卷八**：此石色白，形如鹅管，故名。

【集解】**《本草品汇精要》卷二**：此石出蜀地、岭南，今济南历城县有之。长二三寸，形圆而层层甲错，色白，酥脆易折，中空如管，故谓之鹅管石也。**《本草原始》卷八**：鹅管石状如鹅管，中有空心，色纯白，根上多纹，稍上光净。

【修治】**《本草原始》卷八**：入药火煅细研。

【气味】味甘，气平。《本草品汇精要》卷二。味甘，微咸，气平，无毒。《药性要略大全》卷八。

【主治】主咳嗽，痰喘及小儿诸嗽。《本草品汇精要》卷二。疗咳嗽痰喘，及远年近日哮喘痰嗽，功效与钟乳略同。《药性要略大全》卷八。肺寒久嗽，痰气壅膈，

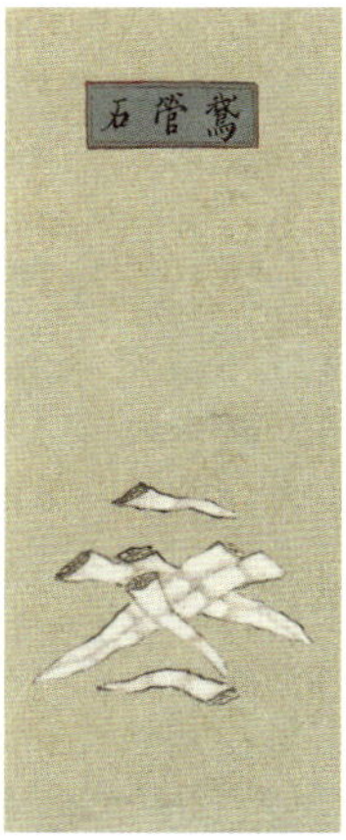

图 9-115-1 鹅管石
《品汇》

图 9-115-2 鹅管石
《品汇（康熙）》

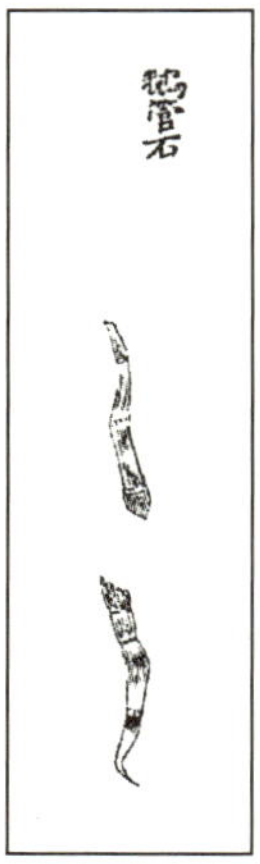

图 9-115-3 鹅管石
《原始》

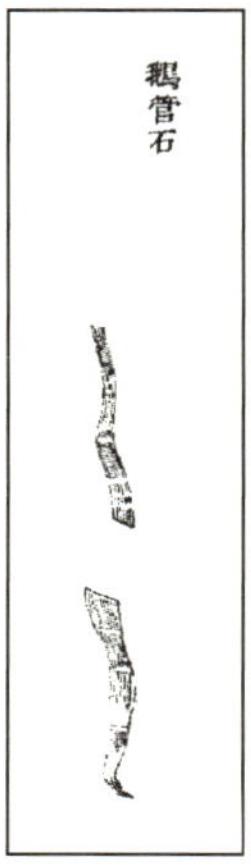

图 9-115-4 鹅管石
《类纂》

兼治疳疮。《本草原始》卷八。

石脑《别录》

【集解】**《太乙仙制本草药性大全·仙制药性》卷六**：生名山土石中，今茅山东及西平并有，凿土龛得之。此石亦钟乳之类，形如曾青而白色黑斑，软易破。

【气味】味甘，气温，无毒。《太乙仙制本草药性大全·仙制药性》卷六。

【主治】主风寒虚损奇效，疗腰脚疼痹神功。安五脏妙方，益精气秘旨。《太乙仙制本草药性大全·仙制药性》卷六。

【发明】**《绍兴本草》卷二**：石脑，医方中亦罕用之。据《本经》载性味、主疗，及注云类钟乳，显见性温明矣。然当须制炼而可用，即为无毒，若生用之，不得为无毒也。

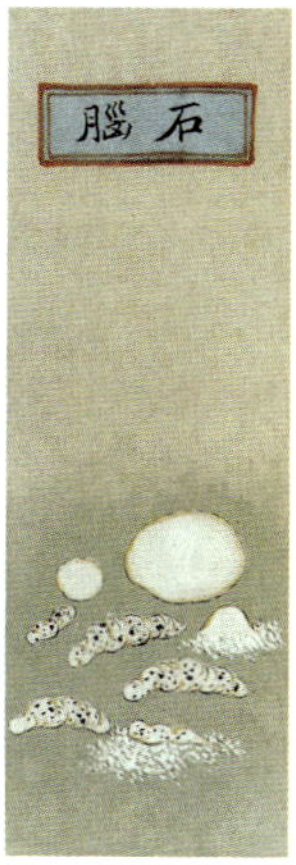

图 9-116-1 石脑
《品汇》

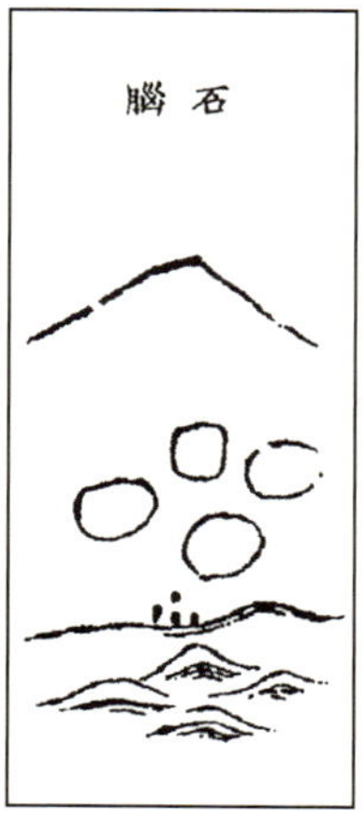

图 9-116-2 石脑
《太乙》

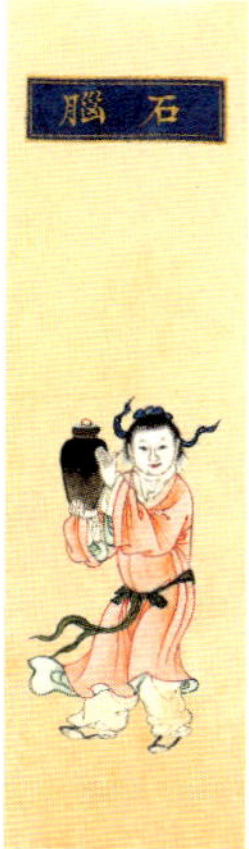

图 9-116-3 石脑
《雷公》

图 9-116-4 石脑
《草木状》

土殷孽《别录》

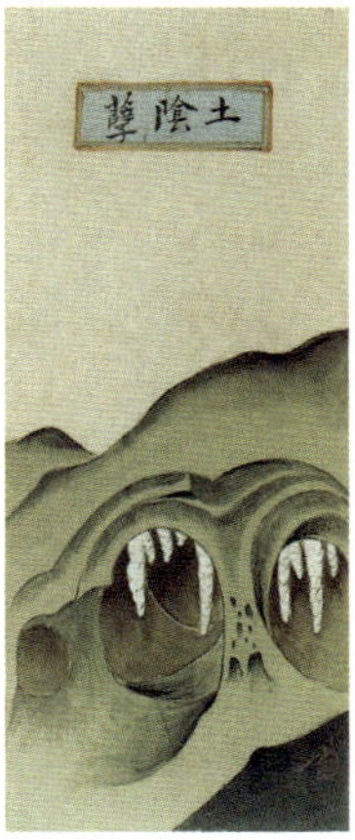

图 9-117-1 土阴蘖《品汇》

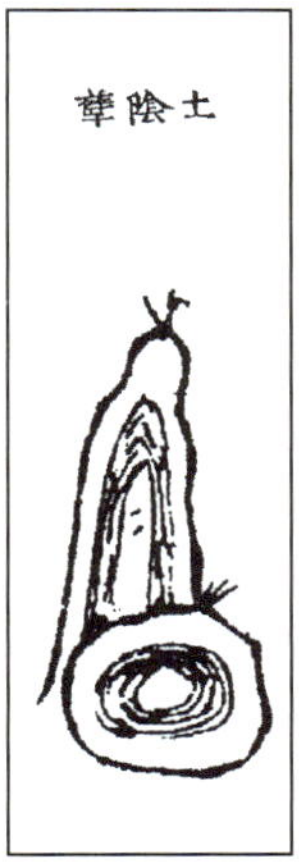

图 9-117-2 土阴蘖《太乙》

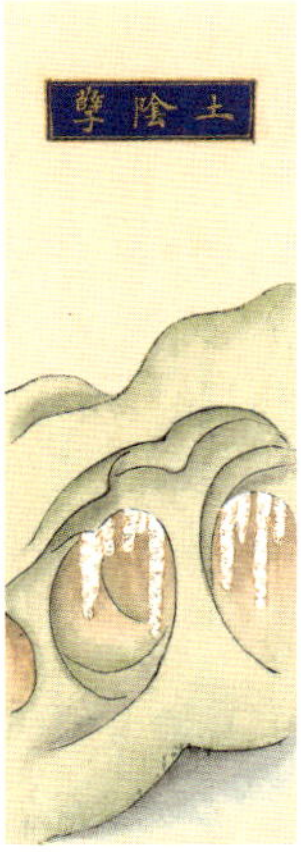

图 9-117-3 土阴蘖《雷公》

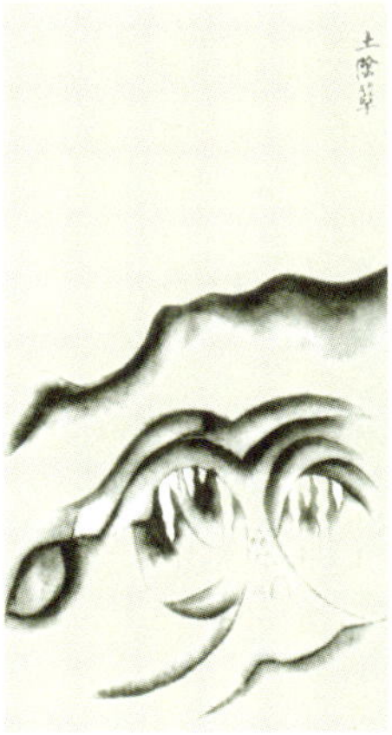

图 9-117-4 土阴蘖《草木状》

【集解】**《绍兴本草》卷二**：土阴孽，《本经》及陶注并称生高山崖上，《唐本》及别注以谓生土窟穴中。虽云与殷孽相类，今方家罕见入药，及近世亦少识之。当从《本经》味咸、无毒为正。**《太乙仙制本草药性大全·仙制药性》卷六**：土阴孽苗如钟乳、孔公孽之类，故有孽名。生高山崖上之阴，色白如脂。唐注云：此即土乳，乃土之脂液也。出渭州鄣县三交驿西北坡平地上窟中，见有六十余坎，昔人采处。土人云：服之亦同钟乳，而不发热。陶及《本经》俱云在崖上，此说非也。今渭州不复采用。

【气味】味咸，无毒。《绍兴本草》卷二。味咸，性寒，无毒。《药性粗评》卷四。

【主治】主治疮疥不干，为末傅之，其痂自平而脱。《药性粗评》卷四。

石髓《本草拾遗》

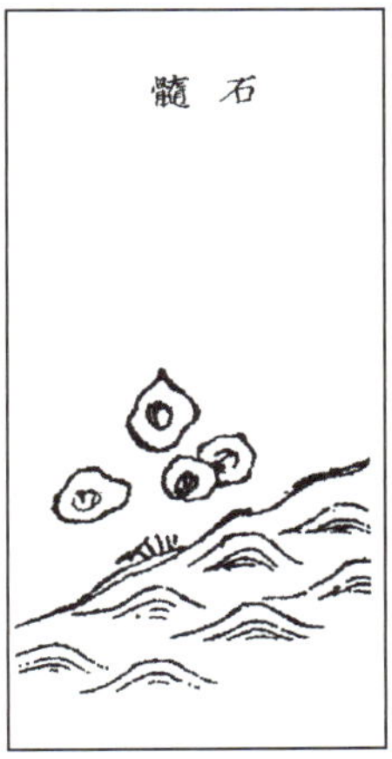

图 9-118-1 石髓《太乙》

【集解】**《太乙仙制本草药性大全·仙制药性》卷六**：石髓旧本不著所出州土。生临海华盖山石窟中。土人采取澄淘如泥，作丸如弹子大，有黄有白弥佳矣。**《本草纲目拾遗》卷二**：《福建续志》：石髓出泉州安溪长潭石罅间。

【气味】味甘，温，无毒。姚氏《食物本草》。

【主治】主寒热羸瘦无颜色，破积聚心腹气胀满。治饮食不消，疗小便数疾。皮肤枯槁堪医，腹内肠鸣立止。理男子绝阳腰脚疼冷，调女人绝产血气不均。癖块神方，下利妙剂。合金疮。性拥，宜寒瘦人。悦颜色，能食令肥健。《太乙仙制本草药性大全·仙制药性》卷六。

【附方】**《本草纲目拾遗》卷二**：接骨如神，疗内伤折骨。酒研三分服，能接断骨。不可多服，多则骨大。《福建续志》。

岩香《本草纲目拾遗》

【集解】**《本草纲目拾遗》卷二**：岩香，深山皆有之，凡山岩洞壁上有泉滴下，年久，其水流处则生水结，乃至阴之精华。凭石乳滋液，乘风力而结者，土人名岩香。俗呼水碱。凿石取之，色白如窑灰，置手中冷入骨者真。

【气味】性寒。《本草纲目拾遗》卷二。

【主治】敷汤火伤，金疮出血。用水碱火煅醋淬，研末，同白果肉水浸，捣汁和服七分，可治白浊。亦入眼科用。《百草镜》。《本草纲目拾遗》卷二。

木心石《本草纲目拾遗》

【集解】**《本草纲目拾遗》卷二**：生古木中，圆如雀卵，中色正白，着木处灿如黄金。

【主治】治心痛。《本草纲目拾遗》卷二。

【发明】**《本草纲目拾遗》卷二**：《书影丛说》有孝子某，母尝患心痛，日久不瘳，孝子日祷于神求治，一夕梦神曰：尔母疾必得木心石乃愈。醒而遍访名医，皆不知此药，一日入山，忽有二匠解木，下锯有声，孝子乃悟，急止告以故，视锯下有石，持归磨酒与母服，痼疾顿除。〇按：造化之用，无风不能生物，无火不能结物，故万物之动者皆生于风，万物之静者皆凝于火。观于火死而质不朽可知，木性疏达，得风以生之，是以自萌而芽而苞，苞坼而花而实，皆得风以散之。故春荣秋落，如有知也。其实与脂质之静者，均属于火。火为木子，所以树老则自焚。火郁必泄也，木心有石，乃风不能散，火郁于内，又不得泄，致其脂液凝聚，至精者久则变为石。余者皆朽，如松脂成琥珀，柏脂成玛瑙，所谓物物有一太极也。心为人身之太极，主中宫而至灵，以至变之物治之，则合同而化，故能愈此疾，论事虽变，而论理则常也。

【附录】樟岩。

《本草纲目拾遗》卷二：沈氏《秘检》，樟树内有石，名樟岩。治心痛，能通五经。煅研煎酒服。

松化石《本草纲目拾遗》

【释名】松花石《舆地纪》。

【集解】**《本草纲目拾遗》卷二**：《唐书》：仆骨东境康于河，断松投之，辄化为石，其色佳，谓之康于石。○《录异记》：婺州永康县山亭中有枯松，因断之，误坠水中化为石，取未化者试于水，随亦化焉，其所化者枝干及皮与松无异，但坚劲。○《博物志》云：松元石气，石裂受沙即产松，松至三千年更化为石。○《舆地纪》：宋建炎间，遂宁府转运使衙门后圃有松石，外犹松树，而中化为石。又重庆府永川县有石松坪，有松花石，石质而松理，或二三尺许，大可合抱，然不过相望数山有之，俗呼雷烧松。《神仙传》：三千年当化为石。○张绿漪涂说：松花石有黄紫二色，质理甚细，皮上有水纹，或松皮纹，亦有节晕纹者，天台山间有之。西北亦产，乃年久折松入涧水，得地气变石。且有变不全，尚带松质者，入药宜用全化者。服之令人忘情绝想。

【主治】治相思症，凡男女有所思不遂者，服之，便绝意不复再念。

【发明】**《本草纲目拾遗》卷二**：松化石乃有情化无情，为阳极反阴之象，男女爱慕，结想成病，致君相二火虚磨妄动，铄耗真阴，魂狂魄越，神不守舍。非此反折之使入和平不可，正取其贞凝之气以释妄缘也。濒湖石部不灰木后附松石云：松久所化，不入药用，殆未深悉其奥妙耳。

石灰《本经》

【释名】**《本草纲目拾遗》卷二**：天龙骨乃千年塔顶石灰也。濒湖“石灰条”下附古墓中石灰，名地龙骨，舱舡油石灰，名水龙骨，而独遗此，特补之。

【集解】**《神农本经会通》卷六**：石灰有两种，风化者，取锻了石，置风中自解，此为有力。水化者，以水沃之，则热蒸而解，力差劣。须用风化。

【修治】**《本草集要》卷五**：五月五日采百草叶，合石灰捣为团，风干，末。以治金疮，生肌止血大效。又腊月黄牛胆搜和，却内胆中，当风挂百日，研之，更胜。**《本草品汇精要》卷五**：《雷公》云，凡使，用醋浸一宿，漉出待干，下火锻，令腥秽气出，用瓶盛着密盖，放冷，拭上灰，令净，细研用。

【气味】味辛，气温，有毒。用风化者。《本草集要》卷五。味苦、辛，性温，有小毒。《药性粗评》卷四。味辛，气温。性烈有毒。《本草蒙筌》卷八。

【主治】主治疽疡疮癞，杀蛇虫，去黑痣并瘜肉，暖肠胃，生髭发。《药性粗评》卷四。傅痈毒，消结核瘿瘤，恶疮腐肉，白癜斑瘜肉，收脱肛阴挺。杀痔漏诸虫。止金疮血出，生肌长肉，或为末可掺，或用醋调敷俱妙。能解酒酸，亦解酒毒。

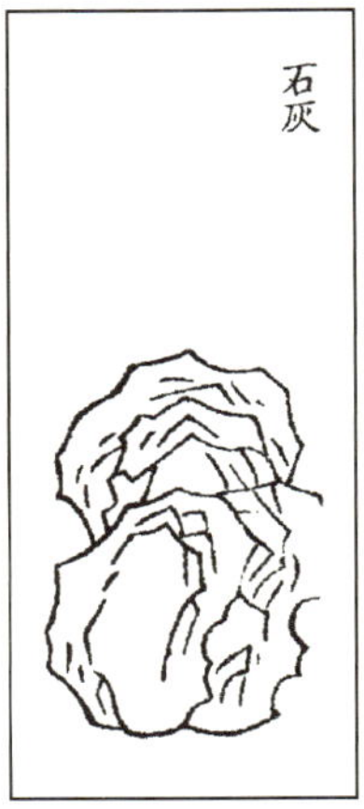

图 9-122-1　石灰《图经（政）》

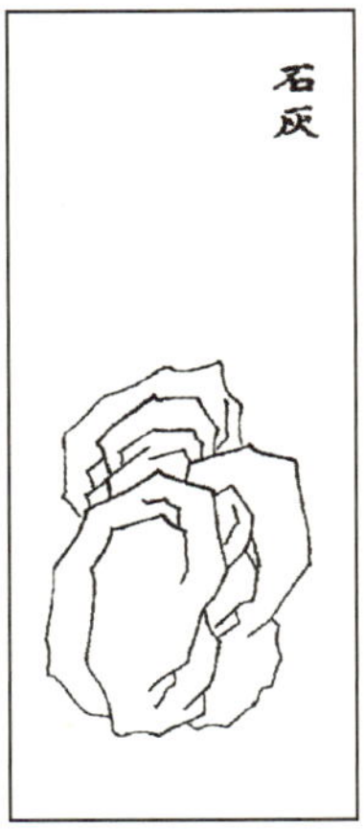

图 9-122-2　石灰《图经（绍）》

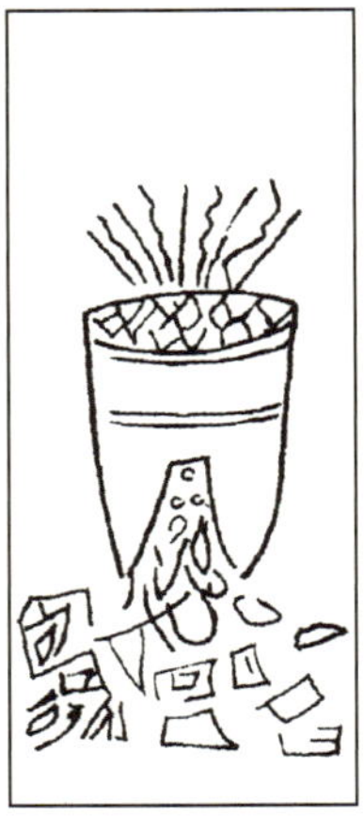

图 9-122-3　石灰《歌括》

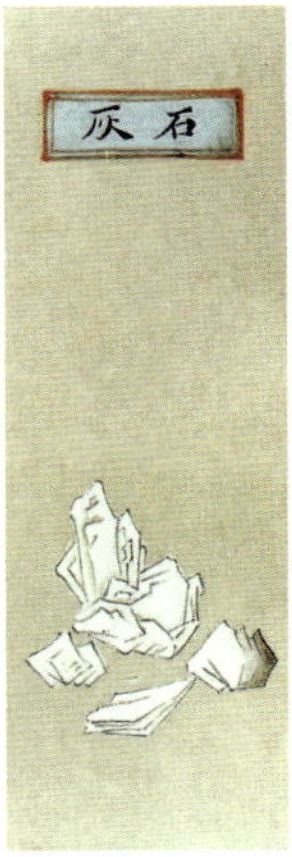

图 9-122-4　石灰《品汇》

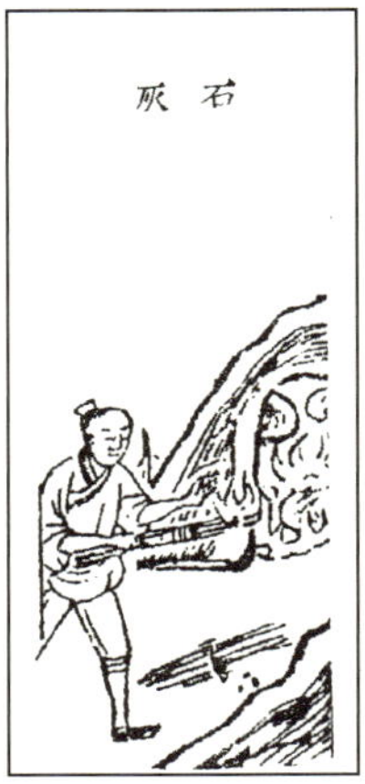

图 9-122-5　石灰《太乙》

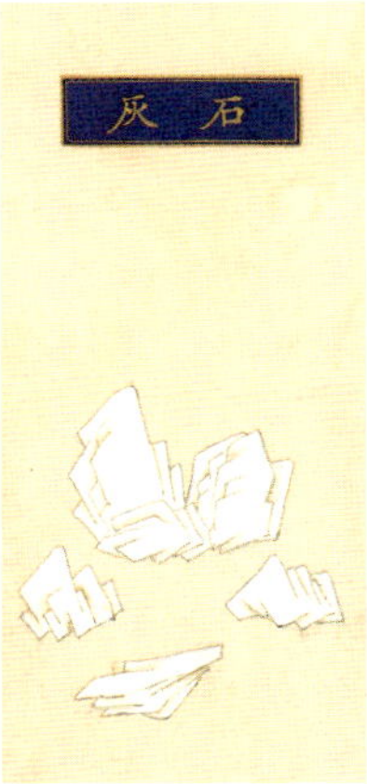

图 9-122-6　石灰《雷公》

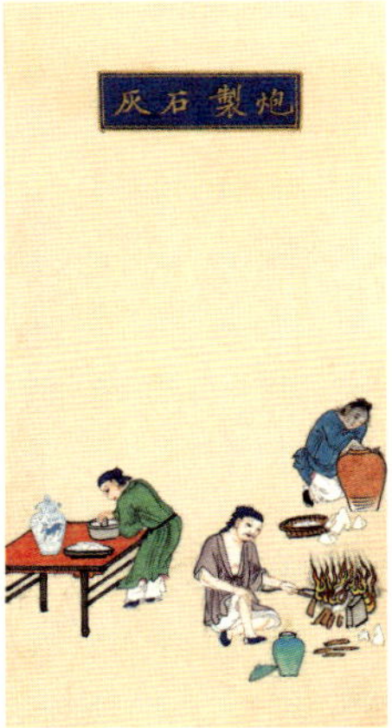

图 9-122-7　炮制石灰《雷公》

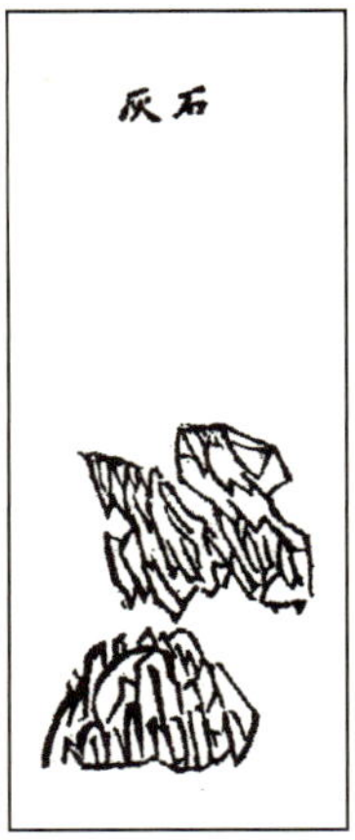

图 9-122-8　石灰《汇言》

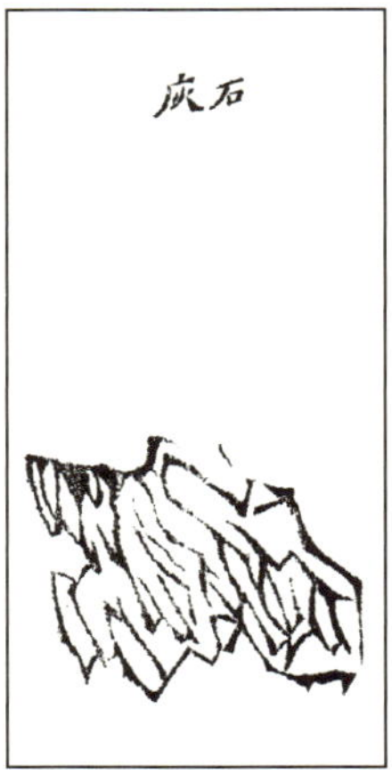

图 9-122-9　石灰《备要》

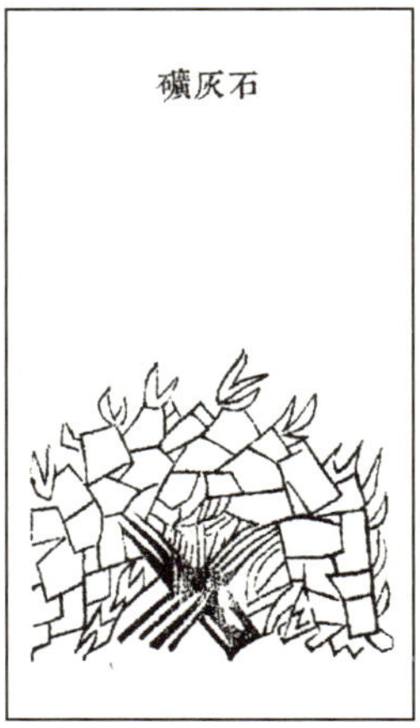

图 9-122-10　石灰矿《备要》

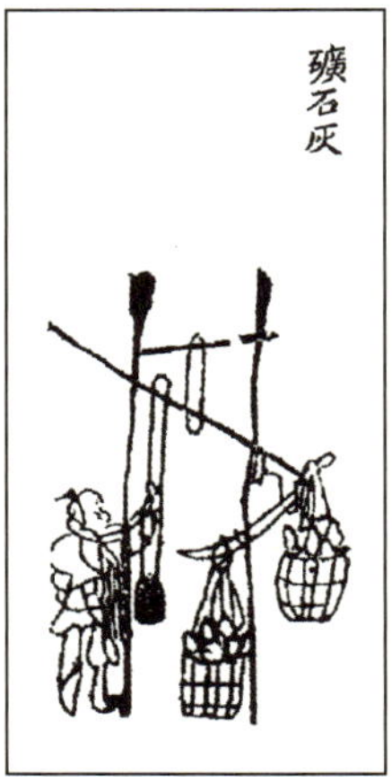

图 9-122-11　矿石灰《草木典》

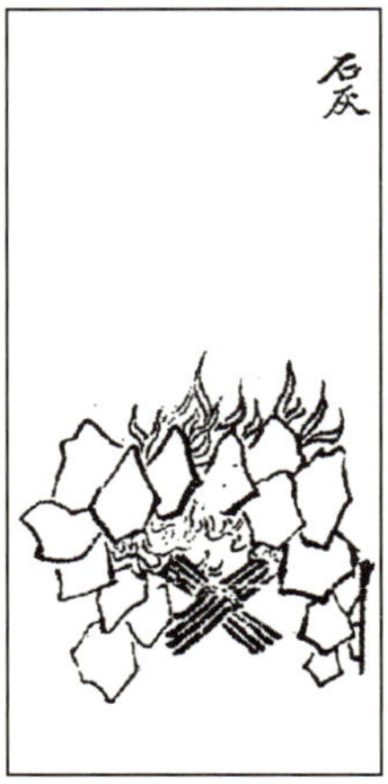

图 9-122-12　石灰《图说》

《景岳全书》卷四九。外治止血生肌，涂恶疮肿毒，寒湿臁疮。内治心腹痛，乌痧胀，妇人血崩漏带，男子久痢便血，及一切打扑损伤，恶血凝聚，腹痛欲死者，俱可服。《本草纲目拾遗》卷二。

【发明】**《绍兴本草》卷二**：石灰，锻石为灰，味辛，性热而复利。在《本经》主疗，唯以外用之，其有毒明矣。《日华子》云无毒者非也。**《本草蒙筌》卷八**：在处近山俱得，造窑烧石而成。种有精粗，用须选择。以水沃，热蒸解者力劣；置风吹，自裂解者力优。能伏硫黄，堪去锡晕。凡使醋浸一宿，漉出待干研成。纳黄牛胆阴干，敷刀斧伤止血。和白蒸透，点疣痣子去根。同诸灰淋汁熬膏，决痈肿破头开口。产妇阴不合，煎水洗即收。造酒味带酸，投少许便解。堕胎甚捷，辟虫尤灵。又种炉内冬灰，系获蒿藜蓺者。因冬寒不断其火，取性气烈过三时。入剂用之，得此为胜。熬膏蚀肉，专理外科。○灶内热灰，醋调作饼。心腹冷痛，频熨弥佳。○百草灰端午多收，此日乘露采草一百种，阴干烧成。两腋臭用治即止。井花水调灰成团，曝干。重烧令白，酽醋和为饼，两腋下紧紧夹之。当抽一身痛闷疮出即愈。以少水便洗之，不过三两度。**《本草经疏》卷五**：石灰烧青石而成，故其味辛，气温。《本经》不言其毒。观其主，皆不入汤，其为毒可知矣。火气未散，性能灼物，故主去黑子、息肉及堕眉也。其主疽疡疥瘙、热气恶疮、癞疾死肌、髓骨疽者，皆风热毒气浸淫于骨肉皮肤之间。辛温能散风热毒气，且能蚀去恶肉而生新肌，故为诸疮肿毒要药也。辛而燥，故又能杀痔虫。古方多用合百草团末，治金疮殊胜者，以其性能坚物，使不腐坏，且血见石灰则止，而百草又能活血凉血故也。古墓中石灰，名地龙骨。火毒已出，燥烈大减，故主顽疮瘘疮，脓水淋漓，及敛诸疮口尤效。艌船油灰，名水龙骨。得油性之润，复得水气之阴，故主金疮、跌扑伤损，破皮出血，及诸疮瘘、血风臁疮也。**《本草备要》卷四**：有人脚肚生一疮，久遂成漏，百药不效，自度必死。一村人见之曰：此鳝漏也，以石灰温泡熏洗，觉痒即是也。洗不数次，遂愈。**《本草崇原集说》卷下**：铅粉石灰，外治居多，石灰经久风化者，内用能治蛔痛，然无别药可配，或指撮少许，开水冲下，候至水冷且清，取水炖服亦佳，此为市远家贫者，暂救其急云尔！

【附方】**《本草衍义》卷六**：人手面上有黑黡子及纹刺。石灰水调一盏，如稠粥，拣好糯米粒全者，半置灰中，半灰外。经宿，灰中米色变如水精。若人手面上有黑黡子及纹刺，先微微以针头拨动，置少许如水精者于其上，经半日许，黡汁自出，剔去药不用，且不得着水，三二日愈。偏风口喎邪。又取新硬石灰一合，以醋炒，调如泥，于患偏风牵口喎邪人口唇上不患处一边涂之，立便牵正。

《本草集要》卷五：产后脱肛，玉门不闭。取一斗，熬令黄，以水三斗，投灰中，澄清烧洗。

《药性粗评》卷四：刀斧伤。急以石灰暴之，既止痛又速愈。若疮口深，不得速合者，再用滑石傅之。汤火灼。石灰筛末，水调涂之，干又再易。髭发脱落。凡患疥癞，眉发脱落，及无故自脱落者。石灰末三升，水拌匀，焰火炒令焦，绢袋盛入好酒一斗内，浸之，密封，冬十四日，春秋七日，每取一合，温服之，常令酒气相接，百日后髭发再生不落。口眼喎斜。凡患中风，不拘久近，口眼喎斜者。取新石灰一合，炒热，用醋调如泥，于口唇上不偏一边涂之，如左喎则涂右，右喎则涂左，立住即正，去灰。

《太乙仙制本草药性大全·仙制药性》卷六：大肠久积虚冷，每因大便脱肛，挼不得入。炒令热，故帛裹，坐其上，冷即易之。○眉发髭落。以三升水拌令匀，焰火炒令焦，以绢袋贮，使好酒一斗渍之，密封，冬十四日，春秋七日，取服一合，常令酒气相接，服之百日即新髭发生不落。○汤火灼疮。石灰细筛，水和涂之，干即易。○产后阴道开不闭。用一斗熬之，以水二斗投灰中，适寒温入水中坐，须臾更作。○刀斧伤。用石灰包，定痛止血佳，差。○治金疮止血。炒石灰和鸡子白和丸如弹子大，炭火煅赤为末，傅之立差。○治误吞金银或铅，在腹内不下。用石灰一杏核大，硫黄一皂子大，同研末，酒调下，不计时候服。

《本草汇言》卷一二：治死胎不下。用千年古石灰为细末，滚酒调下一钱，空心服。《方脉正宗》。○治妇人血气刺痛。用千年古石灰为细末，拌猪血和成饼，晒干，再为细末，每服五分，醋汤调服。龚云林方。○治痈疽瘀肉不落。用新解风化石灰，荞麦秸灰各八两，和匀，用竹箩盛灰，以水二十碗，淋汁尽，复顷入灰箩内，如此淋五遍，熬成稠糊，取少许，涂瘀肉上，自落。同前。○治疣痣。用新解风化石灰、桑柴灰各二两，拌匀，用竹箩盛灰，水十碗，淋汁尽，复顷入灰箩内，如此淋七遍，熬膏，刺破疣痣，点之自落。《普济方》。○治血风寒湿疮。用千年古石灰，配白蛤粉各等分，研极细，敷疮上，痛止而愈。兰氏方。○治偏坠疝气作痛。用千年古石灰、五倍子、山栀子，各等分，俱炒燥，为极细末，白面少许，酒和稀糊，敷之，一夜即消。《摘玄方》。○治杖疮。用来年风化石灰五钱，研细末，用井水一碗，调用，银簪顺搅十余转，如膏，用鹅羽搽上，即佳。○治狗咬溃烂不收，并治刀斧伤损，及跌打伤损。用风化石灰一合，大黄一钱，炒燥，研末和匀，菜油调涂患处。○治杖打敷药方。用风化石灰、生半夏末、降香末、大黄末、黄芩末，各等分，麻油调敷患上。

《本草纲目拾遗》卷二：白虎丸。治一切青筋腹痛。天龙骨不拘多少，去泥土，水飞过，丸似桐子大，每服五十丸，看轻重加减，烧酒下。初觉头痛恶心腹胀，即进一服，当时血散，若过三五日，青筋已老者，多服取效。《万氏家抄》。

《本草撮要》卷六：痰核红肿寒热，状如瘰疬。石灰火煅为末，以白果肉同捣贴之。如无白果，蜜亦可，奇效。

花乳石《嘉祐本草》

【释名】**《本草衍义》卷五：**花乳石其色如硫黄，《本经》第五卷中已著。今出陕、华间，于黄石中间有淡白点，以此得花之名。今惠民局花乳石散者是此物。陕人又能镌为器。《图经》

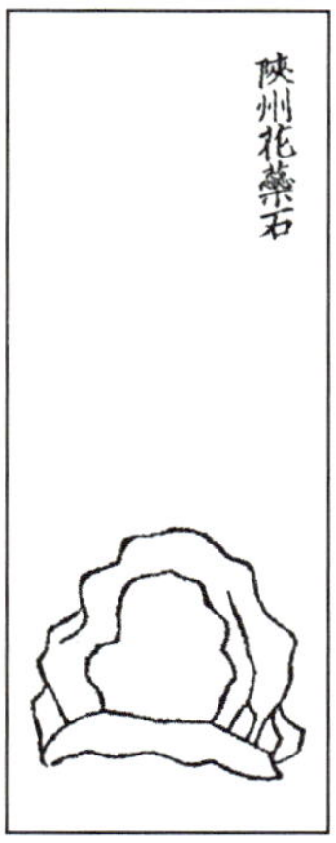

图 9-123-1　陕州花蕊石《图经（政）》

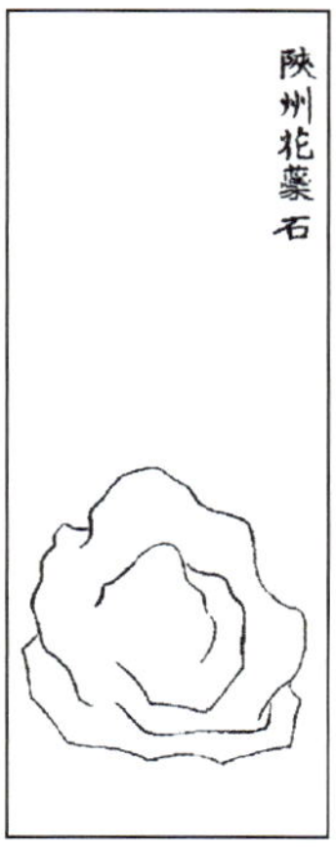

图 9-123-2　陕州花蕊石《图经（绍）》

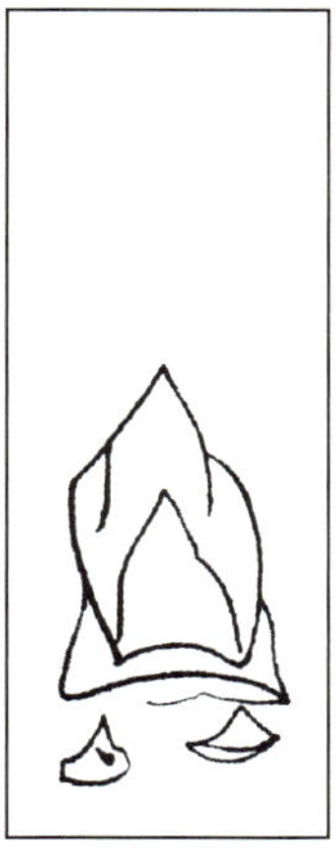
图 9-123-3　花蕊石《歌括》

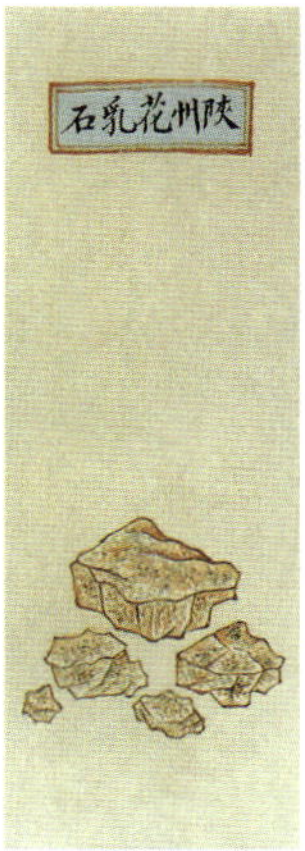

图 9-123-4　陕州花乳石《品汇》

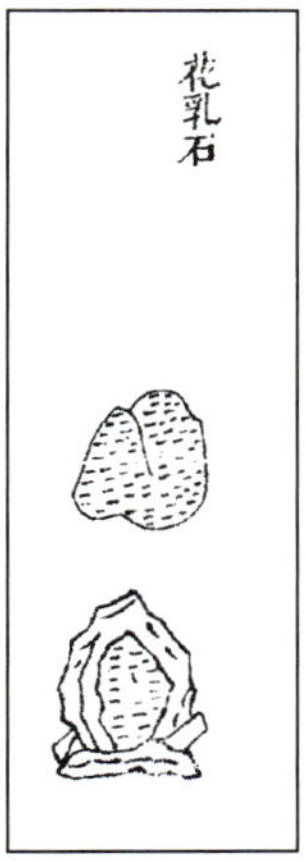

图 9-123-5　花乳石《蒙筌》

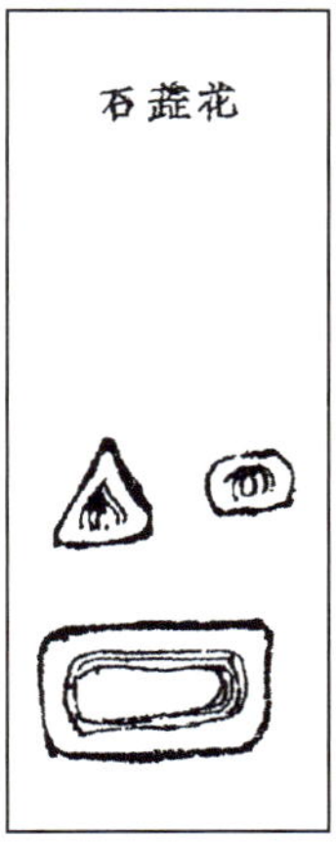

图 9-123-6　花蕊石《太乙》

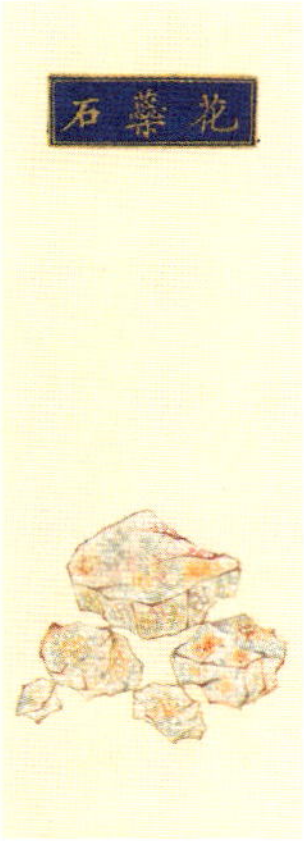

图 9-123-7　花蕊石《雷公》

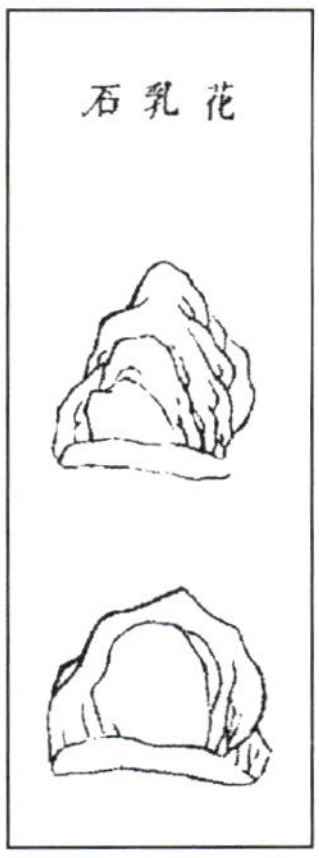

图 9-123-8　花乳石《三才》

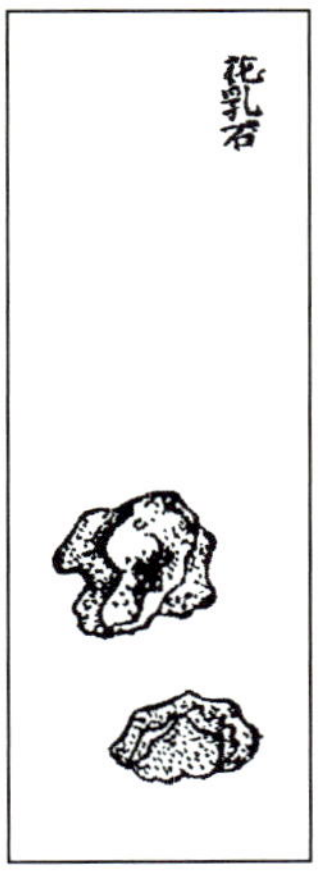

图 9-123-9　花乳石《原始》

图 9-123-10　陕州花乳石《草木状》

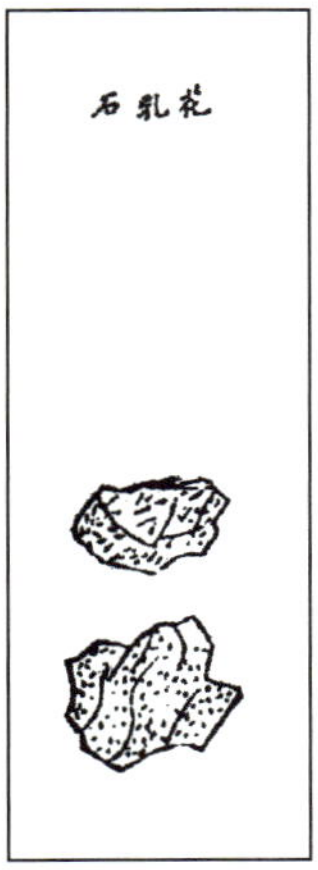

图 9-123-11　花乳石《汇言》

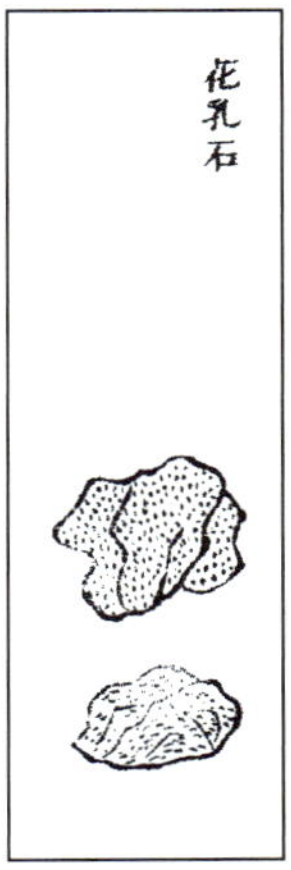

图 9-123-12　花乳石《类纂》

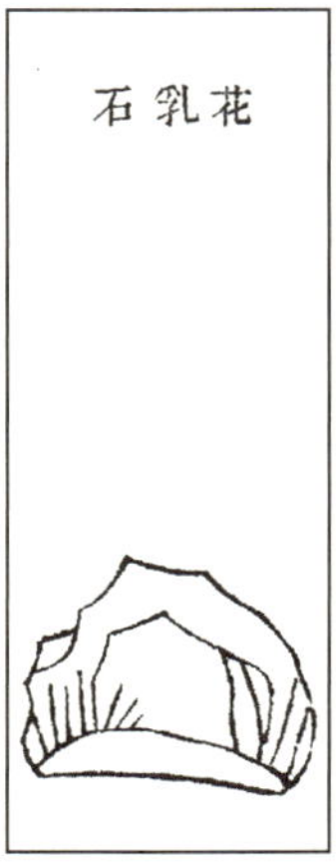

图 9-123-13 花乳石《备要》

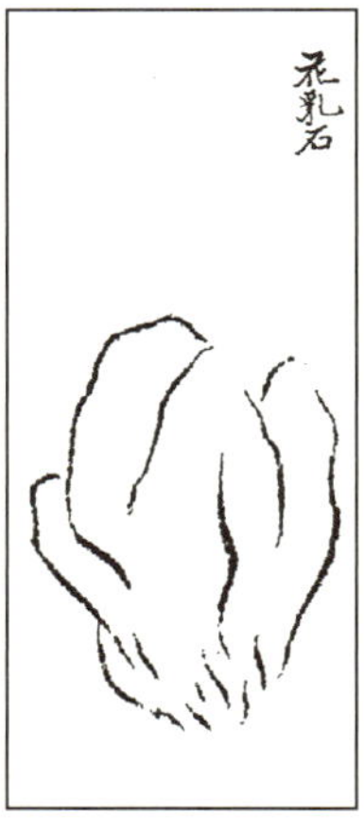

图 9-123-14 花乳石《图说》

第二卷中，易其名为花蕊石，是却取其色黄也，更无花乳之名，虑岁久为世所惑，故书之。**《本草蒙筌》卷八：**花蕊石极大坚重，出自陕州。颜色仿佛硫黄，黄中间有白点。因名花蕊，最难求真。

【集解】**《绍兴本草》卷三：**花乳石即花蕊石也。《图经》载色如硫黄，似乎未当，但此石其体坚重，色皆青绿，虽小大方圆不定，破之内有浅黑点及间有晕相杂者是矣。

【修治】**《绍兴本草》卷三：**凡欲入药，须火锻之可用。**《本草品汇精要》卷六：**火煅通赤，碾细用。**《医宗粹言》卷四：**煅花蕊石法：花蕊石黄淡色者，打碎，每十两用硫黄二两和之，以土罐大火煅如粉，研极细。

【气味】味甘，性寒，无毒。《药性粗评》卷四。味酸涩，气平，无毒。入厥阴经血分。《本草汇言》卷一二。

【主治】主金疮止血，又疗产妇血晕恶血。《图经本草药性总论》卷上。金疮血晕，产妇血晕，定血止血有功。《药性粗评》卷四。

【发明】**《图经本草药性总论》卷上：**金疮止血正尔，刮末傅之即合，仍不作遗脓。古方未用，近世以合硫黄同煅，研末，傅金疮，其效如神。又仓卒中金刃，不及煅合，但刮石上，取细末傅之痊效。**《本草蒙筌》卷八：**得之煅研粉霜，治诸血证神效。男子以童便搀半酒和，女人以童便搀半醋调。多服体即疏通，瘀血渐化黄水。诚为劫药，果乃捷方。金疮血流，敷即合口。产后血晕，舐下立安。**《药性解》卷一：**花蕊石味性经络，诸书不载。主金疮止血，产妇血晕，火煅用。按：花蕊之功，专主血癥，能化瘀血为黄水，服之令人大虚，不宜轻用。若多用，服后当以补剂培之。**《本草经疏》卷五：**花乳石，本经无气味。详其所主，应是酸辛温之药。其功专于止血，能使血化为水。妇人血晕恶血上薄也，消化恶血，则晕自止矣。以酸敛之气，复能化瘀血，故傅金疮即合，仍不作脓也。○无瘀血停留者不宜内服。不由内伤，血凝胸膈板痛，而因火炎血溢以致吐血者，忌之。**《本草汇言》卷一二：**花乳石止血生肌，《嘉祐》散血定晕之药也。瞿秉元稿善入厥阴血分，《嘉祐》方：治金疮伤损，出血不止，即刮末傅之随合，仍不作脓。又疗产后恶血血晕，其功专于散血止血，能使血化为水。故葛可久治吐血来升斗，有花乳石散。又《和剂局方》治诸血证，及金疮胎产，亦有花乳石散。此专治血之功可知矣。而又能下死胎，落胞衣，去恶血。恶血化，则胎与胞无阻滞之患也。东垣氏所谓胞衣不出，涩剂可以下之，故赤石脂亦能下胞胎，与此同义。**《本草乘雅半偈》帙九：**参曰：花者山之英，乳者山之液，石者山之骨也。《经》云：水势劣火，结为高山。缘水火为因，即缘水火为体用矣。英即火用，液即水体，用行而体至之，阴因阳为用也。故主诸血为眚，正体虽至而用失先之，花乳先之以用，佐之以体，巽入自中，营周经隧，自强不息矣。水势劣火，结为高山。是故山石，击则成焰，融则成水。势劣以少言，非下劣也。血者，少阴君火之所主。少阴者，因阴以为体，缘阳以为用，是故君火以明，非相火以位。**《本草述》卷五**：此石类产于西土，其于血证，似以能化瘀为止，其或得于以母气召子之义乎。盖血本于水化也，然方书如王宇泰先生《证治准绳》于诸血证，绝未一见者，何哉？岂《本草纲目》之论，治尽属妄耶？第如缪仲淳氏所云吐血诸证，多因于火炎迫血以上行，如斯药性非宜，亦是确论也。然有血证不尽因于阴虚者，则此味又为中的之剂矣。盖不属阴虚而患于血逆者，应有瘀证，有瘀证而以化为止，是亦奇效也。如花蕊石散，以疗产后瘀血危证，遂终身不患血风血气，其化而止者，且能下死胎，落胞衣，去恶血，是则兹味化瘀，似有以还其血之元，不属强止之，亦不属峻导以重虚之，若投剂者审其为应投之证，岂得不藉其奏功于匆遽而云姑舍是乎哉？盖不属阴虚者，多属气虚，不能引血以归经，固另有补气之剂，而禁用寒凉矣。然又有偶感于寒凉，而血泣以逆者，则补气犹宜少待，如兹味不为应候之良剂乎？缪氏所云尚未能明悉其功用耳。**《本草汇》卷一八**：花乳石，古方未有，亦无气味。近世用以傅金疮有验。盖厥阴经血分药也。其功专于止血，能化血为水。妇人血晕，恶血上薄也，用此消化，则无晕阻之患。故葛可久治吐血出升斗，有花蕊石散，皆是上原有瘀血停凝者，暂用之，后必须多服童便、独参汤。若虚劳内热火炎之人，切不可施。**《本草新编》卷五**：花蕊石治诸血证神效，最化瘀血，以酒调服，男女俱同。止可酒调服一分，〔瘀〕血即化为黄水，诚劫药之至神，化〔瘀〕血之至捷也。外调亦验极，金疮口敷上即合。产后血晕，舐舌即安，真有不可思议之妙。故特存之以备急用。然用不可过二分，多则反有害矣。花蕊石最难制，非研至无声，断不可轻用。盖此物愈细愈妙。无瘀血停滞于腹者，不可服。不由内伤血凝，胸膈作痛如一片横住，以致火炎血溢，因而吐血者，亦不可轻用内治之也。

【附方】**《本草汇言》卷一二**：治金刃伤肌肉，出血不止。急研花乳石，合石硫黄各等分傅之，止血如神。《苏氏方》。〇治五内崩损，喷血出升斗。用花乳石一两，倾银罐盛，盐泥封固，栗炭火煅三炷香，取出研如粉，用二钱，以童子小便一钟，白汤一钟和匀，调服。能使瘀血化为黄水。后以独参汤补之。葛可久方。〇治妇人产后败血不尽，并晕血昏，恶血奔心，或胎死腹中，胞衣不下，至死，但得心头温暖者，即可治也。又方：用硫黄四两，花乳石一两，并为粗末拌匀，以盐泥固济，烘干，用栗炭火五斤，煅三炷香，以泥赤为度，待冷取出药，为极细末，净磁瓶收贮。同前。〇出箭方。用花乳石一味，火煅半时，为极细末，掺在箭头四围，即出。

姜石《唐本草》

【释名】沙姜石《绍兴本草》。

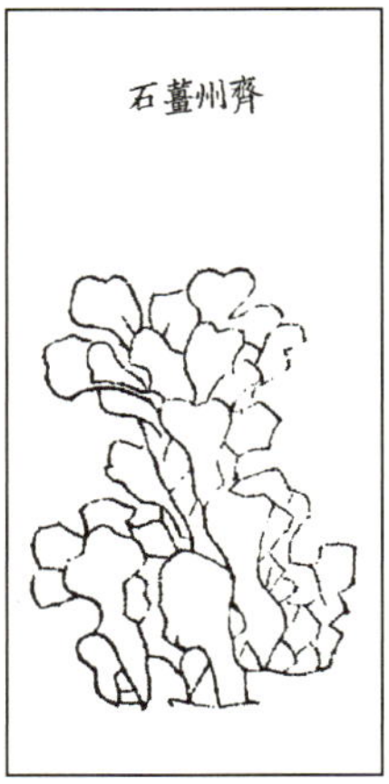

图 9-124-1　齐州姜石《图经（政）》

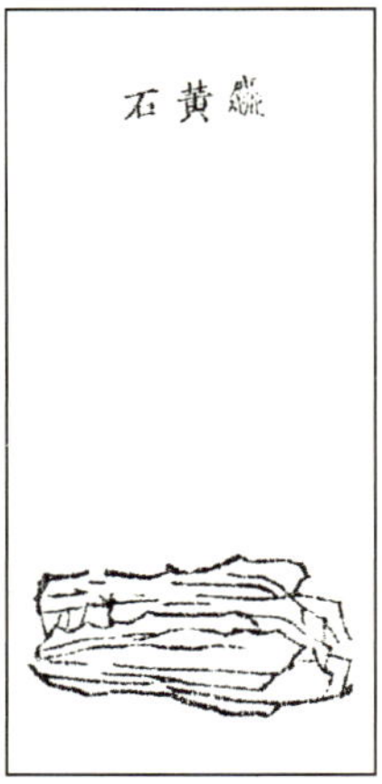

图 9-124-2　粗黄石《图经（政）》

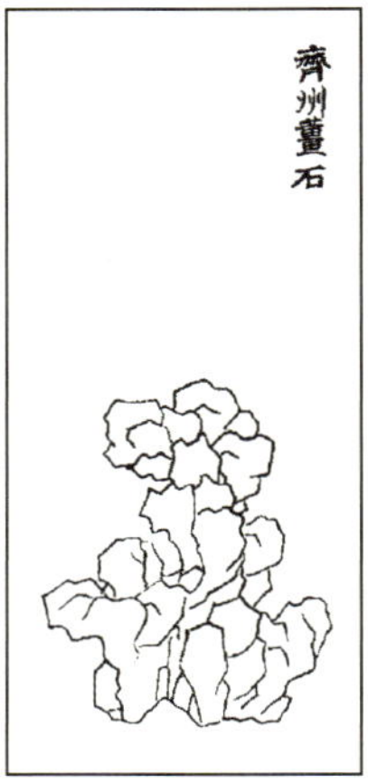

图 9-124-3　齐州姜石《图经（绍）》

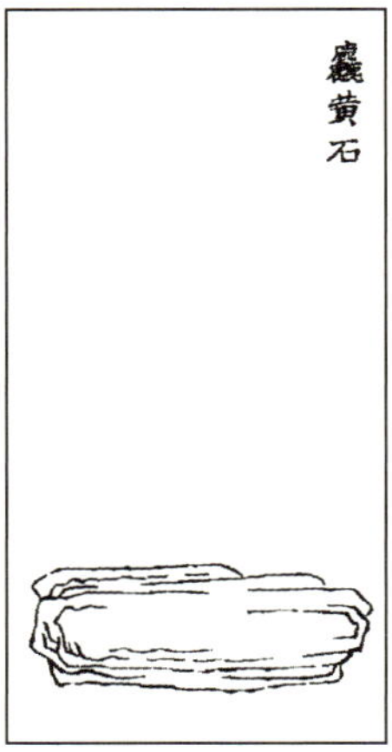

图 9-124-4　粗黄石《图经（绍）》

图 9-124-5　齐州姜石《品汇》

图 9-124-6　粗黄石《品汇》

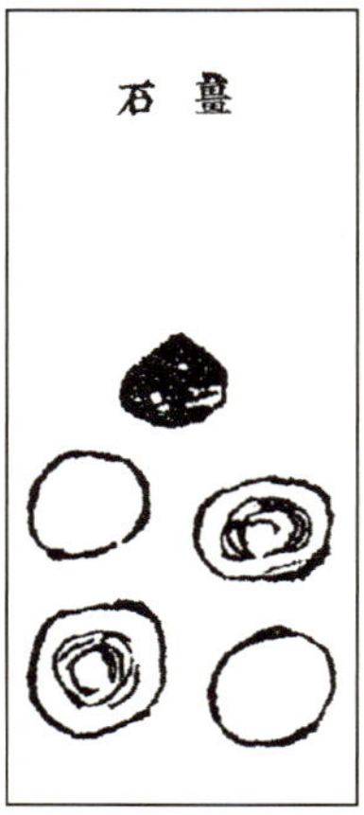

图 9-124-7　姜石《太乙》

图 9-124-8　姜石《雷公》

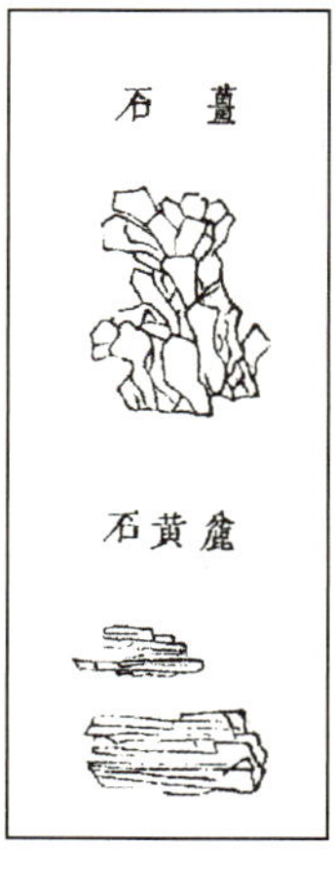

图 9-124-9　姜石《三才》

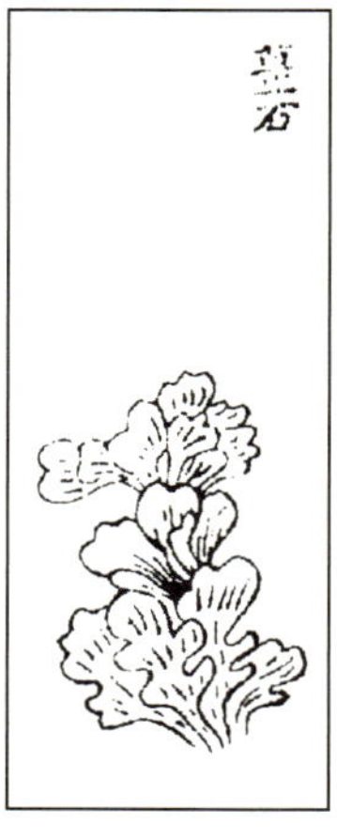

图 9-124-10　姜石《原始》

【集解】**《太乙仙制本草药性大全·本草精义》卷六**：姜石生土石间，齐州历城东者良。所在亦有之，今惟出齐州，其状如姜。有五种，用色白者，以烂而不磣者好。采无时。

【修治】**《本草品汇精要》卷六**：粗理黄石，如鹅卵大，猛烈火烧令赤，频淬酽醋中，待淬石至尽，取屑曝干，捣筛。**《太乙仙制本草药性大全·本草精义》卷六**：大凡石类多主痈疽，刘禹锡炼石法，用之傅疮肿无不愈者。世人又传麦饭石亦治发背疮。麦饭石者粗黄白，类麦饭，曾作磨硙者尤佳。中岳山人吕子华取此石，碎如棋子，炭火烧赤，投米醋中浸之良久，又烧，如此十遍。鹿角一具连脑骨者，二三寸截之，炭火烧令烟出即止，白敛末与石末等分，鹿角倍之，三物同研，筛令精细。取三年米醋于铛中，煎如鱼眼沸即下前药，调和令如寒食饧，以蓖傅于肿上，惟留肿头如指面，勿令有药，使热气得泄，如未有脓肿，即当内消，若已作头即撮令小。其病久得此膏，直至肌肉烂落出筋骨者，即于细布上涂之，贴于疮上，干即易之。但中隔不穴者，即无不差。其疮肿时，切禁手触，其效极神异。

【气味】味咸，寒，无毒。《绍兴本草》卷三。

【主治】外傅疮肿。《绍兴本草》卷三。主热豌豆疮秘旨，治疔疮肿毒妙方。散乳痈大效，祛背疮如神。《太乙仙制本草药性大全·仙制药性》卷六。

【发明】**《绍兴本草》卷三**：姜石，乃沙姜石也，唯色白者佳。《本经》与《图经》主疗并外傅疮肿，方亦稀用于服饵。

【附方】**《太乙仙制本草药性大全·仙制药性》卷六**：治乳痈肿如大碗，痛甚。取捣末一二升，用鸡子白和如饧，傅肿上，干易之。〇丁肿。单用为末，和鸡子清傅之，丁自出。乳痈涂之亦善。〇背疮。取粗理黄石如鹅子大，猛烈火烧令赤，内酽醋中，因有屑落醋里，频淬石至尽，取屑曝干，捣筛和醋涂之，立差。

龙《本经》　【校正】自《本草纲目·鳞部》移入此。

【集解】**《宝庆本草折衷》卷一五**：按图像中所画，虫兽之属，皆具全体。今于龙止画其骨者，良以龙之灵变无测，难定其形，故以遗骨而载诸图耳。《成都记》谓蜀中分栋山多有龙蜕，音梲，脱也。齿角头足悉具，亦有久而腐者。而《松漠记闻》又言：二龙毙于北方之冷山，身高丈余，长不可计，寒气腥焰袭人，莫之敢近。则诸家云龙蜕，或云龙毙者，皆非臆度也。然龙骨之等色，《图经》辨论虽详而明，更须择其横纹现如粟粒，直理沓似朽杉，揭一层复有一层，其体轻，其气郁，舐则粘舌，烧则转青而纹愈现，斯可验其真矣。复按许叔微论龙齿曰：龙，东方木也，木配肝而肝藏魂，故治魂飞扬、惊悸多魇者，以真珠为君，以龙齿为佐。又《局方》摩挲元，定中风神昏，亦用真珠。注谓如阙真珠，则龙齿可代，当知二物功用伉行，但真珠更能明目耳。抑又观叶庭珪《香录》所述，龙涎性寒通利，其气本臊，能发众香而益芬。白者如百药煎而理腻，黑者如五灵脂而光泽。**《本草发明》卷六**：龙角，世所罕有。却惊痫瘈疭，除小儿热痰盛发搐。又云：无角用齿。畏干漆、蜀椒、理石。龙遗溺，粘水傍木枝，类蒲捶灰，又别名紫梢花。治阴冷无子。《图经》云：龙骨、齿、角，生晋地川谷及太山水岸土穴死龙处，采之，其雄者骨狭而纹粗，雌者骨广而纹细，五色俱全者上，白者中，黄者最下，勿用。不得经落不净处则不灵，舐之着舌者真。用之不须煅，研细，水飞过，免着肠胃。又云：骨齿等是龙脱，非实死也，脱化而去。〇愚谓龙乃神

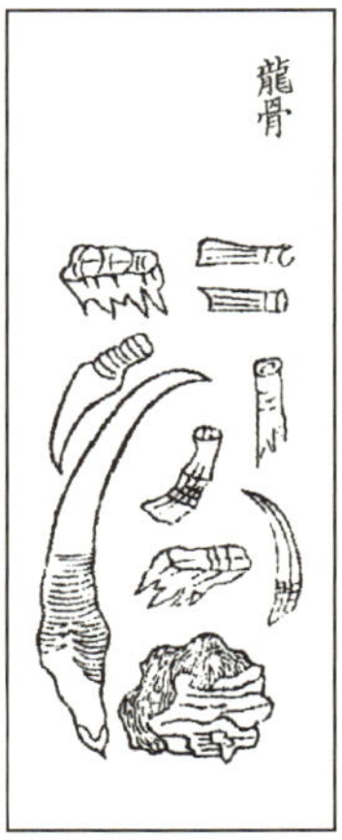

图 9-125-1　龙骨《图经（政）》

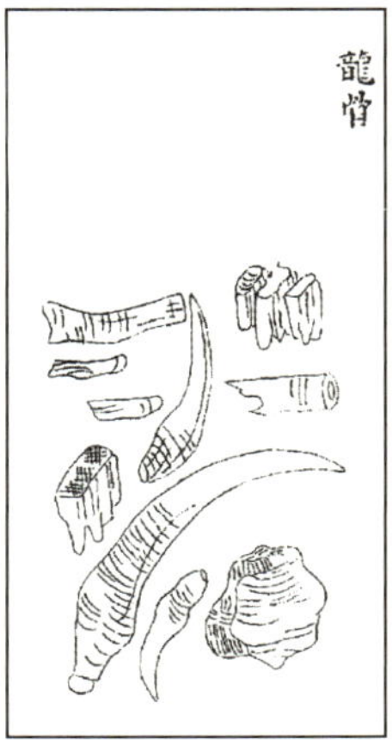

图 9-125-2　龙骨《图经（绍）》

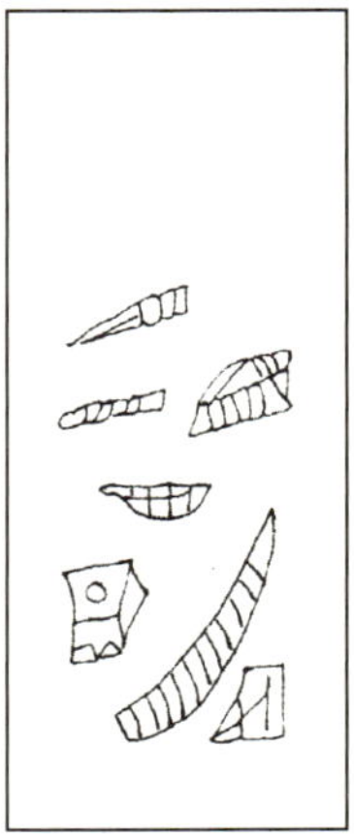
图 9-125-3　龙骨《歌括》

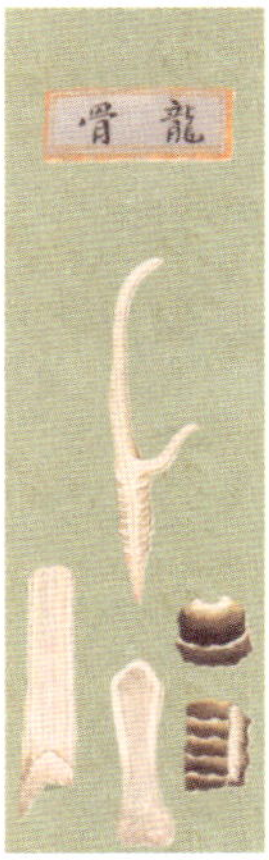

图 9-125-4　龙骨《品汇》

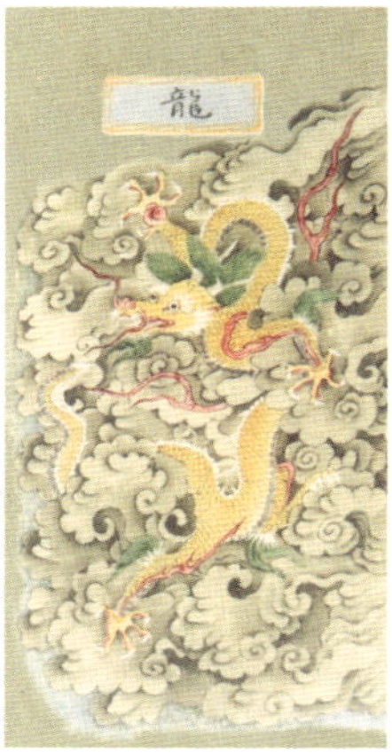

图 9-125-5　龙《品汇》

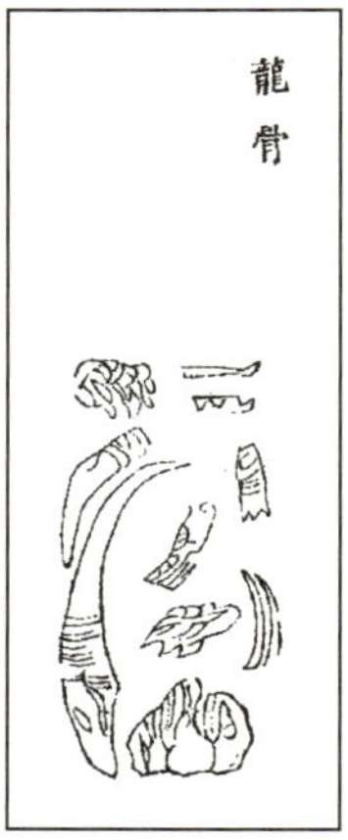

图 9-125-6　龙骨《蒙筌》

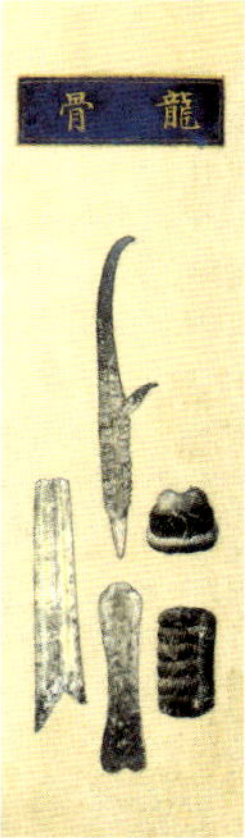

图 9-125-7　龙骨《雷公》

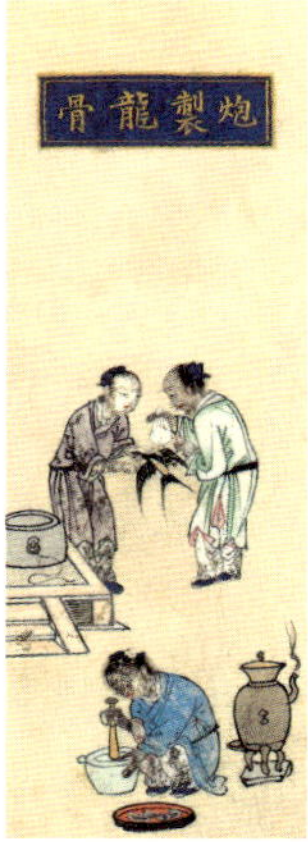

图 9-125-8　炮制龙骨《雷公》

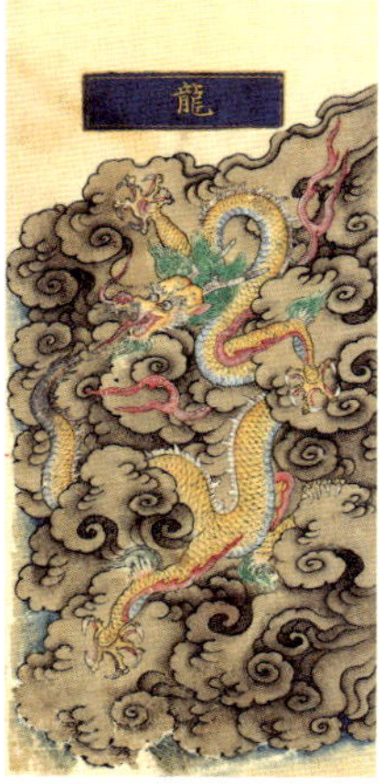

图 9-125-9　龙《雷公》

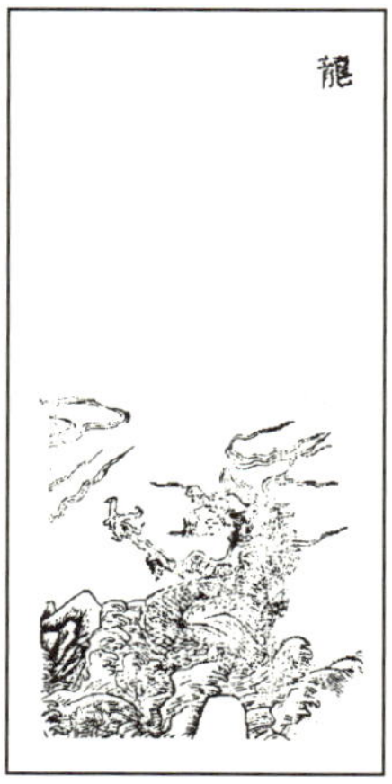

图 9-125-10　龙《三才》

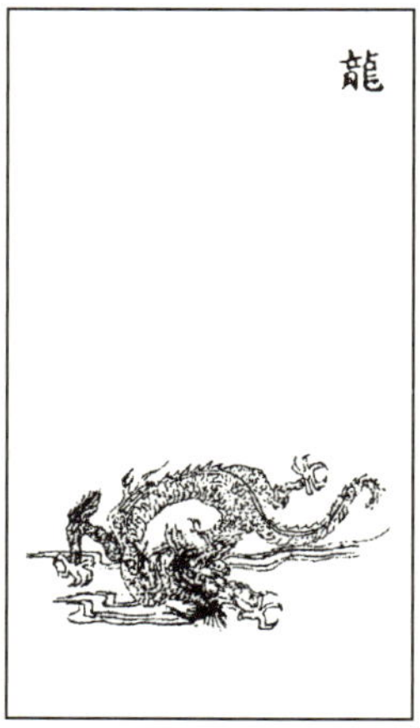

图 9-125-11　龙《原始》

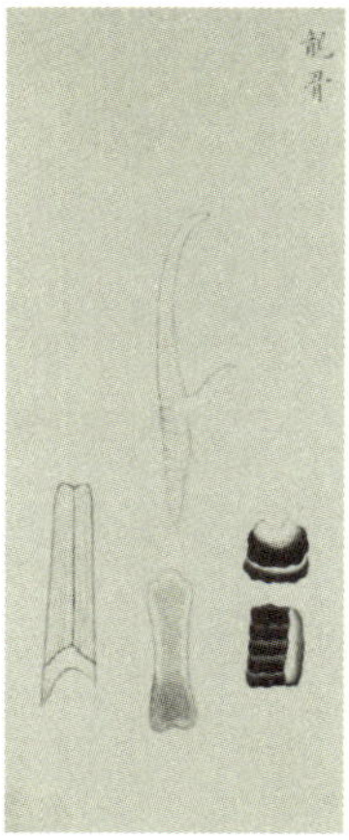

图 9-125-12　龙骨《草木状》

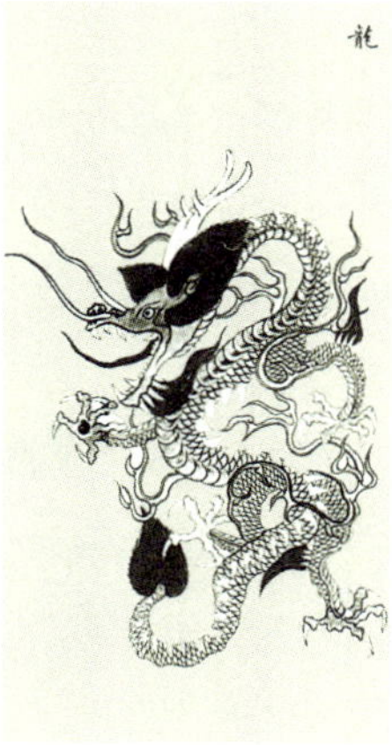

图 9-125-13　龙
《草木状》

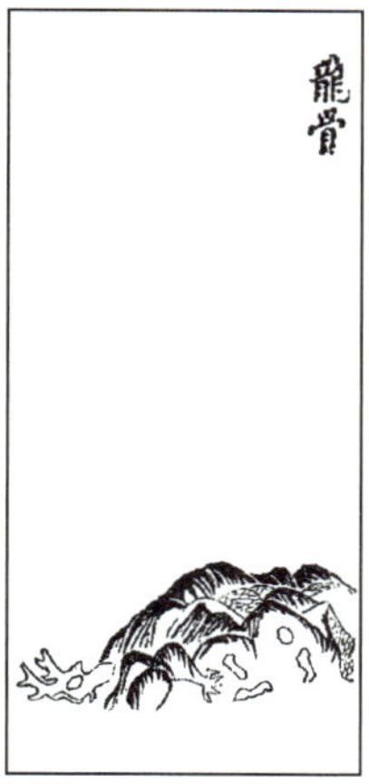

图 9-125-14　龙骨
《汇言》

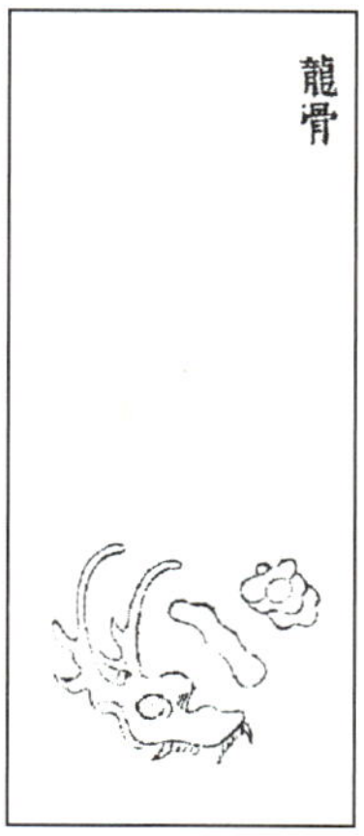

图 9-125-15　龙骨
《本草汇》

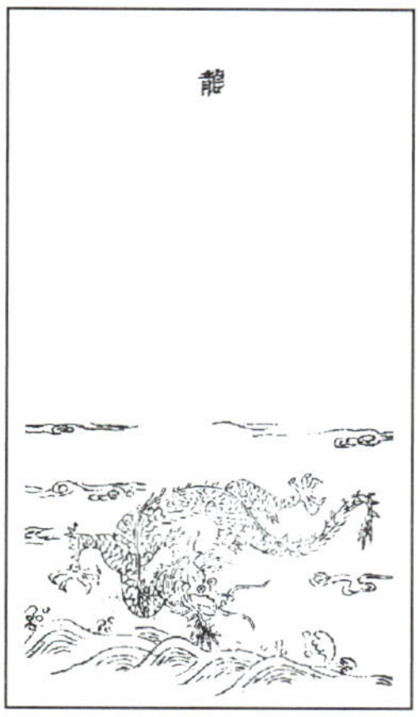

图 9-125-16　龙
《类纂》

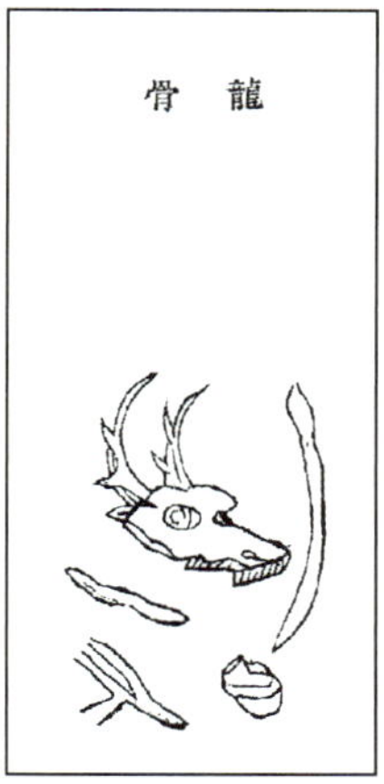

图 9-125-17　龙骨
《备要》

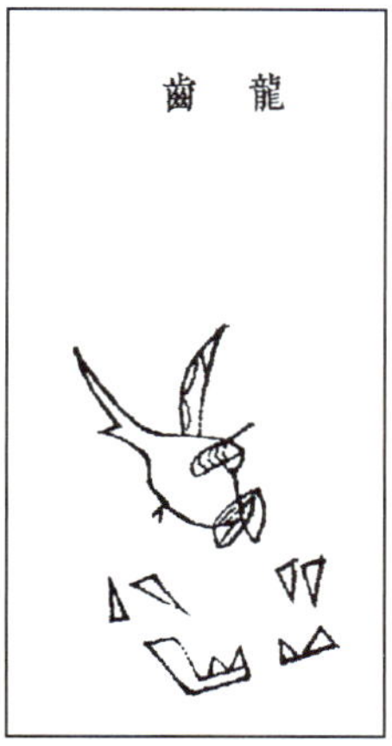

图 9-125-18　龙齿
《备要》

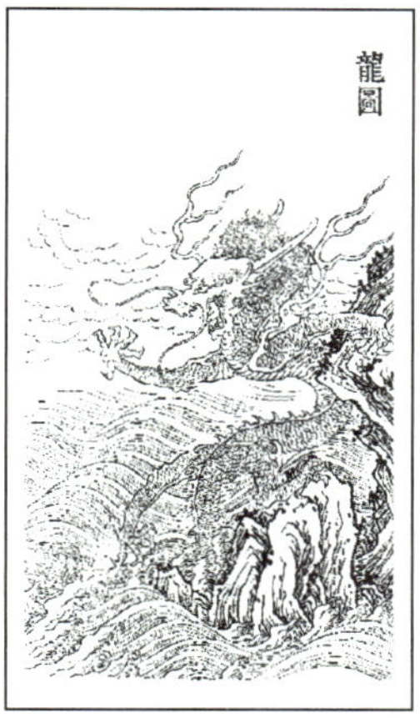

图 9-125-19　龙
《禽虫典》

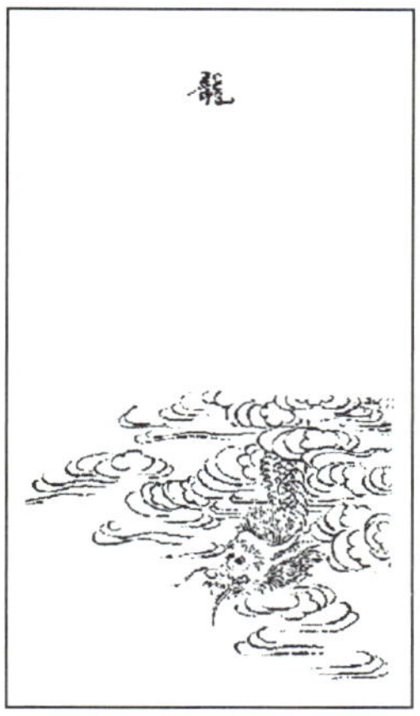

图 9-125-20　龙
《图说》

灵之物，变化莫测，人不可得而见。若云其脱也，其毙也，是滞于有形之物矣。生既不可见，死方可见，是囿于形物而非变化之神灵矣。诸说纷纷不一，此或系蛟蟒之类，老死于岩，而不得飞腾入海者。若神龙出没于海洋，飞腾于云霄，岂脱骨于岩穴，为人所获哉？《卫生宝鉴》曰龙齿安魂，虎睛定魄，言各从其类也。东方苍龙，木属肝，肝藏魂，龙能变化，故魂游不定。西方白虎，金属肺，肺藏魄，虎能专静，故魄止能守。魄不宁者治以虎睛，魂飞扬者治以龙齿。万物有成理而不说，在夫智者达之而已矣。

龙骨

【集解】**《本草衍义》卷一六**：龙骨，诸家之说，纷然不一，既不能指定，终是臆度。西京颍阳县民家，忽崖坏，得龙骨一副，支体头角悉具，不知其蜕也？其毙也？若谓蜕毙，则是有形之物，而又生不可得见，死方可见；谓其化也，则其形独有能化。然《西域记》中所说甚详，但未敢据凭。万物所禀各异，造化不可尽知，莫可得而详矣。孔子曰：君子有所不知，盖阙如也。妄乱穿凿，恐误后学。治精滑及大肠滑，不可阙也。**《药性粗评》卷四**：龙骨，龙自死骨也。出巴陕大山深窟中，以青白色，能沾舌者良。**《医学疑问》**:问：龙骨，《本草》云得于死龙处，云龙非常死之物。而诸家所说，亦多莫知是非。设是他鱼骨，从来用之已久，亦龙骨之功耶？答曰：龙骨，河东海边崖穴中时有，或谓死遗之骨，或谓生脱之骨，纷纷未定。大抵龙乃变幻非常之物，生脱之说或然，若谓死骨，乃臆度之语耳。辨其真伪，舐竟粘舌乃妙，五色俱全上品，白中黄次之，黑者检除勿用。鱼骨之伪，难以冒真，本院不用。**《本草蒙筌》卷一一**：罗氏云：龙春分登天，秋分潜渊，物之至灵者也。世俗画龙有三停九似之说。三停者，谓自首至膊，膊至腰，腰至尾相停也。九似者，谓角似鹿，头似马，眼似兔，项似蛇，腹似蜃，鳞似鱼，爪似鹰，掌似虎，耳似牛也。头上有物如博山，名尺木。龙无尺木，不能升天。其性粗猛，畏铁，爱珠玉、空青，而嗜烧燕肉，故尝食燕者，不可渡海。又言畏楝音练叶、五色线，故汉以五色线合楝叶缚之。古有豢龙氏徒能知其欲恶而节制之尔。嘘气成云，以蔽身体，人不可见。其声如戛铜盘，液能发众香。龙火与人火相反，得湿而焰，遇水乃燔。以火逐之，则燔息而焰灭矣。《卫生宝鉴》曰：龙齿安魂，虎睛定魄，此各言其类也。东方苍龙木也，属肝藏魂；西方白虎金也，属肺藏魄。龙能变化，故魂游不定；虎能专静，故魄止能守。是以魄不宁者，宜治以虎睛；魂飞扬者，宜治以龙齿。万物有成理而不说，亦在夫人达之而已矣。**《本草汇言》卷一八**：龙骨一品，《本经》谓死龙之骨，陶氏谓蜕化之骨。后之臆度者，辩讼纷纷，总之未尝亲见，此韩退之所以有《获麟解》也。窃以龙为神物，或飞或潜，或大或小，灵奇变化，莫可色相，是必无死理。即曰肉血生养，终须尸蜕。然外有爪、牙、鳞、鬣、须、角之形，内有筋、骨、府、藏吞吐之具。其骨虽经蜕化，宁非血肉所滋？自当有髓、有节、有窍、有络。一经火烧酒淬，中之津气油液，当必渗逗。虽积久土化，性或常存。今火烧则顽硬无烟，口嚼则冷淡无味，捣研则坚锐不糜，辗万匝方细，才以齿叩之，仍磣磣如石之屑。号曰龙骨，朱甚惑之！间尝过蜀山谷，为访所产龙骨之处，岩石棱峭，溪径坟衍，则有礧礧如龙鳞、隐隐如爪牙者。随地掘之，尽皆龙骨，岂真龙之骨，有若此之多，而又皆尽积于梁、益诸山也？要皆石燕、石蟹之伦，蒸气成形，石化而非龙化耳。朱实有见于此，不敢不为置辩。**《本草汇纂》卷一**：北地锦纹，舐之粘舌者佳。

【修治】**《医学统旨》卷八**：凡用火煅。**《太乙仙制本草药性大全》卷七**：夫使，先以香草煎汤浴过两度，捣研如粉，用绢袋子盛粉末了。以燕子一只，擘破腹去肠，安骨末袋于燕腹内，悬于井面上一宿，至明去燕并袋子，取骨粉重研万下，其效神妙。但是丈夫服空心，益肾药中安置，图龙骨气入肾藏中也。

【气味】味甘，气平，微寒，阳也。无毒。得人参、牛黄良。畏干漆、蜀椒、理石。色青白者善，五色具者尤佳，黑色下。《本草集要》卷六。甘、涩，气微寒，入手足厥阴、少阴、少阳经。《本草撮要》卷九。

【主治】治咳逆泄痢，遗精白浊，去脱固肠，收敛神气，安心志，定魂魄，止盗汗，缩小便，涩精气，止梦寐，辟鬼疰精物，吐衄尿血，女子漏下癥瘕结，小儿热气惊痫；诸疮久不收口，小儿脐疮不差，烧灰细研傅之。《医学统旨》卷八。

【发明】**《绍兴本草》卷一八**：龙骨、齿、角形色不一，然主疗大同小异。大率收固之性多矣，治热即未闻验据。性味《经》注不等。详世之主疗，即非性寒。今当作味苦涩、平、无毒为定。但上舌紧涩，产河东佳。又有紫梢花，补助下经，多以外用。其形色、主治已载《图经》，乃无毒之药矣。**《本草乘雅半偈》帙一**：龙耳亏聪，以角为听，固有六根互用，此则借用以为六根者也。春半登天，秋半潜渊，揆机衡之升沉，是合四时之宜耳。豢龙氏醢龙以食。张华云：龙酢得醋，则生五色，安知非形似龙类也。《别录》为死龙之骨，苏寇疑为神物，无自死理，既属神物，又安知非从尸解而去也，故仅存朽骨，尚获灵异乃尔。对待生人未朽之四大，便为鬼疰精物老魅之所侮，与泄痢脓血、癥瘕坚结之早现颓败相者，若惊痫癫疾痉，狂走痉痓，此不能震惊百里，施诸己身者也。古有龙髯作拂，见燕则冉冉自飘，龙皮作障，溽暑时云生凉作，固属谬诞，亦未必非尸解物，留人间世，以显灵异者也。雷公修事，藏纳燕腹，悬井面上，此遂出处嗜欲之性，倍发其灵异故尔。但用燕似觉伤生，且非时亦不易得，不若以云母易紫燕，云从龙，物各从其类也。〇客曰：龙骨畏石膏，喜牛黄、人参何也？颐曰：石膏禀艮止之凝肃，虽与潜蛰之德相符，御天之性则反，故畏之。土大顽颓则风木变眚，以木必基土，维土为命，互为乘制，制则化生。牛黄黄中通理，厚德载物。人参参天两地，奠安形藏，藉以济弱扶倾，运用枢纽，故喜之。又曰：牛黄为君，佐以龙骨，牛黄又反畏龙骨，何也？颐曰：牛黄全具敦阜之体，龙则时蛰时跃，蛰时无碍，跃时未免为之崩且溃耳。〇眼耳鼻舌身意曰六根，色声香味触法曰六尘，根之合尘，各有专司，互用，则根尘叠应矣。若龙之角，为根身之余物，以之借听，此亦极大神通。由此观之，物物都有神通，神通者，我之不能，彼之独善者是也。若蚱蝉之鸣以胁，蛴螬之行以腹，与猨猴之善援，羚羊之挂角，火鼠之火食，鱼龙之藏渊，何莫非极大神通，入水不濡，入火不烧者乎？**《本草经疏》卷一六**：龙禀阳气以生，而伏于阴，为东方之神，乃阴中之阳，鳞虫之长，神灵之物也。故其骨味甘平，气微寒，无毒。内应乎肝，入足厥阴、少阳、少阴，兼入手少阴、阳明经。神也者，两精相合，阴阳不测之谓也。神则灵，灵则能辟邪恶、蛊毒、魇魅之气，及心腹鬼疰、精物老魅，遇之则散也。咳逆者，阳虚而气不归元也。气得敛摄而归元，则咳逆自止。其性涩以止脱，故能止泄痢脓血，因于大肠虚而久不得止及女子漏下也。小儿心肝二脏虚则发热，热则发惊痫，惊气入腹则心腹烦满，敛摄二经之神气而平之，以清其热则热气散，而惊痫及心腹烦满皆自除也。肝气贼脾，脾主四肢，故四肢痿枯。肝宁则热退，而脾亦获安，故主之也。汗者，心之液也。心气不收，则汗出。肝心肾三经虚，则神魂不安而自惊，收敛三经之神气，则神魂自安。气得归元，升降利而喘息自平，汗自止也。肝主怒，肝气独盛，则善恚怒。魂返乎肝，则恚怒自除。小肠为心之腑，膀胱为肾之腑，二经之气虚脱，则小便多而不禁。脏气敛则腑亦随之，故能缩小便，及止梦寐泄精，小便泄精，兼主溺血也。其主养精神，定魂魄，安五脏者，乃收摄神魂，闭涩精气之极功也。又主癥瘕坚结，肠痈，内疽，阴蚀者，以其能引所治之药，黏着于所患之处也。按：龙骨入心、肾、肠、胃。龙齿单入肝、心。故骨兼有止泻涩精之用，齿惟镇惊安魂魄而已。明·倪朱谟《本草汇言》卷一八：安心神，定魂魄，方龙潭敛虚汗、收脱泄之药也。周士和曰：龙，东方之神也。禀阳气以生，为神灵之物也。其骨虽系脱化之余，其体坚重，其质粘着，其性收涩，故本草主精物鬼魅为患，小儿惊痫，大人癫狂，神志浮越不宁之证，以此神以宁之，坚重以镇之，所以能安心神、定魂魄，而惊痫狂乱之证，宜其专用之也。如日华方言，能敛虚汗、止泄泻、渗水气者，总因收摄敛涩，涩以固脱之义。如《别录》又治遗精淋浊，崩漏带下，滑脱诸病者，亦归敛闭精气，收摄神藏之极功也。已上诸病，倘因血热积滞为患者，法当通利疏泄，不可便用此止涩之剂，恐积滞瘀血未清，反能为害也。惟久病虚脱者不在所忌。**《本草述》卷二八**：龙乃神异之物，第其变化最灵者，纯乎阳也。而阳原本于阴，故乘水则神立，失水则神废。且呵气成云，既能变水，又能变火者，以水中之阳出于阴，而龙肖之也。夫天一生水，而化形于肾，肾主骨，在人固然，况此灵异之物乎？龙之遍体皆灵，何独取骨以为用？谓阴阳变化之妙，即形归神，即神征形。可以疗阴阳乖离之病者，唯骨得先天真一之气也。若齿则骨之余耳，以故所患诸证，如阴之不能守其阳，或为惊悸，为狂痫，为谵妄，为自汗、盗汗；如阳之不能固其阴，或为久泄，为淋，为便数，为齿衄、鼻衄，溺血、便血，为赤白浊，为女子崩中带下，为脱肛；或阴不为阳守，阳亦不为阴固，为多寐泄精，为中风危笃。种种所患，如斯类者，咸得藉此以为关捩子，而治以应证之剂，此所谓疗阴阳之患，而用灵物之。**《本草汇》卷一七**：龙禀阳气以生，而伏于阴，为东方之神。性涩气收，益肾脏，兼入心与肠胃，能燥湿固肠脱，善敛浮越之正气，有止泄涩精之用。带脉为病，此能主之，诸疮久不收口者，略用最妙。病属虚脱者宜之。若当通利疏泄者，不可用也。产晋地者为上。其骨细文广者是雌，骨粗文狭者是雄。五色全具上品，白中黄者次，黑色者勿用。舐之着舌者佳。**《本草新编》卷五**：或问：龙善变化，何以山中往往有龙骨，任人取携，血骨淋漓，绝不见有风云雷雨之生，龙不蠢然一物乎？曰：君误认龙骨为真乎。世间所用之龙骨，乃地气结成，非天上行雨之龙也。夫神龙见尾而不见首，首且不见，岂百体听人之采取乎。惟龙骨乃地气所结，不能变化，所以取之而无碍耳。或又问：龙骨既为地气所结，宜得地气之深，性当属阴，而不当属阳，何龙齿安魂而不安魄耶？曰：虎属阴，而龙属阳，龙为火，而虎为金，不易之道也。龙生于地下，宜为阴，则虎生于地上，亦可为阳乎。万物皆生于天地之中，无阴则阳不生，无阳则阴不长。虎生于地上，未尝不得阳之气。龙生于地下，亦未尝不得阴之气。然而虎得阳而生，而虎终不可谓阳之精；龙得阴而生，而龙终不可谓阴之精也。夫阳气者，生气也；阴气者，杀气也。生气属木，而人身之肝气应之；杀气属金，而人身之肺气应之。肺中藏魄，肝中藏魂。魂动，似宜用虎睛以相制；魄飞，似宜用龙齿以相伏。何以用虎睛制魂而魂愈动，用龙齿制魄而魄愈飞也。盖魂动者，阳气动也，以阳引阳而魂始归；魄飞者，阴气飞也，以魄招魄而魄始降。龙齿正得阳气，故能安魂。虎睛正得阴气，故能镇魄。谁谓龙骨生于地，即属阴物哉。〇或问：龙骨制法，古人有用黑豆煮汁以泡之者，或用酒浸一宿而用之者，或用香草汤洗过，捣粉，绢袋盛之，入于燕子腹中，悬井上一宿而用之者，或用醋淬而研末用者，毕竟何法制最佳？曰：皆可用也。用燕子制之者最神。盖燕子为龙之所喜，龙得燕而动。龙骨遇燕子，自然流动，而无过涩留肠之害矣。

《神农本草经百种录》：龙骨味甘，平。主心腹鬼疰，精物老魅，纯阳能制阴邪。咳逆，敛气涤饮。泄痢脓血，女子漏下，收涩之功。癥瘕坚结，龙性善入，能穿破积滞。小儿热气惊痫。敛火安神。齿：主小儿、大人惊痫，癫疾狂走，与骨同义，但齿则属肾、属骨，皆主闭藏，故于安神凝志之效尤多。心下结气，不能喘息，收降上焦游行之逆气。诸痉，心经痰饮。杀精物。义亦与骨同。久服轻身，通神明，延年。龙能飞腾变化且多寿，故有此效。龙得天地纯阳之气以生，藏时多，见时少。其性至动而能静，故其骨最黏涩，能收敛正气。凡心神耗散，肠胃滑脱之疾，皆能已之。〇阳之纯者，乃天地之正气，故在人身亦但敛正气，而不敛邪气。所以仲景于伤寒之邪气未尽者，亦用之。后之医者于斯义，盖未之审也。人身之神属阳，然神非若气血之有形质可补泻也，故治神为最难。龙者乘天地之元阳出入，而变化不测，乃天地之神也。以神治神，则气类相感，更佐以寒热温凉补泻之法，虽无形之病，不难治矣。〇天地之阳气有二：一为元阳之阳，一为阴阳之阳。阴阳之阳，分于太极既判之时，以日月为升降，而水火则其用也，与阴为对待，而不并于阴，此天地并立之义也。元阳之阳，存于太极未判之时，以寒暑为起伏，而雷雨则其用也，与阴为附丽而不杂于阴，此天包地之义也。龙者，正天地元阳之气所生，藏于水，而不离乎水者也。故春分阳气上，井泉冷，龙用事而能飞；秋分阳气下，井泉温，龙退蛰而能潜。人身五藏属阴，而肾尤为阴中之至阴，凡周身之水皆归之，故人之元阳藏焉。是肾为藏水之肾，而亦为藏火之藏也，所以阴分之火动而不藏者，亦用龙骨，盖借其气以藏之，必能自反其宅也。非格物穷理之极者，其孰能与于斯。

《本草求原》卷一六：龙骨东方苍龙属木，入肝藏魂。形为火而纯阳，出水中而呵云。又本于阴，阴阳变化，能治阴阳乖离之病。且天一生水，而化形于肾，以主骨。骨乃天一纯阳之真形也。甘，平，无毒。主心腹鬼疰，精物老魅，皆阴恶之气，阳能制阴也。咳逆，惊悸，狂痫，皆阴不能守阳，肝火上逆，挟痰而归迸于心肺也，合牛黄则能收肝经浮火归阴，逐痰降逆。自汗、盗汗，亦阳浮耳。久泻，便数淋痢，上下失血，崩漏，带浊，遗尿，同桑蛸末，盐汤下，并治淋沥。脱肛，皆阳不能固阴，而肝气奔于下也。多梦纷纭精滑。皆阴阳不交，肝魂不守也。《金匮》治虚劳失精，有桂枝加龙骨牡蛎汤，《千金方》同远志酒服，治健忘心忡。再加朱砂蜜丸，治劳心梦泄，夜梦鬼交。止阴疟，治休息痢，生肌定喘，气不归元。敛疮，益肾，暖精，同远志。收神魂，一皆取其阳神之灵变，以治阴阳之离散，非徒涩可止脱之说也。故仲景救逆汤、桂枝甘草龙骨牡蛎汤、柴胡龙骨牡蛎汤，皆因表邪误灸、误下，而加之于表剂之中。《本经》又言其治癥瘕坚结，调肝经血积，惟此变化走肝者，乃能入而攻之也，岂收涩之性，能有此效乎？陈修园曰：痰，水也，随火而升。

龙，火也，而潜于水，能引逆上之火、泛滥之水而归其宅。若与牡蛎同用，为治痰神品，仲景风引汤从此味悟出。**《读医随笔》卷五**：龙骨土也，而形色象木，其味甘涩，能收敛木气，清利土气，故主肝气犯胃，木土相激，气逆不和诸证。其镇水邪，安心气，皆平肝逆之功也。健脾，涩大肠，皆益土制水之功也。燥涩无润，大致水湿上泛者宜之。

【附方】**《本草汇言》卷一八**：已下数方出《方脉正宗》。治大人小儿一切癫狂、惊搐、风痫，神志不宁等疾。用龙骨一两，（火煅、研极细末。）犀角、丹砂、琥珀、天竺黄各五钱（俱研极细末），钩藤、怀生地、茯苓各一两五钱，（俱微炒燥，为极细末。）苏合香三钱，牛黄二钱（俱用酒溶化）。共十味，总和一处，用胆星八钱（研细末），竹沥一碗，打糊为丸如梧子大。大人服十丸，小儿服二三丸，俱用生姜汤调灌。〇治心虚盗汗。用龙骨五钱（火煅），茯苓一两，人参六钱，莲肉三两，（俱微炒，共研为末。）麦门冬（去心）四两，酒煮捣烂成膏，为丸梧子大。每早晚各服三钱，白汤下。〇治泄泻不止。用龙骨、赤石脂各等分，俱火煅，研极细末，饭丸梧子大。大人用二钱，小儿用五分，用木瓜汤下。亦治休息久痢。〇治遗精淋浊，血崩漏下，白带久痢诸疾。用龙骨一两（火煅），当归身（酒炒）、酸枣仁各二两（炒），白术三两（土拌炒），车前子一两五钱（炒），共为末，炼蜜丸梧子大。每早服四钱，乌梅汤下。〇治小儿脐湿生疮，两胯湿烂成疮。用龙骨研极细末，掺之即愈。〇治两耳湿烂，久不收敛。用龙骨、赤石脂（俱火煅），海螵蛸（水煮过），各三钱，共研细末，先用绵纸条拭干脓水，后吹末药。

龙齿

【修治】**《医学统旨》卷八**：凡用火煅。

【气味】气平，味涩。无毒。《医学统旨》卷八。

【主治】治大人小儿惊痫身热，癫疾狂走，心下结气不能喘息，诸痉，大人骨间寒热；安魂，杀精物蛊毒。《医学统旨》卷八。

【发明】**《本草汇笺》卷九**：龙者，神灵之物，属东方木，内应乎肝。心藏神，肝藏魂。神魂不安，则或为惊痫，或为恚怒，或为梦寐遗泄。用龙骨以镇伏神魂，则惊气自宁，魂返乎肝，则恚怒亦消矣。其止梦寐遗泄者，不但敛其神魂，而涩能收脱，并可固其精气也。且骨属肾，故又能益肾。久痢脓血及女子漏下者，用之亦俱取其收涩之义。齿者，骨之余，其功用宜相似。但龙骨兼入心肾及肠胃，故兼有止泻涩精之用。龙齿单入肝心，惟镇惊安魂魄而已。**《本草求原》卷一六**：功同龙骨，余则逊于骨，以齿为骨之余也。今人贵齿而贱骨者，非。希雍曰：骨入心、肾、肠、胃，故兼止泻、固精；齿单入心肝，故但镇惊安魂。肝魄属阳，游而不定，龙之变化，属木者安之；肺魂属阴，止而有守，虎不仰视而专静，属西方金者定之。故阴魄不宁以虎睛，阳魂飞越者以龙齿。形如笔架，重数两，外光泽如瓷，碎之其理如石，舐之粘舌者，真；亦有微黑，煅之色如翡翠者，为苍龙齿，最上。若小如笋尖，或如指状者，海鳅齿骨也；如贯众根者，海马齿也，舐之亦粘舌，宜细辨。龙角安神魂，故《千金方》并用之。**《本草思辨录》卷四**：龙齿：龙骨以白者为上，齿以苍者为优。生则微黑，煅之则如翡翠色可爱，较白者功用更捷。许叔微云：肝脏魂能变化，故游魂不定者，治之以龙齿。古方如远志丸、龙齿清魂散、平补镇心丸，皆收摄肝气之剂也。

仙人骨《本草纲目拾遗》

【集解】**《本草纲目拾遗》卷二**：《舆地志》：云南镇南州山中出碎石，如朴消。土人掘取作粉货之。相传仙人曾化于此，因名焉。〇《南诏备考》：镇南州城东二十里山中，世传仙人张明亨遗蜕瘗此。〇杜昌丁《藏行纪程》：楚雄府七十里至吕合，有吕祖庙，去村数里山脚，出仙人骨，如水晶，能疗疮疖。相传仙人为吕祖所度，又三五十里为镇南州。

【主治】治一切疮神效。取粉敷。《本草纲目拾遗》卷二。

石燕《唐本草》

【集解】**《本草衍义》卷六**：石燕，今人用者如蚬蛤之状，色如土，坚重则石也。既无羽翼，焉能自石穴中飞出？何故只堕沙滩上？此说近妄。《唐本》注：永州土岗上，掘深丈余取之。形似蚶而小，重如石，则此自是一物，余说不可取。溃虚积药中多用。

【修治】**《本草品汇精要》卷五**：研细，水飞过用。**《本草求原》卷二五**：火煅、醋淬、研细、水飞用。

【气味】味甘、咸，性凉，无毒。《药性要略大全》卷八。咸，寒，无毒。《本经逢原》卷一。咸、辛，寒。《医林纂要探源》卷三。

【主治】治淋，催产难，止消渴。《药性要略大全》卷八。主久患肠风痔瘘大效，治伤寒小腹胀满殊功。下淋沥神验，利小便不通。《太乙仙制本草药性大全·仙制药性》卷六。利水通淋，止带催生。石燕甘寒渗利，泄膀胱湿热，治淋沥热涩，溺血便血，消渴带下，痔瘘障瞖，齿动牙疼，拳毛倒睫。《玉楸药解》卷三。

【发明】**《绍兴本草》卷三**：石燕，《经》注所说出产不一，大抵止是石类。主疗已具《经》注中，而《本经》不载性味、有无毒。然可治淋，当从《日华子》性凉、无毒为定。若称活物所化，即无考据。**《太乙仙制本草药性大全·仙制药性》卷六**：《食疗》云：在乳穴石洞中者，冬月采之堪食。余月采者只堪治病，不堪食也。又治法：取石燕二七枚，和五味炒令熟，以酒一斗，浸三日，即每夜卧时饮一两盏，随性也。甚能补益，能吃食，令人健力也。**《药性解》卷一**：《图经》云：石燕出零陵郡，今祁阳县沙滩亦有之，形似蚶而小，其实石也。观其主治，都是行下之功，《食疗》赞其补益，似未然耳。**《本草述》卷五**：此种在方书主治诸证，用之寥寥。即女子赤白带下，方

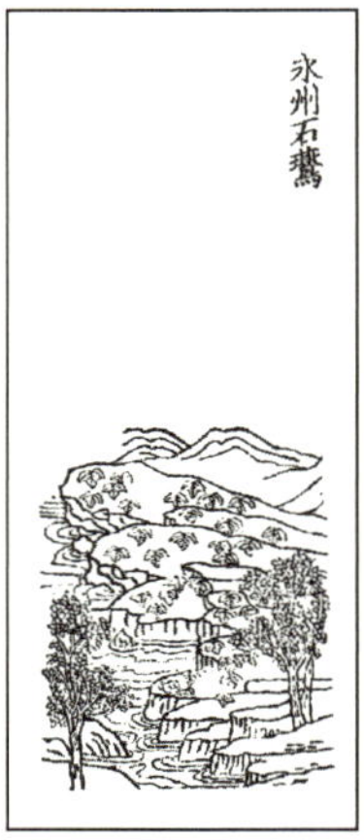

图 9-127-1 永州石燕《图经（政）》

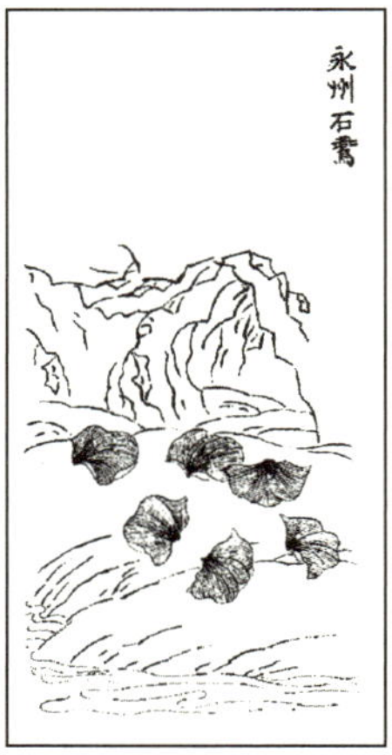

图 9-127-2 永州石燕《图经（绍）》

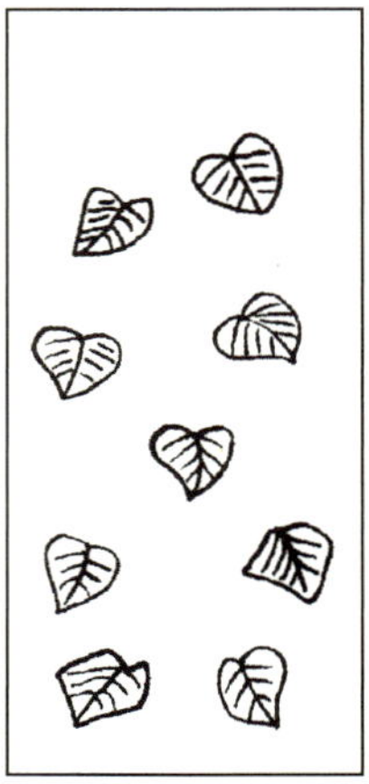

图 9-127-3 石燕《歌括》

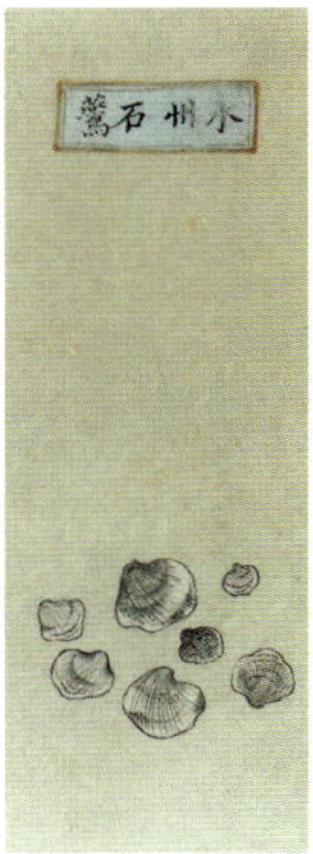

图 9-127-4 永州石燕《品汇》

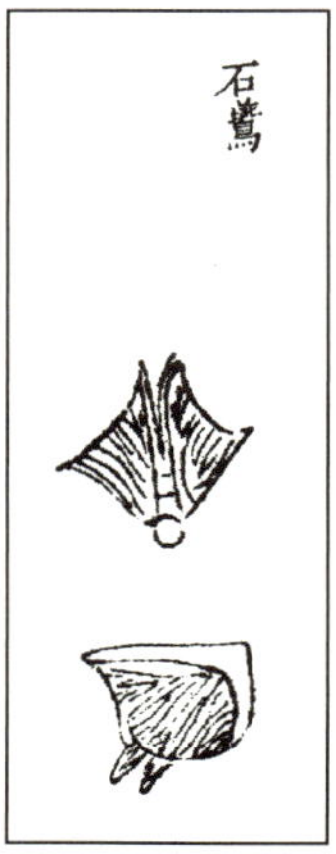

图 9-127-5 石燕《蒙筌》

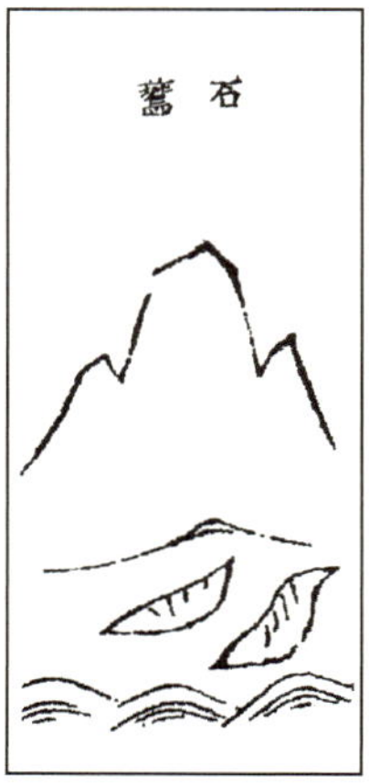

图 9-127-6 石燕《太乙》

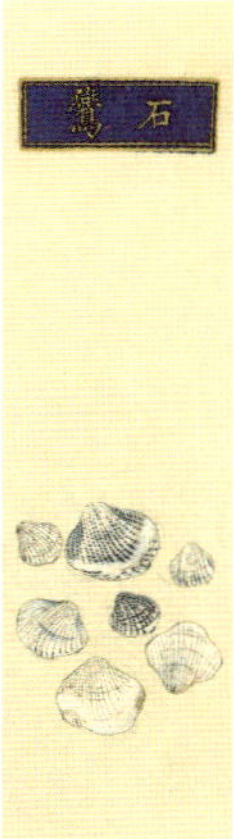

图 9-127-7 石燕《雷公》

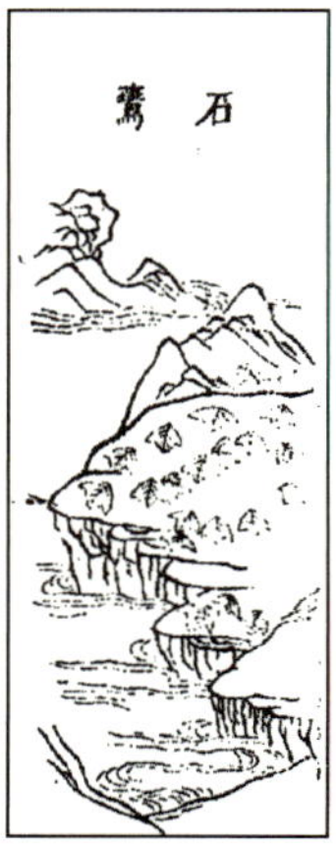

图 9-127-8 石燕《三才》

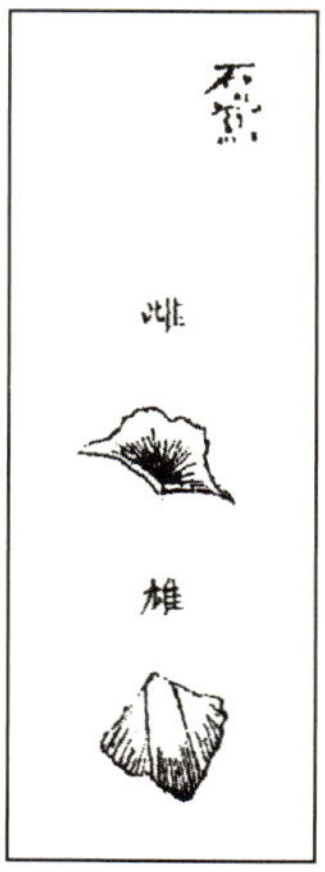

图 9-127-9 石燕《原始》

图 9-127-10 永州石燕《草木状》

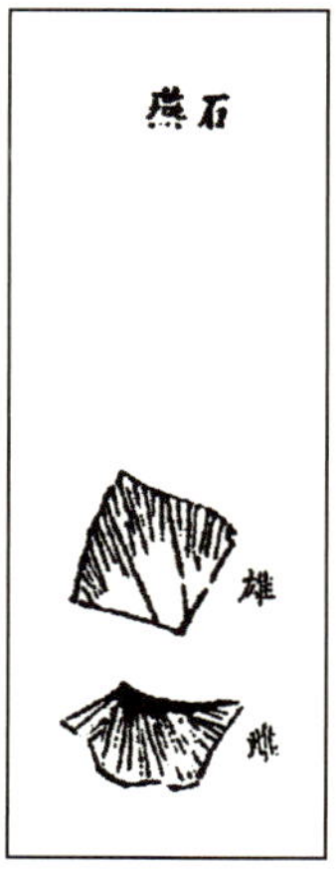

图 9-127-11 石燕《汇言》

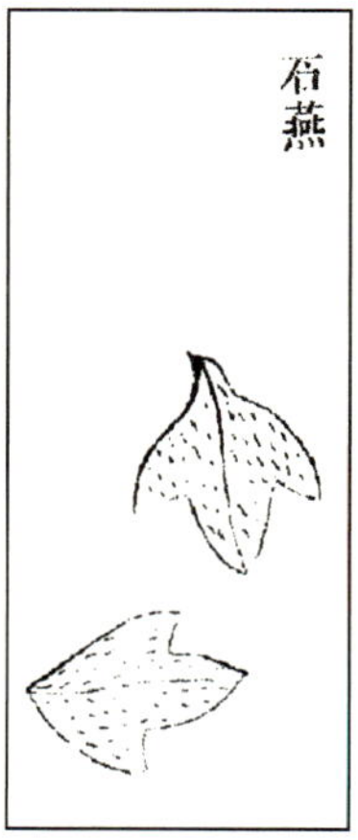

图 9-127-12 石燕《本草汇》

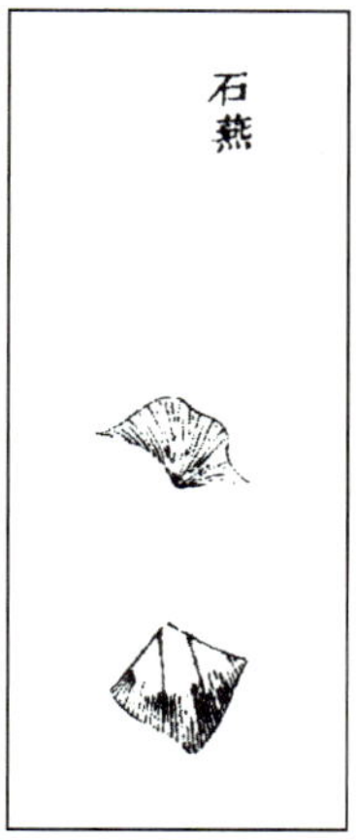

图 9-127-13　石燕《类纂》

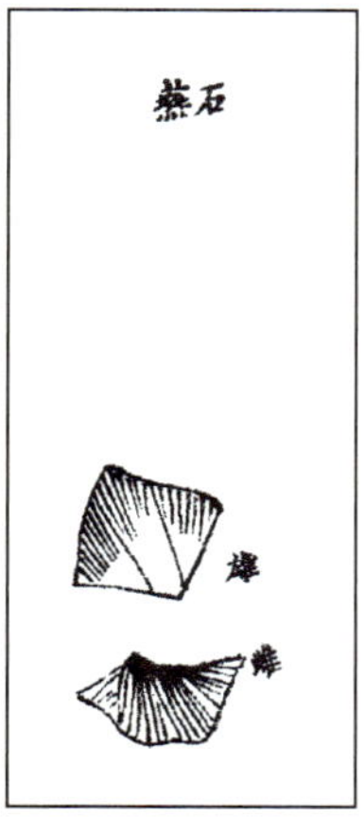

图 9-127-14　石燕《备要》

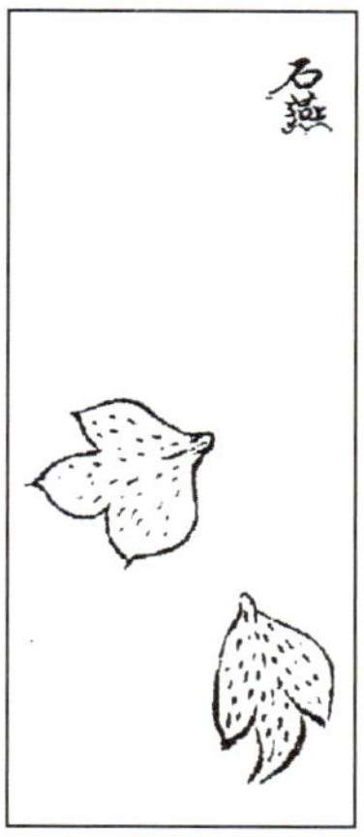

图 9-127-15　石燕《图说》

书以是治疗者亦少见也。第是物颇为得土气之精专，而气味且属甘凉，即一二单方，多属肾之合者以为功，是则时珍所列诸疾，概谓其悉平者，岂属无稽哉？唯是食钟乳之石燕，能为益阳之助，而不察者，辄与此石燕相混殊，大误也。时珍特表而出之，更申明之曰：正相反。俾两者俱得其用，不为无功也。

【附方】**《本草品汇精要》卷五**：疗久患肠风痔瘘一二十年不瘥。面色虚黄，饮食无味，及患脏腑伤损，多患泄泻，暑月常泻不止。及诸般淋沥，久患消渴，妇人月候湛浊，赤白带下，多年不瘥。应是脏腑诸疾，皆主之。用石燕净洗，刷去泥土收之。右每日空心取一枚，于坚硬无油瓷器内，以温水磨服之。如弹丸大者，一个分三服。大小以此为准。晚食更一服，若欲作散，杵罗为末，以磁石吸去杵头铁屑后，更入乳钵内研细水飞过，取白汁如泔乳者，澄去水，曝干，每服半钱至一钱，清饭饮调下，温水亦得。此药遍治久年肠风痔，须常服，勿令歇，服至一月，诸疾皆愈。

《太乙仙制本草药性大全·仙制药性》卷六：治伤寒小腹胀满，小便不通。用石燕捣罗为末，不计时候，葱白汤调半钱，得通为度。〇治淋疾。用七枚，捣如黍米粒大，新桑根白皮三两，剉如豆粒，同拌令均，分作七贴，用水一盏，煎一贴，取七分，去滓，每服空心午前各一服。

《本草求原》卷二五：行湿热，治淋，利水。煮水饮，或同桑白煎服。血淋加赤小豆、红花研，葱白汤下。目翳。磨水点。倒睫。磨点后黄连水洗。消渴频泻，肠内痔瘘，赤白浊带。磨汁饮或为末饮下。儿嗽吐乳。蜜调下。齿疏牙痛。同盐、麝擦。

石蟹《开宝本草》

【集解】**《本草衍义》卷五**：石蟹直是今之生蟹，更无异处，但有泥与粗石相着。凡用，须去其泥并粗石，止用蟹，磨合他药。**《绍兴本草》卷三**：此乃石类也。其状全如蟹而大小不等。

【修治】**《本草品汇精要》卷三**：去泥并粗石，细研，水飞过用。

【气味】味咸，寒，无毒。《绍兴本草》卷三。

【主治】明目，治青盲，去横翳目淫、肤翳疔翳，漆疮，消痈肿，止渴，催

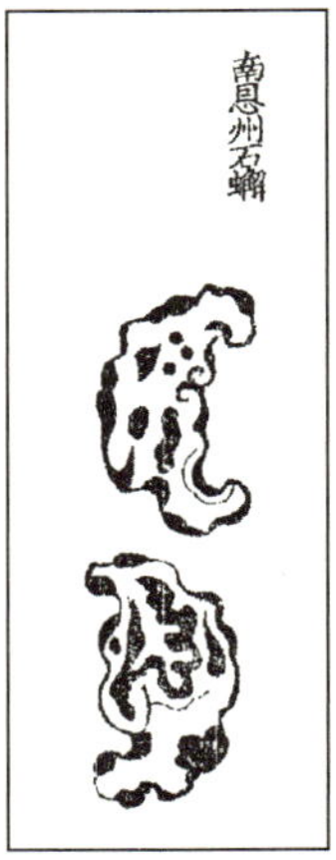

图 9-128-1　南恩州石蟹《图经（政）》

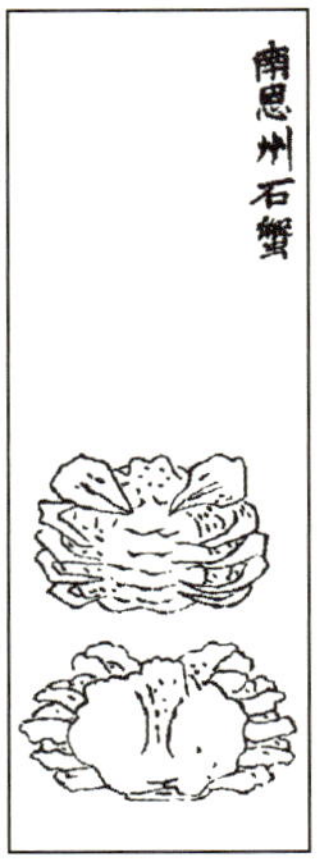

图 9-128-2　南恩州石蟹《图经（绍）》

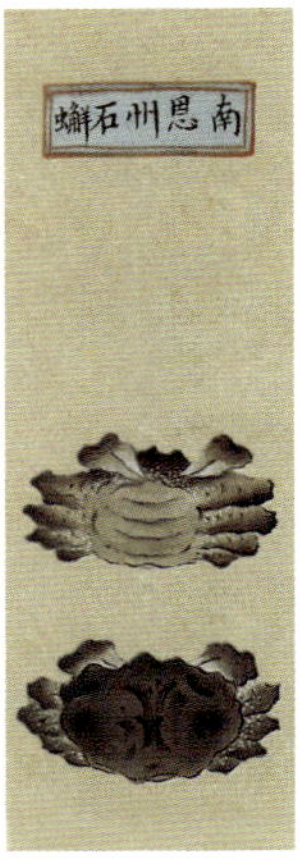

图 9-128-3　南恩州石蟹《品汇》

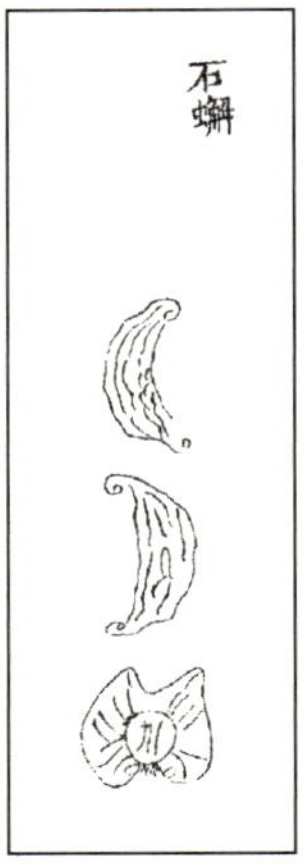

图 9-128-4　石蟹《蒙筌》

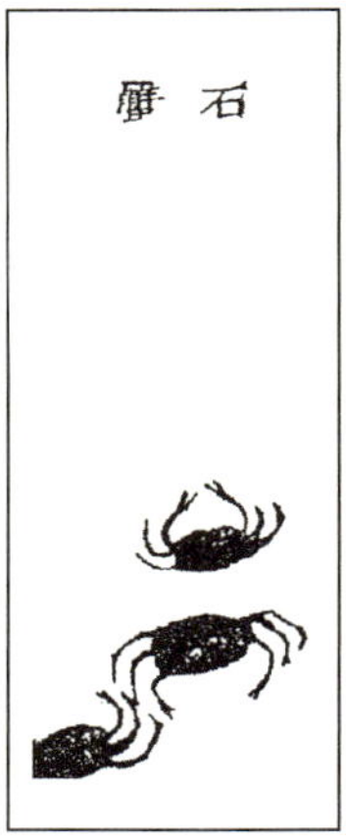

图 9-128-5　石蟹《太乙》

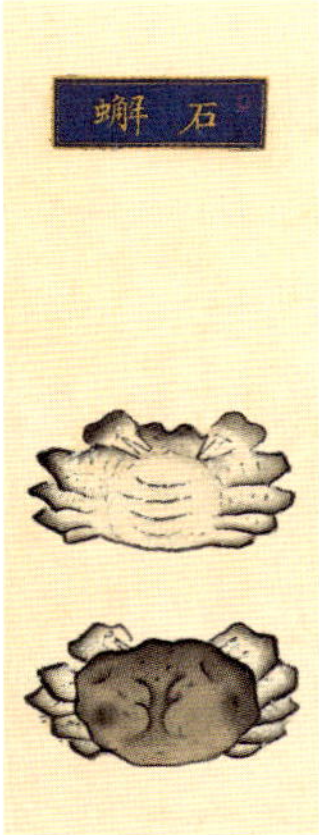

图 9-128-6　石蟹《雷公》

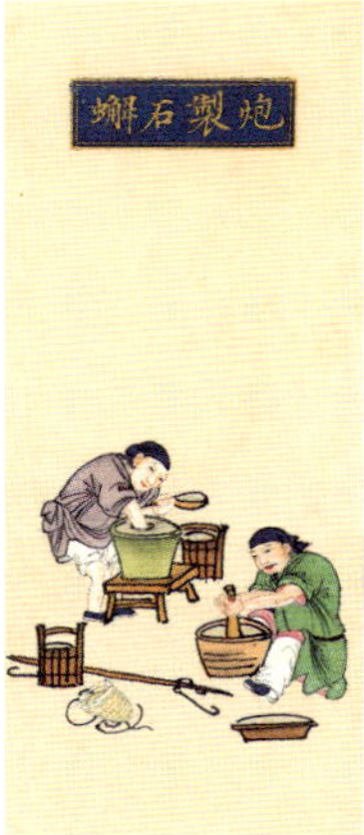

图 9-128-7　炮制石蟹《雷公》

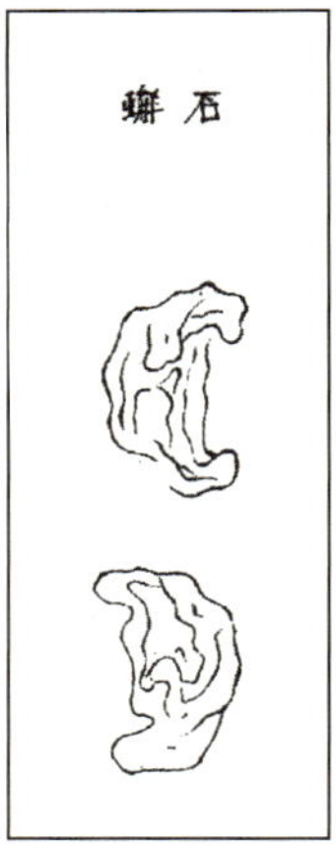

图 9-128-8　石蟹《三才》

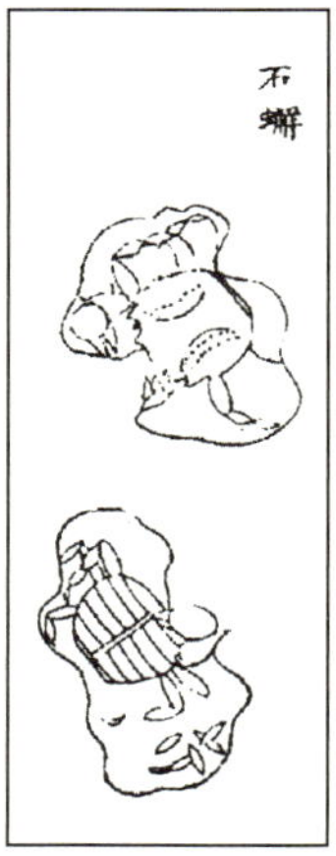

图 9-128-9　石蟹《原始》

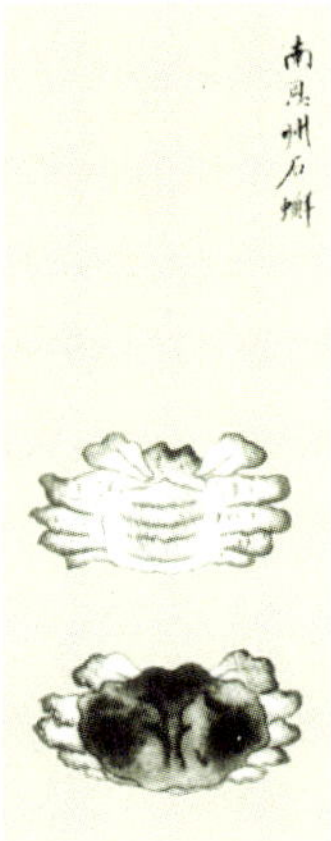

图 9-128-10　南恩州石蟹《草木状》

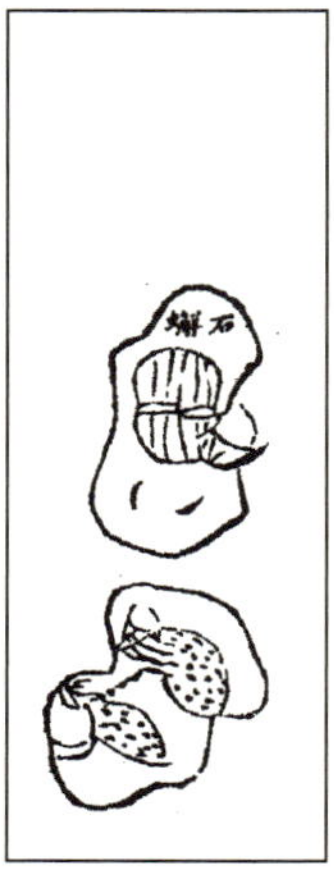

图 9-128-11　石蟹《汇言》

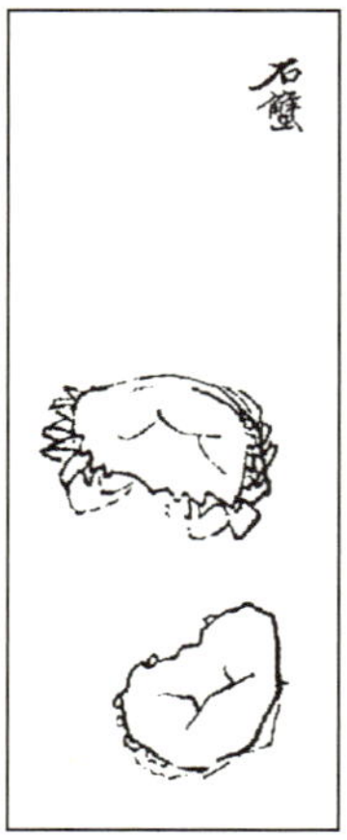

图 9-128-12　石蟹《图说》

生下胎，治血运，除淋沥，解一切药石并蛊毒。治天行热病。《药性要略大全》卷八。

【发明】**《绍兴本草》卷三**：治目方中多用之，当从味咸，寒，无毒。又注说浮石一种，乃治淋涩一良药也。亦海中水沫之所结，久而性硬，其无毒则一矣。**《本草发明》卷五**：发明曰：石蟹，眼科之圣药。故《本草》主青盲，目中生瞖及下瞖。又兼疗漆疮。又云：解一切药毒蛊毒，消痈肿，天行热疾斑疹。用醋摩敷。催生落胎，去净沙石，摩细，水飞，佐药点眼尤专。形似蟹，是海蟹，年久水沫相着，化成石，海潮飘出，人得之。

【附方】**《太乙仙制本草药性大全·仙制药性》卷六**：天行热病，消肿血晕。并用热水磨服。○点目瞖。用石蟹去粗石，飞过，合他药点之效。○消痈肿。醋磨傅之。亦解金石毒。

石螺蛳《本草纲目拾遗》

【集解】**《本草纲目拾遗》卷二**：《百草镜》：出广东，修治与石燕同。

【主治】治瞽目眼疾。《本草纲目拾遗》卷二。

【发明】**《本草纲目拾遗》卷二**：石螺蛳形似螺，而体质则石也。亦石蟹、石蛇之类，故主治亦大略相似。

石蚕《本经》

图 9-130-1　石蚕《品汇》

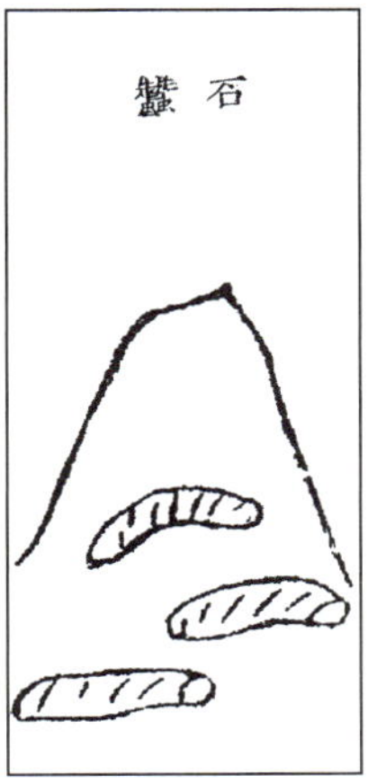

图 9-130-2　石蚕《太乙》

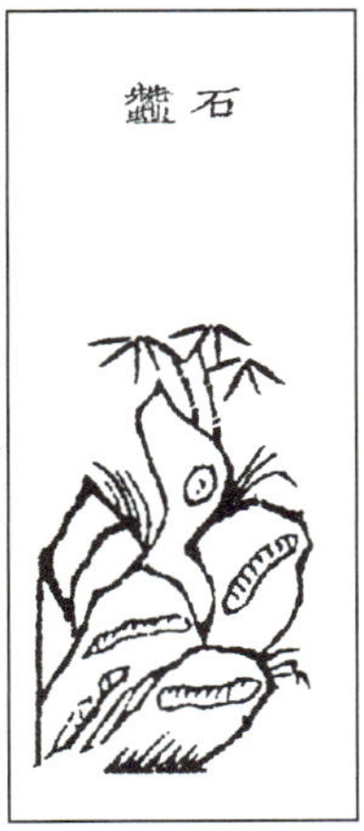

图 9-130-3　石蚕《太乙》

图 9-130-4　石蚕《雷公》

【气味】苦、平、无毒。《绍兴本草》卷三。味苦，气热，有毒。《太乙仙制本草药性大全·仙制药性》卷六。味苦，微凉。入足太阳膀胱经。《玉楸药解》卷三。

【主治】破石淋血结沥病如神，主金疮止血生肌奇特。《太乙仙制本草药性大全·仙制药性》卷六。通淋沥，生肌肉。石蚕清利膀胱，治石淋血结，磨服则下碎石。《玉楸药解》卷三。

【发明】**《绍兴本草》卷三**：石蚕本石类，其形颇类蚕也。主治虽具《本经》，亦是稀用之药。《本经》云无毒。又《药诀》云苦，热，有毒。据止血、生肌，又破石淋，即非性热、有毒。今当以味苦、平、无毒为定。谨详虫鱼部复有石蚕一种，与此石蚕名同实异也。

砺石《嘉祐本草》

图 9-131-1　砺石《品汇》

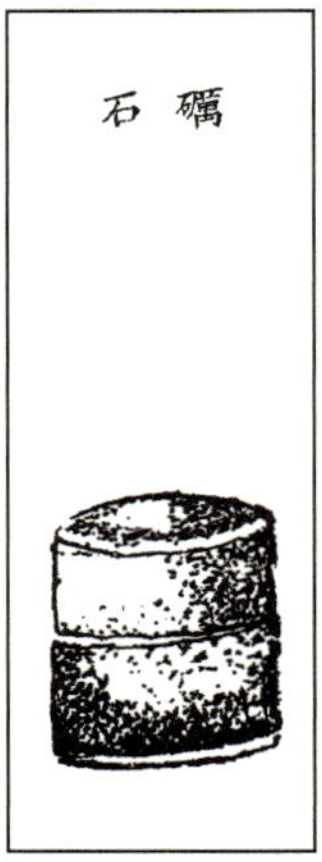

图 9-131-2　砺石《太乙》

图 9-131-3　砺石《雷公》

图 9-131-4　砺石《草木状》

【修治】**《本草品汇精要》卷三**：去泥并粗石，细研，水飞过用。

【主治】主破宿血，下石淋，除癥结，伏鬼物恶气，烧赤，热投酒中，饮之。《本草集要》卷五。

【发明】**《绍兴本草》卷一**：砺石，即今之磨刀石也。又有越砥石一种，其状颇细于砺而主治一同，《本经》云应是砺矣。况诸石皆可磨刀，今定当取越砥石正作砺石用，庶使有准。主治已载《本经》，无毒者是矣。

【附方】**《太乙仙制本草药性大全·仙制药性》卷六**：蠼螋溺疮是。磨刀石取垽傅患处大效。〇破血下淋。用石烧赤投酒中服良。

空青《本经》

【集解】**《太平御览》卷第九八八**：《范子计然》曰：空青、曾青，出巴都，白青又出巴郡，卢青出弘农、豫章。〇《博物志》曰：徐公时令人于西平青山采取空青。〇江乘《地记》曰：樵

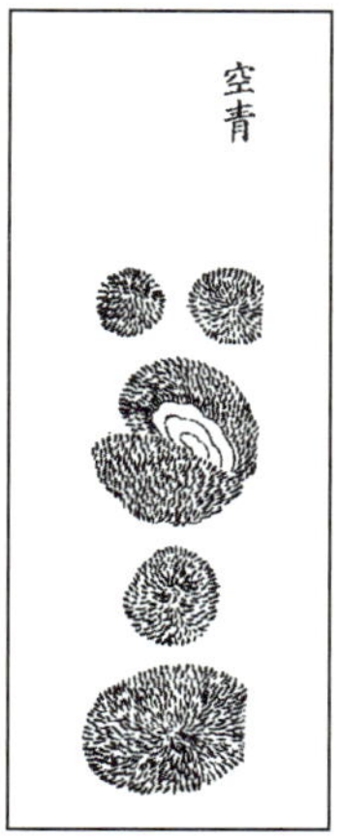

图 9-132-1　空青《图经（政）》

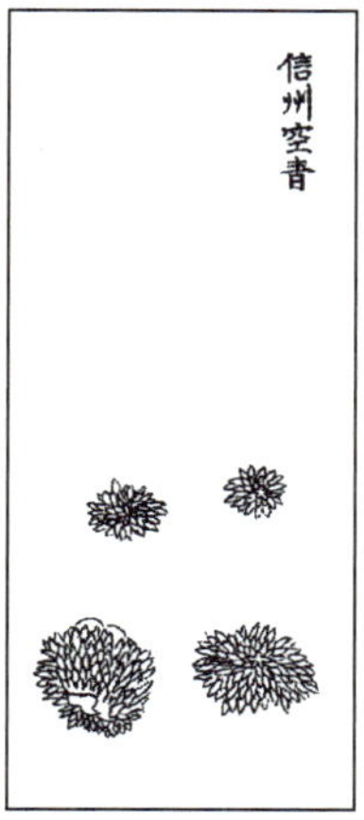

图 9-132-2　信州空青《图经（绍）》

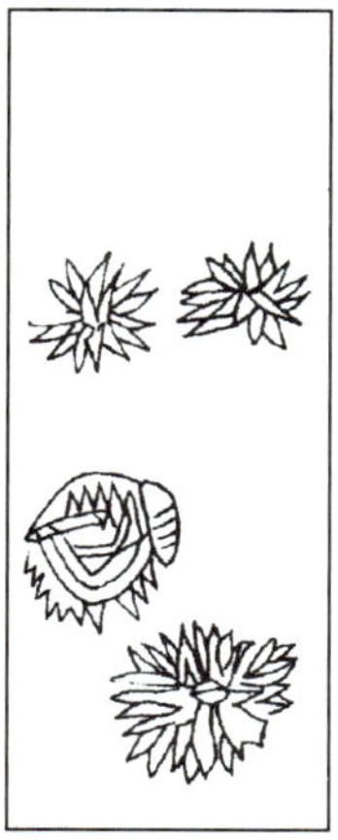

图 9-132-3　空青《歌括》

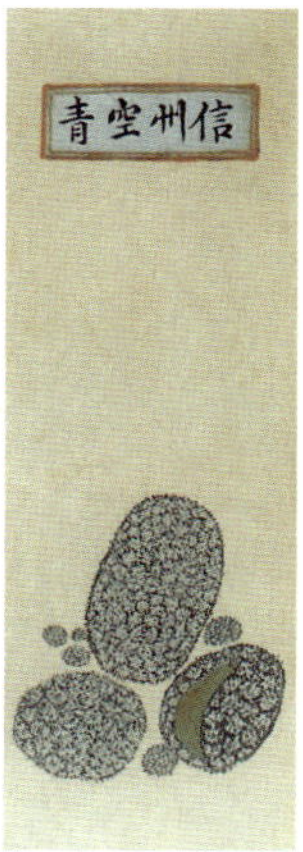

图 9-132-4　信州空青《品汇》

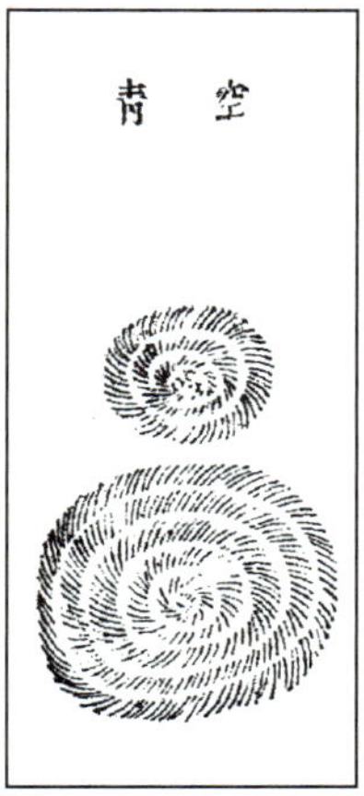

图 9-132-5　空青《蒙筌》

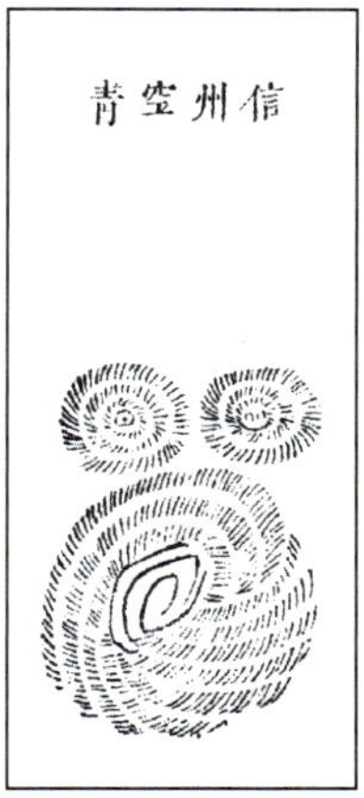

图 9-132-6　信州空青《蒙筌》

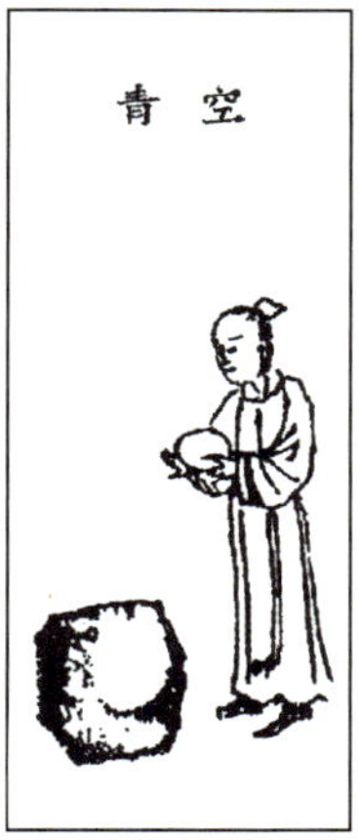

图 9-132-7　空青《太乙》

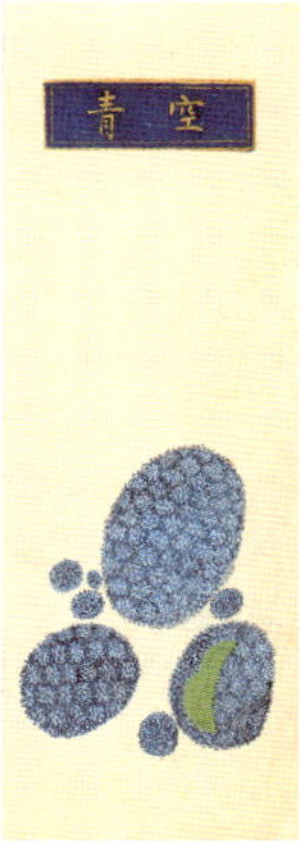

图 9-132-8　空青《雷公》

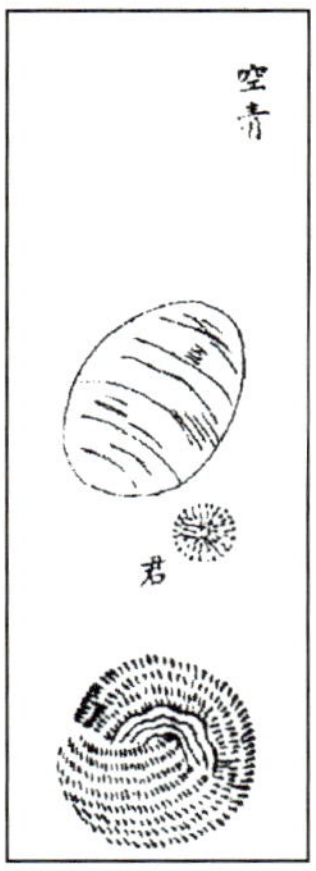

图 9-132-9　空青《原始》

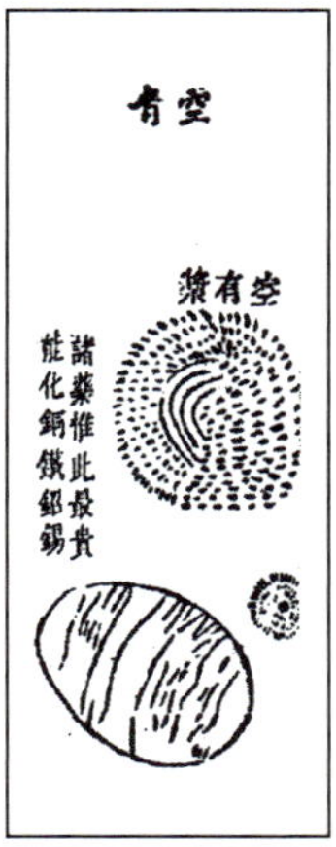

图 9-132-10　空青《汇言》

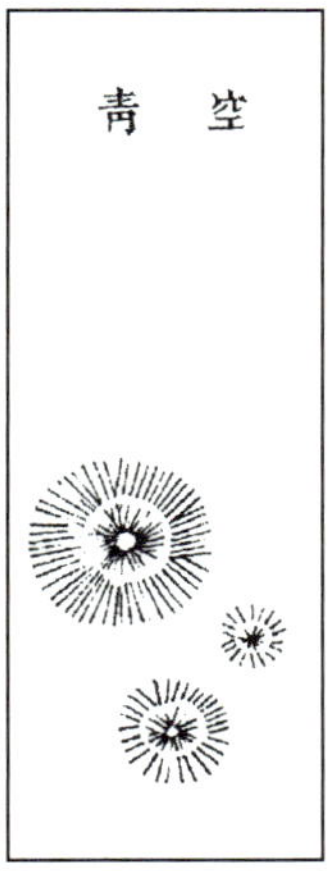

图 9-132-11　空青《备要》

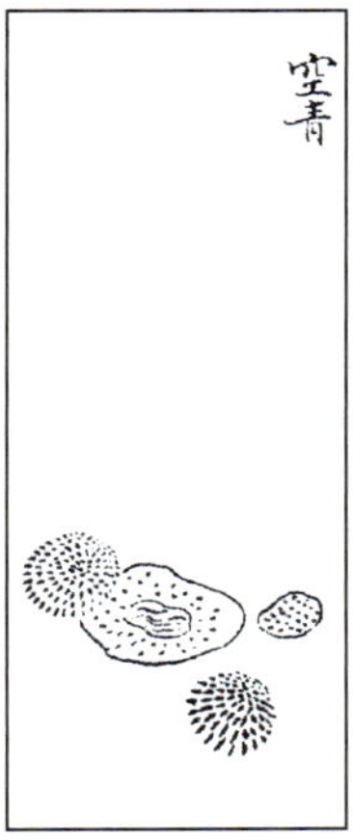

图 9-132-12　空青《图说》

采者常于山上得空青，此山一朝出云，零雨必降，民人以为常占。**《本草衍义》卷四**：仁庙朝，尝诏御药院，须中空有水者，将赐近戚，久而方得。其杨梅青，治翳极有功。中亦或有水者，其用与空青同，第有优劣耳。今信州穴山而取，世谓之杨梅青，极难得。

【修治】**《太乙仙制本草药性大全·本草精义》卷六**：空青难得，倘得之，虽腹中空，取无浆汁者，将成个全壳埋地三五夜，自然生出。亦有大者如鸡子，小者如豆子。三月中旬采，亦无时。

【气味】味甘、酸，寒，无毒。《绍兴本草》卷二。味甘、咸，性大寒，无毒。《药性粗评》卷四。

【主治】功长于治眼。《本草衍义》卷四。主青盲，耳聋，明目。疗赤痛，去肤翳，止泪出，利九窍，通血脉，养精神，益肝气，久服轻身延年不老。能化铜、铁、铅、锡作金。腹中浆，点眼为最要药。壳，亦可摩翳。《本草集要》卷五。一切赤肿青盲目疾，开瞽复明，眼科最要之药，大难得之物也。《医经允中》卷一七。

【发明】**《绍兴本草》卷二**：空青谓其色青而中空，故名空青也。形如杨梅，色青翠可爱，疗诸目疾甚验。虽云其中有水，能愈目盲，然亦未闻见有水者，其无水者亦少得之。此物即非大寒，今当作味甘酸、寒、无毒是也。若其色带白而中实者，即非空青矣。**《本草蒙筌》卷八**：专治赤肿青盲眼疾，去暗回明。浆为点眼仙丹，壳亦摩瞖要药。谚云：不怕人间多眼瞎，只愁世上无空青。此可征也。**《本草经疏》卷三**：空青感铜之精气而结，其味甘酸，其气大寒，无毒可知已。色青法木，故入肝而主目盲。目者肝之窍，瞳子神光属肾，肝肾虚则内热，怒则火起于肝，故生内外障翳，此目病所由成也。甘寒能除积热，兼之以酸，则火自敛而降矣。热退则障自消，目自明。耳者肾之窍，水涸火炎故耳聋，肾家热解则火息水生而听复聪矣。九窍不利，无非火壅。肝家有火则血热气逆，故血脉不通。凉肝除热则精气自益，阴足火清，则窍自利而血脉自通，精神自长矣。目赤痛，肤翳泪出，皆肝气不足之候，益肝气则诸证自除矣。其曰利水道，下乳汁，通关节，破坚积者，皆以热除则气血和平，阴气自复，五脏清宁则诸证自解。圣药神功，于斯显矣。**《本草汇言》卷一二**：空青，明目聪耳，神农利九窍之药也。振华叶氏曰：此药得金矿精英之气熏蒸而生，轻虚玲珑，力走空窍，故前古主目病一切诸证。凡肿赤翳泪，痛痒昏蒙，及目珠伤损破坏，咸得救全。目疾诸方首称之也。推此而外，如头风脑胀，中风口喎，苏、甄两氏屡用奏功。色青主肝，去肝经风热为最，故为治目神药，此药中之珍贵妙品也，一时难构。除目疾之外，他用稀少。然治目病，其应甚捷。倘目珠死枯翳干，并伤损致瞳神走裂者，用之亦无益也。**《本草乘雅半偈》帙三**：空青黄赤金矿之精粹也。盖五行金位于西，黄为五金土，赤为五金火也。《造化指南》云：紫阳之气生绿，青阳之气生青，空青者，石绿之得道者也。黄帝云：青阳走上窍，盖肝窍目，故益肝，明目清盲，并利九窍也。通血脉者，诸脉皆属于目也；养精神者，心藏神，肾藏精，藉金木之交互，火水之合璧也。然则空青以功用诠名矣。**《本经逢原》卷一**：空青感铜之精气而结，故专入肝明目。《本经》主耳目九窍诸病，皆通血脉，养精神，益肝气之力也。久服轻身延年者，铜性善涤垢秽，垢秽去而气血清纯，毋伐天和矣。时珍曰：空青与绿青皆生益州及越嶲山有铜处。东方甲乙是生肝胆，其气之清者为肝血，其精英为胆汁，开窍于目。血者，五藏之英，皆因而注之为神。胆汁充则目明，减则目昏。铜亦青阳之气所生，其气之清者为绿，犹肝血也。其精英为空青之浆，犹胆汁也，其为治目神药。盖亦以类相感耳。但世罕得真，医亦罕识。以故俗谚有天下有空青，人间无瞽目之说。不知此虽贵品，铜官始兴。凉州、高平、饶信等处亦皆有之。出铜坎者，铜质隐隐内涵空绿。生金穴者，金星粲粲内涵空青，总取得肝胆之精灵，通空窍之风气也。予尝以此验之。考之张果《玉洞要诀》云，空青似杨梅，受赤金之精，甲乙阴灵之气，近泉而生，故能含润，然必新从坎中出者，则钻破中有水，若出矿日久则干如珠矣，安有藏久不干之理。近世必以中空涵浆者为真，若尔则当名空浆，不当名空青矣。但须验其中空，内有青绿如珠者，即真空青。急不可得，绿青可以代用，活法在人，可执一乎。**《冷庐医话》卷五**：《广阳杂记》云：余昔在杭遇一满州老人，双目皆蒙，药不能立时奏效。有货空青者，其人酬以重价，将用之矣，始问之余。余曰：此物生铜坑中，必铜精也，铜性能伐肝有余之症，目无不愈。今公年老而脉症俱虚，当用温补之品，若用此，当无益有损。其人且信且疑，乃破青取水，先点右目，一夜大痛，目精爆焠，始悔不用余言，而犹赖余获全其左目也。后用养肝滋阴之剂，将及一载，左目复明。观此益知审症用药，辨品宜精，未可轻用也。

【附方】**《药性粗评》卷四**：眼暗。以空青石少许，水渍露一宿，以水点之，妙。口喎。凡患中风口眼喎斜者，以空青石一豆许，含之即正。

《太乙仙制本草药性大全·仙制药性》卷六：卒中风，手臂不仁，口喎僻。取空青末一豆许，着口中渐入咽即愈。

《本草汇言》卷一二：治雀目赤目，青盲、内外翳障，及风眼、火眼、泪眼，并肤翳昏暗，一切目疾，咸可治之。用空青、胡黄连，俱用天落水洗净各三钱，晒干，为极细末，加大冰片一分，总研匀，用洁净瓷瓶收贮。每卧时，仰头用鹅管吹药一二分，入两鼻内，便觉目中有凉为验。《圣济录》。○治头风脑痛，百药不效。用空青一钱，冰片一分，共研极细末，吹一分于两鼻孔中，或用一二分，白汤调服亦可。○治斑疮入目不退者。用空青一钱，丹砂二钱，共研细末，蛴螬五枚，捣汁和药点之。

曾青《本经》

【集解】**《太平御览》卷第九八八**：《衡山记》曰：衡山有曾青岗。曾青，可合仙药。○《淮南万毕术》曰：取曾青十斤，烧之，以水灌其地，云起如山云矣。曾青为药，令人不老。**《绍兴本草》卷二**：曾青所出与空青同山，但中实而不空，累相缀然。二青在治目方中用之皆验。今空青世罕有，唯曾青疗目疾多用之。**《药性要略大全》卷八**：其形累累，与黄连相似，色理亦小类空青，甚难

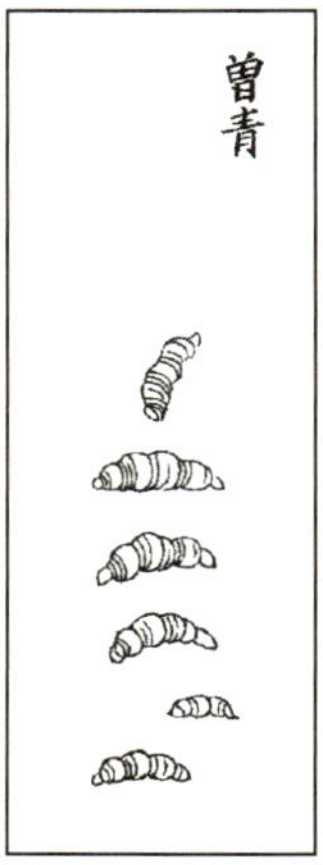

图 9-133-1 曾青
《图经（政）》

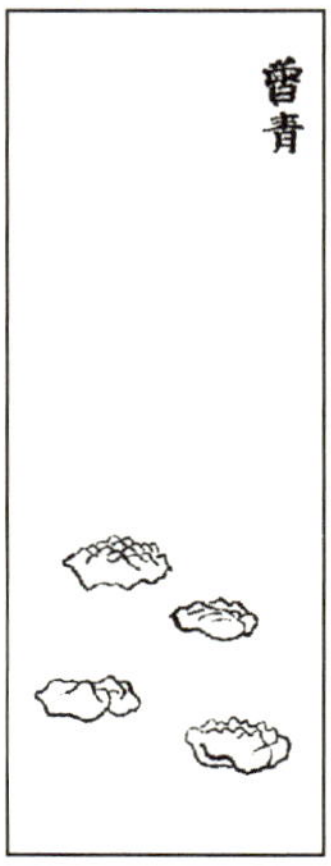

图 9-133-2 曾青
《图经（绍）》

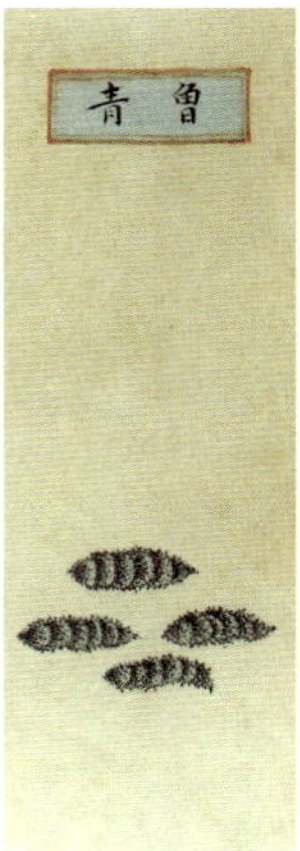

图 9-133-3 曾青
《品汇》

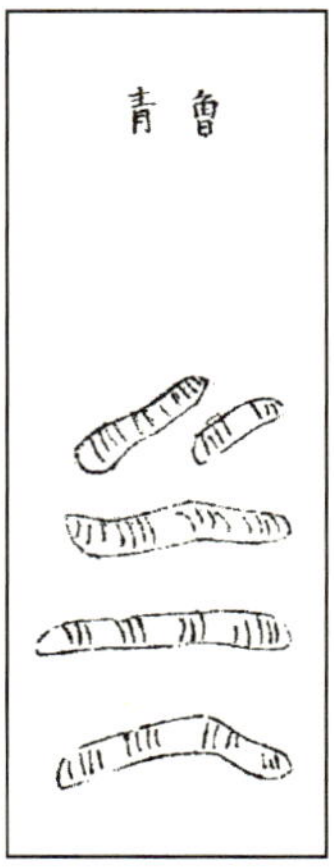

图 9-133-4 曾青
《蒙筌》

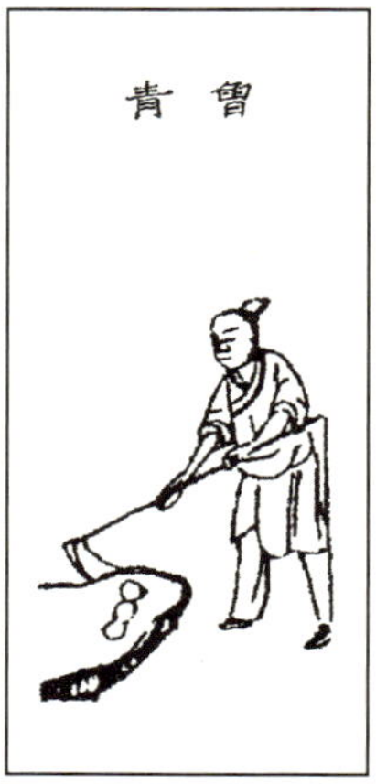

图 9-133-5 曾青
《太乙》

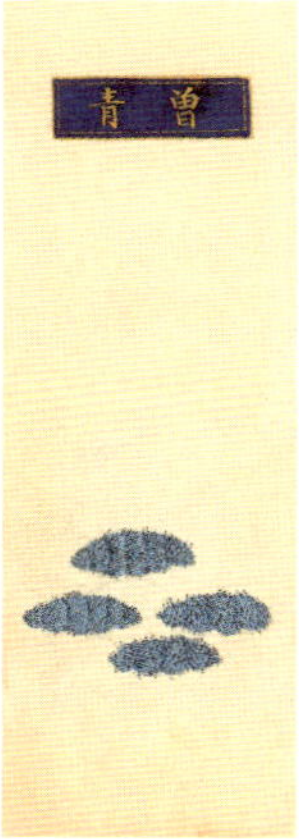

图 9-133-6 曾青
《雷公》

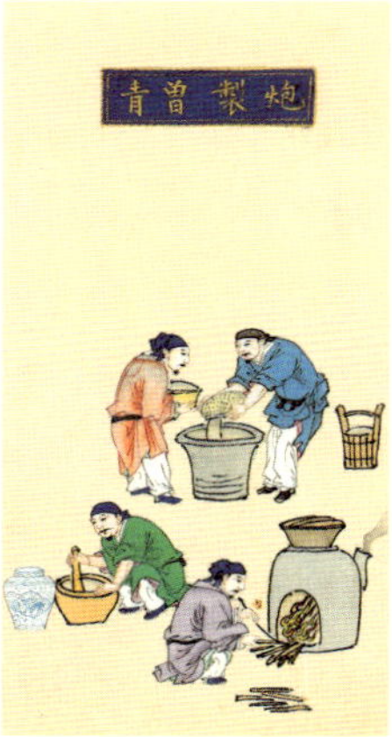

图 9-133-7 炮制曾青
《雷公》

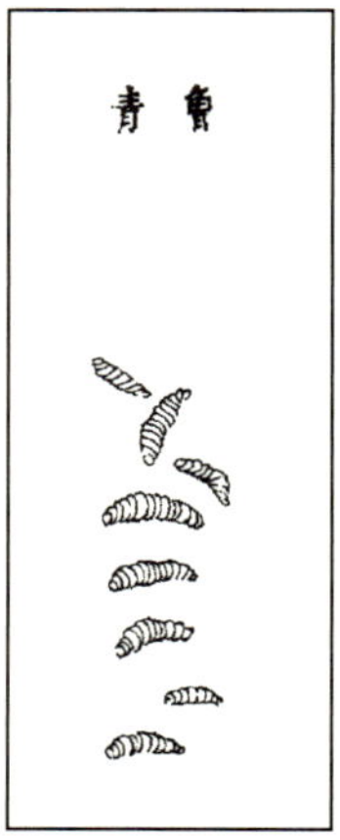

图 9-133-8 曾青
《三才》

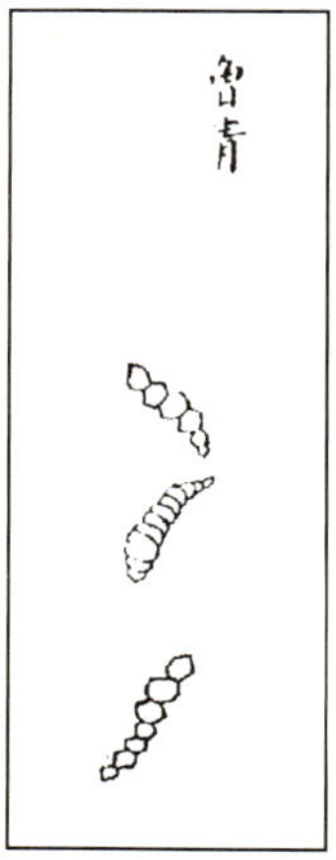

图 9-133-9 曾青
《原始》

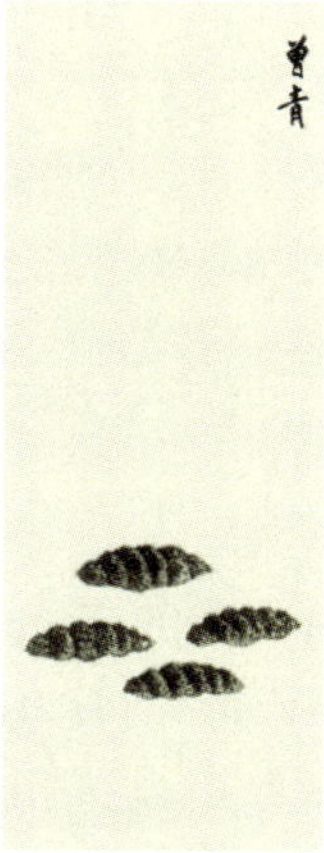

图 9-133-10 曾青
《草木状》

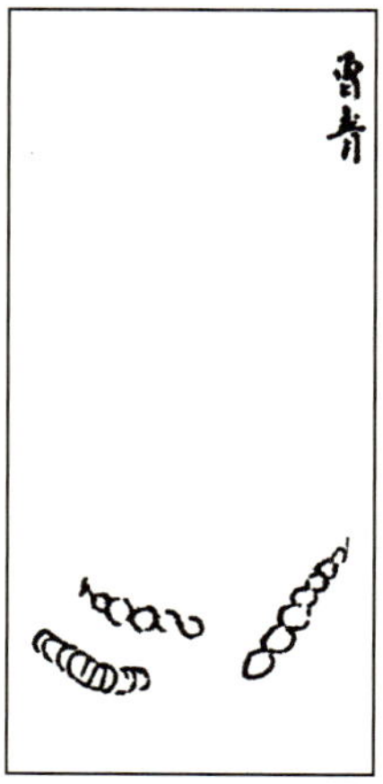

图 9-133-11 曾青
《汇言》

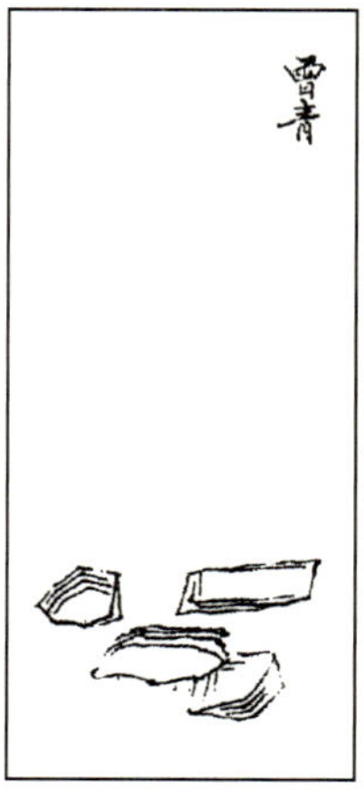

图 9-133-12 曾青
《图说》

得而贵。丹房用制汞成银，以金气之生也。去眼中翳障，明目之圣药也。七潭云：曾青似黄连之形，外黄土色而松，内紫色而坚。两头或尖小，中大，或直如黄连者，皆有一孔通贯者真也。

【修治】**《本草汇言》卷一二**：勿用夹砂石及有铜青色者。每一两，取绿豆二合，荸荠二两，入瓷锅内，同煮一昼夜，勿令水火失时，取出，再用东流水浴过。研如粉用。

【气味】味酸，小寒，无毒。《绍兴本草》卷二。

【主治】主目痛，止泪出，风痹，利关节，通九窍，破癥坚积聚。养肝胆，除寒热，杀白虫。疗头风脑中寒，止烦渴，补不足，盛阴气，久服轻身不老，能化金铜。《图经本草药性总论》卷上。曾青与空青，功稍相似，古方辟邪用之，积聚留饮方用之。《分部本草妙用》卷一。

【发明】**《本草乘雅半偈》帙三**：曾，层也。其青从实而空，从空而层，然则曾出于空，曾为空之纯粹精也。曾亦可以为增矣。故功力曾益其空之所不能，不唯力走空窍，更主利关节，破癥坚积聚者，缘累结以为形而从治也。久服则实从空，空从层，身轻不老耳。

绿青《本经》

【修治】**《图经本草药性总论》卷上**：拣取上色精好者，先捣，下筛，更用水飞过至细，乃再研治之。

【气味】味甘，气平，无毒。《本草便》卷二。味苦、涩，气平，有小毒。《本草汇言》卷一二。

【主治】主目痛明目，折跌，痈肿金疮，破积聚，解毒气，及丈夫茎中百病，益精，令人有子。《本草便》卷二。吐风痰，消喉痹，杀疳之药也。《本草汇言》卷一二。

【发明】**《绍兴本草》卷二**：绿青，其色带绿，故亦名石绿也。俗用绘画则其色可爱。古方分吐之药亦用之。味酸、性寒。既能取吐者，宜当有小毒矣。**《本草述》卷五**：此味用吐风痰甚效者，盖以其为铜之祖气，取金气之精，能使木平者，莫是过也。况合于龙脑之辛散乎，此方名碧霞散，虽然，不可以治湿痰。又石绿同附子尖、乌头尖、蝎梢用者，名碧霞丹，乃可以治湿痰也。中风之痰，风湿有异，此阳中、阴中之分也，愦愦者多。

【附方】**《图经本草药性总论》卷上**：风痰眩闷。取二三钱匕，同生龙脑三四豆许，研匀，以生薄荷汁，合酒温调服，使仰卧，须臾涎自口出，乃愈。不呕吐，其功速于他药。今人用之，比比皆效，故以法附之。

《本草汇言》卷一二：治喉痹胀塞，水药不通。用石绿一钱研末，白汤调服，须臾吐出涎痰，立通。《方脉正宗》〇治小儿疳热生疮，或头疮、鼻疮、耳沿疮、咽颈窝疮，

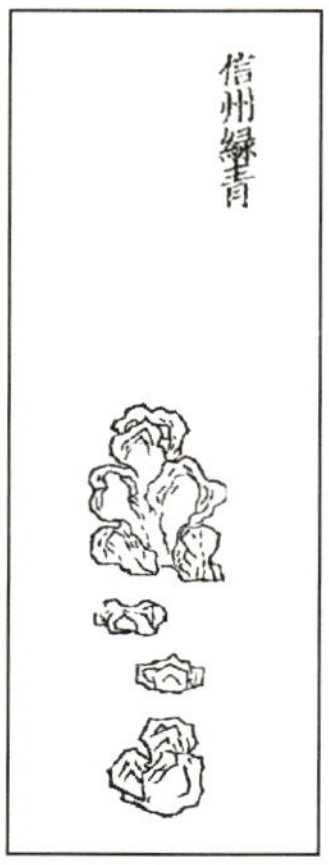

图 9-134-1 信州绿青《图经(政)》

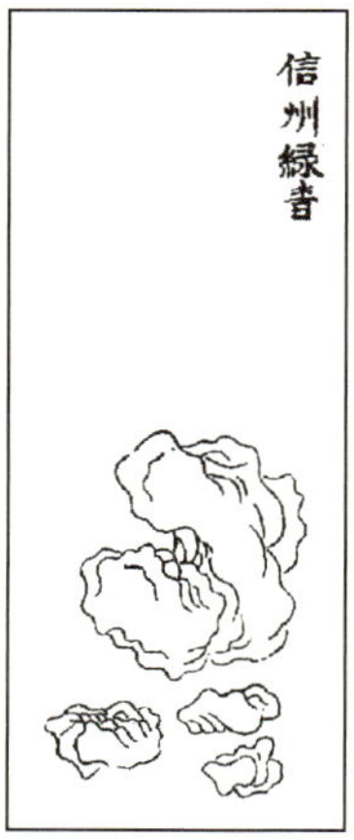

图 9-134-2 信州绿青《图经(绍)》

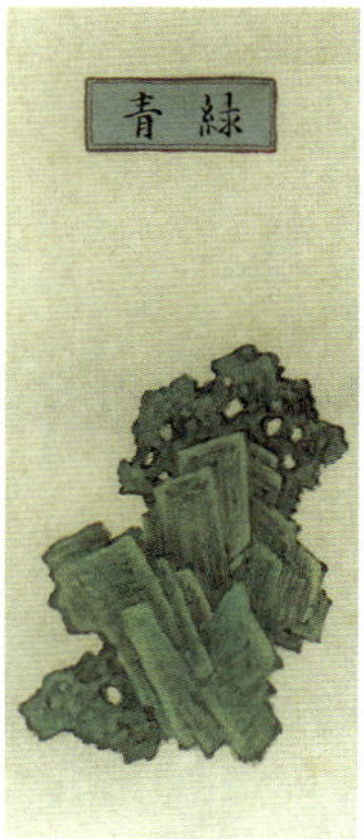

图 9-134-3 绿青《品汇》

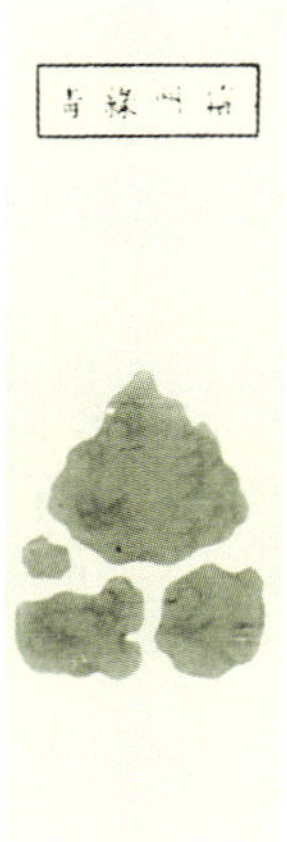

图 9-134-4 信州绿青《品汇(康熙)》

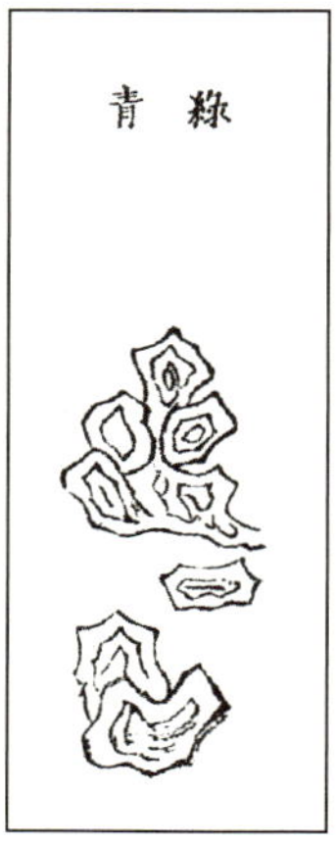

图 9-134-5 绿青《蒙筌》

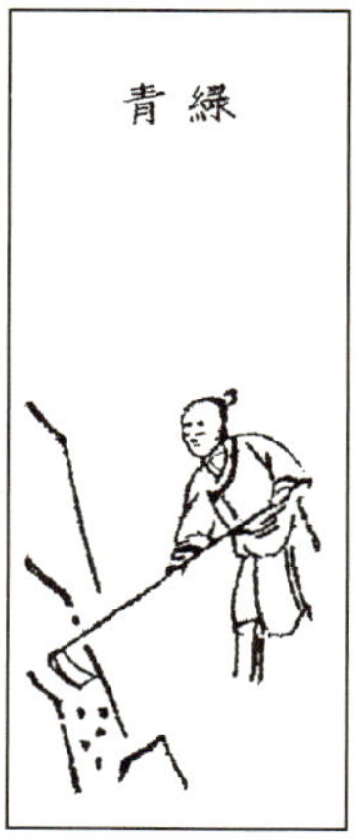

图 9-134-6 绿青《太乙》

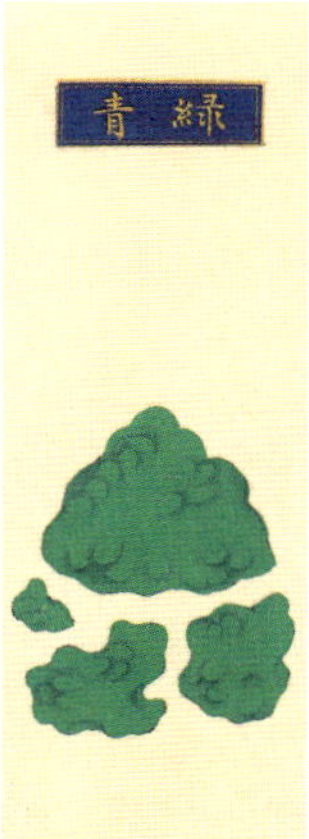

图 9-134-7 绿青《雷公》

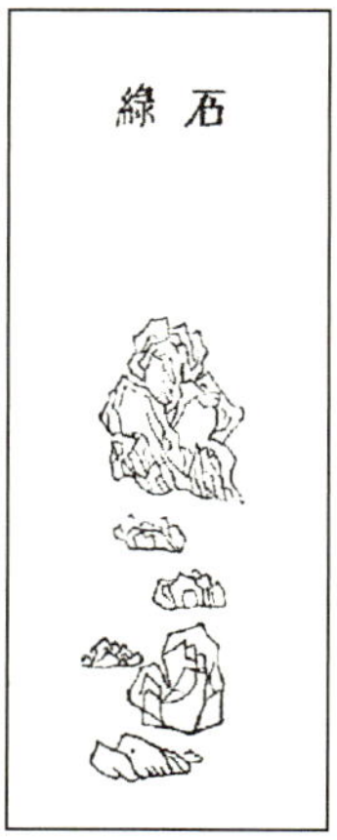

图 9-134-8 石绿《三才》

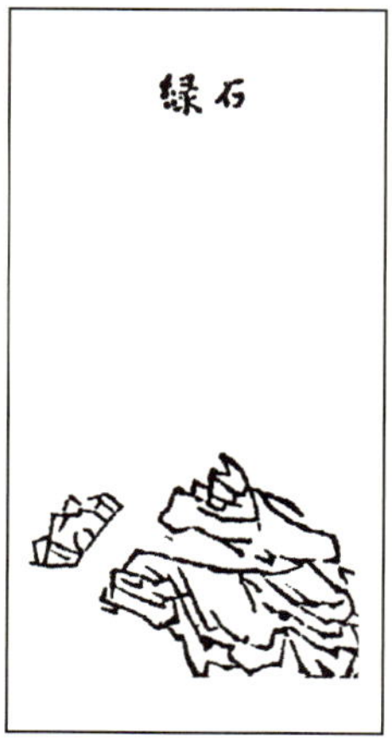

图 9-134-9 石绿《汇言》

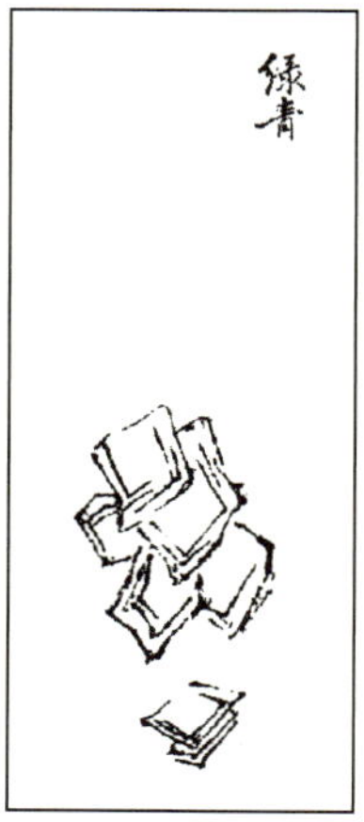

图 9-134-10 绿青《图说》

久不瘥者。用石绿、白芷，各等分，为细末，先以米泔温水洗疮，用猪胆汁调搽。数日愈。《集玄方》。○治齿缝疳臭烂。用前药少许，搽齿缝间即愈。○治急惊昏迷，不省人事。用石绿四分，轻粉三分，共研细末，每服二分，薄荷汤调下，取吐。

扁青《本经》

【集解】《本草品汇精要》卷二：苏恭

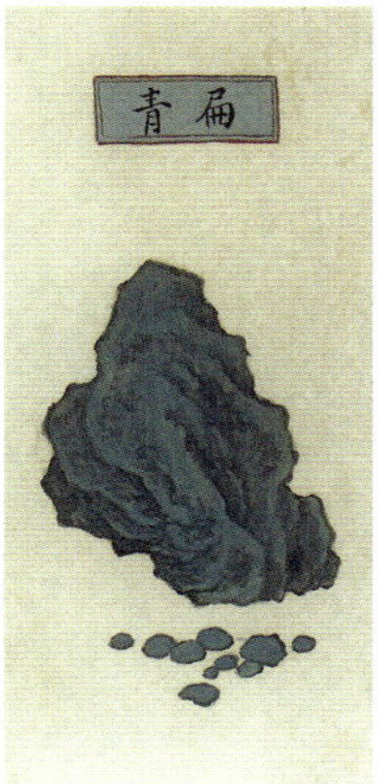

图 9-135-1　扁青
《品汇》

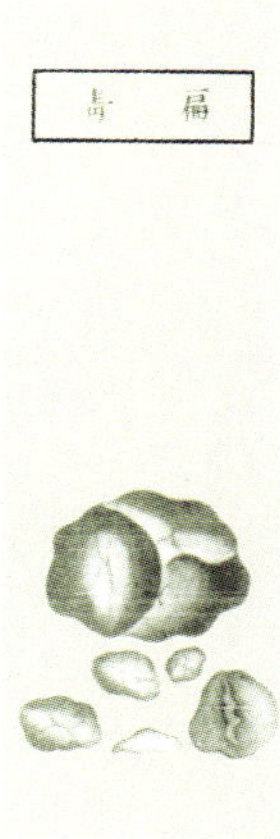
图 9-135-2　扁青
《品汇（康熙）》

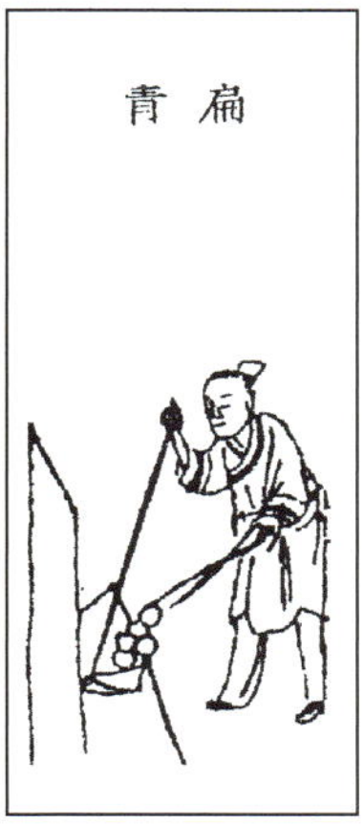

图 9-135-3　扁青
《太乙》

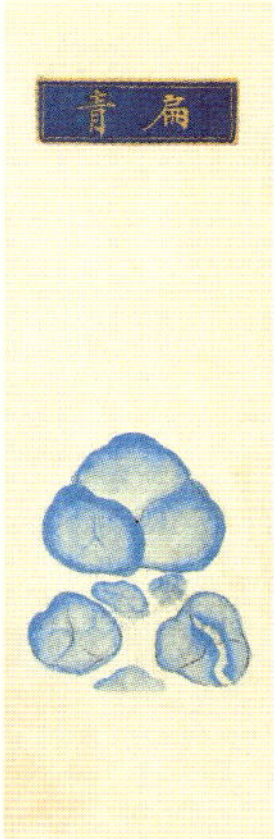

图 9-135-4　扁青
《雷公》

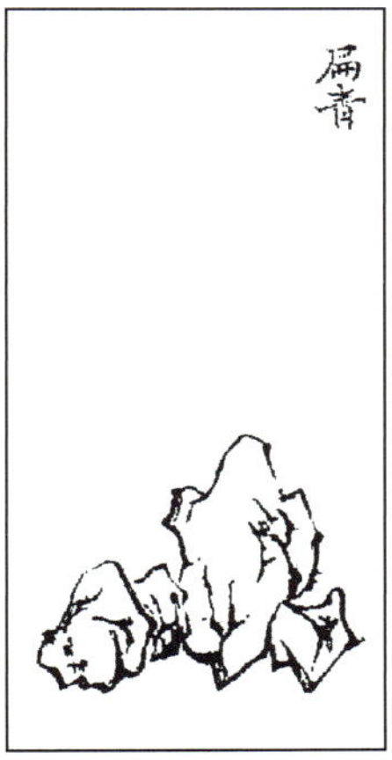

图 9-135-5　扁青
《图说》

云：扁青即绿青。《唐本》注云：绿青即扁青。二论乃为一种也。其绿青形块如拳而色绿，扁青形扁作片而色浅。前人拟质命名，必有所自，况其性味、治证各有不同，难以为一物也，明矣。

【修治】**《本草品汇精要》卷二**：先捣，下筛，更用水飞过，至细乃再研。

【气味】味甘，平，无毒。《绍兴本草》卷二。味甘，气平，又云微寒，无毒。《太乙仙制本草药性大全·仙制药性》卷六。

【主治】主目痛，明目，折跌痈肿，金疮不瘳。破积聚，解毒气及丈夫茎中百病，益精，令人有子。《本草集要》卷五。化聚积顽痰，水飞糊丸，温水下。《本草求原》卷二五。

【发明】**《绍兴本草》卷二**：扁青与诸青皆石之类也。其出产、主治具载《本经》。然比之绿青、白青，即无取吐之说。当从《本经》味甘，平，无毒者为正。若唐注直指为绿青者，未见的据。今方家亦罕用之。**《本经逢原》卷一**：石青走肝磨坚积。故《本经》所主皆肝经积聚之病。时珍用吐风痰，研细，温水灌下即吐，肝虚易惊多痰者宜之。形如缩砂者名鱼目青，主治与扁青无异。**《神农本草经百种录》**：扁青味甘，平。主目痛，明目，养肝之功。折跌痈肿，金疮不瘳。收涩敛肌之功。破积聚，消肝邪也。解毒，利精神。久服，轻身不老。精气所结之物，故能除毒，益精，增年也。《内经》云：五藏六府之精，皆上注于目。故目虽属肝之窍，而白乃肺之精也。五行之中，火能舒光照物，而不能鉴物，惟金之明，乃能鉴物。石体属金，故石药皆能明目。而扁青生于山之有金处，盖金气精华之所结也，又色青属肝，于目疾尤宜。凡草木中，得秋金之气者亦然。〇凡物精华所结者，皆得天地清粹之气以成，而秽浊不正之气不得干之，故皆有解毒之功。其非精华所结，而亦能解毒者，则必物性之相制，或以毒攻毒也。

铜绿《嘉祐本草》　【校正】原在《本草纲目·金石部·金类》，今移此。

图 9-136-1　铜青《品汇》

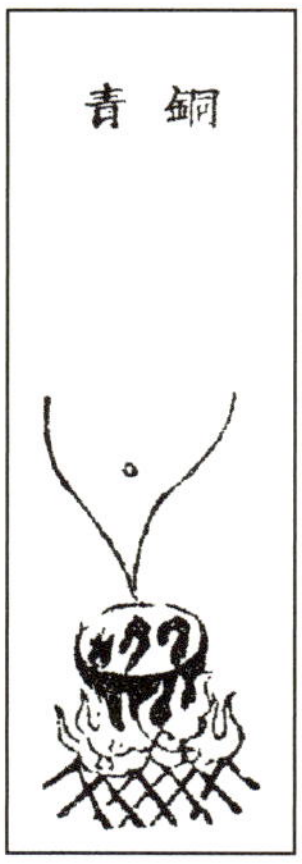

图 9-136-2　铜青《太乙》

图 9-136-3　铜青《草木状》

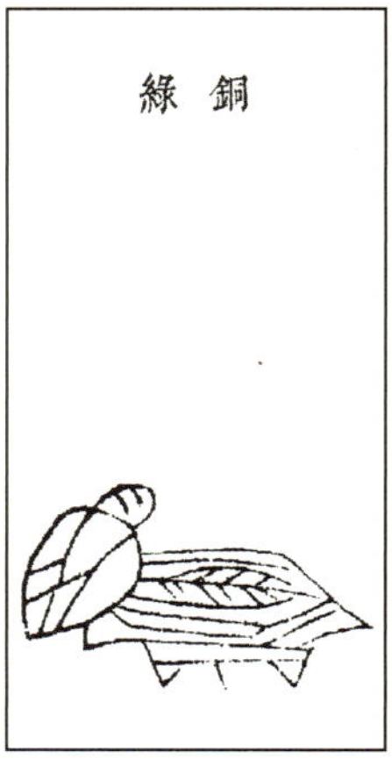

图 9-136-4　铜绿《备要》

【集解】**《本草品汇精要》卷五**：生熟铜皆有青，青则铜之精华，而在铜器上绿色者是也。用之以北庭罯者最佳。**《药性粗评》卷四**：铜青，一名铜绿，铜之精华也。似醋沃铜上即生。**《本草纲目拾遗》卷九**：铜灯盏青即盏内之油垢，起铜绿者，入药良。

【气味】味辛，性平，微毒。《药性粗评》卷四。味酸、涩，气寒，有小毒。《药性要略大全》卷八。味酸、涩，气寒，微有毒。入足少阳、足厥阴经。《本草汇言》卷一二。

【主治】女科理血气之痛，眼科主风热之疼，内科吐风痰之聚，外科止金疮之血。杀虫有效，疳症亦宜。《宝命真诠》卷三。

【发明】**《绍兴本草》卷一**：铜青者，今称铜绿是矣。诸铜皆可作之。若在服饵者取吐，然用之亦稀。当从《本经》性平，微毒是也。**《药性解》卷一**：铜青即铜绿，本醋沃铜上而得其精华。醋能收敛，故敛疮止血，其去腐肉者，亦醋之功。眼乃肝窍，眼之不明，肝之病也，得金之精以制木，而目之暗者从此明矣。**《本草经疏》卷五**：铜禀土中阴气以生，青则其英华秀出于外所结。凡铜入地久，或沃以咸、酸之味，乃生青，其义可见矣。本经气平无毒。然观今人用入吐风痰药，应是酸苦涩之味，而气则微寒也。酸入肝而主敛，故能止血合金疮。风热入肝经，则目生肤翳息肉，或赤烂泪出。苦寒能除风热，则所苦去而目自明矣。本经又主妇人血气心痛者，盖苦能泄结，而平则又兼辛散之义也。**《本草汇言》卷一二**：拔风痰，吸脓毒，去翳障，《日华子》消齿疳之药也。时珍李氏曰：此药酸涩、镇重。酸涩能拔痰吸毒，镇重能去翳搜。故陈氏《本草》主风痰闭结，喉咽不通，舌强不语。又《窦氏方》治痈疽肿毒，内溃胀痛，脓头不出。若风热外障，目涩肿疼；若牙疳溃烂，牙龈宣露，一切虫牙蛀，咸可奏功。皆取此酸涩可通壅胀，镇重可去浮怯也。但金石之剂，中病即止，多服常服，有燥耗津液，枯损血气之患。司业者当审而用之。**《本草述》卷四：**人身之肺属金，肝属木，肺喜酸收，肝喜辛散，正金木相媾之玄机也。铜固金之类，然用醋制生绿者，正金媾于木，而吐其精液也。按：有五金，铜属一金，何能独媾于木乎？盖五金，而黄金为之长，若铜则与黄金同，故字从金同，先哲所言谅不谬，其得媾木以善其用者此也。如铜绿，而方书谓之铜青者，正为媾木而化其精微，故其色亦同于木也。唯其如是，所以治中风之痰涎潮盛者，乃其的对。盖用其化气，非以金克木，而侮其所胜也。如《抱朴子》所云：铜青涂木，入木不腐，又岂非木为金之匹，因木得媾于金，而木乃裕其化气，木为金之子，因金已媾于木，而木更育其子气乎？生化归于一气，是以不为木所腐也，有如是乎？《别录》首言主治妇人血气心痛，而方书同他味以治齿衄。盖风脏原是血脏，心固血之主，而以肝为化原。齿乃骨之余，而肝又以肾为化原。有治血从齿缝中来者，用益肾水泻相火而愈，其义更可思也。又言明目者，肝固开窍于目也。之才又云：主风烂眼泪出，总不离血脏之风以为治也。兹品从金所吐之精液，以治木眚，如疗风脏之血，未有如是亲切也。〇钱氏云：诸疳皆脾胃之病，内亡精液之所作也。此语破的矣。夫小儿肾阴原不足，独赖脾阴与胃阳，表里以为生化之地。《经》曰：脾主为胃行其津液者也。小儿疳证，因种种伤其脾阴，以致胃阳独亢，曾氏所谓积温成热，正脾不能为胃行其津液而成疳也。若铜青之治疳疮，虽曰金为水之母气，然亦未能大裕脾阴，但土虚而木斯侮之，是亦治标之急者也。须知是宜补脾阴，若漫言补脾，而概用参术之剂，乃无益而有害也。但须理会阳生阴长之妙，令阴裕有化原耳。更有宜留意者，盖肾肝脾，足三阴同起于下，在脾阴之益难以取效旦夕，亦须少少同肾肝药，以为益脾阴地，则庶几奏效也。虽足三阴同起于下，而脾阴之化原又属肾肝，方书有脾肾双补丸，是亦明于斯义耳。即斯推之，是则凡先哲制方，夫岂苟然而已。**《本草求真》卷六：**铜青泻肝胆积热，除目翳。铜青专入肝胆。即俗所云铜绿者是也。与空青所产不同，铜青气禀地阴，英华外见，藉醋结成。故味苦酸涩气寒，能入肝胆二经。按酸入肝而敛，所以能合金疮止血，苦寒能除风热，所以能去肤赤及鼻瘜肉。苦能泄结，所以醋蘸喉中，则吐风痰而使血气心痛皆止。为散能疗喉痹牙疳，醋调揩腋下，治胡臭。姜汁调点烂沿风眼，锦囊用真川连三钱，杏仁八粒（去皮生用），生甘草六分，胆矾一分，铜青三分，大元枣一枚，水煎乘热搽眼。去疳杀虫，所治皆厥阴之病。

【附方】**《本草品汇精要》卷五：**备急大效碧琳丹。生碌二两净洗，于乳钵内研细，以水飞去石，澄清，同碌粉慢火熬令干，取辰日、辰时于辰位上修合，再研匀，入麝香一分，同研，以糯米糊和丸如弹子大，阴干。疗痰涎潮盛卒中不语者。每丸作二服，用薄荷酒研下。瘫痪，一切风，用朱砂酒研化下，候吐涎出沫青碧色，泻下恶物，瘥。〇绿云丹。研细如粉，合醋糊和丸如芡实大。治小儿才觉中风者，便用薄荷酒磨下一丸，须臾便吐，其涎如胶，令人以手拔之，候吐罢，神验。

《本草汇言》卷一二：治卒中急风。眩晕僵仆，痰涎壅塞，心神迷闷，牙关紧急，目睛上视，及五种痫病，涎潮搐搦等证。用铜青九钱研极细，附子尖、乌头尖、蝎稍各七个。后三味为末，入铜青，令匀，面糊为丸，如鸡豆肉大。每服急用薄荷汤化下一丸，更入酒半盏，温暖服之。须臾吐出痰涎。如牙关紧急，斡开灌之，立验。然后随证以调补药治之。《证治准绳》。○治痈疽肿毒，脓头不出。用铜青一钱为末，沥青一两，麻油二钱。先将油熬滚，入沥青熔化，再入铜青末搅匀。用单油纸摊贴毒上，脓头即出。后换长肉膏贴之。窦氏《外科》。○治风热外障，眼目不明。用铜青一分，川黄连三分，防风一钱，食盐一分。泡汤频洗。《凌霄集》。○治牙疳溃烂，牙龈宣露，一切虫牙蛀。用铜青三分，北细辛一钱，独活、肉桂各一钱，共研极细末，再加芒硝一钱五分，冰片一分。总研匀，贮磁瓶内，封口，勿泄药气。每遇牙疳，先以发捩，蘸温茶洗净牙龈，用簪头挑药少许敷之。不过三次愈。《方脉正宗》。○治诸般恶毒初起，疔疮发背，一切疔毒，遍身痒痛。又治小儿痘疮，黑陷不起，及喉闭肿痛，并蛊毒与破伤风。用铜青二分，朱砂、雄黄、片脑各三分，乳香、没药、轻粉各五分，血竭三钱，真蟾酥一钱，当门子二分。右共为极细末，用稀米粥一盏，和为丸，如扁豆大。每一丸噙化，用白汤下。

《本草述》卷四：鼻疳用青金散。铜青、白矾生各一钱，为末，每用少许傅鼻下。○兰香散。兰香，叶菜名也，烧灰二钱，铜青半钱，轻粉二字，为细末，令匀，看疮大小，干贴之。

《本草纲目拾遗》卷九：治燕窝疮。本名发际疮，生头枕骨下发尽处。以铜灯盏内青垢刮下研烂，擦之如神。《救生苦海》。

白青《本经》

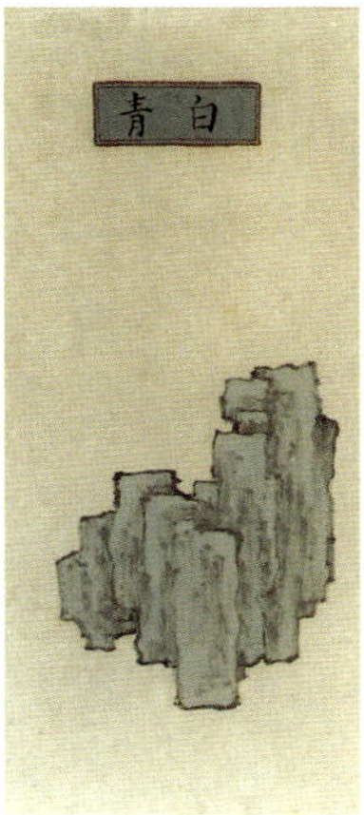

图 9-137-1　白青《品汇》

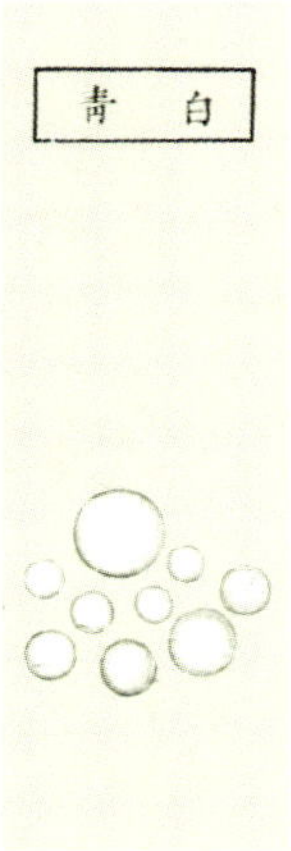

图 9-137-2　白青《品汇（康熙）》

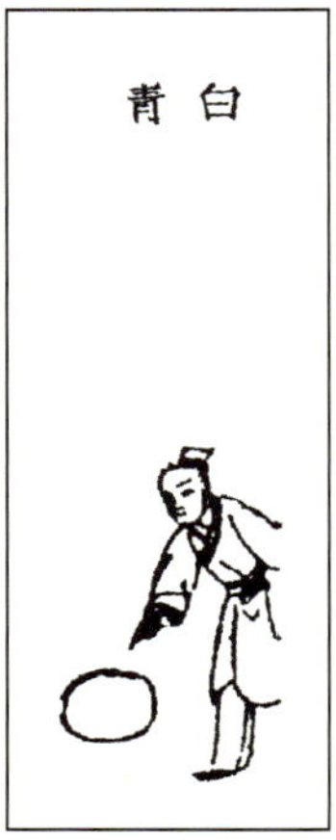

图 9-137-3　白青《太乙》

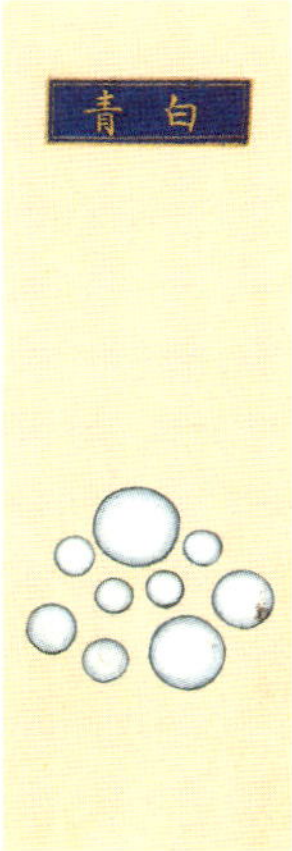

图 9-137-4　白青《雷公》

【集解】**《太平御览》卷第九八八**：《范子计然》曰：白青，出白郡。〇《淮南万毕术》曰：白青，得鐵即化为铜。

【修治】**《本草品汇精要》卷二**：先捣罗，更以水飞极细，候干再研用。

【气味】味甘、酸、咸，小毒。《绍兴本草》卷二。味酸、咸，气平，无毒。《太乙仙制本草药性大全·仙制药性》卷六。

【主治】主明目而摩瞖障，利九窍而治耳聋。祛邪气能令人吐，杀诸毒而辟三虫。久服通神明，轻身延年不老。可消为铜剑，遯避出兵。《太乙仙制本草药性大全·仙制药性》卷六。

【发明】**《绍兴本草》卷二**：白青，以空青、曾青较之，色青带白，其腹不空者为是，形块大小不定也。《本经》主疗亦同空青，明目。又以取吐为用，当以味甘酸咸、小毒为定，但古今方中稀用之。**《本草汇言》卷一二**：下顽痰，去风痫，时珍定惊悸，神农明目疾，《别录》坚筋骨折伤之药也。苏氏水门曰：此药色青质细，光润莹澈，通东方甲胆乙肝之神，故善能明目退翳，镇惊定狂，下痰破结，立见奏功。然终属石药，但中病即已，不可多服久服也。如前古又主折伤，筋骨损坏，温酒调服数分，日渐完固。军医黄杏功，用救阵后伤残，屡见神应也。

【附方】**《本草汇言》卷一二**：治顽痰阻塞不化，时发风痫。用上翠嫩石青五钱，石绿二钱，俱研极细末，以神曲打糊丸，绿豆大。每服十丸，温汤下，能吐痰一二碗，不损胃气。〇治小儿急惊风。用石青一两，天竹黄五钱，牛黄一分，俱研极细末，每服一二分，生姜汤调下。〇治目痛目痒，并翳膜不明。用石青三钱，珍珠一钱，研极细，用银簪脚点少许。已上三方出慕容道子《丹秘》。

肤青《本经》

【校正】《本草纲目》原为“白青”之附录，今独立成条。

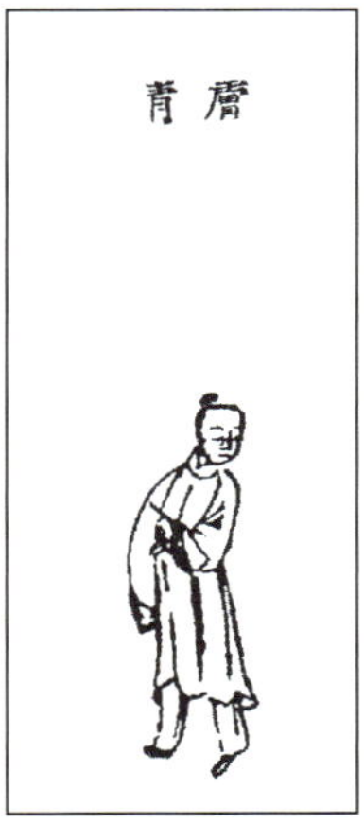

图 9-138-1　肤青《太乙》

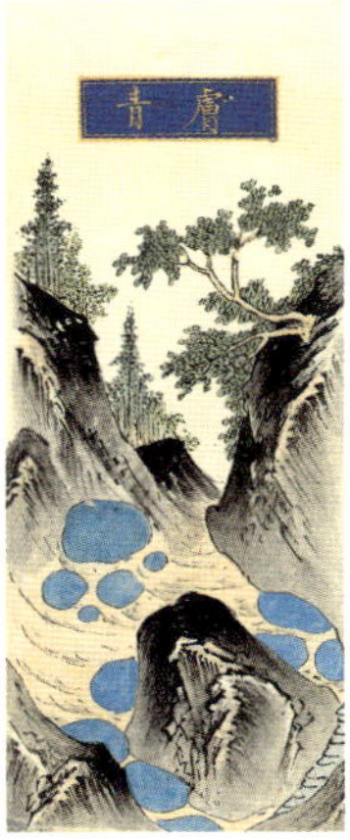

图 9-138-2　肤青《雷公》

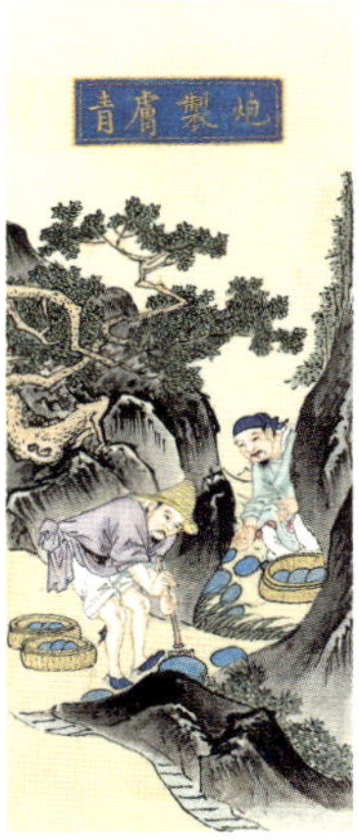

图 9-138-3　炮制肤青《雷公》

【集解】**《本草品汇精要》卷四**：生益州川谷，俗方及仙经并无用此者，亦相与不复识。

【气味】味辛、咸，气平，无毒。《太乙仙制本草药性大全·本草精义》卷六。

【主治】主蛊毒及恶疮，治蛇菜肉诸毒。不可久服，令人尩羸憔瘦。《太乙仙制本草药性大全·本草精义》卷六。

【发明】**《绍兴本草》卷三**：肤青，亦石类也。《本经》虽有性味、主治及云无毒，然世以罕识，方家亦无见用矣。**《神农本草经赞》卷二**：蓝谢何常，青推肤受。烧入春痕，光留雨后。虫腥污，瘍痍毒垢。群秽清除，有瘳无咎。○《北史·传》：青成蓝，蓝谢青。师何常，在明经。《名医》曰：一名推青。《论语》：肤受之愬不行焉。僧惠崇诗：春入烧痕青。唐球诗：巫山雨后青。《魏志·传》：司马朗清除群秽。《唐书·传》：天下庶有瘳乎。

石胆《本经》

【释名】虎魄《御览》。

【集解】**《太平御览》卷第九八七**：孝子王丹曰：虎魄，又名为石胆。○《十洲记》曰：沧浪海岛上有石胆，服之神仙。○《仇池记》曰：石胆川平池出石胆。○《博物志》曰：皇初三年，武都西部都尉王褒，献石胆二十斤。○《范子计然》曰：石胆，出陇西羌道。**《药性粗评》卷四**：胆矾，出广信铅山县，有一种苦泉，挹而熬之以成者也，其山即出石胆，以矾搽铁上变成铜色者真。**《药性要略大全》卷八**：生大石中石子内，大小不等，壳如余粮石，汁如鸡子黄。其色略淡带黑。旧注以石胆即空青，误也。盖石胆壳青黑黄不一，而空青之色苍翠。且石胆大而空青小，固非一类也。

【修治】**《本草品汇精要》卷四**：凡用研为细末。

【气味】味酸、辛，寒，有毒。《绍兴本草》卷三。味苦、辛，气腥，性大寒。有小毒。《药性要略大全》卷八。味酸、涩、苦、辛，气寒，有毒。入足少阳胆经。《本草汇言》卷一三。

【主治】极治青盲，功力与空青同。《药性要略大全》卷八。主痰气诸痫，更除热毒。《本草约言》卷二。降逆止嗽，消肿化积。胆矾酸涩燥收，能克化癥结，消散肿毒。治齿痛牙疳，喉痹牙虫，鼻内阴蚀，脚疽痔瘘，杨梅金疮，白癜，一切肿痛。疗带下崩中。治上气，眼疼弦烂，疯狗咬伤，百虫入耳，腋下狐臭，吐风痰最捷。《玉楸药解》卷三。

【发明】**《绍兴本草》卷三**：石胆，主治、出产已载《本经》。然未经制炼者乃名石胆，已经制炼而成者即名胆矾。此一种之物，但分精粗。然方家所用，多以称胆矾用之。其味极烈，亦可作分吐之药。当从《本经》味酸辛、寒、有毒是矣。**《齐东野语》卷四**：喉闭之疾，极速而烈。

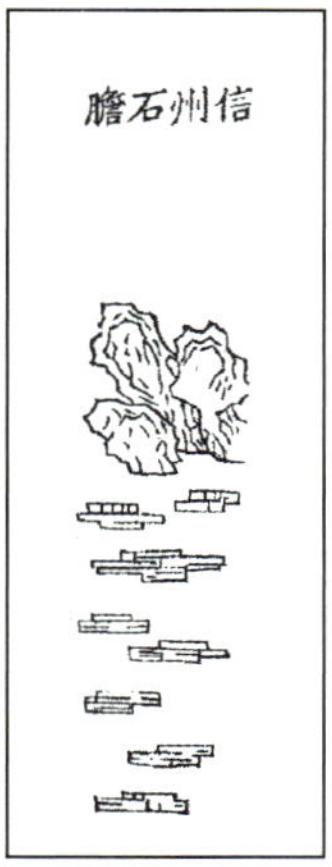

图 9-139-1　信州石胆《图经（政）》

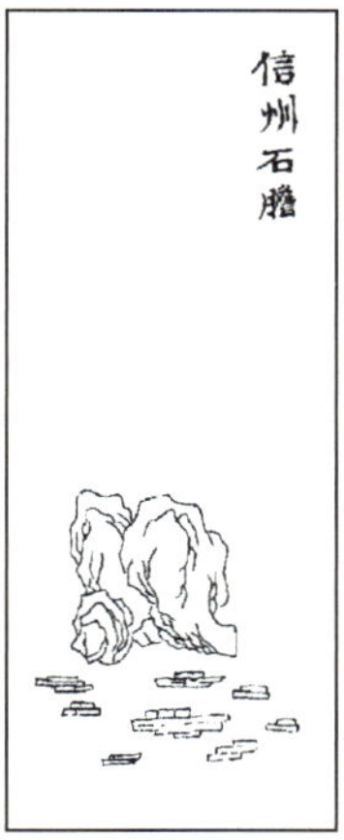

图 9-139-2　信州石胆《图经（绍）》

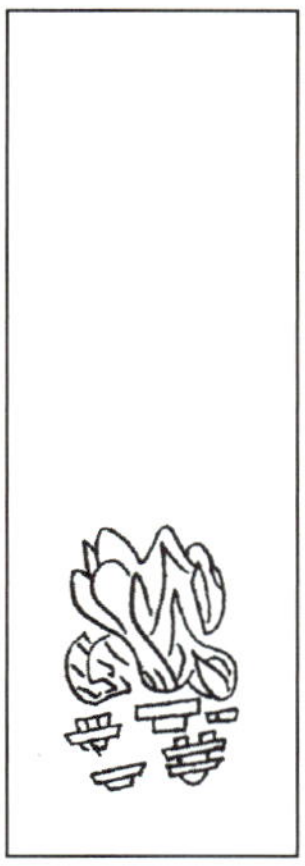
图 9-139-3　石胆《歌括》

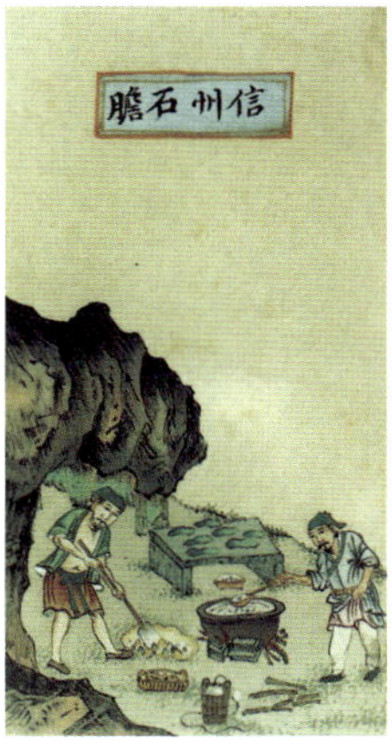

图 9-139-4　信州石胆《品汇》

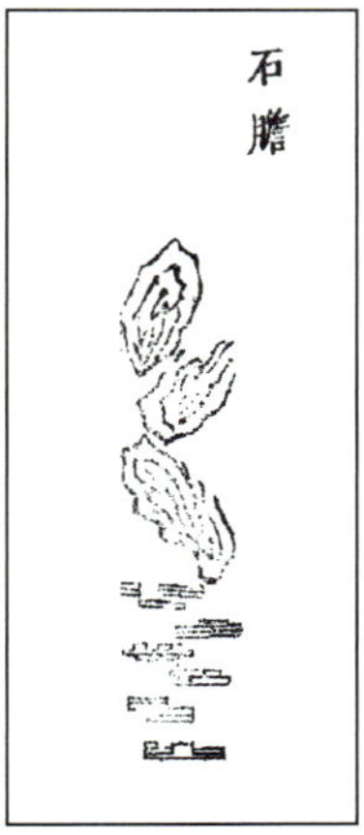

图 9-139-5　石胆《蒙全》

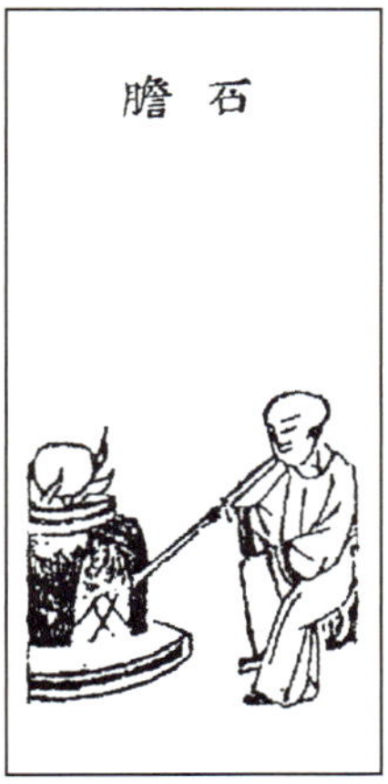

图 9-139-6　石胆《太乙》

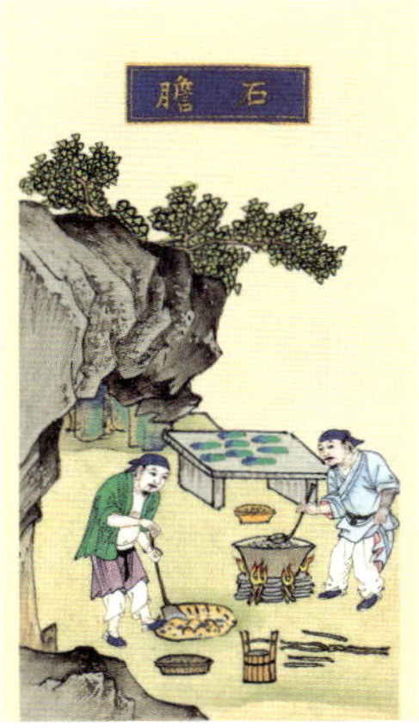

图 9-139-7　石胆《雷公》

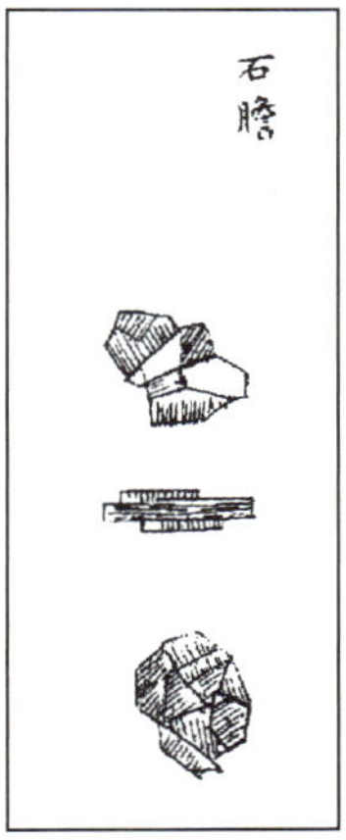

图 9-139-8　石胆《原始》

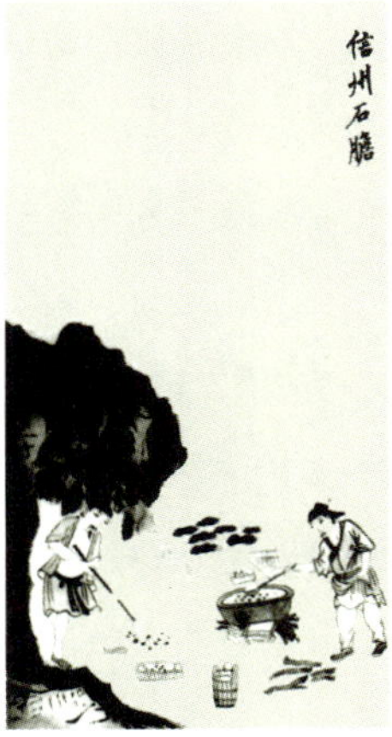

图 9-139-9　信州石胆《草木状》

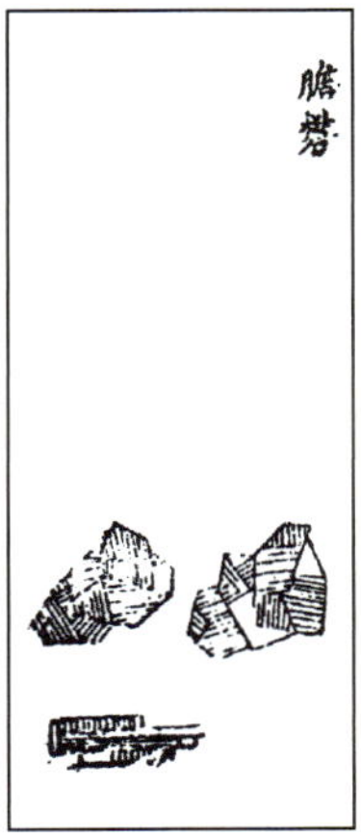

图 9-139-10　石胆《汇言》

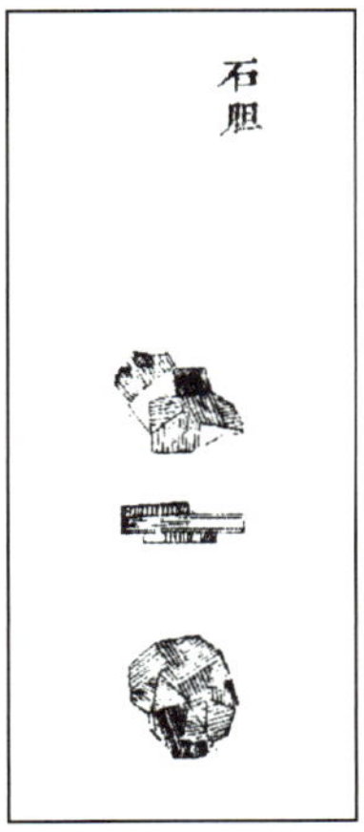

图 9-139-11　石胆《类纂》

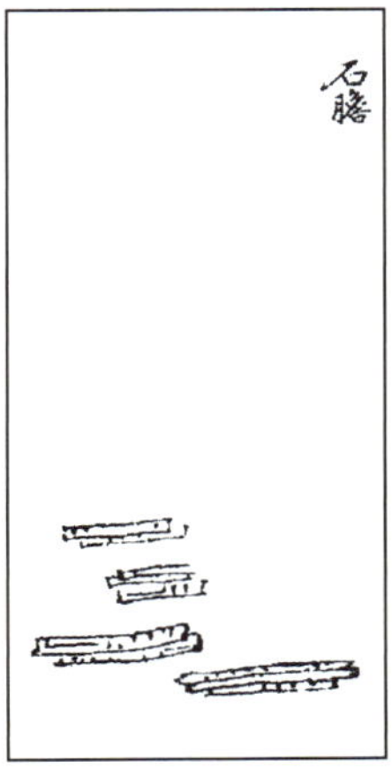

图 9-139-12　石胆《图说》

前辈传帐带散，惟白矾一味，然或时不尽验。辛丑岁，余侍亲自福建还，沿途多此证，至有合家十余口一夕并命者。道路萧然，行旅惴惴。及抵南浦，有老医教以用鸭嘴胆矾研细，以酽醋调灌。归途恃以无恐，然亦未知其果神也。及先子守临汀日，铃下一老兵素愿谨，忽垂泣请告曰：老妻苦喉闭，绝水粒者三日，命垂殆矣。偶药笈有少许，即授之。俾如法用，次日，喜拜庭下云：药甫下咽，即大吐，去胶痰凡数升，即瘥。其后凡治数人，莫不立验。**《药性解》卷一：**胆矾之功，大抵与白矾相类。惟能止惊，为少差耳。**《本草述》卷五：**胆矾之气味，《本草》谓其酸辛寒，在后学亦多以为寒矣。至味则有或言酸，或言辛者，然不如《日华子》之专言酸涩也。细味之，唯有酸涩，而涩味犹较胜也。据其气味，乃是阴不得阳以畅，阳即不得阴以和，总未离于出地之初气耳。故以此对待相火之上逆，而化为风之淫者。观其色青，而其味酸涩，似独全乎出地风木之气化，而还以收降其风邪者也。第风木之用，以升出为其能达阴于阳，而酸收乃其体之根于最初者耳。有收敛于阴，乃能宣散于阳。方书用兹味如治胀满黄疸，及去齿风、缠喉风等证，似皆由收敛以致宣散之功。不然，则是无体而求其达用，岂不难哉？第详《本经》所主治明目，目痛及诸痫痉，女子阴蚀痛，并崩中下血等证，是皆治风木之为病，一一的对者也。乃时珍说不及此，而止以喉痹为言，即方书于《本经》所言诸证，并不用及兹味，即用于风痰之治亦鲜见者，何哉？然即喉痹一证用之，亦宜审处。在娄全善有云：喉痹恶寒者，皆是寒折热，寒闭于外，热郁于内，切忌胆矾酸寒等剂点喉，反使其阳郁不伸，为患反剧。若然，则此味宜于喉闭及缠喉风者，乃治阴不能蓄阳之痹，是为风淫，属不恶寒之喉痹也。其不宜者，乃不治阳不能达阴之痹，是为风虚，正属恶寒之喉痹，正全善所谓切忌者也。盖此味在时珍云入手少阳，能散风木相火，故其治上壅之风痰，及喉痹鼠漏，皆少阳相火之为患也。如恶寒之喉痹，原因郁热，非属相火，宜消阴伸阳，不宜收阳助阴，实时珍论治斯证，亦未精悉至此也。投剂者可得卤莽乎哉？**《本草求真》卷三：**胆矾专入肝胆，兼入肺脾。又名石胆，产于铜坑之中，得铜精气而成。味酸而辛，气寒而涩，功专入胆，涌吐风热痰涎，使之上出。盖五味惟辛为散，惟酸为收，五性惟寒胜热，风热盛于少阳，结为痰垢，汗之气横而不解，下之沉寒而益甚。凡因湿热淫火，提出病要。见为阴蚀崩淋，寒热风痰毒气，结聚牢固，见为咽齿喉痹乳蛾，风热痰垢结聚，见为咳逆痫痉，目痛难忍，及金疮不愈。诸毒内闭胶结，见为虫痛牙疳，种种等症，服此力能涌吐上出，去其胶痰，化其结聚，则诸症悉除。故古人之治喉痹乳蛾，用米醋煮真鸭嘴胆矾为末，醋调探吐胶痰即瘥。又治紫白癜风，同牡蛎生研，醋调摩之即愈。又治胃脘虫痛，以茶清调胆矾末，吐之即除。又治马牙疳，红枣去核，入胆矾煅赤，研末敷之，追出痰涎即效。百虫入耳，用胆矾和醋灌即出。诸症皆因风热在膈。按此功端涌吐，何书又言酸寒能收，不知书言收敛，乃是取辛，收其热毒，上涌而出。非以收其入内，而不宣散出表之意也。以散为收。凡书所论药性，每有以收为散，以散作补，不为剖析明白，多有意义难明，以致用之者之误耳！磨铁作铜色者真，形似空青鸭色为上。市人各以醋揉青矾伪之。畏桂、芫花、辛夷、白薇。凡用吐法，宜先少服，不涌渐加之。仍以鸡羽撩之，不出，以齑投之，不吐再投，且投且探，无不吐者。吐至瞑眩，慎勿惊疑，但饮冷水、新水立解。强者可一吐而安，弱者作三次吐之。吐之次日顿快，其邪已尽。不快，则邪之引之未尽也。吐后忌饱食酸咸、硬物、干物、肥油之物。并忌房室、悲忧。

【附方】**《药性粗评》卷四**：齿落更生。凡患齿痛及落尽，以石胆研末，用人乳调涂齿，一日三四，其痛自止，以搽所落孔中，亦日三四，每日温水漱净，再搽百日后，其齿复生，生则药止不用。痈肿诸毒。以石胆研末傅之，不过三四度，立差。

《太乙仙制本草药性大全·本草精义》卷六：齿痛及落尽。细研石胆，以人乳汁和如膏，擦所痛处齿上或孔中，日三四度，止痛，复生齿，百日后复故齿乃止，每日以新汲水漱令净。〇治甲疽。以一两于火上烧令烟尽，碎研末傅疮上，不过四五度立差。〇一切毒。以为末，用糯米糊丸如鸡头实大，以朱砂衣，常以朱砂养之，冷水化一丸立差。〇口疮众疗不效。用半两，入银埚子内火煅通赤，置于地上出火毒一夜，细研，每取少许傅疮上，吐酸水清涎甚者一两上便差。〇初中风瘫缓。一日内细研如面，每使一字许，用温醋汤下，立吐出涎渐轻。

《本草汇言》卷一三：治大人小儿风痰。用鸭嘴胆矾七分，小儿二分，温醋汤调服，立吐出涎，便苏。谭氏方。〇治风眼赤烂。用鸭嘴胆矾三钱，食盐一钱，纸裹，火烧赤，研匀。每日取五分，泡汤一碗，随时洗眼。《眼科经验方》。

食盐《别录》

【集解】**《太平御览》卷八六五**：《书》曰：青州，厥贡盐、絺。又曰：功衰，食菜果，饮水浆，无盐酪不能食。食盐酪可也。功衰，齐斩之末也。酪，酢截。〇《说文》曰：盐，咸也。盐池，河东盐池袤五十里，广六里，周一百十四里。戴廷之《西京记》曰：盐生水中，夕取朝复，千车万驴，适意多少。卤，西方盐也。东方谓之斥，西方谓之卤。醝，咸也。河内谓之咸。又曰：天竺国出黑盐。〇《后魏书》曰：世祖南伐，遣李孝伯赐刘义恭等盐各九种并胡豉。孝伯曰有后诏，凡此诸盐，各有所宜。白盐、食盐，主上自所食。黑盐，治腹胀气满，末之六铢，以酒下。胡盐，治目痛。戎盐，治诸疮。赤盐、驳盐、臰盐、马齿盐四种，并非食盐。又曰：忽吉国水气咸，凝盐生树上。《抱朴子》曰：作赤盐法，用寒盐一斤，雨泥一斤，内铁器中，以为水烧，皆消而赤也。又曰：盐山二岳，三色为质。赤者如丹，黑者如漆，大小从意，

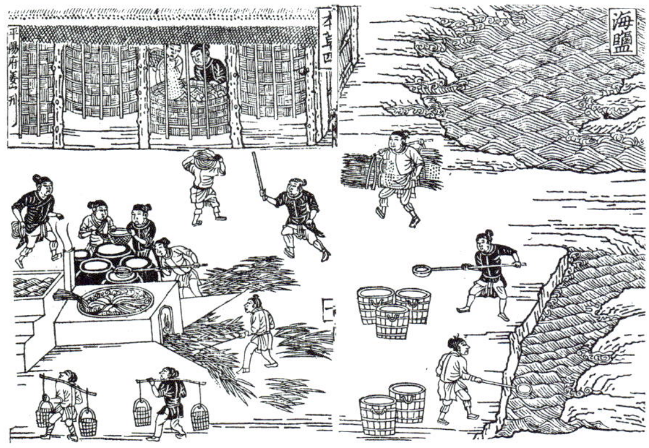

图 9-140-1　海盐《图经（政）》

镂之写物，赤与黑者皆小，惟白大，或如篋箱，从人所为形也。作兽辟恶，佩之为吉。或治为鸟兽以佩之。戎盐可以疗疾。四方皆用白者作散，以除头风。以其出胡国，故言戎盐也。〇《凉州记》曰：有青盐池出盐，正方半寸，其形似石，甚甜美。〇《益州记》曰：汶山、越嶲，煮盐法各异。汶山有咸石，先以水渍，既而煎之。越嶲先烧炭，以盐井水沃炭，刮取盐。〇《荆州记》曰：盐水自凝，生伞子，盐方寸，中央隆起，形如张伞。**《神农本经会通》卷六：**《图经》曰：卤碱，生河东盐池，盖下品所著，此是卤碱土。今人熟皮用之，斯于碱地掘取之。大盐，即河东印盐，人之常食者，形粗于末盐，似今解盐。解盐，解人取盐于池傍耕地，沃以池水，每南风急，则夙昔成盐满畦，彼谓种盐。泽盐，今温、台、福、广诸州官场煮海水作之，以给民食者，医方谓海盐是也。西羌山盐，胡中木盐，即下条云光明盐，生盐生州。戎盐，生胡盐山及西羌北地，下品所著。北海青，南海赤者，是也。青盐，医家治眼及补下药多用之，疑此即戎盐。而《本经》云：北海青，南海赤，今青盐从西羌来者，形块方棱明莹，而青黑色，最奇。北胡来者，作大块而不光莹，入药差劣。北胡又有一种盐，作片屑如碎白石，彼人亦谓之青盐。光明盐，又阶州出，一种石盐，生山石中，不由煎炼，自然成盐，色甚明莹，彼人甚贵之。云光明盐医方所不用，故不能尽分别也。绿盐，以先光明盐、硇砂、青铜屑，酿之为块，绿色，真者出焉耆国，水中石下取之，状若扁青、空青。

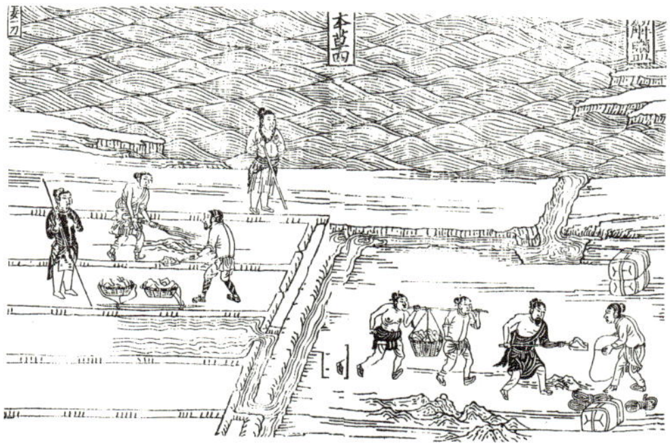

图 9-140-2　解盐《图经（政）》（1）

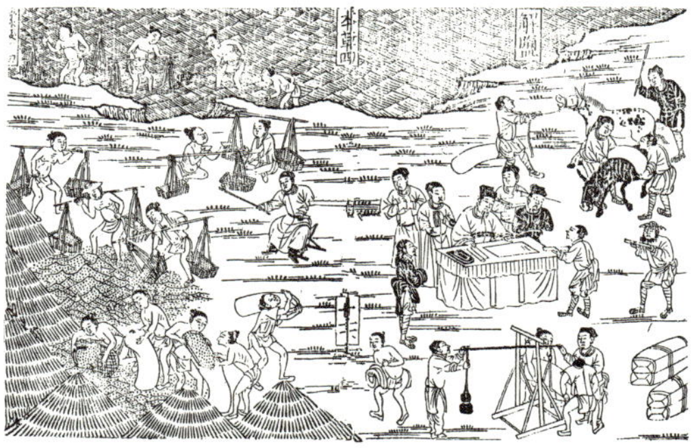

图 9-140-3　解盐《图经（政）》（2）

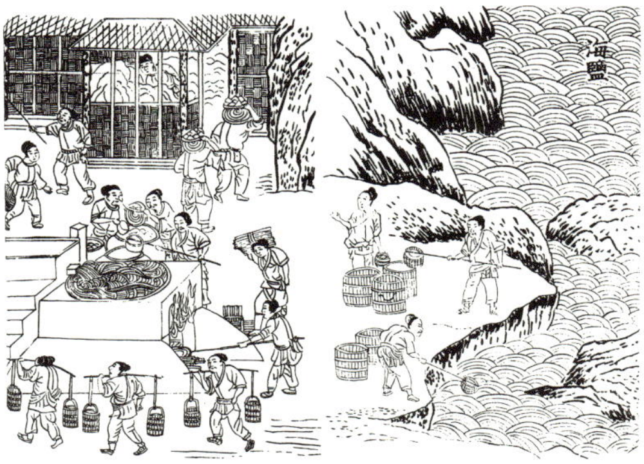

图 9-140-4　海盐《图经（绍）》

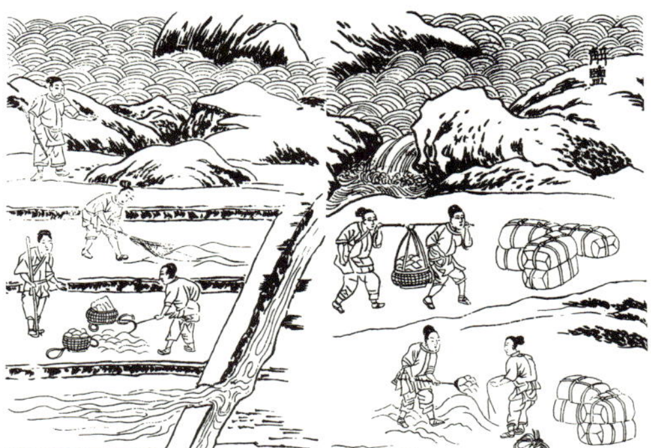

图 9-140-5　解盐《图经（绍）》

【修治】**《药性会元》卷下**：煅过用。**《医宗粹言》卷四**：死盐法用砂锅一个，安杏仁一个在底，却入盐八分，按实，瓦盖，大火溶作汁，倾入铁槽成锭。**《本草原始》卷八**：须以水化，澄去脚滓，煎炼白色，入药乃良。

【气味】味咸，温，无毒。《千金要方》卷二六。大盐，味甘咸、寒、无毒；食盐，味咸、温、无毒。《绍兴本草》卷三。

【主治】杀鬼蛊邪注毒气、下部疮、伤寒寒热，能吐胸中痰澼，止心腹卒痛，坚肌骨。不可多食，伤肺喜咳，令人色肤黑，损筋力。扁鹊云：盐能除一切大风疾痛者，炒熨之。黄帝云：食甜粥竟，食盐即吐，或成霍乱。《千金要方》卷二六。通利大小肠并肾气。小便不通，以盐安脐上，艾灸之即通。心腹疼冷者，青布包裹，炒盐熨之。《日用本草》卷八。主肠胃中结热良方，治胸膈内喘逆妙剂。疗齿缝中血，食吐呕来红。《太乙仙制本草药性大全·仙制药性》卷六。

【发明】**《本草衍义》卷五**：食盐，《素问》曰：咸走血。故东方食鱼盐之人多黑色，走血之验，故可知矣。病嗽及水者，宜全禁之。北狄用以淹尸，取其不坏也，至今如此。若中蚯蚓毒，当以盐洗沃，亦宜汤化饮汁。其烧剥金银，熔汁作药，仍须解州池盐为佳。齿缝中多出血，常以盐汤嗽，即已，益齿走血之验也。**《本草衍义》卷六**：大盐，新者不苦，久则咸苦。今解州盐池所出者，皆成子，其形大小不等，久亦苦。海水煎成者，但味和。二盐互有得失。入药及金银作，多用大盐及解盐。傍海之人多黑色，盖日食鱼盐，此走血之验也。齿缝中血出，盐汤嗽之，及接药入肾。北虏以盐淹尸使不腐。**《绍兴本草》卷三**：大盐，即河东印盐也。生池泽中，成块而大，

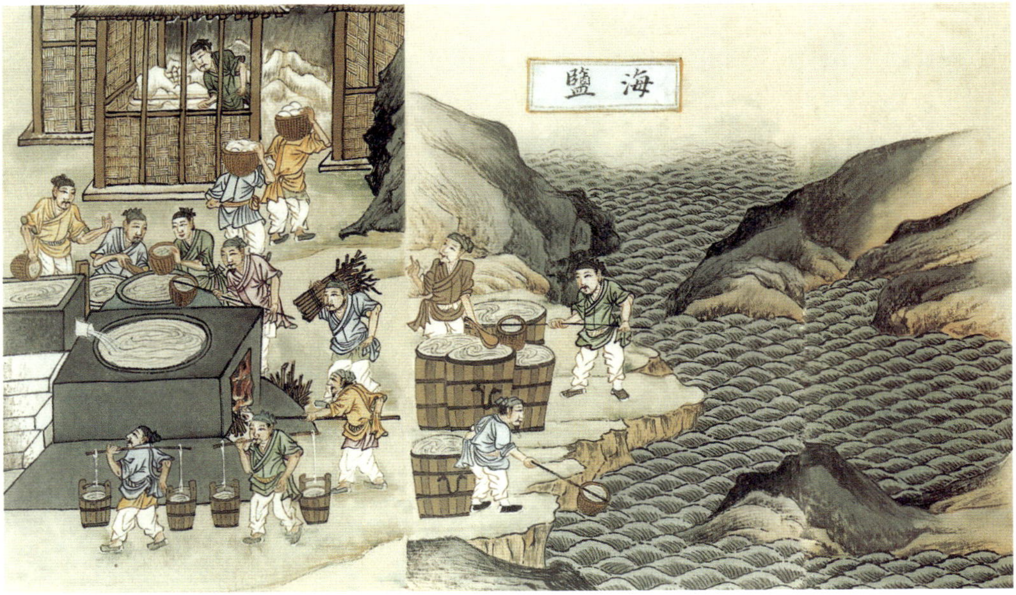

图 9-140-6　海盐《品汇》

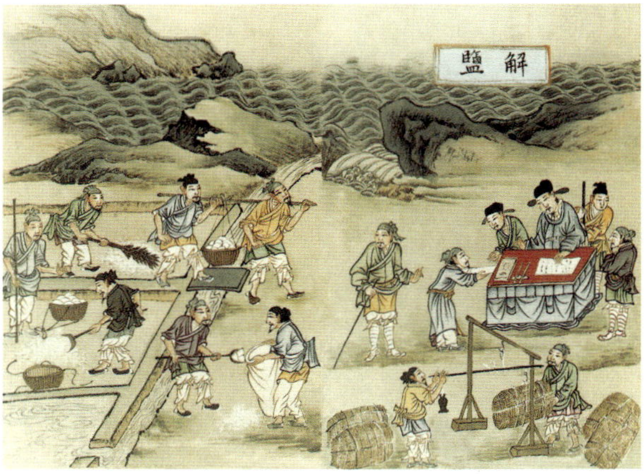

图 9-140-7　解盐《品汇》

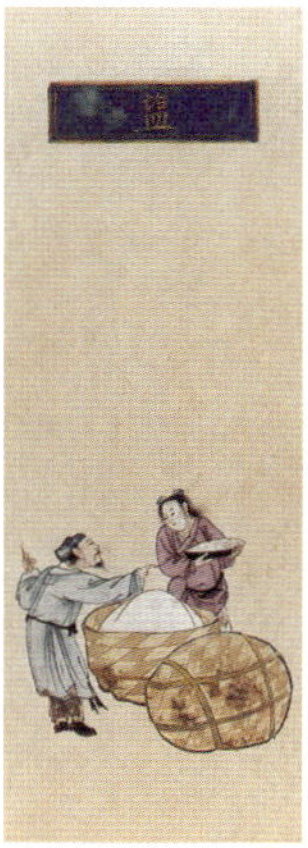

图 9-140-8　盐《食物》

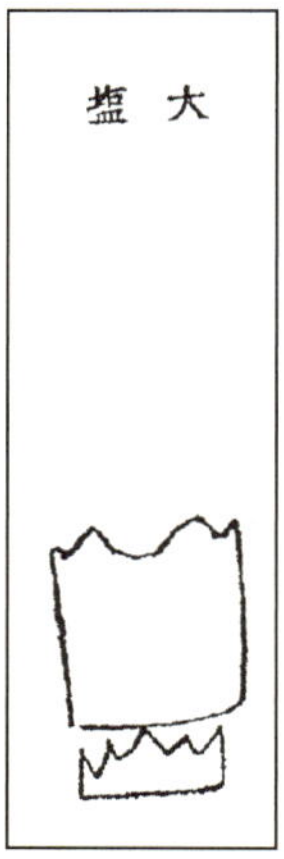

图 9-140-9　大盐《太乙》

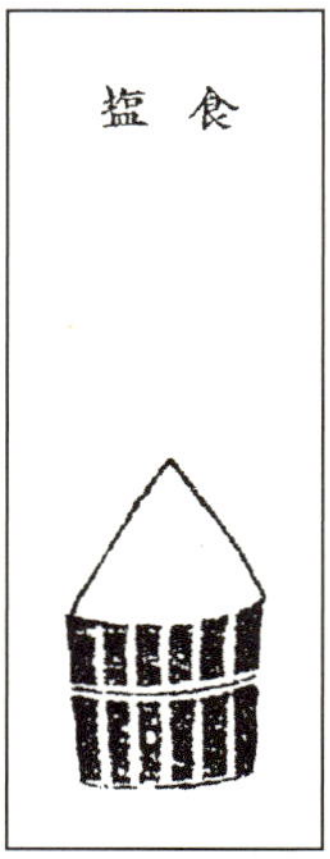

图 9-140-10　食盐《太乙》

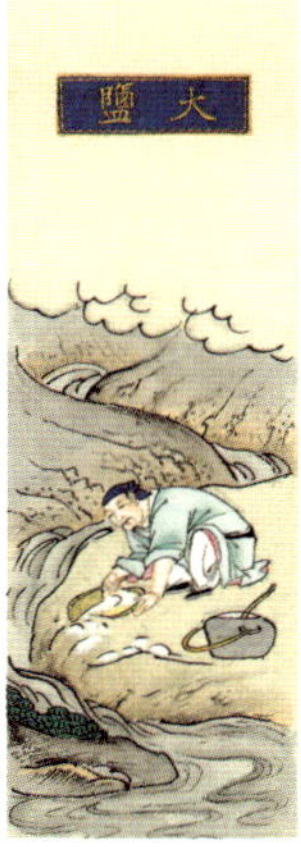

图 9-140-11　大盐《雷公》

然与解盐大同小异尔。以其治肠中结热，故《本经》称为性寒。其食盐多食皆能取吐，今《本经》云令人吐者，盖亦谓过多所致。当从味甘咸、寒、无毒是也。○食盐其种有三，谓解盐、海盐及蜀井盐也。其采取造作之法，《图经》载之详矣。自余外国等盐，种类甚多。大要食盐三种，主疗功力并同，俱性温、无毒。《本经》云多食伤肺、喜咳，盖谓味极浓厚而食之过其节也。或云有小毒者，非也。今当从味咸、温、无毒是矣。**《医说》卷四：**齿缝出血不止，他药不能治者，盐主之。《素问》云盐胜血故也。《兰室宝鉴》用麦门冬煎汤漱之亦良。**《本草纂要》卷九：**是故咸入肾，惟盐可以补肾；若多咸亦能伤肾。大抵盐之咸，咸自水生，而又咸从火化；然从火固能实脾，自水有能补肾，但不可多食，多食亦伤肾矣。**《药性解》卷一：**食盐之咸，本归肾脏，肺即其母，肝即其子也，故并入之。本草云：多食伤筋损肺，水肿及咳嗽血虚者忌之，何也？盖以咸走肾，过多则肾不能胜而受伤。于是盗食母气，而肺气亦损，肺损则金还克木，夫肝主筋而藏血，

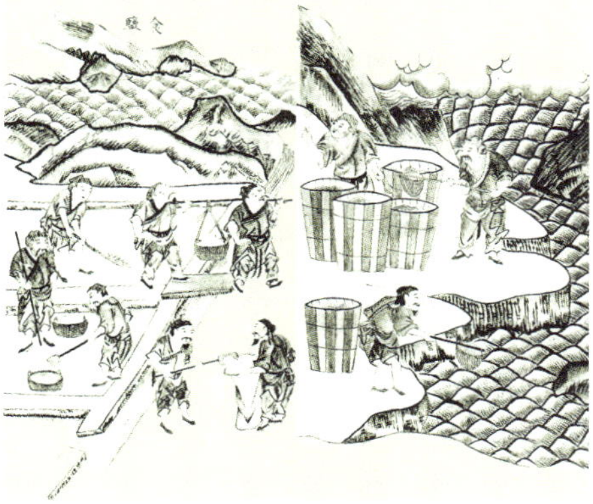

图 9-140-12　食盐《精绘》

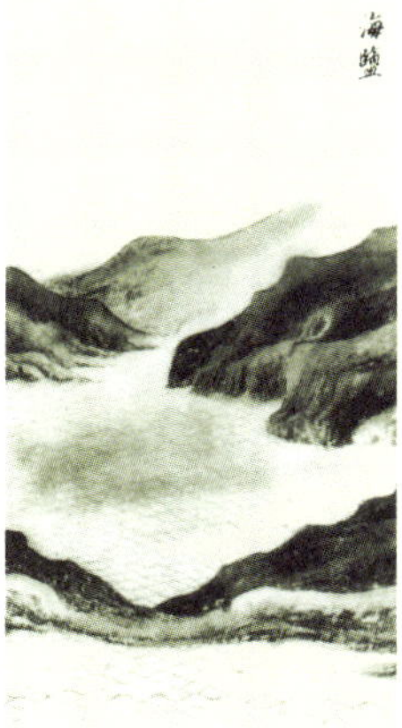

图 9-140-13　海盐《草木状》

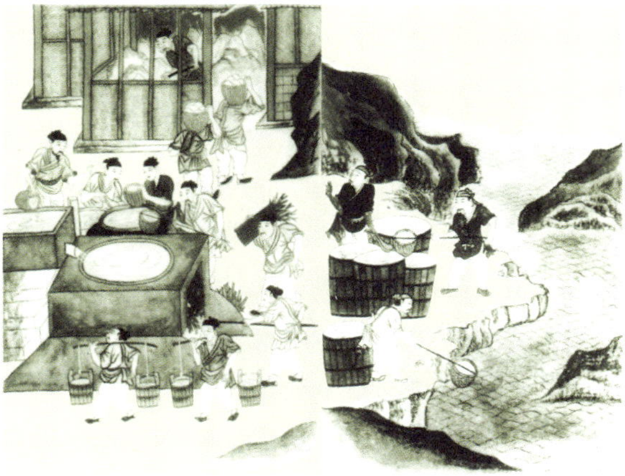

图 9-140-14　造盐法《草木状》

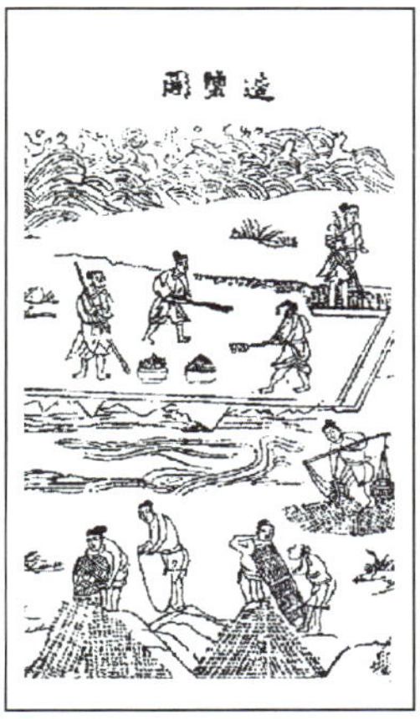

图 9-140-15　造盐图《汇言》

肺主咳嗽而生水，数症之来，宁能免耶？**《本草经疏》卷四**：盐禀水气以生。《洪范》：润下作咸。《素问》：水生咸。此盐之根源也。《本经》味咸。《别录》咸温无毒。察其本具气味，则是咸寒，而非温也。气薄味厚，阴也，降也。入足少阴，亦入手少阴、足阳明、手太阴阳明经。其主肠胃结热，喘逆胸中病及伤寒寒热者，皆热邪在阳明也。《经》曰：热淫于内，治以咸寒。正此之谓也。《五脏苦欲补泻》云：心欲软，急食咸以软之，以咸补之。心虚则邪热客之而卒痛，咸寒能除热补心，故主心腹卒痛也。凡湿热在下焦，则为疮；留着经络，则肌骨软。咸寒能除湿热，故主之也。或以为咸能软坚，又何以坚肌骨？不知肌骨软缓，皆湿热所致，《经》曰：热则骨消筋缓。又曰：体重胕肿，肉如泥，皆属于湿。如夏月湿热大盛，则肉食易于溃散，得盐性之咸寒，乃能坚久不腐也。咸味涌泄，所以能吐胸中痰癖，及鬼蛊邪疰毒气，悉皆吐出也。多食伤肺喜咳者，肺主清肃，多食则咸味渍入肺窍，故令咳也。《日华子》以之助水脏，及霍乱心痛，金疮，

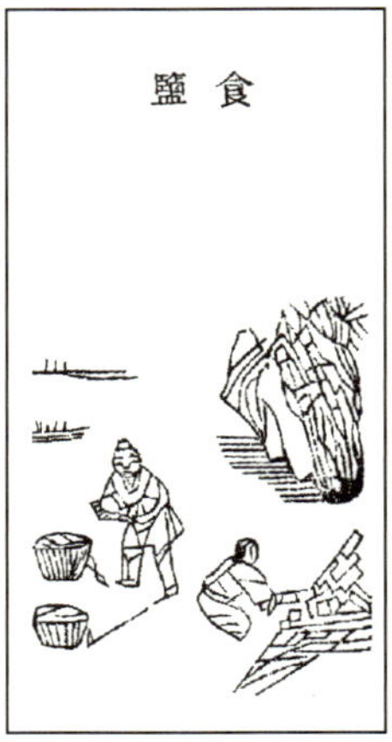

图 9-140-16 食盐《备要》

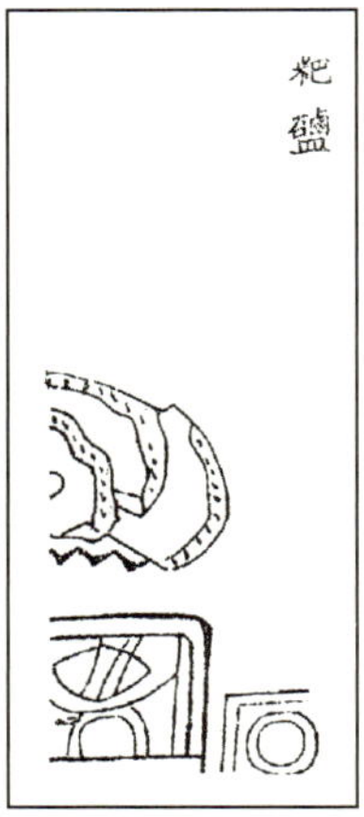

图 9-140-17 食盐《草木典》

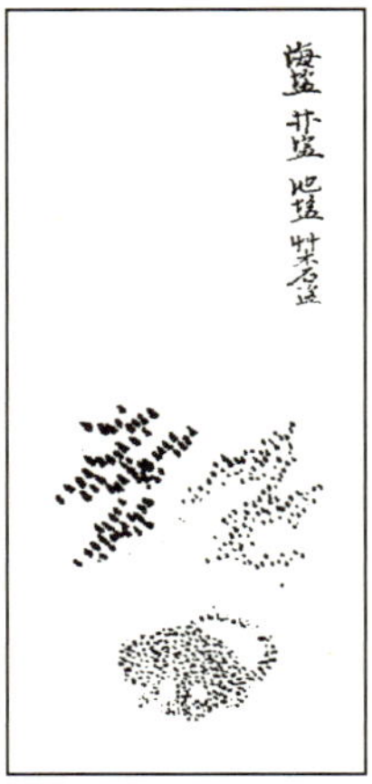

图 9-140-18 海盐、井盐、池盐、草木石盐《图说》

明目，止风泪邪气，一切虫伤，疮肿，火灼，通大小肠，疗疝气。诸治悉取其入肾入心，走血软坚，除热润下之功耳。**《本草汇言》卷一三：**《日华》和阴回阳，藏器引吐，化食消癖，《别录》定疝，去风热，明目疾，时珍开关格，朱震亨利二便之药也。《经》曰：热淫于内，治以咸寒，正此之谓也。缪氏且人之受命，非饮食不生，非蔬菜不养。蔬菜非五味不为羹，五味无盐则不能调剂以奉养生身。故《周礼》盐人掌盐之政，以供祭祀，羞王公，上裕国计，下济民生，其用非浅小也。方药需用甚多，而奏效亦复不少，今发吐药用之者，咸引水聚而上逆也；化食药用之者，咸通停滞而润下也；消癖药用之者，咸能去垢而逐积也；定疝药用之者，咸能止暴而缓急也；和阴回阳用之者，咸能升清降浊，逐邪以辅正也；去风热用之者，咸为水母，水化而风热自降也；明目疾用之者，咸为水精，目为水神，精与神合而目自明也；利二便用之者，咸能润下而通结也；诸痈疽肿毒用之者，咸走血而解毒也；诸蛊毒及百虫咬伤用之者，咸能解蛊毒，咸能杀虫毒也；开关格用之者，咸气上升而咸味下降，升上而复降下，关格安有不通者乎？**《分部本草妙用》卷六：**食盐之咸，本归肾部，肺母肝子，故并入之。《本草》云：多食伤筋损肺，水肿咳嗽，血虚者忌之。何也？食过多，则肾不能胜而受伤，于是盗食母气而肺损，肺损则金还克木，肝主筋而藏血，肺主咳嗽而生水，数症之来，宁能免耶？**《本草述》卷六:**盐本于润下之水而作咸。《经》曰：在天为寒，在地为水，在人之藏为肾。肾水为人身之元阴，而元阳出焉。李东璧氏谓盐为百病之主，百病无不用之。洵然哉！《经》曰：水火者，阴阳之征兆也。先明水火之相胜，即明水火之相济，然后阴阳之合而分，分而合者可明。如是而后盐之能主百病者，乃可明也。《经》曰：南方赤色，入通于心，其味苦，其类火。又曰在天为热，在地为火，在脏为心。更曰热伤气，寒胜热，苦伤气，咸胜苦，是非水之胜火乎？然心虚即以炒盐补之，其义正可思也。《经》曰：心者，生之本，神之变也。其充在血脉，为阳中之太阳，通于夏气。若然，则谓气者，火之灵是矣。然曰充在血脉，则所谓火之灵者，岂徒在气乎？《经》曰：心生血，谓离中有坎也。血固水所化，盐之气味咸腥，人之血亦咸腥，取盐入生血之心，非同气相求欤。心虚者血脉不充也，血脉不充，而后阳偏胜，《经》所谓壮火食气，热伤气，苦伤气也。以炒盐之咸补其血，则火得水济，而阳不偏胜。《经》所谓少火生气，寒胜热，咸胜苦也，是又不徒益血，而且益气，所谓相胜而乃以相济者也。《经》曰：血者，神气也。又曰：心之病在五藏，夫五脏属阴气主之，能使心充于血脉，而五脏之阴气不伤，则阴为阳之守者，六腑胥受其益。然则盐为百病之主者，不其然欤。试以脏言之，如中土脾胃，乃水火藉之以达其化者，如《经》云脾色黄，宜食盐。启玄子曰：肾为胃关，脾与胃合，故假咸柔软以利其关，关利而胃气乃行，胃行而脾气方化，若然，是脾之宜咸者，即以利胃。推之六腑之益，先因于各脏者，又可知矣。如《本经》治肠胃结热，又霍乱，如伤食，如腹胀满类，皆可推脾与肾同气以求之矣。如吐胸中痰澼，及一切时气风热痰饮，缘胸中为肺所治，而痰饮诸证，乃元阳不得元阴以化，故液结为痰耳。其能吐者，元阳得阴以化，固不徒以涌泻为功也。至于能通大便，亦当推肺与肾同气以求之矣。又如除风邪，止风泪邪气，疗疝气，并目病之因于肝眚者，皆能使元阳得化于元阴而治之，至胆为中精之腑，亦当推肝与肾同气以求之矣。更利小水证，固心与小肠、肾与膀胱，皆以同气相求者，是又何疑之有？大都《经》所云五藏之阴气不可伤，伤则失守而阴虚，阴虚则无气，无气则死，盖谓阴为阳守，阳失所守而亢，则无气而死也。第即盐之为治百病主者，以明其义，见经脉之元，不可使有伤，当就元阴以保元阳，可举一盐之治，通于他味，不谓盐之能兼济也。东壁氏谓其能凉血润燥，其说信然。但未能达于益阴气之义，似于为治百病之主者，尚未能畅其所以然耳。**《本草新编》卷五:**盐有五色之异，惟青盐最佳。味咸，气寒，无毒。堪洗下部疮，能吐中焦痰澼，苏心腹卒痛，塞齿缝来红，驱蚯蚓毒伤，杀鬼蛊邪疰。少用，接药入肾；过多，动咳伤金。走血损筋，黑肤失色。水肿宜忌，咳嗽须禁。〇青盐益气，去气蛊，明目，却目疼，止吐血，坚筋骨尤胜，各盐最能益人，以咸走肾也。况盐能软坚，故又补而兼攻。肾有补而无泻，盐补肾而不泄肾，故肾虚者不忌盐。然而水肿之人，亦肾虚也，何以忌盐乎，似乎盐亦泻肾也。不知水肿之病，乃土克水也。土克水，惟宜恶土，而何以恶水。水，阴物也。土，亦阴〔物〕也。盐补肾必补阴，故走肾而必兼走脾。水肿之病，乃阴虚之至也。盐补肾，自然直入于肾。然而脾亦欲得盐以相资，盐不得已欲分味以与脾，而肾又不肯与脾也。于是，肾与脾相战，而水症不能愈，即愈者，必且重发而不可救，以脾之益怒而不可解也。然则水肿之忌盐，非盐之泻肾亦明矣。〇或问：《内经》有云：(盐)〔咸〕走血，血病无多食(盐)〔咸〕，多食则脉凝泣而色变。盐非咸乎。吾子何以未言也？曰：人生斯世，不能舍五味而资生。不食盐，安能增益肾水乎。况吐血、衄血、便血之后，所亏者，正咸味也。使禁之而不食盐，又将何物以助其生血、生精乎。然则《内经》之言不足尽信乎？亦非也。盖《内经》言其常，而余言其变。况《内经》亦止教人无多食盐，非教人尽忌盐也。今世医人，一见血症，毋论其虚实初久，一概禁人不得食盐，与水肿禁盐若同，往往人益病而血愈多。此过忌盐之失，予所以因问而增入之，愿人勿固执《内经》以治血症也。**《本草从新》卷五：**浙西将军中蚯蚓毒，每夕蚓鸣于体，一僧教以盐汤洗身，数日而愈。定痛止痒，体如虫行，风热也，盐汤浴三四次佳。亦治一切风气。凡汤火伤，急以盐末掺之，护肉不坏，再用药敷。洗目去风。凡痰嗽哮证，盐能伤肺。血病消渴走血渗津。及水胀，俱大忌。或引痰生，或凝血脉，或助水邪，或损颜色，或伤筋力。故西北人不耐咸，少病多寿，东南人嗜咸，少寿多病。嘉言曰：《经》

谓味过于咸，大骨气劳。以食盐过多，峻补其肾，腰骨高大之所，其气忽积，喜于作劳，气即勃勃内动则精关勃勃欲开，虽不见可欲，而不觉关开莫制矣。尝见高僧高道，栖真习定，忽焉气动精倾，乃知味过于咸。大骨气劳之说，不尽关于情欲也。《经》谓强力入房，肾气乃伤，高骨乃坏。此固嗜欲无节者之本病，奈何清修卓练之士，每于蔬菜间多食咸，藏厚味以亏道体，无有以《内经》之理一陈其前者？及病已成而食淡斋，长年累月自苦，亦足补偏救弊，然不如当日味勿过咸之超矣。**《医林纂要探源》卷三**：所出不一，性味亦稍异，咸其大体然耳。天津、长芦、淮、浙、广、闽盐出于海，四川、滇黔盐出于井。色皆有白、黑。山西解州，陕西宁夏，盐生于池，有红色，或洁如水晶。此其大者，而陕之阶成，则生于山岸，西戎则生于平土，其色青。苗蛮有生于草木上者，此又不可胜穷也。淮、浙之盐，皆煎成，须收以皂荚，故味微辛。而淮盐甘，浙盐苦，则又因方所不同。闽盐晒成，其形方块如石子，味最甘。广盐或煎或晒。淮上亦有晒者，然不及闽之甘。解池盐待风刮而成，味兼苦辛，如朴硝，且易成水，故不坚固者，谓之盬盐，即池盐也。石盐、草木之盐，皆不事煎炼。熟，炒过。用补心，安神止妄。治笑病不休，神多妄者，心以虚灵不滞，而能泛应，一有所滞则坚结一向，而神妄注于偏矣。故必以咸之软坚者，为能补其虚灵泛应之体。凡七情之伤，皆本于心之偏滞，此心之正不足，非邪有余。由是以推，则心偏怒偏哀偏恐，皆当以咸软之，又不惟好笑一端矣。活血去瘀。心用血而生脉者，心虚则不能用血，血妄则自生热，而或瘀，或逆，或涸，以不会膈俞，不为心用。炒盐之软坚，能治转筋霍乱，攻核结积聚，吐顽痰，醒醉，瀹三焦水道，通利二便，排经脉壅滞，溃散痈疽。外用熨身，可去寒湿风痹，消肿散血，止痛定痒，此皆活血去瘀之功。即补心以用血通脉之功也。凡心火安足，则神明四彻，血脉流通而不热。心火不足，则相火无君，而妄热自内生，以有血热血妄，血瘀血逆，血涸结聚，壅肿诸病。若外火乘心之不足，则外邪有余，而有霍乱便闭，吐泻转筋，烦闷作渴，变而疟痢诸病。人知为邪火之有余，不知为心火之不足，故咸以补心之说，鲜有能发明者。生用泻肾，坚骨固齿。泻肾软坚，而能坚肾固齿，何也？曰：凡补者，补不足。泻者，泻有余。不足者，正不足。有余者，邪有余。凡禁固凝聚而不当者，皆为肾邪。邪有余，则水反生热，而骨不坚，故泻肾软坚，正以坚其所当，坚使邪不干正也。凡泻水者，皆能补心，凡泻火者，皆能补肾。咸泻水，即泻肾补心也。苦泻火，即泻心补肾也。降逆消痰。润下渗湿之性然也。血病无多食咸。以过于走渗，则耗津液。哮喘、消渴、水肿者忌之。补心泻肾，则不益于肺，肺喜清肃，宜淡而不宜咸。水肿者，脾之濡也。咸软则益之濡滞。○凡入肾之药，多用盐引，用其趋下之性耳。以为补肾，则误矣。**《重庆堂随笔》卷下**：盐味最咸，《泰西水法》云：辛甘酸苦皆寄草木，独咸寄于海水，而海水不冰者，海水咸也。故曰咸者生于火也。火燃薪木既已成灰，用水淋灌即成灰卤，燥干之极，遇水即咸，此其验也。愚谓惟其属火，故生物遇火即死，盖体润而用燥之物也。古人但云咸能软坚，咸能润燥，而不知咸能坚软，咸能燥湿。试观一切易腐之物，得盐腌之，即坚干而可经久。凡盐仓工作之人，从无患脚气者，以其日践于盐地，故湿气不能病也。然燥物遇咸则润，故盐能烂铁，是软坚也，湿物遇咸则燥，故盐能干液而坚软也。味过咸即渴者，干液之征也。既能干液，则盐味属火无疑。燥湿坚软，固其宜矣。但味虽属火而性下行，虚火上炎者，饮淡盐汤即降，故为引火归元之妙品。吐衄不止者，盐卤浸足立愈。**《调疾饮食辨》卷一**：盐生于海，生于池，生于崖、井，总不外《洪范》润下作咸之理。而草、木、土、石本备五味，草、木、土、石之酸、甘、辛、苦既所习见，而又何异乎咸？独是五味分配五行，其入食品也，酸、甘、辛、苦可有可无，咸则日用所不可缺。酸、甘、辛、苦各自成味，咸则能滋五味。酸、甘、辛、苦暂食则佳，多食则厌，久食则病，病而不辍其食则夭；咸则终身食之不厌不病，虽百谷为养生之本，非咸不能果腹。《别录》所以云坚肌骨，《拾遗》所以云令人壮健也。而陶隐居乃云：西北人食不耐咸，故多寿少病；东南人喜咸，故少寿多病。悖理之言，至于此极。即《素问·异法方宜论》亦秖云东南人黑色疏理，病多痈疡，未尝言少寿也。而西方、北方亦必云病生于内，或藏寒生满病，未尝言不病而多寿也。全文已载卷首，可查阅。使果北人必嗜淡，南人必嗜咸，何一母所生，其食性即不同？使果北人必寿，南人必夭，何一爨所供，其修短即悬绝？况欲以南北畛域齐亿兆人之嗜好，且齐其命数，不亦傎乎？试观力作之人多喜食咸，彼非咸则不能力作，肾之所以为作强之官也。咸走肾，咸补骨。令人壮健之说，岂不信哉。又牛马食盐则肥健，业弦高之业者，遇羸瘦老牛，每日饲之以盐。旬月之间，牛必肥健，得价倍之。是盐乃补肾上药，延寿金丹也。橐驼嗜盐故多力。畜艾豭者，每饲必以盐，故一日数交而不疲，皆咸补肾之力也。人与诸物，灵蠢之性虽殊，血肉之躯则一，取彼证此，理岂难明。我尝叹世间膏粱纨绔之子，见力作之人多喜食咸，彼则以食淡为高雅，食咸为村俗。视其形状懦弱尪羸，几于临风欲倒，而又多置妾媵，广田自荒；或且狎比娈童，狭邪渔色，必致精寒肾痿，不得不服补药、买春方。乌知有此绝妙春方而不能用，乃乞灵于鸦片、硫黄，以速其死，诚可悲而复可笑也。杏云老人治病五十年矣，除血症、水肿、消渴、喘嗽而外，从未一申食咸之禁。过咸则劫血，又生水，又伤肺，故此数种病，食物宜比平人略淡。盖他物恐其过食，此则万不能过也。彼嗜咸者遇咸物，正其本性，且太咸亦不能食。嗜淡者遇咸物，自不肯入口，安俟医人之琐琐哉。

【附方】**《药性粗评》卷四**：心腹绞痛。以炒盐半升，敷脐上，用熨斗熨之，自住。如干霍乱心腹绞痛者，以盐一大匙，炒令黄，入童子小便一升，温和服之，须臾吐下，自愈。齿断宣露。凡患牙齿不固，致断宣露者。每旦洗面时以食盐一捻入口中，含热水遍齿，漱之百遍，不过五六日，齿即牢密。胸中痰癖。凡患心腹积块，及老痰成癖者。以盐一抄，置热水中一碗，顿服之，须臾吐出，病根愈。毒箭中伤。凡中毒箭，焮肿可惧者。以盐贴疮上，用艾灸盐三十壮，即差。

《太乙仙制本草药性大全·仙制药性》卷六：杀一切毒气鬼疰气，心痛中恶，或连腰脐者。盐如鸡子大，青布裹，烧赤投酒中，顿服当吐恶物。〇小儿卒不尿。安于脐中灸之。〇面上五色疮。盐汤绵浸搨疮上，已五六度易差。〇妇人隐处疼痛者。盐青布裹熨之。〇鬼疰尸疰，下部蚀疮。炒盐布裹坐熨之。兼主火灼疮。〇通大小便，小儿疝气并内肾气。以葛袋盛于户口悬之，父母用手捻料尽即愈。○小儿脐风湿。以〔盐〕二两，豉二合，相和烂捣，捏作饼子如钱大，安新瓦上炙令热，熨脐差；亦用黄蘗末傅之。○目中泪出不得开，刺痛。以盐如大豆许，内目中习习，去盐，以冷水数洗目差。○肝藏气虚，风冷抟于筋，遍体转筋，入腹不可忍。热汤三斗，入盐半斤，稍热渍之效。○胸中痰饮，伤寒热病，瘴疟须吐者。以盐末一匙，以水或暖汤送下，须臾吐下，明旦更服甚良。○妊娠心腹痛不可忍。以盐烧令赤，以三指取一撮，酒服差。○天行后两胁胀满。熬盐熨之；如小便涩，亦用熨脐下。○风身体如虫行。盐一斗，水一石，煎减半，澄清，温洗三四度。○治齿龈宣露。每旦捻盐入口中，以热水含漱齿，百遍即牢密。○逆生。以盐涂儿足底，又可急爪搔之，并盐摩产妇腹上。○毒箭。以盐贴疮上，灸三十壮差。凡疮癣初生。或始痛痒，嚼盐涂之妙。○中风，但腹切痛。以盐半斤，熬令水尽，着口中，饮热汤二升吐愈。○齿痛，其间出血极验。以盐末每夜厚封齿龈上，有汁沥尽乃卧，仍叩齿勿住，更久尤佳。忌猪、鱼、油菜等。○卒中尸遁。其状腹胀，气急冲心，或鬼起，或牵腰脊者，是服盐汤取吐。○得风觉耳中恍恍者。急取盐五升，甑蒸使热，以耳枕之，冷复易。○气淋。脐下切痛，以盐和醋调下。○耳卒疼痛。以盐蒸熨之。○手足忽生疣目。以盐傅疣上，令舌舐之。○卒喉中生肉。以绵裹筯头拄生盐揩六七次易。○金疮中风。煎盐令热，以匙抄，沥却水，热泻疮上，冷更着一日许勿住，取差大效。○治赤白久下，谷道疼痛不可忍。宜服温汤，熬盐熨之，又炙枳实熨之，妙。○蚯蚓咬。浓作盐汤浸身数遍差。浙西军将张韶为此虫所咬，其形似大风，眉鬓皆落，每夕蚯蚓鸣于体，有僧教以此方愈。○转筋。以作汤洗渍之。○心腹胀坚，痛闷不安，虽未吐下，欲死。以盐煎令消，顿服自吐下。○金中经脉伤皮，及诸大脉血出多，心血冷则杀人。宜炒盐三撮，酒调服。○蜈蚣咬人，痛不止。嚼盐沃上及以盐汤浸疮极妙。其蜈蚣有赤足者螫人，黄足者痛甚。○热病下部有虫生疮。熬盐绵裹熨之，不过三度差。○崔中丞炼盐黑丸方。盐一升，捣末，内瓷瓶中实，筑泥头讫，初以塘火烧，渐渐加炭火，勿令瓶破，候赤彻，盐如水汁，即去火，其盐冷即凝，破瓶取之。豉一升（熬焦），桃仁一大两（和麸炒熟），巴豆二大两，（去心膜，纸中熬令油出，须生熟得所，熟即少力，生又损人。）四物各用研捣成熟药，秤量蜜和丸如梧子大，每服三丸，皆平旦时服。天行时气豉汁及茶下，并得服后多吃茶汁行药力；心痛酒下，入口便止；血痢饮下，初变水痢后便止；鬼疟茶饮下；骨热，白蜜汤下，忌冷浆水。合药久则丸稍加令大。凡服药后吐痢勿怪，服药一日，忌口二日，吐痢若多即煎黄连汁服止之。平旦服药，至小食时已来，不吐痢者，或遇杀药人，即更服一两丸投之。其药冬中合，腊月尤佳。瓷合子中盛贮，以腊纸封之，勿令泄气。清河崔能云：合得此剂，可救百人。天行时气，卒急觅诸药不得，又恐过时，或在道途，或在村落，无诸药可求，但将此药一刀圭，即敌大黄、朴硝数两，曾试有效。宜行于闾里间及所使辈。若小儿、女子不可服多，被搅作耳。

《寿世保元》卷一〇：凡觉胸中酒食停积。或被人劝饮过多，一切诸物，心下胀满，只用盐花擦牙齿，温水漱下，不过三次，如汤泼雪，实时舒畅通畅也。〇洗眼。用盐揩擦牙齿，少时吐水，放掌中洗眼，夜见小字。此擦牙牙固，洗眼眼明。小便卒不通。炒盐纳脐中，即下。干霍乱。上不得吐，下不得利，出冷汗，气将绝，用盐一大匙，炒令红，童子小便一碗，二味温和服之，少顷吐下即愈。俗名绞肠痧腹痛。〇齿龈宣露。每旦捻盐纳口中，以热水含漱百遍，不过五日，即坚密。眼生浮翳粟翳，雾膜遮睛。取雪白盐生研少许，以大灯草蘸盐，轻手指定浮翳就点，凡三次，疼痛勿惊恐，屡效。面上酒刺，并酒齇鼻。切忌手搔手挤，只用无灰好盐炒过，如痒即将盐擦之，如出血出水，即将盐按在伤处止之，久即除根。蝎螫痛不可忍。以苦盐点大眼角，若螫左边点左，螫右边点右，或只以盐汤渍伤处，亦妙。妇人阴户极痒难忍。以盐涂之即已。寸白虫上攻心痛。用盐煮马齿苋一碗，入醋半盏，空心食之，少时虫下。脚气作痛。每用盐涂擦脚膝，至足甲，淹少时，却用热水泡洗即已。喉痹肿痛。用盐炒红，研末，吹患处，五七次，吐出涎即愈。

《本草汇言》卷一三：治中恶腹痛，或中蛊吐血，或中痰眩晕，或中食腹胀。用盐二两炒热，泡汤二钟，乘热饮之，得吐而愈。《肘后方》。〇治食积不化。取盐生用泡汤，乘热饮。〇治痰饮成癖。用盐五钱（炒），胆星、半夏各一两，干姜六钱，三味俱炒燥，研末，后和炒盐，神曲末打糊为丸，如梧子大。每早饭后服二钱，白汤下。《方脉正宗》。〇治男子疝核痛，妇人疝瘕痛。用盐三两炒热，熨小腹，其痛立定。《药性论》。〇治风热牙痛。用槐枝煎浓汤二碗，入盐二两，搅清，澄去底脚，用槐枝汤煮干，取白盐，日用擦牙。唐瑶方。〇治目昏生翳膜，大利老眼。用盐以百沸汤泡，澄去底脚，磁锅熬干，有白花起，入净磁瓶收贮。每早擦牙，或用清水一点，调盐花半米许，点两目眦内。《永类钤方》〇治关格不通。用盐炒微热，以布包，前后心揉熨，盐冷再微炒，不可太热。如此揉熨十数转，渐通。《方脉正宗》。〇治蜈蚣、蛇蝎、蠼螋、蚯蚓、芫青、斑蝥、蜂虿、蜘蛛、黄蝇、蚂蝗、鼠、犬、鼋、鳖等，并一切恶毒禽兽虫鱼诸物咬伤。先用盐汤洗，后用盐一撮，和风化石灰一撮，拌匀，掩伤处，用软帛缚住，不痛不哄，并无毒气内攻。倘有危急转重者，随用艾丸，量伤处大小，即于盐灰上，灸七八壮，永无他虑。邵真人传。

戎盐《本经》

【释名】桃花盐《本草纲目拾遗》。

【集解】《本草衍义》卷六：戎盐，其所载出产甚多，然西蕃所出者，其形成块，色明净者佳。《本草纲目拾遗》卷二：《柑园小识》：桃花盐产泽旺，每春深红如桃花，至夏红色渐减，秋冬色白，入春仍红。胃痛人炙盐熨之立止。

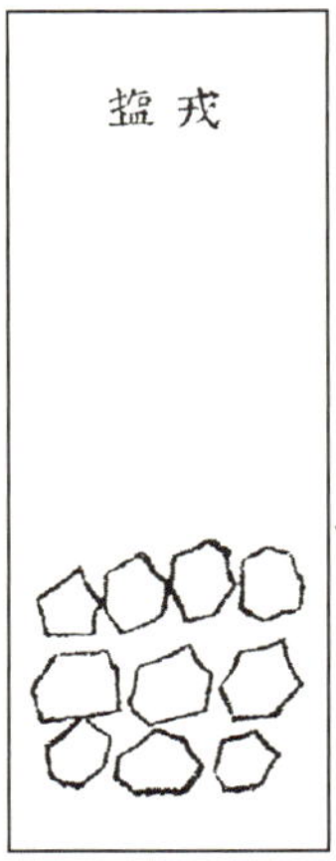

图 9-141-1 戎盐 《太乙》

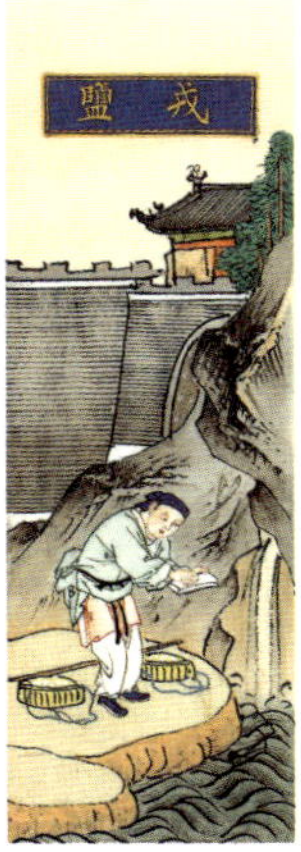

图 9-141-2 戎盐 《雷公》

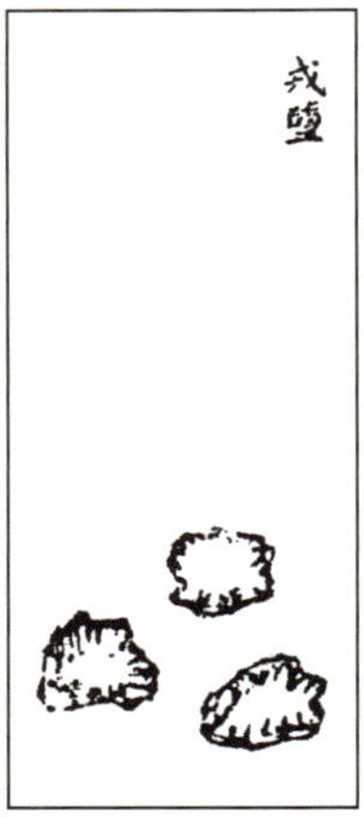

图 9-141-3 戎盐 《汇言》

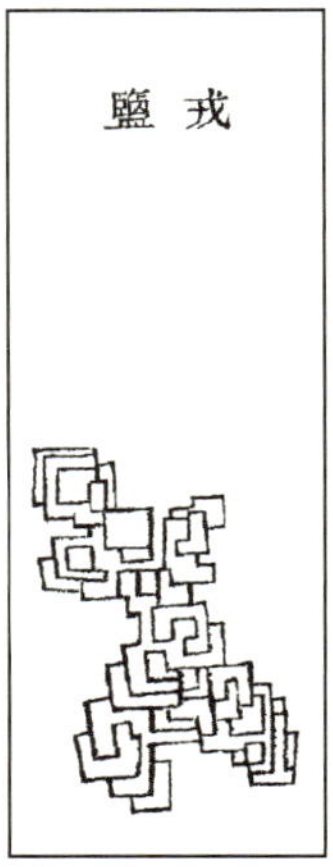

图 9-141-4 戎盐 《备要》

【修治】**《本草述》卷六**：青盐，温水洗去尘土净，晒干和药。

【气味】味甘、咸。《本草衍义》卷六。味咸、平、无毒。《绍兴本草》卷三。味咸，气温，无毒。《药性要略大全》卷八。味咸，寒，无毒。《图经本草药性总论》卷上。

【主治】功在却血入肾，治目中瘀赤、涩昏。《本草衍义》卷六。主明目，目痛，益气，坚肌骨，去毒蛊心腹痛，溺血吐血，齿舌血出，去烦热痰满。傅疥癣、痈肿、瘰疬。《本草集要》卷五。益气去毒蛊，明目却目疼。止吐衄可加，坚筋骨节堪入。除五脏癥结，破心腹积聚。助水脏而治溺血，益精气而疗疥疮。《太乙仙制本草药性大全》卷六。治头疼牙疼，固齿乌须，明目，补下元，益气坚肌骨；去烦热痰满，齿舌血出。《医学统旨》卷八。治腹痛，且滋肾水。治眼散血。《药性要略大全》卷八。

【发明】**《绍兴本草》卷三**：戎盐，其所载出产甚多，然西蕃所出者，其形成块，色明净者佳。《本经》虽有主治，而但说明水藏用之多验。当作味咸、平、无毒是矣。**《药性解》卷一**：青盐味咸，肾所宜也，故独入之，水脏既补，则明目坚骨等功，何足异耶？**《本草经疏》卷五**：戎盐禀水中至阴之气凝结而成，不经煎炼而生于涯埃坂之阴。其味咸，气寒，无毒。入手足少阴经。《经》曰：热淫于内，制以咸寒。血热则目痛不明，咸寒能入血除热，故主目痛明目也。心腹痛者，心虚而邪热客之也。吐血、齿舌上出血者，火迫血妄行，溢出于上也。咸主润下，俾火气不上炎，则有坎离交之象焉，故能主诸证也。溺血者，小肠热也。心与小肠为表里，心火降则小肠热自除也。《经》曰：热伤气。又曰：肾主骨。热则气散，骨消筋缓，咸能入肾，寒能除热，故主益气坚肌骨也。咸为水化，诸毒得水则解，故又能去毒蛊。**《药镜》卷四**：青盐助水脏而血凉，故能止目痛，而筋骨以坚。补心虚而热退，散能除腹疼，而积聚顿扫。咸味于五行也，水曰润下，毒得水而邪蛊自清。然多用则伤肺引痰，心苗与小肠者，相为表里，心火降而溺血自止。然错投亦泻精走血。**《本草乘雅半偈》帙六**：煮海为盐，若戎盐者，钟海水自然之精气，不假人力为也。生海北者黑如漆，海南者赤如丹，赤则水劣火势，黑则火势少水，烧之最久，黑者赤，赤者黑矣。以缘水火为性，不越水火为色，递以水火为胜劣，亦递以水火为功用也。故主精明眼识为缘，生于眼识，盖识精缘水为根，缘明为尘，尘为火用，根为火体故尔。若益气坚筋骨，去毒蛊，此宝明澄湛之休征耳。宝明即火，澄湛即水。《经》云：宝明生润，水从火出矣。**《本草述》卷六**：戎盐从西戎之地来，虽同是润下之气所凝，但产于极西者，寒水孕于母气。李东璧氏谓入药似胜食盐，不谬也。若其功等耳，何以疗疾者时与他盐并用乎？即如各本草主治，虽其除心腹痛，及五脏癥结，心腹积聚，明目坚骨者，与食盐不远，乃云疗诸血证，而食盐则未及也。夫血固水所化，是同气相求，此更为要药矣。虽然用戎盐而逐寒凉之队者，此易知也。至如方书治眩晕，沉香磁石丸治上盛下虚，眩晕，耳鸣耳聋用大温补以归肾；又如二至丸治老人肾气虚损，腰痛不可屈伸，亦大用温补以实肾气；二证却皆入戎盐，入于温补中，藉元阴之气和阳而归阴也。又如琐精丸治肾气虚而白淫者，戎盐乃与故纸等分，是又阴阳均配而用，以至阳原根于至阴也。又如水中金丹治元脏气虚遗精，用微温肾气及固脱药，却入戎盐与乳香，所以和阴使为阳守也。又如地黄丸治肾虚劳致膀胱结而淋沥者，主以利窍益气，亦兼凉血清热，却以戎盐入于活血之中，所谓求元阴之本以和血也。即此数类推之，可以尽用戎盐之变矣。是则《本草》所谓助水脏，益清气二语，固当不妄，而其主治谓胜于诸盐者，岂不然哉？

【附方】**《太乙仙制本草药性大全·仙制药性》卷六**：主眼赤眦烂风赤。细研水和，点目中。〇治腹痛去热烦痰满，头痛，明目镇心。水研服之。〇主蚖蛇恶虫毒，疥癣痈肿，瘰疬，已前入腹。水消服之，着疮正尔，摩傅。入口极冷，南人多取傅疮，少有服者，恐极冷，入腹伤人。

光明盐《唐本草》

【集解】**《太乙仙制本草药性大全·本草精义》卷六**：医方所不用，故不能尽分别也。又通、泰、海州并有，停户刮咸煎盐输官，如并州末盐之类，以供给江湖，极为饶衍。其味乃优于并州末盐也。滨州亦有人户煎炼草土盐，其色最粗黑，不堪入药，但可啖马耳。

【气味】味咸、甘，气平，无毒。《太乙仙制本草药性大全·仙制药性》卷六。

【主治】主头面上诸风大效，治目赤痛眵泪如神。《太乙仙制本草药性大全·仙制药性》卷六。

【发明】**《绍兴本草》卷三**：光明盐，形色、主治、性味及无毒之文，已载《本经》。或生盐池下，或出山石中，不由煎炼以成，乃自然生此一种矣。《图经》云医方所不用者是也。

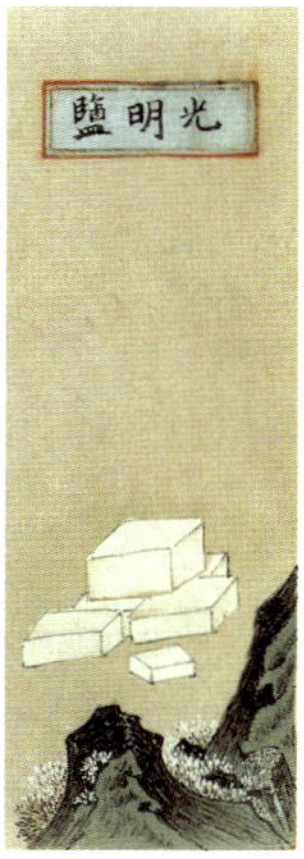

图 9-142-1 光明盐《品汇》

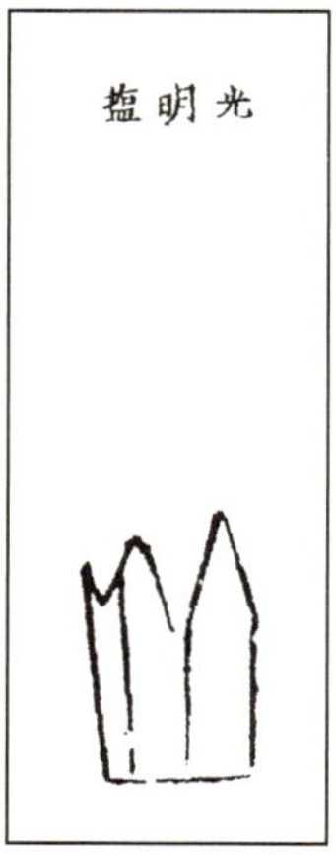

图 9-142-2 光明盐《太乙》

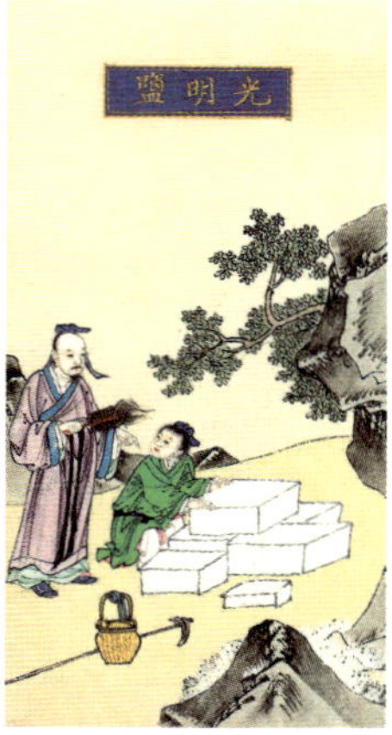

图 9-142-3 光明盐《雷公》

图 9-142-4 光明盐《草木状》

硇砂《唐本草》

【集解】**《太乙仙制本草药性大全·本草精义》卷六**：此药近出唐世，而方书着古人单服一味，伏火作丸子，亦有兼硫黄、马牙硝辈合饵者，不知方出何时，殊非古法。此本攻积聚之药，热而有毒，多食腐坏人肠胃，生用又能化人心为血，固非平居可饵者。而西土人用淹肉炙以当盐食之无害，盖积习之久，若魏武啖野葛不毒之义也。食之令人能食肥健。一飞为酸砂，二飞为伏翼，三飞为定精，色如鹅儿黄，和诸补药为丸，服之有暴热。飞炼有法，亦能〔变〕铁。畏浆水，忌羊血。味酸咸，能消五金八石。中毒者研生绿豆汁饮一二升解之。道门中又有伏炼之法，能除冷病，大益阳事，但人不宜多服。光净者良，今生北庭者为上。**《本草纲目拾遗·正误》**：硇砂有二种：一种盐硇出西戎，状如盐块，得湿即化为水或渗失。一种番硇，出西藏，有五色，以大红者为上，质如石，并无卤气。濒湖所引，皆盐硇也。真藏硇能化血肉为水，虽煅炼亦不可服。**《增订伪药条辨》卷四**：时珍曰：硇砂性毒，服之使人硇乱，故名。恭曰：硇砂出西戎。形似牙消，光净者良。苏颂曰：西戎来者，颗块光明，大者有如拳，重三四两，小者如指而入药。近有一种如秋石，味咸；又一种如猪肝色，有星点。不知是何石所混充，皆为赝品，不用为善。炳章按：《石雅》云：硇砂者何？即氯化阿麻尼亚是也。或作硋。方书一名狄盐（《日华本草》），一名北庭砂（萧炳《四声》），又名气砂（《图经本草》）。或作硇砂。硇砂古以出北庭为显，故名北庭砂。北庭即西域火州，在汉为东师前王地，隋为高昌，唐置西州，宋时回鹘居之，元时始名火州。《明史》云：其地多山，青红若火，故名火州。《方舆纪要》云：火焰山在柳陈城东，连亘火州，是火州殆以火焰山得名也。《高昌国传》云：北庭山中出硇砂，山中常有烟气涌起，无云雾，至夕光焰若炬火，照见禽鼠皆赤，采者着木底靴取之，皮底者即焦，下有穴生青泥，出穴外即变为砂石，土人取以治皮。苏颂《图

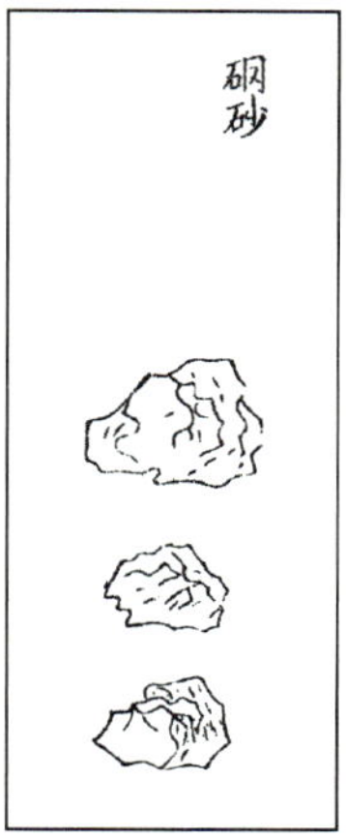
图 9-143-1　硇砂
《图经（政）》

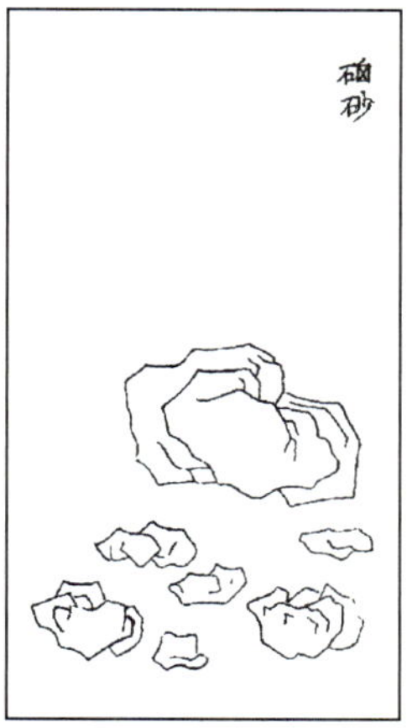
图 9-143-2　硇砂
《图经（绍）》

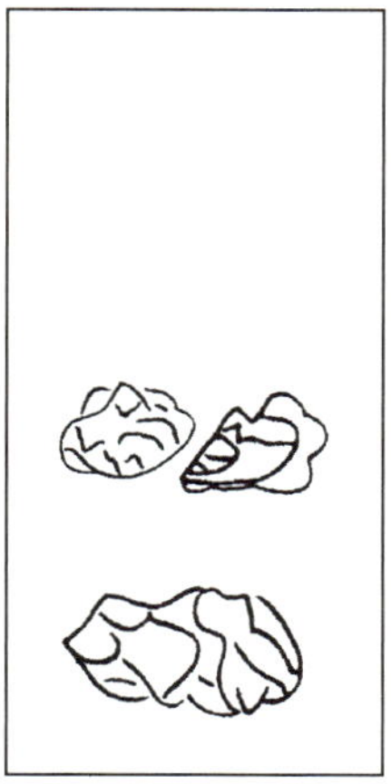
图 9-143-3　硇砂
《歌括》

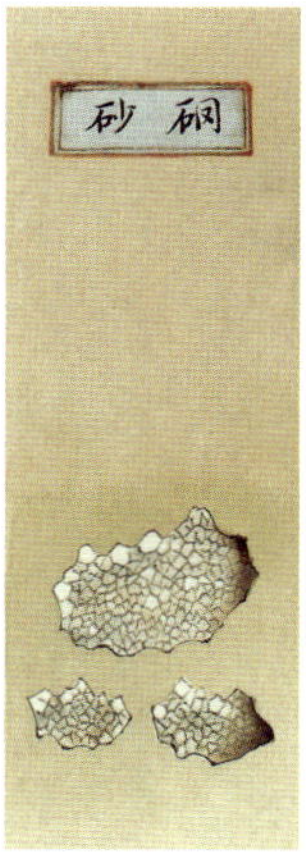
图 9-143-4　硇砂
《品汇》

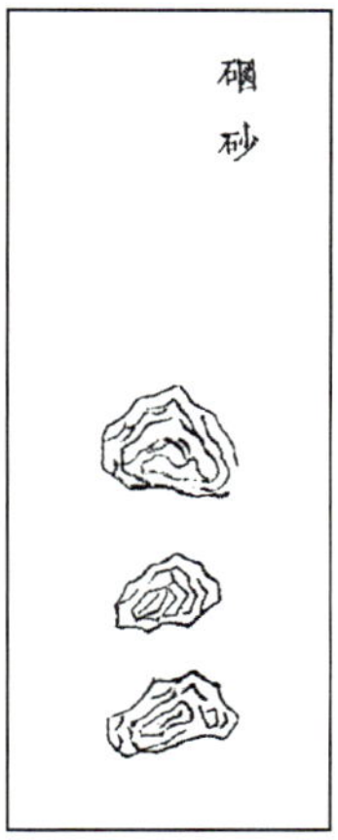
图 9-143-5　硇砂
《蒙筌》

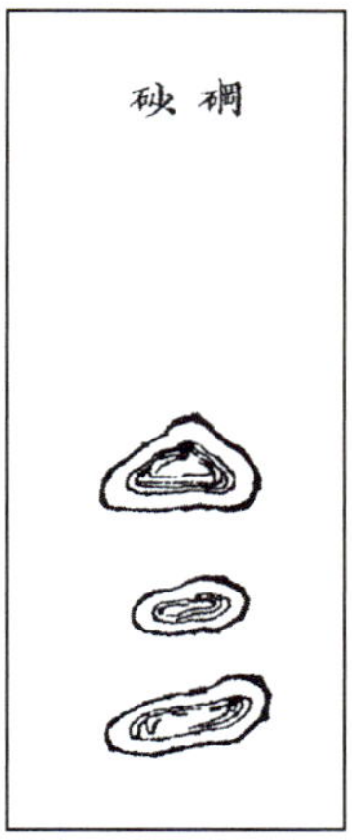
图 9-143-6　硇砂
《太乙》

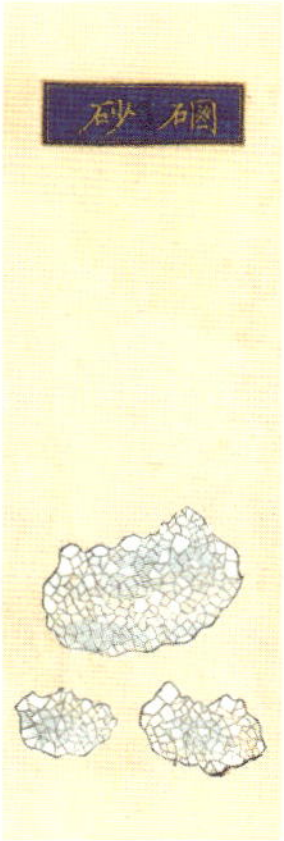
图 9-143-7　硇砂
《雷公》

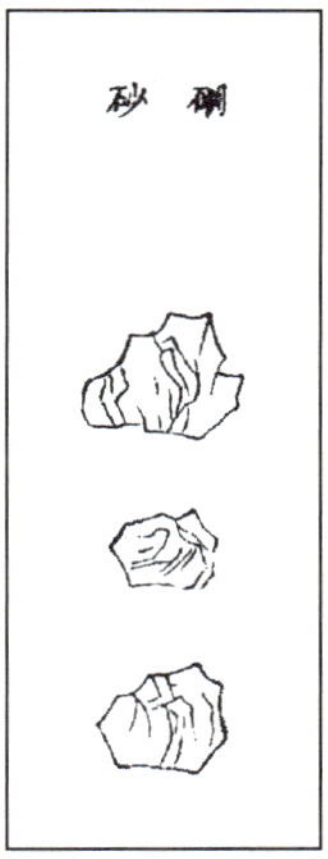
图 9-143-8　硇砂
《三才》

图 9-143-9　硇砂
《草木状》

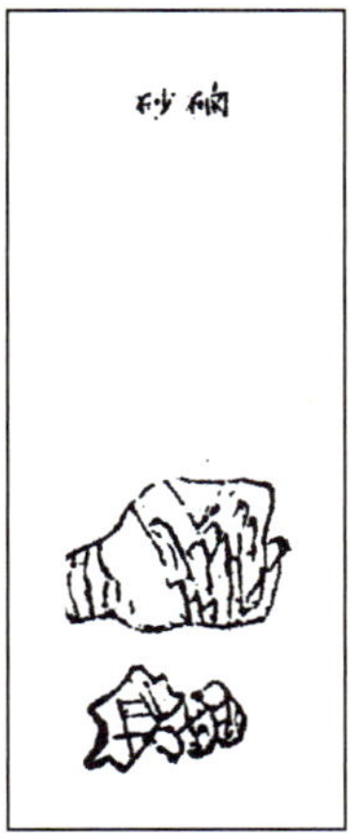
图 9-143-10　硇砂
《汇言》

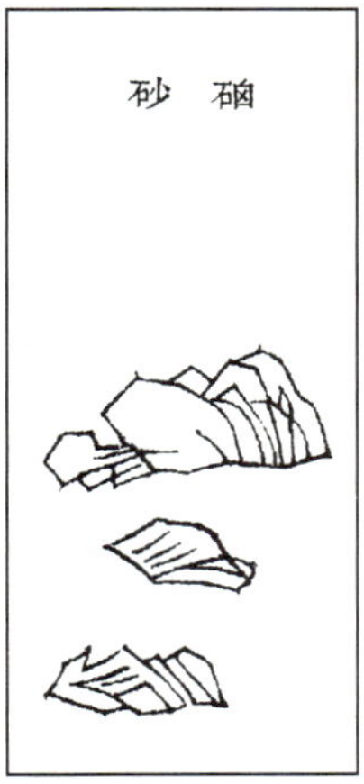
图 9-143-11　硇砂
《备要》

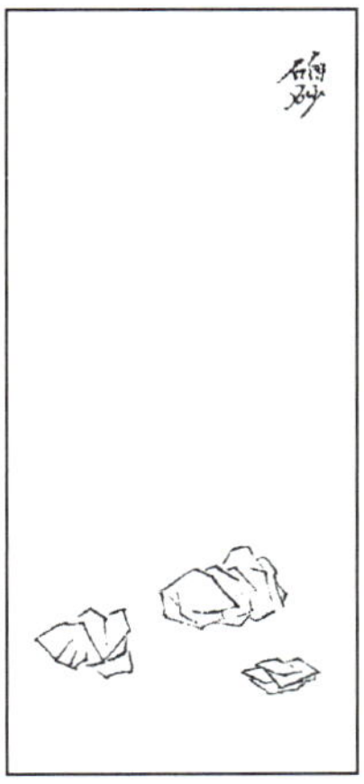
图 9-143-12　硇砂
《图说》

经》云：今西凉夏国及河东陕西近边州郡亦有之。西戎来者颗粒光明，大者如拳，重三四两，小者如指。边界出者，杂碎如麻豆粒，彼人谓之气砂。《方舆纪要》谓兰州南四十五里，有硇砂洞，出硇砂。又太原府河曲县西五里，有火山，上有硇沙窟，下有气砂窟。若然，则硇砂亦出内地边界矣。然而碎如麻豆，又杂砂石，则疑与西土来者，精粗或异矣。于今见形块粗末，色带黄赤，味辛咸多孔，遇火白烟如云起，古曰气砂，洵可谓名符其实矣。《新疆矿产调查记》云：硇砂产于阗之鲁村达尔乌兰布孙山及拜城硇砂山者，为红硇砂。产于库车者为白硇砂。《新疆杂记》云：硇砂产于阗鲁村达尔乌兰布孙山及拜城之硇砂山、库车之大鹊山。徐星伯云：其山极热，望之若列灯。取硇砂者，春夏不敢近，惟严寒时取之。入山采取，亦必去其衣服，着以衣包，仅露二目，至洞内凿之，不过二时，衣包已焦。取出砂石，每千斤得纯砂石少许，着石上红色星星。携此必用瓦坛盛之，但坛不可太满，满则受火气熏蒸，致于破裂。硇砂善挥发，受风受湿，皆可挥发净尽，故坛藏必须密闭。贾人在此时，行数日，遇天气晴明无风时，则稍揭其封口，以出火气。又云：运库车时，曾携数十坛，行抵伊犁，则石皆化为黄粉，而纯砂不见矣。若白色成块者不易化，可以及远，内地所谓硇砂即此是也。以上所辨为上品之淡硇，内地不可能得。近今所通行者，皆咸硇、石硇，为不地道。亦有高下不同，如色如朱砂，或淡红起镜面，西土产者佳。如猪肝色者，名猪肝硇，或曰洋硇者，次之。山西出者为石硇，亦次。陕西出者为香硇，红色者亦佳。湖广出者为咸硇，又名江砂，其色要白者佳，食盐色者次。

【修治】**《本草衍义》卷六**：合他药治目中瞖，用之须水飞过，入瓷器中，于重汤中煮其器，使自干，杀其毒及去其尘秽。**《审视瑶函》卷六**：制硇砂法，用好硇砂五钱，以初生男儿乳汁湿透，放古镜背面，碗盖，密布包定，埋土内四十九日，取出，走绿的是活砂，听用。

【气味】味咸、苦、辛，温，有毒。《绍兴本草》卷三。味咸、苦、辛，温、大热，有大毒。不宜多服。《本草发挥》卷一。味酸、苦、辛，气温，无毒。《太乙仙制本草药性大全·仙制药性》卷六。味咸、苦、辛、酸，性大热，有大毒。《药性会元》卷下。

【主治】制炼而经火者，除痼冷坚积尤验。《绍兴本草》卷三。主积聚而破结血，疗咳嗽而消痰涎。治肠鸣饮食不消，下结气反胃吐水。祛癖烂胎，止痛下气。肿毒资破口去血，溃痈仗剔腐生肌。理女人血气心疼、羸瘦崩带；调丈夫腰膝酸重、四肢不收。除瞖膜明双睛，柔金银为焊药。《太乙仙制本草药性大全·仙制药性》卷六。化积聚，破结血，开喉痹，消宿食，益阳事，暖子宫。去恶肉，生肌烂胎，止痛下气。治羸瘦积病，血气不调，肠鸣，食饮不消，腰脚痛冷，噎膈，癥瘕，积利，骨鲠，食肉饱胀，痰饮结气，反胃吐水。丈夫腰胯酸重，四肢不任，妇人血气疼痛，气块痃癖，带下血崩。去目瞖弩肉，恶疮息肉，除痣靥疣赘。傅金疮生肉。《本草纲目易知录》卷七。

【发明】**《本草衍义》卷六**：硇砂金银有伪，投镕锅中，其伪物尽消散。矧人腹中有久积，故可溃腐也。**《绍兴本草》卷三：**硇砂，性味、主治已载《本经》，形块大小不一，唯取光明者佳。然此药性极烈，用之固不得过多，但破积聚最为良药。又有一法，制炼而经火者，除痼冷坚积尤验。当从《本经》味咸苦辛、温、有毒是矣。**《本草发明》卷五：**硇砂，能烂肉，为外科要药。故主积聚，去结血，剔腐肉，生肌止痛，下气咳嗽宿冷。虽经泡制，不可轻服，腐人肠胃，烂胎。**《本草经疏》卷五：**硇砂乃卤液所结，秉阴毒之气，含阳毒之精。其味极咸、极苦、极辛，气温，有毒。甄权：酸咸，有大毒。能消五金八石，腐坏人肠胃。生食之，化人心为血，其毒之猛烈如此，可畏矣！其主积聚结血宿冷者，以咸能入血软坚，辛能散结，温能除冷故也。积聚散则痛自止，气自下。因寒以致顽痰壅结则咳嗽作，故暂用以散之。柔金化石之性，故能烂胎及去恶肉也。金石见之即化，其能生好肌乎？此前人之误耳！**《本草汇言》卷一三：**《唐本草》化积聚，攻癥癖，去死肌，《日华子》消肉食胀满之药也。李氏濒湖曰：此药大热有毒之物，唐人治噎膈反胃，积块内症之疾，用之则有神功，并除目翳努肉，痣靥疣赘，其性善烂金银铜锡，况人腹中有久积，岂不腐化？盖此疾皆起于七情饮食所致，痰气郁结，遂成有形，妨碍道路，痛胀吐食，非此物化消，岂能去之？观庖人煮硬肉，以硇砂浸水入少许即烂，可类推矣。多服能腐坏肠胃，生用能化人心为血，此系无妄之剂，非若良性草木，平常药石之比。司业者当慎择而取之，毋尝试也。如藏器方治咳嗽，疗瘦羸，补水藏，暖子宫；又《经验方》久服令人能食肥健，此真失心病狂之语，万勿信从！**《本草乘雅半偈》帙九：**硇，从卤石声，取通气以为量。一名气砂，其为性至透，湿即水化渗泄而走矣。一名透骨将军，张匡邺《行程记》云：高昌北庭山，尝有烟涌，而无云雾，夕则光焰若炬火，照见禽鼠尽赤，谓之火焰山。中有硇砂，土人乘屐采之，若屐底为皮革者，即焦败矣。一名火砂，故性秉火毒，对待宿冷，糜化有形者也。时珍云：硇砂亦消石之类，乃卤液所结，出于青海，与月华相射而生，附盐而成质者。故可投诸藏阴之属，若止痛下气，疗咳嗽，谓其气结则痛，积聚则气不下矣。《经》云：咳逆上气，有积气在胸中也。倘属虚无，为害弥笃，慎勿以药试病耳。**《本草汇笺》卷一〇：**硇砂大热有毒。反胃噎膈，积块内瘕之病，世医多用之。然其性能消金石，腐肠胃，不宜轻服。惟去恶肉，及恶疮息肉，目翳胬肉，是其所长。亦须与牛黄、龙脑、铅华、象牙末等同用。**《本草述》卷六：**硇砂在先哲谆谆致慎，是则人之脏腑，固未可尝试也。第张果《玉洞要诀》云：北庭砂秉阴石之气，含阳毒之精，能化五金八石，去秽，益阳，力并硫黄。又独孤滔《丹房鉴源》云：硇砂性有大毒，为五金之贼，有沉冷之疾乃可服之，疾减即止。故甄权亦云有大毒，多服能坏人肠胃，生食令人心化为血。是则所指大毒者，皆指阳毒也。故沉冷之疾，与痰气结积诸证，悉由阴之不能化，以为痼病者，非如此味禀阳毒之精，更含于阴石气中，固不能透入痼阴而致阳之化也。愚不能无疑者，谓是物以北庭砂为上。而张匡邺《行程记》所云，高昌北庭山中有火焰山，采硇砂者在此。若然，则所谓阳毒之砂，疑即此地所产也。乃时珍又曰：此是卤汁所结，生于青海，与月华相射而生，附盐以成质者，彼人淋炼成之。果如此，则又为至阴之精，其毒便属阴矣，何以治诸沉冷之疾哉？愚揣此砂，或另是卤汁一种，有异于北庭山中所产之砂也。更可疑者，苏颂曰是物有毒，能腐人肠胃。而又曰西土人用淹肉炙以当盐。推求其故而不得，则曰彼土人习久则不毒也。噫！何其自为，背谬至此，犹欲着之，为信书乎？愚揣之，其西人用以当盐者，即彼中淋炼之卤汁。而阳毒能腐人肠胃者，乃北庭所产之砂也。是其性味之阴阳迥殊，而施治之证有若冰炭，不审时珍滚同而称举之，抑又何耶？未亲履其地而道听涂说，不悟其舛错。若此，愚故为辨疑以俟后之确见而实证者云。○硇砂又号透骨将军，谓其善透物也，用黝罐盛悬火上则常干，或加干姜同收亦良。若近冷及得湿即化为水，或渗失也，然亦阳极遇阴即化之义。**《本草备要》卷四**：《本草》称其能化人心为血，亦甚言不可多服耳。凡煮硬肉，投少许即易烂，故治噎膈、癥瘕、肉积有殊功。《鸡峰方》云：人之藏府，多因触冒成病，而脾胃最易受触。饮食过多，则停滞难化。冷热不调，则呕吐泻痢，而膏粱者为尤甚。口腹不节，须用消化药。或言饮食既伤于前，难以毒药反攻其后，不使硇砂、巴豆等，只用曲蘖之类。不知古今立方用药，各有主对。曲蘖只能消化米谷，如伤肉食，则非硇砂、阿魏不能治也；如伤鱼蟹，须用橘叶、紫苏、生姜；伤菜果，须用丁香、桂心；伤水饮，须用牵牛、芫花。必审所伤之因，对用其药，则无不愈。其间多少，则随患人气血以增损之而已。又有虚人沉积，不可直取，当以蜡匮其药。盖蜡能久留肠胃，又不伤气，能消磨至尽也。又有脾虚饮食迟化者，止宜助养脾胃，自能消磨，更不须用克化药耳。病久积而成癥瘕者，须用三棱、鳖甲之类。寒冷成积者，轻则附子、厚朴，重则礜石、硫黄。瘀血结块者，则用大黄、桃仁之类，用者详之。出西戎。乃卤液结成，状如盐块，置冷湿处即化。**《玉楸药解》卷三**：如此毒物，解使金石销毁，何可入腹？但宜入膏散外用耳！西番者佳。

【附方】**《太乙仙制本草药性大全·仙制药性》卷六**：治悬痈卒肿。用半两，绵裹脚含咽津即差。○救急治鱼骨鲠在喉中。以少硇砂，口中咀嚼咽之立下。○硇砂丸方。硇砂不计多少，用罐子内着硇砂，上面更坐罐子一个，用纸筋、白土和上下俱泥了，窨干后，从辰初时便用苍耳自在落下叶，捋来捣罗为末，药上铺头盖底，上面罐子内用水坐着，水旋添，火烧从罐子外五寸已来围绕，欲尽更添火，移向前罐子周回，火尽更旋烧促向前，计一伏时为度，更不移火，却闲杂人及妇人不得见，一伏时佳。取米捣罗为末，醋面糊为丸如桐子大，每服逐日十丸至十五丸，温酒或米饮下，并无忌，若烧吃三二斤，进食无病。

《本草汇言》卷一三：治噎膈反胃。用硇砂二钱研细，水飞三次，和荞麦面包之，烧焦，待冷，取出，入槟榔三钱，母丁香二个，研极细，每服五厘，烧酒调下，日二服。邓才方。○治目翳不退，并努肉胀突。用杏仁百个，煮熟去皮尖，研细，入硇砂一钱，制法如前。与杏仁一总研极细，临用时取水一点，以簪脚蘸杏仁末半米许，点目中，努翳尽落。《普济方》。○神化丹。消癖积，破血块，下鬼胎，通经脉及诸痞积气块。用硇砂、干漆炒、血竭各三钱，乳香、红娘子二十个去翅，斑猫二十个去翅足，共为细末，枣肉丸如豌豆大，每服一丸至三五丸，临卧时用淡姜汤吞下。○磨癖膏。用硇砂、胡黄连、三棱、莪术各五钱，麝香二钱，俱研极细末听用，再用桃仁四两，乱头发四两，生猪脑子八两，桐油八两，香油四两，先将桐香油熬滚，入桃仁、乱发、猪脑子，文武火熬，以脑子尽，用麻布滤出渣，次下飞过黄丹十四两，白蜡五钱，熬成膏，待温，再下前硇砂、胡黄连等五项药末搅匀，收贮铁杓内，勿令泄气。如有积块，用绢帛摊药贴上，后用鞋底炙热，熨之四五十遍，觉内热烘烘方止，其癖即自消缩。

石药《本草拾遗》

【气味】味苦，气寒，无毒。《太乙仙制本草药性大全·仙制药性》卷六。

【主治】主折伤内损瘀血，治恶疮热毒痈肿。赤白游瘘蚀疮堪除，烦闷欲死酒渍服消。俚人傅毒箭镞，深山大蝮螫良。《太乙仙制本草药性大全·仙制药性》卷六。

【发明】**《太乙仙制本草药性大全·本草精义》卷六**：土人以竹筒盛之，悬带于腰，以防毒箭及深山大蝮中人，速取病者当顶上十字厘之，令皮断出血，以药末疮上并傅所伤处，其毒必攻上，下泄之，当出黄汁数升，则闷解。俚人重之，带于腰以防毒箭。亦主恶疮、热毒痈肿，赤白游风，瘘蚀等疮。北人呼肿名之曰游，并水和傅。

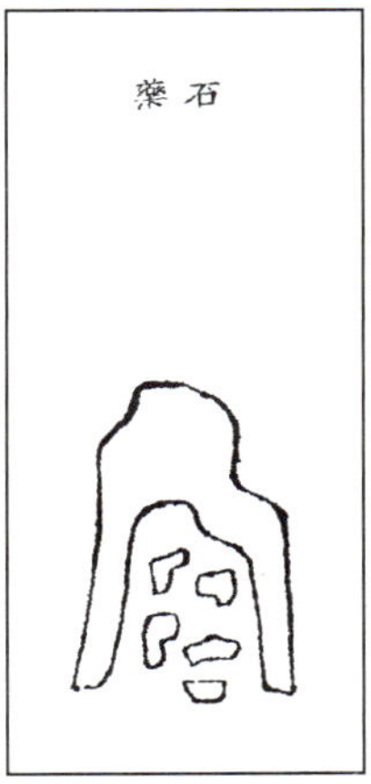

图 9-144-1　石药《太乙》

绿盐《唐本草》

【集解】**《绍兴本草》卷三**：绿盐，但色绿，亦诸盐中一种矣。有出产外国自然生者，有取光明盐合铜屑、硇砂而造之者，诸注无辨别之说。

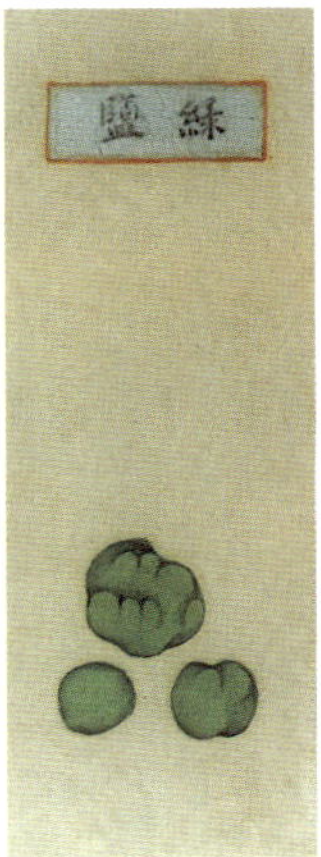

图 9-145-1　绿盐《品汇》

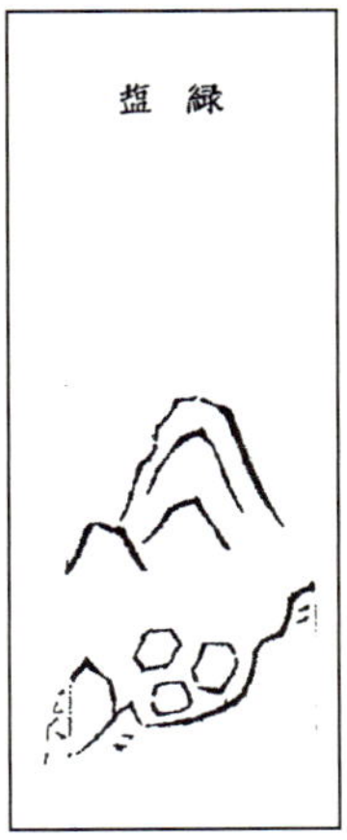

图 9-145-2　绿盐《太乙》

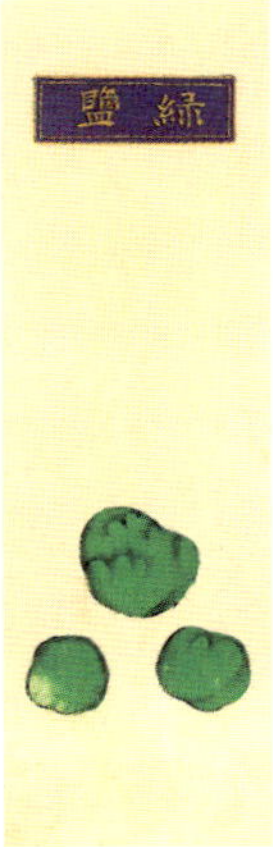

图 9-145-3　绿盐《雷公》

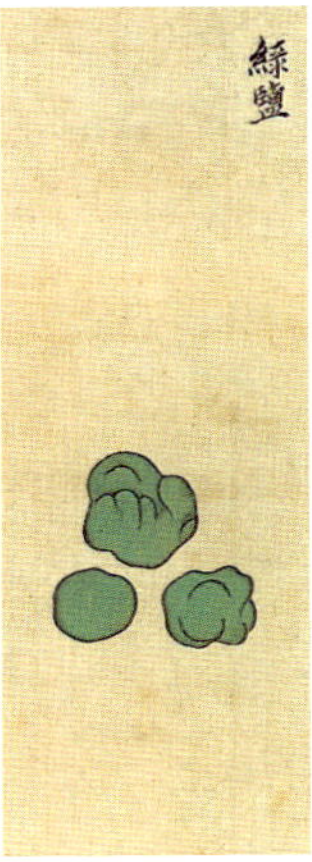

图 9-145-4　绿盐《图绘》

【气味】咸、苦、辛，平，无毒。然用硇砂、铜屑合和而造作者，亦当有小毒矣。《绍兴本草》卷三。

【主治】主疗乃外用治目疾之药。《绍兴本草》卷三。主目赤泪出，治眵暗肤瞖，用之能明目，消瞖点眼。服之治小儿无辜疳气。《太乙仙制本草药性大全·仙制药性》卷六。

朴消《本经》

【释名】**《本草衍义》卷四**：朴消是初采扫得，一煎而成者，未经再炼治，故曰朴消。**《本草蒙筌》卷八**：芒硝因再煎炼，倾入盆内结芒。上有廉棱，名故改唤。〇又称英硝者，因形与白石英相同。又曰马牙硝者，因形与马牙无异。实即芒硝一种，无过因形异名。

【集解】**《神农本经会通》卷六**：今医方家又以未炼成块，微青色者为朴硝，以硝石出于其中。又取朴硝以暖水淋汁，炼之减半，投于盆中，经宿而有细芒生，乃芒硝也，亦谓盆硝。其芒硝底澄凝者，坚白如石，为硝石。

朴消

【修治】**《本草衍义》卷四**：腊月中以新瓦罐满注热水，用朴消二升，投汤中，搅散，挂北檐下，俟消渗出罐外，羽收之。以人乳汁调半钱，扫一切风热毒气攻注目睑外，及发于头面、四肢肿痛，应手神验。

【气味】味苦、辛，大寒，有小毒。《绍兴本草》卷三。味苦、辛，寒、大寒，无毒。《图经本草药性总论》卷上。味苦、辛、咸，气寒，有毒。《本草集要》卷五。

【主治】除寒热邪气，逐六府积聚结固留癖，胃中食饮热结留，血闭绝停疾

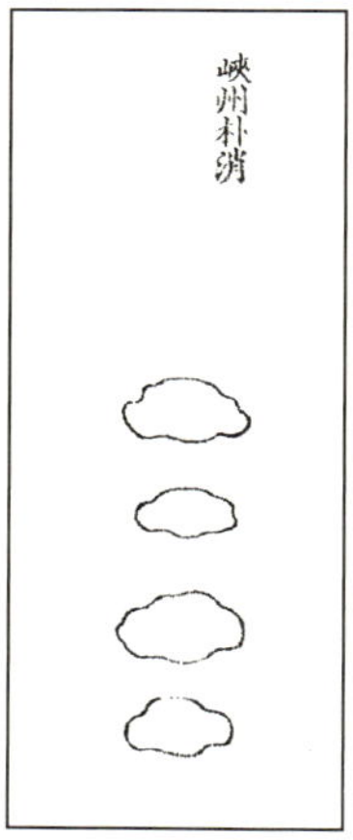

图 9-146-1　峡州朴消《图经（政）》

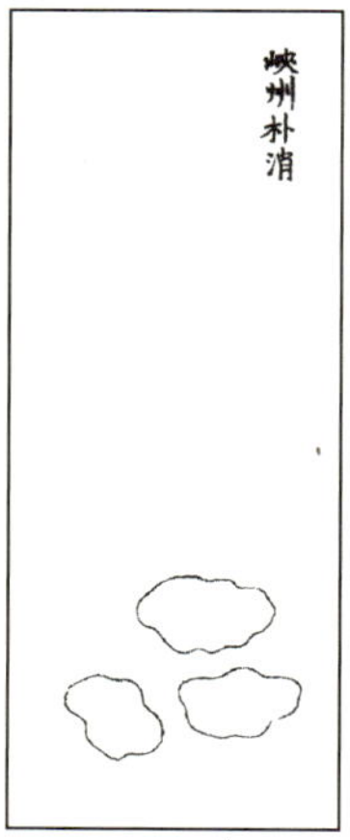

图 9-146-2　峡州朴消《图经（绍）》

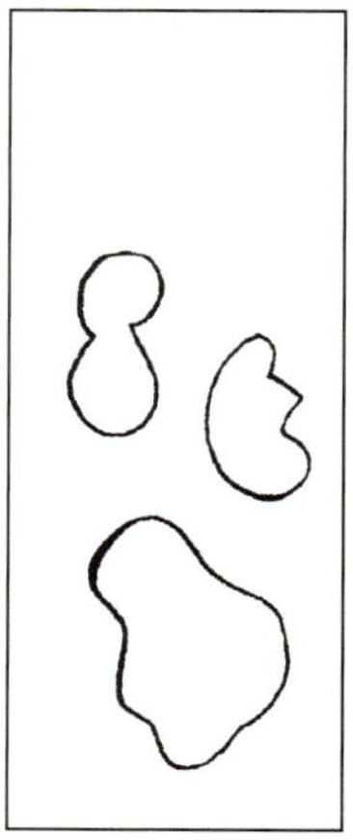
图 9-146-3　朴消《歌括》

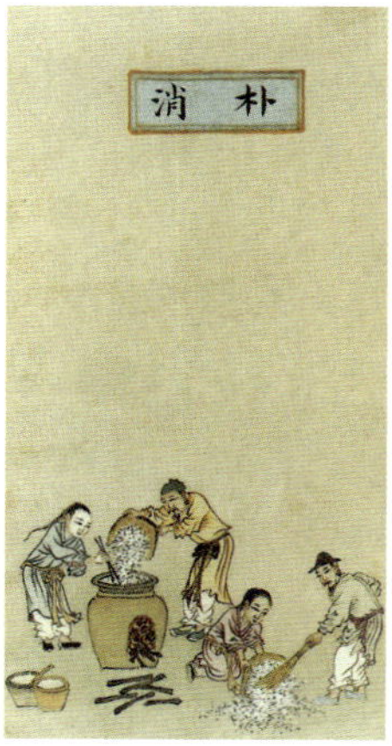

图 9-146-4　朴消《品汇》

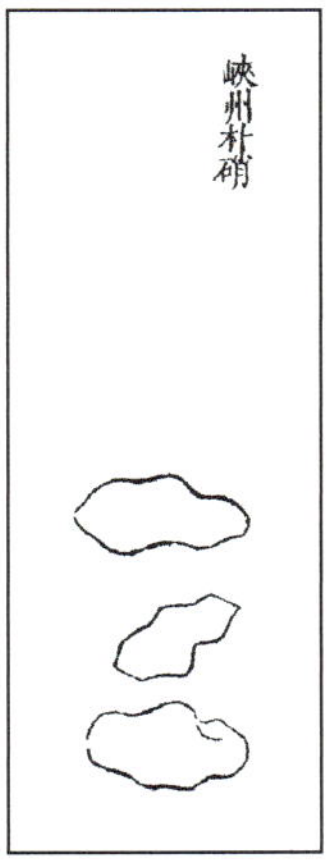

图 9-146-5　峡州朴消《蒙筌》

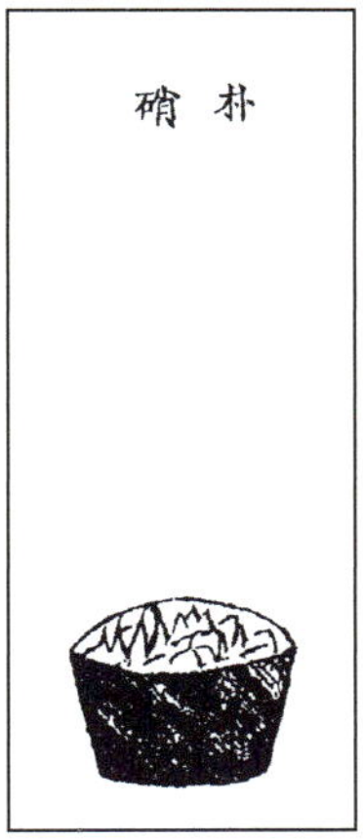

图 9-146-6　朴消《太乙》

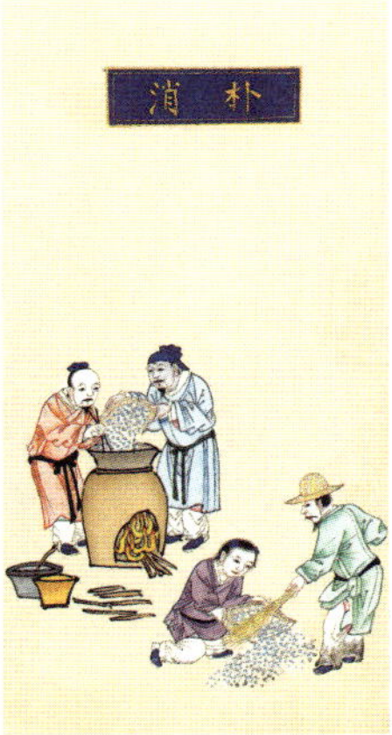

图 9-146-7　朴消《雷公》

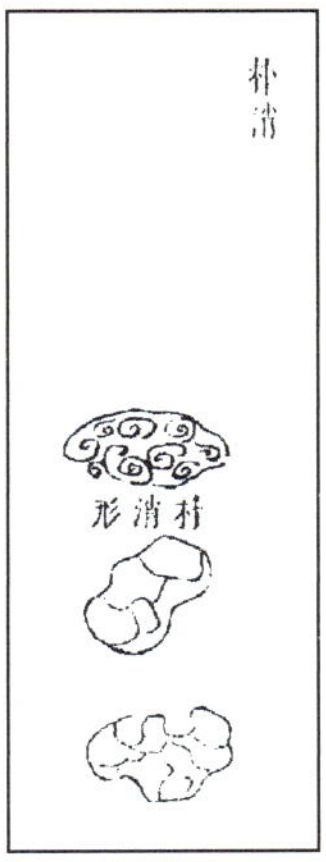

图 9-146-8　朴消《原始》

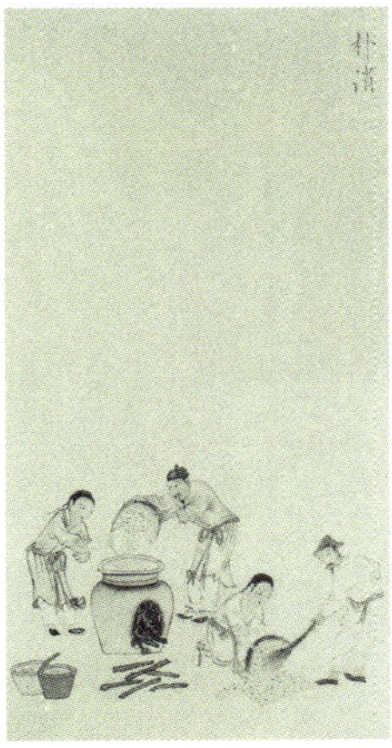

图 9-146-9　朴消《草木状》

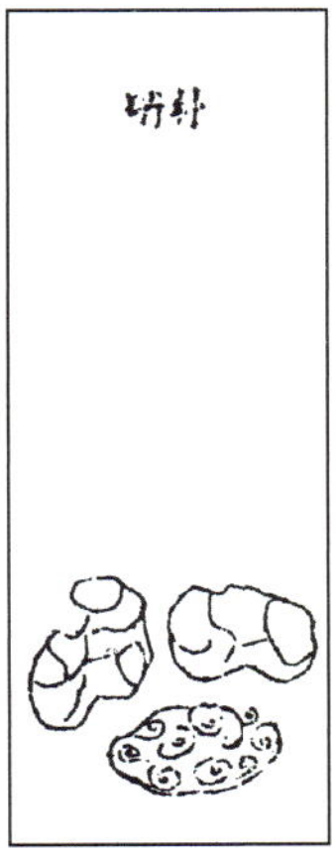

图 9-146-10　朴消《汇言》

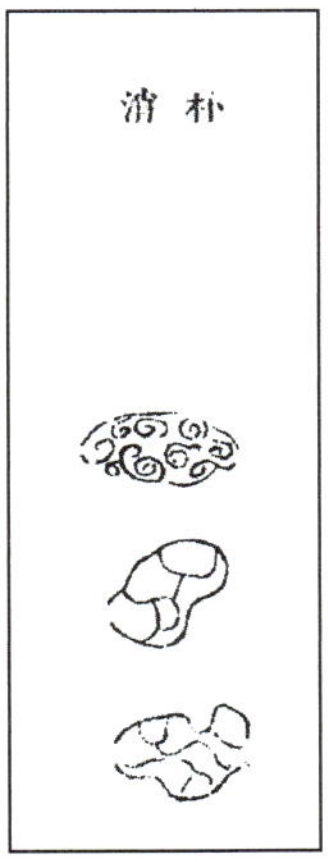

图 9-146-11　朴消《类纂》

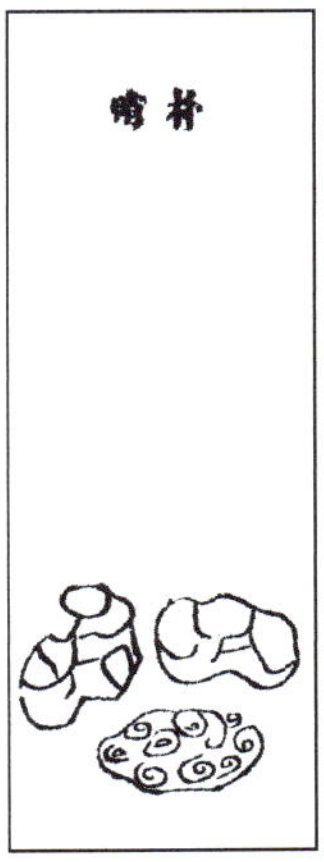

图 9-146-12　朴硝《备要》

痞满，推陈致新，能化七十二种石。《本草发挥》卷一。主治停痰积块，癥瘕诸癖，破血除热，化七十二种石，推陈致新。《药性粗评》卷四。

芒消

【集解】**《神农本经会通》卷六**：取朴硝以暖水淋汁，炼之减半，投于盆中，经宿而有细芒生，乃芒硝也，亦谓盆硝。

【气味】味辛、苦，大寒。《绍兴本草》卷三。味咸、辛、苦，大寒，小毒。气薄味厚，沉而降，阴也。《本草汇》卷一八。

【主治】能破留血坚积，荡涤邪热之气。《绍兴本草》卷三。甚消痰癖，更通月经。延发漆疮可敷，难产子胞可下。洗心肝明目，涤肠胃止疼。《本草蒙筌》卷八。

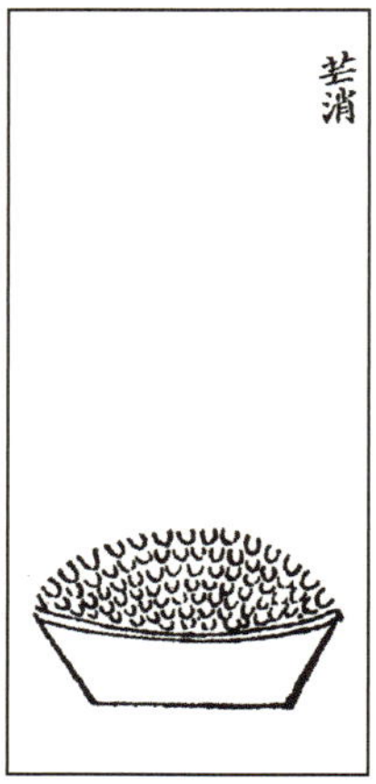

图 9-146-13 芒硝《图经（政）》

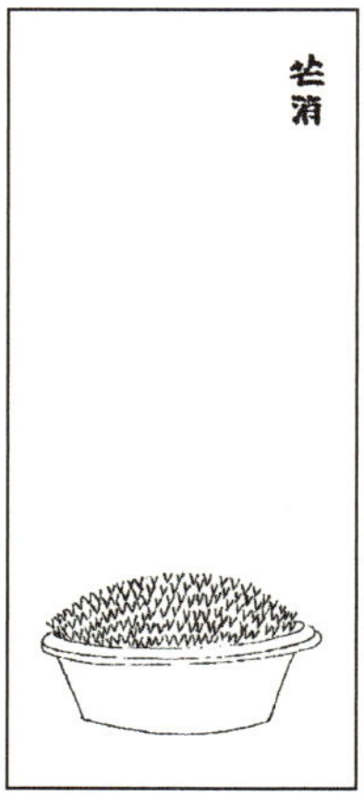

图 9-146-14 芒硝《图经（绍）》

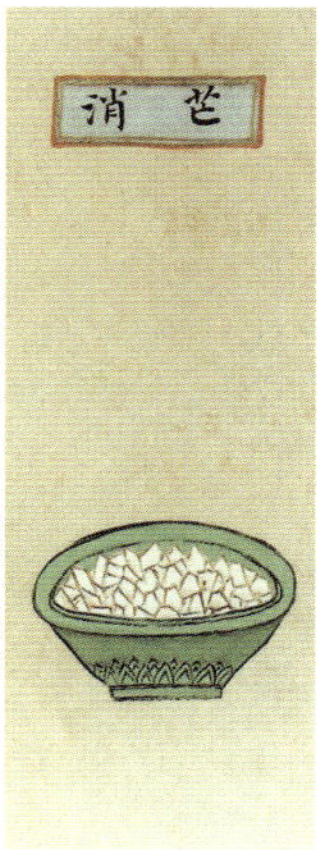

图 9-146-15 芒硝《品汇》

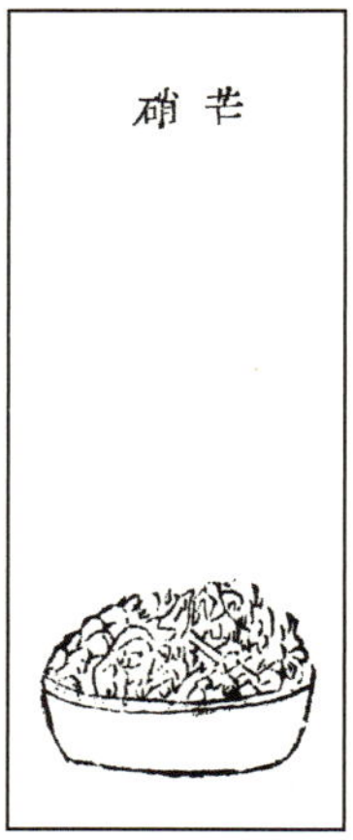

图 9-146-16 芒硝《蒙筌》

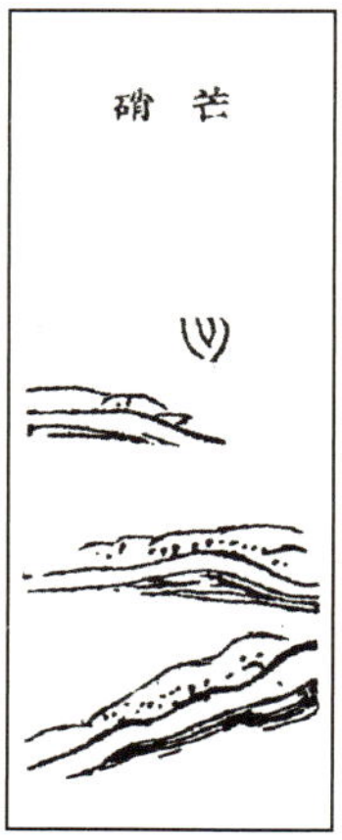

图 9-146-17 芒硝《太乙》

图 9-146-18 芒硝《雷公》

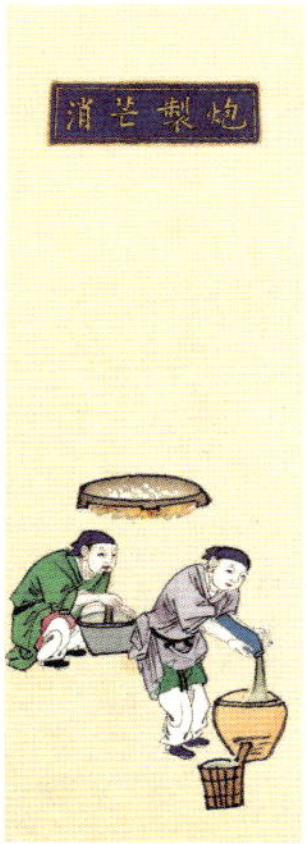

图 9-146-19 炮制芒硝《雷公》

图 9-146-20 芒硝《原始》

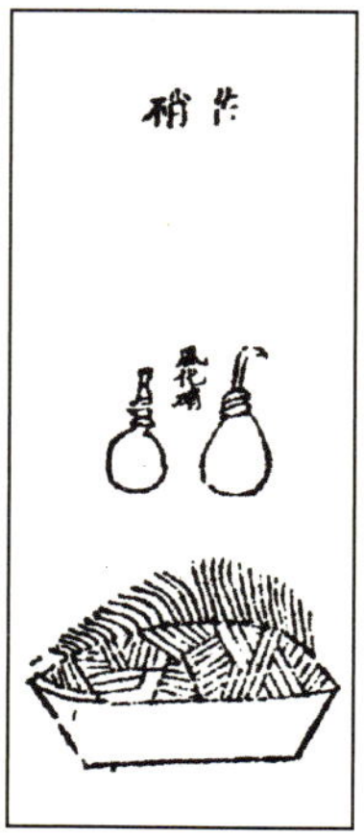

图 9-146-21 芒硝《汇言》

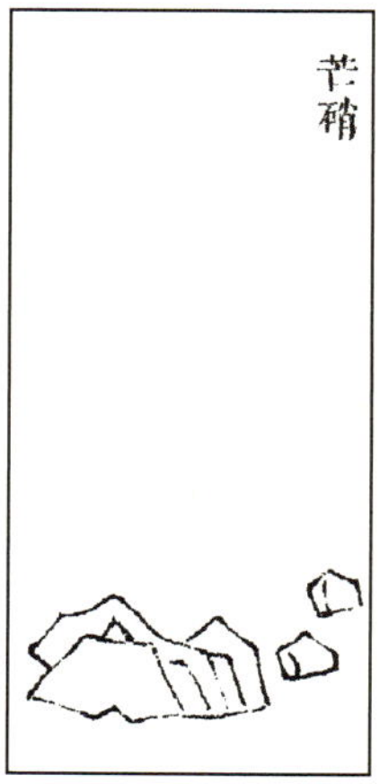

图 9-146-22 芒硝《本草汇》

图 9-146-23 芒硝《备要》

图 9-146-24 芒硝《图说》

化积聚，神农破留滞，皇甫氏消热胀，通利大小二便之药也。《本草汇言》卷一三。百病，除邪气，逐五脏积聚，结固留癖，并久热胃闭，疗腹热胀，并大小便不通，破五淋及留血闭绝，痰实结搏，通经脉，推陈致新，利女子月水，治时疾壅热头痛，下瘰疬黄疸病。《本草述》卷六。消痰涤热，下燥润肠。破坚积，堕胎气。下瘰疬，通五淋。从枳实为峻剂，随甘草为缓方。《本草汇》卷一八。

马牙消

【集解】**《本草纲目易知录》卷七**：此芒硝煎炼，在上凌空，枝枝似牙，故名。取之其在下者，谓之芒硝。又与硝石之牙硝同称，而水火之性则异也。

图 9-146-25　马牙消《品汇》

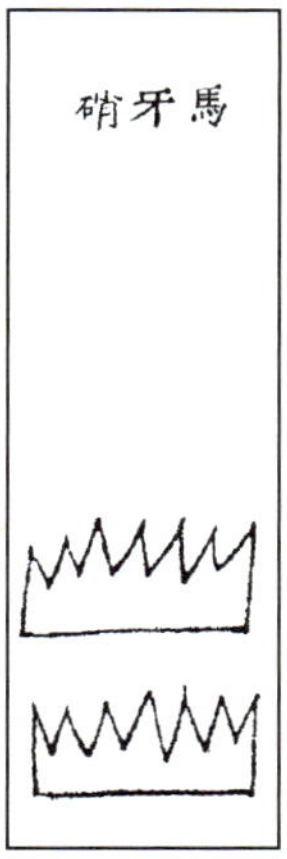

图 9-146-26　马牙消《太乙》

图 9-146-27　马牙消《雷公》

图 9-146-28　马牙消《草木状》

【气味】味甘、寒、无毒。《绍兴本草》卷三。

【主治】多用于治咽喉、眼目药中。《绍兴本草》卷三。除五脏积热，治过饱痞膈伏气。末筛点眼极灵，去赤肿瞖障，除沙涩泪痛。《太乙仙制本草药性大全·仙制药性》卷六。功同芒消。末筛点眼赤，去赤肿障瞖，涩泪痛，亦入点眼药中用。《本草述》卷六。

风化消

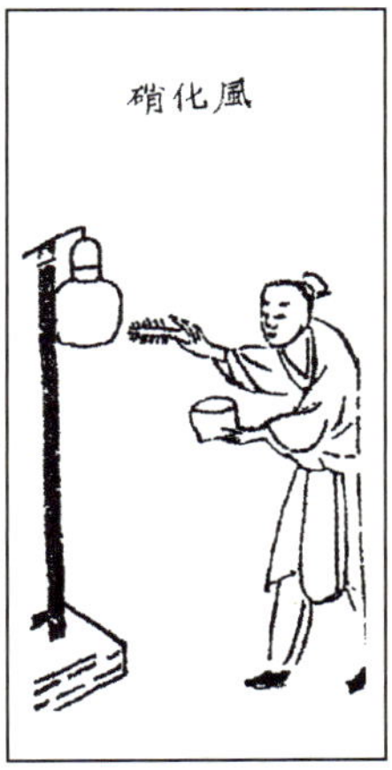

图 9-146-29　风化硝《太乙》

【集解】**《本草蒙筌》卷八**：冬天苎布袋满盛，挂檐端质渐变白，此风化硝，取轻而不降。**《本经逢原》卷一**：取芒硝再三以莱菔汁炼去咸味，悬当风处吹去水气，轻白如粉，谓之风化硝。

【气味】味辛、咸，气寒，无毒。《太乙仙制本草药性大全·仙制药性》卷六。甘，缓，轻爽。《夕庵读本草快编》卷一。甘，缓，轻浮。《本草纲目易知录》卷七。

【主治】膏粱家易化顽痰捷方。《本草蒙筌》卷八。扫一切风热毒气攻，除目疾外发于头，四肢肿疼。治食鲙不化，取此以汤逐之。用末人乳调半傅患处，应手神验。《太乙仙制本草药性大全·仙制药性》卷六。治上焦心肺痰热之药也。《本草汇言》卷一三。治上焦心热而不下降，泻利清肺，解暑，去膈上热痰，及头面暴热肿痛。小儿惊热膈痰，以人乳和涂。眼睑赤肿，煎黄连汁调，点赤目。《本草纲目易知录》卷七。

【发明】**《绍兴本草》卷三**：朴消一名消石朴，盖如物之朴，以未经炼故也。而又芒消、英消，皆从此出，故谓之朴消。青白者佳，黄赤者不堪入药。《本经》云：逐积聚，破留血，推陈致新，其荡利之性皆可知矣。今定朴消味苦辛、大寒、有小毒是也。**《本草衍义补遗》**：硝属阳金而有水与火土。善消化驱逐，而《经》言无毒、化七十二种石。不毒而能之乎？以之治病，以致其用，病退则已。若玄明粉者，以火煅而成，当性温。曰长服、多服、久服，且轻身固胎，驻颜益寿，大能补益，岂理也哉？予观见一二朋友，不信予言而亡，故书此为戒云。**《神农本经会通》卷六**：朴硝力紧，芒硝次之，硝石更缓。仲景伤寒方承气汤、陷胸丸之类，用芒硝。葛洪《肘后方》，温病亦多用芒硝。治食鲙，胸膈中不化，用朴硝。胡洽十枣汤用芒硝。大五饮丸用硝石。《汤》云：《本草》同。丹溪云：消属阳金而有水与火，善消化駈逐。而《经》言无毒，化七十二种石，不毒而能之乎？以之治病，以致其用，病退则已，炼服补益，岂理也哉？《集》云：三硝本一物，朴硝力紧，芒硝次之，硝石更缓。**《药性粗评》卷四**：与诸硝同功。大抵凡以硝石者，其功皆然。《本草》虽列硝石、芒硝、朴硝之异，而治法不甚相远，盖以硝无二种，治无两施也。丹溪云：硝能化七十二种石，不毒而能之乎？以之治病，病退即已，言其不可轻服也。**《本草经疏》卷三**：朴硝乃初次煎成者，其气味烈于芒硝，主治皆同。总为除邪热，逐六腑积聚，结固留癖，胃中食饮停滞因邪热结，停痰痞满，破留血闭绝之要药。与芒硝功用曾无少别，文具芒硝条下，兹不复疏。**《本草汇言》卷一三**：《别录》曰：水硝，生益州山谷有咸水之处。李氏曰：此物见水即消，又能消化诸食，故谓之硝。生于盐卤之地，状似末盐，凡牛马诸皮，须此治熟。煎炼入盆，凝结在上，有锋芒者，谓之芒硝；有牙者，谓之马牙硝；凝结在下成块者，谓朴硝；以芒硝、牙硝，再四煮炼，凝如冰雪者，谓之玄明粉；以芒硝、牙硝，悬挂风处，吹去水气净，谓之风化硝也。濒湖再四考究，水硝有三品：生西蜀者，俗呼川硝，最胜。生河东者，俗呼盐硝，次之。生河北、青、齐者，俗呼土硝，皆生于盐卤之地。土人刮扫煎汁，经宿结成，状如末盐，犹有沙土猥杂，其色黄赤，须再以水煎化，澄去渣脚，入萝卜数枚，同煮熟，去萝卜，倾入盆中，经宿则结成白硝，如冰如蜡，呼为盆硝。齐、卫之硝则底多，而上生细芒如锋，《别录》所谓芒硝是也。川、晋之硝则底少，而上生牙尖如圭角，作六棱，纵横玲珑，明白可爱，《嘉祐》所谓马牙硝是也。二硝之底则通名朴硝也。取二硝置之风日中，吹去水气，则轻白如粉，即为风化硝。取二硝同甘草再四煎炼，鼎罐升煅，则为玄明粉。陶弘景及唐宋诸人皆不知诸硝为一物，但分精粗之异，因名失实，谬度乱猜，殊无指归，互详在火硝下。〇芒硝：化积聚，《神农》破留滞，皇甫氏消热胀，通利大小二便之药也。薛氏肤泉曰：此药禀天地至阴极寒之气所生，乃太阴之精，以消物为性，故能去积聚留滞胀满，行大小二便等证。成氏曰：《经》云：热淫于内，治以咸寒。气坚者，以咸软之；热盛者，以寒消之。故张仲景大陷胸、两承气汤皆用此，以取其咸寒润下而降，去实热固结不通之病耳。苟非里实燥热，秘结不通之证，当斟酌行之。〇方龙潭先生曰：辛能润燥，咸能软坚。芒硝辛咸，化肠胃蕴热，燥隔秘结，又通经络、行留血，堕胎破孕，通淋利浊，推陈致新，莫可加也。然虽堕胎，妊娠伤寒，有热盛邪坚，在所必下者，用此润燥软坚，热泻而母子俱安，所谓有故无殒是也。〇缪仲淳先生曰：硝者消也。五金八石，其坚莫比，惟硝能消之。苟非大辛、至咸、极苦、最烈之味，其能消化之乎？究其芒硝功用，无坚不磨，与结不散，无热不荡，无积不推，可谓直往无前，性无留碍之物也。《别录》谓炼饵服之，轻身神仙，失其本矣！故仲景于诸承气汤用之。非邪结下焦、坚实不可按者不用，恐其误伐真阴故也。病不由于邪热深固，闭结难通，断不可轻投。至于血涸津枯，以致大肠燥结；阴虚精乏，以致大热骨蒸；火炎于上，以致头痛目昏、口渴、耳聋、咽痛、吐血、衄血、咳嗽痰壅，虚极而似实等证，切戒勿施。至如唐玄宗所召道士刘玄真，谓取芒硝炼成玄明粉，服之遂无病长生，中所载有益精壮气，助阳补阴，不拘丈夫妇人，幼稚襁褓，不问四时冷热俱治之说，乃是荒唐不经之语，不识本草何缘载入。岂历代董修儒臣，本不知医，但广异闻，未暇核实而误收之耶？正所谓尽信书则不如无书也。**《分部本草妙用》卷七**：硝有七种，惟朴硝力紧，芒硝、英硝、马牙硝力缓，硝石、风化硝、玄明粉缓之又缓也。《经》云：热淫于内，治以咸寒。古方因之，故用大黄佐之，以软坚下滞。大陷胸、大承气、调胃承气等汤，俱用之。然而用芒硝，不用朴硝，以芒性清缓，而朴性重浊锐利也。实热者宜之，虚者禁之。**《医宗必读·本草征要下》**：法制玄明粉，功缓力稍轻，明目清躁，推陈致新。朴硝在下，最粗而浊，芒硝在上，其质稍清；玄明粉再经煎炼，尤为精粹。方士滥夸玄明粉却病永年，不根之说也。若施之于有虚无火之人，及阴毒沉寒之证，杀人惨于刀剑矣。**《颐生微论》卷三**：《经》曰：咸吐下泄，为阴。又曰：咸以软之。又曰：热淫于内，治以咸寒。又曰：气坚者，以咸软之。皆合用硝。仲景只用芒硝，不用朴硝，恶其太峻也。**《本草乘雅半偈》帙二**：朴消、消石，碱生卤地。假水火二大以为形质，但胜劣有异，故水火之用迥别。《楞严》云：火腾水降，交发立坚，湿为巨海，干为洲潭，以是义故。彼大海中，火光尝起，彼洲潭中，江河尝注，交妄发生，递相为种，用是思维。彼水消者，火势劣水，故火体似藏，而水用独着。彼火消者，水劣火势，故水体似藏，而火用独着。观其主治，则思过半矣。有如反寒水之本，得火热之标，积聚六府结固留癖，而为百病之邪。此亲相四大之分，反承器界疏相之水，变迁暖热，交发立坚，致令四大缺陷润湿之水，动摇之风，偏归暖热之火，坚固之地矣，先须水消之水用。对待其火热，从治其本寒，转以中藏之火体，从治其火热。对待其本寒，有如火热为本，藏阴为标，标气似隐，本气自盛，积聚胃藏，蓄结胀闭之邪，此亲相之分，亦为疏相之火，交发立坚，致令四大反成缺陷者，先须火消之火用。对待其标阴，从治其本热，此正发真归元，结固悉皆消陨，所谓非从则弗逆，非逆则弗从也。顾水消功力，致新推陈，火消功力，推陈致新，三复斯言，其义自见。二消之分水火，宛如太极之分两仪。而阴中有阳，阳中有阴，此又坎离互根之妙谛。思消石，为卤地所生，与海滩之盐相似。从无致有，变柔为刚，故以名石，如秋石之亦名石也。虽分水火二种，而核其根源，止是一水，其焰发热腾，亦水中之火也。《水经注》记某处水，肥可以燃灯。又即水具火，不待煎疑矣。惟为水中之火，故宜脏热之阴火亦从治之一法也。**《本草述》卷六**：《经》曰：人生有形，不离阴阳。又曰：水火者，阴阳之征兆也。消生于斥卤之地，是水上合德以立地，其气上蒸而出者也。水为至阴，上为太阴，故能入阴分而逐阳结。时珍谓其走血而润下，良不谬矣。盖本于阴阳征兆之初气，以为感为化者，不等于他咸寒之气味以论功也。曰除邪气，是因邪气之困乎真阳以为结，而此为之对待，与真阳不相忤也。曰逐积聚结固留癖，是本于初气之感化，即金石犹为之消，非徒以相胜为功也。谓其走血者，血固真阴之化醇，同气自相求也。即痰饮留结皆须之，亦此故耳。既走阴分，而曰化阳毒者，缘阳邪结于阴分而不散，则能蚀真阴以为大患，唯此消化之以全阴也。若然，是则独趋于阴乎？曰：固趋于阴，而阴之所乐归者阳，以其不相离，而原相召也。虽曰润下，然阳之所居，如上行而目与口舌咽喉，尤其奏功之地，故热从乎湿，与热从乎风者，胥治。《经》曰：湿从地气，风从天气也。是则所治，如《本草》数则尚未尽乎？曰：有阴不能为阳之守，而阳亢还以乘阴者，在阴固伤。有阴不得受阳之化而阴郁，还以结阳者，其阴愈伤。种种为患，如积热多渴，面热唇焦，咽燥舌肿，喉闭目赤，鼻衄，颔颊结硬，口舌生疮，何一不伤于阴分之血？至于为谵语狂妄，惊痫刚痉，反胃关隔，发热消瘅，瘴疫毒疠，胃烂发斑，痈疽恶毒等证，何莫非阴之受伤于阳，而结之甚者？咸藉此阴阳感化之初气，消释最捷，谓《本草》数则之主治，遂足以尽之乎。《本经》首曰治百病，除寒热邪气，则已知其所主治侈矣。第元阳之虚者，是为禁药。而元阴虚者，投此至阴之化气，反为绝其生化之元，而贻害不小也。慎之慎之！**《本草新编》卷五**：或疑朴硝不可用，用芒硝以佐大黄，似乎平善矣，而用之不得当，往往杀人。不识单用大黄而不用硝石，亦可乎？夫大黄，下药也。用大黄，似可不用芒硝，然而伤寒之邪传在脏中，常有一刻不可再停之势。大黄不得芒硝，则其势不速，非好用芒硝也。用芒硝以助其迅扫之机，邪去而正始存，安可徒用大黄而不用硝石哉。〇或问：芒硝佐大黄，其势更急，使大黄迅逐趋下，吾恐邪气反不尽去也。夫邪在上焦，用药宜缓；邪在下焦，用药宜急。肠中既有硬粪，不迅逐趋下，则言语能定乎？子疑芒硝佐大黄，虑其势甚急，而余犹恐其不急，致邪之不去也。〇或问：芒硝佐大黄，不过助其急也，岂别有义乎？曰：芒硝得大黄，亦能制大黄之猛。盖大黄性速，而芒硝之性更紧于大黄。大黄转不敢恃其威，而过于逐北，有彼此牵制之益，故成功更神也。〇或问：芒硝佐大黄而成功，岂不能佐大黄而致败，何子但言其功，不言其过乎？嗟乎！孟贲、乌获之将，骁勇绝伦，用之不得其宜，有不踆扈者乎。惟是宜用而用之耳。用之得宜，则成功于扫荡。用之不得其宜，则致败于崩摧。谁谓芒硝但有功而无过哉。**《本草崇原》卷上：**雪花六出，玄精石六棱，六数为阴，乃水之成数也。朴消、消石皆感地水之气结成，而禀寒水之气化，是以形类相同，但消石遇火能焰，兼得水水中之天气。朴消只禀地水之精，不得天气，故遇火不焰也。所以不同者如此。有谓：冬时采取则为消石，三时采取则为朴硝。有谓：扫取白霜则为消石，扫取泥汁则为朴消。有谓：出处虽同，近山谷者则为消石，近海滨者则为朴消。诸说不同，今并存之，以俟订正。朴消禀太阳寒水之气化，夫太阳之气，本于水府，外行通体之皮毛，从胸膈而入于中土。主治百病寒热邪气者，外行于通体之皮毛也。外感百病虽多，不越寒热之邪气，治寒热邪气，则外感之百病皆治矣。逐六腑积聚结固留癖者，从胸膈而入于中土也，太阳之气，入于中土，则天气下交于地，凡六腑积聚结固留癖可逐矣。能化七十二种石者，朴消味咸，咸能软坚也。天一生水，炼饵服之，得先天之精气，故轻身神仙。**《医林纂要探源》卷三：**阴僻斥卤之地，少见日色，土自起霜如灰，刮取煎炼成硝，在底为朴硝，在上有芒为芒硝，芒起牙为马牙硝，置风日中，消尽水气，轻白如粉，为风化硝。阴之华也。而化于火，补心火。咸能软坚，所以补心。人知其泻火，不知其补心火。心火，少阴君火也。生于阴而发于阳，故中虚而能应物，所谓神明也。心火有恒，无过不及，则神明安而照物审。心妄，则火自为邪，热自内生，相火复动，两火合则反昏，而有狂惑及骨蒸等内热之病。心气不足，则外邪乘之，热自外作，真阳内郁，内外争而亦有狂热烦闷实热之病。凡此皆火邪，非心火之正也。心火之正，虚明安静，敷照事物，通布血脉，无或不周。硝虽生于阴而性寒，然发火之药也，宣布通达之用也。以能发火而宣布通达之意思之，则其能补心火之化可知矣。泻妄火。寒郁作热，天行暑热，溽湿成热，皆妄火也。推荡三焦邪热，贲门以上至膻中为上焦，贲门以下至幽门为中焦，幽门以下至阑门及下达魄门，为下焦。三焦，水道所行，而实相火之始，火衰则水谷不化，火炽则水道焦枯，于是有结气瘀血燥粪顽痰之阻，而上下不通矣。心包、三焦相表里者，补心火，泻妄火，所以推荡三焦邪热也。软坚消硬，无所不通。此即君火之用。硝者，消也。五金八石，且无不可消，况脏腑之积聚乎？非补火而能消物若此乎？故主治通彻上下，去胸膈、脾胃、大小肠、膀胱之实热。凡气结血结，硬痰燥粪，皆能消之。仲景于阳明伤寒大小承气汤中皆有此，所谓热淫于内，治以咸寒者，以咸补心，以寒胜热是也。凡黄疸淋闭，瘰疬疮肿，皆可治。又能通经堕胎。○合火药用焰硝、硫黄，营弁云黄力横破，硝力直达，故火箭起火诸具，多用硝，炮火用黄，取其发声而已。因悟硫黄，少阳相火，裂则横发。硝火，少阴君火，炎则直上。是以硝入药，不惟下降，亦能上行。以观火箭起火，使之向上则上，向下则下，前后左右，惟其所向。凡热邪所在，则能消而去之矣。**《存存斋医话稿》卷一：**朴硝、火硝，咸名硝石，碱生卤地，假水火二火以为形质。朴硝属水。味咸气寒，性下走，故能推荡肠胃积滞，折治三焦邪火。火硝属火，味辛带苦微咸，而气大温，性上升，故能破积散坚，治诸热病，升散三焦火郁。朴硝治热之结，火硝治热之郁。一就下，一达上也。火硝投之火中则焰生，朴硝则否，其性从可知矣。紫雪丹中二硝并用，是热郁欲其达，热结欲其降也。濒湖李氏曰：火硝与硫黄同用，则配类二气，均调阴阳，有升降水火之功，治冷热缓急之病。煅制礞石，则除积滞痰饮。盖硫暖而利，其性下行；火硝暖而散，其性上行。礞石之性寒而下，火硝之性暖而上，一升一降，一阴一阳，此制方之妙也。奈汪讱庵《医方集解》中礞石滚痰丸，误以朴硝制礞石，药肆不察，竟遵其法。盖同名硝石，汪氏不及详考，而一字之讹，药性顿异，大背古人立方之意矣。用辨明之。**《本草纲目易知录》卷七**：朴硝，未经煎炼，硝之粗砺者也。上有泥土，其质重浊。芒硝，将朴硝水煮，麻布滤，盆盛，硝结于上，泥土澄于下。硝稍精细，即今之市售者，其汁清明，再将芒硝水煎，盆盛，盖之。其所结者，凌空，枝枝似牙，其体清润，又有甜硝、风化硝，则为芒硝，牙硝之去气味而甘缓轻爽者也。总之胃气无实热，湿邪未入阳明府，寒邪未入里，俱宜慎用。

【附方】**《医说》卷八**：下死胎。朴消为细末二钱，温童子小便调下。

《本草品汇精要》卷一：疗热壅，凉胸膈，驱积滞。每硝一大斤，冬合蜜十三两，春夏秋合蜜十二两，先捣筛硝成末后，以白蜜和令匀，便入青新竹筒，随小大者一节着药，得半筒已上即止，不得令满。却，入炊甑中，令有药处在饭内，其虚处出其上，不妨甑箅即得。候饭熟取出，乘热绵滤入一瓷钵中，竹篦搅勿停手，令至凝即药成，收入盒中。如夏月即于冷水浸钵，然后搅凝。每食后或欲卧时含半匙，渐渐咽之。〇治时气头痛不止。用二两捣罗为散，合生麻油调涂顶上。〇治乳石发动，烦闷及诸风热。取炼成硝半两，细研如粉，每服合蜜水调下一钱匕，日三四服。〇治小便不通，膀胱热。为末，每服二钱匕，合温茴香酒调下，无时服。〇一切风热毒气，攻注目睑外及发于头面四肢肿痛。腊月中以新瓦罐满注热水，用硝二升投汤中，搅散挂北檐下，候硝渗出罐外，羽收之，合人乳汁调半钱，扫，应手神验。

《药性粗评》卷四：喉痹。凡患时气，咽喉肿痹者。朴硝一两，细细含之，咽其汁，顷刻其肿自消。口疮。取朴硝含之。〇关格。凡患上关下膈，二便秘塞，胀满欲死者，芒硝三两，纸裹三四重，炭火烧过，以汤一升，将硝投入其中，待硝尽化，通服之，须臾见效。火丹。凡小儿患火丹，谓之赤游，行于体上下，至心即死，以芒硝投入汤中，取浓汁频拭丹上，不过数次，愈。

《太乙仙制本草药性大全·仙制药性》卷六：〇漆疮。用汤渍芒硝令浓涂之，干即易之。〇一切疹。以水煮涂之。〇伤寒发豌豆疮未成脓。研细用猪胆和涂疮上立效。〇小儿赤游。行于体上下，至心即死，以入汤中取浓汁以拭丹上。〇疗关格。大小便不通，胀满欲死，两三日则杀人。用三两，纸裹三四重，炭火烧之，令内一升汤中，尽服，当先饮汤一升，已吐出乃服之。〇眼有瞖。取一大两，置铜器中，急火上炼之，放冷后以生绢细罗，点眼角中，每夜欲卧时一度点妙。时气头痛不止。用二两，捣罗为散，以生姜、油调涂于顶上。〇乳石发动烦闷，及诸风热。用炼成者半两细研如粉，每服以蜜水调下一钱，日三四服。〇喉痹。用一两，细细含咽汁，顷刻立差。〇患口疮。取含之即差。〇白花散。小便不通，膀胱热，朴硝不拘多少，研为末，每服二钱，温茴香酒调下，无时服。甘露饮。疗热壅，凉膈上，驱积滞。蜀朴硝成末，每一大斤用蜜，冬用十三两，春夏秋用十二两，先捣筛朴硝成末，后以白蜜和令匀，便入新青竹筒，随小大者一节，着药得半筒已上即止，不得令满，却入炊甑中，令有药处在饭内，其虚处出其上，不妨甑箄即得，候饭熟取出，承热绵滤入一瓷钵内，竹篦搅勿停手，令至凝即药成，收入盒中。如热月，即于冷水中浸钵，然后搅。每食后或欲卧时含〔一〕匙、半匙，渐渐咽之，如要通转亦得。○食物过饱不消，遂成痞膈。〔马牙消〕用一两碎之，吴茱萸半升陈者，煎取浓汁，投消乘热服良。久未转，更进一服，宜愈。○白龙散。退瞖明目。马牙消光净者，用厚纸裹令按实，安在怀内着肉处，养一百二十日取出，研如粉，入少龙脑同研细。不计年岁深远眼内生瞖膜，渐渐昏暗，远视不明，但瞳人不破散者〔并〕医得，每点用药末两米许点目中。○小儿鹅口。细研于舌上掺之，日三五度。

《本草汇言》卷一三：治积聚久着不化。用水芒硝二两，每早服五分，白汤冲服，渐消。《方脉正宗》。○治胸膈并腹有积热内胀。用水芒硝一两，如治积聚同法。同前。○治大小二便不通，闭胀欲死，两三日即杀人。用水芒硝一两，泡汤一升服，取吐即通。《百一方》。治暴赤时眼。用水芒硝五钱，和铜青二分，泡汤，频洗。《千金方》。○治小儿重舌。用水芒硝研细末，涂舌上下，二日效。姚和众方。○治小儿鹅口。用水芒硝研末，搽舌上，日三次，效。《简要济世方》。○治风热喉痹及缠喉风。用水芒硝、火芒硝各五钱，铜杓内炒，待冷，配白硼砂三钱，共研极细，用米醋调，以鹅羽蘸药涂喉内，吐涎即通。《三因方》。

《本草纲目易知录》卷七：胞衣不出。古法用平胃散加芒硝，后人恐其伤胃气，产后难复健，以脱花煎一济，加芒硝三钱，其胞化水出，而体易健。脱花煎方，当归三钱，车前、牛膝、红花减半，肉桂一钱。

玄明粉《嘉祐本草》

【集解】**《绍兴本草》卷三：**玄明粉，本出于朴消，以火制炼，入甘草合和而成。比之诸消，即无猛利之性。**《医宗必读·本草征要》下：**玄明粉再经煎炼，尤为精粹。方士滥夸玄明粉却病永年，不根之说也。若施之于有虚无火之人，及阴毒沉寒之证，杀人惨于刀剑矣。

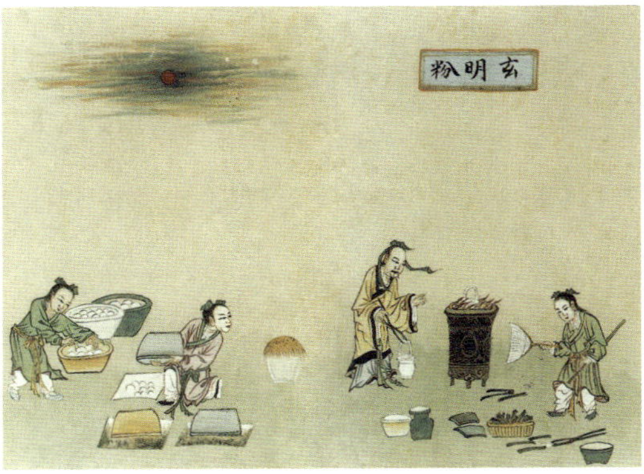

图 9-147-1　玄明粉《品汇》

【修治】**《本草蒙筌》卷八：**制玄明粉法：用朴硝十斤，水一桶，同入锅内溶化。掠去面上油腻，其水将细布并好纸滤去渣滓。仍用萝卜十斤，冬瓜五斤，豆腐三斤，俱切厚片，同硝水入锅内，煮沸六七次，捞去萝

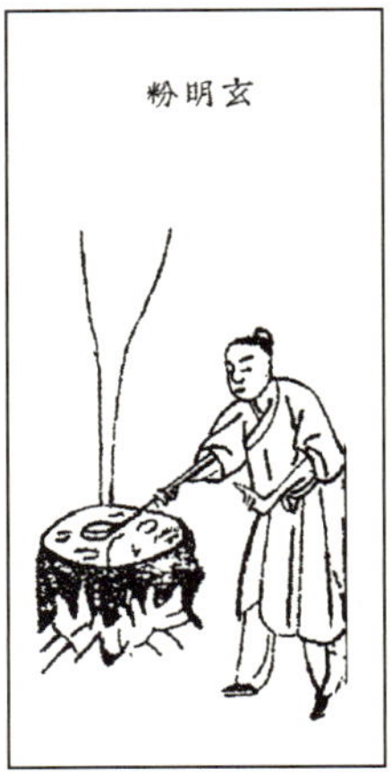

图 9-147-2　玄明粉《太乙》

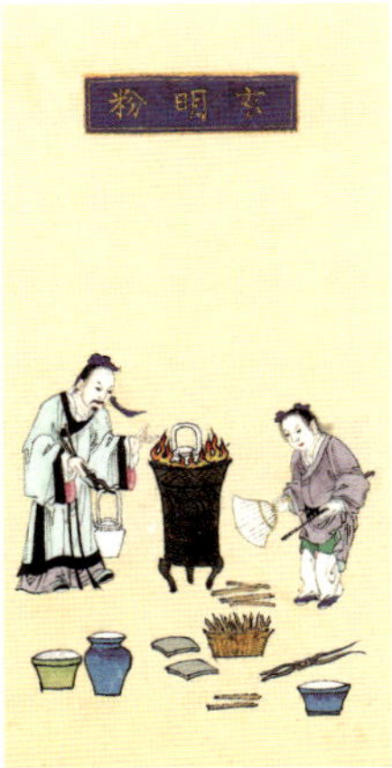

图 9-147-3　玄明粉《雷公》

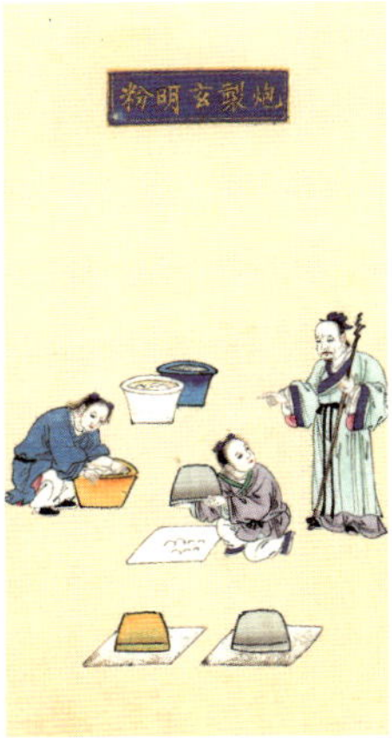

图 9-147-4　炮制玄明粉《雷公》

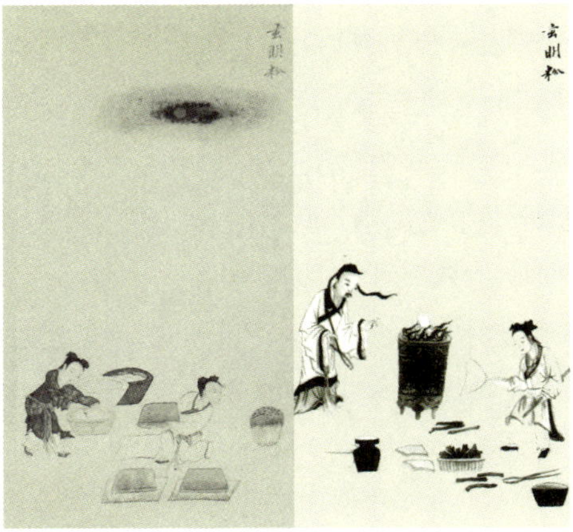

图 9-147-5　玄明粉《草木状》

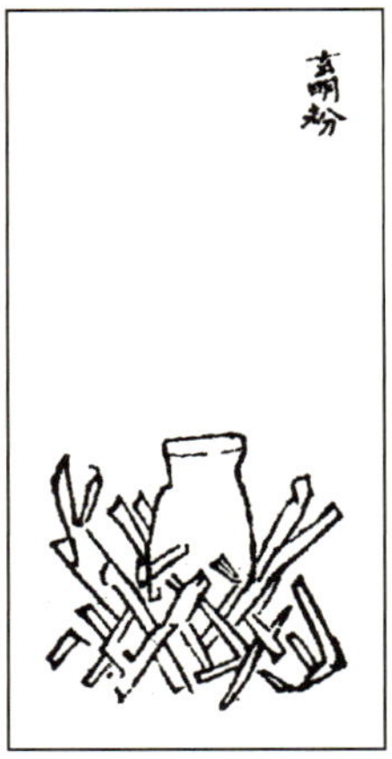

图 9-147-6　玄明粉《汇言》

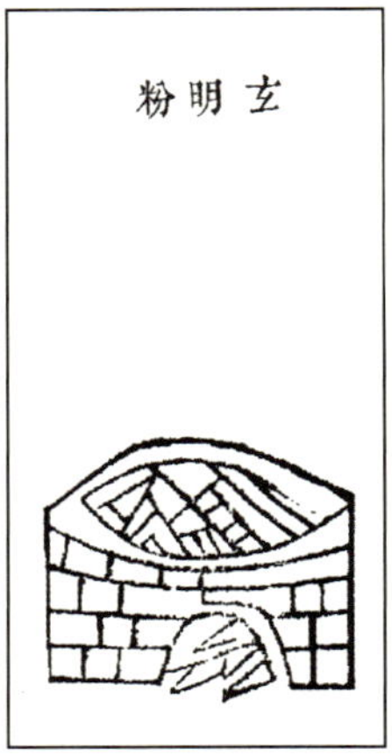

图 9-147-7　玄明粉《备要》

卜等物。又掠去油腻，将细布好纸再滤过，务令渣滓去净，然后放入瓦盆，置诸星月之下，自然生出硝芽片子。取出放于桌面上，任其风干。将原水又煎沸一次，入瓦盆内，令其再生。如是者数次，以水内无硝片为度。将前风干硝芽，用泥裹罐子装盛，按实，辟炭周围不走火气，如法煎炼，候水干尽，仍听罐内硝汁不响，复如法固封罐口，再加猛顶火，煅炼一昼夜，玄明粉成矣。待冷取出，着净地上，以新瓦盆一个覆之，以去火毒。〇朴硝咸物也。萝卜性温，与冬瓜、豆腐俱能夺咸味，用之修制，使去其咸，故曰阴中有阳之药也。**《太乙仙制本草药性大全·仙制药性》卷六**：朴硝二斤，须是白净者，以瓷炉一个迭实，却以瓦一片盖炉，用十斤炭火一煅，炉口不盖，着炭一条，候沸定了方盖之，复以十五斤炭煅之，放冷一伏时，提炉出药，以纸摊在地上，盆盖之一伏时，日晒取干，入甘草二两，生熟用，细捣罗为末。**《医门秘旨》卷一五**：《煅炼门》炼玄明粉，冬月极寒时，用朴硝一百斤，大皂角三五十根，萝卜十斤切片，同入锅内，以水满锅，熬数十沸，搅入木盆内过夜，生出牙硝，取起，又入锅，约有五十斤。加白萝卜五六斤切片，同入锅，以水满，熬数沸，入桶过夜，取起，约有三四十斤。用豆腐三四斤，成片入锅内，水煮数沸，取出，入盆过夜，取起为粉，入固济罐，打火三炷香，配甘草则为玄明粉也。**《医宗粹言》卷四**：制玄明粉法（冬月可制）。用明净川皮硝十斤，水一斗，萝卜四斤切片，同煮烂为度，去卜，硝水用纸滤，磁砖中露一夜，次早另倾浮水置一器者，块沉底者取起，复以萝卜清水量入同煮，如前露澄，又次日取起，用防风二两，甘草二两，煎汤十碗，用玄明粉煮化，滤过，露一夜，次一日倾出，甘防汤同煎二次，萝卜汤煮一沸，露一夜，余硝俱澄，同前硝风吹干，入罐升打火如秋石法，任用按制。盖硝味甚咸，以萝卜制解之。其性善降下，若于头目之火，恐或不能达上而降，以防风导引上行。甘草和缓为佐，惧其寒凉。久服伤胃，故以火煅，则得阳长阴消之义，而无寒袭脾胃之伤，有掣上掣下之功。**《外科正宗》卷三**：炼元明粉法第一百五十。冬至后，用洁净朴硝十斤，水一斗五升，白萝卜五斤，打碎，同入锅内，将硝煮化，候汤滚足，捞去萝卜，以绵纸二层铺竹丝箕内，架在新缸上，将硝汤徐入箕内，随滤随添，以汤滤尽为度，将缸移在天井露三日，其硝结在缸内，倾去余水，沥干为止，将硝取下，再用砂锅顿炭炉上，将硝一碗化开煎滚，以铜匙铲搅，将凝结时，铲入小鱼酢罐内，上空寸许，余硝陆续照上法炼毕。每一罐下用三钉品字样插入地中，留寸半在外，将罐浮顿钉头上，用瓦片盖口，周围用段砖砌百眼炉围绕，离罐寸半许，着炭火入炉内，四围底火顶火务要周匝，候罐硝红为度。次日取出硝来，预用大绵纸摊在洁净阴土上，将硝碾细，用绢筛筛在纸上约一钱厚，再不许多，门窗俱关闭，不令人见。三日后，其硝自然复活，色白如粉，轻虚成片，将钵盛贮，内用纸盖，再放乱纸寸许，以收潮气，庶不凝结。此品最能降火化痰，清利脏腑，怪症服之可蠲，狂躁用之即愈。搜除百病，安敛心神，不伤元气。惟久病泻痢者不宜。大人每服三四钱，小儿五分至一钱皆可，俱用白滚汤或葱汤空心化服，候行二三次，随饮稀粥，自然精神爽健，脏腑调和，津液顿生，百病如失。又煅过硝石六两，加朱砂三钱，青黛一钱，冰片一钱五分，共研细末，照前筛纸上，再用纸盖一层，四边以界尺压紧，勿令走气，候三日外取起密收，又名阳春紫雪。最治失心忘志，颠痫健忘，小儿急慢惊风，大人异症。每服五分至一钱，俱用淡竹叶、灯心汤化服，屡有奇效，不可尽述。此乃神仙保命服食之品，每一斤加生熟甘草末二两，葱汤化服二三钱，令人容颜悦泽，轻身耐老。

【气味】味辛、甘，冷，无毒。《绍兴本草》卷三。味辛、甘、酸，气微温，无毒。《珍珠囊·诸品药性主治指掌》。以火煅而成，性温，阴中有阳之药。《本草集要》卷五。味甘、咸，性寒，无毒。《药性粗评》卷四。味辛、咸，无毒。沉也，阴也。《药鉴》卷二。

【主治】治热毒风，搜冷痃癖气胀满，五劳七伤，骨蒸传尸，头痛烦热。搜除恶疾，五脏秘涩，大小肠不通，三焦热淋，疰忤疾，咳嗽呕逆，口苦干涩，咽喉闭塞，心肝脾肺藏胃积热，惊悸健忘，荣卫不调。中酒中脍，饮食过度，腰膝冷痛，手脚酸，久冷久热，四肢壅塞，背膊拘急，眼昏目眩，久视无力，肠风痔病，血癖不调，妇人产后，小儿疳气阴毒，伤寒表里疫疠等疾。长服安胎，诞儿无疮肿疾病。《图经本草药性总论》卷上。开痰，明目，退上膈虚热，去胃中实热，荡肠中宿垢。《药性要略大全》卷八。

【发明】**《汤液本草》卷六**：《液》云：治心热烦躁，五脏宿滞，癥瘕。明目，逐膈上虚热，消肿毒。注中有治阴毒一句，非伏阳不可用。若止用此除阴毒，杀人甚速。牙硝条下，太清炼灵砂补注，谓阴极之精，能化火石之毒。仙经云：阴中有阳之物。**《本草发挥》卷一**：《经》云：味辛甘性冷，则治热病明矣。兼味辛又咸，此能润燥而软坚也。非大便燥结，脉滑有力而洪大者，不宜服。却言暖水脏，女子服之补益血脉，有失用药寒热之本意。《经》云：咸能胜血。岂能补血哉？又有治阴毒一句，其言尤错矣。若与硫黄、附子及诸阳药多寡相佐而行，则可以治阴中有伏阳者。若的是阴毒，别无伏阳，杀人甚速。《太清伏炼法》云：硝能制伏阳精，解火石之毒，则不治阴耳。用者宜审也。**《药性要略大全》卷八**：七潭云：此药大寒。虽假火煅炼而成，其寒犹在，但比生硝少缓耳。旧本草注云中有治阴毒及阴症一句，极为谬妄，非伏阳不可用此除阴毒。别无佐使之药，则杀人甚速。宜详之。味辛、甘、酸、咸，能冷能温，大概寒多温少，无毒。沉也，阴也。**《太乙仙制本草药性大全·仙制药性》卷六**：七硝气味相同，俱善消化驱逐，但朴硝力紧；芒硝、英硝、马牙硝力缓；硝石、风化硝、玄明粉缓而又缓也，以之治病致用，病退即已。《本经》载能炼服补益，岂理也耶？若孕妇有可下证，用之必兼大黄引导，使之直入大肠，润燥泻热，子母均安。《经》曰有故无殒，亦无殒也，此之谓欤！**《本草经疏》卷三**：玄明粉，即芒硝投滚汤沸化，夜置冰霜之下，结起在水面上者。用白莱菔切片，煮汁投硝，以结起多次者为上。其色莹白，其味辛咸，沉而降，阴也。入手少阴、足厥阴阳明经。其治邪热在心烦躁者，《经》曰：热淫于内，治以咸寒，佐之以苦。并主五藏宿滞癥结者，即燥粪、结痰、瘀血、宿食之谓。辛能散结，咸能软坚，兼能润下，苦能下泄，故主之也。目为血热所侵，必赤肿作痛异常，硝物峻利，加以苦辛咸寒之极，故能散热结，逐热血。目病既去，必自明矣。退膈上虚热者，当作实热。邪解心凉，故热退也。消肿毒者，即软坚散结之功也。○《集简方》热厥气痛，玄明粉三钱，热童便调下。《伤寒蕴要》伤寒发狂，玄明粉二钱，朱砂一钱，末之，水服。《圣济总录》鼻血不止，玄明粉二钱，水服。**《本草汇言》卷一三**：开结润燥，《日华子》通利大肠之药也。方氏龙潭曰：此药治一切火热为病，凡心热烦躁，谵语狂言，肠热结燥，宿垢积滞，痰热壅塞，关隔不清，目热昏涩，肿赤痒痛，胃热牙疼，齿根浮胀，及喉痹乳蛾，胀闭不通等证，此咸寒之物，润燥软坚，通闭滑滞，一切热毒悉能治之。凡三焦肠胃实火积滞者，服之速效。若脾胃虚寒及阴虚血虚，虚火妄动者，切禁用之。**《本草汇》卷一八**：玄明粉，即芒硝投滚汤沸化，夜置冰霜之下，结起在水面上者。其色莹白，阴中有阳之药也。善退膈上虚热，心中烦躁，热厥发狂，一切实热实火之病，盖无坚不磨，无结不散，无热不荡，无积不推之物，故仲景于诸承气汤用之。非结邪下焦，坚实不可按者，不可轻用也。其性大寒，苟非伏阳，决不可投。若治阴毒及阴症，立刻毙矣。**《本草备要》卷四**：

泻痢不止，用大黄、玄明粉以推荡之，而泻痢反止。盖宿垢不净，疾终不除，《经》所谓通因通用也。朴硝煎化，用莱菔煮，再同甘草煎，入罐火煅，以去其咸寒之性。阴中有阳，性稍和缓。大抵用代朴硝，若胃虚无实热者禁用。俱忌苦参。**《得配本草》卷一**：玄明粉辛、甘，冷。去胃中实热，荡肠中宿垢。消肿破结，除痰积，洗目肿。得朱砂，治伤寒发狂。和童便，治热厥心痛。朴硝以长流水煎化，同莱菔煮，再同甘草煎，入瓦罐火煅，去其咸寒之性，收用。胃虚无实热者禁用。朴硝、芒硝、玄明粉，皆通大肠之实结，而虚秘者用之，祸如反掌。然虚实之分，难于审认。七情所伤，怫郁于内，变为热壅，结于肠胃则便坚，坚则生火，炽于五内，诸症蜂起，急须通滞，迫不待时。《经》曰：热淫于内，治以咸寒。不妨于滋补中佐硝、粉以荡涤其火，岂得拘于内伤之虚，禁用通剂，而迁延待毙耶。若邪热伤于阴分，大肠枯燥，秘结不行者，硝、粉甚不相宜。但重滋其阴，以宣其血气，加麻仁、蒌仁、杏仁、郁李仁之类以利之。如因邪火之炽，用硝、黄推荡之，未有不重伤其阴而死者也。故虚火反成实结，实邪久成虚秘，务须审之再三，知之确当，应用与否，庶可无误。**《本草求真》卷六**：玄明粉泻肠胃实热，玄明粉专入肠胃。系芒硝再煎而成，其色莹白，辛甘而冷，功用等于芒硝，皆有软坚推陈致新之力。陈不除则泻痢不止，用宜同大黄推荡。正书所云通因通用之意，若热闭不解，亦当用此下夺。然煅过多遍，其性稍缓，不似芒硝，其力迅锐，服之恐有伤血之虞耳！王好古曰：玄明粉治阴毒一句，非伏阳在内不可用。若用治真阴毒，杀人甚速。时珍曰：《神农本草》言朴硝炼饵，服之轻身神仙，盖方士窜入之言，后人因此制为玄明粉，煅炼多遍，佐以甘草，去其咸寒之毒。遇有三焦肠胃实热积滞，少年气壮者，量与服之，亦有速效。若脾胃虚冷及阴虚火动者，服之是速其咎矣。若佐甘草同投，则膈上热痰，胃中实热，肠中宿热，又克见其治矣。兼洗眼目消肿。绣族兄式和用玄明粉搽眼，初觉一二次甚明。召绣同搽，绣揣眼病非热不得用，是因未允。越后族兄屡擦屡坏，始信余言不谬。

消石《本经》

【集解】**《本草衍义》卷四**：消石是再煎炼时已取讫芒消，凝结在下如石者。精英既去，但余滓而已。故功力亦缓，惟能发烟火。《唐本》注：盖以能消化诸石，故曰消石。煎柳枝汤煮三周时即伏火，汤耗，即又添柳枝汤。**《本草品汇精要》卷一**：盖诸硝同体，《本经》各载所出州土者，乃方俗冶炼之法有精粗，疗疾之功有缓急，故须分别。如芎䓖之与蘼芜，大戟之与泽漆，俱是一物。《本经》亦各着州土者，盖根与苗，土地各有所宜，非别是一物也。其朴硝、硝石辈，亦此义欤。今济南肥城县有洞深二三里，曰娄敬洞，亦产硝石。人尝采得煎炼而成，方家用之，珍于他硝也。**《太乙仙制本草药性大全·本草精义》卷六**：生硝生茂州西山，出石间，形块大小不常，其色青白，鲜见〔用〕者。今医家又用一种甜硝，弥更精好，或疑是此，乃云出于英硝，炼治之法未闻。硝石生益州山谷及武都、陇西、西羌。此即地霜也。所在山泽冬月地上有霜，扫取以水淋汁乃煎炼而成。状如钗脚，好者长五分已，其能化七十二种石为水，故有此名。又云：石胆也。取石脾与硝石煮之一斛得三斗，正白如雪，以水投之即消。又以朴硝淋汁煎炼作芒硝，其底下澄凝者即硝石。按：《衍义》云：硝石，是再炼时已取讫芒硝凝结在下如石者，精爽既去，但余滓而已，故功力亦缓，惟能发烟火。真者火上伏法：煎柳枝汤，煮二三周时，即伏，汤减耗，又添柳枝汤，即大热者伏火即止也。皇甫士安锦硝石法云：乃取芒硝与石脾，合煮成为真硝石，然石脾无复识。

消石

【修治】《本草品汇精要》卷一：凡使，先研硝石如粉，以瓷瓶子于五斤火中锻令通赤，用鸡肠菜、柏子仁和作一处，分丸如小帝珠子许，待瓶赤，投硝石于瓶子内，其硝石自然伏火。每四两硝石用鸡肠菜、柏子仁共十五个，帝珠子尽为度。如常用，研令极细以瓷瓶盛，炭火中锻令通赤。**《医宗粹言》卷四**：死硝法：用深砂锅盛硝，先滴水数合，于炉火中便放硝锅，于上瓦盖口，

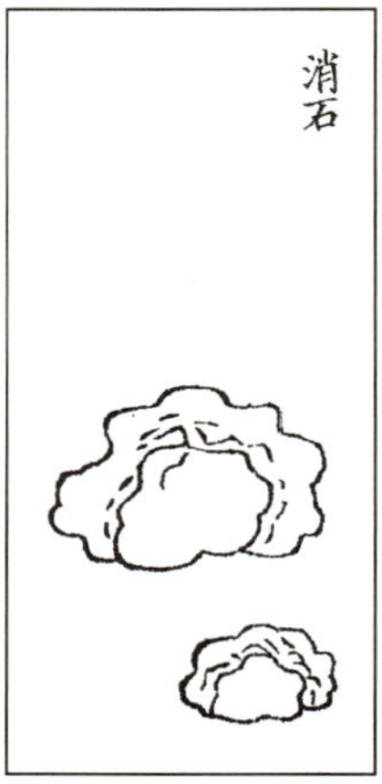

图 9-148-1 消石《图经（政）》

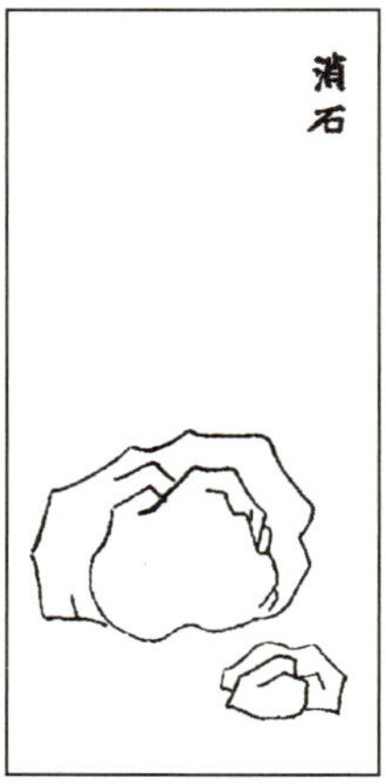

图 9-148-2 消石《图经（绍）》

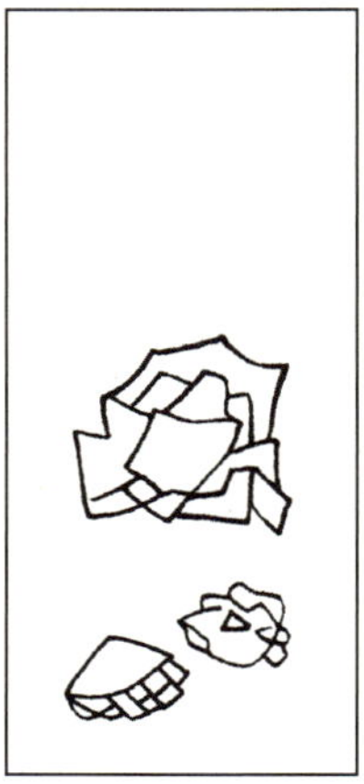

图 9-148-3 消石《歌括》

图 9-148-4 消石《品汇》

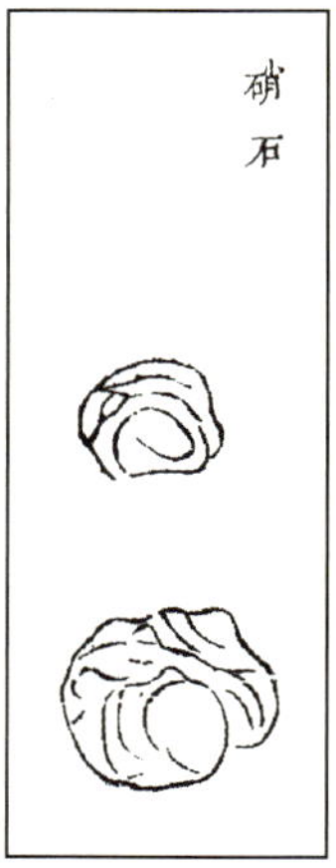

图 9-148-5 消石《蒙筌》

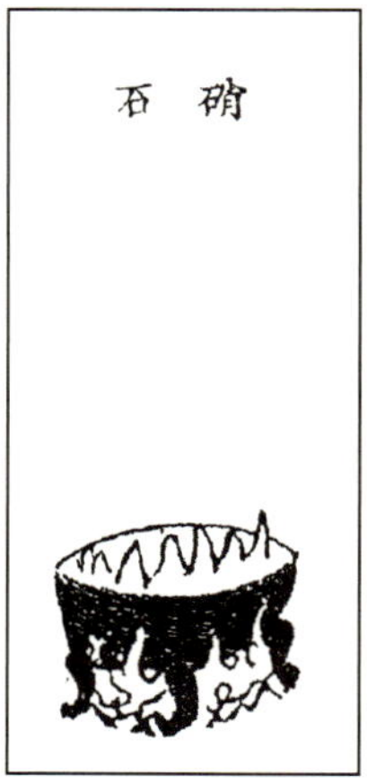

图 9-148-6 消石《太乙》

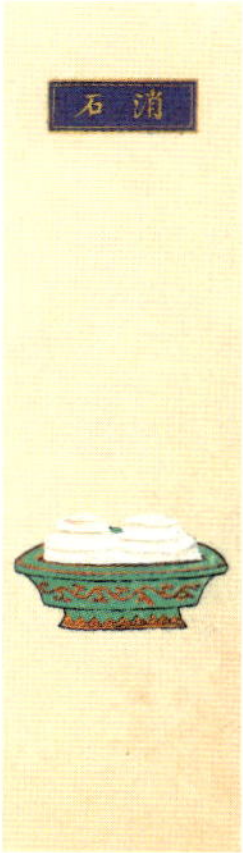

图 9-148-7 消石《雷公》

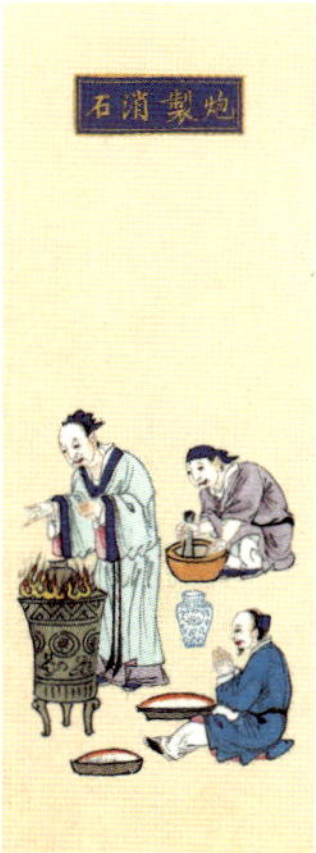

图 9-148-8 炮制消石《雷公》

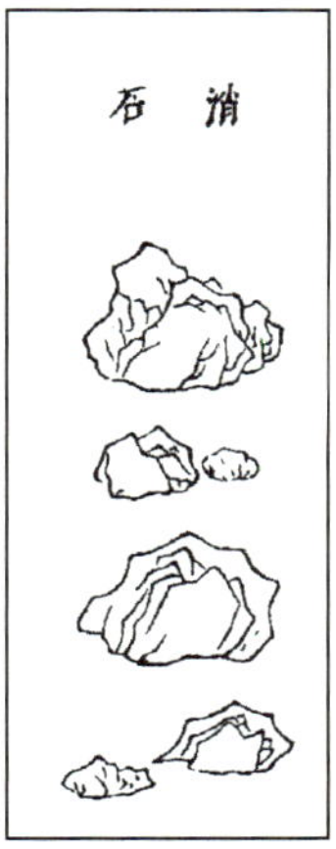

图 9-148-9　消石
《三才》

图 9-148-10　消石
《草木状》

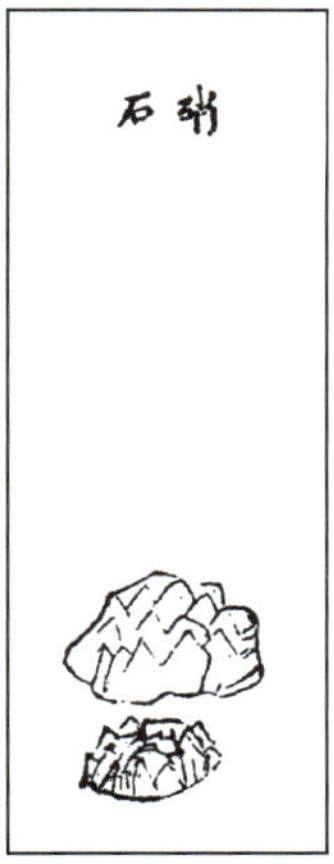

图 9-148-11　消石
《备要》

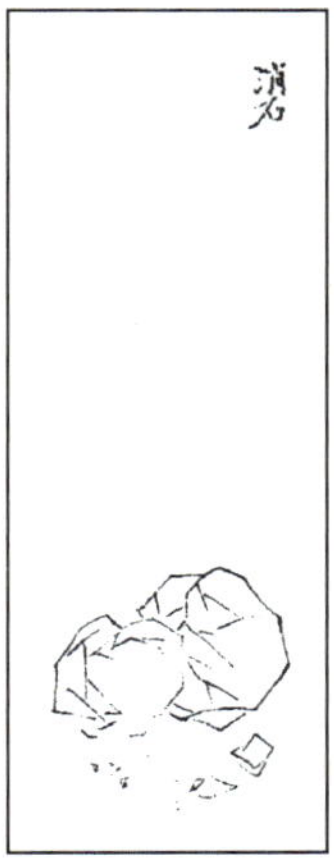

图 9-148-12　消石
《图说》

勿令灰入，顷刻成水，却用甘草截长一寸投入，有焰无烟绝，则硝死出之。**《外科正宗》卷三**：炼硝石法：用洁净朴硝半斤，罐内炭火镕化煎干，煅红住火，冷定取出，即成硝石，罐收听用。利实火，不利虚火也。

【气味】味苦、辛，大寒，有小毒。《绍兴本草》卷三。味苦、辛，寒，气大寒，无毒。《太乙仙制本草药性大全·仙制药性》卷六。辛苦咸，温，有毒。《本经逢原》卷一。

【主治】主治伤寒热毒，咽喉肿闭，汤水不下，胀满积聚，消渴，头痛，五淋，十二经中诸疾，止烦，利小便，推陈致新。炼之如膏，久服轻身。《药性粗评》卷四。

生消

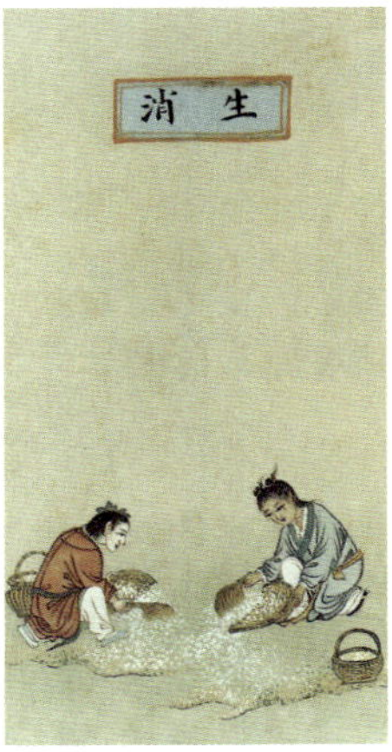

图 9-148-13　生消
《品汇》

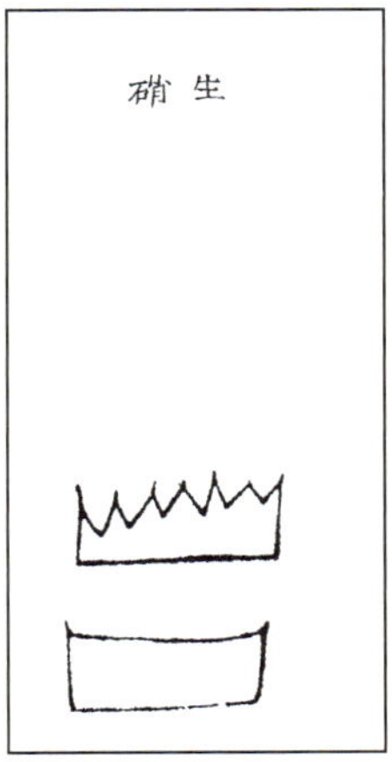

图 9-148-14　生消
《太乙》

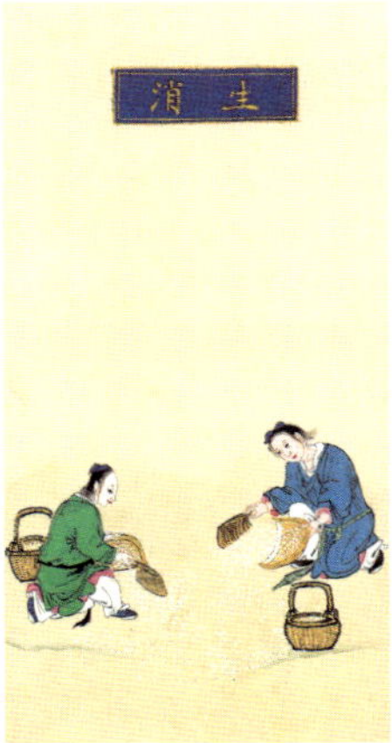

图 9-148-15　生消
《雷公》

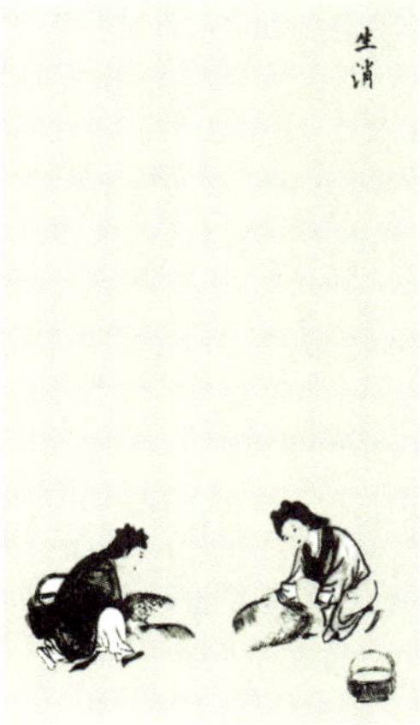

图 9-148-16　生消
《草木状》

【气味】味微咸、甘，其性寒，有小毒。《绍兴本草》卷三。

【主治】主风颠痫头痛，祛惊邪瘈疭风眩。治耳聋口疮，解喉痹咽塞。牙颔肿痛堪医，目赤热疼屡验。眵泪多安，肺壅可疗。《太乙仙制本草药性大全·仙制药性》卷六。

【发明】**《绍兴本草》卷三**：生消，性寒，除热，《本经》已载。然此一种，既言生消，但与朴消亦〔不〕相远。内有色白鲜而小坚者，为之甜消，近世多用之。○消石所产不一，乃所在泽，冬月地上有霜，扫取以水淋汁后乃煎炼而成。盖以能消化诸石，故名消石。一名谓芒消者，谓其初煎炼时上有细芒，故亦有芒消之名。正别有此一种尔，即非后条内朴消中芒消也。其性寒，主治除热者闭结显然矣。**《汤液本草》卷六**：硝石气寒，味甘、辛。一作苦、辛，大寒，无毒。又云：咸。又云：甜，甜微缓于咸。《液》云：硝石者，硝之总名也。但不经火者谓之生硝、朴硝，经火者谓之盆硝、芒硝。古人用辛，今人用咸。辛能润燥，咸能软坚，其意皆是，老弱虚人可下者宜用。若用此者，以玄明粉代之尤佳。《本经》谓利小便而堕胎，伤寒妊娠可下者用此，兼以大黄引之，直入大肠，润燥软坚泻热，子母俱安。《经》云：有故无殒，亦无殒也。此之谓欤。以在下言之，则便溺俱阴；以前后言之，则前气后血；以肾言之，总主大小便难。溺涩秘结，俱为水少。《经》云：热淫于内，治以咸寒，佐以苦。故以芒硝、大黄，相须为使也。**《太乙仙制本草药性大全·仙制药性》卷六**：辛能润燥，主五脏积热，涤去蓄结。咸能破坚，除胃胀邪气，推陈致新。苦泻实，疗十二经络百二十疾。治烦渴而止消渴，利小便及瘘蚀疮。炼之如膏，久服轻身，乃天地至神之物，能化成十二种石。○《宝藏论》：硝石，若草伏而斤两不折软，一切金、银、铜、铁硬物立软。**《本草洞诠》卷三**：焰硝感海卤之气所产，得火则焰。入地千年，其色不变，七十二石化而为水，制伏草木，柔润五金，制炼八石，大丹不舍此也。兵家用作烽燧、铳机等物，直入云汉，其性升可知矣。此与朴消形质虽同，性气迥别。《本经》所列朴消、水消也，煎炼结出细芒者为芒消，结出马牙者为牙消，凝底成块者为朴消，气味皆咸而寒。所列消石、火消也，煎炼结出细芒者亦名芒消，结出马牙者亦名牙消，凝底成块者为消石，气味皆辛苦而大温。水消，其性下走，阴中之阴也，故惟荡涤肠胃积滞，折治三焦邪火，火消其性，上升水中之火也，故能破积散坚，升散三焦火郁，调和脏腑虚寒。与硫黄同用则有升降水火之功，治冷热缓急之病，煅制礞石，则除积聚痰饮，盖硫黄之气热而下行，礞石之性寒而下行，消石之性热而上行，一升一降，一阴一阳，此制方之妙也。雷敩云：脑痛欲死，鼻投消末，取其上升辛散，乃从治之义也。**《本草述》卷六**：消石之用，时珍谓其从火，主升而散。若然，是主气分之邪热，不同于朴消入血也。是本出地之初阳，以真气而散邪结，不等于朴消以胜气而为化也。其云升而散者，水中之火，自上升以为散也。审此义，则知消石之宜于何等证矣。据方书中暑于来复丹中用之，治伏暑泄泻如水者；又二气丹同硫黄治中脘痞结，或呕或泻者；又同硫入大黄龙丸，治身热头疼，状如脾寒，或烦渴呕吐，昏闷不食者；合三证以参之，如二气丸所治，诚有升降水火之功，合于时珍所云，第尤切于伏暑伤冷，致二气交错，以为病者。以暑之中，先于心包络，唯兹二味，一降阳而归之，一升阳而散之，乃为最切也。硫黄入命门，补真火，且其用流动，故曰降而归之。伏暑伤心包络，俾降归命门，正一气相召也，且有消石以升散之乎。故曰升降二气，若伏暑有腹胀疼痛者，更入滑石以利滞热，加白矾以收阴化阳，庶乎伏暑不留耳。故玉龙丸为治伏暑要剂。至于来复丹因上盛下虚，里寒外热，则加玄精石，以至阴和至阳，更入活血行气之味，俾上下之虚实合宜，寒热尽散，是法当参也。又如大黄龙丸之治身热头痛诸证，则加雄黄、白矾、滑石，以除热清气，是又可参也。要皆以二味为主柄矣。此硫、消三味之等分者也，更头痛证之玉真丸，治肾气不足，气逆上行，苦头痛甚者，乃硫则倍于消，以下归补肾气为主，而上逆之阳，第以消石升散之，更入石膏以降火，半夏以散结，此义尤当参也。此硫、消二味之不等分者也。又消不同硫而同他味，如女劳黑疸用矾石、寒水之气以归阴，而即以燥湿，同消石升水中之火以达阳，而并以化湿，此治湿热者之一则也。如喉痹证，用消为主，佐硼砂以除痰热，僵蚕去风，而更合龙脑之开壅结，此治风热者之一端也。即数证而推类，以尽其变，庶于消石可以悉其功，不致误投而罔济矣。又按：消石与硫黄同用者，好古谓至阳佐以至阴，乃二气相配之义，盖谓消石性寒也。李氏既辨消石为水中之火，其性温而不寒矣。若然，则前哲所用消石，毋乃朴消欤。或亦不审其名之当否，而混称之为消石欤。然阅从前诸本草，以消石辄附于朴消之后，唯李东璧氏能剖悉之，可谓创获而发蒙矣。〇愚按：朴消即水消，消石即火消，二者俱有芒消、牙消。然水火固区以别矣。虽然二者同原于水，同归于治热，但水消为治热之结，结则多属血分，所谓阴不降而阳不化者也。能行阴中之阳结，则阴降而阳化矣。火消乃治热之郁，郁者多属气分，所谓阳不升而阴不畅者也。能达阳中之阴郁，则阳化而阴自畅矣。此固地气天气之分。时珍曰：水火二种，形质虽同，性气迥别也。其说诚然。但即就其味而辨之，亦有大异者。水消以咸胜，却微带苦，本于咸而就下，即以归火之原也。火消以辛胜，亦有咸，但大逊于水消而苦则稍加之，本于辛而际上，正以达火之用也，火之用达，故苦稍胜于水消也。更有的然，知其用殊者。火消投之火中则焰生，水消则否。入火生焰者，与火同气也。入火不谐者，水固胜火也。第水火二气，俱以消得名，则俱能破坚开结，缘天地间生人生物，未有不本于水火者。生之者水火，而化之又焉能外水火之气乎？但各就其孰为宜降而行，孰为宜升而散，审证诊脉，贵有攸当。《内经》所谓适事为故也。之颐曰：二消之分水火，宛如太极之分阴阳。而阴中有阳，阳中有阴，此又坎离互根之妙之数语，亦有精诣。之颐曰：二消初生卤地，特消石色白易炼，朴消黄赤，再三煎炼始成，为异也。即如水消之能以寒化热，以咸化坚固，不徒纯阴而已。夫孤阴岂能化阳之结，此又发东璧氏之所未有也。虽然诸消在众家各立名相，不无溷乱，而李东璧氏标朴消为水，消石为火，以二消为纲，诸消为目，大为先哲功臣，且令后学一见了然。之颐谓其功德无量，洵非溢美矣。愚按：炼玄明粉者，同甘草煎炼，升煅用之，所以代芒消等之峻。而焰消修治，时珍谓镕化，投甘草入内即伏火，可见水火二气，俱归于土，所谓水火之体，物不遗者此也。

《本草崇原》卷上：硝石乃冬时地上所生白霜，气味苦寒，禀少阴、太阳之气化。盖少阴属冬令之水，太阳主六气之终。遇火能焰者，少阴上有君火，太阳外有标阳也。主治五脏积热，胃胀闭者，言积热在脏，致胃府之气胀闭不通。消石禀水寒之气，而治脏热。具火焰之性，而消胃胀也。涤去蓄结饮食，则胃府之胀闭自除。推陈致新，除邪气，则五脏之积热自散。炼之如膏，得阴精之体，故久服轻身。消石、朴消皆味盐性寒，《本经》皆言苦寒，初时则盐极而苦，提过则转苦为咸矣。**《本经疏证》卷一**：凡药之为物，有理焉，有情焉。理者，物之所钟。情者，物之所向。而适与病机会者也。卢氏、刘氏所言，物之理耳。其情则犹有不止如是者。夫火消，《本经》以主五脏积热，胃胀闭。水消，《本经》以逐六腑积聚，结固留癖。是分明指火消入脏，水消入腑矣。脏藏精而不泻者也，腑传化物而不藏者也。藏而不泻，则所积者皆无形，倘启敛不以时，而有盛满之患，遂仍移于六腑。故其积者惟热，而能使胃胀闭。曰涤去蓄结饮食，推陈出新，则去胃之胀闭也，胃之胀闭去，五脏积热自已矣。传化物而不藏，则所积皆有形，倘输导不以时，亦有盛满之患，遂致移于躯体。故其积者，胥饮食痰涎血液，皆能固结成癖。曰主百病，除寒热邪气，则其移于躯体者也。结固留癖下，躯体百病亦已矣。所以然者，火消性向阳，故解自阴而阳之盛热。水消性向阴，故逐伏在阳中之实结。然皆即于物而化物，故能所入无间，所当必摧，此其一也。凡病之虚者，必自阳入阴。实者，多自里出外。二消原治实之物，妙在一则遇焰辄发，一则逢水即化，故一能发阳之郁于阴中，一能化阴之结于阳内，此又其一也。虽然，火非涤物者，水非逐物者，乃《本经》着两消去病之功，在火消曰涤，在水消曰逐，何也？夫固不必拘涤以水、逐以物矣。盖涤者，溥词，如大黄之荡涤肠胃，是在肠胃之病。无不荡涤净尽，特彼曰荡，则有动之义。今只曰涤，则仅浣濯之而已，以明凡病不受泛治者，不得用也。逐者，单词，如干姜之逐风湿痹，山茱萸之逐寒湿痹，地黄之逐血痹，黄芩、苦参之逐水，白头翁之逐血，水蛭之逐恶血，皆特指一节，示不他及。则此亦仅能于六腑中去积聚之结固留癖者，以明凡病散而未结者，不得用也。试更参仲景之用二消，消石、矾石散之治，非脏中郁热耶。大承气汤、调胃承气汤、柴胡加芒消汤之治，非腑中结热耶。大陷胸汤丸、木防己去石膏加茯苓芒消汤之治，非腑中留癖耶。是皆其性之所向，征之于理固不悖，体之于情尤吻合者也。而所谓适与病机会者，则更有精密焉。如芒消岂能治渴，己椒苈黄丸偏加之以治渴，芒消安能止利？小柴胡汤偏加之以止利是也。盖津液与固癖结，遂不得上潮为渴，去其固癖，正使津液流行。积聚结于中，水液流于旁，为下利。去其积聚，正所以止其下利耳。又岂有他奇也哉？〇赤消，想即朴消之赤者。据《别录》能杀人。仲景鳖甲煎丸用之，且与为君之鳖甲同用至十二分。岂以服之最少，不厌其毒耶？抑欲其入血化坚开结，必不可阙耶。亦无从臆断其是否矣。**《本草思辨录》卷一**：消石、芒消消石，即火消，亦名焰消。芒消，消之经煎炼而凝底成块者为朴消，亦名皮消，在上生细芒如锋者为芒消，均即水消。李濒湖谓：朴消下走，火消上升。火消得火则焰生，与樟脑、火酒之性同。《本经》言其寒，《别录》言其大寒，实乃大温。刘氏引伸其说，谓水硝治热之结。热结多属血分，所谓阴不降、阳不化者也。能行阴中之阳结，则阴降阳自化矣。火消治热之郁，热郁多属气分，所谓阳不升、阴不畅者也。能达阳中之阴郁，则阳化阴自畅矣。邹氏又以火消为性向阳，解自阴而阳之盛热；水消为性向阴，故逐伏在阳之实结。斯三家可谓发前人所未发矣。虽然，愚窃有未安焉。阴阳之理，至为微妙，就物论物，易圆其说。以物合证与方而论之，则难于确当，难于莹彻。浑言之而深，何如切言之而浅也。火消固上升而散，固在气分，然其升散者为阴中热郁之气，非阳中热郁之气。病在阴经、阴藏为阴，病有阴邪亦为阴。盖其辛温际上，咸苦入下，凡在上在下之病胥治之，而总归于解阴中之热郁。刘氏达阳中阴郁一语，得毋犹有可商。试核之证，来复丹、二气丹、玉真丸，皆阴邪中有伏热，《金匮》消石矾石散尤彰彰者。惟大黄硝石汤用以下夺，不与升散之旨相戾欤？乃其证为黄瘅腹满，小便不利，面赤，热为阳邪，得湿而郁，且独在里，里实而表和，是亦阴中之邪也。阴中之邪，非咸苦何以得入。舍芒消用消石者，以表虽汗出，而表间之湿热自在。消石辛温胜于咸苦，故于大黄蘗栀下夺之中，加兹一味以达表而散邪。夫火消之不易明者，为其以温治热耳。若水消以寒治热，曰软走血，曰润下，曰软坚，曰破结，固宜古今无异词，然亦何尝易明哉。大承气、调胃承气、桃核承气，洵可谓去血中热结矣。独大陷胸汤丸用芒消至一升、半升，而其所治为结胸。纵云破结软坚，非多不济，独不虑下降之物，用之多不愈速其降耶。是则有故矣。芒消乃煎消时结之于上者，细芒如锋，质本轻于朴消，味复兼辛，宁无上升之性，宁不入气分，后世且以治口舌咽喉诸热证，谓芒消不能际上治上可乎？由斯以观，刘氏阴中阳结之说，恐亦有未然者。仲圣有言，病发于阳而反下之，热入因作结胸，据此自非阴中之阳结。又凡仲圣用芒消之方，皆阳证无伏阴。用消石之方，则一证中有阴有阳。然则行阴中阳结者，乃消石非芒消。芒消者，逐阳证之热结者也。芒消咸寒胜于苦辛，多煮则下益速，下速则遗上邪，故仲圣必后纳微煮而少扬之。消石辛温胜于咸苦，微煮则升之亟，升亟则不入下，故仲圣于二升中煮取一升而少抑之。此似二物正相对待。刘氏于二物亦似以对待释之，而不知非也。咸与寒皆阴也，其微辛不过挟有升性，并不能治阴邪。咸与温则阴阳异趣矣，温而兼辛，辛温而兼辛润，则必阴中有阳邪之证，始克任之。其中奥旨，猝不易悟，故曰非对待也。抑刘氏以入血分为阴中乎。血分为阴，则大承气当曰太阴病，不当曰阳明病。桃核承气当曰少阴病，不当曰太阳病。芒消盖血药而亦不专入血者，与大黄颇有似处。大黄味苦入心，能开胸膈之热结，若与芒消皆不宜于气病。胸膈之间，其能堪此重剂哉？邹氏以火消向阳，水消向阴，为脏病移腑，腑病移躯体之所以然，此尤不可不辨者。《本经》积热曰五脏，岂悉能入胃使胀闭？病曰百病，岂尽在于躯体？谓火消性向阳，解自阴而阳之盛热。向阳自即入阳，何以先入于阴，宁得谓非其所向？谓水消性向阴，逐伏在阳之实结。所逐在阳，所向亦必在阳，反是则有异谋，人固有之，物所必无。此等近似之谈，并无真理可求，徒眩人目耳。邹氏更有误者，谓己椒苈黄丸加芒消以治渴，是去其痼癖，正使津液流行。小柴胡汤加芒消以止痢，是去其积聚，正所以止下痢。噫！是亦不深思矣。己椒苈黄丸之证，原非固癖，大黄决不止用一两，有方解详大黄。芒消亦不后加。况方后云：先食饮服一丸，日三服，稍增，口中有津液，渴者加芒消半两。是无芒消，津液非不能生，岂加芒消之津液与此有异耶？徐氏、尤氏皆云渴是胃热，故加芒消，邹氏坐泥《本经》太过耳。柴胡加芒消汤云：潮热者实也。热实无不下之理，以柴胡加芒消汤主之，即所以治热实。云：内芒消更煮微沸，分温再服，不解更作。加芒消非欲其解而何？邹氏之说，何与相反，殆误会今反利句耳。不知仲圣明云微利，明云下非其治，下之而仍潮热，安得不以对证之下药继之，此读古书所以贵细心寻绎也。

【附方】**《药性粗评》卷四**：喉闭。以硝石一块，含之。头疼。以硝石末吹鼻内。妊娠伤寒，不可下者。用硝石同大黄煎饮，直入大肠，润燥软坚，泻热，子母俱安也。丹暗发毒。凡服丹石人毒发生疮，疼不可忍者，用纸环围肿处，中填硝石末，令满，用匙挑水淋之，但觉热退疼止，即已。

《太乙仙制本草药性大全·仙制药性》卷六：眼赤痛。用研极细末，每夜临卧，以铜箸取如黍米大，点目眦头，至明旦以盐浆水洗之。〇疗恶寒啬啬似欲发背，或已生疮肿瘾起方。硝石三两，以暖水一升和令消，待冷，取故青布揲三重，可似赤处方圆，湿布搨之，热即换，频易立差。〇头疼欲死。鼻内吹硝即愈。〇透格散。五种淋疾，劳淋、血淋、热淋、气淋、石淋及小便不通至甚者，用硝石一两，不夹泥土雪白者，生研为细末，每二钱，诸淋各依汤使如后。劳淋，劳倦虚损，小便不出，小腹急痛，葵子末煎汤下，通后便须服补虚丸散。血淋，小便不出，时下血，疼痛满急；热淋，小便热赤色，淋沥不快，脐下急痛，并用冷水调下。气淋，小腹满急，尿后常有余沥，木通煎汤下。石淋，茎内痛，尿不能出，内引小腹，膨胀急痛，尿下砂石，令人闷绝，将药末先入铫子内，隔纸炒至纸焦为度，再研令细，用温水调下。小便不通，小麦汤。卒患诸淋，并只以冷水调下，并空心，先调使药消散如水即服之，更以汤使送下，服诸药末效者，服此立愈。

《本草汇言》卷一三：治诸心腹卒痛。用火芒硝一钱，硫黄五分，研细末，醋煮过，每服三分，温汤调服。《集玄方》。〇治头痛欲死。用火芒硝研细末，吹鼻内即愈。《炮炙论》。〇治重舌蛾口。用火芒硝研细，以竹沥调点肿处。《普济方》。〇治风热喉痹及缠喉风。用火芒硝五分研细，以米醋调，用鹅羽蘸醋拂喉间，吐涎即苏。《三因方》。〇治伏暑泄泻。用火芒硝、舶上硫黄各一两，生明矾、滑石各五钱，俱研细，用米醋一碗，铁杓内煮干，研极细末，红曲二两，打糊丸，梧子大。每服五六十丸，温汤下。《方脉正宗》。〇治女劳黑疸。身黄额黑，膀胱急，小腹满，小便黄，大便黑，足下热。用火芒硝、枯白矾各等分，研为末，以大麦粥汁和丸，早晚各服三钱，白汤下。《金匮方》。〇治产后瘀血不行，腹胀闷痛，如有物直筑心胸，甚至昏晕欲死，身热烦燥者。用火芒硝、舶上硫黄各十两，共研末，米醋十碗，煮干，滴乳香、真没药各四两，瓦上焙出油，研末，五灵脂五两，水澄去砂石净，晒干，木香二两研末，六味共研细末，以米醋打麦面稀薄糊为丸，如弹子大，每丸重一钱，临证白汤化下。陈氏《产宝》。〇治上盛下虚，里寒外热，中暑泄泻。或晕倒昏不知人，冷汗自出，手足微冷，或吐或泻，或喘或满，以来复丹，和苏合香丸各一丸，用温滚汤调灌。来复丹见玄精石条下。《和剂局方》。

蓬砂《日华子》

【集解】**《绍兴本草》卷三**：蓬砂亦名鹏砂。生南海，其状光莹者佳。**《神农本经会通》卷六**：《局》云：西戎来者，颗块光明，大者如拳，小者如指，碎者如麻豆，谓之气砂。其出南番者，色重褐，其味苦，其效速。出西戎者，其色白，其味杂，其功缓，不堪入药。**《太乙仙制本草药性大全·本草精义》卷六**：出西戎、南番，又云生南海。其状甚光莹，亦有及大块者。南番者色重褐，其味和，其效速。西戎者其色白，其味焦，其功缓，亦不堪作焊。同绿豆收藏，才形色不伐。**《本草发明》卷五**：出西戎者，色白，味焦。出南番者，色褐，味和力速。大块光莹者良。

【气味】生用之，宜作性平、无毒。若经火锻用之，当从性暖、无毒。《绍兴本草》卷三。味苦、辛，气温，无毒。《本草集要》卷五。味咸、微甘，阴也，降也。《景岳全书》卷四九。

【主治】主治痰热喉肿，癥瘕积聚。又主锤杖打伤，散血生肌，复旧无迹，姑借博浪之锤，以喻其意。至于破积散块，与硇砂同功。《药性粗评》卷四。苦辛，泄肺金之火，为清喉之要药。《本草发明》卷五。消痰涎，止咳嗽，解喉痹，生津液。除上焦湿热噎膈，癥瘕瘀血，退眼目肿痛翳障，口齿诸病，骨鲠，恶疮。或为散丸，或噙化咽津俱可。《景岳全书》卷四九。

【发明】**《夷坚志·再补》**：治骨鲠。鄱阳汪友良，因食火肉，误吞一骨，如小指大，鲠于咽喉间，隐然见于肤革，引手可揣摸，百计不下，凡累日，虽咳嗽亦痛，仅能略通汤饮。举家忧惧。○索笥得砂一块，汲水涤洗，取而含化，终食间，脱然如失。**《本草经疏》卷五**：蓬砂出于西南番，采取煎淋而结，亦如硝石、硇砂之类。本经味苦辛，气暖无毒。然详其用，味应有咸，气亦微暖。

图 9-149-1　气砂
《图经（政）》

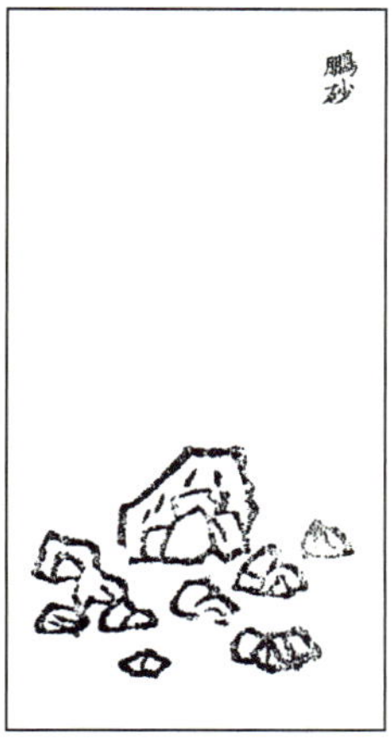

图 9-149-2　鹏砂
《图经（政）》

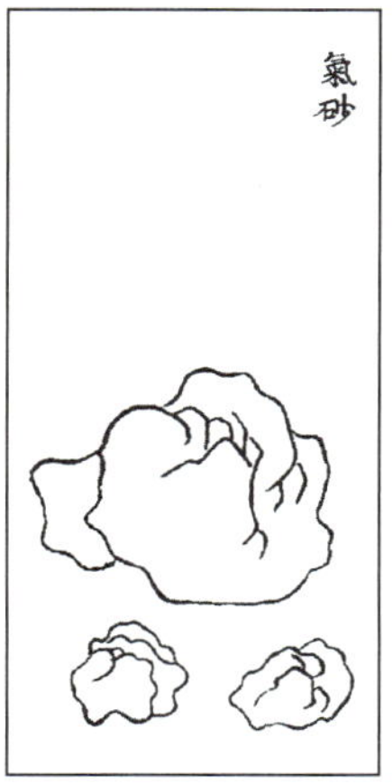

图 9-149-3　气砂
《图经（绍）》

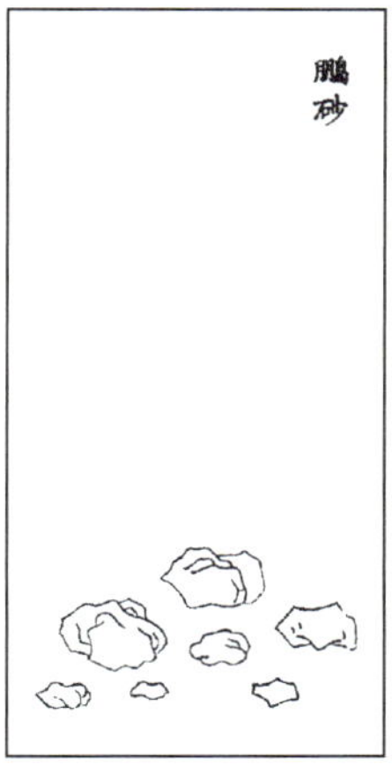

图 9-149-4　鹏砂
《图经（绍）》

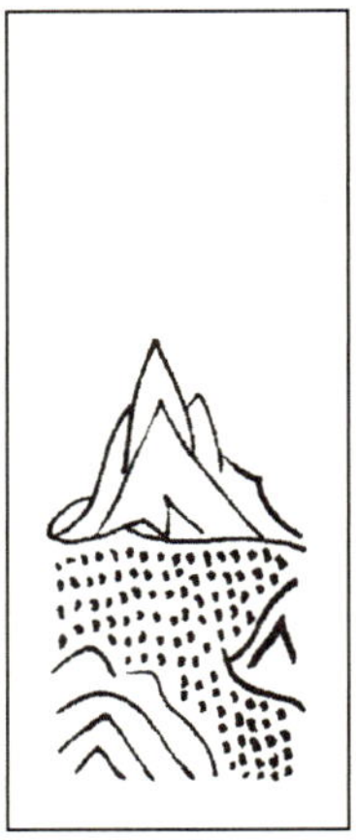

图 9-149-5 鹏砂《歌括》

图 9-149-6 气砂《品汇》

图 9-149-7 蓬砂《品汇》

图 9-149-8 气砂《蒙筌》

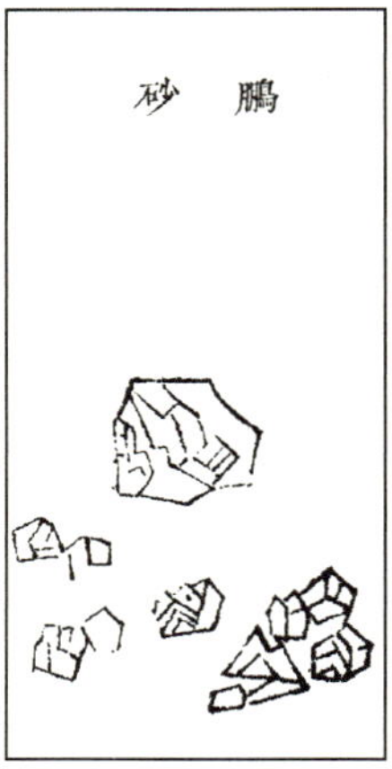

图 9-149-9 鹏砂《蒙筌》

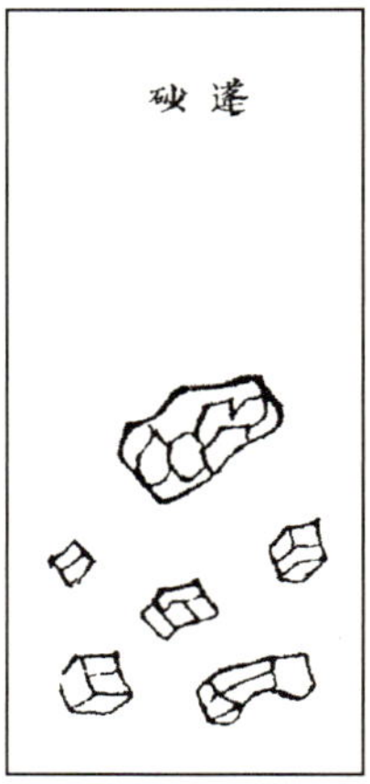

图 9-149-10 蓬砂《太乙》

图 9-149-11 蓬砂《雷公》

图 9-149-12 气砂《草木状》

图 9-149-13 蓬砂《草木状》

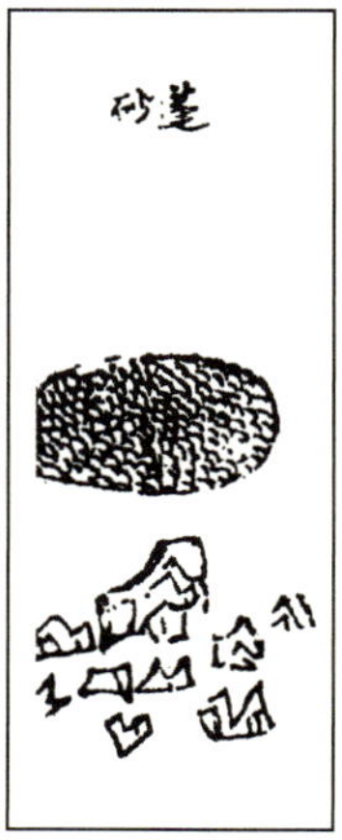

图 9-149-14 蓬砂《汇言》

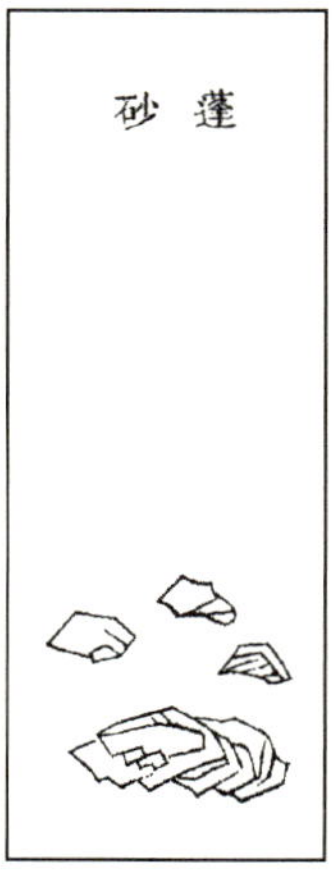

图 9-149-15 蓬砂《备要》

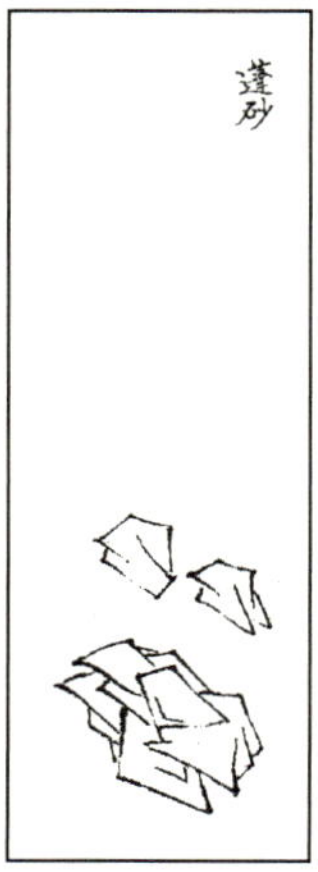

图 9-149-16 蓬砂《图说》

色白而体轻，能解上焦胸膈肺分之痰热。辛能散，苦能泄，咸能软，故主消痰止嗽、喉痹及破癥结也。寇宗奭云：含化咽津，治喉中肿痛，膈上痰热，初觉便治，不能成喉痹也。兼能去口气，消障翳，除噎膈反胃，积块瘀肉，阴㿉，骨鲠，恶疮，折伤及口齿诸病。**《本草汇言》卷一三**：《日华子》化结痰，通喉闭，李时珍去目中翳障之药也。李氏濒湖曰：此属卤石之剂，其性能柔金石而去垢腻，体虽重坠而气质轻清，故本草散上焦胸膈之热，如通喉闭，噎膈，消瘕聚骨鲠，用此取其柔物也。如化结痰，退目眵翳障，用此取其去垢也。此剂淡渗清化，如诸病属气闭而呼吸不利、痰结火结者，用此立清。倘属阴虚津燥，髓竭营枯而成肺痿热胀，痹闷不通诸疾，劳咳将危，多见此证。法当禁用。**《本草乘雅半偈》帙一〇**：命名曰蓬，借喻以比量也。蓬，草之不理者，遇风辄拔而旋，故古者观转蓬为车，轮之所由始也。而身亦有轮。喉即呼吸之轮，机废则为痹；咽即水谷之轮，机废则为尰；舌即发声之轮，机废则为木、为强；目即根识之轮，机废则为暗、为障；肺即游溢朝使之轮，机废则为嗽、为痿；上焦即开发宣味之轮，机废则为噎、为膈；胃府即腐化敷布之轮，机废则为吐、为呕、为反胃；阴器即转输决渎之轮，机废则为癃、为闭、为诸淋、为肿。虽气亦有轮，机废则壅而痰结；血亦有轮，机废则濡而瘕结。整之以蓬砂，使旋转如轮，则形骸气血，凡废弛者，无所不运迭而捷行矣。运迭捷行，即机转不回，回则不转，乃失其机。**《本草述》卷六**：硼砂据时珍所云，皆是炼结成如硇砂之类。但硇砂有炼结成者，更有北庭山中生者。据硇砂所主治诸证，举是以阳毒之精，施化沉冷之阴也。而硼砂之用，乃治上焦痰热。盖其味咸而气凉也。虽其除噎膈，破瘕结诸证，似与硇砂仿佛，然而阴结阳结，岂可不别，令其溷淆莫辨哉？故愚揣硇砂之辛热，乃北庭砂，而硼砂之咸凉，应同于硇砂之同卤汁而结炼者也。如时珍于硇砂不及分别，而硼砂之同于硇砂类者，不无以寒热之殊，令人顿生疑意。愚于硇特着辨疑，因注硼之确相类者，以俟临证审处云。**《本草汇》卷一八**：蓬砂之性，能柔五金，其消克可知矣。能除噎膈，积块瘀肉，痰结骨鲠，阴溃恶疮等病。但可疗有余，难施于不足。虚劳证中，非所宜也。**《医林纂要探源》卷三**：蓬砂甘、咸，寒。卤液所结。出西番者白如明矾，出南番者黄如桃胶，以白为良。补益心肺，攻坚破结，去热生津，去鲠续绝。咸补心，软坚，而色白入肺，甘则能补，能解渴，止嗽，治喉痹口齿诸病。亦攻积块结核，去弩肉，除目翳，消骨鲠，鲠去则绝者续矣。且蓬砂、硇砂，皆可作焊药，以合金银器，永不脱落。则又能固正气，而胶续筋骨，亦可想也。

【附方】**《药性粗评》卷四**：被打伤损。以硼砂研末，傅之，须臾自合复旧。

《太乙仙制本草药性大全·仙制药性》卷六：喉痹肿痛，膈上痰热。初觉治之，用白净硼砂，含化咽津即效。

《本草汇言》卷一三：治气闭痰结火结，喉胀不通。用蓬砂一钱，放口中噙化，立消。《方脉正宗》。

石硫黄《本经》

【集解】**《太平御览》卷第九八七**：《后魏书》曰：悦盘国有火山，山傍皆石焦镕，流数千里乃凝坚。人取以为药，即石硫黄也。〇《淮南子》曰：夏至流黄泽。〇《抱朴子》曰：石硫黄，五岳皆有，而箕山为多。其方言许由就此服之，长生，故不复以富贵累意。〇《范子计然》曰：石硫黄出汉中。〇《博物志》曰：西域使至，王畅说石硫黄出且弥山，去高昌八百里，有石硫黄高数十丈，纵广五六亩，有取流黄孔穴，昼视其孔上，状如青烟，常高数尺，夜视皆如燃灯，光明高尺余，畅所亲见也。且弥人言是时气不和，皆往保此山，毒气自灭。

【气味】味酸，温、大热，有毒。《图经本草药性总论》卷上。

【主治】治妇人阴蚀疽痔恶疮，及下部䘌疮，止血，杀疥虫；坚筋骨，除头秃；疗心腹痃癖冷气，咳逆上气，脚冷疼弱，壮阳道，治下元虚冷，元气将绝，久患寒泄，脾胃虚弱，垂命欲尽，服之皆效。中病便已，不可过剂。《医学统旨》卷八。主治心腹积聚，冷癖阴症，暴泻脱阳，脚弱无力，阳痿不起。〇又能止鼻衄，杀疥疮，化金银铜铁等毒。《药性粗评》卷四。杀虫，扫疥，暖中。《本草约言》卷二。

【发明】**《治宅编》卷五**：吴兴吴景渊刑部服硫黄，人罕有知者。其后二十年，长子橐为华亭市易官，发背而卒。乃知流毒传气尚及其子，可不戒哉！**《绍兴本草》卷三**：石硫黄，虽所产土地不一，以舶上来，色理鲜明，不夹石者佳。内其色带赤，即名石亭脂，亦入药用。复有臭黄一种，止疗疮疥而不堪服饵。窃详石硫黄入药，生用即温，而有利性，炼治服之，则其性热而复固敛，皆味酸，有毒是矣。**《夷坚志·再补》**：治铅毒方。唐与正治吴巡检病不得前溲，卧则微通，立则不能涓滴。医遍用通小肠药，不效。唐因问吴：常日服何药？曰：常服黑锡丹。问：何人结

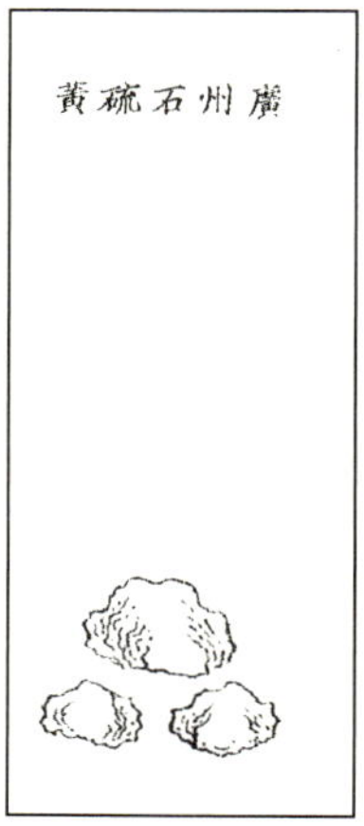

图 9-150-1　广州石硫黄《图经（政）》

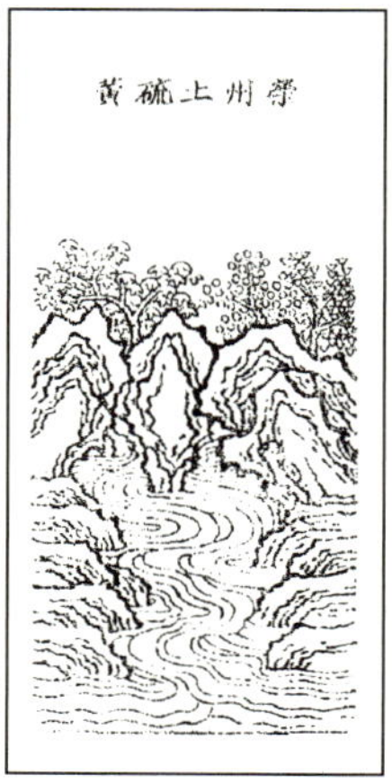

图 9-150-2　荣州土硫黄《图经（政）》

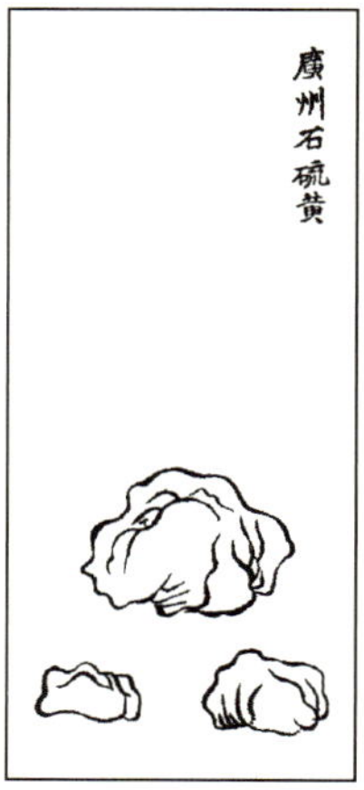

图 9-150-3　广州石硫黄《图经（绍）》

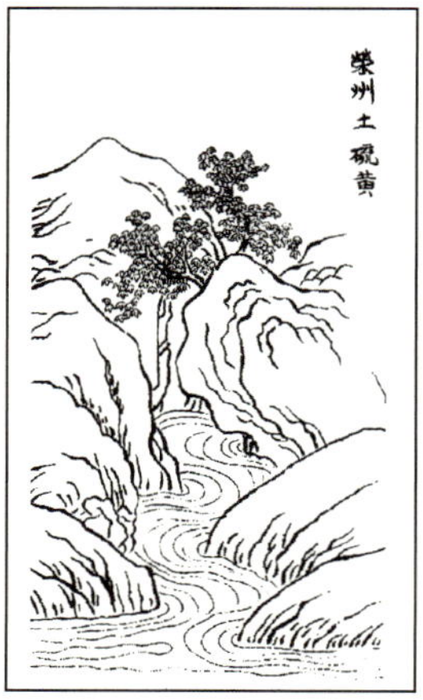

图 9-150-4　荣州土硫黄《图经（绍）》

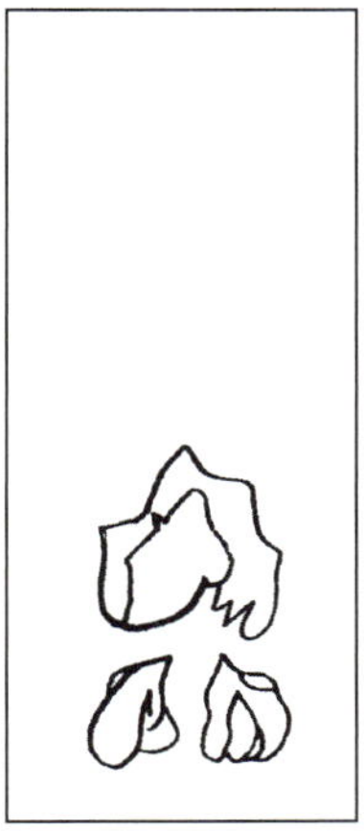

图 9-150-5　石硫黄《歌括》

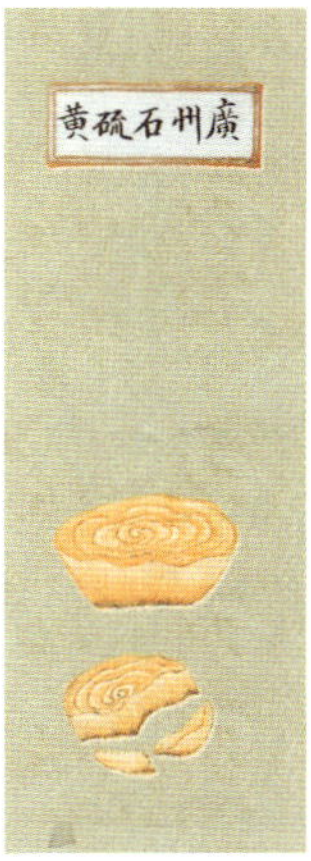

图 9-150-6　广州石硫黄《品汇》

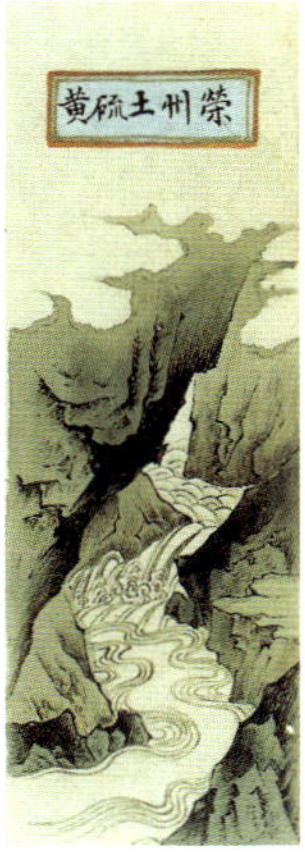

图 9-150-7　荣州土硫黄《品汇》

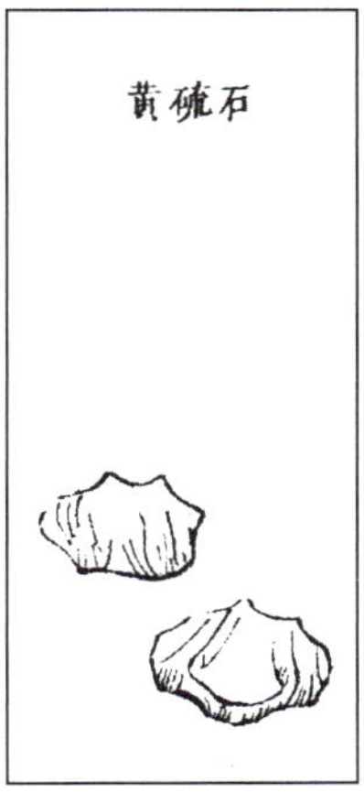

图 9-150-8　石硫黄《蒙筌》

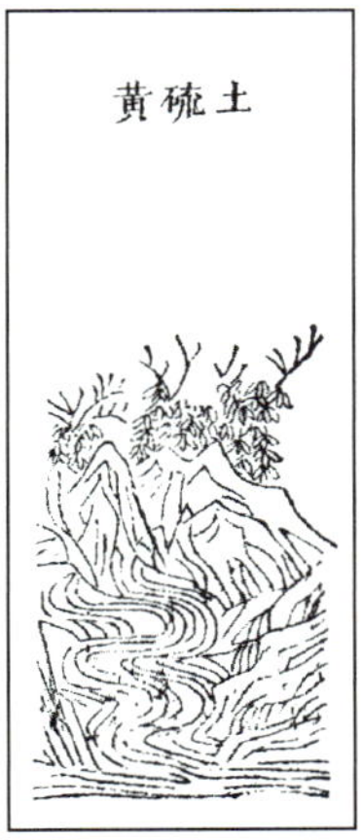

图 9-150-9　土硫黄《蒙筌》

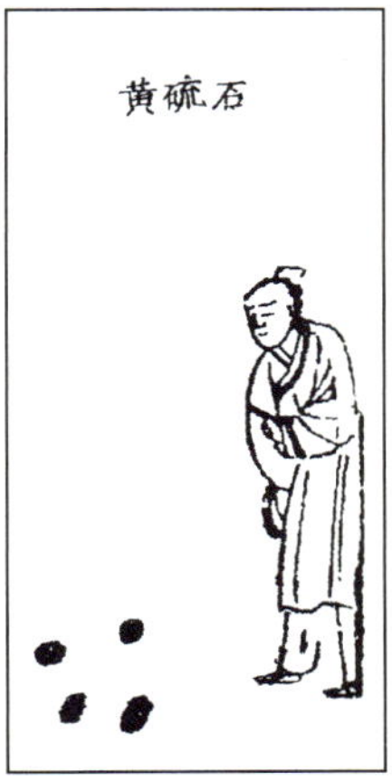

图 9-150-10　石硫黄《太乙》

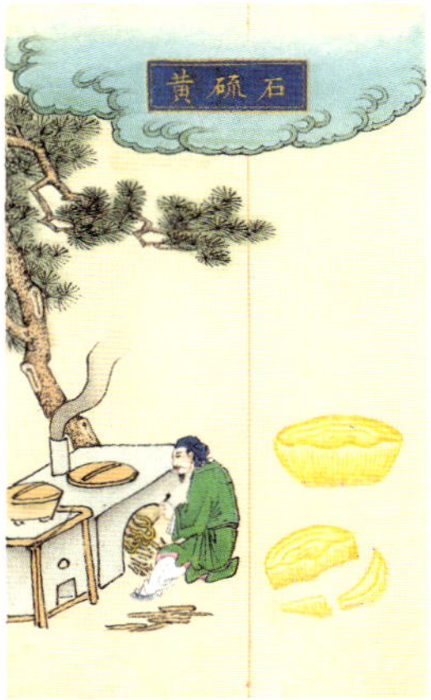

图 9-150-11　石硫黄《雷公》

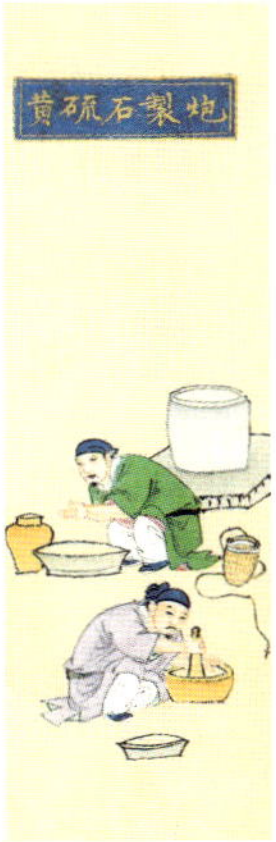

图 9-150-12　炮制石硫黄《雷公》

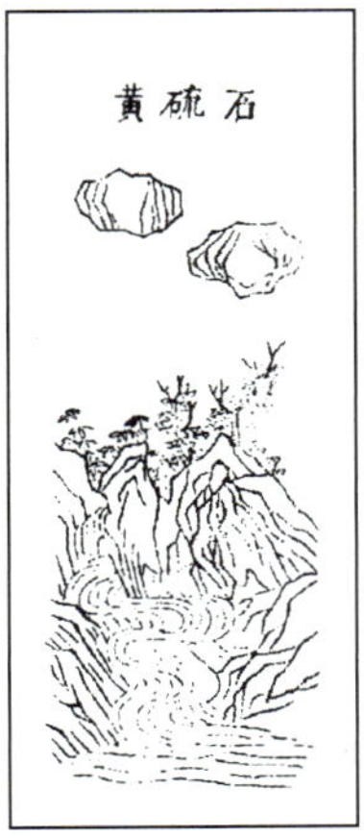

图 9-150-13　石硫黄《三才》

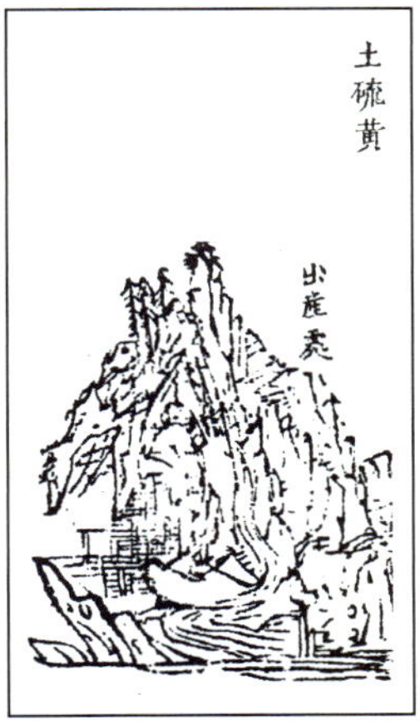

图 9-150-14　土硫黄《汇言》

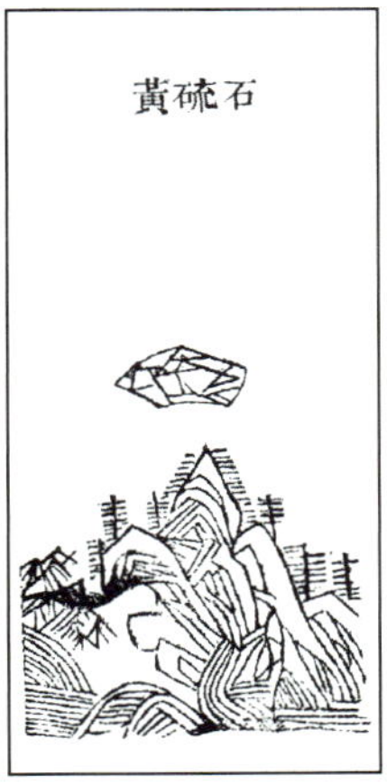

图 9-150-15　石硫黄《备要》

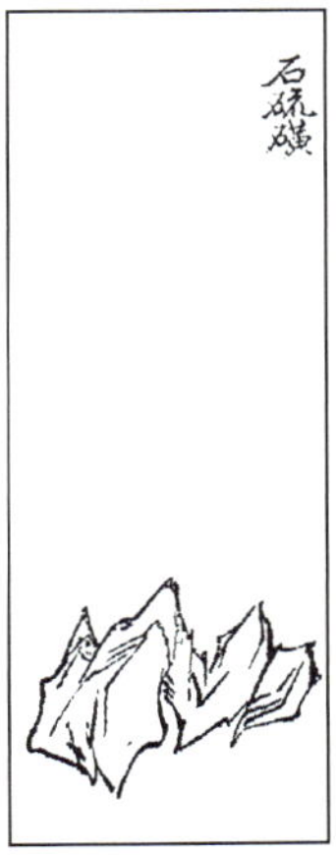

图 9-150-16　石硫黄《图说》

砂？曰：自为之。唐洒然悟曰：是必结砂时铅不死，硫黄飞去，铅砂入膀胱。卧则偏重，犹可溲，立则正塞水道，以故不能通。令取金液丹三百粒，分为十服，煎瞿麦汤下之。膀胱得硫黄，积铅成灰，从水道下，犹累累如细砂，病遂愈。**《医说》卷九**：无妄服金液丹，硫黄炼成，乃纯阳之物，夏至人多服之，反为大患。**《汤液本草》卷六**：如太白丹佐以硝石，来复丹用硝石之类，至阳佐以至阴，与仲景白通汤佐以人溺、猪胆汁，大意相同，所以去格拒之寒。兼有伏阳，不得不尔；如无伏阳，只是阴证，更不必以阴药佐之也。硫黄亦号将军，功能破邪归正，返滞还清，挺出阳精，消阴化魄生魂。**《本草品汇精要》卷三**：古方书未有服饵硫黄者，其《经》所说功用，止于治疮蚀及积聚，冷气，脚弱而已。世遂火炼治为常服丸散，观其制炼、服食之法殊无本源，非若乳石之有议论节度，故服之其效虽紧而其患更速，可不戒之。**《本草发明》卷五**：硫黄性热，系阳之精，能化五金奇物，壮兴阳道，故下焦虚冷，元气将绝，或寒泻及脾胃衰微痼冷之疾，垂死者用之，中病即止，不可过服。故《本草》主心腹积聚，邪气冷癖在胁及咳逆上气，脚冷酸弱无力，妇人阴蚀，下部䘌疮，皆沉寒之候也，宜用之。又寒痔血恶疮，除头痍，杀疥虫，宜为散药，调敷之。用不宜汤剂。虽云除格拒之寒，倘此症兼有伏阳在内，须兼阴药为佐。古方太白丹、来复丹，各有硝石之类，皆至阳佐以至阴，正合宜耳。亦不可单服，常见炼服此者，必致毒发，而不可救药者多矣。此与大黄寒热不同，何以并称将军之号？盖能破邪归正，返滞还清，挺阳精，化阴魄而生魂也。**《本草经疏》卷四**：石硫黄禀火气以生，《本经》味酸，气温，有毒。《别录》大热。黄帝、雷公：咸，有毒。气味俱厚，纯阳之物也，入手厥阴经。《经》曰：寒淫于内，治以温热。冷癖在胁，咳逆上气，寒邪在中也，非温剂无以除之。又曰：硬则气坚，咸以软之。心腹积聚邪气，坚积在中也，非咸剂无以软之。命门火衰，则为脚冷疼弱无力。下焦湿甚，则为阴蚀、疽痔、疮。酸温能补命门不足，大热能除下焦湿气，故主之也。其主头秃、恶疮、疥虫者，悉取其除湿杀虫之功耳。《本经》又主坚筋骨及《别录》疗鼻衄止血者，皆非其所宜。夫热甚则骨消筋缓，火载血上则错经妄行，岂有大热之物反能疗是证哉？无是理也！**《本草乘雅半偈》帙六**：石硫黄，偏得山石慓悍之性，阳燧为体，动流为用者也。气禀火温，味兼木酸，盖木从火得，风自火出故尔。合入厥阴，从乎中治，故主阴蚀疽痔，及恶血为眚，无以奉发美毛，正骨柔筋者，悉属阴凝至坚，对待治之，阳生阴长，阳杀阴藏矣。化金银铜铁奇物，此火之精，矾之液耳。厥阴之上，风气主之，中见少阳，少阳相火也。**《本草通玄》卷下**：壬子之秋，余应试北雍，值孝廉张抱赤，久荒于色，腹满如斗。参汤送金匮肾气丸，小便稍利，满亦差减。越旬日而腹满犹是，肢体厥逆，虽投前丸，竟无裨也。举家哀乱，惟治终事。抱赤泣而告曰：若可救我，当终其身父事之。余曰：即不敢保万全，然饵金液丹至数十粒，尚有生理。抱赤连服一百粒，小便遄行，满消食进，更以补中、八味并进，遂获全安。故夫药中肯綮，如鼓应桴。世之抱是症，而不得援者众矣。亦有如抱赤之倾信者，几何人哉？况硫非治满之剂，只因元阳将绝，而参附无功，藉其纯阳之精，令阴寒之滞见晛冰消尔。**《本草述》卷六**：硫黄伏生于石下，阳气溶液凝结而就，且凡产硫黄之处，必有温泉作硫黄气，则此味之性大热。昔哲谓为纯阳之物，宜于痼冷者，是也。第其能化五金，只以为胜者制所不胜，而未察硫之恋于铅，铅为五金之祖也。水火二气相反，乃以相合，是属何故？更硫恋于铅，而还能化铅胜者，又何以反化于不胜者乎？夫铅为五金之祖，而硫即能化五金，则其化五金也，岂非同于化铅乎？若然，是硫固为至阳之精，实乃阴中之阳，其化铅与五金也，固感于所自始之阴，而合和以化之，非止以猛毒而制所不胜者也。即其恋于铅也，义固可思矣。石硫黄的入命门，为水中之阳。义具铅总按中。然时珍谓其补命门真火，与桂、附将无同欤。而其微有不同者，当绎前哲痼冷二字，并好古所谓破邪归正，返滞还清之义，犹不得等于桂、附，但入先天真火之窟，以消阴翳者比也。之颐谓其阳燧为体，动流为用，二语近之矣。故此味主治似于寒凝而积阴者，宜用此纯阳以对偏胜之阴，使其结者化，戾者和也。之颐谓所治诸证，悉属阴凝至坚，对待治之，是中的语，知此，则适事为故，投此热剂，亦何可已，不则反不中病，无益有损矣。故临证施治，最宜细酌，盖不必待其久服多服，而始见其有害也。至服饵以戕生者，不亦愚乎哉？**《本草汇》卷一八**：硫黄，秉纯阳之精，益命门之火，热而不燥，能润肠结，亦救危神剂也。故养正丹用之，尝有起死回生之功。今人治下元虚冷，元气将绝，久患寒泄，脾胃虚弱，垂命欲尽，服之无不效。但中病当已，不可尽剂。况服食者，又皆假此纵欲，自速其咎。盖知用而为福，而不知其祸随之也。若荒于色，以致腹满如斗，肢体厥逆，投以参附不应者，饵金液丹亦有生理。第硫非治满之剂，只因元阳将绝而参附无功，藉其纯阳之精，令阴寒之滞，见晛冰消耳。苟非真病虚寒，不可服此热毒之药也。若有伏阳在内，须加阴药为佐，古方太白丹、来复丹，各有硝石之类，是皆至阳佐以至阴，正合宜尔。**《本草新编》卷五**：硫黄味酸，气温、大热，有毒。至阳之精，入肾。能化五金奇物，壮兴阳道，益下焦虚冷，元气将绝者甚效。禁止寒泻，或脾胃衰微，垂命欲死者立效。坚筋骨，去心腹痃癖，却脚膝冷疼，仍除格拒之寒。此物纯阳，专伏纯阴之气，化魄生魂，破邪归正，其功甚巨，故有将军之号。然而性大热，用之不得其宜，亦必祸生不测，必须制伏始佳。须用寒水石制之大妙，世人未知也，硫黄十两，研为末，加入寒水石一两，亦研为末，和在一处，以水化之，寒水化而硫黄不化也，候其水干，然后取出用之，自无他患。○或疑硫黄大热，寒水大凉，取之相制，似乎得宜，然而用硫黄正取其纯阳也，以寒水制之，阳不变为阴乎？不知寒水制硫黄，非制其热，制其毒也。去毒则硫黄性纯，但有功而无过，可用之而得宜也。**《本草纲目拾遗》卷二**：硫出内地者，取土与油煎熬而成。气腥触鼻，作老黄色，倭产者嫩白，濒湖集解但引《庚辛玉册》所载石土二种，于倭硫却无考据，仅云倭舶者佳。不知倭硫黄与内地迥别也。其附方内所载《本事方》之阴证伤寒，《博济方》之阴阳二毒，《瑞竹堂方》之酒皶赤鼻，《宣明方》之鼻面紫风，皆用舶上硫黄者，断不可以内地台黄代用，故补着其功于左。**《蠢子医》卷二**：硫黄能治湿寒百病制法：用豆腐一块，入硫黄于内，同煮二炷香时，取硫黄研末，面糊为丸，每服二三钱。硫黄原是火之精，一切湿热他能清。湿热原从寒上得，抑郁之久与热同。热药皆补他能通，姜、桂、附子守而不走，硫黄走而不守。疏通元府妙化工。湿热引下便无病，故云一切湿热他能清。治湿寒抑郁之热，若真火症，他焉能治？如若疥癣毒上壅，内吃外治皆有功。巴豆水银共油猪板油捣，以搓皮外立时轻。更治湿寒腹甚疼，但吃此味必能通。更治脾虚口流涎，但吃此味必得安。更治水肿愈后复起波，但吃此味永无痾。更治手足风痹不能行，但吃此味渐渐松。更治妇人虚寒不坐胎，但吃此味便解怀。吾今已七十，始知硫黄好。加上马前与熟地，便可长生并不老。制马前子一两，制硫黄二两，熟地八两，共捣为丸，每服二钱，开水送下。

【附方】**《药性粗评》卷四**：阴症。凡患阴毒，下元虚冷，元气将绝，及阳痿不起诸虚弱者，石硫黄一两，青盐二钱，同研细，用蒸饼为丸，如绿豆大，每服五丸或十丸，空心热酒送下，以食压之，自回阳而复命矣。

《太乙仙制本草药性大全·仙制药性》卷六：诸疮弩肉如蛇出数寸。用一两，细研于肉上涂即缩。○女子阴疮。用为末傅之差。○小儿聤耳。以末粉耳中，一夜即差。○藏气发久，腹疼虚泻。应急，用五两，青盐一两，细研以蒸饼丸绿豆大，每服五丸，热酒空心服，以食压之。○阴生湿疱疮。取研如粉傅疮上，日三度。○气虚伤冷，暴作水泻。日夜三二十行，腹痛不止，夏月路行备急，用二两，以牛角研令极细，枯矾半两，同细研匀，水浸蒸饼，去水和丸梧子大，朱砂为衣，每服十五丸至二十丸，温米饮盐汤下。○黑龙丹。治阴阳二毒伤寒，舶上黄一两，以柳木槌研三两日，巴豆一两，和壳记个数，用二升铛子一口，先将硫黄铺铛底，次用巴豆安硫黄上，以酽米醋半升浇之，盏盖合令紧密，更以醋纸周回固济，勿令透气，纸干又以醋湿之，文武火熬，常着人守之，候里面巴豆作声约可一半为度，急将铛子离火，便入臼中急捣令细，再以醋两茶脚洗铛中药入臼，旋入去皮蒸饼，捣丸鸡头实大。若是阴毒，用椒四十九粒，葱白二茎，水一盏，煎六分，带热吞下一丸。阳毒用豆豉四十九粒，葱白二茎，水一盏，同煎吞下，不得嚼破。患经五六日方可食前吃，度其病势，可下即与，病先在脏，亦不可拘制矣。有孕妇人亦许服，或吐或泻为候，不可吃热食，或觉心头空，温白粥或服调气汤散补之。合时忌妇人猫犬见。

《本草汇言》卷一三：治男子妇人血气久冷，阳道不振，遍体肉寒，四肢痿弱，脾胃不实，日多溏泄。用石硫黄四两，豆腐泔水煮三日夜，为细末，当归身八两，于白术八两，山药四两，砂仁二两，俱炒燥，研为末，配硫黄末和匀，神曲六两炒，研末，打糊为丸，如梧子大。每早服一钱，白汤下。男妇俱可用。《方脉正宗》。○治妇人产后恶血血闭，胀闷垂死。用石硫黄、火硝各二两，醋炒结成砂，乳香、没药各一两，瓦上焙出汗，共研为末。每服一钱，白汤调下。同前。○治腰肾虚冷，顽痹酸痛。用石硫黄二两，醋煮二日，附子一两，童便煮烂，捣膏，萆薢、牛膝各四两，俱酒拌炒，共研为末，炼蜜丸梧子大。每早服二钱，白汤下。同前。○治心腹积聚，冷饮涎癖。用石硫黄二两，豆腐泔水煮二日，研末，生半夏三两，生姜二两，泡汤，浸二日，沥去水，连姜同捣千下如泥，和硫黄末为丸，如梧子大。每早服一钱，白汤下。同前。○治老人寒秘，大便不通。用石硫黄一两，豆腐泔水煮一日，研末，生半夏二两，切碎，生姜二两，取汁，拌炒熟，捣烂，和硫黄末为丸，梧子大。每服一钱五分，温酒下。《和剂局方》。○治命门久衰，精寒不固。用石硫黄二两，豆腐泔水煮二日，研末，鹿角胶四两，龟板胶二两，和酒一斤，顿化，山茱萸肉四两，山药三两，共炒燥，研细，和入硫黄末，以胶酒和为丸，梧子大。每早服二钱，白汤下。同前。○治妇人脾胃虚寒，时多溏泄，及白带淋沥，腰脊酸疼。用石硫黄一两，豆腐泔水煮二日夜，白术四两，黄耆五两，当归三两，俱炒燥，为末，和硫黄一两捣匀，炼蜜丸，梧子大。每早服二钱，白汤下。《方脉正宗》。○二气丹。治寒暑交纽，霍乱转筋，中脘痞结，或吐或泻，腹痛厥逆。用石硫黄、豆腐泔水煮一日，火硝各等分，研细末，醋煮干，炒成砂，再研末。遇此患，每服一钱，阴阳水调服。此方又治久疟不止。《济生方》。○治酒鳖、血鳖，气块攻痛，摇头掉尾，上窜喉间，下抵肠腹，或附胁背，此药俱用白汤调服。又治小儿一切吐泻，不拘冷、热、惊、食。用此药二三分，生姜一片，泡汤调服。又治头风头痛，百药不效，用苦茶调服五分。《直指方》。○治雀疵汗斑，并皮肤虫疥。以石硫黄一两生用，雄黄八钱，真铅粉六钱，三味同研极细，如雀斑汗斑，用茄蒂蘸擦；如虫疥，以臭椿皮蘸擦三四次，立效。《瑞竹堂方》。○治酒皶赤鼻，并面紫风疙瘩。用生石硫黄五钱，黄丹三钱，轻粉二钱，枯白矾一钱五分，共研极细，每晚临睡时，用糯米粥汤调涂，早辰用热汤洗，涂一月效。《宣明方》。○治诸疮努肉突出，如田螺头，或如蛇头，出长至寸许者。用石硫黄生研末，掺之即缩。《圣惠方》。

《本草纲目易知录》卷七：扁鹊玉壶丸。治命门火衰，阳气暴绝，寒水膨胀。古吴王晋三制尽善。葆照誊：舶硫磺八两，麻油八两，以硫磺打碎入油内，浸半日，入锅内，炭火宜微勿烈，以桑条微搅，候硫溶尽，倾入水内，用水搀出上面油水，其色如金，取硫称若干两，仍配麻油等分，照前微火溶化，如此三次。第四次转，称硫若干，配棉花核油等分，照前微火溶化，倾入水内，搀去上面油，其色如绛。第五转，用肥皂四两，煎汁去滓，煮硫磺半日，倾水。第六转，用皂荚煎水，煮六时，拔净，以制硫磺之油，搀去其水。第七转，用炉中炭火淋鰜水，制六时。第八转，用豆腐煮六时，拔净皂荚之性。第九转，用田字草捣汁，和水煮六时，临用研如飞面，凡硫黄一两，配炒糯米粉二两，调温，捣丸如梧子大，每服以硫黄合成三分为准，渐渐加一钱，早晚开水送下。

石硫赤《别录》

【集解】**《太平御览》卷第九八七**：《神仙传》曰，许由巢父，服箕山石硫丹。

【气味】味苦，无毒。《别录》。《证类本草》卷三〇。

【主治】主妇人带下，止血，轻身长年。《别录》。《证类本草》卷三〇。

【发明】**《太平御览》卷第九八七**：《抱朴子》曰：石流丹，山之赤精，盖石流黄之类也。皆浸溢于涯岸之间。其濡湿者可丸服，其已坚者可散服。如此者有百二十种皆石芝。

石硫青《别录》

【气味】味酸，无毒。《别录》。《证类本草》卷三〇。

【主治】主疗泄，益肝气，明目，轻身长年。《别录》。《证类本草》卷三〇。

【发明】**《本草汇言》卷一三**：石硫赤、青主治功用与石硫黄同，兹不复赘。

婆娑石《开宝本草》

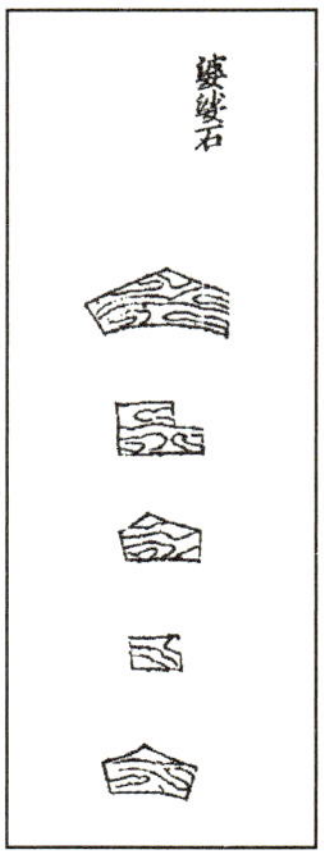

图 9-153-1 婆娑石《图经（政）》

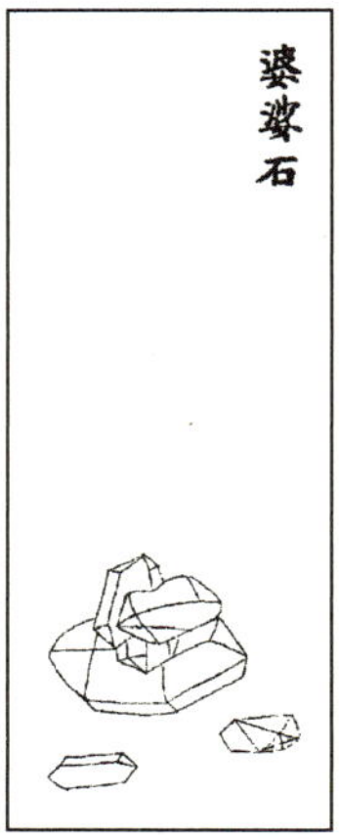

图 9-153-2 婆娑石《图经（绍）》

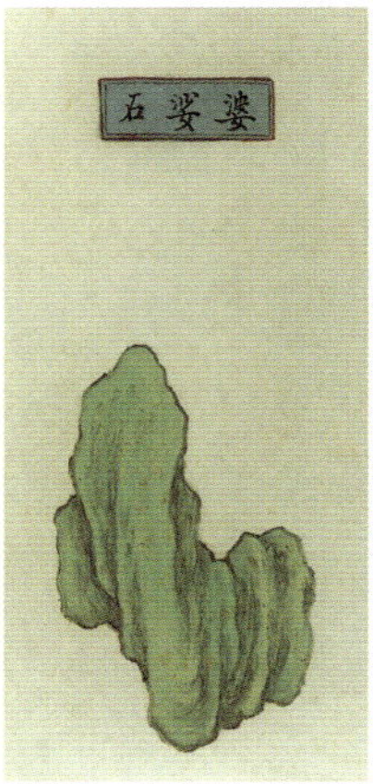

图 9-153-3 婆娑石《品汇》

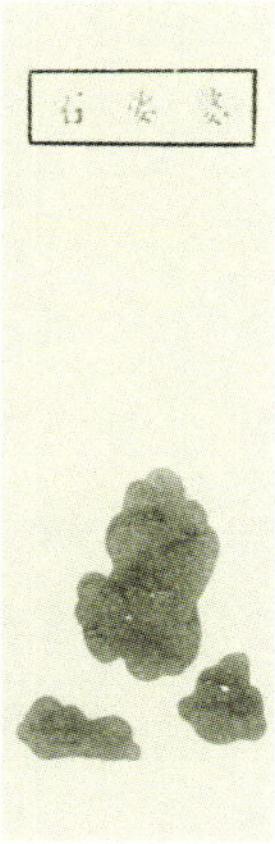

图 9-153-4 婆娑石《品汇（康熙）》

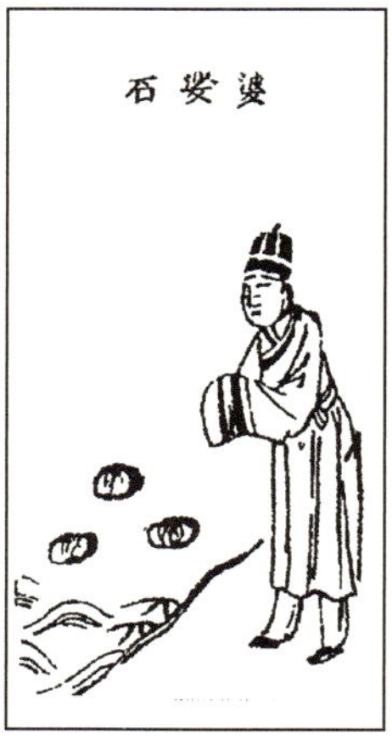

图 9-153-5 婆娑石《太乙》

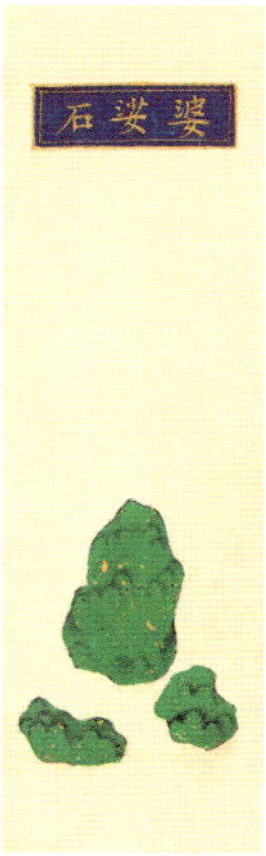

图 9-153-6 婆娑石《雷公》

【集解】**《梦溪笔谈》卷三**：熙宁中，阇婆国使人入贡方物，中有摩娑石一块，大如枣，黄色，微似花蕊。又无名异一块，如莲菂，皆以金函贮之。问其人真伪何以为验？使人云：摩娑石有五色，石色虽不同，皆姜黄汁，磨之汁赤如丹砂者为真。无名异色黑如漆，水磨之色如乳者为真。广州市舶司依其言试之，皆验，方以上闻。世人蓄摩娑石、无名异颇多，常患不能辨真伪。小说及古方书如《炮炙论》之类，亦有说者，但其言多怪诞，不近人情。天圣中，予伯父吏书新除明州，章献太后有旨，令于舶船求此二物，内出银三百两为价。值如不足，更许于州库贴支。终任求之，竟不可得。医潘璟家有白摩娑石，色如糯米糍，磨之亦有验。璟以治中毒者，得汁栗壳许，入口即瘥。**《本草衍义》卷四**：婆娑石今则转为摩娑石，如淡色石绿间微有金星者佳，磨之如淡乳汁，其味淡。又有豆斑石，亦如此石，但于石上有黑斑点，无金星。

【气味】性平，无毒。《绍兴本草》卷三。无毒。〇味淡，性平，气之薄者，阳中之阴。《本草品汇精要》卷二。

【主治】能解一切药毒。《绍兴本草》卷三。解一切药毒瘴疫如神，止心下热闷头痛屡验。《太乙仙制本草药性大全·仙制药性》卷六。

【发明】**《本草纲目拾遗·正误》**：婆娑石即摩娑石。《纲目》本条集解下，濒湖独取《庚辛玉册》所言，以烧之作硫黄气，形如黄龙齿坚重者真。马志云：其石绿色，无斑点，有金星，磨成乳汁者为上。无名异集解下，时珍云：生川广，似蛇黄而色黑，煮蟹杀腥，煎桐油收水气，涂翦翦烛，则灯自断，以此数者验之为真。其他试法，亦未有言者。按《笔谈补》，熙宁中阇婆国使人入贡方物中，有摩娑石一块，大如枣，色微黄，似花蕊石。无名异一块，如莲菂，皆以金函贮之。问其人真伪何以为验。使人云：摩娑石有五色，石色虽不同，皆姜黄汁磨之，汁赤如丹砂者为真。无名异色黑如漆，水磨之，色如乳者为真。广州市舶司依其言，试之皆验。方以上闻，世人蓄摩娑石、无名异颇多，常患不能辨真伪，小说及古方书《炮炙论》亦有说者，但其言多怪诞，不近人情。医潘璟家有白摩娑石，色如糯石糍，磨治中毒，得汁栗壳许，入口即瘥。敏按：存中所言则似的实可据，濒湖反不采录，何耶？

矾石《本经》

【集解】**《太平御览》卷第九八八**：盛宏之《荆州记》曰：建平出矾石。〇《范子计然》曰：

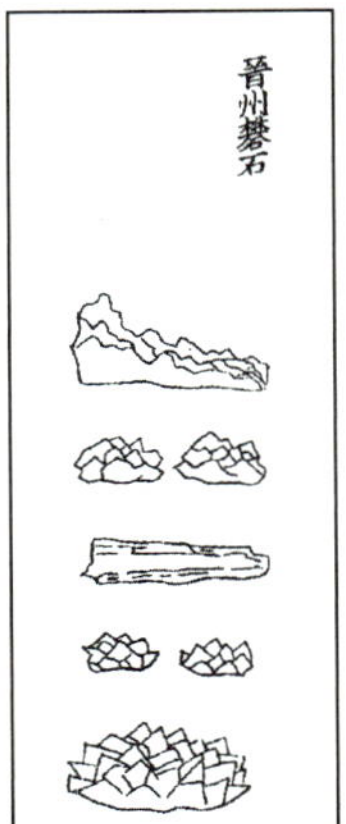

图 9-154-1　晋州矾石《图经（政）》

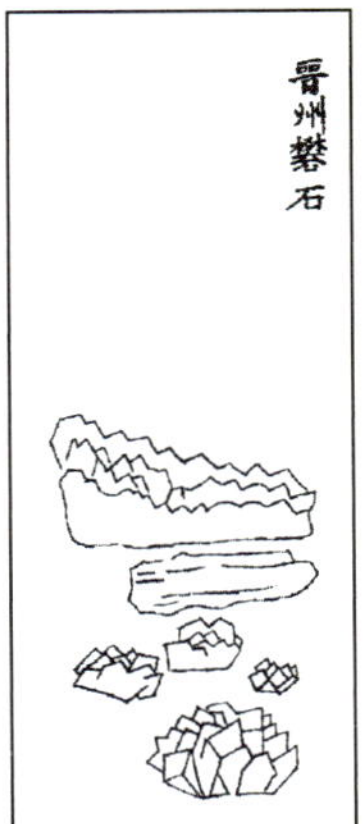

图 9-154-2　晋州矾石《图经（政）》

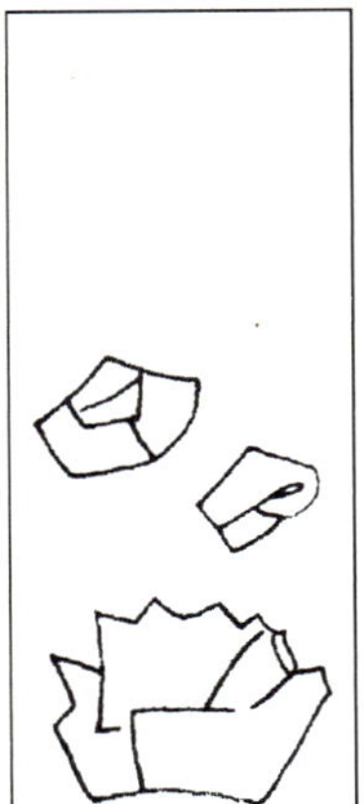

图 9-154-3　矾石《歌括》

图 9-154-4　晋州矾石《品汇》

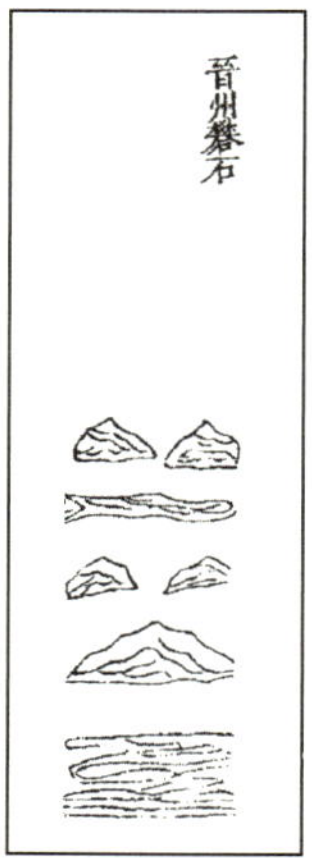

图 9-154-5 晋州矾石《蒙筌》

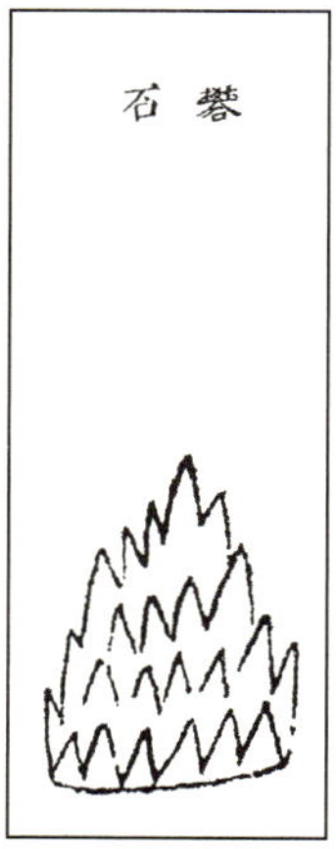

图 9-154-6 矾石《太乙》

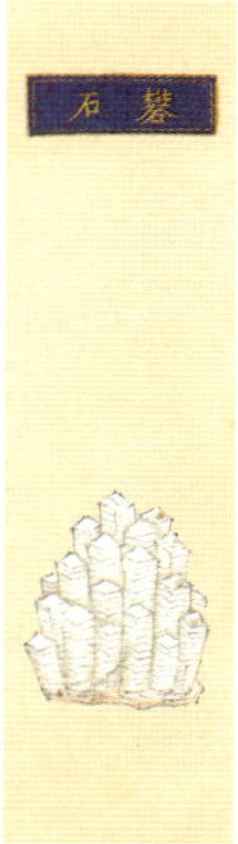

图 9-154-7 矾石《雷公》

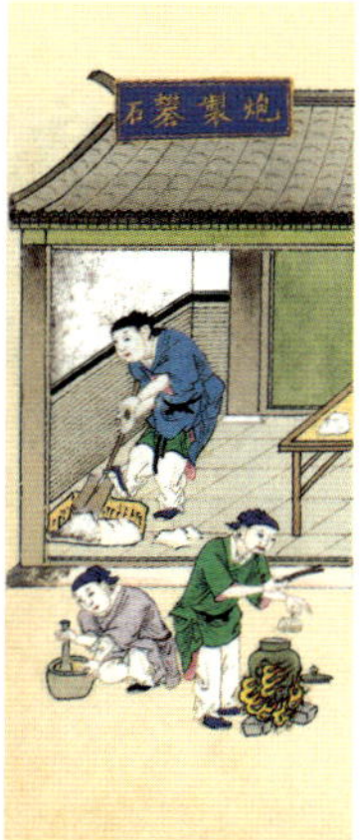

图 9-154-8 炮制矾石《雷公》

图 9-154-9 柳絮矾《雷公》

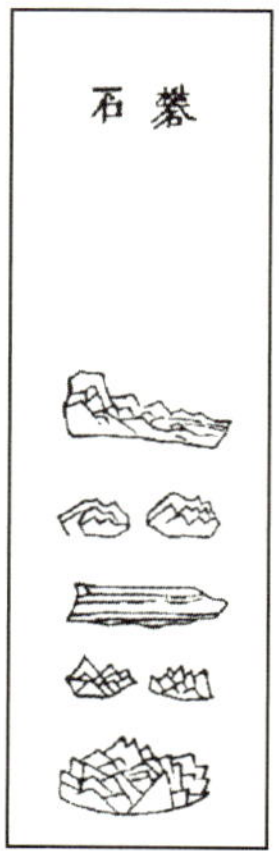

图 9-154-10 矾石《三才》

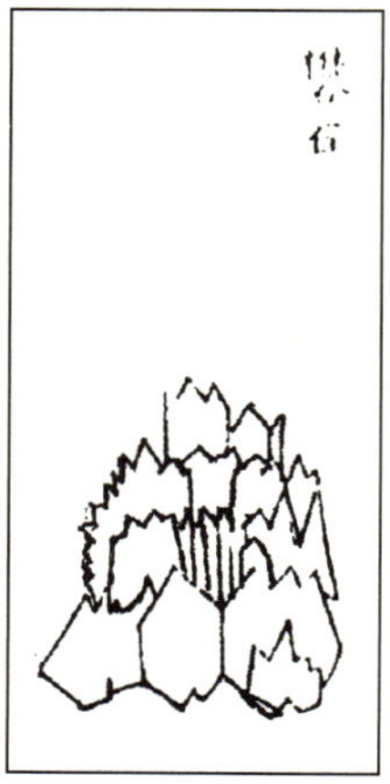

图 9-154-11 矾石《原始》

图 9-154-12 晋州矾石《草木状》

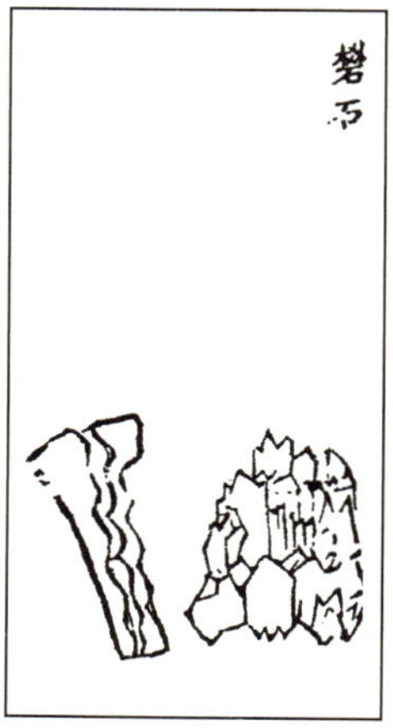

图 9-154-13 矾石《汇言》

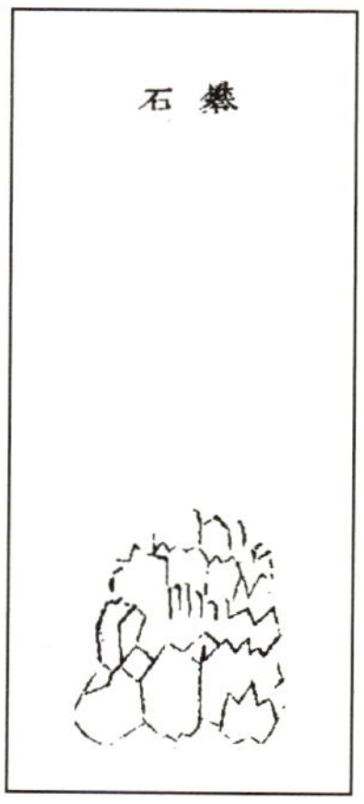

图 9-154-14 矾石《类纂》

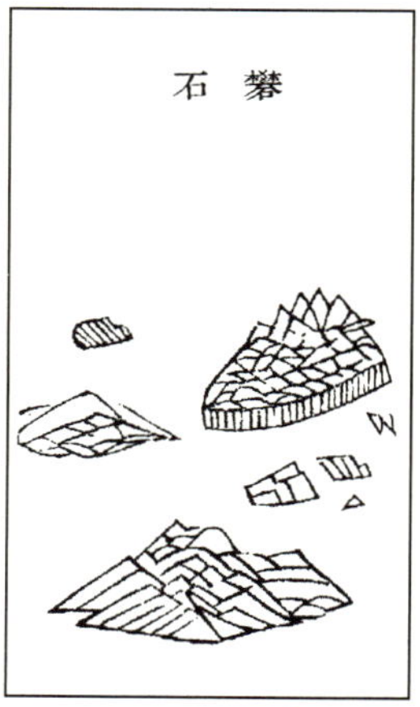

图 9-154-15 矾石《备要》

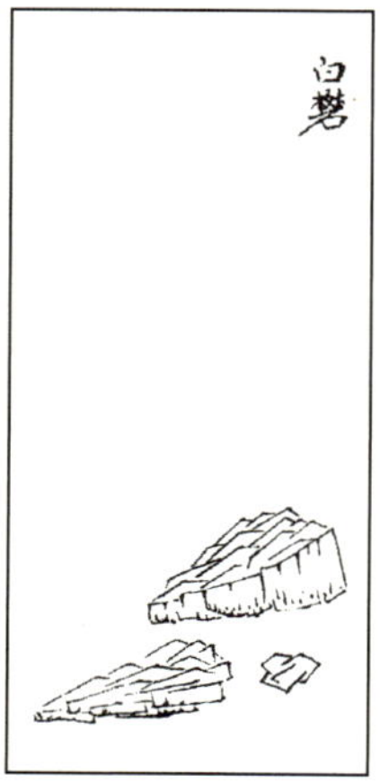

图 9-154-16 白矾《图说》

矾石，出武都。**《本草衍义》卷四**：矾石今坊州矾，务以野火烧过石，取以煎矾，色惟白，不逮晋州者，皆不可多服。损心肺，却水故也。水化书纸上，才干，水不能濡，故知其性却水。治涎药多须者，用此意尔。

【修治】**《太乙仙制本草药性大全·仙制药性》卷六**：凡使，须以瓷瓶盛于火中煨，令内外通赤，用钳揭起盖，旋安石蜂窠于赤瓶子中，烧蜂窠尽为度，将钳夹出放冷，敲碎，入钵中研如粉后，于屋下掘一坑，可深五寸，却以纸裹留坑中一宿，取出再研。每修事十两，用石蜂窠六两，尽为度。又云：凡使，要光明如水精，酸、咸、涩味全者，研如粉，于瓷瓶中盛，其瓶盛得三升已来，以六一泥泥于火畔炙之令干，置研了，白矾于瓶内，用五方草、紫背天葵二味自然汁各一镒，旋旋添白矾于中，下火逼令药汁干，用盖子并瓶口更以泥泥上下，用火一百斤煅，从巳至未，去火，取白矾瓶出放冷，敲破取白矾。若经大火一煅，色如银，自然伏火，铢锱不失，捣细研如轻粉方用。**《本草述》卷六**:白色光明者佳，细研，入瓦罐中，火煅半日，色白如轻粉者，名枯矾。惟化痰生用，治齿痛喉痹，绵裹生含，咽之。**《长沙药解》卷四**：煅枯，研细用。

【气味】气寒，味酸，无毒。《药性论》云：使。有小毒。《汤液本草》卷六。味酸，涩，气寒，无毒。一云：有小毒。甘草为之使。恶牡蛎，畏麻黄。《本草集要》卷五。味酸涩，气寒，有小毒，炼过无毒。《本草纂要》卷九。咸、酸，寒。《医林纂要探源》卷三。

【主治】主寒热泄泻下痢，白沃，阴蚀恶疮，消痰止渴，除痼热，治咽喉闭，目痛，坚骨齿。〇生含咽津，治急喉痹。《汤液本草》卷六。主寒热，泄痢，白沃，恶疮，目痛，消痰，治痹，解毒。《日用本草》卷八。治泄痢疥癣，中风喉痛，化痰及女阴蚀。《药性要略大全》卷八。主敛肿毒，化痰涎，清咽膈，开喉闭，散疽疖，除疥癣，去息肉，止泄泻，清烦热，疗风痰，杀虫毒，敷脚疮，为疮家之要药也。《本草纂要》卷九。

【发明】**《朝野佥载》卷一**：矾石可以害鼠，张鷟曾试之。鼠中毒如醉，亦不识人，犹知取泥汁饮之，须臾平复。**《绍兴本草》卷三**：柳絮矾，亦矾之类也，其状轻虚如絮。《本经》云消痰，治渴，润心肺，但今稀见用之。当从性冷、无毒为正。〇矾石总诸矾而言之也。然矾正有五种，所谓青矾、黄矾、黑矾、绛矾、白矾也。复有矾蝴蝶、矾精，亦皆白矾之类。其青、黑二矾，止疗疳及诸疮；黄矾，丹灶家所须；绛矾，方家亦罕用之；独白矾多入药用，其味酸涩，所以止泄痢而坚骨齿，凡涤除痰实须生用之，则微寒有小毒，若止泄痢，须熬沸枯，令汁尽方可入药，当性温、无毒是也。亦如丹砂生用，或经火炼之，其性各异矣。**《本草纂要》卷九**：大抵此剂治疮之功甚多，而治痰之功亦美。且如痰涎壅盛，牙关紧急，或喉痹乳蛾，或腮颊舌肿，乃为至急之症，用白矾与醋灌漱，则痰涎涌来，其病时痊者也。又蜡矾丸治疮毒之症，在初发时如用之，使毒不起，此药气寒，有解毒消化如水；若是疮家长肉之际，如用之，使疮易平。此药酸涩，有收敛生肌之妙。噫！白矾之剂，收敛神效。若染色之家用此，非惟美色而鲜润，抑且浸渍而不骤也，何况人身气血之分，有不若此乎？**《药性解》卷一**：矾石西方之色，宜入肺家。东方之味，宜入肝部。肺肝得令，而寒热诸症可无虞矣，然亦收敛之剂，弗宜骤用。**《本草经疏》卷三**：矾石味酸，气寒而无毒。其性燥急，收涩解毒，除热坠浊。盖寒热泄痢，皆湿热所为；妇人白沃，多由虚脱，涩以止脱故也。阴蚀恶疮，亦缘湿火。目痛多由风热，除固热在骨髓，坚齿者，髓为热所劫则空，故骨痿而齿浮。矾性入骨除热，故亦主之。去鼻中息肉者，消毒除热燥湿之功也。○矾石即白矾，得巴豆同煅令枯。取矾研末，以鹅翎管吹入喉中，流出热涎立解。喉痹其证，俗呼为缠喉风是也。皮肤疥癣，脓窠、坐板、肥疮等疮，皆资其用，各合所宜以施之。得硫黄、雄黄、白附子、海金沙、蜜陀僧，擦汗斑殊效。一年者去皮一次，十年者去皮十次。擦后坐卧勿当风，勿行房摇扇。制半夏，能散湿痰及食积痰，兼除五饮。同芒硝可烧水银成粉，治一切肿中有虫。得黄蜡和丸，名蜡矾丸，治一切肿毒有神。凡治痈疽，当服之以护膜，膜苟不破，虽剧必瘥。**《本草汇言》卷一三**：解诸毒，寇宗奭化痰涎之药也。薛氏宇仁曰：《经》云：涩可止脱，白矾有之。前古主泄痢，白沃寒热等疾，盖指泄痢久不止，虚脱滑泄，因发寒热耳。此药味涩气寒，体质以澄湛坚明为用，故寇氏方主湿热染污、晦浊不清之疾。若痈疽疔毒，若喉痹壅胀，若毒蛇百虫诸蛊，若中风涎痰，语音浑浊，或癫痫卒暴，人事昏迷诸证，服此立安。能解毒消瘴，石药中之救急剂也。但性燥急而能劫水，如齿骨之疾，用之不利。岐伯有曰：久服伤人骨。因劫水故也。如阴虚内热，火炽水涸，发为涎痰，为咽喉痛者，不宜用。如泄痢日久，由于脾胃气虚，妇人白沃，由于中气下陷，营血不足，以致寒热者，亦不宜用。如前古炼饵服之，轻身不老增寿，此汉人伪托神农之言，诳世骇俗，不足信也。**《本草乘雅半偈》帙三**：矾石具五色味，《本经》品白为上，寒酸偏胜，涩其性，非味也。盖弱土之气，御于白天生白矾，是禀天一水，转坚金地矣。故一名羽涅。羽者，水之音；涅者，水中之具土者。固石显土地坚金之体相，镕则仍还水大润湿之本性耳。然则功能，不唯涩去脱，亦滑去着矣。故泄痢白沃者涩之，息肉疮蚀者滑之。若坚骨固齿，明目增年，及失音瘰疬，痰澼淡阴之疾，此以澄湛坚明为体用，对待染污晦浊为形证故也。**《本草汇笺》卷一〇**：味酸气寒而无毒。其性燥急，收涩。解毒除热，坠浊。故主吐利风热之痰涎，取其酸苦涌泄也。又主寒热泄痢，及妇人白沃，取其酸涩而收也。除固热在骨髓坚齿者，髓为热所劫则空，故骨痿而齿浮。矾性入骨除热，故亦主之。然又云久服则伤骨坏齿，以其性燥急而能劫水，只可暂用，资其引导，以除骨热。若独用久用，反有损也。若痰嗽咽痛之由于阴虚火炎涌泄，不宜用。痢初起之湿热方炽，固涩不宜用。即妇人白沃，多由虚脱，或用收涩以固其标，终非探本之治。**《本草述》卷六**：白矾之气寒，其味咸者少，而酸与涩为多也。夫寒者水气，合于味之咸，以归于木酸金涩，在酸者，阴中之阳，未能大畅以达其阴也。涩者，阳中之阴，未能大畅以和其阳也。是阴之在下者，既不得藉下之阳以达，致阴之在下而欲上者，又不能即和于上之阳以化。若然，是则白矾性味为至阴结于寒水，而不能如勾萌之毕达，只成其为润下之用耳。即小儿口疮，乃用矾汤濯足，脚气冲心浴足，亦以矾汤。又如二便不通，女子阴脱等证用之，则专于润下可知矣。然何以曰燥？盖惟只成其润下之性，则在上阳中之阴少，故曰燥。夫肺本曰燥金，以其为阳中之少阴，而其性亦主涩也。此味色白象肺，不更似本燥金之气，以成其寒水之用，而专归于下者乎？故每用之收水，寇氏谓多服有伤心肺，其义明矣。故兹味主治本润下之寒水，而收阴为先。曰：酸涩为至阴，结于寒水，是谓收阴。又曰：本燥金之气，以成寒水之归下者，谓上之燥，更助之收也。总归于收阴，不然是谓金生水矣。虽然，人身阴阳本不宜相离，如兹味之收阴，不似谓离于阳乎，亦何以能奏功于诸证乎？曰：非真阴之能离于真阳也，亦非真阳之可以离真阴也。其收阴一似令阳失所依者，乃阳之邪也。乃阳亢而为风，风更鼓阳，以伤其寒水所化之液，凝而为痰，大蚀真阴，而并令真阳失所归者也。盖人身唯是寒水，乃至阴之初气，而至阳出焉。阴中之阳，得升于天表以行其阳化，而至阴之精气，亦依阳而上，为之行其化，盖无阴则阳即不能行其化也，是即为阳中之阴矣。如六淫七情，一有以伤其阳中之阴，则阳无以行其化，淫而为风，风之厉气鼓阳，更以伤阴，举寒化之液，燥而为痰，更即寒水所化之痰，益以滋热而蚀阴，将使至阴初气，赋在五脏者，无不受伤，此《内经》所谓失守而阴虚也。若伤其立命之初气，即《经》所谓阴虚则无气，无气则死者也。就是即欲抑阳而益阴，犹水沃石耳。盖未能消痰，则风之壅也不静，未能静风，则阳之狂也不化。唯此收阴归元，而离于阳者俾阴气有主，能令寒水所凝之痰自消，而亢阳失恃，是其由祛痰而风静，由静风而阳化也。阳之化者，即阳邪散，而真阳亦得依真阴以归其元也。盖此收阴，即以全寒水之初气，使阴不受蚀于阳邪耳。如治外证之阴蚀恶疮，举同斯义也。故论兹味主治，唯在收阴于亢阳之中，以散阳邪而救真阴，是为首功，原未尝分其用于润下也。然究兹味所益能归元阴于最初之地，以裕阴化而畅元阳，是为全功，固不止奏其绩于清上也。夫人身至阳，本出于阴中，而兹味反全至阴于阳中，人身阴阳以合而神，其分之用，而兹味乃似由离而效其合之用，统识斯义，则白矾主治可以知其大都矣。试以诸先哲之论治征之，如祛痰静风化阳，此《日华子》所谓消痰除风去热也。如真阳亦随阴而降，是阳中之阴得行其化，仍还归于寒水之至阴，此《别录》所谓除固热在骨髓也。即此，寒水至阴之中，至阳亦得所宅，而畅其气化，此《日华子》所谓暖水脏也。又试以方书之治疗，而用白矾首征于上行者，在痰饮证，此味疗风痰为多，如丹溪搜风化痰丸，《宝鉴》祛风丸、飞矾丹、辰砂化痰丸之类是也。其治热痰则次之，如化涎散，金珠化痰丸之类是也。在咳嗽证，如人参半夏丸、玉液丸之类，皆治热痰矣。在痫证以治风为专，如治风痫及心风方，又治痫方及胜金丸之类是也。杨氏五痫丸，是兼治痰者。在喉痹证，如开关散、七宝散、备急如圣散、一字散之类，皆治风而兼导痰者也。至其除热，不啻热痰之治而已，凡热之上行者，如口如舌为病，同清热诸味而奏功于内，又如耳如鼻用之外治者，亦不少矣。凡此皆收真阴于亢阳之中，而救治其飙焰之上行极者，皆由病于阴不能引阳而下也。第病热者，犹属阴虚不能驭阳，如风痰相煽而剧者，则阳之蚀阴急矣。其《本经》所云，治阴蚀恶疮，即内而收阴以消痰之义，总归于寒水得收，以获奇效，即内证中风危笃，投稀涎散以开关，是非其明征欤。凡此俱属上行为功，次即微于下行者。如小儿口疮并脚气冲心，俱以矾汤濯足，是其收阴者即以归阳也。然就亢阳之中，而收阴以归阳，是即于归阴之地，而能裕阴以达阳，盖清上则自然实下，非兹味之独能兼擅也。在下血证，如断红丸治下血久，面色萎黄，渐成虚惫，下元衰弱，以黄芪四君子汤下此丸；又鲫鱼方，与白矾同用，治肠风血痔及下痢脓血，积年泻血，面色萎黄，夫血乃真阴之化醇，其原固本于肾，然生化却在胃，而且统于肺，断红丸已具足斯义矣。乃犹用白矾者，正返其阳之始，俾得化阴以为血之化原也。又如鲫鱼方所治，犹未至于虚衰，故但用鲫以补土生血，并止用白矾为归阳化阴地耳。然即此二方，可以思水土合德，实为人身阴阳之化原，而兹味适有当焉者也。在泄泻方如玉龙丸之治伏暑，既用硫黄以降而归之，又消石复升而散之，若腹胀作痛，则加滑石利滞热，更用白矾之收阴归阳，即用畅阳而裕阴以化者，于伏暑尤切也。如大断下丸，治泄泻滑数脉细皮寒，气少不能言，饮食不入胃，胃无谷气，以养致形气，消索五脏之液不收，谓之五虚，此为难治者，用姜附等味以大补元阳，而济之收涩诸剂，乃更入枯矾以归阳，且俾阳能化阴，转为阳生之本，是于兹证，尤吃紧也。在赤白浊证，如子午丸治心肾俱虚，所见虚证种种，且患于消渴，饮水漩下赤白，此方补阴阳两虚之味，亦种种攸宜，并兼化浊者，却亦不舍枯矾，则其收阴而归阳，即畅阳而裕阴以化者，有可参也。又治虚惫，便浊滴地成霜方，兹方所以交水火，合阴阳，畅血化奉肾阳，为治浊地者，亦精矣。更有灵砂养阴驭阳，以救其离绝，而与归阳裕阴，大畅生化之枯矾，同为主剂，其功用不可思欤。凡此，为下治之大都也。若于兹味，贸贸然止以上治之，消痰静风化阳者，求其于诸证为功，何不即取女劳疸证，其治以消石、白矾者，是何以得当也。一取其出地之初阳，而升散肾中之郁阴，一取其归地之元阴，而专补肾中之虚阳，抑更思此证，额上黑，足下热，有殊于诸疸，而不知通身尽黄，所谓水土合德之元气，受病最剧者，若即此以思其功，则不得以上治概其功也，岂不较然哉？虽然，兹味之上下异治，亦因于上下阴阳之分耳。在《经》有曰，出地者，阴中之阳，谓阳予之正，阴为之主也。即此义以推，则上而阳中之阴，便是阴与之正，阳为之主矣。《经》所云为“正”为“主”二字，最有分辨，辨之明，则上下异治之由，乃了然矣。故投剂者，须知白矾疗风热之痰，不疗寒湿之痰。而治风，亦治内淫之风，不治外受之风。即除热，止除元阴受伤之热，不除外邪所郁之热。此属身半以上者也。至疗下血，乃疗阳虚而阴微之血，不疗寒泣及湿滞之血。其补阳，直补阴虚而真元不归之阳，不补阴郁而元气不达之阳。其化阴，即化气盛而血能化精之阴，不化气虚而血不裕气之阴。此属身半以下者也。或曰：白矾之性燥急，何以不治湿痰？曰：其性燥急收水者，收真阴之丽于阳邪者而归之，非谓其收湿邪也。但因其收阴，故其性燥急，即燥急亦止成其收阴下归之用，不能藉其燥湿也。时珍其未之察乎？且以解毒为功，不知收阴归元以裕阳于解毒，是何义也？愦愦甚矣。〇世医类入湿热以言其治，盖因于泻利、黄疸、赤白浊、阴蚀恶疮等证，多由于湿热故也。殊不知此数证，固未尝不求责于湿热，第白矾之所治迥乎不同。在王宇泰先生《证治准绳》可以寻绎也。愚于昔年著《本草》，亦坐是不察，至数年后稍觉有进，故更订之如此。**《本草新编》卷五**：矾石味酸，气寒，无毒。去鼻窍之肉，除骨髓之热，劫喉痹，止目痛，禁便泻，塞齿痛。洗脱肛而涩肠，敷脓疮而收水，吐风痰而通窍，平痈肿而护膜。外治甚效，而内治亦神，然可暂而不可常者也。○或疑矾石味酸，宜敛毒而不宜化毒，何以痈疡之症用之，毒易化耶？不知矾石之化毒，正在味酸。矾石，有形之物也，入之汤药之中，则有形化无形矣。存酸之味于散之中，即行散于酸之内，既消毒而又不散气，此功效之所以更神也。○或问：岐伯有云：久服矾石，必伤人骨。有之乎？曰：矾石性最急而且燥，能劫水，故不利骨与齿耳，盖齿亦骨之余也。肾水虚者，断不可轻用，恐已耗而又耗也。**《长沙药解》卷四：**矾石味酸、涩，微寒。入足太阴脾、足太阳膀胱经。善收湿淫，最化瘀浊。黑疸可消，白带能除。《金匮》矾石丸，矾石三分，烧，杏仁一分，炼蜜丸枣核大，内藏中。治妇人带下，经水闭不利，藏坚癖不止，中有干血，下白物。以干血结瘀，藏中癖硬，阻碍经脉下行之路，以致经水闭涩不利，血瘀因于木陷，木陷因于土湿，湿土遏抑，木气不达，故经水不利。木陷于水，愈郁而愈欲泄，癸水不能封蛰，精液溢流，故下白物。矾石化败血而消痞硬，收湿淫而敛精液。杏仁破其郁陷之滞气也。硝矾散方在硝石治女劳黑疸，以其燥湿而利水也。《千金》矾石丸，矾石二两，浆水一斗五升，煎，浸脚气。治脚气冲心。以其燥湿也。矾石酸涩燥烈，最收湿气，而化瘀腐，善吐下老痰宿饮。缘痰涎凝结，粘滞于上下窍隧之间，牢不可动。矾石搜罗而扫荡之，离根失据，脏腑不容，高者自吐，低者自下，实非吐下之物也。其善治痈疽者，以中气未败，痈疽外发，肉腐脓泄，而新肌生长，自无余事。阳衰土湿，中气颓败，痈疽不能外发，内陷而伤府藏，是以死也。矾石收藏府之水湿，土燥而气达，是以愈也。**《医林纂要探源》卷三：**辅君主之神明，而澄清秽浊。敛妄行之血液，以环卫宸居。其咸以软坚，能使秽浊下沉，而清明上着。用搅浊水，泥滓即沉，色澄味美，可证补心益神明矣。心神过散，则血热妄行，火气过炎，则血枯髓涸。凡诸疮痛痒，皆属心火。咸以渗之则不瘀，酸以收之则不妄，故能止血定痛，治疔肿瘰疬，疮疥痈疽，喉痹，去瘀血，生新血，蚀恶肉，生好肉。又能除痼热，填骨髓，皆敛妄热妄血之功。且入水则化，入火则镕，是以善于化痰，而生津解渴，利大小便。酸泻肝火，能治惊痫，疗黄疸，去风眼泪眵，止崩带，收脱肛及阴蚀阴挺，鼻中瘜肉，酸敛肺气，能渗高原之邪水，清膈利咽，涌吐风痰，咸泻肾邪。功用甚广。然以补敛心神，为心家专药。凡恐受刑杖及痈疽大毒，先服蜡矾丸护心托里，使瘀毒不至内攻，所谓环卫宸居也。兼能泻肾疏水，敛肺平肝。疗蛇虫、犬虎伤之毒。凡受伤处，血必凝瘀，软坚破瘀，所以去毒也。

【附方】**《本草品汇精要》卷一：**治中风失音，疥癣。白矾合桃仁、葱汤，浴之出汗。○治胸中多痰，瘀癖头痛，不欲食者。白矾一两，以水二升，煮一升，内蜜半合顿服令吐，未吐当饮少热汤。○治小儿舌上生疮，饮乳不得者。白矾合鸡子置醋中，涂儿足底二七即愈。○治阴痒脱。矾石烧为末，每日合酒调方寸匕，日三服。○治鼻中瘜肉。白矾末和猪脂，绵裹塞鼻中数日，自随药出。○蝎螫。煎醋半升，投矾石末一两于醋中，浸洗痛处，效。○驴涎、马汗毒所伤。飞矾合炒紫色黄丹调贴。○治悬痈垂长咽中妨闷。白矾烧灰合盐花细研为散，以箸头点。○治小儿风疹不止。白矾十二分，以热酒投化，用马尾揾酒涂之。○小儿目睛上白膜。白矾一分，以水四合，铜器中煎取半合，下少白蜜调之，以绵滤过，每日三度，点。○治牙齿肿痛。白矾一两，烧灰合露蜂房一两，微炙为散，每用二钱，水一钟煎十余沸，热漱吐之。

《药性粗评》卷四：风痰。凡患胸中风痰澼，头痛不食者，白矾一两，水二升，煮取一升，内蜜半合，顿服之，须臾痰涌吐出，愈。目瞖。凡患目赤肿痛，或胬肉攀睛，生瞖不开者，明矾取一黍米大，内眼中，冷泪出恶汁尽而目复明，常试有验。手脚伤疮。凡手足但被跌扑磕伤，浸淫成疮，日久脓腫者，以白矾煅过，研末，先将疮盐汤洗净，拭干，次以药末掺上，用软布包定，次日似前再为，自愈。蛇蝎咬毒。急取白矾，用铁板烧红，置矾其上，候溶取汁，滴入疮口上便差，此方神效。

《太乙仙制本草药性大全·仙制药性》卷六：蛇咬蝎螫。烧刀头令赤，置矾其上，看成汁，热滴咬处立差。○治小儿脐中汁出不止并赤肿。用矾烧灰细研傅之。○胸中多痰痰澼，头痛，不欲食。矾石一两，以水二升，煮取一升，内蜜半合，顿服，须臾未吐，当饮少热汤。○目瞖及胬肉。用矾石最白者，内一黍米大于瞖上及胬肉上，即令泪出，绵干令恶汁尽，其疾日日减，瞖目消薄便差。矾石须真白好者方可使用。○小儿舌上疮，饮乳不得。以白矾和鸡子置醋中，涂儿足底，二七即愈。○治鼻中息肉。烧矾石末，猪脂和绵裹塞鼻中，数日息肉自随药出。○治齿断间津液血出不止。以矾石一两，烧水三升，煮取一升，先拭齿乃含之。○治阴痒脱方。烧矾石一味，研为末，每日空心酒调方寸〔匕〕服，日三。○治脚气冲心，白矾三两，以水一斗五升，煎三五沸，浸洗脚良。○救卒死而壮热者。矾石半斤，水一斗半，煮消，以浸脚及踝，即得苏也。○目中风肿赤眼方。矾石二钱，熬和枣丸如弹丸，以摩上下，食顷止，日三度。○足大指角忽为甲所入肉，便刺作疮，不可着履靴。用烧汁尽，取末着疮中，食恶肉，生好肉，细细割去甲角，旬日即差，此方神效。○治犬咬人。掺矾石末内疮中，裹之止痛，其疮速愈。○耳卒肿出脓水。用烧末，以笔管吹耳内，日三四度，或以绵裹塞耳中立差。○疗人阴生疮，脓出作臼。取高昌白矾、麻仁等分，研作末，用猪脂相和成膏，槐白皮作汤洗疮，拭干即涂膏，然后以楸叶贴其上，不过三度差。○患历齿积久碎坏欲尽。常以绵裹含嚼之，吐汁也。○治大小便不通。用细研末，令患人仰卧，置末于脐中满，以新汲水滴之，候患人觉冷透，腹内即自然通。如为曾灸无脐孔，即于元灸盘上，用纸作镮子笼灸盘，高一指半已来，着矾末在内，仍依前法，用水滴之。主蝎螫，以一两，醋半升煎之，投矾末于醋中，浸螫处。○治折伤。先用止痛汤法：捣矾为末，每用一匙，沸汤一碗冲了，以手帕蘸，乘热熨伤处，少时痛止，然后排整筋骨贴药。○治悬痈垂长，咽中妨闷。用一两烧灰，盐花一两，二味细研为散，以筯头点药在上差。○小儿风不止。白矾十二分，水四合，内熟铜器中煎取半合，下少白蜜调之，以绵滤过，每日三度，点一芥子大。○初生小儿产下，有皮膜如榴中膜裹舌或遍舌根。可以指甲刺破令血出，烧矾灰细研傅之半绿豆许，若不摘去，儿必哑。〇治脚膝风湿，虚汗少力，多疼痛及阴汗。烧矾作灰，细研末一匙头，沸汤投之，淋洗痛处。〇壁镜毒人。必死，用白矾治之。〇牙齿肿痛。白矾一两烧灰，大露蜂房二两，微炙为散，每用二钱，水一中盏，煎十余沸，热煤牙，令吐之。

《伤寒温疫条辨》卷六：治热毒怪证，目赤鼻胀大喘，浑身生斑，毛发如铁，此热毒气结于中下焦也。古方白矾滑石汤：白矾二两，滑石二两，水三碗，煎减半，不住饮之，饮尽再作。鹤顶丹。治结胸胸痹，痰火声嘶。白矾三钱，银朱一钱五分，同研，入瓦盏，置炭火上熔化，去火，候干为末。每服一钱五分，姜茶煎汤调下。听其心上隐隐微声，结者自散。白矾化痰解毒，银朱破积消滞也。铁化汤。洗一切眼疾，痘后翳膜侵睛，赤烂云点尤妙。生白矾、枯白矾、胆矾、青盐、五味子二钱，川椒五分，乌梅二枚，杏仁七粒，新针七个，无根水泡七昼夜，针亦化为水矣。一日三洗效。

《校补滇南本草》卷中：治中风不省人事。用白矾火飞过，研为末，每服二三钱，姜汁炖温调下。〇风痫。用生白矾一两，为末，细茶一两，为末，炼蜜和杵，令丸如桐子大，每服三十丸，茶送下，久服其涎从小便出。〇痰火渐甚。用生白矾一钱，水花二分半，溶化作丸如绿豆大，每服三粒，于空心时，以滚白汤下。〇痢疾。用白矾，于火内飞过，研末一钱，石膏煅过，研末三钱。过白痢以桂皮汤下。红痢以甘草汤下。时气直泻，以陈米汤送下。〇水泻。用白矾飞过，研末，五倍子炒过，研末，二味等分，以面糊丸如桐子大，每服三十五丸，空心时黄酒下。〇耳脓疼痛。用枯矾末吹入耳中。〇瓮鼻塞肉。乃肺气盛也。用棉花包枯矾末，塞鼻中数日，即消。〇鼻中肉赘。臭不可近，痛不可摇，用枯矾末，加硇砂末吹入鼻孔中。〇暴发眼痛。用枯矾三钱，以生姜汁调成膏，抹纸上，令先闭眼，乃贴在眼皮上，当痛至一炷香尽，痛止，将温水洗去。〇咽喉肿痛，水浆不下。死在须臾，用白矾末加银朱少许，吹入喉中即消。〇心腹卒痛。用生白矾研末一钱，以好醋调服，立效。又方：冷痛者，用生白矾末一钱，胡椒末一钱，二味和匀，每服五分，火酒送下。〇汤火疮。用生白矾末，以香油调搽。〇脑漏。用枯矾末，头发灰等分，以青鱼胆拌成饼，阴干，研细，吹入鼻中。〇中诸药毒，用白矾末生用，茶芽研为末，二味等分，冷水调下。〇蜈蚣咬。用白矾末生一半，熟一半，水调搽。〇痈疽肿毒。用生白矾末一两，每服一次或二钱，温酒送下。〇霍乱吐泻。头目眩晕，手足转筋，四肢逆冷，用煅过白矾末二钱，滚白汤下。〇毒蛇伤。用生白矾，煎汤洗伤处。〇臁疮。用枯矾末，以陈醋调敷四傍。〇肿毒疮疖。用白矾末生的，入水化开，浸于纸上，贴患处。〇诸肿毒恶疮。用生白矾，于端午日晒过，遇毒初起时，即研末三钱，加葱头细切，好酒送下，立消。〇乳蛾喉闭。用枯矾末，白僵蚕末，炒过，等分，研匀，吹入喉中。

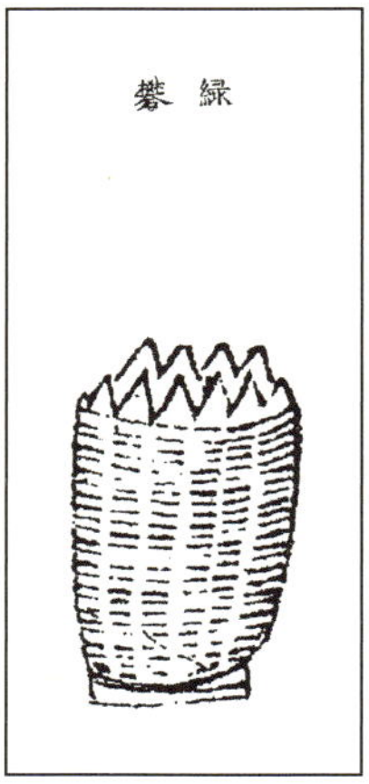

图 9-155-1 绿矾《太乙》

图 9-155-2 绿矾《雷公》

图 9-155-3 绿矾《备要》

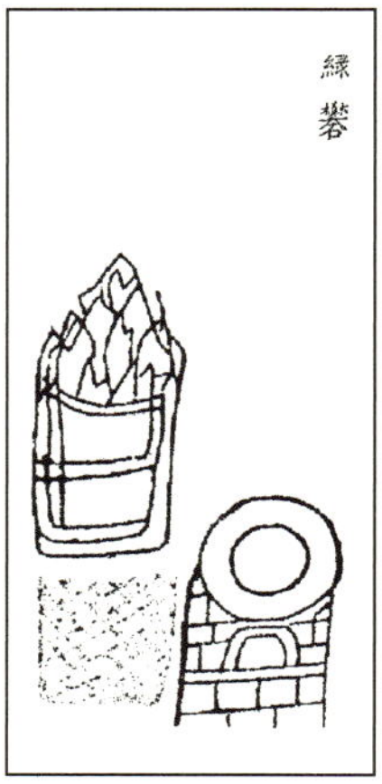

图 9-155-4 绿矾《草木典》

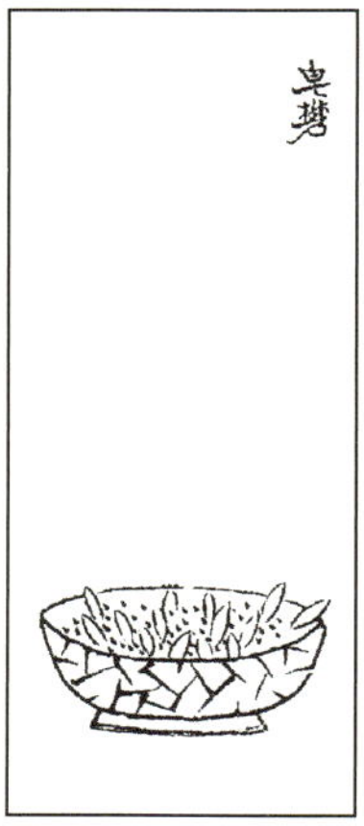

图 9-155-5 皂矾《图说》

绿矾《日华子》

【集解】**《太乙仙制本草药性大全·本草精义》卷六**：取此一物置于铁板上，聚炭封之，囊袋吹令火炽，其矾即沸流出，色赤如溶金汁者是真也。看沸定汁尽，去火待冷取出，研末如黄丹收用。

【修治】**《本草述》卷六**：大抵内服多用火煅红。间有不煅者，因其所患之证也。

【气味】性凉，无毒。《绍兴本草》卷三。味酸而涩，性凉，有毒。入脾、肺二经。《本草再新》卷八。

【主治】治喉痹，主疥癣恶疮。疗蚛牙有准，理血疮尤良。酿鲫鱼烧灰和服，治肠风下血。复煅过酽醋淬吃，主小儿积疳。《太乙仙制本草药性大全·仙制药性》卷六。消痈化积，止血平疮。绿矾燥烈收涩，治痰涎疟利，积聚胀满，喉痹牙虫，耳疮眼疼，弦烂水肿，崩中便血，疥癣秃疮之烂蛆。生者亦外用，未可轻服。《玉楸药解》卷三。酸涌，凉散，涩收。燥湿化痰，解毒杀虫，利小便，消食积，同健脾药用。散喉痹，醋调咽汁。《本草从新》卷五。

【发明】**《绍兴本草》卷三**：绿矾亦矾类矣，然考其主疗，则绿矾多在咽喉口齿方中用之。**《本草经疏》卷三**：绿矾气味所禀与白矾同，其酸涌涩收，燥湿解毒，化涎之功，亦与白矾相似而力差缓。本经主喉痹者，酸涌化涎之功也。蚛牙口疮、恶疮疥癣者，燥湿除热解毒之功也。肠风泻血者，消散湿热之后复有收涩之功也。然而诸治之外，又善消积滞，凡腹中坚，肉积，诸药不能化者，以矾红同健脾消食药为丸，投之辄消。**《本草汇言》卷一三**：绿矾：燥脾湿，消积聚，化湿痰，时珍除黄肿胀满之药也。李氏曰：此药酸涌涩收，有燥湿化涎之功，与白矾相似而功力稍有异者。如白矾长于解毒，而绿矾长于消积滞也。如黄肿黄胖、食劳疳黄之证，其人面目遍身通黄，能食而倦怠嗜卧，起居无力，经年累月久不愈者，多属田家辛苦之人，风雨饮食，劳后贪眠露卧，肝气内逆，脾蓄伏涎，久久不运，蕴积成黄，此宿病也。非仲景论暴病黄疸、十八日为期之比。又非杂病脾土虚寒，黄色外见，宜大温补之比。以此药配平胃散而黄病自退矣。《日华子》又治喉痹鼓胀，疟痢疳积，肠风泻血诸疾，亦取此燥湿热，化涎逐积之力也。然而诸治之外，又善消腹中坚结，肉食宿垢，诸药不能化者，以矾红同消食药为丸，投之即化。然性虽燥烈，而质又走滑，能令人作泻。如胃弱人，又不宜多服久服也。曾服此药过者，终身须忌荞麦，犯之有卒夭之虞。**《本草述》卷六**：皂矾之色微青，非纯绿也。若胆矾则青碧。嘉谟所谓不黍琉璃是也。时珍谓青矾如焰消者，为其细碎相类耳。胆矾则成块，又绝与青矾不同也。○先哲曰：矾是铁之精。又云：铁禀太阳之气，而阴气不交，故燥。若然，则为矾石之类，固皆禀燥金以为气之先也。但白矾之气寒而味酸，后乃有咸。又有涩，是寒水之气，已归于木，而仍还于水，以为至阴之收涩，是金藏于水中也。绿矾之气凉，固不等于寒矣。而味先咸，次有酸，即有涩，甚于白矾。盖从水而之木，以为阴中有阳之酸收，未尝还于水，是金至于木也。金藏于水为泄，气于所生，金至于木为专，气于所胜。故绿矾味之带铁气，涩味甚于白矾，为得金气之专，故其燥烈更甚。似于燥湿消积有专功，如时珍所云，第用绿矾者，类于土衰木胜之证，多以火煅之，得其色赤，是其义何居？曰：白矾、绿矾，其味皆咸，是皆走血分，以疗所患。然其治在血中之气，如绿矾能主肝脾生化之气，令其气妙于转化者，在用火煅赤耳。盖兹味本燥金，而色反青，是木为金用也。更火煅之，俾其色赤，是木之为金用者，又为火用，展转变化，总归于木为土用耳。盖五脏以克我者为用，而人身中土之生化，全藉我所生者，以御其所不胜，如木为金用，则木所胜之土，因得子以御仇，至于木之为金用者，转为火用，则土所不胜之木，更因子以化恩。在苏恭于兹味首其功于疗疳者，正以疳证尽属肝脾之不相为用，而生化之气微也。又如方书疗下血证，岂徒恃其酸涩以断下哉？盖正藉此生化之气，展转致于血脏耳。缘火金合德，乃血生化之元也。即方书疗食劳之黄疸，若漫以燥湿消积为言，犹未能窥其微义也。统斯以寻其功，则兹物得火煅赤，乃妙于理脾阴，和脾气，所云能尽物之性者，是其一班。缪氏所谓能令人泻，盖指未尝煅者耳。若然，则时珍谓其功同于白矾，而力较缓也，固未能精察物理，即止以伐木为其功，其所窥测，不犹隔一层乎哉？染色家以此入水，造帛绢则易朽，其性燥烈可知。**《医林纂要探源》卷三**：皂矾咸、酸，寒。矾之别种，深青明莹。功同白矾，而长在泻肝。色青故也。力稍和缓。胆矾、皂矾，俱长于明目，去风湿浮热。矾红：补心平肝，养血散瘀，行秽浊，收积湿，杀虫。煅炼皂矾，如化矾精法，则色赤。今以画瓷器。功亦略同。白矾色赤入心，入血分，治诸血病。从容平缓而有奇功，尤消水肿血胀食蛊。治劳疸，合苍术及神曲用之，治中满鼓胀，胜于鸡矢醴及他攻破之药。又能敛气，且不必忌盐。盖平肝即以和脾，补心即以生土也。

【附方】**《图经本草药性总论》卷上**：神效丹。治小儿疳气不可疗。绿矾用火煅通赤，以酽醋淬过，如此三次，细研，枣肉和丸绿豆大，温水下，日进三服。《集验方》。

《太乙仙制本草药性大全·仙制药性》卷六：喉痹。取皂矾入好米醋，或常用浓醋亦通，二物同研，咽之立差。如喉左遍，即向左边侧卧，就痛处含之勿咽，神效。〇甲疽或因割甲伤肌，或因甲长伤肉。四边肿焮，黄水出，用四两，火煅看沸定汁尽，待冷，取出捣末，以黄丹收之，先以盐汤洗疮拭干，以末傅疮上，惟多为佳，如急痛，即涂酥。

《本草汇言》卷一三：治米麦果菜肉食积滞。用绿矾二两炒红，肉豆蔻、红曲、山查、麦芽、陈皮、草果、槟榔、三棱、蓬术、木香各一两，共为末，神曲打糊丸，如梧子大。每早服三钱，米汤下。《方脉正宗》。〇治黄胖浮肿，能食而腹胀，怠惰无力者。用绿矾三两（炒赤），香附八两（童便浸），厚朴（姜汁拌炒）、白芍药、山查肉、苍术（米泔浸）各三两，苦参、陈皮、茯苓、白术各二两（炒），甘草、青皮各一两五钱，针砂四两（炒红、醋淬三次），共为细末，醋打红曲末，作糊为丸，如梧子大。每早晚各服百丸，白汤下。人虚者，服五十丸，人参汤下。忌一切生冷、油腻、鸡、鹅、羊、鸭、生硬，并糍粽难化之物。服过七日后，便觉手掌心凉，口唇旁有红晕起，调理半月愈。朱丹溪方。〇又方：治黄胖病。用绿矾（炒红）四两，苍术（米泔浸），厚朴（姜汁拌）、陈皮（酒洗），俱炒燥各三两，甘草六钱（炒），共为末，醋打红曲末作糊为丸，梧子大。每早晚各服三钱，米汤下。〇治走马牙疳。用绿矾一两，醋拌炒赤，为末，入雄黄、蓬砂、水芒硝各一钱，共研极细，用温茶漱洗净，渗之。谈野翁方。〇治喉风肿闭。用绿矾四两，用好米醋四两拌湿，日下晒燥，研末吹之，少顷，用生姜一钱，茶叶一钱，泡汤汩漱，再吹再汩漱，半日愈。孙氏《集效方》。〇治重舌木舌。用绿矾，刀头上烧红，研末掺之。陆氏方。〇治食积成鼓胀。用绿矾，刀上烧红一两，研末，入巴霜五分，共研匀，红曲打糊为丸如梧子大。每早服三丸或五丸，白汤下。《方脉正宗》。〇治疟疾多呕、吐涎者。用绿矾炒赤一钱，干姜三钱，生半夏二钱，甘草五分，水二碗，煎半服。《圣济录》。〇治久痢虚积不净。用矾红三钱，茯苓五钱，共研极细，水发为丸，如绿豆大。每早晚各服一钱，人参汤送下。《方脉正宗》。〇治小儿疳积，好食泥土灰炭及生米生肉等。用绿矾一两，醋拌炒红，研末，每服五分，米汤调下。〇治遍身癞癣、疼痒不常。用绿矾、芒硝各一两，煎汤，频洗浴，渐愈。〇治床褥中生臭虫。用绿矾、樟脑各等分，包藏床四角，永无臭虫。

黄矾《太乙仙制本草药性大全》

【释名】鸡屎矾《太乙仙制本草药性大全》。

【集解】**《太乙仙制本草药性大全·仙制药性》卷六**：镀金家难缺，用合熟铜。一说投苦酒中，涂铁皆作铜色，但外变而内质不变。

【气味】酸、涩、咸，有毒。《本草原始》卷八。

【主治】理溃痈生肌。《太乙仙制本草药性大全·仙制药性》卷六。疗疮生肉。〇野鸡痔，恶疮疥癣。〇治阳明风热牙疼。《本草原始》卷八。

【发明】**《太乙仙制本草药性大全·仙制药性》卷六：**仙经单饵之，丹方亦用。俗中合药皆先火熬令沸燥，以疗齿痛，多即坏齿，是伤肾之证。而云坚骨齿，诚为疑也！

【附方】**《本草原始》卷八：**治妬精阴疮。黄矾、青矾、麝香〔各〕等分，为末傅之，不过三度。《千金方》。

金刚石《本草纲目》

【释名】削玉刀《本草品汇精要续集》。

【集解】《本草品汇精要续集》卷一：于夏秋乘天热，人可没水取之。〇金刚石最坚，羚羊角又能克之，即可以悟嗜欲之，足以乱真。故西方以金刚喻佛性，羚羊角喻烦恼也。

【主治】主磨水，涂汤火伤，作钗镮服佩，辟邪恶毒气。《本草纲目》。《本草品汇精要续集》卷一。

石炭《本草纲目》

【释名】煤炭《本草从新》。

【气味】味苦、甘、辛，气温，有毒。可升，可降。《本草汇言》卷一二。

【主治】主经闭，巴豆霜为丸，以之为衣。瘀血内痛，同寒水石煅，酒淬研饮下。敷刀伤、诸疮出血。中其毒者昏迷，冷水可解。《本草求原》卷二五。

【发明】**《本草汇言》卷一二：**李时珍主妇人血气刺痛欲死，薛氏小儿痰痫搐搦未苏，金疮跌扑，寇氏血出不止之药也。薛宜生氏曰：此得地之伏阳，天之玄灵之气以生，似土石而实含阳燧，遇火作焰，有水亦燔，此石药中之神品也。以其法火，如癥瘕血结，恶血血晕，刺痛如死状，痰痫搐搦，客忤卒死，金疮跌扑，肉破血泄，凡死厉之属，阴凝留碍，有妨生气者，仗此阳暄，为之救药，则血气可行，痰痫可定，血出可封。倘涉火胜血燥之疾，自当束置。

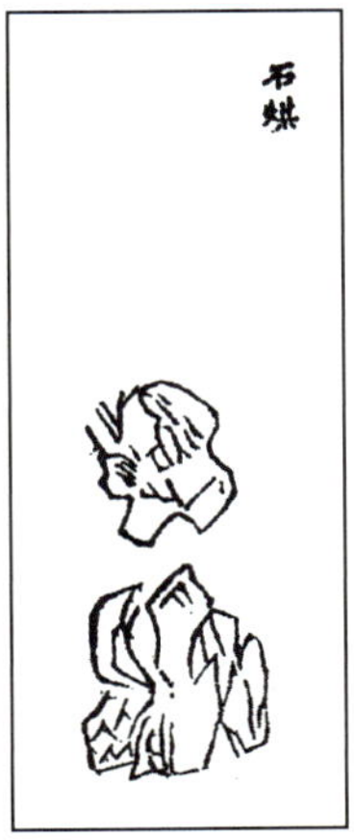

图 9-158-1 石煤《汇言》

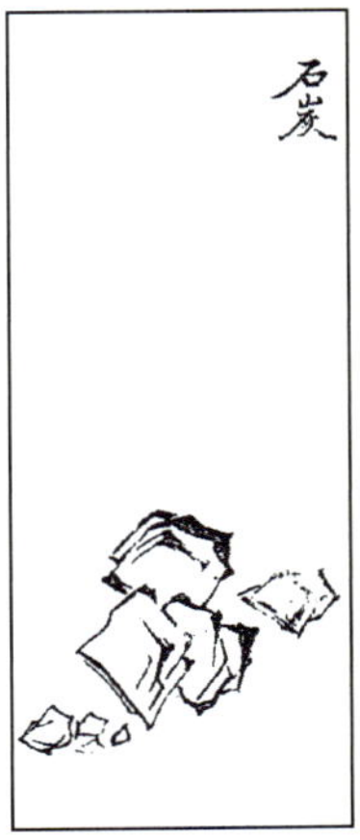

图 9-158-2 石炭《图说》

【附方】《本草汇言》卷一二：治产后儿枕刺痛，及月经不行，恶血结滞疼痛。用石煤五钱，当归尾四钱，川芎三钱，玄胡索二钱，乌药一钱，俱为极细末，每服一钱五分，白汤调服。《方脉正宗》。〇治小儿痰痫搐搦，客忤等疾，频发者。用石煤五钱，胆星三钱，天竺黄二钱，俱研极细，遇发每服五分，姜汤调服。《幼科全书》。〇治金疮出血不止。急以石煤研极细末，厚敷之即止。如疮深不宜速合者，本方加滑石末，减半和用。《医学集成》。

龙窝石《本草纲目拾遗》

【集解】《本草纲目拾遗》卷二：《名胜志》：出庐山溪中，及有龙居之所，此石夜觉凉冷者真。王伯厚云：深山有龙蛰处皆有之，土人俟龙升去，乃迹而获之。有五色，以透明者煅用，生用有毒，敲碎投醋中，片片能动而相合者良。

【气味】性大寒。《本草纲目拾遗》卷二。

【主治】磨面能灭瘢痕，解热疮毒，煅粉扑暑痱，立消。《本草纲目拾遗》卷二。

【发明】《本草纲目拾遗》卷二：龙体纯阳，凡阳之体，以阴为用，故其蛰处石皆性冷，入夜更凉者，真阴为用也。投醋中辄能相合者，龙乃东方之神，应木，木味作酸，石感精气，所以遇醋而能合，其功能解热灭瘢，亦取其寒敛之性以奏效耳。

附录诸药9种

青玉《别录》

【集解】**《本草品汇精要》卷一**：《书传》载玉之色曰：赤如鸡冠，黄如蒸栗，白如截肪，黑如纯漆。为之玉符，而青玉独无说焉。又其质温润而泽，其声清越以长，所以为贵也。今五色玉，青、白者常有，黑者时有，黄、赤者绝无。

【气味】味甘，平，无毒。《别录》。《证类本草》卷三〇。味甘，气平。一云味咸，气寒。无毒。《本草蒙筌》卷八。

璧玉

【主治】主明目益气，使人多精生子。姚氏《食物本草》卷二一。

玉英

【主治】主风瘙皮肤痒。姚氏《食物本草》卷二一。

合玉石

【主治】主益气，疗消渴，轻身辟谷。姚氏《食物本草》卷二一。

图 9-161-1　宝石《图说》

宝石《本草纲目》

【集解】**《本草洞诠》卷三**：宝石有红、绿、碧、紫数色。

【主治】主去翳，明目，入点药用之。灰尘入目，以珠拭拂即去。《本草纲目》。《本草品汇精要续集》卷一。

水中白石《本草拾遗》

【集解】**《本草发明》卷五**：烧石是寻常石烧者。**《本草求原》卷二五**：溪涧小白石小如指者、黑色勿用。

【主治】主食鱼鲙腹内胀满成瘕，痛闷，饮食不下，日渐羸瘦。取水中石子数十枚，火烧赤投五升水中，各七遍，即热饮之，如此三五度，当利出瘕也。《太乙仙制本草药性大全·仙制药性》卷六。烧令赤，投水中，内盐数合，主风瘾疹及洗之。又取石如鹅卵大，猛火烧令赤，内醋中十余度，至石碎尽，取屑，晒干，和醋，涂肿上，发背诸恶肿皆愈。《本草发明》卷五。

杓上砂《本草纲目》

【集解】**《本草品汇精要续集》卷一**：李时珍云：此淘米杓也，有木杓瓢杓，皆可用。

【主治】主面上风粟，或青或黄赤，隐暗涩痛，及人唇上生疮者，本家杓上刮去唇砂一二粒，即安。《本草纲目》。《本草品汇精要续集》卷一。

土黄《本草纲目》

【气味】味辛、酸，性热。〇有毒。《本草品汇精要续集》卷一。

【主治】主枯瘤赘痔乳，食瘘疬，并诸疮恶肉。《本草纲目》。《本草品汇精要续集》卷一。

握雪礜石《别录》

【释名】化公石、石脑《唐本》。

【集解】**《绍兴本草》卷三**：握雪礜石，以谓细软如面，故有握雪之称。虽同得礜石之名，而形质甚异。且礜石至坚，今云细软如面，明非一种。

【修治】**《本草品汇精要》卷六**：研细用。

【气味】味甘，大热，有毒。《绍兴本草》卷三。

【主治】主痼冷积聚甚良，能轻身延年不老。勿宜多食，令人发热。《太乙仙制本草药性大全·仙制药性》卷六。

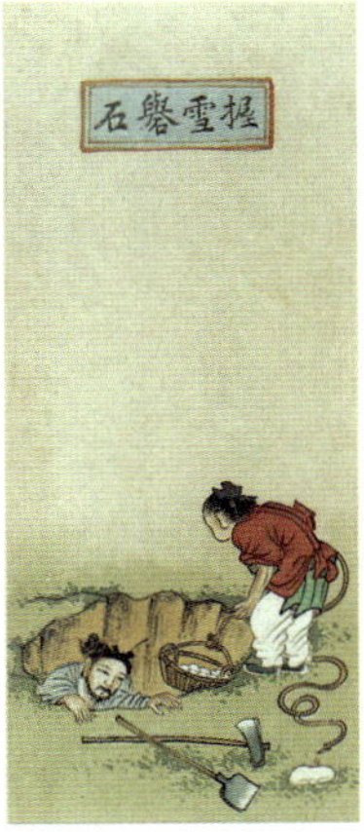

图 9-165-1　握雪礜石《品汇》

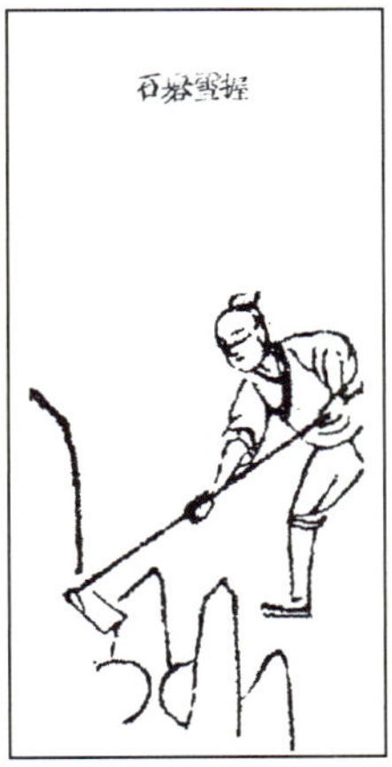

图 9-165-2　握雪礜石《太乙》

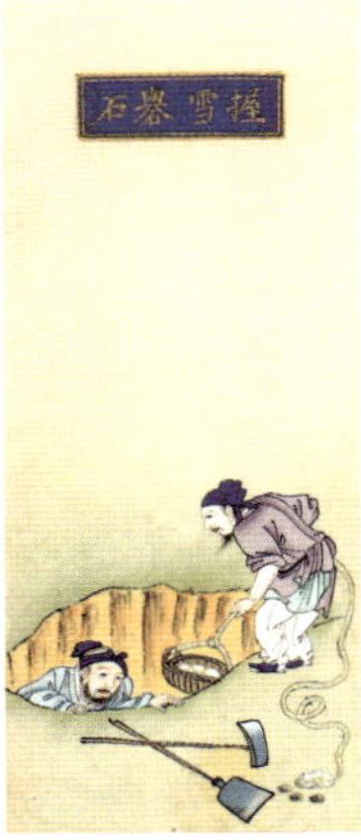

图 9-165-3　握雪礜石《雷公》

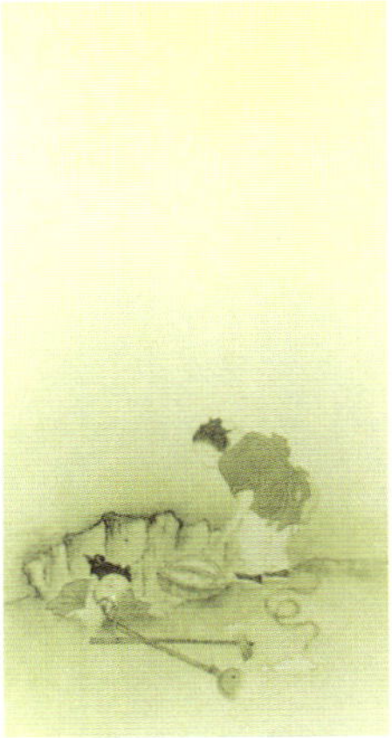

图 9-165-4　握雪礜石《草木状》

蜜栗子《本草纲目》

【集解】**《本草品汇精要续集》卷一**：状似蛇黄而有刺，上有金线缠之，亦无名异之类也。

【主治】金疮折伤，有效。《本草纲目》。《本草品汇精要续集》卷一。

石芝《本草纲目》

【集解】**《本草品汇精要续集》卷一**：其类有五，着明于后，以便收采。〇七明芝、九光芝，《品汇》分录。〇葛洪云：生临水高山石崖之间，状如盘碗，不过径尺，有茎连缀之，起三四寸，有七孔者，名七明；九孔者，名九光。光皆如星，百步内夜见其光，常以秋分伺之，捣服方寸匕，入口则噏然身热，五味甘美，得尽一斤，长生不老，可以夜视也。〇玉脂芝，《品汇》分录。〇葛洪云：生于有玉之山，玉膏流出千百年，凝而成芝。有鸟兽之形，多似元玉、苍玉及水晶色，无常彩，采得捣末之，以无心草汁和之，须臾成水，服至一升，长生也。〇石蜜芝，《品汇》分录。〇葛洪云：生少室石户中，有深谷不可过，但望见石蜜蜂从石户上入石偃盖中，良久辄有一滴。得服一升，长生不老也。〇石桂芝，《品汇》分录。〇葛洪云：生石穴中，有枝条似桂树而实石也。高尺许，色光明，味辛。

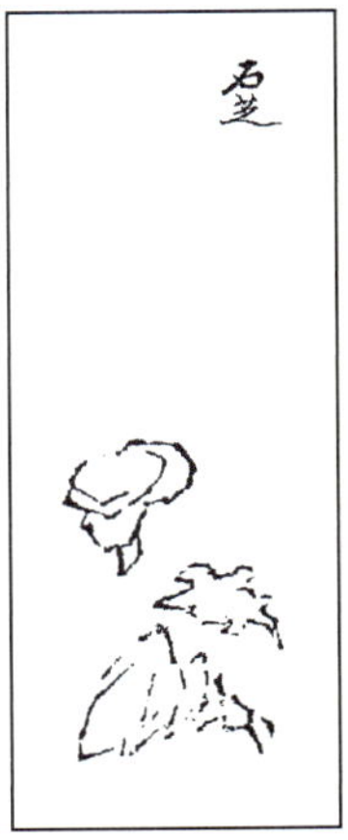

图 9-167-1　石芝《图说》

【气味】味甘、辛，性温热。《本草品汇精要续集》卷一。

【主治】诸芝捣末或化水服，令人轻身，长生不老。葛洪。

主延年益寿，返老还童。《本草品汇精要续集》卷一。

【发明】**姚氏《食物本草》卷二一**：玉之温润，圣贤比德，故君子佩之而不忘；丹汞玄灵，神仙可希，故上士服之而不置。虽于食物稍迂，然为清修所尚，岂区区务以咀嚼为事哉。详厥数条，以广趋向。

图 9-168-1 石鳖《图说》

石鳖《本草纲目》

【气味】味甘，性凉。入足太阳膀胱经。《玉楸药解》卷三。

【主治】主淋疾血病，磨水服。《本草纲目》。《本草品汇精要续集》卷一。通淋沥，止便血。〇清泄膀胱，治小便淋沥。《玉楸药解》卷三。

(R-0030.01)

ISBN 978-7-5088-5566-0

9 787508 855660 >

定 价：298.00元

科学出版社中医药出版分社

联系电话：010-64019031 010-64037449

E-mail:med-prof@mail.sciencep.com